Farbatlanten der Medizin

The Ciba Collection of Medical Illustrations

Band 1:
Herz

Konzept und Illustrationen:
Frank H. Netter

Redigiert von Fredrick F. Yonkman
Übersetzt von Krista Schmidt
Herausgegeben und überarbeitet von Martin Stauch

3., überarbeitete und erweiterte Auflage

271 farbige Tafeln

Georg Thieme Verlag Stuttgart · New York 1990

Mag. Krista Schmidt, Konferenzdolmetsch, Wien

Prof. Dr. med. Martin Stauch
Ärztl. Direktor der Abteilung Sport- und Leistungsmedizin
des Klinikums der Universität Ulm

CIP-Titelaufnahme der Deutschen Bibliothek

Farbatlanten der Medizin = the Ciba collection of medical illustrations / Konzept u. Ill.: Frank H. Netter. – Stuttgart ; New York : Thieme.
  Orig.-Ausg. u.d.T.: Ciba Geigy Corporation ⟨Ardsley, NY⟩: The Ciba collection of medical illustrations. – Teilw. nur mit Erscheinungsort: Stuttgart. –
  NE: Netter, Frank H. [Bearb.]; Ciba Geigy Corporation ⟨Ardsley, NY⟩: The Ciba collection of medical illustrations

Bd. 1. Herz / red. von Fredrick F. Yonkman. Übers. von Krista Schmidt. Hrsg. u. überarb. von Martin Stauch. – 3., überarb. u. erw. Aufl. – 1990
NE: Stauch, Martin [Hrsg.]

Wichtiger Hinweis: Medizin als Wissenschaft ist ständig im Fluß. Forschung und klinische Erfahrung erweitern unsere Kenntnisse, insbesondere was Behandlung und medikamentöse Therapie anbelangt. Soweit in diesem Werk eine Dosierung oder eine Applikation erwähnt wird, darf der Leser zwar darauf vertrauen, daß Autoren, Herausgeber und Verlag größte Mühe darauf verwandt haben, daß diese Angabe genau dem **Wissensstand bei Fertigstellung des Werkes** entspricht. Dennoch ist jeder Benutzer aufgefordert, die Beipackzettel der verwendeten Präparate zu prüfen, um in eigener Verantwortung festzustellen, ob die dort gegebene Empfehlung für Dosierungen oder die Beachtung von Kontraindikationen gegenüber der Angabe in diesem Buch abweicht. Das gilt besonders bei selten verwendeten oder neu auf den Markt gebrachten Präparaten und bei denjenigen, die vom Bundesgesundheitsamt (BGA) in ihrer Anwendbarkeit eingeschränkt worden sind. Benutzer außerhalb der Bundesrepublik Deutschland müssen sich nach den Vorschriften der für sie zuständigen Behörde richten.

1. Auflage 1976
2. Auflage 1983

The Ciba Collection of Medical Illustrations, Heart
© 1969 CIBA-GEIGY Corporation, Ardsley, N.Y.

Geschützte Warennamen (Warenzeichen) werden nicht besonders kenntlich gemacht. Aus dem Fehlen eines solchen Hinweises kann also nicht geschlossen werden, daß es sich um einen freien Warennamen handele.
Das Werk, einschließlich aller seiner Teile, ist urheberrechtlich geschützt. Jede Verwertung außerhalb der engen Grenzen des Urheberrechtsgesetzes ist ohne Zustimmung des Verlages unzulässig und strafbar. Das gilt insbesondere für Vervielfältigungen, Übersetzungen, Mikroverfilmungen und die Einspeicherung und Verarbeitung in elektronischen Systemen.

© 1976, 1990 Georg Thieme Verlag
Rüdigerstraße 14, D-7000 Stuttgart 30
Printed in Germany
Satz und Druck: Appl, Wemding (Satzsystem, Digiset 40 T 30)

ISBN 3-13-524003-7   1 2 3 4 5 6

Vorwort zur 3. Auflage

Weil Konzept und Illustrationen in einzigartiger Weise von einer Persönlichkeit geprägt sind, spricht die medizinische Welt seit vielen Jahren nur vom »Netter«. Das ist einerseits verständlich, aber andererseits bedauerlich, weil an jedem Teilband viele Experten mitgearbeitet haben. Für das amerikanische Original des vorliegenden Herzbandes z.B. wurde Frank H. Netter von rund 50 Beratern und Autoren unterstützt.

Dies, aber auch die Tatsache, daß die Illustrationen aus urheberrechtlichen Gründen nicht verändert werden dürfen, erklärt, wie diffizil die Angleichung des Werks an den heutigen Wissensstand war: Manchmal mußten größere Passagen entfallen, um neuem Text Platz zu machen, wenn der zu ersetzende Text zeilenmäßig nicht ausreichte. Bisweilen wurde der Charakter des Textes geändert, wenn z.B. Einzelheiten chirurgischer Technik durch mehr allgemeine Gesichtspunkte und Ergebnisse chirurgischer Verfahren ersetzt wurden. Es wurden auch einige wenige Bilder bzw. Bildteile herausgelöst. Sie wurden in der Regel durch Originalphotos oder Tabellen ersetzt. Nur einige neue Graphiken oder Zeichnungen wurden eingesetzt, um den ursprünglichen Charakter des Buchs zu bewahren.

Im Mittelteil wurde im Anschluß an die Darstellung kardiologischer Untersuchungsmethoden, zuletzt der Phonokardiographie, ein neuer Teil mit bisher nicht behandelten Techniken eingefügt. Dies war notwendig, um für die Kardiologie so wichtige Methoden wie die Echokardiographie und die Nuklearmedizin, in Umfang und Stil etwa den anderen Teilen angepaßt, darzustellen. Es wurde natürlich nicht der Versuch gemacht, die »Netter-Bilder« zu imitieren. Wir haben uns vorwiegend auf Originalbefunde mit erklärenden Zeichnungen beschränkt.

Herrn Dr. Netter ist sehr zu danken, daß wir in einigen gemeinsamen, intensiven Arbeitstagen die Änderungen und neuen Teile durcharbeiten konnten und er sich bereit erklärte, neue Tafeln anzufertigen. Dabei ist man immer von neuem von der außergewöhnlichen Gabe beeindruckt, mit der er auch komplizierte Zusammenhänge so verständlich, prägnant und übersichtlich darstellen kann.

Auch bei meinen Mitarbeitern muß ich mich bedanken; Herr Dr. J. Kohler und Herr Dr. G. Großmann stellten mit großer Sorgfalt die Bilder zur Echokardiographie her. Herr Dr. Weismüller überarbeitete die Seite WPW-Syndrom, und Herr Dr. S. Wieshammer überprüfte das Kapitel über den Herzstoffwechsel. Besonders verbunden bin ich Herrn Priv.-Doz. Dr. Huth von der Abteilung für Herz-, Thorax- und Gefäßchirurgie der Chirurgischen Universitätsklinik Tübingen, jetzt in Bad Nauheim. Er hat den Text der Sektion IV in bezug auf die chirurgische Behandlung angeborener Herzfehler aktualisiert und gab wichtige Anregungen für die anderen chirurgischen Abschnitte. Durch die langjährige gute Zusammenarbeit mit Herrn Prof. Dr. W.-E. Adam, Leiter der Abteilung Nuklearmedizin, konnten mit dankenswerter Hilfe von Herrn Prof. Dr. E. Henze und Herrn Dr. M. Clausen die nuklearmedizinischen Bilder eingefügt werden. Auch Herrn Prof. Dr. G. Bargon, Leiter der Abteilung Radiologie der Universität und Herrn Dr. Dr. Schröter, Abteilung Nuklearmedizin, Herford, verdanke ich Abbildungen. Herr Prof. Dr. H. Müller, Zentrum der Physiologie, Universität Frankfurt, gestaltete wesentlich den Abschnitt über die Methode der nuklearen Magnetresonanz. Frau Ch. Häusser danke ich für die Hilfe bei der Korrektur.

Unser Dank gilt aber besonders der Firma CIBA-Geigy, Basel, die in großzügiger Weise diese Neuauflage mit den unvermeidlichen Änderungen ermöglichte.

Schließlich muß erwähnt werden, daß die etwas diffizile Aufgabe, die sich von sonstigen Neuauflagen grundsätzlich unterscheidet, nicht ohne den Rat, die Hilfe und das Verständnis des Thieme Verlags möglich gewesen wäre. Herrn Dr. h.c. Hauff und seinen Mitarbeitern sei dafür herzlichst gedankt.

Ulm, im Frühjahr 1990　　　　　　　　　　　　　Martin Stauch

Vorwort zur 1. Auflage

Als die amerikanische Tochtergesellschaft der CIBA Basel einen schmalen Bildband herausbrachte, war an eine einmalige Manifestation gedacht. Das Werk war konzipiert und illustriert von Frank H. Netter, Arzt und Illustrator von hohen Graden. Die amerikanischen Ärzte nahmen es jedoch so begeistert auf, daß es CIBA leichtfiel, die Zusammenarbeit mit Dr. Netter zu intensivieren und auf eine breitere Basis zu stellen.

Frucht dieser weiteren, glücklichen Zusammenarbeit war eine Reihe von Bildbänden auf verschiedenen medizinischen Fachgebieten. Schon die ersten Exemplare, die ihren Weg nach Deutschland fanden, weckten den Wunsch nach einer Übersetzung.

Die deutsche Ausgabe erscheint nun unter dem Titel *Farbatlanten der Medizin*, beginnend mit dem Band »Herz«. Weitere Bände folgen.

Die unveränderte Übernahme aller Abbildungen war eine Conditio sine qua non, ferner mußte aus urheberrechtlichen Gründen garantiert werden, daß sich der deutsche Text so eng wie möglich an das englische Original anlehnt. Im klinischen Teil sind deshalb einige Passagen – in erster Linie Operationsmethoden – ausführlicher dargestellt, als ihrer gegenwärtigen Aktualität entspricht. Der Herausgeber macht an entsprechenden Stellen auf solche Gewichtungen aufmerksam und erwähnt neue diagnostische und therapeutische Verfahren.

Die *Farbatlanten der Medizin* sind keine Lehrbücher im üblichen Sinne. »Herz« – wie auch die folgenden Bände – ist vielmehr ideale Ergänzung der etablierten Lehrwerke. Von Spezialisten der verschiedenen kardiologischen Disziplinen verfaßt, fügen sich die einzelnen Beiträge zu einem Gesamtbild der modernen Kardiologie. Da das Bild gegenüber dem Wort dominiert, ist das Werk für jeden Arzt und für Studenten der klinischen wie der vorklinischen Semester verständlich. Es kann aber auch dem Spezialisten, der mit invasiven diagnostischen Methoden vertraut ist, eine Hilfe sein, weil die räumliche Vorstellungskraft gerade beim Herzen (und besonders bei den aus der Embryologie ableitbaren angeborenen Herzfehlern) stark beansprucht wird. Für diese Aufgabe erscheinen die farbigen Zeichnungen besser geeignet als Photografien oder Schemata, so daß dieses Buch in seiner einmaligen Art als besondere Bereicherung der gegenwärtigen Literatur angesehen werden kann.

Der Herausgeber

Zur Einleitung

Vor Beginn der Arbeiten an den Farbatlanten der Medizin hatte ich mir geschworen, möglichst rasch vorzugehen und den Sachverhalt möglichst einfach darzustellen. Je mehr ich mich allerdings in das Sachgebiet vertiefte, desto zahlreicher wurden die Teilaspekte der einzelnen Themenkreise, die im Bild festzuhalten wert erschienen. Es ging mir wie dem Tiefseetaucher, der – im Augenblick, wo er unter die Wasseroberfläche taucht – sich nicht der Myriaden verschiedener Lebensformen bewußt ist, die ihn in der Tiefe erwarten. Auch ich entdeckte unter der Oberfläche landläufiger kardiologischer Begriffe wunderbare neue Welten, die sich noch dazu ständig wandelten, größer und zahlreicher wurden. Neue Fakten kamen ans Licht, neue Begriffe wurden geprägt, neue Methoden und Techniken entwickelt. Es war schwierig genug, damit Schritt zu halten, und noch schwieriger, all das Neue mit Bleistift und Pinsel zu Papier zu bringen. Meine Entdeckungsfahrten boten allerdings stets Aufregendes und Anregendes, und es hätte mir nichts ausgemacht, immer wieder Neues einzufügen und bereits Vollendetes zu überarbeiten, mit dem Ergebnis, daß dieses Werk wohl nie erschienen wäre. Ich mußte mir daher selbst Grenzen setzen, wiewohl ich mir bewußt bin, daß selbst während der Drucklegung dieser Arbeit unaufhörlich und in immer rascherer Folge Neues geschaffen wurde.

Wie rasch die Entwicklung abläuft, bekundet die Vielzahl der Entdeckungen. Vor nicht ganz 350 Jahren entdeckte William Harvey den Blutkreislauf. Seit dieser epochemachenden Entdeckung ist mehr an Wissen über den Kreislaufapparat zusammengetragen worden als in den vorangegangenen 350 000 Jahren. Im Jahre 1902 konstruierte Willem Einthoven das Saitengalvanometer, das schon kurz darauf von Sir James Mackenzie und Sir Thomas Lewis zur Registrierung des Herzschlags praktisch eingesetzt wurde. Theoretische Grundlage bildeten Gaskells Untersuchungen über das Erregungsleitungssystem des Herzens. Damit wurde vor zirka 65 Jahren die moderne Kardiologie geboren. Sie wuchs und reifte, auf ihrem Werdegang geleitet von unzähligen Männern und Frauen, deren namentliche Anführung den Rahmen dieser Einleitung bei weitem überstiege. Schließlich wurde die Herzchirurgie eingeführt. Sie nahm in den letzten Jahrzehnten durch den Einsatz des extrakorporalen Kreislaufs einen enormen Aufschwung; inzwischen wurden zahlreiche Herztransplantationen durchgeführt. Bezogen auf die Lebenserwartung des Menschen, mag es scheinen, als ob sich unsere Kenntnis von der Physiologie und Pathologie des Herzens nur schleppend erweitere. Beurteilt man jedoch das Entwicklungstempo im Lichte der Menschheitsgeschichte, zeichnet sich ein unerhört rascher Fortschritt ab. Bedeutsam ist auch, daß mit jeder neuen Errungenschaft bereits Etabliertes, Althergebrachtes neu durchdacht werden mußte: Die Herzchirurgie erforderte ein neuerliches Studium der Anatomie des Herzens; für die Korrektur angeborener Herzfehler mußten embryologische Aspekte neu beurteilt werden, und die Entdeckung neuer Medikamente zwang zu einer tieferschürfenden Durchleuchtung der Physiologie des Herzens.

Die Weiterentwicklung der Kardiologie ist damit aber keineswegs zum Stillstand gekommen. Im Gegenteil, sie wird in stets wachsendem Tempo vorangetrieben. Es war mir nicht nur ein besonderes Vergnügen, sondern auch eine Quelle ständiger geistiger Anregung, bei der Vorbereitung dieses Werkes mit so vielen hervorragenden Fachgelehrten zusammenarbeiten zu dürfen, die diesen Entwicklungsprozeß in entscheidender Weise beeinflussen. Ich möchte daher an dieser Stelle allen meinen Mitarbeitern Dank und Anerkennung aussprechen. Ohne sie wäre dieses Werk sicherlich nicht zustande gekommen. Mit ihnen machte die Arbeit Freude und wurde zum großen Abenteuer. Sie kennen und schätzen gelernt zu haben, mit ihnen gearbeitet zu haben, bleibt ein unvergeßliches Erlebnis. Ich danke ihnen allen für die Zeit, die sie mir geopfert, für das Wissen, das sie mir vermittelt, für das Material, das sie mir zu Vergügung gestellt, und vor allem für die Freundschaft, die sie mir entgegengebracht haben.

Stellvertretend für alle soll einer der Mitarbeiter herausgegriffen werden: Dr. L. H. S. Van Mierop. Ich bin stolz darauf, ihn einfach Bob nennen zu dürfen. Er ist ein herzlicher, freundlicher, aufrichtiger und bescheidener Mensch, dessen Wissensdurst auf der Suche nach der Wahrheit und im Streben nach dem Verständnis des Wesentlichen keine Grenzen kennt. Seine vielseitige Begabung erleichterte ihm dieses sein Streben. So ist er Kliniker, Anatom, Embryologe, Forscher, Schüler und Lehrer zugleich. Ich glaube behaupten zu dürfen, daß die Abschnitte Embryologie und Angeborene Herzkrankheiten gerade dank seiner Mitarbeit nicht nur originell gestaltet werden konnten, sondern geradezu klassisches Format erhielten.

Mein Dank gilt auch dem Redaktor, Dr. Fredrick F. Yonkman, für seine Mühe und Hilfsbereitschaft. Dr. Yonkman, A. W. Custer und die zuständigen Herren der CIBA ließen meinen Mut nie sinken und unterstützten mich in jeder erdenklichen Weise.

Frank H. Netter, M.D.

Der vorliegende Band erhebt keinerlei Anspruch auf eine erschöpfende Behandlung des gestellten Themas. Er war von vornherein lediglich als hoffentlich wertvolle Ergänzung der ohnehin existierenden ausgezeichneten Lehrbücher gedacht.

Bei der Herausgabe dieses Werkes genoß ich den Vorzug, mit Dr. Frank Netter arbeiten zu dürfen. Im jahrelangen gemeinsamen Ringen um diesen Band hatte ich Gelegenheit, den weltbekannten Künstler auch als unermüdlich Lernenden, ungewöhnlich begabten Lehrer, gewandten Mann von Welt und Freund kennen und schätzen zu lernen. Die Zeit mit Dr. Netter zählt zu den reichsten Abschnitten in meinem in medizinischer Lehre, Forschung und Verwaltung verbrachten Leben.

Die Arbeit an diesem Band war allerdings auch noch in anderer Hinsicht befriedigend. Sie gab mir nicht nur Gelegenheit, alte berufliche Freundschaften wieder aufzufrischen, sondern mit vielen Fachgelehrten, die uns beratend zur Seite standen, neue zu knüpfen. Ihnen allen bin ich für die großzügige und gewissenhafte Unterstützung zu aufrichtigem Dank verpflichtet. Sie kam nicht nur Dr. Netter und mir zugute, sondern fand in mancher Hinsicht auch in der Zusammenarbeit der Mitarbeiter und Berater untereinander ihren Niederschlag.

Als besonderes Merkmal dieses Werkes sei auf den Zusammenhang zwischen Sektion III – Embryologie – und Sektion IV – Angeborene Herzkrankheiten – hingewiesen.

In Sektion III wurden die embryologischen Gewebe verschiedenfarbig dargestellt. Dies soll dazu verhelfen, Fehlbildungen bzw. Defekte des Endproduktes der embryonalen Entwicklung im Entwicklungsablauf verfolgen zu können. In gewissem Sinne stellt dieser Teil also eine geschlossene Monographie im Gesamtrahmen des Werkes dar.

Ferner geht mein Dank an Prof.Dr. Edward A.Boyden (University of Minnesota, Minneapolis, und University of Washington, Seattle) für die Durchsicht gewisser Textstellen und Überprüfung der anatomischen Nomenklatur. Zur anatomischen Nomenklatur ist festzuhalten, daß wir uns grundsätzlich an die von der Excerpta Medica Foundation herausgegebenen *Nomina Anatomica* hielten und nur dann davon abgingen, wenn die Autoren der einzelnen Beiträge anstelle der Nomina Anatomica den in der Klinik allgemein eingebürgerten Bezeichnungen den Vorzug gaben. Manche Abweichung von der etablierten Nomenklatur ist auch erst aufgefallen, als die Druckunterlagen so weit gediehen waren, daß eine nachträgliche Änderung unzumutbar hohe zusätzliche Kosten erfordert und damit den Preis des Werkes erheblich verteuert hätte, was keineswegs in unserem Sinne lag.

Die in den Bildbeschreibungen verwendeten Termini wurden im fortlaufenden Text kursiv gedruckt. Darüber hinaus wurden allerdings auch manche besonders wichtig erscheinenden Textstellen durch Kursivdruck hervorgehoben.

Besondere Unterstützung wurde uns von den im fortlaufenden Text in Fußnoten erwähnten Autoren zuteil. Unser Dank gilt daher an dieser Stelle insbesondere: Dr. Anthony Duggan, The Wellcome Museum of Medical Science, London, und Dr. D.S. Ridley, School of Tropical Medicine, London, für die freundliche Überlassung von Unterlagen über die Verkalkung des Herzens bei der Endomyokardfibrose; Dr. Lawrence Gould und Dr. Peter Hofstra, U.S.Veterans Administration Hospital, Bronx, New York, für die Beratung in bezug auf Operationsmethoden bei Perikardiopathien; Dr. Alfred Schwartz, The Jewish Memorial Hospital, New York City, für die freundliche Genehmigung, seine bei Perikardiopathien gewonnenen pathologischen Präparate verwenden zu dürfen; dem Graphiker Robert Reed von der Cleveland Clinic für die Möglichkeit der Einsichtnahme in seine Skizzen zu den von Dr. Donald B. Effler und Mitarbeitern angewendeten Operationstechniken. Zu Dank verpflichtet sind wir ferner den in der Literatur unter »Übersichtsarbeiten« genannten folgenden Autoren und deren Verlegern:

Seite 144: Mitte und links unten: nach Hertig u. Rock
Seite 146: nach Davis
Seite 147: nach Goss
Seite 148 unten: nach Unterlagen von Davis u. Payne
Seite 149 oben: nach Unterlagen von Davis u. Corner
Seite 149 unten: nach Davis u. Heuser
Seite 150: nach Unterlagen von Davis
Seiten 151–154: nach Unterlagen von Van Mierop u. Mitarb.
Seiten 159 u. 160: nach Unterlagen von Congdon
Seiten 161 u. 162: nach Unterlagen von Grünwald
Seite 244: aus Bargmann, W.: Histologische und mikroskopische Anatomie des Menschen, 6. Aufl. Thieme, Stuttgart 1967

Dank und Anerkennung möchte ich auch meiner Assistentin Louise Stemple und ihrer Mitarbeiterin Helen Sward aussprechen. Sie haben in unermüdlicher Kleinarbeit weit über ihre eigentlichen Pflichten hinaus wesentlich zum Zustandekommen dieses Werkes beigetragen. Uns zur Seite stand Alfred W. Custer von der CIBA, der uns in allen organisatorischen Fragen tatkräftig unterstützte. Anne H. Clark, Destin, Florida, sind wir für ihre wertvollen Anregungen bei der redaktionellen Bearbeitung der Texte verpflichtet. Ohne die großzügige Unterstützung aller im vorstehenden Genannter wäre die Arbeit an diesem Werk ungleich schwieriger und weit weniger anregend gewesen.

Besonders wertvoll war mir die Hilfe meiner inzwischen verstorbenen Frau Janet. In ihrer ruhigen und freundlichen, doch bestimmten Art hat sie uns immer wieder Mut zugesprochen, uns über manch schwierige Hürde geholfen und damit wesentlich zum Gelingen dieses Werkes beigetragen.

Fredrick F. Yonkman, M.D., Ph.D.

Mitarbeiter und Berater

John H. Abel jr., Ph.D.
Assistant Professor of Physiology and Anatomy, Colorado State University, Ft. Collins, Colo.

Ralph D. Alley, M.D.
Clinical Associate Professor of Thoracic Surgery, Albany Medical College; Attending Thoracic Surgeon, Albany Medical Center Hospital, Albany, N.Y.

Marvin B. Bacaner, M.D.
Associate Professor of Physiology, University of Minnesota, Minneapolis, Minn.

Murray G. Baron, M.D.
Associate Professor of Radiology, Mount Sinai School of Medicine; Associate Attending Radiologist, The Mount Sinai Hospital, New York, N.Y.

Rudolph C. Camishion, M.D.
Professor of Surgery, Jefferson Medical College; Attending Surgeon, Jefferson Medical College Hospital, Philadelphia, Pa.; Chief, Thoracic and Cardiovascular Surgery and Attending Surgeon, Cooper Hospital, Camden, N.J.

Aldo R. Castaneda, M.D., Ph.D.
Associate Professor of Surgery, University of Minnesota Medical Center, Minneapolis, Minn.

Ignacio Chavez Rivera, M.D.
Head of Teaching, Instituto Nacional de Cardiología de México; Assistant Professor, School of Medicine, Universidad Nacional Autónoma de México; former Secretary of the Mexican Society of Cardiology.

André F. Cournand, M.D.
Professor Emeritus of Medicine, College of Physicians and Surgeons of Columbia University, New York, N.Y.

J.N.P. Davies, M.D., Sc.D., F.C.Path.
Professor of Pathology, Albany Medical College, Albany, N.Y.; formerly Professor of Pathology, Makerere College Medical School, Kampala, Uganda.

Arthur C. DeGraff, M.D.
Samuel A. Brown Professor of Therapeutics, New York University School of Medicine; Visiting Physician, Bellevue Hospital; Attending Physician, University Hospital, New York University Medical Center, New York, N.Y.; Consultant in Cardiology, Bronx Veterans Administration Hospital, Bronx, N.Y.

Thomas A. Doxiadis, M.D.
Professor of Medicine, Evangelismos Medical Center, Athen, Griechenland.

Jesse E. Edwards, M.D.
Director of Laboratories, Charles T. Miller Hospital, St. Paul, Minn.; Clinical Professor of Pathology, University of Minnesota, Minneapolis, Minn.

Donald B. Effler, M.D.
Head, Department of Thoracic and Cardiovascular Surgery, Cleveland Clinic Foundation, Cleveland, Ohio.

A. Stone Freedberg, M.D.
Associate Professor of Medicine, Harvard Medical School; Director, Cardiology Unit, Beth Israel Hospital, Boston, Mass.

Harry W. Fritts jr., M.D.
Professor of Medicine, College of Physicians and Surgeons of Columbia University, New York, N.Y.

John H. Gibbon jr., M.D.
Emeritus Professor of Surgery, Jefferson Medical College; Consulting Surgeon, Pennsylvania and Chestnut Hill Hospitals, Philadelphia, Pa.

Alfred Gilman, Ph.D.
William S. Lasdon Professor of Pharmacology and Chairman of the Department, Albert Einstein College of Medicine, Bronx, N.Y.

Leonard E. Glynn, M.D., F.R.C.P., F.C.Path.
Member of Scientific Staff, Medical Research Council's Rheumatism Research Unit, Taplow, England; Hon. Consultant Pathologist, N.W. Metropolitan Hospital Board.

S.E. Gould, M.D.
Adjunct Professor of Pathology, University of Miami, Jackson Memorial Hospital, Miami, Fla.; Emeritus Professor of Pathology, Wayne State University School of Medicine, Detroit, Mich.

Brian F. Hoffman, M.D.
David Hosack Professor of Pharmacology and Chairman, Department of Pharmacology, College of Physicians and Surgeons of Columbia University, New York, N.Y.

Charles A. Hufnagel, M.D.
Professor of Surgery and Director of Surgical Research Laboratory, Georgetown University Hospital, Washington, D.C.

Christof Huth, Priv.-Doz. Dr.
Klinik für Herzchirurgie der Kerckhoff-Klinik, Bad Nauheim.

A. Gregory Jameson, M.D.
Director of Cardiology, Department of Medicine, Roosevelt Hospital, New York; Associate Clinical Professor of Medicine, College of Physicians and Surgeons of Columbia University, New York, N.Y.

James R. Jude, M.D.
Professor of Surgery, University of Miami School of Medicine; Chief of Thoracic and Cardiovascular Surgery, Jackson Memorial Hospital, Miami, Fla.

David Koffler, M.D.
Associate Professor, Department of Pathology, Mount Sinai School of Medicine, New York, N.Y.

Joachim Kohler, Dr.
Abteilung Sport- und Leistungsmedizin, Klinikum der Universität Ulm.

George Kurland, M.D.
Associate Clinical Professor of Medicine, Harvard Medical School; Physician, Chief of Cardiac Clinic and Electrocardiographic Laboratory, Beth Israel Hospital, Boston, Mass.

John S. LaDue, M.D., Ph.D.
Associate Attending Physician, Memorial Hospital; Assistant Attending Physician, New York Hospital; Associate Professor of Clinical Medicine, Cornell University Medical College, New York, N.Y.

Robert S. Litwak, M.D.
Chief, Division of Cardiothoracic Surgery and Professor of Surgery, Mount Sinai School of Medicine, New York, N.Y.

Aldo A. Luisada, M.D.
Professor of Medicine and Director of Cardiovascular Research, The Chicago Medical School, University of Health Sciences; Attending Cardiologist, Mount Sinai Hospital, Chicago, Ill.

James R. Malm, M.D.
Professor of Clinical Surgery, College of Physicians and Surgeons of Columbia University, New York, N.Y.

Henry J. L. Marriott, M.D.
Director of Clinical Research, Rogers Heart Foundation, St. Petersburg, Fla.; Clinical Professor of Medicine (Cardiology); Emory University School of Medicine, Atlanta, Ga.

Aubre de L. Maynard, M.D., F.A.C.S.
Past Director of Surgery (Retired), Harlem Hospital Center; formerly Clinical Professor of Surgery (Retired), College of Physicians and Surgeons of Columbia University; Consulting Surgeon to: Harlem Hospital Center, St. Clare's Hospital, Columbus Hospital, Misericordia Hospital, New York, N.Y., and St. Joseph's Hospital, Barbados, W.I.

Lawrence J. McCormack, M.D., M.S. (Path.)
Consultant in Pathology, Cleveland Clinic Foundation, Cleveland, Ohio.

Hubert Meessen, Prof. Dr. Dr. h.c.
Direktor des Pathologischen Instituts, Universität Düsseldorf.

G. A. G. Mitchell, O.B.E., T.D., M.B., Ch.B., M.Sc., D.Sc., Ch.M., F.R.C.S.
Hon. Alumnus, The University, Leuwen, Belgien; Chevalier (Ist Cl.) Order of the Dannebrog; Professor of Anatomy and Director of the Anatomical Laboratories, The University, Manchester, England.

Hanskurt Müller, Prof. Dr.
ehem. Leiter der Abteilung Biokybernetik, Zentrum der Physiologie der Universität, Frankfurt.

Emil A. Naclerio, M.D., F.A.C.S., F.C.C.P., F.A.C.C.
Chief of the Thoracic Surgical Services, Columbus Hospital, and Attending Thoracic Surgeon, Harlem Hospital Center, Columbia University, New York, N.Y.

Irvine H. Page, M.D.
Director Emeritus, Research Division, Cleveland Clinic Foundation, Cleveland, Ohio.

Hans Popper, M.D.
Given Professor and Chairman, Department of Pathology, Mount Sinai School of Medicine, New York, N.Y.

Johannes A. G. Rhodin, M.D., Ph.D.
Professor and Chairman, Department of Anatomy, New York Medical College, New York, N.Y.

Abel Lazzarini Robertson jr., M.D., Ph.D.
Staff Member, Cleveland Clinic Foundation, Cleveland, Ohio.

Norman E. Shumway, M.D., Ph.D.
Professor of Surgery and Head, Division of Cardiovascular Surgery, Stanford University School of Medicine, Palo Alto, Calif.

F. Mason Sones jr., M.D.
Head, Department of Cardiovascular Disease and Cardiac Laboratory, Cleveland Clinic Foundation, Cleveland, Ohio.

Ch. Stathatos, M.D.
Director, Department of Thoracic Surgery, Evangelismos Medical Center, Athen, Griechenland.

Martin Stauch, Prof. Dr.
Direktor der Abteilung Sport- und Leistungsmedizin, Klinikum der Universität Ulm.

Lodewyk H. S. Van Mierop, M.D.
Professor, Departments of Pediatrics (Cardiology) and Pathology, University of Florida College of Medicine, Gainesville, Fla.; formerly Associate Professor, Departments of Pediatrics (Cardiology) and Anatomy, Albany Medical College, Albany, N.Y.

Richard L. Varco, M.D.
Professor of Surgery, College of Medical Sciences, University of Minnesota, Minneapolis, Minn.

Maurice B. Visscher, M.D., Ph.D.
Regents' Professor and Head of Department of Physiology, University of Minnesota, Minneapolis, Minn.

Richard N. Westcott, M.D., F.A.C.C.
Department of Clinical Cardiology and Director, ECG Laboratory, Cleveland Clinic Foundation, Cleveland, Ohio.

Paul Dudley White, M.D.
Clinical Professor of Medicine, Emeritus, Harvard University; Consultant, Massachusetts General Hospital, Boston, Mass.; President, International Cardiology Foundation; Founder, American Heart Association.

Travis Winsor, M.D., F.A.C.P.
Associate Clinical Professor of Medicine, University of Southern California School of Medicine; Director, Wiley Memorial Heart Research Foundation, Los Angeles, Calif.

Bernard S. Wolf, M.D.
Professor and Chairman, Department of Radiology, Mount Sinai School of Medicine; Director, Department of Radiology, The Mount Sinai Hospital, New York, N.Y.

Inhaltsverzeichnis

Sektion I

Anatomie

Thorax 2
Freilegung des Herzens 6
   Facies sternocostalis 6
   Facies posterior und diaphragmatica 6
Vorhöfe und Kammern 8
   Rechter Vorhof 8
   Rechte Kammer 9
   Linker Vorhof 10
   Linke Kammer 10
Topographie der Herzklappen in verschiedenen Funktionsstellungen 11
Anatomie des spezifischen Reizleitungssystems 13
   Allgemeines 13
   Feinbau der spezifischen Gewebe des Herzens 14
Koronararterien und Koronarvenen 16
Innervation des Herzens 18
Histologie des Myokards 20
Thoraxröntgenbild, Durchleuchtung und Angiokardiographie 22
   Thoraxröntgenbild und Durchleuchtung 22
   Angiokardiographie 27
Selektive Kinekoronarangiographie 31

Sektion II

Physiologie und Pathophysiologie

Biochemische Vorgänge im Herzmuskel 38
Anpassung des Herzens an den Perfusionsbedarf des Körpers 39
Kreislaufregulation bei Muskelarbeit 41
Neurale und humorale Regulation der Herzfunktion ... 42
Herzkatheterisierung 43
   Katheterisierung des rechten Herzens 43
   Katheterisierung des linken Herzens 43
   Ficksches Prinzip 44
   Indikatorverdünnungsmethode 44
   Normale Sauerstoff- und Druckwerte 45
   Normale intrakardiale Druckwerte 45
   Pathologische Sauerstoff- und Druckbefunde 46
   Pathologische Indikatorverdünnungskurven 47
Physiologie des spezifischen Erregungsleitungssystems . 48
   Allgemeines 48
   Physikalische Grundlagen der Membranpotentiale ... 48
   Membranpotentiale spezifischer Fasern 49
   Erregungsablauf und EKG 49
Elektrokardiogramm 50
   Einleitung 50
   Normales Elektrokardiogramm 50
   Ableitungen 51
   Bezugsachsen 51
   Depolarisation 52
   Repolarisation 53
Räumliche Vektorschleife 54
   Prinzip 54
   Frontale Projektionsebene 54
   Sagittale Projektionsebene 54
   Horizontale Projektionsebene 54
   Räumliche Größe und Verzerrungen der Vektorschleife 54
Grundlagen der Vektorkardiographie 55
   Prinzip 55
   Frontale Projektion 55
   Horizontale Projektion 55
   Linke sagittale Projektion 55
   Andere Ableitungssysteme 55
Ableitung des Elektrokardiogramms aus der Vektorschleife 56
Achsenabweichung beim Herzgesunden 57
Vorhofvergrößerung 58
   Vergrößerung des rechten Vorhofs 58
   Vergrößerung des linken Vorhofs 58
   Vergrößerung beider Vorhöfe 58
Kammerhypertrophie 59
   Rechtshypertrophie 59
   Linkshypertrophie 59
   Hypertrophie beider Kammern 59
Schenkelblock 60
   Definition und Einteilung 60
   Rechtsschenkelblock 60
   Linksschenkelblock 60
Wolff-Parkinson-White-Syndrom (WPW-Syndrom) .. 61
Myokardinfarkt 62
Lokalisation des Vorderwandinfarkts 63
   Anterolateraler Infarkt 63
   Anteroseptaler Infarkt 63
   Apikaler Infarkt 63
   Anterobasaler Infarkt 63
Lokalisation des Hinterwandinfarkts 64
   Posteroinferiorer Infarkt (diaphragmaler Infarkt) ... 64
   Posteroseptaler Infarkt 64
   Posterolateraler Infarkt 64
   Posterobasaler Infarkt 64
Sinus- und Vorhofarrhythmien 65
   Sinusbradykardie 65
   Sinustachykardie 65
   Sinusarrhythmie 65
   Wandernder Schrittmacher 65
Extrasystolen 66
   Vorhofextrasystolen 66
   AV-Extrasystolen 66
   Kammerextrasystolen von der rechten Kammer 66
   Kammerextrasystolen von der linken Kammer 66
Sinusknotensyndrom und atrioventrikulärer Block 67
   Sinusknotensyndrom 67
   Atrioventrikulärer Block (AV-Block) 67
   Morgagni-Adams-Stokes-Syndrom (Adams-Stokes-, Stokes-Adams-Syndrom) 67
Tachykardie, Vorhof- und Kammerflimmern, Vorhofflattern 68
   Paroxysmale Tachykardie 68
   Vorhofflimmern 68
   Vorhofflattern 68
   Kammerflimmern 68
Einfluß von Pharmaka und Elektrolyten auf das EKG .. 69
Irreführende EKG-Befunde 70
Behandlung des totalen Herzblocks mit implantierbaren Schrittmachern 71
   Historisches 71
   Transthorakale Implantationstechnik 71
   Transvenöse Schrittmachertechnik 71
   Nomenklatur der Zweikammersysteme 72
Auskultation 73
   Durchführung 73
   Auskultationsstellung 73
   Auskultationsareale 73
   Auskultationsbefunde 74
Phonokardiographie 76

Präkordiale Schwingungsphänomene	76
Phonokardiograph	76
Normale Herzaktion im Phonokardiogramm	76
Phonokardiogramm und Elektrokardiogramm – zeitliche Zusammenhänge	77
Pathologischer 1. und 2. Herzton	77
Pathologischer 3. und 4. Herzton, Galopprhythmen	79
Herzgeräusche	79
Echokardiographie	81
Techniken und Indikationen	81
Eindimensionale Echokardiographie	81
Zweidimensionale Echokardiographie	82
Doppler-Echokardiographie	83
Farb-Doppler-Echokardiographie	85
Mitralstenose	86
Mitralinsuffizienz	87
Mitralklappenprolapssyndrom	87
Aortenstenose	88
Aorteninsuffizienz	89
Trikuspidalinsuffizienz	89
Perikarderkrankungen	90
Idiopathische dilatative Kardiomyopathie	91
Sekundäre Kardiomyopathien	91
Hypertrophe Kardiomyopathie	92
Myokardinfarkt	93
Bakterielle Endokarditis	94
Intrakardiale Tumoren und Thromben	95
Nuklearmedizinische Methoden	97
Positronen-Emissionstomographie	97
Myokardszintigraphie	97
Radionuklidangiographie (RNA)	100
Radionuklidventrikulographie (RNV)	100
Nuklearstethoskop	100
Myokardinfarktmarkierung	102
Neuere Radiopharmazeutika	102
Akuter Myokardinfarkt	102
Angina pectoris	102
Chronische koronare Herzkrankheit	102
Kardiomyopathien	106
Herzklappenerkrankungen	106
Indikationen für nuklearmedizinische Verfahren	107
Computertomographie	108
Digitale Subtraktionsangiographie (DSA)	108
Kernmagnetresonanz	109
Techniken, Indikation und Prinzip	109
Magnetresonanz-Spektroskopie	110
Magnetresonanz-Tomographie	110
Insuffizienz des rechten Herzens und periphere Stauung	111
Insuffizienz des linken Herzens und Lungenstauung	112
Lungenstauung und Lungenödem kardialer und nicht kardialer Genese	113
Lungenstauung	113
Lungenödem	113
Periphere Stauung und Ödembildung kardialer Genese	115
Rechtsventrikuläre Insuffizienz	115
Ventrikelüberlastung	115
Mechanische Behinderung, Obstruktion oder Verlust des hämodynamischen Gleichgewichts	115
Folgen und Therapie	115
Lungenödem und paroxysmale Dyspnoe – therapeutische Ansatzpunkte	116
Lagerung	116
Hypoxie	116
Therapie der Stauung	116
Sonstige therapeutische Maßnahmen	116
Klappenstenose und -insuffizienz	117
Mitralstenose	117
Mitralinsuffizienz	118
Aortenstenose	119
Aorteninsuffizienz	120
Trikuspidalklappenfehler	121
Serumenzymaktivitäten beim Myokardinfarkt	122
Schock	124
Kardiozirkulatorische Insuffizienz	124
Einteilung	124
Verlauf	125
Klinik und Therapie	125
Kreislaufstillstand und Wiederbelebung	126
Extrakorporale Zirkulation	128
Funktionsprinzip des kardiopulmonalen Bypass	128
Myokardprotektion	129
Funktionsprinzip des Blasenoxygenators	129
Funktionsprinzip des Membranoxygenators	130
Wirkung verschiedener Pharmaka auf das Herz	131
Überblick über die verschiedenen Wirkungen	131
Sympathikomimetika, Katecholamine	131
Parasympathikomimetika und Parasympathikolytika	136
Xanthine	137
Digitalisglykoside	137
Medikamentöse Therapie der Angina pectoris	138
Medikamentöse Behandlung der Arrhythmien	140

Sektion III

Embryologie

Entwicklungsalter des Embryos	144
Kriterien für die Berechnung des Entwicklungsalters	144
Erste embryonale Entwicklungsphase	144
Beginn der intraembryonalen Gefäßbildung	146
Bildung des Herzschlauchs	147
Bildung der Herzschleife	149
Bildung der Herzsepten	151
Überblick über den Septierungsvorgang	151
Grundsätzliches zur Septierung	151
Entwicklung der Ventrikel und Septen	152
Atrioventrikularkanal	153
Truncus arteriosus	154
Conus cordis	155
Sinus venosus	156
Vorhöfe, Vorhofseptum und Lungenvenen	157
Atrioventrikularklappen	158
Semilunarklappen	158
Entstehung der großen Blutgefäße	159
Überblick über die Entwicklung	159
Aortenbögen	159
Große Körpervenen	160

Sektion IV

Angeborene Herzkrankheiten

Anomalien der großen Körpervenen	164
Überblick über Häufigkeit und Klinik	164
Linke V. cava superior	164
Mündung der V. cava inferior in die V. azygos	164
Doppelte V. cava inferior	164
Fehleinmündung der Lungenvenen	165
Formen und Pathogenese	165
Totale Fehleinmündung der Lungenvenen in die linke V. cava superior	165
Totale Fehleinmündung der Lungenvenen in den Koronarsinus	166

Infradiaphragmaler Typus der Fehleinmündung der Lungenvenen 166
Anomalien der Vorhöfe 167
   Juxtaposition der Herzohren 167
   Cor triatriatum 167
   Aspleniesyndrom 167
Vorhofseptumdefekte 168
   Formen und Pathogenese 168
   Ostium-secundum-Defekt 168
   Gemeinsamer Vorhof 169
   Sinus-venosus-Defekt 169
Endokardkissendefekte 170
Anomalien der Trikuspidalklappe 172
   Formen 172
   Trikuspidalatresie 172
   Ebstein-Mißbildung der Trikuspidalklappe 174
Anomalien des Ventrikelseptums 176
   Defekte der membranösen Kammerscheidewand 176
   Aneurysmen der Pars membranacea 177
   Defekte der muskulären Kammerscheidewand 178
   Gemeinsamer Ventrikel 178
Anomalien der Ausflußbahn des rechten Ventrikels 179
   Fallot-Tetralogie 179
   Eisenmenger-Komplex 181
   Ursprung beider großer Gefäße aus dem rechten Ventrikel 181
   Ausstrombehinderung des rechten Ventrikels bei intaktem Ventrikelseptum 182
Anomalien der Ausflußbahn des linken Ventrikels 184
   Bikuspidale Aortenklappe 184
   Aortenstenose 184
   Aortenatresie 184
   Subvalvuläre Aortenstenose 185
   Idiopathisch-hypertrophe subvalvuläre Stenose 185
Transposition der großen Gefäße 186
Transposition der großen Gefäße mit Inversusstellung der Ventrikel (korrigierte Transposition der großen Gefäße) 188
Anomalien des Trunkusseptums 189
   Truncus arteriosus communis 189
   Aortopulmonales Fenster 189
Fehlabgang der linken Koronararterie und Aneurysma des Sinus aortae (Valsalvae) 190
   Fehlabgang der linken Koronararterie 190
   Aneurysma eines Sinus aortae (Valsalvae) 190
Anomalien des Aortenbogensystems 191
   Ductus arteriosus apertus 191
   Fehlabgang der rechten A. subclavia 191
   Doppelter Aortenbogen 192
   Rechter Aortenbogen mit linkem kontralateralem Ductus arteriosus 192
   Abgang der A. pulmonalis von der Aorta ascendens .. 193
   Abgang der A. pulmonalis vom Ductus arteriosus ... 193
   Fehlabgang der linken A. pulmonalis aus der rechten Pulmonalarterie (sog. »Gefäßschlinge«) 193
   Aortenisthmusstenose (Koarktation) 194
Endokardfibroelastose und Glykogenspeicherkrankheit 195
   Endokardfibroelastose 195
   Glykogenspeicherkrankheit 195

Sektion V
Erworbene Herzkrankheiten
Rheumatisches Fieber, Sydenham-Chorea 198
   Rheumatisches Fieber 198
   Sydenham-Chorea 199
Rheumatische Herzkrankheit 200
   Überblick über Ätiologie, Pathogenese und Klinik ... 200
   Akute Perikarditis 200
   Akute Myokarditis 200
   Akuter Klappenbefall 201
   Residuen nach akuter rheumatischer Karditis 202
   Mitralstenose: pathologische Anatomie 203
   Mitralstenose: sekundäre anatomische Veränderungen 204
   Mitralstenose: sekundäre Veränderungen in der Lunge 205
   Mitralstenose: thromboembolische Komplikationen .. 206
   Mitralinsuffizienz 208
   Aortenstenose 209
   Aorteninsuffizienz 210
   Trikuspidalstenose und -insuffizienz 211
   Multivalvuläre Erkrankung 211
Lupus erythematodes 212
Bakterielle Endokarditis 213
   Eintrittspforten und prädisponierende Vorschädigungen 213
   Frühstadium 214
   Spätstadium 215
   Beteiligung des rechten Herzens 216
   Kardiale Folgen 217
   Mykotische Aneurysmen und Emboli 218
   Embolisch bedingte Folgen 219
Abakterielle (marantische) Endokarditis 220
Zystische Medianekrose der Aorta 221
Aneurysma dissecans der Aorta thoracica 222
Syphilitische Herzkrankheit 222
Operative Behandlung erworbener Herzkrankheiten (Klappenersatz) 223
   Technische Entwicklung 223
   Mitralklappe 223
   Aortenklappe 226
   Bioprothetischer Klappenersatz mit xenogenem Gewebe 229
   Mechanische Klappenprothesen 230
   Klappenhomotransplantate 232
   Ballonvalvuloplastie 233
Amyloidose 234
Septische Myokarditis 235
Diphtherie- und Virusmyokarditis 236
   Diphtheriemyokarditis 236
   Virusmyokarditis 236
Myokarditis bei Sarkoidose und Sklerodermie 237
   Sarkoidose 237
   Sklerodermie 237
Idiopathische Mykarditis 238
   Riesenzellmyokarditis 238
   Fiedler-Myokarditis 238
Endomyokardfibrose 239
Endocarditis parietalis fibroplastica (Löffler) 240
Morbus Becker 241
Beriberi 242
Kardiomyopathien 243
Aufbau der Koronararterien 244
Pathogenese der Arteriosklerose 245
Pathologische Veränderungen bei Koronarerkrankungen 246
Arteriosklerosegefährdete Körperregionen 247
Ätiologische Faktoren der Arteriosklerose 249
Koronare Herzkrankheit 250
Angina pectoris 255

Hypertonie – eine Regulationsstörung 257
    Überblick über die blutdruckregelnden Mechanismen 257
        Chemische Mechanismen 257
        Sonstige Mechanismen 257
Chirurgisch beeinflußbare Ursachen der sekundären Hypertonie 258
Augenhintergrund bei Hypertonie 259
Obliterierende Angiopathien der Nierenarterien 260
    Historisches 260
    Arteriosklerose 260
    Fibrotische Veränderungen 260
    Sonstige Veränderungen 262
Nierenveränderungen bei Hyptertonie 262
Veränderungen des Herzens bei Hypertonie 264
Akutes Cor pulmonale 266
Chronisches Cor pulmonale 267
Chirurgische Behandlungsmöglichkeiten bei Koronarerkrankungen 270
    Diagnostische Grundlagen und Überblick über die verschiedenen Methoden 270
    Aneurysmenresektion am linken Ventrikel......... 271
    Endarteriektomie 272
    Anastomose der A.thoracica interna (»Mammaria-Bypass«) 273
    Aortokoronarer Venen-Bypass 273
    Perkutane, transluminale koronare Angioplastie (PTCA) 275
Herz bei Hyperthyreose 277
Herz bei Myxödem 278

Trichinose 279
Chagas-Krankheit 280
Amöbenperikarditis 281
Echinokokkose 282
Herztumoren 283
    Myxome 283
    Rhabdomyome 283
Sekundäre Herztumoren 284
Penetrierende Herztraumen 285
    Einteilung und Beurteilung 285
    Todesursachen 285
    Diagnostik 286
    Therapeutische Sofortmaßnahmen 287
    Operative Maßnahmen: Thorakotomie........... 288
Nichtpenetrierende Herztraumen 290
    Contusio cordis 290
    Herzruptur 291
    Ventrikelseptumruptur 291
    Klappentraumen 291
Perikarderkrankungen 292
    Zugrundeliegende Krankheitsprozesse 292
    Akute Perikarditis 293
    Pericarditis purulenta 294
    Tuberkulöse Perikarditis 294
    Unspezifische Perikarditis 294
Herztransplantation 295

Literatur 299

Sachverzeichnis 307

Sektion I

Anatomie

von

Frank H. Netter, M.D.

unter Mitarbeit von

John H. Abel, jr., PH.D. und Johannes A.G. Rhodin, M.D., PH.D.   Tafeln 19 und 20

Murray G. Baron, M.D. und Bernard S. Wolf, M.D.   Tafeln 21–28

Brian F. Hoffmann, M.D.   Tafeln 12–14

G.A.G. Mitchell, O.B.E., T.D., M.B., CH.B., M.SC., D.SC., CH.M., F.R.C.S.   Tafeln 17 und 18

F. Mason Sones, jr., M.D.   Tafeln 29–31

Martin Stauch, PROF. DR.   Tafel 29

Lodewyk H.S. van Mierop, M.D.   Tafeln 1–11, 15 und 16

Thorax

Vor der Darstellung der Anatomie des Herzens erscheint ein kurzer Überblick über die anatomischen Gegebenheiten der Brusthöhle und der sie außer dem Herzen füllenden Organe angebracht.

Als Thorax wird der obere Teil des Körpers bzw. des Rumpfes bezeichnet. Seiner Form nach stellt er ein Mittelding zwischen einem Faß und einem abgestumpften Kegel dar. Diese Form ist offenbar besonders günstig, bleibt sie doch trotz des dünnen, leichten Stützapparats der Brustwand stets gewahrt, obwohl der intrathorakale Druck meist unter dem Atmosphärendruck liegt.

Die Brusthöhle umfaßt lediglich den oberen Teil des Brustkorbs. Die Bauchhöhle (Peritonealhöhle) reicht bis zum kaudalen Rand des *Sternums*, wodurch den großen und leicht verletzlichen Organen des Bauchraums, z.B. der Leber, der Milz, dem Magen und den Nieren, Schutz geboten wird.

Brust- und Bauchhöhle werden durch das *Zwerchfell* (Diaphragma), eine kuppelartige Gewebsplatte, voneinander getrennt. Sie besteht randwärts aus Muskelgewebe; in der Mitte liegt der sehnige Teil. Das Zwerchfell schließt die Brusthöhle nach kaudal ab. Nach kranial ist der Brustraum offen. Durch die schmale kraniale Brustkorböffnung, die vom oberen Teil des Sternums, den kurzen, kräftigen 1. Rippen und dem Wirbelkörper des 1. Brustwirbels begrenzt wird, ist der Weg zum Halsansatz frei.

Dorsal wird der Thorax von den Wirbelkörpern der zwölf Brustwirbel und den dorsalen Rippenanteilen begrenzt. Die ventrale Begrenzung bilden Sternum, *Rippenknorpel* und ventrale Rippenanteile. Lateral wird der Brustraum von den übrigen Rippenteilen umschlossen. Die *Interkostalmuskulatur* füllt die Zwischenräume aus.

Das Sternum (Brustbein) befindet sich ventral in der Körpermittellinie nahe der Körperoberfläche. An ihm setzen die *Schlüsselbeine* (Claviculae) und die ersten sieben Rippenpaare gelenkig an. Das Sternum besteht aus drei Teilen: dem *Manubrium*, dem Corpus sterni (beide aus Knochengewebe) und dem kleinen, knorpeligen *Processus xiphoideus*. Die Schlüsselbeine bilden mit dem Manubrium an dessen kranialem Rand Gelenke. Die Vertiefung zwischen den Sternoklavikulargelenken wird als Incisura jugularis bezeichnet. Unmittelbar kaudal der Sternoklavikulargelenke setzen die Knorpel der ersten Rippen am Sternum ohne Gelenkspalt an. Manubrium und Corpus sterni sind durch Faserknorpel miteinander verbunden. An der Grenze zwischen Manubrium und Corpus sterni findet sich in der Regel eine hervorspringende Leiste, die durch den Winkel, den die beiden Teile des Sternums miteinander bilden (Louis-Winkel, Angulus sterni), betont wird. Dadurch ergibt sich ein wichtiger Orientierungspunkt, denn an dieser Stelle setzen die Rippenknorpel des 2. Rippenpaares am Sternum an. Dritter und zugleich kleinster Teil des Sternums ist der Processus xiphoideus, ein kleines, löffelförmiges Knorpelstück am kaudalen Ende des Corpus sterni.

Der knöcherne Thorax besteht zum Großteil aus den Rippen, normalerweise an jeder Seite zwölf. Rippen sind dünne, gebogene elastische Knochen, die dorsal an den Brustwirbeln ansetzen und ventral in den Rippenknorpeln enden. Die ersten *sieben* Rippenpaare stehen über die Rippenknorpel mit dem Sternum in gelenkiger Verbindung. Achtes, neuntes und zehntes Rippenpaar hingegen erreichen das Sternum nicht, sondern sind untereinander durch Knorpel verbunden. Die kleinen 11. und 12. Rippenpaare sind nicht voll ausgebildet und enden frei in einer Knorpelspitze. Die Rippen weisen im dorsalen Anteil die größte Dicke auf. Nach ventral werden sie zunehmend flacher und breiter. An der Innenseite des dorsalen Rippenanteiles befindet sich kaudal eine Furche, der Sulcus costae, zur Aufnahme und zum Schutz der Interkostalgefäße und -nerven.

Diese Beschreibung trifft auf die zwei ersten und die zwei letzten Rippen nicht ganz zu. Die *1. Rippe* ist kurz und verhältnismäßig kräftig. An der Oberseite besitzt sie zwei durch einen Höcker, das Tuberculum m. scaleni anterioris, voneinander getrennte Furchen. Das Tuberculum m. scaleni stellt den Ansatzpunkt für den *M. scalenus anterior* dar. Die Furche vor dem M. scalenus dient zur Aufnahme der V. subclavia. Die A. subclavia verläuft in der Furche hinter dem Tuberkulum.

(Fortsetzung auf Seite 3)

Thorax
(Fortsetzung von Seite 2)

Die 2. Rippe ist länger als die erste und entspricht ihrer Form nach den anderen Rippen. Lediglich mit der 11. und 12. Rippe läßt sie sich nicht vergleichen. Diese sind, wie bereits dargestellt, kleiner.

Die zwischen den einzelnen Rippen bestehenden Zwischenräume werden von den Mm. intercostales (S. 2) ausgefüllt. Die äußeren Interkostalmuskeln nehmen ihren Ursprung am Unterrand der Rippe, verlaufen schräg nach kaudal und medial und setzen am Oberrand der nächsttieferen Rippe an. Die *inneren Interkostalmuskeln* (S. 4) entspringen ebenso am Unterrand der Rippe, verlaufen aber nach kaudal und lateral zum Oberrand der nächsttieferen Rippe. Zwischen diesen beiden Muskelschichten liegen die Interkostalgefäße; die Interkostalnerven hingegen verlaufen innerhalb der Mm. intercostales interni.

An der Thoraxwand entspringen viele Muskeln der oberen Extremitäten, z.B. die *Mm. pectoralis major* und *minor* (S. 2) sowie der *M. serratus anterior*. Ihr Ursprung befindet sich an der ventralen und lateralen Thoraxwand.

Am kranialen Thoraxrand nehmen mehrere Halsmuskeln ihren Ausgang. *M. sternohyoideus* (S. 2) und *M. sternothyroideus*, zwei dünne Muskelzüge, entspringen dorsal am Oberrand des Sternums und inserieren am Zungenbein bzw. am Schildknorpel. Der *M. sternocleidomastoideus* (S. 2) besteht aus zwei Teilen: Die stärkere Pars sternalis entspringt neben dem Sternoklavikulargelenk am kranialen Sternalrand, die Pars clavicularis am medianen Drittel des Schlüsselbeins. Der Raum zwischen Pars sternalis und Pars clavicularis stellt sich meist als flache Vertiefung dar, hinter der die Lungenspitze aus dem Thorax in die Halsregion eintritt. Über dieser Vertiefung vereinigen sich Pars sternalis und Pars clavicularis zu einem einzigen Muskelstrang, der schräg nach kranial, dorsal und lateral zieht und seitlich am Processus mastoideus und am Os occipitale inseriert.

Quer über die Oberfläche des M. sternocleidomastoideus zieht die *V. jugularis externa* von ihrem Abgang am kaudalen Ende der Glandula parotidea zur *V. subclavia*, wobei sie die tiefe Fascia cervicalis durchdringt.

Die zur tiefen Nackenmuskulatur zählenden drei *Mm. scaleni* entspringen am Processus transversus der Halswirbel. Der *M. scalenus anterior* setzt am Tuberculum m. scaleni der 1. Rippe an. Der Ansatzpunkt des M. scalenus medius ist ebenfalls die 1. Rippe, jedoch weiter dorsal. Der M. scalenus posterior inseriert an der 2. Rippe. Die dem Plexus cervicalis zugehörigen Nervenäste treten aus der Furche zwischen dem M. scalenus anterior und dem M. scalenus medius hervor. Der M. scalenus anterior wird lateral und ventral vom *N. phrenicus* gekreuzt, der vom Plexus cervicalis abgeht, nach kaudal zieht und dorsal von der V. subclavia in die Brusthöhle eintritt. Die Furche zwischen M. scalenus anterior und medius verbreitert sich nach kaudal zu einer dreieckigen Öffnung, durch die die Äste des *Plexus brachialis* sowie die *A. subclavia* austreten. Letztere steigt aus der Brusthöhle auf und zieht über die kraniale Fläche der 1. Rippe entlang der dorsal vom M. scalenus gelegenen Furche in die Axilla. Die *V. subclavia* läuft mit der A. subclavia parallel, jedoch ventral vom M. scalenus anterior.

Tief im kaudalen Anteil des Halses findet sich, vom M. sternocleidomastoideus verdeckt, ein enger Raum. Dieser ist ventral vom *M. omohyoideus* (S. 2) und einigen Muskelzügen, dorsal vom M. scalenus anterior und den Laminae praevertebrales und medial von Pharynx, Ösophagus, *Trachea* und Schilddrüse (S. 2) begrenzt. In diesem Raum verlaufen in einer gemeinsamen Bindegewebsscheide die *A. carotis communis*, die *V. jugularis interna* und der *N. vagus*, wobei die V. jugularis interna der Körperoberfläche am nächsten liegt und den N. vagus überdeckt, der zwischen ihr und der A. carotis communis verläuft. Links quert der *Ductus thoracicus* (S. 2) die A. subclavia, zieht nach ventral und mündet in den proximalen Teil der V. subclavia.

Die Thoraxwand wird über die *Aa. intercostales* und die *Aa. thoracicae internae* (*Aa. mammariae internae*) mit Blut versorgt. Die Aa. intercostales posteriores gehen von der *Aorta* ab, treten über die Wirbelkörper in

(Fortsetzung auf Seite 4)

Thorax
(Fortsetzung von Seite 3)

den ihnen zugeordneten Interkostalraum und ziehen zwischen den inneren und äußeren Interkostalmuskeln den kaudalen Rippenrand entlang. Dorsal werden sie vom Sulcus costae abgeschirmt. Die Aa. thoracicae internae zweigen von der A. subclavia an deren Unterseite ab, ziehen seitlich vom *N. phrenicus*, den sie eine kurze Strecke begleiten, kaudalwärts zur dorsalen Seite der vorderen Thoraxwand. Entlang der Thoraxwand verlaufen sie über eine Strecke von ca. 0,6 cm weiter nach kaudal und lateral bis zum Rand des Sternums. Unmittelbar über dem Zwerchfell teilen sie sich dann in ihre terminalen Äste auf, die *Aa. musculophrenicae* und die *Aa. epigastricae superiores*. Die Aa. thoracicae internae geben eine Reihe von Ästen ab. Ihre dorsalen Äste versorgen *Thymusdrüse*, Mediastinum und *Perikard*. Ihre ventralen Äste stoßen zur Haut und in die subkutanen Gewebe vor; ihre lateralen Äste ziehen die Rippenknorpel entlang und vereinigen sich mit den Aa. intercostales posteriores.

Der Verlauf der Venen der Thoraxwand entspricht dem der Arterien. Die unteren zehn Interkostalvenen der rechten Körperhälfte münden in die *V. azygos*, die oberen zwei können zur V. azygos oder zur *V. brachiocephalica (anonyma)* ziehen (S. 3). In der linken Körperhälfte münden die unteren Interkostalvenen entweder in die *V. hemiazygos* oder in die *V. hemiazygos accessoria*. Die oberen drei linken Interkostalvenen vereinigen sich zu einem gemeinsamen Stamm, der *V. intercostalis inferior sinistra*, der zur V. brachiocephalica führt.

Die Innervation der Thoraxwand erfolgt über die Interkostalnerven, die die Interkostalgefäße begleiten.

Der Großteil der Brusthöhle wird von den *Lungen* ausgefüllt. Jede Lunge ist in den sie umhüllenden, geschlossenen *Pleurasack* eingestülpt. Die parietale Pleura kleidet die Innenfläche der Thoraxwand aus, die *Pleura costalis*, und liegt dem Zwerchfell, der *Pleura diaphragmatica*, und dem Mediastinum, der *Pleura mediastinalis*, an (S. 3). Ein Teil der Pleura mediastinalis überzieht das Perikard, die *Pleura pericardii*. Der übrige, die Lungen überkleidende viszerale Teil der Pleura ist die Pleura pulmonalis. Pleura pulmonalis und Pleura parietalis sind durch einen spaltförmigen, wenig seröse Flüssigkeit enthaltenden Raum (Cavitas pleuralis) voneinander getrennt. Die zwischen Pleura costalis und Pleura diaphragmatica liegende *Umschlagstelle der Pleura* (S. 2) reicht über den unteren Lungenrand hinaus nach kaudal und bildet so einen auch bei maximaler Inspiration nie vollständig von der Lunge ausgefüllten Raum, den Recessus costodiaphragmaticus.

Die *rechte Lunge* besteht aus drei Lappen, dem *Ober-, Mittel-* und *Unterlappen*. Die *linke Lunge* besteht hingegen nur aus zwei Lappen, dem *Ober-* und *Unterlappen* (S. 2), und ist demnach kleiner, da durch die asymmetrische Lage des Herzens der linke *Pleuraraum* eingeengt wird. Im kranialen Abschnitt stoßen die rechte und linke parietale Pleura hinter dem *Sternum* nahezu aneinander. Unterhalb des 4. Rippenknorpels weicht jedoch die kostomediastinale Umschlagfalte nach lateral ab, wodurch am Perikard ein kleines pleurafreies Dreieck entsteht. Auf gleicher Höhe tritt der ventral-kaudale Rand des linken Oberlappens weit nach lateral zurück, so daß ein Teil der Pleura pericardii nicht von Lungengewebe bedeckt ist.

Zwischen den beiden Lungen liegt das Mediastinum, das willkürlich in einen oberen, mittleren und vorderen Teil unterschieden wird.

Das flache Mediastinum anterius durchziehen die *Aa.* und *Vv. thoracicae internae sinistrae* sowie Teile des *M. transversus thoracis*.

Im Mediastinum superius finden sich folgende Strukturen: die Thymusdrüse (S. 3), die sich bis zum 12. Lebensjahr nahezu vollständig zu einem Fettkörper zurückbildet, und die Vv. brachiocephalicae, die sich rechts zur *V. cava superior* vereinigen (S. 3). Hinter den Vv. brachiocephalicae ziehen N. phrenicus und N. vagus vom Hals abwärts. Die Nn. phrenici verlaufen gemeinsam mit den *Aa.* und *Vv. pericardiacophrenicae* ventral von den Lungenwurzeln und entlang dem Perikard seitlich zum Zwerchfell.

Der *Arcus aortae* steigt vom Herzen in das obere Mediastinum bis fast an den kranialen Rand des Manubrium sterni auf, läuft schräg nach dorsal und links

(Fortsetzung auf Seite 5)

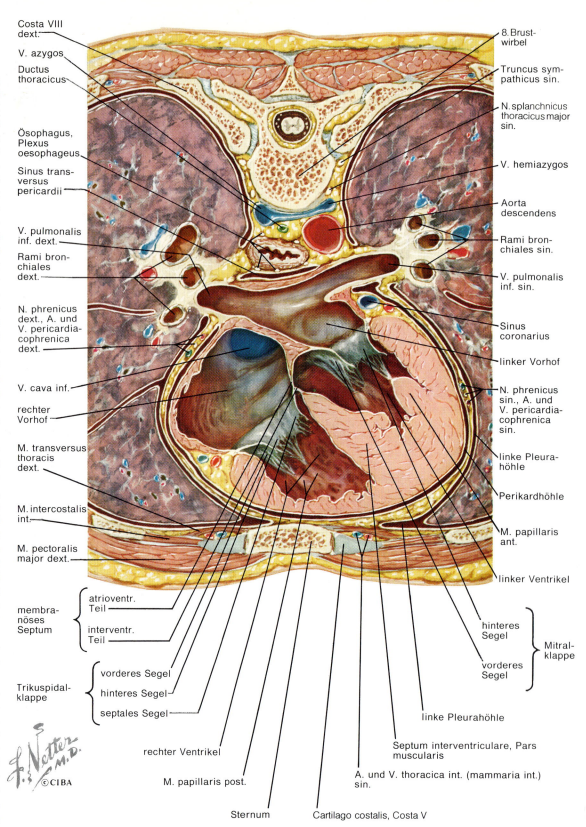

Thorax
(Fortsetzung von Seite 4)

über den linken *Hauptbronchus* und zieht als *Aorta descendens* links von der Wirbelsäule nach dorsal und ventral. Von der Konvexität des Aortenbogens gehen von proximal nach distal Truncus brachiocephalicus, A.carotis communis sinistra und A.subclavia ab.

Von dem zwischen A. und V.subclavia verlaufenden *N.vagus dexter* zweigt der N.laryngeus recurrens dexter ab, der um die A.subclavia und entlang der Trachea nach kranial zieht. Der *N.vagus sinister* liegt zwischen V.subclavia und Aortenbogen. An ihm entspringt der *N.laryngeus recurrens sinister* (S.3), der um den Aortenbogen und ebenfalls entlang der Trachea nach kranial zieht.

Die Trachea verläuft vom Hals hinter dem Aortenbogen bis zum Angulus sterni, wo sie sich in den rechten und linken Hauptbronchus teilt. Hinter der Trachea liegt der *Ösophagus* (S.4), den die Vagusnerven vom Abgang der Nn.laryngei recurrentes an begleiten. Dorsal vom Ösophagus, dessen Wände normalerweise aneinanderliegen, steigt zwischen V.azygos und Aorta descendens der *Ductus thoracicus* (S.4) auf, zieht hinter dem Aortenbogen vorbei in die untere Halsregion und mündet dort in die linke V.subclavia.

Die Grenzstränge *(Truncus sympathicus)*, die den Rippenhälsen anliegen, geben ab der Höhe der 6.Rippe den *N.splanchnicus thoracicus major*, weiter kaudal den *N.splanchnicus thoracicus minor* ab (S.4).

Im flachen hinteren Mediastinum finden sich die kaudalen Abschnitte des Ösophagus, die Vagusnerven, die Aorta descendens, die V.azygos, die V.hemiazygos, der Ductus thoracicus und die Nervenbahnen des Grenzstrangs.

Das mittlere Mediastinum ist der größte Teil und enthält *Perikard*, Herz, Lungenwurzeln und *Nn.phrenici*.

Die *Perikardhöhle* ist der 3. der serösen Räume im Brustkorb. Das Perikard hat annähernd die Form eines Kegels mit der Basis hinten rechts und der Spitze vorne links. Es umschließt das Herz und die proximalen Abschnitte der großen Gefäße. Wie bei der Pleura unterscheidet man zwischen der das Herz und die proximalen großen Gefäße überkleidenden Lamina visceralis (=Epikard) und der Lamina parietalis.

Der untere Teil der Lamina parietalis ist fest mit dem Centrum tendineum des Zwerchfells verwachsen. Seine Vorder- und Seitenflächen stehen größtenteils mit der Pleura in Kontakt, sind aber normalerweise nicht mit ihr verbunden. Nur eine kleine dreieckige Fläche liegt dem Sternum dorsal an. Zwischen diesem Trigonum pericardiacum und dem Sternum finden sich lediglich Fettgewebe, die Fascia endothoracica und der M.transversus thoracis.

Die großen Gefäße treten an der Basis des Herzbeutels ein und aus. Zwischen den arteriellen und venösen Gefäßen führt ein bogenförmiger, quer verlaufender Kanal hindurch, der *Sinus transversus pericardii*. Dorsal davon endet blind der *Sinus obliquus pericardii*, der von der Umschlagfalte des Perikards zwischen den *Lungenvenen* und der *V.cava inferior* begrenzt wird. Weitere kleine Taschen finden sich zwischen den *oberen und unteren Lungenvenen* und hinter der *Plica v.cavae sinistrae* (Lig.Marshalli), einer kleinen Perikardfalte, die von der linken Seite des *Truncus pulmonalis* zwischen dem Hals des *linken Herzohrs* und den *linken Lungenvenen* zum linken *Vorhof* verläuft. Die Plica v.cavae sinistrae enthält Reste der embryonalen V.cardinalis communis sinistra.

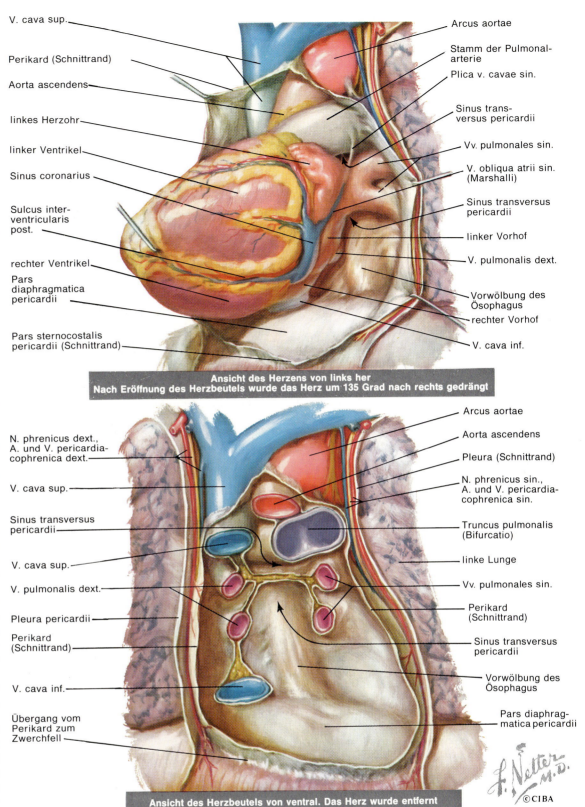

Ansicht des Herzens von links her
Nach Eröffnung des Herzbeutels wurde das Herz um 135 Grad nach rechts gedrängt

Ansicht des Herzbeutels von ventral. Das Herz wurde entfernt

Freilegung des Herzens

Facies sternocostalis

Im *Perikard* eingeschlossen liegt das Herz, ein muskulöses, aus vier Kammern bestehendes Hohlorgan. In situ hängt es an seiner Basis an den großen Gefäßen, wobei die Spitze *(Apex)* nach vorne unten und ca. 60° nach links gerichtet ist. Die vier Kammern sind in zwei ihrer Funktion nach ähnlichen Paaren angeordnet, die vom *Kammerseptum* (S. 4) voneinander getrennt werden. Jedes Paar besteht aus einem dünnwandigen Vorhof und einem dickwandigen Ventrikel.

Die anatomische Nomenklatur des Herzens bezieht sich auf das aus dem Körper entfernte und auf seine Spitze gestellte Herz, wobei das Herzseptum in der Sagittalebene zu liegen kommt. Dadurch ist es in den letzten Jahren unter Klinikern (Kardiologen und Chirurgen), die sich ja mit dem lebenden Herzen in situ befassen, zu Mißverständnissen gekommen.

Auf einem Röntgenbild des Thorax stellt zum Beispiel der *linke Ventrikel* die linke Begrenzung des Herzens dar, während die rechte Begrenzung vom *rechten Vorhof* gebildet wird, nicht aber vom *rechten Ventrikel*, da dieser in situ ventral zu liegen kommt. Der größere und wichtigere Anteil des linken Vorhofs liegt genau dorsal und ist in der Körpermittellinie der Wirbelsäule und dem Ösophagus vorgelagert. Daraus erklärt sich die Kürze der *Lungenvenen*.

Bei Abtragung der ventralen Thoraxwand und Eröffnung des Perikards kommt zunächst die rechte Herzkammer zum Vorschein, wobei die freigelegte Kammerfläche ungefähr die Form eines Dreiecks aufweist. Rechts davon liegt der rechte Vorhof.

Vorhof und Kammer des rechten Herzens werden durch den rechten *Sulcus coronarius (atrioventricularis)* voneinander getrennt. In diesem verläuft in Fettgewebe eingebettet die rechte Kranzarterie. Links vom rechten Ventrikel kommt ein kleiner Ausschnitt des linken Ventrikels zur Ansicht. Linker und rechter Ventrikel werden durch den *Sulcus interventricularis anterior* voneinander geschieden. In ihm verläuft ebenso in Fettgewebe eingebettet der *Ramus (descendens) interventricularis anterior*, ein Ast der *linken Kranzarterie* (S. 17). Kranial davon geht der *Stamm der A. pulmonalis* von der rechten Herzkammer ab und tritt, unmittelbar bevor er sich in seine zwei Hauptäste, die *rechte* und *linke A. pulmonalis*, teilt, aus dem Herzbeutel aus. Rechts zieht der intraperikardiale Abschnitt der *Aorta ascendens*, deren Wurzel größtenteils vom *rechten Herzohr* überlagert wird. Der Anfangsteil der Aorta und der rechten Kranzarterie wird von kleinen Läppchen von Fettgewebe umschlossen. Das größte und am weitesten kranial gelegene stellt die *Rindfleisch-Falte* dar.

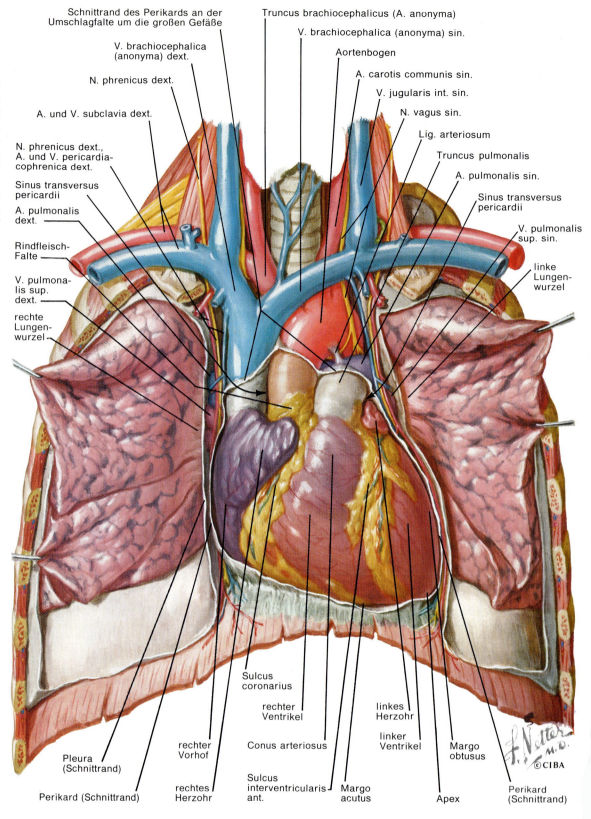

Facies posterior und diaphragmatica

Nach Entfernung des Herzens aus dem *Perikard* werden die *Facies posterior (basilaris)* und *diaphragmatica* sichtbar. Hier treten *V. cava superior* und *inferior* in den *rechten Vorhof* ein. Die Längsachse beider Hohlvenen ist leicht nach ventral geneigt. Die V. cava inferior liegt etwas mehr median. Eine tiefe Furche, der *Sulcus terminalis*, trennt die obere Hohlvene rechts von der Basis des rechten *Herzohrs*. Sie zieht an der Hinterseite des rechten Vorhofs abwärts und wird dabei zunehmend flacher.

Die *rechten Lungenvenen* (es finden sich in der Regel zwei, gelegentlich aber auch drei) ziehen, aus der rechten Lunge kommend, an der Hinterseite des rechten Vorhofs vorbei in den *linken Vorhof*, zu dem sie an dessen rechter Seite stoßen. Die beiden *linken Lungenvenen* treten einzeln oder über einen gemeinsamen Stamm links in den linken Vorhof ein. Die Hinterwand des linken Vorhofs bildet die ventrale Begrenzung des *Sinus obliquus pericardii*. Der linke Vorhof steht normalerweise mit dem Zwerchfell nicht in unmittelbarer Verbindung.

Auf dem Dach des linken Vorhofs gabelt sich der Truncus pulmonalis in die *A. pulmonalis sinistra* und die *A. pulmonalis dextra*. Die linke Lungenarterie läuft direkt zur linken Lunge, während die rechte hinter der proximalen V. cava superior und oberhalb der rechten Lungenvenen zur rechten Lunge zieht.

Der *Aortenbogen* überquert nach dem Abgang sei-

(Fortsetzung auf Seite 7)

Freilegung des Herzens

(Fortsetzung von S.6)

ner drei Hauptäste, *Truncus brachiocephalicus*, *A. carotis communis sinistra* und *A. subclavia sinistra*, die Gabelung der Lungenarterien. Varianten dieser Anordnung sind nicht selten, haben jedoch kaum Bedeutung.

Zwischen dem linken Vorhof und dem *linken Ventrikel* liegt in der Pars posterior (diaphragmatica) des linken *Sulcus coronarius* der *Sinus coronarius*, in den die Herzvenen einmünden. Der Sinus coronarius sieht zwar wie eine kurze, großkalibrige Vene aus; seine Wandung besteht jedoch aus Herzmuskelgewebe. Der embryonalen Anlage nach ist er dem Herzen und nicht den Gefäßen zuzurechnen. Sein rechter Anteil zieht nach ventral und kranial und führt in den rechten Vorhof.

An der Facies diaphragmatica trennt der *Sulcus interventricularis posterior* die *rechte* und *linke Herzkammer* voneinander. Er geht etwas rechts von der *Herzspitze*, die am normalen Herzen von der linken Herzkammer gebildet wird, in den *Sulcus interventricularis anterior* über. In der hinteren Kammerfurche verlaufen in Fettgewebe eingebettet der *R. interventricularis posterior* und die mittlere Herzvene.

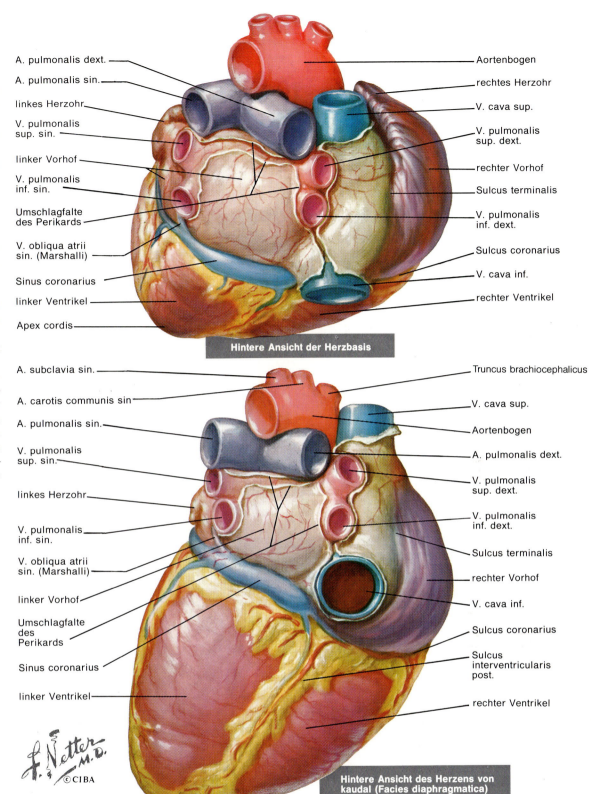

Vorhöfe und Kammern

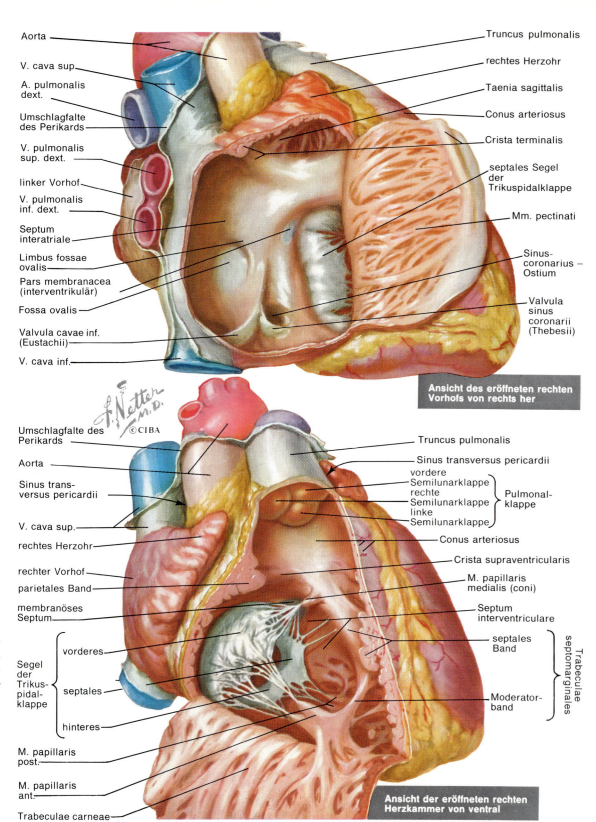

Rechter Vorhof

Der rechte Vorhof besteht aus zwei Abschnitten. In den hinteren, glattwandigen Teil, der dem embryonalen Sinus venosus entspricht, münden die *V. cava superior* und *inferior*. Der vordere Teil hat eine dünne, trabekulierte Wandung und entspricht dem embryonalen rechten Vorhof.

Die beiden Teile des Vorhofs werden durch eine Muskelleiste voneinander getrennt, die von der Einmündung der oberen Hohlvene zur rechten Seite der unteren Hohlvenenmündung verläuft und an Stärke abnimmt. Dieser Leiste, der *Crista terminalis,* entspricht an der Außenwand des Vorhofs der *Sulcus terminalis* (S. 7). Die Crista terminalis wird vielfach als Rest der rechten embryonalen Venenklappe verstanden, liegt jedoch etwas rechts davon.

Von der Crista terminalis zieht eine dichte Reihe von parallel angeordneten Muskelbalken, die *Mm. pectinati,* seitwärts entlang der freien Vorhofwand. Die Vorhofwand selbst ist zwischen diesen Muskelbalken papierdünn und durchscheinend.

Auch die Wandung des annähernd dreieckigen oberen Teils des rechten Vorhofs (rechtes Herzohr) ist mit Mm. pectinati besetzt.

Der größte dieser Muskelbalken, die *Taenia sagittalis,* entspringt an der Crista terminalis.

Das rechte Herzohr ist normalerweise vom übrigen Vorhof an dessen Außenwand nicht deutlich abgegrenzt. Es bietet sich jedoch dem Herzchirurgen als idealer und häufig genützter Zugang zum rechten Vorhof an.

Die Einmündung der V. cava inferior trägt gewöhnlich am vorderen Rand eine Gewebstasche, die *Valvula v. cavae inferioris (Eustachii)*. Sie kann von sehr unterschiedlicher Größe sein, ganz fehlen oder aber als ausgedehnte Membran netzartig durchbrochen (Chiari-Netz) ausgebildet sein. Unmittelbar vor dem medialen Rand der Eustachi-Klappe mündet der *Sinus coronarius* in den rechten Vorhof. Auch an seiner Einmündungsstelle befindet sich häufig eine klappenartige Falte, die *Valvula sinus coronarii (Thebesii)*. Beide Klappen sind Reste der ausgedehnten embryonalen Valvula venosa.

Die mediale Hinterwand des rechten Vorhofs bildet das *Septum interatriale*. Es besteht im mittleren Teil aus dünnem Fasergewebe und bildet eine flache, ovale Vertiefung, die *Fossa ovalis*. Die übrige Scheidewand besteht aus Muskelgewebe und umgibt die Fossa ovalis in der Regel als scharfer Rand, *Limbus fossae ovalis*. Nicht selten findet sich im vorderen oberen Teil des Limbus eine feine Spalte, durch die eine Sonde vom rechten in den linken Vorhof vorgeschoben werden kann. Im anteromedialen Teil des rechten Vorhofs liegt die Trikuspidalklappe, die den Zugang zum *rechten Ventrikel* darstellt.

(Fortsetzung auf Seite 9)

Vorhöfe und Kammern
(Fortsetzung von Seite 8)

Beschriftungen obere Abbildung (im Uhrzeigersinn):
Sinus transversus pericardii — Umschlagfalte des Perikards — Aortenbogen — Lig. arteriosum — A. pulmonalis sin. — A. pulmonalis dext. — Vv. pulmonales sin. — linker Vorhof — Vv. pulmonales dext. — Sinus coronarius — V. cava inf. — M. papillaris post. — Chordae tendineae — M. papillaris ant. — Mitralklappe {hinteres Segel, aortales Segel} — V. obliqua atrii sin. — linkes Herzohr — Plica v. cavae sin. (Lig. Marshalli)

Eröffnung der posterolateralen Wand der rechten Herzkammer

Beschriftungen untere Abbildung:
Aortenklappe {linke Semilunarklappe, rechte Semilunarklappe, hintere Semilunarklappe} — Conus arteriosus — linkes Herzohr — Aortenbogen — A. pulmonalis sin. — A. pulmonalis dext. — V. pulmonalis sup. sin. — Valvula foraminis ovalis (Falx septi) — Vv. pulmonales dext. — linker Vorhof — Sinus coronarius — Sitz der entfernten Mitralklappe (Ansatzlinie der Trikuspidalklappe punktiert) — muskuläres Septum — membranöses Septum {interventrik. Teil, atrioventrik. Teil}

Sectio cordis. Einblick in den linken Vorhof und Ventrikel nach Entfernung der Mitralklappe

Rechte Kammer

Der *Hohlraum der rechten Kammer* (S. 8) wird unterteilt in Einflußbahn mit Trikuspidalklappe, posteroinferior gelegen, und in Ausflußbahn, anterosuperior gelegen, von der der *Truncus pulmonalis* ausgeht. Die Grenze zwischen diesen beiden Teilen bildet eine Reihe vorspringender Muskelleisten, die Crista supraventricularis mit *parietalem* und *septalem* sowie dem *Moderatorband*. Diese Leisten bilden eine nahezu kreisförmige Öffnung, die jedoch bei normaler Weite kein Strömungshindernis darstellt.

Die Innenwand der Einflußbahn ist mit zahlreichen Trabeculae ausgekleidet, die herzspitzenwärts am dichtesten stehen. Diese *Trabeculae carneae* umschließen eine eher längliche, ovale Öffnung. Die Ausflußbahn des rechten Ventrikels, häufig auch als Infundibulum bezeichnet, enthält nur wenige Trabeculae und ist unterhalb der A. pulmonalis völlig glatt.

Die *Segel der Trikuspidalklappe* werden über dünne Sehnenfäden, die *Chordae tendineae*, an den *Papillarmuskeln* der rechten Kammerinnenwand verankert. Zwei Papillarmuskeln, der mediale und der vordere, sind ihrer Lage nach konstant, ihrer Größe und Form nach jedoch äußerst wechselnd ausgebildet. Die übrigen sind in jeder Hinsicht inkonstant.

Ungefähr an der Stelle, wo die Crista supraventricularis in das septale Band übergeht, nimmt der kleine *M. papillaris medialis (coni)* Chordae tendineae vom *vorderen* und *septalen Segel* der *Trikuspidalklappe* auf. Er ist beim Kleinkind oft gut ausgebildet, fehlt jedoch häufig beim Erwachsenen oder findet sich lediglich als kleines sehniges Gebilde. Dennoch stellt er einen wichtigen Orientierungspunkt für den Chirurgen dar und ist für den Pathologen aufgrund seines interessanten embryonalen Ursprungs von besonderem diagnostischen Wert.

Der *M. papillaris anterior* entspringt am Moderatorband und nimmt Chordae tendineae vom *vorderen* und *hinteren Segel* der *Trikuspidalklappe* auf.

Vom meist kleineren hinteren und vom septalen Papillarmuskel laufen Sehnenfäden unterschiedlicher Zahl zum hinteren und medialen (septalen) Segel. Diejenigen, die vom unteren Rand des septalen Bands kommen, geben wichtige diagnostische Aufschlüsse bei manchen angeborenen Herzfehlern.

Der Stamm der A. pulmonalis geht vom oberen Ende des rechten Ventrikels ab und zieht nach dorsal und leicht kranial. Unmittelbar nach seinem Austritt aus dem Herzbeutel teilt er sich in die *rechte* und *linke Lungenarterie* (S. 6). Von der Oberseite der Gabelung zieht ein kurzes Band, das *Lig. arteriosum* (S. 6), zur Unterfläche des Aortenbogens (S. 6). Es stellt den Rest des fetalen Ductus arteriosus (Botalli) dar.

(Fortsetzung auf Seite 10)

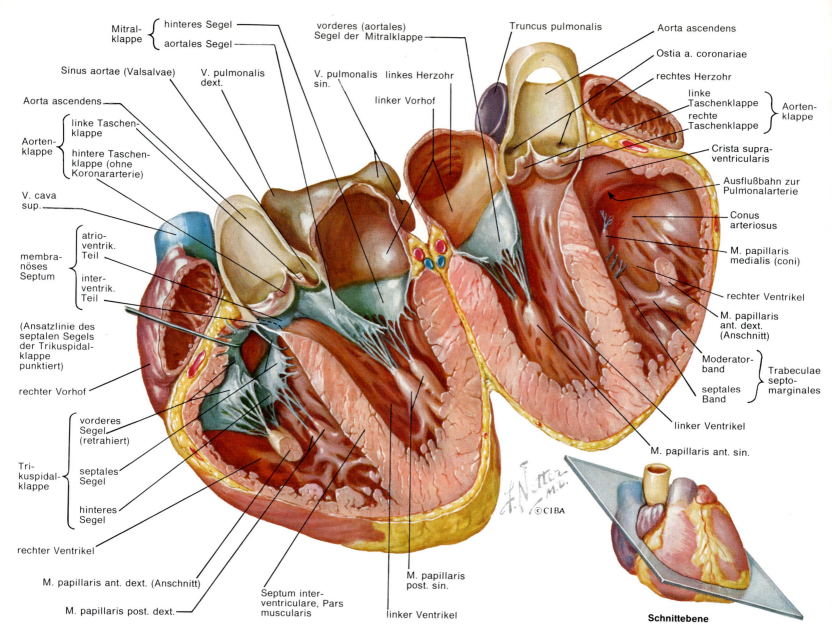

Vorhöfe und Kammern
(Fortsetzung von Seite 9)

Linker Vorhof

Der linke Vorhof bildet einen größtenteils glattwandigen Raum, der in der transversalen Ebene größer ist als in der vertikalen und sagittalen. *Rechts* münden zwei, gelegentlich auch drei *Lungenvenen*. Ihnen entsprechen *links* ebenso zwei (bisweilen eine) *Lungenvenen*. Der linke Vorhof hat eine bedeutend dickere Wandung als der rechte.

Die septale Fläche ist in der Regel glatt. Lediglich an einer Stelle weisen leichte Unregelmäßigkeiten auf eine fetale *Valvula foraminis ovalis* (Falx septi) hin. An dieser Stelle kann man durch eine enge Spalte eine Sonde vom rechten in den linken Vorhof einführen.

Am linken oberen Ende des linken Vorhofs liegt ventral das linke Herzohr, die *Auricula sinistra*, dessen Konfiguration sehr variabel sein kann; es finden sich längliche Formen mit starken Biegungen. In die Lichtung des linken Herzohrs ragen kleine Mm. pectinati. Proximal zeigt sich in der Regel eine deutlich sichtbare Einschnürung.

Linke Kammer

Die linke Herzkammer (s. auch S. 9) hat die Form eines Eies, dessen stumpfes Ende abgetrennt wurde. An dieser Stelle liegen eng beieinander *Mitral-* und *Aortenklappe*. Sie werden lediglich durch einen Faserstrang, an dem das *vordere (aortale) Segel der Mitralklappe* und die angrenzenden Abschnitte der *linken* und der *hinteren Aortenklappentasche* haften, voneinander getrennt. Die linke Ventrikelwand ist im allgemeinen dreimal so dick wie die Wand der rechten Herzkammer. Ihre Trabeculae carneae sind im Vergleich zur rechten Herzkammer feiner, oft nur als Sehnenfäden ausgebildet. Zur Spitze hin stehen sie – wie im rechten Ventrikel – dichter; an der Basis ist die Wandung des Septums glatt.

Meist finden sich zwei kräftige *Papillarmuskeln*, deren Doppelkuppen noch erkennen lassen, daß sie aus zwei verschiedenen embryonalen Anlagen entstanden sind. Jeder der beiden Muskeln nimmt *Sehnenfäden* von den *beiden* großen *Segeln der Mitralklappe* auf. Gelegentlich ist auch ein dritter, kleinerer Papillarmuskel ausgebildet, der dann seitlich liegt.

Das *Septum interventriculare* besteht größtenteils aus Muskelgewebe (*Pars muscularis*) und wölbt sich normalerweise gegen die rechte Herzkammer vor. Daraus erklärt sich die nahezu kreisrunde Form der linken Herzkammer im Transversalschnitt. Die Pars muscularis hat ungefähr die gleiche Dicke wie die parietale Wandung der linken Herzkammer und besteht aus zwei Schichten, einer dünnen an der der rechten Kammer zugewandten Seite und einer dicken Schicht, die der linken Kammer zugewandt ist. Zwischen diesen beiden Schichten verlaufen in der Regel die größeren septalen Gefäße.

Unmittelbar kaudal von der *rechten* und *hinteren Aortenklappentasche* ist beim Menschen ein verschieden großer (meist jedoch kleiner) Teil der Kammerscheidewand als dünne Membran ausgebildet. Dieser membranöse Teil ist gegenüber dem muskulären Teil des Septums durch den *Limbus marginalis* abgegrenzt. Wie am eröffneten rechten Ventrikel zu sehen ist, liegt das *membranöse Septum* (Pars membranacea) unter der *Crista supraventricularis* (s. auch S. 8) und ist durch den Ansatz des *medialen (septalen) Segels der Trikuspidalklappe* geteilt. Ein Teil des membranösen Septums liegt damit zwischen dem linken und dem rechten Ventrikel (*interventrikulärer Teil*). Der zweite *atrioventrikuläre Teil* (= Septum atrioventriculare) trennt den linken Ventrikel vom *rechten Atrium*.

Der basisnahe Abschnitt der Kammerscheidewand einschließlich des membranösen Septums weicht im Transversalschnitt nach rechts ab, und zwar so, daß eine durch die Hauptmasse der Kammerscheidewand gedachte Ebene die *Aortenklappe* in zwei Teile teilen würde. Es muß betont werden, daß die Längsachse des gesamten Herzseptums eine komplexe Drehung vollführt und sich in keiner Ebene ganz erfassen läßt.

Topographie der Herzklappen in verschiedenen Funktionsstellungen

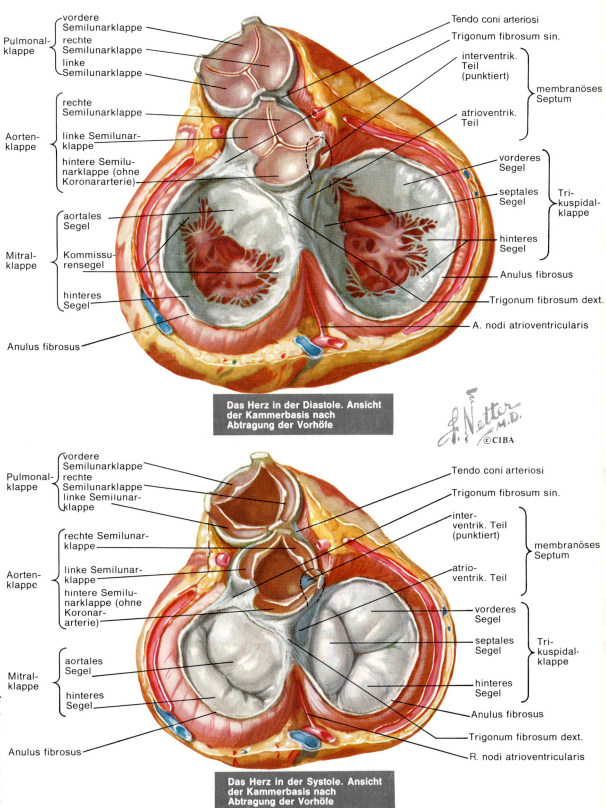

Jeder *atrioventrikuläre Klappenapparat* setzt sich aus mehreren *Segeln*, den *Sehnenfäden* und den *Papillarmuskeln* zusammen.

Die Segel sind als dünne, gelblichweiße, blanke, annähernd trapezförmige Membran mit feinen unregelmäßigen Rändern ausgebildet. Sie entspringen vom *Anulus fibrosus*, einem nicht besonders deutlich umrissenen Faserring, der die atrioventrikulären Ostien umgibt. Fasergewebe in größerem Umfang findet sich lediglich im rechten und linken *Trigonum fibrosum*.

Die dem Vorhof zugekehrte Seite der Segelklappen weist außer am freien Klappenrand eine glatte Oberfläche auf und läßt sich von der Vorhofwand nicht scharf abgrenzen. Von der der Herzkammer zugewandten Seite gehen Chordae tendineae aus; die Oberfläche ist daher unregelmäßig und von der Kammerinnenwand durch einen schmalen Raum geschieden.

Gegen den äußeren Rand zu werden die Segel zunehmend dünner und zarter; durch die Insertion der Sehnenfäden erhalten sie außerdem ein sägezahnähnliches Aussehen. Besonders beim Kleinkind sitzen auf den atrialen Flächen der Segel nahe den Rändern kleine Knötchen, die Noduli Albini. Beim Schließen einer Atrioventrikularklappe wird der schmale Saum zwischen der Knötchenreihe und dem freien Segelrand gegen die entsprechende Stelle des nächsten Segels gepreßt, wodurch ein sicherer und dichter Verschluß erreicht wird.

Die Sehnenfäden lassen sich in drei Gruppen unterteilen:

Bei den ersten beiden Gruppen entspringen sie von den Kuppen der Papillarmuskeln und bilden einige wenige, kräftige Sehnenzüge, die sich gegen den Klappenrand zu in mehrere dünnere Sehnenfäden aufsplittern.

Chordae der ersten Gruppe inserieren über eine Vielzahl dünnster Fäden am äußersten Klappenrand und dienen offenbar nur dazu, gegenüberliegende Segelränder am Umschlagen zu hindern.

Chordae der zweiten Gruppe inserieren an der ventrikulären Fläche der Segel ungefähr in Höhe der Noduli Albini oder sogar etwas darüber. Sie sind weniger zahlreich, aber kräftiger und bilden den eigentlichen Spannapparat der Klappen, ähnlich wie die Spanner an einem Regenschirm.

Chordae der dritten Gruppe kommen von der Kammerwand näher am Klappenansatz. Sie sind häufig als Sehnenzüge oder taschenartige Strukturen ausgebildet und können Muskelfasern enthalten.

Gelegentlich bestehen im gesunden Herzen auch

(Fortsetzung auf Seite 12)

Topographie der Herzklappen in verschiedenen Funktionsstellungen

(Fortsetzung von Seite 11)

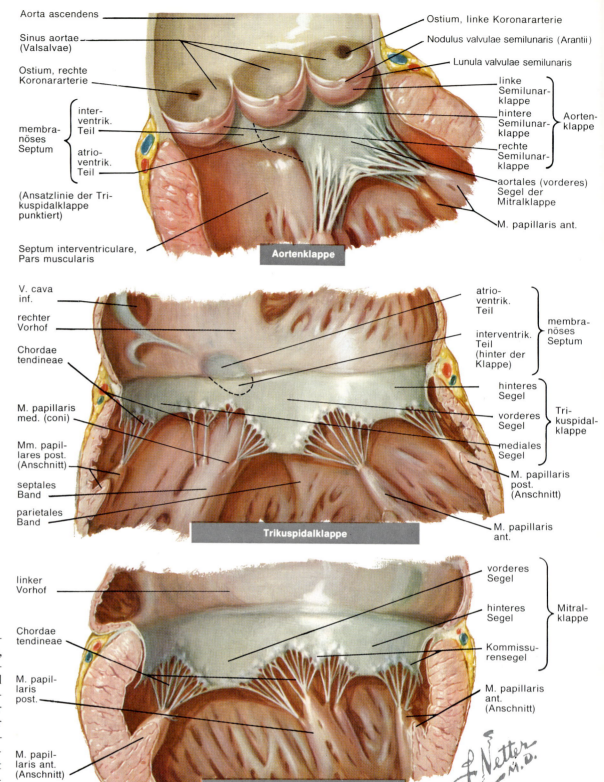

die den ersten beiden Gruppen zuzurechnenden Chordae, besonders links, ganz aus Muskelgewebe, so daß der Eindruck entsteht, als ob der Papillarmuskel unmittelbar in den Klappensegeln inserieren würde. Dies erklärt sich aus der Entstehung der *Papillarmuskeln*, der *Chordae tendineae* und einiger *Klappensegel*, die sich ja von den embryonalen Trabeculae ventriculares herleiten und somit einmal ganz aus Muskelgewebe aufgebaut waren.

Die *Trikuspidalklappe* besteht aus einem vorderen Segel *(Cuspis anterior)*, einem *mittleren, septalen* und einem bzw. zwei *hinteren Segeln*. Die zwischen den Segeln liegenden *Kommissuren* sind ihrer Tiefe nach zwar variabel, reichen jedoch niemals bis zum *Anulus*, so daß die Segel nicht vollständig voneinander getrennt sind.

Die *Mitralklappe* setzt sich eigentlich aus 4 Segeln zusammen, und zwar aus zwei großen *(aortales* und *murales Segel)* und zwei kleinen *(Cuspides commissurales)*. Auch bei der Mitralklappe reichen die Kommissuren nicht bis zum Anulus fibrosus. Dies ist bei der chirurgischen Behandlung der Mitralstenosen zu berücksichtigen.

Die Taschenklappen, die Valvulae semilunares, unterscheiden sich in ihrem Aufbau grundlegend von den Atrioventrikularklappen. Sie bestehen aus jeweils drei ungefähr gleich großen Klappen. Rein funktionell gesehen ist der Übergang vom Ventrikel in die Arterie leicht abzugrenzen; anatomisch ist er komplizierter. Anstelle eines kreisförmigen Faserrings, an dem Arterien und Klappen ansetzen könnten, weiten sich hier die Arterienwände zu drei Taschen *(Sinus aortae [Valsalvae])* aus, deren Wände wesentlich dünner sind als die Wandung der Aorta und der Lungenarterie. Der Ansatz der Taschenklappen ist demnach nicht gerade, sondern bogenförmig.

Die einzelnen Klappen der Valvulae semilunares sind glatt und dünn. In der Mitte des freien Klappenrandes sitzt ein kleines Faserknötchen, *Nodulus valvularum semilunarium aortae (Arantii)*.

Vom Nodulus Arantii aus erstreckt sich längs des freien Rands der Taschenklappe nach jeder Seite ein besonders dünner, halbmondförmiger Saum, die *Lunula*. Parallel zum Rand der Lunulae finden sich feine Striae; am Ansatz der Taschenklappe an der Aortenwand sind die Lunulae in der Regel perforiert. Da einander benachbarte Lunulae beim Klappenverschluß vollständig und fest aneinanderschließen, wird die Klappenfunktion durch die Perforationen nicht beeinträchtigt.

Anatomie des spezifischen Reizleitungssystems

Allgemeines

Unter spezifischem Muskelgewebe versteht man den *Sinusknoten*, den *Atrioventrikularknoten*, das *Atrioventrikularbündel*, das *His-Bündel*, dessen *rechten* und *linken Schenkel* sowie periphere Verästelungen der beiden Schenkel, die das subendokardiale und myokardiale Geflecht der Purkinje-Fasern bilden. Der linke Schenkel teilt sich in einen vorderen und einen hinteren Schenkel auf. Diese Unterscheidung ist in der letzten Zeit auch für die Elektrokardiographie bedeutsam geworden (S.60). Dazu kommen weitere Faserzüge, die zumindest einige der histologischen und elektrophysiologischen Kriterien des spezifischen Reizleitungsgewebes erfüllen. Diese bilden das *Bachmann-Bündel* und die internodalen Überleitungsbahnen des rechten Vorhofs.

Der Sinusknoten liegt in der rechten Vorhofwand dort, wo die *V. cava superior* am eigentlichen Vorhof ansetzt. Epikardial entspricht diese Stelle dem Sulcus terminalis, endokardial der *Crista terminalis*. Vom Hauptanteil des Sinusknotens ziehen Faserzüge längs des Sulcus terminalis nach kaudal zum AV-Knoten und nach kranial, wobei sie die obere Hohlvene dorsal und lateral umfassen. Der AV-Knoten liegt im Boden des rechten Vorhofs etwas links vom Ostium des Koronarsinus. An seinem Kopfteil setzt er sich in den Myokardfasern des Vorhofs und (s.unten) in den *internodalen Leitungsbahnen* fort. Am Schwanzteil des Knotens ändert sich die Anordnung der Fasern. Sie schließen sich zum His-Bündel (Crus commune) zusammen, das das rechte Trigonum fibrosum durchläuft und den Hinterrand des *membranösen Septums* entlang zum *muskulären Teil der Kammerscheidewand* zieht. An dieser Stelle teilt sich das His-Bündel in einen rechten und einen linken Schenkel, die subendokardial an beiden Seiten der Kammerscheidewand entlang verlaufen. Der linke Schenkel spaltet sich bald nach seinem Abgang wieder auf und breitet sich fächerförmig über die linke Kammerscheidewand aus. Der rechte Schenkel verläuft nach der Abzweigung des linken noch ein Stück weit nach vorn. Erst dann teilt er sich weiter, wobei seine Fasern teils durch das *Moderatorband* verlaufen und teils sich über die endokardiale Fläche der Herzkammer ausbreiten. In der Peripherie des Reizleitungssystems spalten sich beide Schenkel weiter in *Purkinje-Fasern*, die subendokardial ein Geflecht bilden, mehr oder weniger weit in die Kammerwand einstrahlen und durch direkten Übergang in die Arbeitsmuskulatur enden.

Bis vor kurzem war die Existenz von spezifischen *Erregungsleitungsbahnen in den Vorhöfen* und Verbindungswegen zwischen dem *Sinusknoten* und dem AV-Knoten umstritten. Es herrschte allgemein die Ansicht, daß die Erregungsleitung in den Vorhöfen nicht über die spezifischen Leitungsbahnen erfolge.

Erst in den letzten Jahren konnten anhand physiologischer und anatomischer Untersuchungen spezifische, zu umschriebenen Faserzügen formierende Bahnen in den Vorhöfen nachgewiesen werden. Die schematische Darstellung der Faserzüge und -bahnen baut im wesentlichen auf den anatomischen Untersuchungen von JAMES (1961, 1962, 1963) am menschlichen Herzen und auf den elektrophysiologischen Arbeiten von PAES DE CARVALHO (1959, 1960, 1962) und WAGNER (1966) an Kaninchen- und Welpenatria auf. Mit Hilfe einer intrazellulären Mikroelektrode zur Aufnahme der Membranpotentiale konnte PAES DE CARVALHO am Kaninchenherzen umschriebene, den sinuatrialen Ring umschließende spezifische Faserzüge, das sog. »sinoatrial ring bundle«, nachweisen. An Welpenherzen zeigte WAGNER die Existenz spezifischer Fasern auf, die sich vom Kopfteil des Sinusknotens bis zum linken Vorhof erstrecken und dem Verteilungsgebiet des Bachmann-Bündels folgen. In histologischen Studien gelang JAMES der eindeutige Nachweis von drei umschriebenen internodalen Bahnen, wovon eine mit dem Bachmann-Bündel in Beziehung steht. Die *vordere Internodalbahn* setzt am Kopfteil des Sinusknotens an, erstreckt sich nach links und teilt sich in zwei Schenkel. Einer zieht an der dorsalen Fläche des interatrialen Bands der Crista terminalis entlang und verzweigt sich über dem linken Vorhof. Dieser Schenkel stellt die spezifischen Fasern des Bachmann-Bündels dar. Der zweite Schenkel zieht im Bogen über das interatriale Band zum AV-Knoten hin, wo er sich mit den Fasern der übrigen Nodalbahnen vereinigt. Die *mittlere Internodalbahn* geht von der posterodorsalen Fläche des Sinusknotens aus, kreuzt das interatriale Band und vereinigt sich im AV-Knoten mit anderen spezifischen Vorhoffasern. Diese Bahn entspricht dem von WENCKEBACH beschriebenen Bündel. Die *hintere Internodalbahn* breitet sich vom Schwanzteil des Sinusknotens längs der Crista terminalis durch die Eustachi-Leiste bis zum rechten Oberrand des Atrioventrikularknotens aus. Die Beziehungen zwischen Internodalbahnen, Vorhöfen und Atrioventrikularknoten werden im folgenden beschrieben.

Physiologische Untersuchungen legen den Schluß nahe, daß die Fortleitung eines Sinusimpulses von seinem

(Fortsetzung auf Seite 14)

Anatomie des spezifischen Reizleitungssystems

(Fortsetzung von Seite 13)

Entstehungsort in den linken Vorhof und zum AV-Knoten normalerweise primär von der Aktivierung der vorderen Internodalbahn und des Bachmann-Bündels abhängt. Die physiologische Bedeutung dieser beiden Erregungsleitungsbahnen wird im folgenden eingehend beschrieben.

Die einzige normalerweise bei Säugern erhaltene anatomische *Muskelbrücke* zwischen den Vorhöfen und den Kammern bilden der *AV-Knoten* und das *His-Bündel*. Auf der Vorhofseite steht der AV-Knoten mit dem Vorhof über die verästelten und miteinander verflochtenen Fasern der Internodalbahnen und möglicherweise über Brücken zur Arbeitsmuskulatur des Vorhofs in Verbindung. Diese Verbindungswege wurden von James (1963) im Detail erläutert. Anhand von Untersuchungen an AV-Knoten von Hunden konnte James darüber hinaus Faserzüge nachweisen, die offenbar den Knotenhauptteil umgehen und an seinen distalen Enden dort, wo die Knotenfasern in das His-Bündel übergehen, ansetzen. Der Nachweis solcher »Bypass«-Fasern gelang James auch am menschlichen AV-Knoten.

Neben den normalen anatomischen Muskelbrücken zwischen Vorhöfen und Kammern finden sich bisweilen auch aberrierende Verbindungswege. Laut Truex u. Smythe (1965) sind sie meist im fetalen und kindlichen Herzen anzutreffen, können gelegentlich jedoch auch bis ins Erwachsenenalter bestehenbleiben. Der häufigste und bekannteste dieser anomalen Verbindungswege wurde zum ersten Male von Kent als *akzessorischer Weg* beschrieben. Es handelt sich dabei offenbar um ein Faszikel des gewöhnlichen Vorhofmyokards, das vom Unterrand des rechten Vorhofs direkt zur Oberseite der Kammerscheidewand zieht. Obschon am lebenden Herzen der Nachweis für die Erregungsleitung über Verbindungswege wie das Kent-Bündel aussteht, wird angenommen, daß diese in Kausalzusammenhang mit einer aberrierenden Kammerexzitation, wie z. B. beim Wolff-Parkinson-White-Syndrom, stehen könnten. Robb und James sowie andere Autoren haben schließlich festgestellt, daß Myokardfaszikel der Vorhofmuskulatur durch den AV-Ring zur Basis der AV-Klappen ziehen. Daß diese Fasergruppen Reize von den Vorhöfen in die Kammern übertragen, ist jedoch unwahrscheinlich.

Wie unter anderem von Lev (1960) und James (1961) gezeigt werden konnte, sind die Gabelung des *His-Bündels* und die Ausbreitung des linken Schenkels sehr variabel. Der *linke Schenkel* geht vom His-Bündel als ziemlich breiter Faszikel ab, der sich mehrmals in größere vordere und hintere Äste aufspaltet. Der *rechte Schenkel* breitet sich in Verlängerung des His-Bündels subendokardial entlang der rechten Seite des Kammerseptums aus. Funktionell tritt der linke Schenkel mit der Kammermuskulatur meist an der linken endokardialen Fläche des Kammerseptums etwas unterhalb der *Aortenklappe* in Kontakt, der rechte subendokardial an den Fußpunkten des *vorderen Papillarmuskels*. Manchmal strebt ein schmales Faserbündel vom linken Schenkel zum oberen dorsalen Teil des Kammerseptums. Bei diesem Bündel handelt es sich um *paraspezifische Fasern (Mahaim)*.

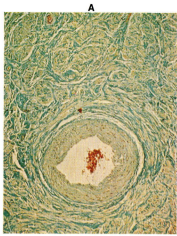

Der die Sinusarterie umschließende Sinusknoten mit radiär in die Vorhofmuskulatur einstrahlenden Faserzügen (Goldner-Färbung, 10×)

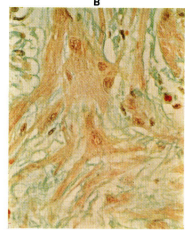

Netzartiges Zellgeflecht im Sinusknoten (Goldner-Färbung, 160×)

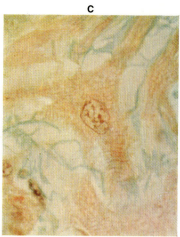

Starke Vergrößerung einer *P-Zelle* aus dem Sinusknoten (Goldner-Färbung, 400×)

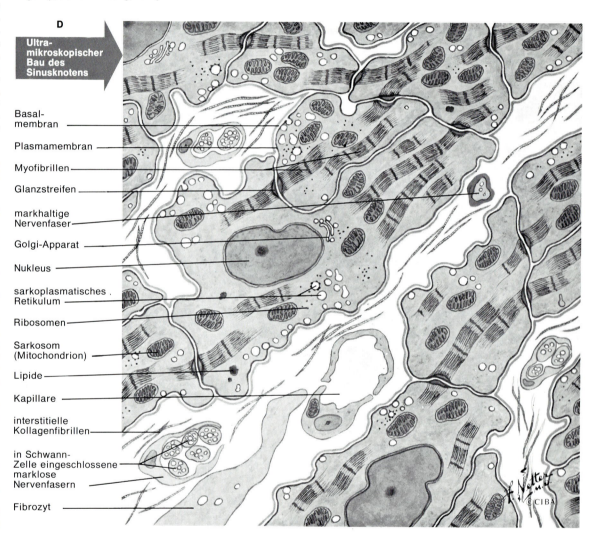

Feinbau der spezifischen Gewebe des Herzens

Anatomisch charakteristisch ist beim Menschen wie beim Hund die Beziehung des *Sinusknotens* zur *zentralen Sinusknotenarterie*. Diese Arterie wird vollständig vom Sinusknoten *umschlossen* und zieht (meist als großes, einzelständiges Gefäß) durch ihn hindurch, wobei sie zahlreiche Äste in das nodale Gewebe abgibt. Das Kollagengewebe der Arterie setzt sich in der ausgedehnten Kollagenmatrix des Sinusknotens fort (James 1962), und diese *Kollagenfasern* bilden mit dem elastischen Fasergeflecht ein Netz, in dem das Sinusknotengewebe eingebettet liegt. Die relative Dichte des Bindegewebegeflechts nimmt nach Lev (1960) mit steigendem Alter zu.

Im Zentrum des Sinusknotens sind die Fasern konzentrisch um die Sinusknotenarterie (A) angeordnet; an der Peripherie verlaufen sie *radiär* und verdichten sich am Übergang in die spezifischen Erregungsleitungsbahnen. Die Fasern des Sinusknotens gehen sowohl in die Faserzüge der spezifischen Leitungsbahnen als auch in die *Arbeitsmuskulatur der Vorhöfe* über. Innerhalb des Knotens finden sich zahlreiche *Nervenfasern*, während autonome Ganglienzellen offenbar auf die Peripherie beschränkt sind (James 1962). Obwohl im Sinusknoten zahlreiche kleine Venen vorhanden sind, konnte bisher kein bestimmtes Abflußsystem nachgewiesen werden.

Die *Zellstruktur* ist in Tafel 14 B und C dargestellt. Die Fasern weisen in der Regel einen kleineren Durchmesser auf als die der Arbeitsmuskulatur und durchziehen in feinen Bündeln das Kollagengeflecht. Sie sind meist lang, dünn, quergestreift und sparen um den Kern einen freien Raum aus. Im zentralen Knotenbereich hat

(Fortsetzung auf Seite 15)

Anatomie des spezifischen Reizleitungssystems

(Fortsetzung von Seite 14)

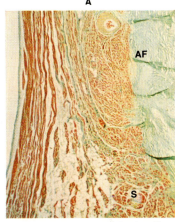

AV-Knoten mit Arterie, Anulus fibrosus (AF), Septum interventriculare (S) und darüberliegender Vorhof (Goldner-Trichrome-Färbung, 10×)

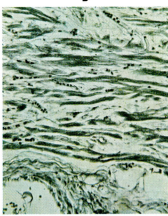

AV-Knoten bei stärkerer Vergrößerung: vernetzte, locker geschichtete Fasern und Teile der kleinen Gefäße (Silberfärbung nach Holmes)

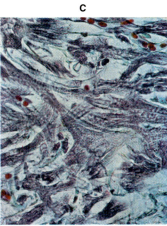

AV-Knotenfasern in starker Vergrößerung (Masson-Trichrome-Färbung)

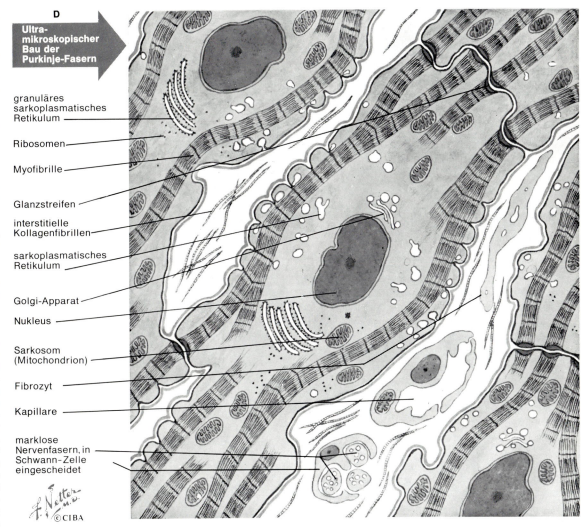

Ultramikroskopischer Bau der Purkinje-Fasern

- granuläres sarkoplasmatisches Retikulum
- Ribosomen
- Myofibrille
- Glanzstreifen
- interstitielle Kollagenfibrillen
- sarkoplasmatisches Retikulum
- Golgi-Apparat
- Nukleus
- Sarkosom (Mitochondrion)
- Fibrozyt
- Kapillare
- marklose Nervenfasern, in Schwann-Zelle eingescheidet

JAMES (1961) (C) (S. 14) jedoch einen spezifischen Zelltypus gefunden, die sog. *P-Zelle*, die mit der normalen Schrittmacheraktivität des Knotens in Zusammenhang stehen soll. Die P-Zellen sind größer als die nodalen Fasern, haben einen ungewöhnlich großen zentralen *Kern* und eine sternförmige Konfiguration. Sie gehen an vielen Punkten in die kleineren Sinusknotenfasern über.

Der *ultramikroskopische Bau* des Sinusknotens wurde von TRAUTWEIN u. UCHIZONO (1963), KAWAMURA (1961) und andern (D) (S. 14) untersucht. Eine *Basalmembran* umgibt klumpenförmig angeordnete Zellen unregelmäßiger Konfiguration. Es finden sich nur spärliche, unregelmäßig verteilte und unterbrochen erscheinende *Myofibrillen*. *Mitochondrien* liegen wahrscheinlich aufgrund der ungeordneten Myofibrillenverteilung wahllos im Zytoplasma verstreut. Auch das *sarkoplasmatische Retikulum* erscheint im Vergleich zur Arbeitsmuskulatur ungeordneter; häufig stellt es sich als Einstülpung der äußeren Membran dar. T-Tubuli sind nicht bekannt. Aneinandergrenzende Zellen werden lediglich durch ihre Zellmembran und einen schmalen Raum von ungefähr 20 nm geschieden. Treten Myofibrillenbündel von beiden Seiten an eine aneinanderliegende *Membranen (Glanzstreifen)* heran, finden sich an dieser Stelle verdickte, desmosomartige Strukturen.

Der *AV-Knoten* liegt von einem dünnen Lappen des Vorhofmyokards überdeckt unmittelbar vor der Mündung des Koronarsinus und oberhalb des Ansatzes des septalen Trikuspidalklappensegels. Die Verbindungen zwischen dem AV-Knoten und dem darüberliegenden Vorhof sowie dem kaudal davon ziehenden His-Bündel wurden an anderer Stelle beschrieben. Die topographische Beziehung zwischen diesen Strukturen und das allgemeine Aussehen des AV-Knotens bei geringer Vergrößerung sind im Bild A dargestellt. Wie der Sinusknoten steht auch der AV-Knoten mit der ihn versorgenden *Arterie* in enger anatomischer Beziehung. Dabei liegt das Gefäß häufig exzentrisch und kann mehrfach verästelt sein. Beim Menschen geht es fast durchweg von der rechten Koronararterie ab; beim Hund ist die den AV-Knoten versorgende Arterie meist ein Ast der linken A. circumflexa (JAMES 1961): Es finden sich zahlreiche venöse Bluträume und *Nervenfasern*. Wie im Sinusknoten fehlen Ganglionzellen.

Die Fasern des AV-Knotens sind im allgemeinen kleiner als die der Arbeitsmuskulatur des Vorhofs. Wie im Sinusknoten bilden sie verästelte, netzartige Stränge (Bilder B und C). Die Bindegewebematrix ist zwar nicht so ausgedehnt wie im Sinusknoten, wird aber auch mit zunehmendem Alter wesentlich dichter. Die Zellen des AV-Knotens sind klein, quergestreift und vielfach verzweigt. Dennoch zeigen manche eine Ähnlichkeit mit den P-Zellen des Sinusknotens (PAES DE CARVALHO 1962, JAMES 1961, 1962). Auch im AV-Knoten finden sich je nach der Lage im Knotengewebe unterschiedliche Zellstrukturen. Am Übergang zum His-Bündel schließen sich die Zellen zu größeren, regelmäßigeren Faszikeln zusammen, wobei sie die Charakteristika von Purkinje-Fasern annehmen. Das ultramikroskopische Bild der AV-Knotenzellen ähnelt dem des Sinusknotens.

Typische *Purkinje-Fasern* finden sich im linken Schenkel sowie in der Peripherie des spezifischen Erregungsleitungssystems der Herzkammern. Im His-Bündel, rechten Schenkel und am Übergang des Purkinje-Geflechts in die Arbeitsmuskulatur der Herzkammern ändert sich der Feinbau allmählich. Purkinje-Fasern setzen sich aus großen, ziemlich regelmäßig gebauten Zellen zusammen, die durch Glanzstreifen (D) miteinander in Längsverbindung stehen. Seitverbindungen wurden bisher nicht beschrieben. Die Purkinje-Zellen enthalten wenige *Myofibrillen* am Rand und einen glykogenreichen, fibrillenfreien Hof um den zentralen *Kern*. Mitochondrien liegen in großer Zahl wahllos verstreut. Deutlich zeigt sich ein meist *granuläres sarkoplasmatisches Retikulum*. Auch T-Tubuli sind vorhanden, d. h. tubuläre Ausläufer der Innenschicht der Außenmembran, die die Faser in der Nähe des Z-Streifens quer durchsetzen und mit der Exzitation-Kontraktion-Kopplung in engem Zusammenhang stehen sollen. Auch in den Purkinje-Fasern verdicken sich die Glanzstreifen an den Ansatzpunkten der Myofibrillen. Außerdem finden sich zahlreiche enge dichte Stellen, an denen die äußeren Membranschichten aneinanderliegender Zellen miteinander zu verschmelzen scheinen. Zwischen den einzelnen Fasern liegen *Blutkapillaren* und kleine Nervenfasern verteilt. Spezifische Nervenendigungen wurden bisher nicht beschrieben.

Koronararterien und Koronarvenen

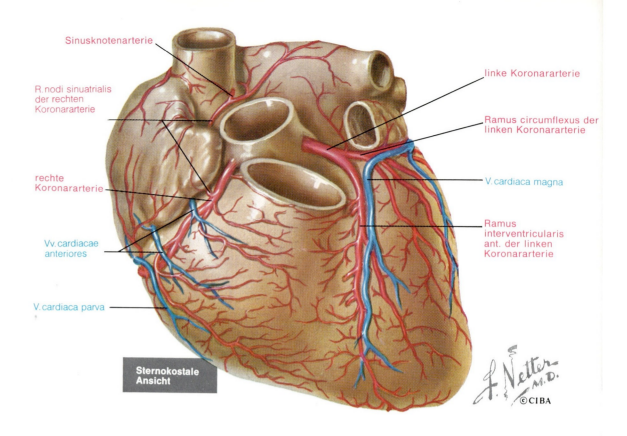

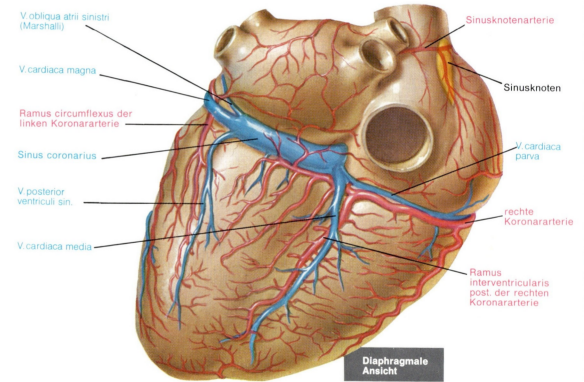

Die Versorgung des normalen Herzens und der proximalen Teile der großen Gefäße erfolgt über zwei Kranzarterien. Die *linke Koronararterie* entspringt am Oberrand des linken Sinus aortae ungefähr in Höhe des freien Taschenklappenrands. Ihr kurzer Stamm (0,5 bis 2 cm) gabelt sich in zwei, manchmal drei Äste. Der *R. interventricularis anterior* zieht größtenteils in Fett eingebettet in der vorderen Längsfurche abwärts, umrundet unmittelbar rechts von der Herzspitze den Margo acutus und steigt in der hinteren Längsfurche wieder über eine kurze Strecke nach aufwärts.

Die linke Koronararterie versorgt über ihre Äste die angrenzende Vorderwand des rechten Ventrikels. (Diese Äste anastomosieren in der Regel mit Ästen der rechten Kranzarterie.) Die septalen Äste der linken Kranzarterie versorgen das Septum in den vorderen zwei Dritteln und in der Herzspitzenregion. Weitere Äste ziehen in die anteroapikalen Anteile des linken Ventrikels und zum vorderen Papillarmuskel.

Einer der septalen Äste – er entspringt im oberen Drittel des R. interventricularis anterior – ist meist größer ausgebildet und versorgt die Scheidewand im medialen Abschnitt, das His-Bündel und die Schenkel des Erregungsleitungssystems. Nicht selten versorgt er über das Moderatorband auch den vorderen Papillarmuskel der rechten Kammer.

Der *R. circumflexus der linken Koronararterie* verläuft im linken Sulcus coronarius und verzweigt sich über der kranialen Seitenwand des linken Ventrikels und über dem linken Vorhof. Er endet im allgemeinen am Margo obtusus, reicht aber manchmal bis zur Crux cordis, der Kreuzungsstelle des Sulcus interventricularis posterior mit dem Sulcus coronarius. In diesem Fall übernimmt er die Versorgung der gesamten linken Kammer sowie des Kammerseptums allein oder zusammen mit der rechten Kranzarterie.

Gabelt sich die linke Koronararterie in drei Äste, entspringt der dritte zwischen dem R. interventricularis anterior und dem R. circumflexus und ist nichts weiter als ein zufällig vom Hauptstamm abgehender linker Kammerast.

Die *rechte Koronararterie* entspringt im Sinus aortae der vorderen Taschenklappe und verläuft in Fett eingebettet im rechten Sulcus coronarius. Sie umrundet den Margo acutus und zieht meist bis zur Crux cordis. Über eine variable Anzahl von Ästchen versorgt sie die Wand des rechten Ventrikels im ventralen Teil. Ein (in der Regel) gut ausgebildeter großer Ast läuft den Margo acutus entlang. Ein weiterer, der *R. interventricularis posterior*, zieht in der hinteren Längsfurche abwärts, endet aber vor Erreichen der Herzspitze. Die *Facies diaphragmatica* des rechten Ventrikels wird größtenteils über kleine, parallel laufende Ästchen der marginalen und hinteren nach abwärts ziehenden Arterien versorgt, nicht aber über das Stammgefäß selbst.

Dieses überquert in der Regel die Kreuzung der beiden Furchen, wobei es sich in den R. interventri-

(Fortsetzung auf Seite 17)

Koronararterien und Koronarvenen
(Fortsetzung von Seite 16)

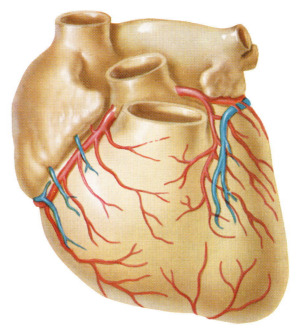

Sehr kurzer Ramus interventricularis ant. der linken Koronararterie: Die spitzennahe Region der Facies sternocostalis wird über Äste des um die Spitze ziehenden Ramus interventricularis post. der rechten Koronararterie versorgt

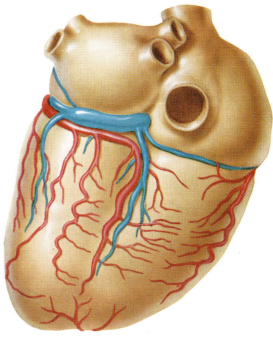

Abgang des Ramus interventricularis post. vom Ramus circumflexus der linken Koronararterie statt von der rechten Kranzarterie

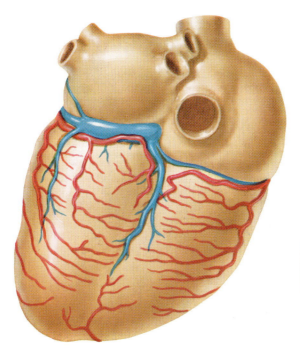

Fehlender Ramus interventricularis post.: Die Versorgung erfolgt vorwiegend über kleine Äste des Ramus circumflexus der linken Kranzarterie und über die rechte Kranzarterie

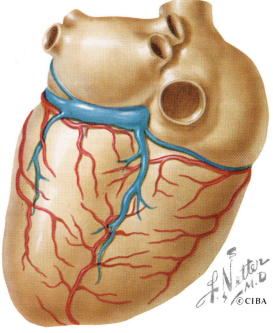

Fehlender Ramus interventricularis post.: Die Versorgung erfolgt vorwiegend über den verlängerten, um die Spitze ziehenden Ramus interventricularis ant.

cularis posterior und ein kleines, den AV-Knoten versorgendes Ästchen teilt und in vielfacher Verzweigung an der linken Ventrikelwand endet.

Der hintere Papillarmuskel des linken Ventrikels wird meist von zwei Gefäßen versorgt, und zwar der linken und der rechten Kranzarterie.

Einer der *rechten atrialen Äste der rechten Kranzarterie* hat eine besondere Aufgabe zu erfüllen. Er entspringt von der rechten Kranzarterie unmittelbar nach ihrem Abgang, zieht entlang der anteromedialen Wand des rechten Vorhofs aufwärts und tritt im oberen Teil in das Vorhofseptum ein: Er kommt als Sinusknotenarterie dorsal und links vom Ostium der V. cava superior wieder zum Vorschein und zieht am *Sinusknoten* vorbei bzw. durch diesen hindurch (S. 13), um sich dann zur Versorgung der Crista terminalis und der Mm. pectinati zu verästeln.

Variationen im Verlaufsmuster der Kranzarterien sind beim Menschen sehr häufig. Bei 67% dominiert die rechte Kranzarterie; sie überquert die Crux cordis und versorgt einen Teil der linken Kammerwand und das Kammerseptum. Bei 15% dominiert hingegen die linke Kranzarterie (wie auch bei Hunden und anderen Säugern). In diesen Fällen zieht der R. circumflexus über die Kreuzungsstelle hinweg, wobei der R. interventricularis posterior von ihm abgeht, und versorgt die gesamte linke Kammer, die Kammerscheidewand und einen Teil der Wandung der rechten Kammer.

Bei 18% reichen beide Kranzarterien bis zur Kreuzungsstelle. In diesem Fall spricht man von einem ausgeglichenen Kranzarterienverlauf. Nicht selten fehlt der R. interventricularis posterior. In diesem Fall tritt eine Vielzahl von Ästchen der linken, der rechten oder beider Kranzarterien am Sulcus interventricularis posterior in das dorsale Septum ein.

In ca. 40% ist die Sinusknotenarterie eine Fortsetzung des *ventralen, atrialen Astes* der linken und nicht der rechten Kranzarterie.

Schließlich ist es nicht ungewöhnlich, daß der 1., 2. oder sogar 3. Ast der rechten Koronararterie separat aus dem rechten Sinus aortae entspringt.

Die meisten Herz- oder Kranzvenen münden in den *Koronarsinus*. Die drei größten Venen sind die *große*, die *mittlere* und die *dorsale linksventrikuläre Ve-* ne. Sie können an ihren Einmündungen durch gut ausgebildete einfache oder doppelte Taschenklappen abgeschirmt sein. Ohne eine solche Klappe tritt die *V. obliqua atrii sinistri (Marshalli)* in der Nähe der Mündung der *V. cardiaca magna* in den Sinus ein. Die *V. cardiaca parva* kann selbständig in den rechten Vorhof münden. Die *Vv. cardiacae anteriores* münden stets ohne Vermittlung des Sinus in den Vorhof.

Im Vorhofseptum, wahrscheinlich auch in der Kammerwand und im Kammerseptum gibt es eine Reihe kleinster Venen, Thebesius-Gefäße, die direkt in die Herzhöhlen entleeren. Die Existenz sog. arterioluminaler und arteriosinusoidaler Gefäße ist umstritten und konnte bisher nicht schlüssig nachgewiesen werden.

Innervation des Herzens

Das Herz wird über sympathische und parasympathische Nervenfasern innerviert, die zum Großteil aus der Halsregion kommen. Dies wird aus der embryonalen Entwicklung des Herzens verständlich, das ja anfangs in der Halsregion liegt und erst später in den Brustraum hinabsteigt.

Vom *Ganglion cervicale* und den *Ganglien des kraniothorakalen Grenzstrangs* treten Äste, in der Regel ohne Synapsen zu bilden, an das Herz heran. Sie vereinigen sich im *Plexus cardiacus* und verteilen sich schließlich über die Kranzgeflechte in den verschiedenen Schichten der Herzwand. Dem Ganglion cervicale entstammen drei Herznervenpaare, weitere entspringen an den oberen Thorakalganglien.

Der *N. cardiacus cervicalis superior* entspringt über mehrere kleine Wurzeln vom entsprechenden Ganglion. Er vereinigt sich häufig mit parasympathischen Fasern und zieht mit ihnen gemeinsam dorsal von der Karotisscheide nach abwärts. Entlang seinem Verlauf tritt er über dünne Ästchen mit den Nerven aus dem Gebiet von Rachen, Kehlkopf, Karotis und Schilddrüse in Verbindung. Rechts verläuft dieser gemischte Nerv an der posterolateralen Seite der A. subclavia, des Truncus brachiocephalicus und des Aortenbogens; links zieht er über den linken Anteil des Aortenbogens nach abwärts.

Der *N. cardiacus cervicalis medius* ist häufig der größte der zervikalen Herznerven. Er wird aus Fasern vom *Ganglion cervicale medium* und *vertebrale* des Grenzstrangs gebildet, zieht in der Regel selbständig zum Plexus cardiacus, kann sich aber auch mit anderen Herznerven vereinigen und steht mit sympathischen Ästen aus dem Gebiet von Trachea, Ösophagus und Schilddrüse in Verbindung.

Wurzelfasern aus dem *Ganglion cervicothoracicum* (stellatum) und der *Ansa subclavia* bilden die *Nn. cardiaci cervicales inferiores*. Diese vereinigen sich häufig miteinander oder mit anderen Herznerven, gehen im Plexus cardiacus auf und haben manchmal eine Verbindung zu den *Nn. phrenici*.

Die sympathischen *Nn. cardiaci thoracici* entspringen an den kraniothorakalen Grenzstrangganglien und bilden vier bis fünf dünne Äste, die nach ventral und medial zum Plexus cardiacus verlaufen, in den manche von ihnen direkt eintreten. Einige vereinigen sich jedoch über variable Strecken mit Fasern, die zu den Lungen, der Aorta, der Trachea und dem Ösophagus ziehen.

Obwohl die Größe, Anzahl und Anordnung der das Herz innervierenden parasympathischen (Vagus-)Äste variiert, lassen sich ein *R. cardiacus cervicalis superior* und *inferior* sowie ein *R. cardiacus thoracicus* unterscheiden.

Der *R. cervicalis superior n. vagi* wird aus zwei bis drei Wurzeln gebildet, die in der oberen Halsregion vom N. vagus abgehen. Er vereinigt sich in der Regel mit dem entsprechenden Sympathikusast und zieht mit diesem zum Plexus cardiacus hinab (s. oben).

Die *Rr. cervicales inferiores n. vagi* (es finden sich ein bis drei) entstehen im unteren Drittel der Halsregion und vereinigen sich mit den vom Ganglion cervicale medium,

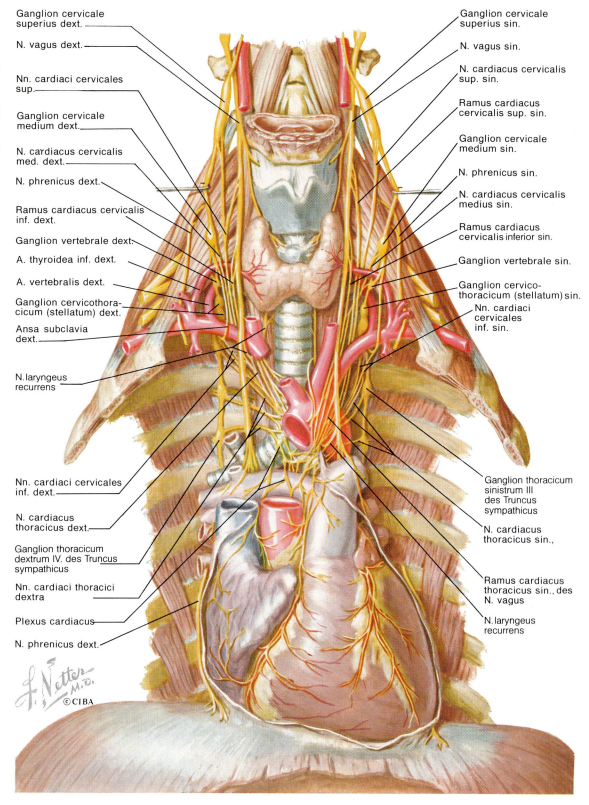

Ganglion vertebrale und/oder Ganglion cervicothoracicum (stellatum) zum Herz ziehenden sympathischen Fasern. Bleiben die Rr. inferiores selbständig, so liegen sie rechts posterolateral vom Truncus brachiocephalicus und vom Aortenbogen und links lateral von der A. carotis communis sinistra und vom Aortenbogen.

Als *Rr. cardiaci thoracici* entspringt in beiden Körperhälften an bzw. unmittelbar unter der oberen Brustkorböffnung eine Reihe von parasympathischen Fasern von den Nn. vagi sowie von den beiden Nn. laryngei recurrentes, wobei von letzteren links mehr Äste abgehen als rechts.

Auf ihrem Weg zum Plexus cardiacus vereinigen sie sich häufig mit anderen Herznervenfasern.

Im *Plexus cardiacus* laufen sämtliche parasympathischen und sympathischen Fasern zusammen und umschließen bzw. begleiten rechts und links die Kranzarterien und deren Äste. Der Plexus liegt zwischen der konkaven Seite des Aortenbogens und der Gabelung der Trachea.

Gelegentlich wird am Plexus cardiacus zwischen einer oberflächlichen und einer tiefen Schicht unterschieden, obwohl der Tiefe nach nur wenig Unterschied besteht und die beiden Schichten eng miteinander verwoben sind. Ein oberflächliches, festes präaortales Geflecht findet sich jedoch über der Aorta ascendens.

In diesem liegen mehrere Ganglien, in denen die Umschaltung eines Teils der parasympathischen Fasern erfolgt. Das größte dieser Ganglien, das Wrisberg-Ganglion, befindet sich unterhalb vom Aortenbogen zwischen der Teilungsstelle der Lungenarterien und der

(Fortsetzung auf Seite 19)

Innervation des Herzens

(Fortsetzung von Seite 18)

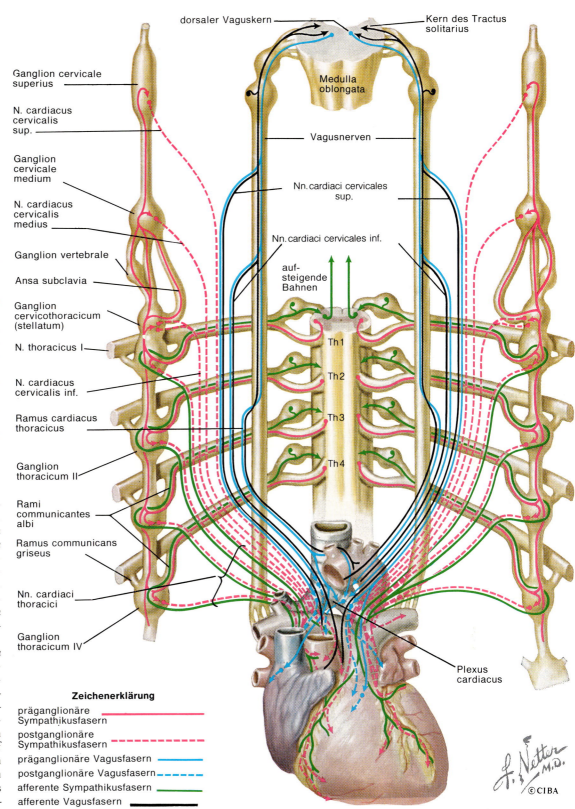

Bifurkation der Trachea. Kleinere Ansammlungen parasympathischer Zellen, Herzganglien, liegen hauptsächlich im atrialen subendokardialen Gewebe, entlang dem Sulcus coronarius und an den Wurzeln der großen Gefäße. Über den Kammern finden sich zwar nur relativ wenige Ganglien; jedoch reicht ihre Zahl aus, um die Ansicht zu bezweifeln, daß die Herzkammern ganz oder überwiegend sympathisch innerviert sind.

Die sympathischen und parasympathischen Herznervenäste führen sowohl *afferente* als auch efferente Fasern. Über die Afferenzen werden in das Zentralnervensystem Impulse aus verschiedenartigen diskreten kardialen Rezeptorendigungen und terminalen Geflechten übertragen. Diese sind in großer Zahl in den reflexogenen Zonen wie dem Endokard um die Ostien der Hohl- und Pulmonalvenen, über dem Vorhofseptum und an den Atrioventrikularklappen eingestreut. Über die Efferenzen laufen reflektorisch durch afferente kardiale und vaskuläre Impulse modifizierte Ströme. Die Impulskontrolle erfolgt in den höheren Hirnzentren, im Hypothalamus und im Hirnstamm.

In Tafel 18 wurden lediglich die wichtigeren Leitungsbahnen dargestellt. Die Afferenzen werden vom Herzen und den großen Gefäßen einerseits über die *sympathischen Herznervenfasern* zum Rückenmark und andererseits über die *parasympathischen Äste* zu den Kernen der *Medulla oblongata* geleitet. Die Efferenzen verlaufen in ähnlichen Bahnen, jedoch in zentrifugaler Richtung. Die Zellkörper der afferenten Neuronen liegen in den dorsalen Wurzelganglien der oberen vier bzw. fünf *thorakalen* Spinal*nerven* und in den *unteren parasympathischen Ganglien*.

Bei den *präganglionären parasympathischen* Fasern handelt es sich um Axone von Zellen der *dorsalen Vaguskerne;* ihre Umschaltung erfolgt in den Ganglien des *Plexus cardiacus* oder in den Herzganglien. Die *präganglionären sympathischen* Fasern sind hingegen Axone von Zellen des lateralen *grauen Marks* der oberen vier bzw. fünf Rückenmarksegmente. Sie ziehen in den entsprechenden Spinalnerven, treten dann als weiße *Rr. communicantes* aus ihnen aus und führen zu den benachbarten *Grenzstrangganglien*. Ein Teil der Rr. communicantes wird in den Grenzstrangganglien umgeschaltet, wobei die postganglionären Fasern (d.h. die Axone der Ganglienzellen) als *Nn. cardiaci thoracici trunci sympathici* an das Herz herantreten. Der Rest steigt im Grenzstrang aufwärts und bildet mit Zellen des *Ganglion cervicale superius, medium* und *vertebrale* Synapsen; die postganglionären Fasern treten dabei über die kardialen Äste der genannten Ganglien an das Herz heran. Die parasympathischen Synapsen befinden sich also nahe am Herzen als Erfolgsorgan bzw. in dessen Wandung, wogegen die sympathischen Synapsen in vom Herz etwas weiter entfernten Ganglien liegen. Daher sind die postganglionären parasympathischen Fasern relativ kurz und auf ein umschriebenes Gebiet beschränkt.

Afferente und efferente Fasern finden sich wahrscheinlich in allen sympathischen und parasympathischen Herznerven, obzwar in den sympathischen *Nn. cardiaci cervicales superiores* Afferenzen möglicherweise fehlen. Die afferenten parasympathischen Fasern aus dem Herzen und den großen Gefäßen sind an Reflexen beteiligt, die die Herzaktivität dämpfen. In einigen Spezies bilden sie einen eigenen »N. depressor«; beim Menschen können sie in den kardialen Ästen der Nn. laryngei verlaufen.

In den thorakokardialen Sympathikusästen verlaufen sowohl efferente Akzeleransfasern in großer Zahl als auch *afferente* Fasern von und zum Herzen und von und zu den großen Gefäßen. Dadurch kommt diesen Ästen trotz ihrer geringen Größe besondere Bedeutung zu. Afferente Schmerzfasern finden sich auch in den *Nn. cardiaci cervicales medii und inferiores;* sie steigen jedoch nach ihrem Eintreten in die entsprechenden Halsganglien mit dem Grenzstrang in die Thorakalregion abwärts und ziehen dann erst über Rr. communicantes in die ersten vier bzw. fünf thorakalen Spinalnerven und damit in das Rückenmark. Nach Arnulf (1950) und Hantz (1951) verlaufen viele kardiale Schmerzfasern durch das präaortale Geflecht. Aus diesem Grunde wurde zur Schmerzlinderung bei Angina pectoris anstatt einer Ganglionektomie im kraniothorakalen Grenzstrang als einfachere und sicherere Methode die Resektion des präaortalen Plexus empfohlen.

Afferente Fasern aus dem Perikard leiten hauptsächlich über die Nn. phrenici; nur aus dem viszeralen Pericardium serosum erfolgt die Leitung über die Kranzgeflechte.

Histologie des Myokards

Das Myokard setzt sich aus spezialisierten quergestreiften Muskelzellen zusammen, zwischen denen Bindegewebe liegt. Jede Zelle (S. 21) besitzt einen zentralen *Kern*, wird von der Plasmamembran begrenzt, dem *Sarkolemm*, und enthält zahlreiche kontraktile *Myofibrillen*, die unregelmäßig durch *Sarkoplasma* getrennt sind. Spezielle paarige Grenzmembranen, *Glanzstreifen*, fügen die Muskelzellen der Länge nach zu langen *Fasern* zusammen. Zwischen den einzelnen Fasern finden sich unterschiedlich große *Interzellulärräume*, die wenig *Kollagen*, einzelne *Fibroblasten* und zahlreiche *Kapillaren* enthalten. Benachbarte Fasern werden über große, seitlich an vielen Zellen ansetzende Zytoplasmafortsätze zusammengehalten, so daß das Myokard aus einem einzigen durchgehenden Zellgeflecht besteht. Einzelne Fasergruppen werden durch Bindegewebshüllen zu langen, miteinander verknüpften *Bündeln* eingescheidet. Innerhalb eines Bündels liegen alle Muskelfasern parallel; benachbarte Bündel können jedoch parallel, schräg, ja sogar quer zueinander angeordnet sein.

Die kontraktile Substanz des Herzmuskels bilden längs angeordnete Myofibrillen, die die einzelnen Zellen der Länge nach durchziehen und an der Zytoplasmafläche der Glanzstreifen ansetzen. Jede Myofibrille unterteilt sich in mehrere gleiche strukturelle und funktionelle Einheiten, die *Sarkomere*. Diese sind innerhalb einer Zelle quer angeordnet, wodurch die Herzmuskelzelle ihre Querstreifung erhält, und bilden das kontraktile Element.

Im Sinne eines quer zur Längsachse der Myofibrillen stehenden Septums teilen dunkle Z-Streifen die Myofibrillen in längs angeordnete Sarkomere. Zwischen zwei Z-Streifen liegen jeweils einander überlappende dicke und dünne Myofilamente. Die dünnen längsgerichteten Aktinfilamente (Durchmesser 5 nm) reichen von den Z-Streifen gegen, aber nicht bis in die Mitte des Sarkomers. Sie bilden an den beiden Enden des Sarkomers ein helles (isotropes) *I-Band*. Die dickeren Myosinfilamente (Durchmesser 10 nm) durchqueren den zentralen Bereich des Sarkomers und bilden ein dichtes (anisotropes) *A-Band*. Die dünnen Filamente sind jedoch nicht ausschließlich auf das I-Band beschränkt; während der Diastole verzahnen sie sich mit den dicken Filamenten des A-Bands an deren Enden. An jener Stelle, wo die *dicken* und *dünnen Filamente* nicht ineinandergreifen, wird das A-Band von einer helleren *H-Zone* unterteilt, die ihrerseits durch knotenförmige Verdickungen der dicken Myofilamente, die *M-Linie*, zweigeteilt wird.

Im Verzahnungsbereich der dicken und dünnen Filamente im A-Band sind jeweils sechs dünne Filamente *geometrisch* um ein dickes Filament *angeordnet*. Ferner sind die dünnen Filamente von jeweils drei dicken Filamenten gleich weit entfernt. Dünne Myofilamente werden vom globulären Aktin gebildet, das sich in Form einer leicht verdrillten doppelten Perlenkette aneinanderreiht. Die dicken Filamente entstehen durch Aneinanderlagern des fibrillären Myosins. Sie haben in der Überlappungszone in regelmäßigen Abständen kleine Fortsätze, die Querbrücken, welche mit den dünnen Filamenten eine Verbindung eingehen können. An diesen Querbrücken entsteht die Kraft bei der Muskelkontraktion. Bei dieser werden die beiden Sätze von dünnen Filamenten eines Sarkomers jeweils zur Mitte der dicken Filamente gezogen.

Nachdem die Anheftstellen der Querbrücken an den dünnen Filamenten durch Kalziumbindung an die regulatorischen Eiweiße Troponin und Tropomyosin freigegeben sind, werden die Brücken geschlagen. Die Kraftentwicklung setzt ein, indem sich die Brückenköpfchen zur Sarkomermitte hin abwinkeln. Die dadurch bewirkte Bewegung der dünnen Filamente zur Sarkomermitte ist aber sehr gering. Für eine Verkürzung eines Sarkomers um 1 μm muß der Verkürzungsvorgang jeder einzelnen Querbrücke oftmals wiederholt werden. Der Vorgang kann mit einer Reihe hintereinanderstehender Männer verglichen werden, die ein langes Tau (dünnes Filament) einholen. Sie müssen mehrmals mit den Armen nachgreifen, dabei die Hand (die Querbrücke) immer wieder lösen, um mehr Länge zu gewinnen. Für den »Gleitprozeß« der Filamente ist Energie notwendig, die aus ATP (Adenosintriphosphat) freigesetzt wird.

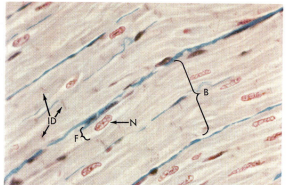

Längsschnitt durch den Herzmuskel (Trichrome-Färbung, 400×). B = Bündel, F = Faser, ID = Glanzstreifen

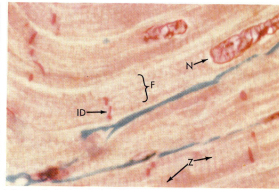

Längsschnitt durch den Herzmuskel (Trichrome-Färbung, 1200×). N = Nukleus, Z = Z-Streifen

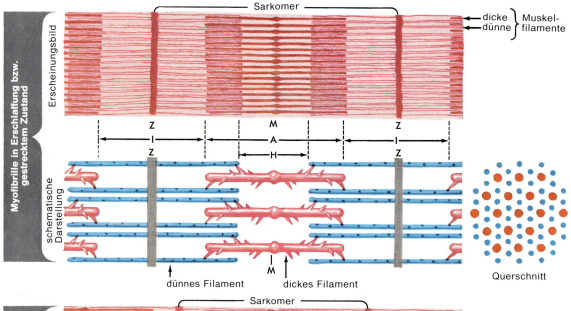

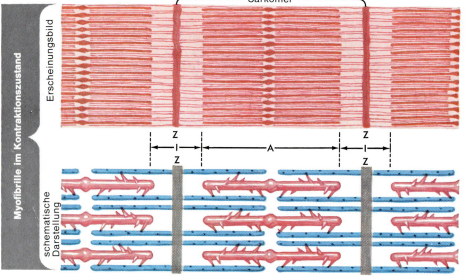

(Fortsetzung auf Seite 21)

Histologie des Myokards
(Fortsetzung von Seite 20)

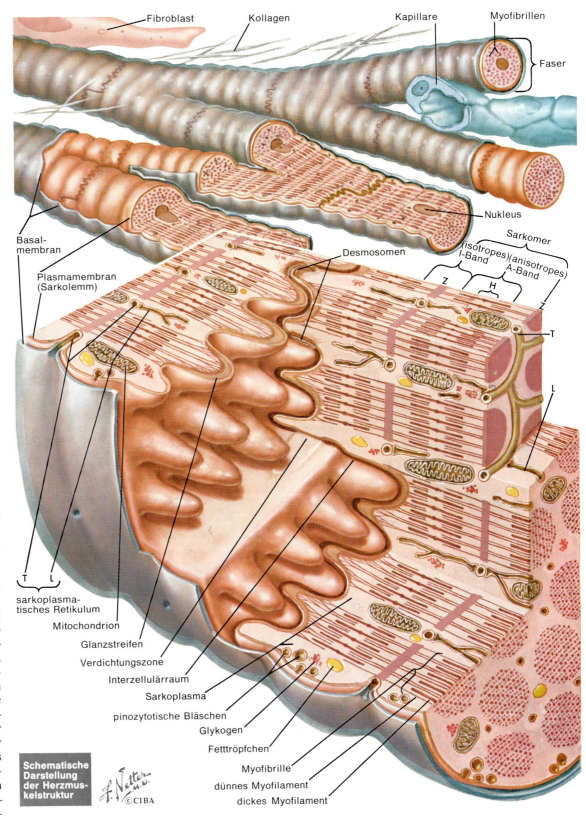

Während der Diastole besteht keine feste Kohäsion zwischen Myosinbrücken und Aktinfilamenten; die gesamte Muskelfaser wird länger und zeigt eine Plastizität.

Wie schon erwähnt (S. 20), besteht das Herz aus einem Netz verzweigter, quergestreifter Muskelzellen mit zentralem Kern. Jede Zelle wird von einer Plasmamembran (Sarkolemm) und einer mukopolysaccharidreichen *Basalmembran* umschlossen. Entlang der Plasmamembran finden sich winzige *pinozytotische Zellbläschen*, die auf eine aktive Beteiligung des Sarkolemms am Materialtransport in die Zelle schließen lassen.

Die kontraktile Substanz des Herzens besteht aus langen parallelen Myofibrillen, die in regelmäßigen Bändern angeordnet sind und der Muskelfaser ein quergestreiftes Aussehen verleihen.

Über die Myokardzelle verteilt findet sich ein Netz membranbekleideter *intrazellulärer Kanälchen, sarkoplasmatisches Retikulum*. Es besteht aus zwei Elementen, die bei der Leitung der elektrischen Impulse sowie bei der Muskelkontraktion und -erschlaffung eine bedeutende Rolle spielen. Die dickwandigen Tubuli *(T-System)* ziehen quer durch die Muskelfaser und umschließen die Myofibrillen in der Nähe der Z-Streifen. Die Kanälchen des T-Systems stehen offenbar mit dem Sarkolemm in Verbindung; es handelt sich um Sarkolemmeinstülpungen. Das *L-System* (Longitudinalsystem) besteht aus einer Reihe anastomosierender dünnwandiger Kanälchen, die das Sarkomer in Längsrichtung umhüllen. Die Kanälchen des L-Systems stehen miteinander von Sarkomer zu Sarkomer in Querverbindung; eine durchgehende Längsverbindung über den Z-Streifen hinaus findet sich jedoch nicht. Bisher konnte ein Zusammenhang zwischen dem T-System und dem L-System nicht überzeugend nachgewiesen werden; es wurde jedoch festgestellt, daß große Bläschen des L-Systems direkt an stark dilatierten Teilen des T-Systems benachbarter Sarkomere anliegen.

Große Sarkosomen bzw. *Mitochondrien* finden sich zahlreich im Herzmuskel. Sie sind in der Regel klumpen- oder stabförmig zwischen den Myofibrillen eingestreut und können in dieser Lage wahrscheinlich am besten den ungewöhnlich hohen Energiebedarf der Sarkomere decken. In unmittelbarer Nähe der Mitochondrien finden sich als Energiespeicher Glykogenkörnchen und Fetttröpfchen in großer Zahl.

Komplexe, im Zickzack angeordnete, ineinandergreifende Strukturen, die *Glanzstreifen*, schließen benachbarte Myokardzellen fest aneinander. Sie befinden sich an beiden Zellenden und stehen auf der Höhe der Z-Streifen in rechtem Winkel zur Muskelfaser. In der Regel wird die Anordnung der Zellen über eine Reihe von Z-Streifen beibehalten. Die Glanzstreifen können jedoch ein Sarkomer zum nächstfolgenden Z-Streifen verschieben, so daß eine treppenförmige Anordnung entsteht. Bei den interzellulären Verbindungen werden vier mögliche Formen unterschieden: 1. An der Zytoplasmafläche sind Plättchen dicht aufgereiht, an denen die Filamente der Myofibrillen inserieren. 2. Intermittierende *Desmosomen*, die nicht mit den Myofibrillen in Verbindung stehen, bilden »interzelluläre Brücken«. 3. An den lateralen Zellflächen, dort, wo ein oder mehrere Sarkomere von den Glanzstreifen verschoben werden, werden die Membranen zweier benachbarter Zellen an Verdichtungszonen eng verbunden. Diese Verbindungen sind wahrscheinlich an der interzellulären Ausbreitung von Erregungsimpulsen über das Myokard beteiligt. 4. Am übrigen Teil der zwei Membranen entlang der Zellverbindung bleibt ein freier Interzellulärraum von 15 bis 20 μm.

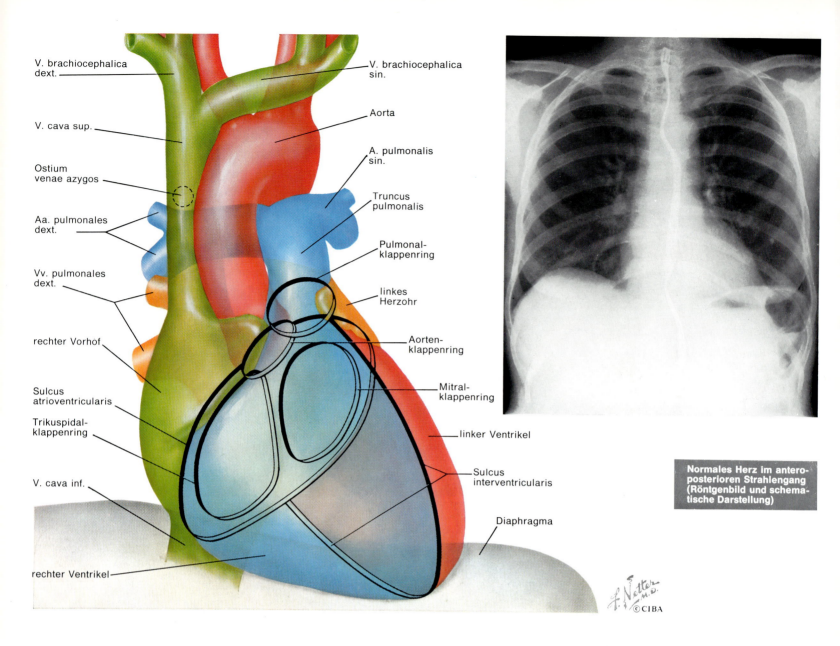

Normales Herz im antero-posterioren Strahlengang (Röntgenbild und schematische Darstellung)

Thoraxröntgenbild, Durchleuchtung und Angiokardiographie

Thoraxröntgenbild und Durchleuchtung

Indikationen und Techniken. Die radiologische Untersuchung ist eines der wichtigsten diagnostischen Hilfsmittel in der Kardiologie und gehört zu jeder vollständigen Herzuntersuchung. Das Thoraxröntgenbild, die Durchleuchtung und das Angiokardiogramm geben nicht nur Aufschluß über Herzgröße, Vergrößerung der Herzinnenräume sowie perikardiale, kardiale und koronare Verkalkungen, sondern vermitteln auch Hinweise auf die Funktion und Hämodynamik des Herzens.

Da Myokard, Herzklappen und andere Herzstrukturen eine ähnliche Strahlendichte aufweisen, lassen sie sich röntgenologisch nur unterscheiden, wenn Verkalkungen vorliegen. Auch die Wandung der Herzinnenräume läßt sich optisch nur dann von dem darin befindlichen Blut trennen, wenn die Blutdichte durch Einspritzen eines Kontrastmittels erhöht wird. Stets klar darzustellen ist nur die äußere Herzsilhouette, da sich der relativ homogene Herzschatten gut von den luftgefüllten und daher strahlendurchlässigen Lungen abhebt.

Auf einer Standardröntgenaufnahme bzw. bei der Durchleuchtung erscheint die Herzkontur vergrößert und verzerrt. Dies ist darauf zurückzuführen, daß das Strahlenbündel divergiert, was sich bei kurzen Distanzen zwischen dem Untersuchungsobjekt und dem Röntgenfilm bzw. dem Leuchtschirm bemerkbar macht. Dadurch werden entferntere Strukturen stärker vergrößert. Die Verzerrung läßt sich durch Vergrößerung der Distanz zwischen Untersuchungsobjekt und Röntgenfilm auf mehr als 2 m (Röntgenfernaufnahme) korrigieren. In den meisten Fällen genügt eine Standardröntgenaufnahme aus einer Entfernung von 2 m, woraus sich durch Vergleich der dargestellten Herzgröße mit dem Thoraxdurchmesser die tatsächliche Herzgröße mit hinreichender Genauigkeit schätzen läßt. Bei der Bestimmung der Herzgröße sind der Inspirationsgrad (je höher das Zwerchfell, desto größer die dargestellte Herzgröße) sowie das Alter des Patienten in Rechnung zu stellen. Beim Kleinkind ist das Herz im Vergleich zum Thorax relativ groß; im Alter ist der Thorax im Vergleich zur Herzgröße häufig klein. Da das Herz ein dreidimensionales Gebilde ist und unabhängig von der Projektion stets nur zwei Herzränder erfaßt werden können, sind Aufnahmen in mehreren Strahlengängen notwendig, wenn die verschiedenen Kammern des Herzens und die großen Gefäße projiziert werden sollen. Zur Darstellung des hinteren Herzrandes wurde regelmäßig ein bariumhaltiges Kontrastmittel geschluckt, so daß sich der Ösophagus deutlich darstellte. Die heute angewendete Hartstrahltechnik läßt in der seitlichen Projektion den Herzhinterrand genügend deutlich abgrenzen, so daß mehrere schräge Projektionen nicht mehr notwendig sind.

Die Verbesserungen der Technik lassen auch die Gefäße der Lunge besser beurteilen. Sie sind zu einem wichtigen Kriterium zur Beurteilung der Herzfunktion geworden. Steigt der Füllungsdruck im linken Ventrikel, wird das Kaliber der Lungengefäße in den Oberfeldern in p.-a. Projektion größer. Diese sog. Umverteilung der Durchblutung von den Unterfeldern zu den Oberfeldern muß daher regelmäßig neben Form und Größe des Herzens zur Beurteilung der Herzfunktion herangezogen werden.

Befunde. Das Thoraxröntgenbild dient auch zur Beurteilung der Pulmonalgefäße bei angeborenen Herzkrankheiten und der damit einhergehenden Lungenveränderungen. Vergrößerung und stärkere Schlängelung der Pulmonalarterien und -venen sprechen in der Regel für einen Links-rechts-Shunt, schwache Pulmonalgefäßzeichnung für einen Rechts-links-Shunt.

(Fortsetzung auf Seite 23)

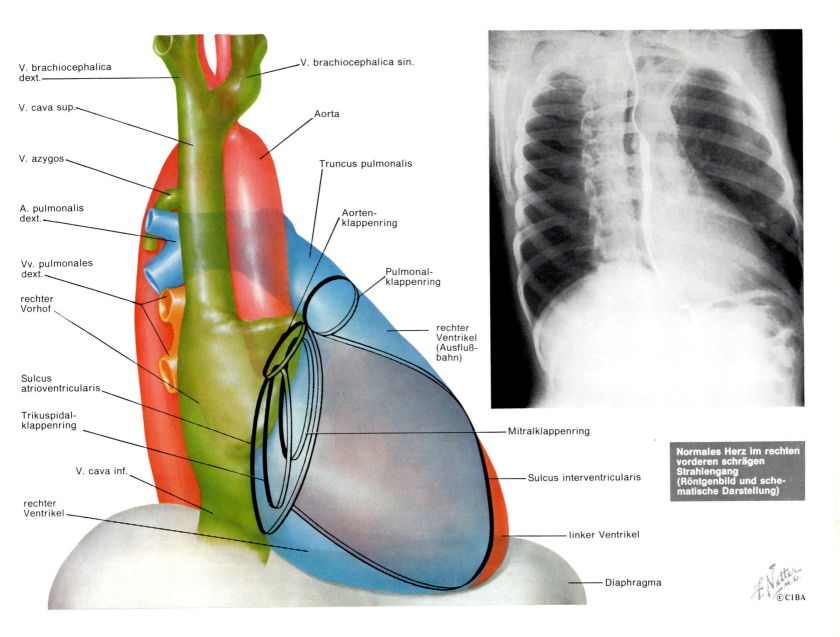

Normales Herz im rechten vorderen schrägen Strahlengang (Röntgenbild und schematische Darstellung)

Thoraxröntgenbild, Durchleuchtung und Angiokardiographie

(Fortsetzung von Seite 22)

Bei stark vermindertem Pulmonalarteriendurchfluß, wie z.B. in schweren Fällen von Fallot-Tetralogie, tritt an die Stelle einer geordneten radiären Lage der Gefäße um den Lungenhilus eine ungeordnete, netzartige Gefäßzeichnung als Zeichen eines ausgeprägten Kollateralkreislaufs über die Bronchialgefäße. Bei Stauungsinsuffizienzen bzw. bei Strömungshindernissen in der linken Herzhälfte, wie sie z.B. bei Mitralstenosen vorliegen, kommt es zu einer deutlichen Stauung der Pulmonalvenen. In progredienten Fällen mit stark erhöhtem Pulmonalvenendruck erscheinen die Venen und peripheren Arterien verengt, während die zentralen Arterien deutlich dilatiert sind.

Da das Herz eine dynamische Struktur ist, lassen sich aus der auf dem Fernsehschirm beobachteten Kontraktion und Füllung des Herzens und der großen Gefäße wertvolle Aufschlüsse über die Funktion des Organs ablesen.

Die Pulsationen der Herzkammern sind simultan und denen der Vorhöfe gegensinnig. Das heißt, daß sich die Kammern kontrahieren, während sich die Vorhöfe füllen und umgekehrt. Aorta und Pulmonalarterie dehnen sich mit der Austreibung des Bluts während der Ventrikelsystole. Am gesunden Herzen folgen die Pulsationen der Herzräume und Gefäße dem Dehnungsprinzip: Bei expandierender Kammer bewegen sich zwei Punkte an gegenüberliegenden Kammerseiten voneinander weg, bei kontrahierender Kammer aufeinander zu. Nicht selten geht diese Pulsationsform infolge von Myokardinfarkten an einem Teil der Kammerwand verloren, da der vernarbte Herzmuskel sich nicht mehr aktiv kontrahieren kann, sondern passiv mit dem restlichen Myokard mitbewegt wird. Wenn der infarzierte Wandbereich dünn wird, kann es zur Bildung eines Aneurysmas kommen. Bei der Durchleuchtung stellen sich Aneurysmen als umschriebene Vorwölbung der Kammerkontur mit paradoxen Pulsationen dar.

Beim vergrößerten, insuffizienten Herzen weisen die Herzränder anstelle der normalen Pulsationen nur geringfügige Exkursionen während der Systole und der Diastole auf. Es zeigt sich dabei ein ähnlich ruhiger vergrößerter Herzschatten wie bei Perikardergüssen.

Pulsationsänderungen der großen Gefäße können bisweilen spezifische Aufschlüsse über intrakardiale Läsionen liefern. Beispiele dafür sind die stärkeren Pulsationen der Aorta bei Aortenklappeninsuffizienz und die übersteigerten Pulsationen der Pulmonalarterien (»tanzender Hilus«) bei massivem Links-rechts-Shunt.

Die Durchleuchtung stellt auch die genaueste und empfindlichste Methode für den Nachweis und die Lokalisierung von Verkalkungen verschiedener Herzstrukturen dar.

Insgesamt wird die Durchleuchtung nur noch selten bei gezielter Indikation und nicht wie früher routinemäßig angewendet.

Frontaler Strahlengang (S. 22). Da der Thorax meist im frontalen *(anteroposterioren)* Strahlengang untersucht wird, wird auch das Herz in der Regel in dieser Projektion dargestellt, woraus sich bereits erste Hinweise auf das Vorliegen einer Herzerkrankung ergeben. Zum Beispiel sind Vergrößerungen des *linken Vorhofs* und der *linken Kammer* sowie des *rechten Vorhofs* bereits aus dem a.-p. Bild ersichtlich. Selbst die an sich nicht randbildende *rechte Kammer* kann charakteristische Veränderungen der Herzkontur hervorrufen. Anteroposteriore Aufnahmen werden ihrer guten Reproduzierbarkeit wegen zur Abklärung der Herzgröße verwendet.

Im frontalen Strahlengang wird die obere Hälfte der rechten Herzkontur von der *V. cava superior* gebildet, die untere von der Seitenwand des rechten Vorhofs, wobei die obere Hohlvene einen geraden Rand ergibt, der rechte Vorhof sich jedoch nach außen vorwölbt. Der Winkel zwischen den beiden Konturen entspricht der Oberseite des rechten Vorhofs. Bei tiefer Inspiration sieht man am rechten Herzrand unmittelbar über

(Fortsetzung auf Seite 24)

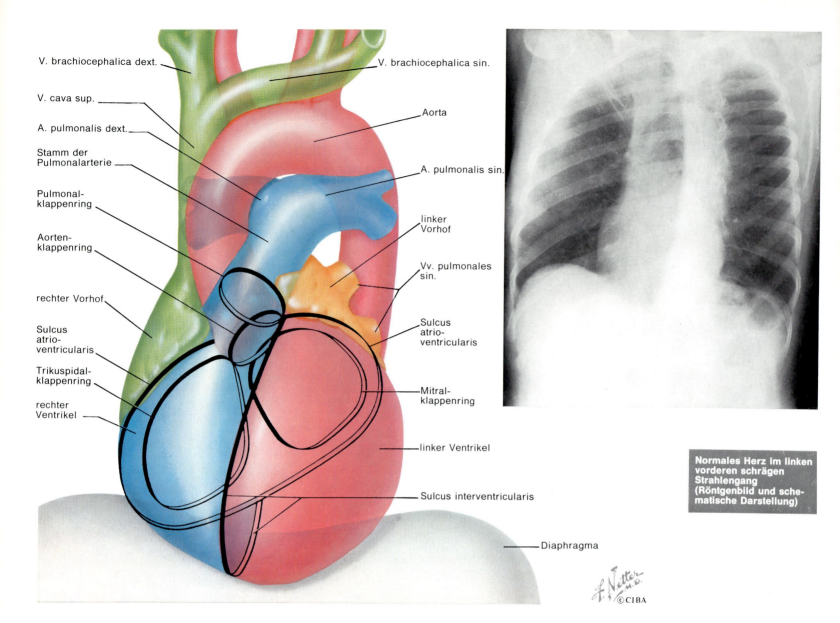

Normales Herz im linken vorderen schrägen Strahlengang (Röntgenbild und schematische Darstellung)

Thoraxröntgenbild, Durchleuchtung und Angiokardiographie

(Fortsetzung von Seite 23)

dem *Zwerchfell* eine Einziehung. Sie entspricht dem Übergang der *V. cava inferior* in den rechten Vorhof.

Der linke Rand der Herzsilhouette wird vom distalen *Aortenbogen*, und zwar von seinem nach dorsal und kaudal zur Aorta descendens ziehenden Abschnitt, gebildet. Dieser Abschnitt, der Aortenknopf, stellt sich zwischen der linken Mediastinalseite und dem rechten Tracheobronchialwinkel als umschriebener Buckel dar und dellt in der Regel den Ösophagus an dessen linker Seite ein. Liegt ein rechter Aortenbogen vor, so findet sich der Aortenknopf rechts und verlagert den Ösophagus nach links. In unmittelbarem Anschluß an den Aortenknopf bilden von oben nach unten der *Pulmonalishauptstamm* und die linke *Lungenarterie* sowie über eine kurze Strecke das *linke Herzohr* den Herzrand. Das dem linken Herzohr entsprechende Segment ist entweder flach oder leicht konvex und setzt sich in der Wölbung der linken Kammer fort, die den Hauptteil des linken Herzrands bildet. Auf dem Röntgenbild ist bei normalem linken Herzohr die Grenze zur linken Kammer in der Regel nicht aufzufinden. Bei der Durchleuchtung lassen sich die beiden Strukturen aufgrund der Phasenverschiebung ihrer Pulsationen voneinander trennen.

Die Herzspitze wird von der linken Kammer gebildet. Die rechte Kammer liegt im frontalen Strahlengang innerhalb der Herzsilhouette. Gelegentlich ist bei maximaler Inspiration der spitzennahe Teil der Facies diaphragmatica zu sehen. Die in diesem Bereich zur Darstellung gelangende Einziehung entspricht dem *Sulcus interventricularis*.

Wenn der rechte Vorhof an Größe zunimmt, erscheint die rechte Herzkontur ausgebuchtet und stärker gekrümmt. Bei einer Vergrößerung der rechten Kammer dehnt sich das Herz nach links, die Spitze erscheint angehoben, und der Sulcus interventricularis liegt höher als sonst. Durch die Längen- und Breitenzunahme der Kammer wird die Pulmonalarterie angehoben. Bei einer Vergrößerung der linken Kammer verlagert sich die Herzspitze nach unten links. Häufig erscheint der gesamte linke Herzrand nach links verschoben und wird dabei zunehmend konvex. Eine Größenzunahme des linken Vorhofs läßt sich im frontalen Strahlengang hauptsächlich anhand des dilatierten linken Herzohrs diagnostizieren, das die linke Herzkontur unterhalb des Pulmonalissegments ausbuckelt. Ferner erscheint der zentrale Anteil der Herzsilhouette oft dichter verschattet und der linke Hauptbronchus angehoben. Bei stärkerer Dilatation ist der rechte Rand des linken Vorhofs häufig innerhalb der Herzsilhouette rechts von der Wirbelsäule als median zum rechten Vorhofrand gelegene zweite Kontur zu sehen. Nimmt die Größe weiter zu, kann der linke Vorhof über den rechten hinausragen und bildet dann die rechte Grenze der Herzsilhouette, wobei der Rand des rechten Vorhofs innerhalb des linken Vorhofschattens zu liegen kommt.

Verkalkungen der Herzklappen treten meist infolge rheumatischer oder bakterieller Endokarditiden auf und betreffen in der Regel die *Mitralklappe* und/oder die *Aortenklappe*. Die Mitralklappe liegt im frontalen Strahlengang links von der Wirbelsäule. Sie ist bei Verkalkungen am schlagenden Herzen an der nach unten und links gerichteten flach elliptischen Bahn zu erkennen.

Die Aortenklappe wird in der Regel auf die linke Seite der Wirbelsäule projiziert und bewegt sich relativ geradlinig nach oben und etwas nach rechts. Kleinere Kalkeinlagerungen in der Aortenklappe lassen sich aufgrund der im frontalen Strahlengang miterfaßten Wirbelkörper manchmal schwer nachweisen. Die *Pulmonalklappe* erscheint links von der Wirbelsäule, liegt etwas höher als die Aorten- und Mitralklappe und bewegt sich mit den Pulsationen des Herzens vertikal. Die *Trikuspidalklappe* liegt direkt über der Wir-

(Fortsetzung auf Seite 25)

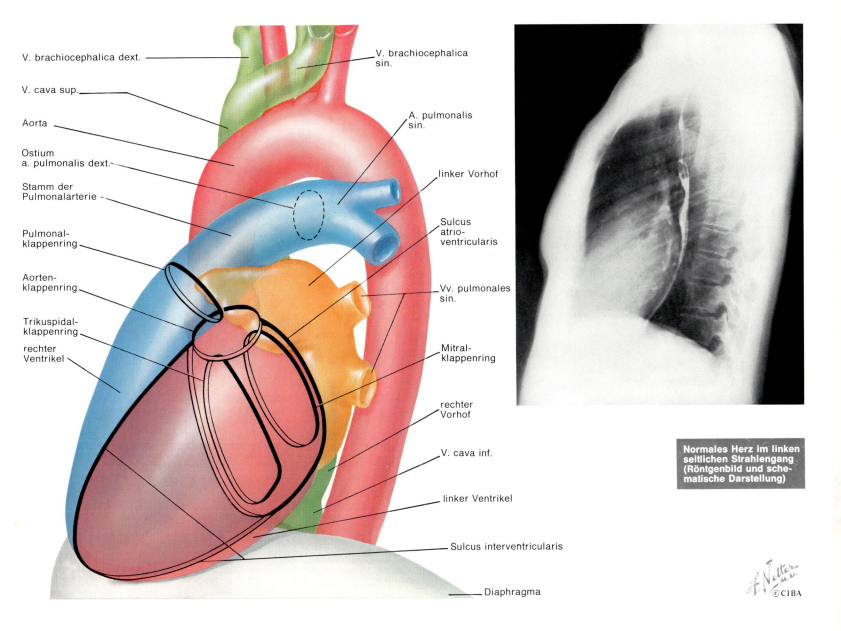

Normales Herz im linken seitlichen Strahlengang (Röntgenbild und schematische Darstellung)

Thoraxröntgenbild, Durchleuchtung und Angiokardiographie

(Fortsetzung von Seite 24)

belsäule und bewegt sich in der horizontalen Ebene.

Rechter vorderer schräger Strahlengang (S. 23). Dieser Strahlengang (RAO = right anterior oblique) ist die Standardprojektion für die kineangiographische Kontrastmitteldarstellung des linken Ventrikels bei Herzfehlern und vor allem bei der Koronarographie. Die Projektion dient auch zum Nachweis einer Vergrößerung des linken Vorhofs und zur Abklärung von Veränderungen an der Ausflußbahn der rechten Kammer. Auch zum Nachweis von *Mitralklappen*verkalkungen ist sie besonders gut geeignet. Im Verlauf einer selektiven linksventrikulären Angiokardiographie dient sie zur Abklärung von Mitralstenosen und -insuffizienzen, da die Mitralklappe in diesem Strahlengang tangential getroffen wird und der linke Vorhof hinter der *linken Kammer* zu liegen kommt. Es ist dies also der einzige Strahlengang, in dem die beiden Herzräume sich nicht überlagern.

Bei richtiger Einstellung erscheint der Wirbelsäulenschatten im rechten vorderen schrägen Strahlengang rechts von der Herzsilhouette, wobei die beiden Strukturen durch ein dünnes, den luftgefüllten Lungen entsprechendes Band voneinander geschieden werden. Der Aortenbogen ist perspektivisch verkürzt, und die Aorta descendens liegt teilweise über der Wirbelsäule.

Der rechte Herzrand wird im oberen Teil von der rechten dorsalen Seite des linken Vorhofs und im unteren vom dorsalen Rand des *rechten Vorhofs* gebildet. Durch stärkere Drehung läßt sich ein größerer Teil des linken Vorhofs darstellen. An diesem Teil des Herzrandes liegt der (evtl.) bariumgefüllte Ösophagus unmittelbar an, so daß sich eine Ösophagusverlagerung infolge einer Vergrößerung des linken Vorhofs am besten in diesem Strahlengang erfassen läßt.

Der oberste Teil des linken Herzrands steht nahezu senkrecht und entspricht der *Aorta ascendens*. Unmittelbar darunter verläuft die Herzkontur in einer flachen Krümmung nach unten und links. Dieses Segment entspricht der *Ausflußbahn der rechten Kammer* und dem Stamm der Pulmonalarterie. Nach kaudal schließt sich die Vorderwand der linken Kammer an. Wie im frontalen Strahlengang fällt der Hauptteil der rechten Kammer mit dem Zwerchfell zusammen und läßt sich daher nicht darstellen.

Die Mitralklappe wird annähernd tangential getroffen und auf den zentralen Anteil der Herzsilhouette projiziert. Verkalkungen der Mitralklappe lassen sich am besten im rechten vorderen schrägen Strahlengang darstellen. In dieser Projektion verläuft das Strahlenbündel senkrecht zur Bewegungsrichtung der Mitralklappe, die eine elliptische Bahn in der horizontalen Ebene beschreibt. Die *Aortenklappe* wird in diesem Strahlengang nicht auf die Wirbelsäule projiziert. Sie liegt zwar der Mitralklappe unmittelbar an deren Oberrand an; Kalzifikationen sind aber stets deutlich an ihrer Auf- und Abbewegung zu erkennen. Auch Aorten- und *Pulmonalklappe* lassen sich in dieser Projektion gut voneinander trennen. Die Pulmonalklappe liegt etwas höher und links von der Aortenklappe, grenzt an den linken Rand der Herzsilhouette und bewegt sich nach rechts oben. Die *Trikuspidalklappe* wird annähernd tangential und etwas hinter der Mitralklappe getroffen. Sie bewegt sich in horizontaler Richtung. Liegt ausnahmsweise eine Verkalkung der Trikuspidalklappe vor, besteht die Gefahr einer Verwechslung mit der Mitralklappe.

Auch Aneurysmen an der Vorderwand der linken Kammer lassen sich am besten in dieser Projektion darstellen.

Linker vorderer schräger Strahlengang (S. 24). Diese Projektion eignet sich besonders gut zur Erfassung der *Größe* des *linken Vorhofs* und der *linken Kammer*. Der *Aortenbogen* liegt annähernd parallel zur Filmebene und wird nahezu ohne perspektivische Verkürzung abgebildet.

Da die Hauptmasse des muskulären und ein

(Fortsetzung auf Seite 26)

Thoraxröntgenbild, Durchleuchtung und Angiokardiographie
(Fortsetzung von Seite 25)

Teil des membranösen Kammerseptums im linken schrägen Strahlengang tangential getroffen werden, erweist sich diese Projektion bei einer selektiven linksventrikulären Angiokardiographie zum Nachweis eines Ventrikelseptumdefekts als besonders wertvoll.

Der rechte Herzrand wird im oberen Teil vom *rechten Vorhof* und im unteren von der *rechten Kammer* gebildet. Durch Vergrößerung des Rotationswinkels wird ein größerer Anteil der rechten Kammer randbildend. Bei Vergrößerung des rechten Vorhofs erscheint der obere rechte Herzrand stärker konvex; bei vergrößerter rechter Herzkammer erscheint der ganze Herzrand mehr gekrümmt.

Der linke Herzrand wird zum Großteil von der linken Kammer gebildet. Lediglich im oberen Viertel unmittelbar unterhalb des linken Hauptbronchus hat der linke Vorhof mit seiner Hinterwand Anteil am Herzrand. Bei einem Winkel von 45 Grad reicht der Schatten einer normal großen linken Kammer in der Regel nicht bis zum linken Rand der Wirbelsäule. Ist dies der Fall, so ist der linke Ventrikel vergrößert. Dieses Zeichen ist allerdings mit Vorsicht zu beurteilen, da bei geringerem Rotationswinkel bzw. bei nicht maximaler Inspiration eine normal große linke Kammer die Sicht auf die Wirbelsäule nicht freigeben muß.

Der vom linken Vorhof gebildete Teil der Herzkontur verläuft in der Regel geradlinig oder gering konvex. Findet sich in diesem Bereich eine Ausbuchtung, weist sie auf eine Vergrößerung des linken Vorhofs hin. Dieser Befund ist wohl das empfindlichste röntgenologische Zeichen für eine Vergrößerung des linken Vorhofs. Da der Ösophagusschatten mit dem linken Vorhofsegment zusammenfällt, darf eine eventuelle Bariumfüllung erst nach der Aufnahme im linken schrägen Strahlengang erfolgen. Es könnte sonst selbst eine ausgeprägte Vergrößerung des linken Vorhofs unbemerkt bleiben. Bei starker Dilatation drängt der linke Vorhof den linken Hauptbronchus nach aufwärts und in die Horizontale und drückt gegen das unter dem Aortenbogen gelegene Aortenfenster.

Im linken schrägen Strahlengang ist der Aortenbogen in maximaler Länge zu sehen, und die Abgänge der großen Gefäße liegen am weitesten auseinander. Daher eignet sich diese Projektion besonders gut zum Nachweis von Aneurysmen am Aortenbogen und zu Kontrastmitteluntersuchungen der Aorta und der großen Gefäße.

Die *Mitralklappe* wird nahezu frontal getroffen, wodurch Kalkeinlagerungen in den Klappensegeln schwer zu sehen sind, da diese eine zum Leuchtschirm rechtwinkelige Bahn beschreiben und nur geringfügig nach horizontal abweichen. Die Klappe kann überdies teilweise von der Wirbelsäule verdeckt sein. Kalkeinlagerungen in der *Trikuspidalklappe* lassen sich in dieser Projektion leicht von Mitralklappenverkalkungen unterscheiden, da die Trikuspidalklappe von der Mitralklappe vollständig getrennt in der rechten Hälfte der Herzsilhouette liegt. Im linken schrägen Strahlengang lassen sich auch Verkalkungen der *Aortenklappe* sehr gut darstellen, da ihre Kontur im oberen Teil der Herzsilhouette nicht mit dem Wirbelsäulenschatten zusammenfällt und sie sich nach rechts oben bewegt. Die *Pulmonalklappe* liegt höher als die Aortenklappe und bewegt sich nach links aufwärts.

Seitlicher Strahlengang (S. 25). Diese Projektion ist neben dem frontalen (p.-a.) Strahlengang die zweite Standardprojektion für die Routine-Thoraxaufnahme. Sie läßt eine Vergrößerung der rechten Herzkammer, des linken Vorhofs und der linken Herzkammer erkennen. Sie eignet sich sowohl im Einzelbild als auch bei Schichtaufnahmen am besten zur Differenzierung zwischen *Aorten-* und *Mitralklappenverkalkungen*. Im Verlauf einer selektiven rechtsventrikulären Angiokardiographie lassen sich die Ausflußbahn der rechten Herzkammer und die Pulmonalklappe am besten in dieser Projektion darstellen.

Der *Herzschatten* wird übersichtlich ohne störende Überschneidungen mit den Konturen des Sternums und der Wirbelsäule abgebildet. Seinen Vorderrand bilden die Herzspitze und die Ausflußbahn der rechten Herzkammer. Dieser Teil liegt normalerweise

(Fortsetzung auf Seite 27)

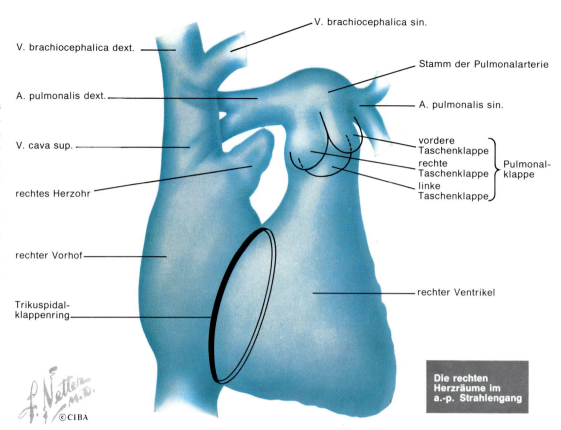

Die rechten Herzräume im a.-p. Strahlengang

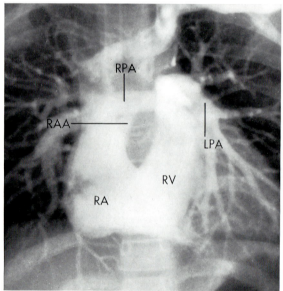

Angiokardiogramm des rechten Herzens im a.-p. Strahlengang: RA = rechtes Atrium, RV = rechter Ventrikel, RPA = rechte Pulmonalarterie, LPA = linke Pulmonalarterie, RAA = rechte Auricula atrialis (Herzohr)

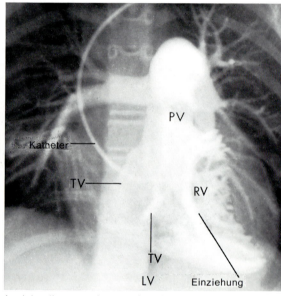

Angiokardiogramm im a.-p. Strahlengang: Bei im rechten Ventrikel liegendem Katheter kommen der Ventrikel und die rechte Ausflußbahn zur Darstellung. TV = Trikuspidalklappe, PV = Pulmonalklappe

Thoraxröntgenbild, Durchleuchtung und Angiokardiographie

(Fortsetzung von Seite 26)

dem kaudalen Viertel bzw. Drittel der ventralen Thoraxwand an. In den oberen zwei Dritteln wird die Herzkontur von zwei konvexen, nach hinten oben geneigten Bögen gebildet, wobei der untere, stärker geneigte der Ausflußbahn der rechten Kammer entspricht und der obere der *Aorta ascendens*. Zwischen diesen beiden Strukturen liegt die wenig strahlendichte Lunge. Bei vergrößerter rechter Kammer entsteht ein nach ventral weisender Buckel, und der retrosternale Raum wird kleiner. Auch bei Dilatation, Schlängelung oder Aneurysmenbildung der Aorta ascendens erscheint der Retrosternalraum eingeengt. In der Regel wird auch der Oberrand des Aortenbogens distal vom Abgang der großen Gefäße abgebildet.

Der Hinterrand des Herzens wird größtenteils von der Hinterwand des linken Vorhofs gebildet. Unmittelbar über dem *Zwerchfell* kommen kleine Areale des rechten Vorhofs und der *unteren Hohlvene* zur Ansicht. Ist die linke Herzkammer vergrößert, kann sie jedoch weiter nach hinten reichen als der *rechte Vorhof* und bildet dann auch den unteren Teil des hinteren Herzrandes. Dies läßt sich am besten bei gefülltem Ösophagus darstellen, denn der Ösophagus liegt unmittelbar hinter den beiden linken Herzräumen und wird bei Vorliegen einer Vorhof-Kammer-Hypertrophie an seiner Vorderwand eingedellt und nach hinten verlagert. Ist nur der linke Vorhof vergrößert, bleibt die Delle auf den in der oberen Hälfte der Herzsilhouette liegenden Ösophagusanteil beschränkt, während der kaudale Abschnitt seine normale Lage beibehält.

Ist jedoch auch die linke Herzkammer vergrößert, drängt auch sie den Ösophagus nach dorsal, so daß dieser entlang seinem gesamten Verlauf durch die Herzsilhouette bis zum *Zwerchfell* nach hinten gekrümmt erscheint.

Ohne Zuhilfenahme des Leuchtschirms, auf dem die Bewegungen verkalkter Klappen verfolgt werden können, ist eine Differenzierung von Mitral- und Aortenklappenverkalkungen meist schwierig. Im seitlichen Strahlengang läßt sich diese Schwierigkeit jedoch überwinden, indem man eine Linie vom vorderen Sulcus costophrenicus zur Bifurkation der Trachea zieht: Die Aortenklappe liegt oberhalb und vor dieser Linie, die Mitralklappe unterhalb und dahinter. Sie bewegt sich in dieser Projektion mehr oder minder in der Waagrechten, während die Aortenklappe entlang einer etwas nach vorne oben geneigten Achse auf- und abzieht. Die Pulmonalklappe liegt oberhalb und etwas vor der Aortenklappe und reicht bis an den vorderen Herzrand heran.

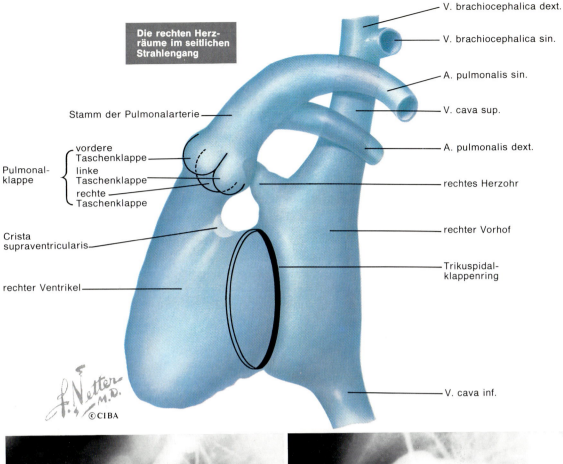

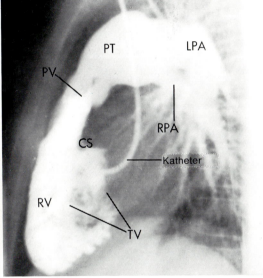

Angiokardiogramm des rechten Herzens im seitlichen Strahlengang: PT = Truncus pulmonalis, PV = Pulmonalklappe, RAA = rechte Auricula atrialis, RV = rechter Ventrikel, TV = Trikuspidalklappe, RA = rechtes Atrium, IVC = V. cava inf., SVC = V. cava sup., LPA und RPA = linke und rechte Pulmonalarterie

Angiokardiogramm im seitlichen Strahlengang: Bei im rechten Ventrikel liegendem Katheter kommen der Ventrikel und die Ausflußbahn zur Darstellung. CS = Crista supraventricularis

Angiokardiographie

Techniken. Auf Röntgenaufnahmen und bei der Durchleuchtung wird lediglich der Außenrand des Herzens und der großen Gefäße sichtbar gemacht. Wird dem Blut jedoch über das Gefäßsystem ein Kontrastmittel zugesetzt, kann auch der Innenrand der Herzräume und der Gefäße dargestellt werden, wodurch mehr Information erhalten wird. So können Aufbau und Bewegung der Herzklappen ebenso abgeklärt werden wie die Strömungsverhältnisse des Herz-Lungen-Kreislaufs. Voraussetzung für das Gelingen einer Angiokardiographie sind rasches Einspritzen des Kontrastmittels mit einer Hochdruckspritze zur Gewährleistung einer guten Bolusbildung sowie eine kinematographische Aufzeichnung mit 25 oder 50 Bildern pro Sekunde zur Verfolgung der Kontrastmittelpassage. Wegen der Hochdruckinjektion ist die Injektion des Kontrastmittels über einen *Katheter* direkt in einen der Herzinnenräume bzw. eines der großen Gefäße notwendig. Die *selektive Angiokardiographie* ergibt detaillierte anatomische Befunde, da das Kontrastmittel als dichter, kompakter Bolus den zu untersuchenden Herzraum erreicht. Kann eine Herzkammer nicht sondiert werden, z.B. der linke Ventrikel, kann von einem proximalen Gefäßabschnitt, z.B. der A. pulmonalis, eine Durchstromangiographie des linken Ventrikels durchgeführt werden.

Bei der selektiven Angiokardiographie wird der Katheter in eine periphere Vene eingeführt und

(Fortsetzung auf Seite 28)

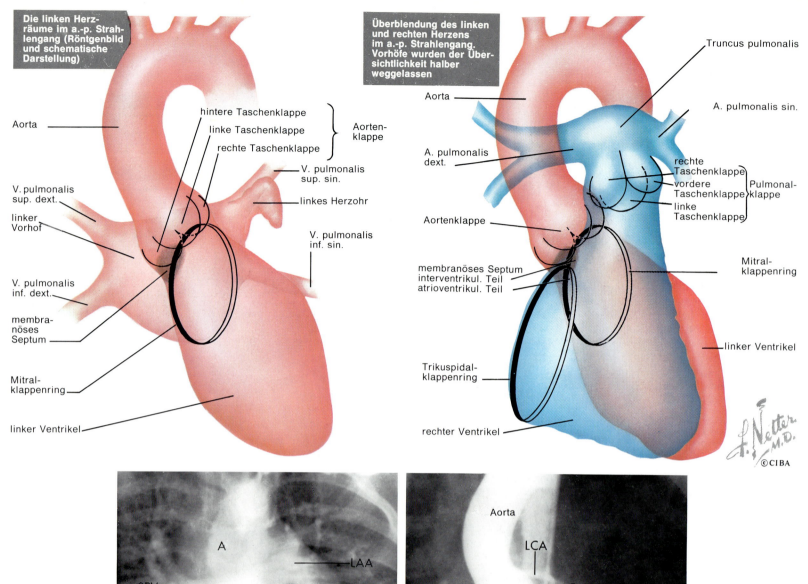

Angiokardiogramm des linken Herzens im a.-p. Strahlengang: LA = linkes Atrium, LV = linker Ventrikel, MV = Mitralklappe, A = Aorta, SPV + IPV = V. pulmonalis sup. und inf., LAA = linke Auricula atrialis

A.-p. Angiokardiogramm – Katheter in linker Kammer: LCA = linke Koronararterie, RCA = rechte Koronararterie, LC + PC = linke + hintere Tasche der Aortenklappe, PM = Ansatzlinie des hinteren Mitralklappensegels

Thoraxbild, Durchleuchtung und Angiokardiographie

(Fortsetzung von Seite 27)

über die obere bzw. untere Hohlvene in den *rechten Vorhof*, die *rechte Herzkammer* oder den *Pulmonalishauptstamm* vorgeschoben. Bei Säuglingen kann der Katheter bis zum vierten oder fünften Lebenstag über die Nabelvene eingeführt werden. Der linke Vorhof wird bei Kindern in der Regel über den rechten Vorhof durch das Foramen ovale erreicht. Auch bei Erwachsenen wird transseptal in den linken Vorhof eingegangen, wobei das Vorhofseptum punktiert und der Katheter über die Punktionsnadel in den linken Vorhof eingeführt wird. Die linke Herzkammer erreicht man über eine periphere Arterie; der Katheter wird dabei retrograd durch die Aortenklappe in die Kammer eingebracht. Ist der Katheter entsprechend gebogen, kann man ihn rückwärts über die Mitralklappe in den linken Vorhof führen. In die linke Kammer kann auch transseptal eingegangen werden; in diesem Fall wird der Katheter vom rechten in den linken Vorhof vorgeschoben und tritt über die Mitralklappe in die Kammer ein.

Darstellung des rechten Herzens – frontaler Strahlengang (S. 26). Das rechte Herz ist in der Regel sowohl auf dem Wege einer i.v. Angiokardiographie als auch durch eine selektive Angiokardiographie gut darzustellen. Im *anteroposterioren Strahlengang* liegen obere und untere Hohlvene auf einer Geraden rechts von der Wirbelsäule und treten an gegenüberliegenden Enden in den rechten Vorhof ein. Die freie Wand des rechten Vorhofs ist dünn und stellt sich als 2 bis 3 mm breite Fläche zwischen rechter Kontrastmittelgrenze und rechtem Herzrand dar. Eine Verbreiterung dieser Fläche weist auf das Vorliegen eines Perikardergusses hin, wodurch die Wandung des rechten Vorhofs vom Perikard abgedrängt wird.

Das *rechte Herzohr* erstreckt sich vom oberen Teil des rechten Vorhofs nach medial und kranial. Die *Trikuspidalklappe* liegt im a.-p. Strahlengang schräg zur Filmebene; die Ansatzlinie ihrer

(Fortsetzung auf Seite 29)

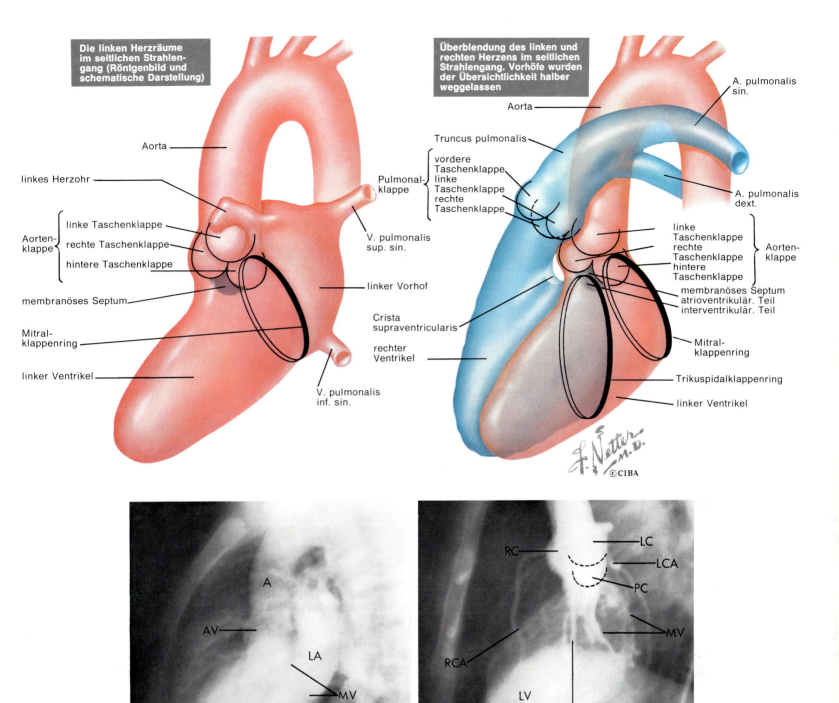

Angiokardiogramm des linken Herzens im seitlichen Strahlengang: A = Aorta, AV = Aortenklappe, LV = linker Ventrikel, MV = Mitralklappe, LA = linkes Atrium

Seitliches Angiokardiogramm – Katheter in linker Kammer: RC, LC, PC = rechte, linke, hintere Tasche der Aortenklappe, RCA = rechte Koronararterie, LCA = linke Koronararterie

Thoraxbild, Durchleuchtung und Angiokardiographie

(Fortsetzung von Seite 28)

Segel ist häufig als eine der Wirbelsäule vorgelagerte Ellipse zu sehen. Der Unterrand des *Trikuspidalklappenrings* grenzt an die Mündung der unteren Hohlvene in den rechten Vorhof. In diesem Bereich liegt auch das Ostium des Koronarsinus, was bei einer Katheterisierung der rechten Herzkammer stets zu bedenken ist. Im a.-p. Strahlengang läßt sich nicht unterscheiden, ob der Katheter in Koronarsinus und große Herzvene oder über die Trikuspidalklappe in die *Ausflußbahn der rechten Herzkammer* gelangt ist. Der linke Rand des Trikuspidalklappenrings, der zugleich den linken Vorhofrand bildet, entspricht dem Hinterrand der Klappe. Die ventral vom Vorhof liegende rechte Herzkammer reicht bis zum rechten bzw. Vorderrand der Trikuspidalklappe. Vorhof und Kammer liegen also in der elliptischen Projektion der Klappe übereinander.

An der rechten, annähernd dreieckigen Herzkammer wird zwischen einer ausgedehnten, mit Muskelleisten besetzten Einflußbahn und einer engen, glattwandigen Ausflußbahn unterschieden. Im a.-p. Strahlengang lassen sich die beiden Bahnen durch eine vom obersten Ende der Trikuspidalklappe nach unten links zur Spitze der Kammer gedachte Gerade voneinander trennen. Diese Gerade entspricht ungefähr dem Verlauf des septalen und des Moderatorbands. Die Einflußbahn liegt darunter, die bis zur *Pulmonalklappe* reichende Ausflußbahn darüber. An der Einflußbahn ist rechts die Trikuspidalklappe randbildend, links das Kammerseptum; die diaphragmale Fläche des rechten Ventrikels ist frei. Frei ist auch der rechte Rand der Ausflußbahn. Er wird von einem von der Trikuspidal- zur Pulmonalklappe ziehenden, ventral von der Aortenwurzel liegenden Muskel gebildet. Der Muskelwulst der Crista supraventricularis wird im a.-p. Strahlengang frontal getroffen und gelangt nicht zur Darstellung. Auf einem selektiven rechtsventrikulären *Angiokardiogramm* ist die Ansatzlinie der Trikuspidalklappe häufig während der Diastole zu

(Fortsetzung auf Seite 30)

Thoraxbild, Durchleuchtung und Angiokardiographie

(Fortsetzung von Seite 29)

sehen, da zwischen den geöffneten Klappensegeln und der Kammerwand Kontrastmittel eingeschlossen sein kann, während durch die Klappenlichtung normales Herzblut aus dem Vorhof strömt. Die Pulmonalklappe wird teilweise frontal getroffen und läßt sich im a.-p. Strahlengang nicht deutlich darstellen. Dagegen ist der Truncus pulmonalis in der Regel gut zu sehen, obzwar die Pulmonaliswurzel teilweise von der Ausflußbahn der rechten Kammer verdeckt sein kann. Die rechte Pulmonalarterie verläuft sofort nach rechts, so daß sie in dieser Projektion am weitesten verfolgt werden kann. Die *linke Pulmonalarterie* zieht hingegen nach dorsal und erscheint perspektivisch verkürzt. Sie läßt sich im steilen linken vorderen schrägen oder linken seitlichen Strahlengang am besten darstellen.

Darstellung des rechten Herzens – seitlicher Strahlengang (S. 27). Im seitlichen Strahlengang projiziert sich der *rechte Vorhof* nahezu völlig hinter die *rechte Kammer*. Der Hinterrand des Vorhofs ist frei. Das Vorhofseptum liegt schräg und gelangt weder im a.-p. noch im seitlichen Strahlengang zur Darstellung. Es wird lediglich in der rechten vorderen schrägen Projektion bei steilem Winkel tangential getroffen. Der rechte Vorhof wird ventral von der *Trikuspidalklappe* begrenzt. Oberhalb der Klappe setzt das annähernd dreieckige *Herzohr* an und ist von seiner in den eigentlichen Vorhof übergehenden Basis nach vorne oben zu verfolgen. Mm. pectinati geben dem Herzohrrand ein unregelmäßiges Aussehen.

Das Ostium des Koronarsinus liegt im kaudalen Vorhofabschnitt unmittelbar vor der Mündung der *unteren Hohlvene;* die große Herzvene zieht an der dorsalen Herzfläche entlang. Daher verläuft im seitlichen Strahlengang ein über die *obere Hohlvene* in die große Herzvene eingeführter Katheter nach hinten, während er beim Eintritt in die rechte Herzkammer nach Passieren der Trikuspidalklappe nach vorne zieht.

Zur Abklärung der rechten Herzkammer führt man am besten eine selektive Angiokardiographie durch, da im seitlichen Strahlengang das mit Kontrastmittel gefüllte *rechte Herzohr* so weit nach vorn reichen kann, daß es einen Teil der *Ausflußbahn* bzw. die *Pulmonalklappe* verdeckt. Auf dem selektiven Angiokardiogramm ist die Trikuspidalklappe in der Regel als schräger Ring auf der Hinterseite der Kammer wahrzunehmen.

Der Vorderrand des Rings entspricht dem rechten Klappenrand. Unmittelbar vor der Trikuspidalklappe liegt die Hauptmasse der rechten Kammer, die Einflußbahn. Etwas oberhalb des oberen Klappenrands wird der Ventrikel verengt. Hier markiert die Muskelmasse der *Crista supraventricularis* den Eingang zu dem Infundibulum, dem Ausflußtrakt des Ventrikels. Der Vorderrand der rechten Kammer zieht im Bogen zur Pulmonalklappe.

Die Pulmonalklappe mit ihren Taschen läßt sich im seitlichen Strahlengang leicht auffinden. Der seitliche Strahlengang eignet sich sehr gut zur Abklärung einer valvulären Pulmonalklappenstenose, da nicht nur die Klappenweite bei geöffneten Taschenklappen zu sehen ist, sondern auch die Ausflußbahn der Kammer und damit eine eventuell vorhandene infundibuläre Stenose. Der *Truncus pulmonalis* setzt den Bogen der Vorderwand der rechten Kammer nach oben und hinten fort. Die linke Pulmonalarterie kommt im seitlichen Strahlengang gut zur Darstellung, da sie nach dorsal zieht; die rechte erscheint verkürzt.

Darstellung des linken Herzens – frontaler Strahlengang (S. 28). Im frontalen (a.-p.) Strahlengang liegt der linke Vorhof z. T. rechts oberhalb der linken Herzkammer. Sein Oberrand verläuft in einer nach links oben geneigten geraden Linie; sein Unterrand zieht im Bogen nach unten. Der die Kammerlichtung querende untere Vorhofrand wird vom Unterrand der *Mitralklappe* gebildet. Im obersten Teil des Vorhofs münden die beiden *oberen Lungenvenen,* etwas darunter die *unteren.* Das in diesem Strahlengang oft hakenförmig konfigurierte *linke Herzohr* reicht bis zum linken Herzrand und überdeckt die *linke obere Lungenvene.* Auf dem Leuchtschirm ist oft schwer zu unterscheiden, ob ein in den *linken Vorhof* eingeführter Katheter im Herzohr oder in der linken oberen Lungenvene liegt. In diesem Fall bringt eine Untersuchung im schrägen oder seitlichen Strahlengang Klärung (die Pulmonalvene verläuft nach dorsal, das Herzohr liegt ventral). Man kann auch eine kleine Kontrastmittelmenge zur Klärung injizieren.

Die linke Kammer unterscheidet sich von der rechten grundlegend dadurch, daß ihre Ein- und Ausflußklappen nebeneinanderliegen. Das vordere Segel der Mitralklappe und ein Teil der Aortenklappe setzen sogar an einem gemeinsamen Ring an. Im Gegensatz zu der zwischen den beiden Klappen liegenden *rechten Kammer* liegt die Hauptmasse der linken Kammer unterhalb der beiden Ventile. Die linke Kammer hat eine annähernd ovale Form; die Spitze weist nach links unten. Die Trabekel der linken Kammer sind wesentlich feiner als die der rechten Kammer. Bei selektiver Katheterisierung der linken Kammer stellt sich der Mitralklappenring in der Regel als bogenförmige Grenzfläche zwischen dem unter dem hinteren Mitralklappensegel eingeschlossenen Kontrastmittel und dem darüber aus dem linken Vorhof strömenden normalen Herzblut dar. Der in den Aortenklappenring übergehende Oberrand des Mitralklappenrings ist im a.-p. Strahlengang meist nicht deutlich zu sehen. Die Mitralklappensegel wölben sich während der Kammersystole gegen den linken Vorhof vor, die Klappenöffnung wird von der Kontrastmittelfüllung der Kammer verdeckt, und die Ansatzlinie der Segel ist nicht mehr aufzufinden. Während der Kammersystole springen in die Kammerlichtung häufig fingerförmige Aussparungen vom linken und rechten Ventrikelrand vor. Sie entsprechen den Papillarmuskeln.

Die *Pars membranacea* des *Kammerseptums* wird zwar auf dem Angiokardiogramm nicht abgebildet; ihre Lage kann jedoch indirekt in Relation zur Aortenklappe bestimmt werden. Sie liegt unterhalb des vorderen Anteils der *hinteren Tasche* und zu einem kleinen Teil unter der angrenzenden *rechten* Tasche. Im a.-p. Strahlengang wird die hintere Tasche frontal getroffen, während die *linke Tasche* links und die *hintere Tasche* rechts an der *Aortenklappe* randbildend wirken. Dieser Anordnung entsprechend bildet das membranöse Septum also unmittelbar unterhalb der Aortenklappe ein Segment des rechten Rands der linken Herzkammer.

Die *rechte Koronararterie* entspringt in diesem Strahlengang im mittleren Abschnitt der Aortenklappe und verläuft etwas nach rechts unten in der rechten Vorhof-Kammer-Furche. Die *linke Koronararterie* geht hingegen vom Linksrand der Aortenklappe ab. Ihr R. interventricularis anterior zieht im Sulcus interventricularis entlang des linken Teils der linken Kammer nach abwärts. Der R. circumflexus zieht im Bogen nach rechts und entlang der kaudalen Ansatzlinie der Mitralklappe in der linken Vorhof-Kammer-Furche zur linken Fläche des Herzens.

Die Lagebeziehung der Strukturen des linken und rechten Herzens läßt sich am besten verdeutlichen, wenn man Darstellungen der beiden Herzkammern und ihrer großen Gefäße *überblendet.* Dabei kommen die beiden Kammern nahezu vollständig zur Deckung. Die Ausflußbahn der rechten Kammer weist nach links oben, während das Blut in der linken Kammer nach rechts oben in die Aorta strömt. Die beiden Ausflußbahnen überkreuzen sich, wobei die linke hinter der rechten zu liegen kommt. Der Rechtsrand der linken Kammer wird fast vollständig von der Kammerscheidewand, und zwar von oben nach unten von der Pars membranacea und der Pars muscularis, gebildet. Die Kammerscheidewand ist aber auch links über eine kurze Strecke mit dem basalen Abschnitt der Pars muscularis randbildend, die rechts im kaudalen Teil des Infundibulums etwas oberhalb des septalen Bands liegt. Der oberste Rand des Trikuspidalklappenansatzes reicht fast bis zur Aortenklappe, wobei die Ansatzlinie des septalen *Trikuspidalklappen*segels sogar das membranöse Septum kreuzt. Letzteres liegt also links vollständig innerhalb der linken Kammer; rechts gehört der ventrale Teil der rechten Kammer an (interventrikulärer Teil), der dorsale Teil hinter der Trikuspidalklappe jedoch dem rechten Vorhof (Septum atrioventriculare).

Darstellung des linken Herzens – seitlicher Strahlengang (S. 29). Im seitlichen Strahlengang projiziert sich der *linke Vorhof* nahezu völlig hinter die *linke Kammer.* Der vordere Unterrand des Vorhofs wird von der *Mitralklappe* gebildet. Unmittelbar darüber setzt das *linke Herzohr* nach vorn und kreuzt etwas oberhalb des Sinus aortae die *Aorta.* Bei Vergrößerung des Herzohrs kann seine Spitze die *Pulmonalklappe* verdecken. Am Hinterrand der Vorhoflichtung findet sich eine freie Wand, an der im kranialen und medialen Abschnitt die Lungenvenen münden.

Auf dem selektiven linksventrikulären *Angiokardiogramm* kann die Ansatzlinie der Mitralklappensegel während der Diastole in der Regel als Ring gesehen werden, der das Blut in der Ventilöffnung umgibt. Die Mitralklappe begrenzt die Kammer dorsal. Ihr Oberrand reicht an die Kommissur zwischen der *linken* und *hinteren Tasche* der *Aortenklappe.* Die Kammer erstreckt sich von der Mitralklappe nach vorn unten. Ihr hinterer Unterrand ist frei, während der gesamte Vorderrand vom *Septum interventriculare* gebildet wird. Gelegentlich werden die Papillarmuskeln als Aussparungen dargestellt, die vom medialen Unterrand der Kammer gegen die Mitralklappe zu in die Kammerlichtung vorragen. In diesem seitlichen Strahlengang wird die *rechte Tasche* der *Aortenklappe* tangential getroffen und bildet den Vorderrand des Ventilapparats. Linke und hintere Tasche werden schräg abgebildet und sind dorsal gelegen, wobei die hintere Tasche immer weiter nach kaudal reicht. Die Pars membranacea liegt unmittelbar unter der Kommissur zwischen rechter und hinterer Tasche und ist nicht randbildend. Direkt vor der Pars membranacea liegt der obere Teil der Pars muscularis, der subvalvulär den Vorderrand der Kammer bildet.

Die *rechte Koronararterie* entspringt kranial am rechten Sinus aortae und zieht ein Stück nach vorn, bevor sie abrupt nach unten abbiegt. Der Hauptstamm der *linken Koronararterie* ist mit dem Strahlenbündel parallel und erscheint in diesem Strahlengang verkürzt. Ihr R. circumflexus verläuft parallel zur Hinterfläche des Mitralklappenrings. Der R. interventricularis anterior zieht über die Aortenwurzel hinweg nach vorne unten und kreuzt den rechten Sinus aortae unmittelbar unterhalb des Abgangs der rechten Koronararterie, die er im weiteren Verlauf quert. Ist die rechte Herzkammer vergrößert, erscheint die Furche zwischen ihr und dem rechten Vorhof nach ventral verschoben. In diesem Fall kommt die in dieser Furche verlaufende rechte Kranzarterie vor dem linken R. interventricularis anterior zur Darstellung. Anhand dieses Befunds ist auf dem selektiven linksventrikulären Angiokardiogramm eine Vergrößerung der rechten Kammer zu erkennen.

Werden die Darstellungen der beiden Herzkammern im seitlichen Strahlengang *überblendet,* sieht man, daß die *Trikuspidalklappe* ventral von der Mitralklappe liegt. Ihr Oberrand begrenzt das *Septum atrioventriculare.* Dorsal wird das Septum vom Unterrand der Mitralklappe begrenzt. Der interventrikuläre Teil des membranösen Septums liegt ventral vom Trikuspidalklappenansatz. Unmittelbar vor dem rechten Sinus aortae ist die *Crista supraventricularis* zu sehen. Die Ausflußbahn der rechten Kammer liegt also zum Großteil höher als die linke Kammer.

Selektive Kinekoronarangiographie

Bis vor kurzem mußte sich der Arzt bei der Diagnostizierung einer koronaren Herzerkrankung auf die korrekte Interpretation der unter Belastung auftretenden vielfältigen subjektiven präkordialen Symptome verlassen. An objektiven Kriterien standen ihm dabei lediglich passagere oder persistierende elektrokardiographische Veränderungen als Zeichen einer Ischämie oder Nekrose des Myokards bzw. eines narbigen Ersatzes von funktionstüchtigem Herzmuskel zur Verfügung. Das Vorliegen einer Koronarsklerose konnte daher am Patienten erst dann diagnostiziert werden, wenn die Strömungshindernisse in den Kranzarterien einen solchen Grad erreicht hatten, daß vorübergehende oder bleibende sekundäre Veränderungen am Herzmuskel aufgetreten waren.

Indikation. Mit der *selektiven Koronarangiographie* hat der Arzt nunmehr eine klinisch brauchbare Methode an der Hand, mit der er die morphologischen Merkmale des Koronararteriensystems (S. 16 und 17) in vivo exakt nachweisen kann. In einer frühen Untersuchungsreihe, die mehr als 10 500 Patienten in allen Stadien der Koronarsklerose umfaßte, waren lediglich 9 Todesfälle auf den arteriographischen Eingriff zurückzuführen. Auch heute sollte die Mortalität unter 1‰ bleiben.

Methodik. Bei der Technik nach Sones wird in Lokalanästhesie die *rechte Brachialarterie* unmittelbar oberhalb der Gabelung in der rechten Ellenbogengrube chirurgisch freigelegt. Ein biegsamer, 80 cm langer, 8 Charr dicker Katheter, dessen distales Ende sich in den letzten 5 cm verjüngt, wird *retrograd* direkt in die Aorta ascendens eingeführt. Unter direkter Sicht über eine *Bildverstärker-Fernsehkette* wird mit der Katheterspitze zuerst in das eine, darauf in das andere *Koronarostium eingegangen*.

Die später entwickelte Methode von Judkins erlaubt es, die Koronarostien von der A. femoralis aus zu erreichen. Die Katheter sind speziell geformt und haben von anderen Autoren (z. B. Amplatz) noch weitere Variationen erfahren. Der Zugang von der A. femoralis hat sich weitgehend durchgesetzt. Er bildet auch die Basis für die perkutane transluminale Ballondilatation der Koronargefäße.

Die an der Katheterspitze gemessenen *Druckwerte* werden zum sofortigen Nachweis eines Gefäßverschlusses laufend unter *gleichzeitiger EKG-Kontrolle* mit einem Statham-Transducer registriert.

Mehrere kleine Kontrastmitteldosen werden in die Mündung jeder *Koronararterie* injiziert, während Bildverstärker und Filmkamera in verschiedene *rechte* und *linke schräge Positionen* gedreht werden (S. 23 und 24). Für die Projektionen

(Fortsetzung auf Seite 32)

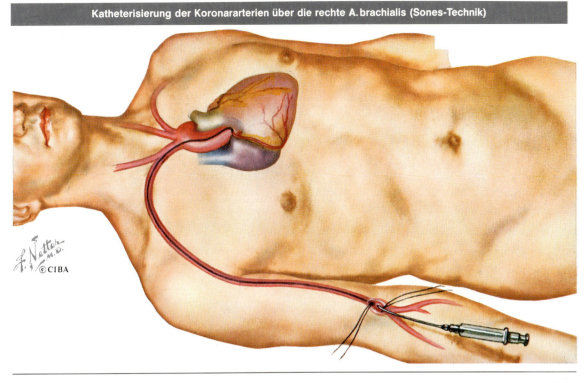

Katheterisierung der Koronararterien über die rechte A. brachialis (Sones-Technik)

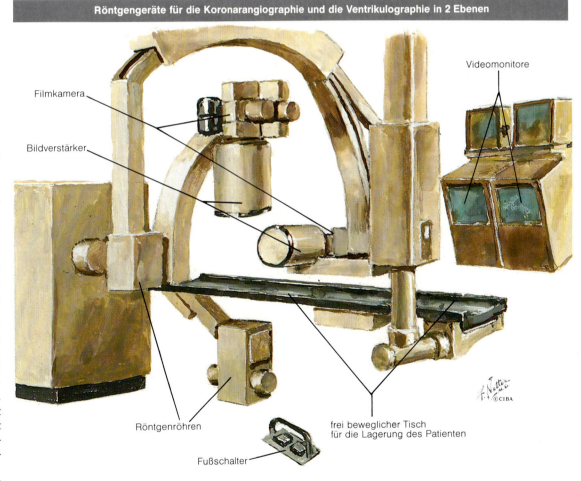

Röntgengeräte für die Koronarangiographie und die Ventrikulographie in 2 Ebenen

Selektive Kinekoronarangiographie

(Fortsetzung von Seite 31)

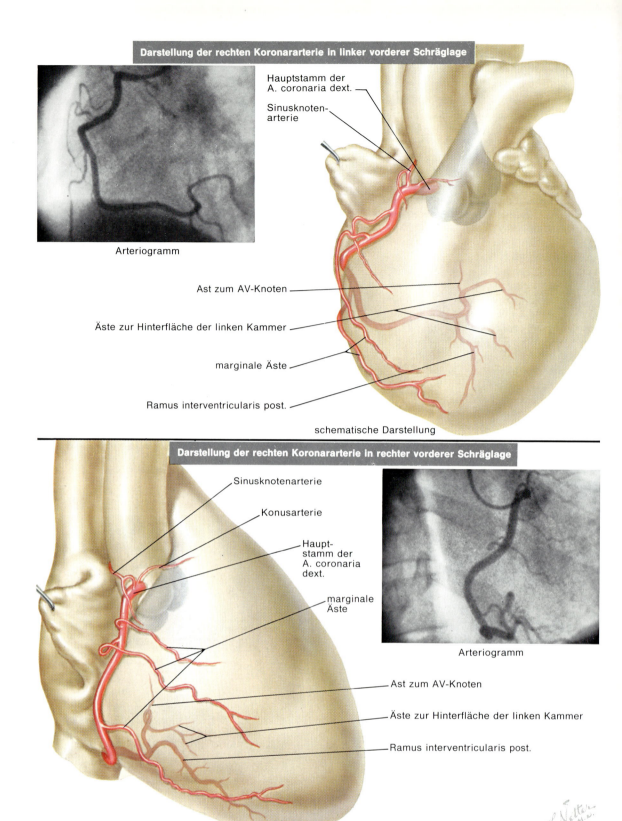

Darstellung der rechten Koronararterie in linker vorderer Schräglage

Arteriogramm

- Hauptstamm der A. coronaria dext.
- Sinusknotenarterie
- Ast zum AV-Knoten
- Äste zur Hinterfläche der linken Kammer
- marginale Äste
- Ramus interventricularis post.

schematische Darstellung

Darstellung der rechten Koronararterie in rechter vorderer Schräglage

- Sinusknotenarterie
- Konusarterie
- Hauptstamm der A. coronaria dext.
- marginale Äste
- Ast zum AV-Knoten
- Äste zur Hinterfläche der linken Kammer
- Ramus interventricularis post.

Arteriogramm

schematische Darstellung

---

haben sich 5 Standardebenen herausgebildet, die bei Bedarf durch weitere Projektionsebenen ergänzt werden.

Die Kontrastmittelpassage durch den *gesamten Koronarbaum* wird mit einer 35-mm-*Filmkamera* mit einer Frequenz von ca. 25 bis 60 Bildern pro Sekunde gefilmt. Mit Hilfe der Kinepulstechnik wird die Belichtungszeit pro Bild auf 3 bis 5 Millisekunden begrenzt.

Vor oder nach der Koronarangiographie wird der Ventrikeldruck gemessen und mit 40 ml Kontrastmittel im rechten vorderen schrägen Strahlengang routinemäßig eine linke Ventrikulographie durchgeführt. Sie dient zum eindeutigen Nachweis von Aneurysmen an der Kammerwand bzw. von Kontraktilitätsstörungen des Kammermyokards im Gefolge eines narbigen Gewebsersatzes oder einer ausgeprägten Durchblutungsstörung des Herzmuskels. Auch Mitral- und Aortenklappenvitien sowie eine hochgradige Funktionsstörung der linken Herzkammer aufgrund eines generalisierten Myokardschadens lassen sich mit der linken Ventrikulographie erfassen.

Nach Abschluß des Eingriffs wird der Katheter entfernt und die Brachialisarteriotomie sorgfältig direkt verschlossen. Bei Zugang von der Leiste wird die A. femoralis durch einen Druckverband versorgt.

Klinische Anwendungsmöglichkeiten. Mit Hilfe der Koronarographie können distale *Kranzarterien* bis zu einem Lumendurchmesser von 100 bis 200 μm routinemäßig dargestellt werden, wobei sich atherosklerotisch bedingte Veränderungen des Lumendurchmessers von nur 10 Prozent in einzelnen Abschnitten der größeren Gefäßäste erfassen lassen. Bereits weiter fortgeschrittene Gefäßverschlüsse, die zu einer Ein-

(Fortsetzung auf Seite 33)

Selektive Kinekoronarangiographie

(Fortsetzung von Seite 32)

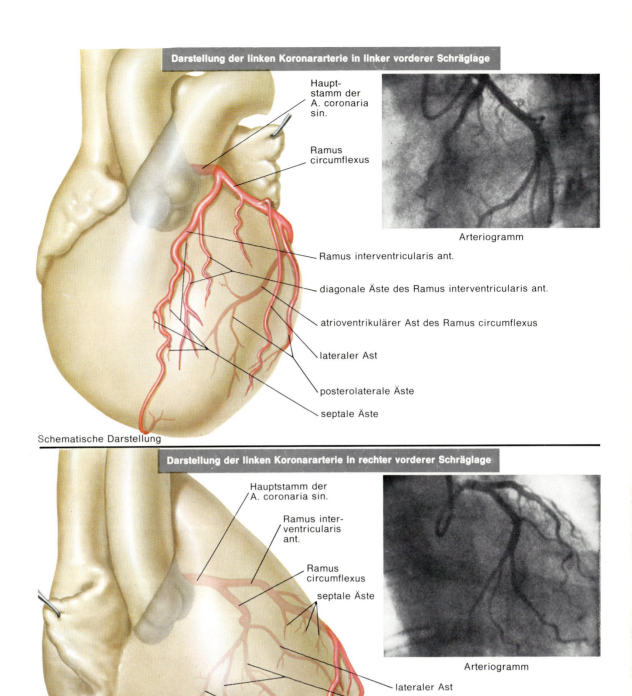

schränkung der Myokarddurchblutung führen können, sind ohne weiteres zu erkennen. Bei selektiver Sichtbarmachung der Gefäße können auch Existenz, Ursprung und Verteilungsgebiet kompensatorischer interkoronarer Kollateralen exakt nachgewiesen werden.

Die Koronarangiographie ist vor chirurgischen Interventionen am Koronarsystem absolut notwendig. Zeigt sich bei der linken Ventrikulographie eine narbige Veränderung des in Frage kommenden Herzmuskelabschnitts, ist eine chirurgische Revaskularisation kontraindiziert.

Auch zur objektiven Beurteilung des Operationserfolgs eignet sie sich ausgezeichnet. Postoperativ erlauben wiederholte Koronarangiographien eine langfristige Beurteilung des chirurgischen Behandlungserfolges. Darüber hinaus geben sie Aufschluß über das Entwicklungsstadium des primären Krankheitsprozesses.

Sektion II

Physiologie und Pathophysiologie
von

Frank H. Netter, M.D.

unter Mitarbeit von

Marvin B. Bacaner, M.D. und Maurice B. Visscher, PH.D., M.D. Tafeln 1–4

Ignacio Chavez Rivera, M.D. Tafel 83

André F. Cournand, M.D., A. Gregory Jameson, M.D. und
Harry W. Fritts jr., M.D. Tafeln 5–9

John H. Gibbon jr., M.D. und Rudolph C. Camishion, M.D. Tafeln 86 und 87

Alfred Gilman, PH.D. Tafeln 89–93

Brian F. Hoffman, M.D. Tafeln 10 und 11

James R. Jude, M.D. Tafeln 84 und 85

John S. LaDue, M.D., PH.D. Tafeln 81 und 82

Robert S. Litwak, M.D. Tafel 33

Aldo A. Luisada, M.D. Tafeln 35–41, 70–80

Henry J. L. Marriott, M.D. Tafel 32

Martin Stauch, PROF. DR., Joachim Kohler, DR., und
Hanskurt Müller, PROF. DR. Tafeln 34, 42–71, 85, 87, 88, 94 und 95

Travis Winsor, M.D., F.A.C.P. Tafeln 12–31

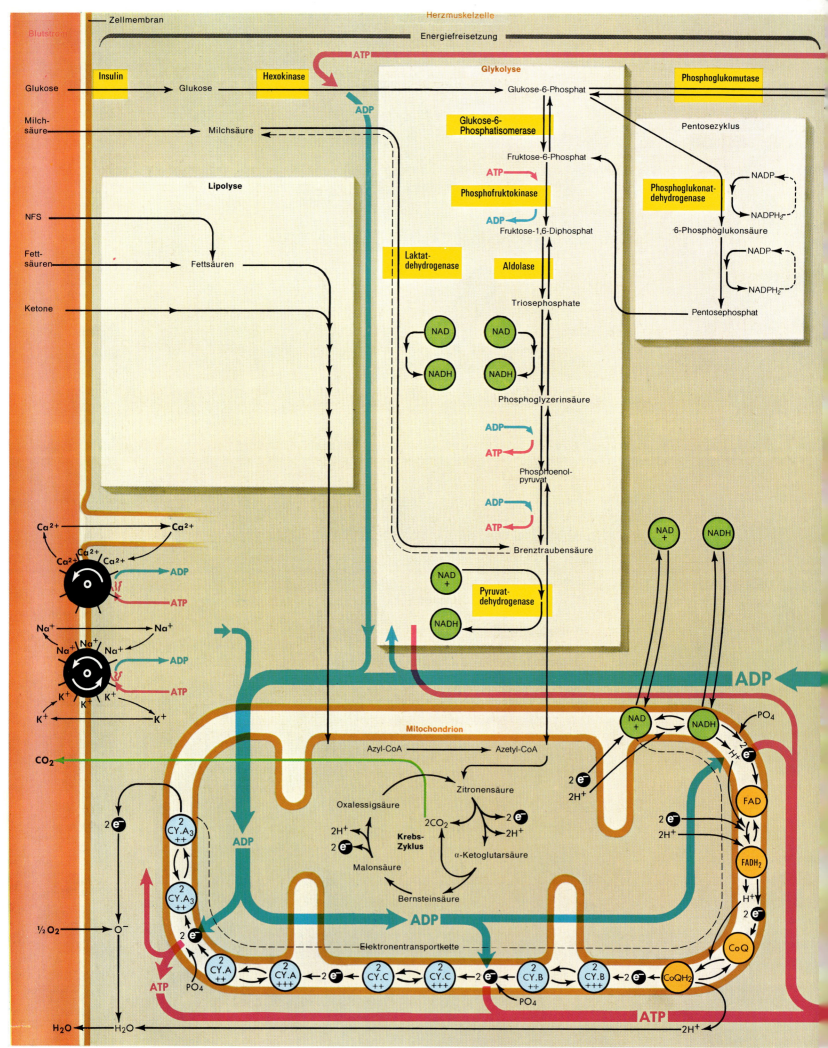

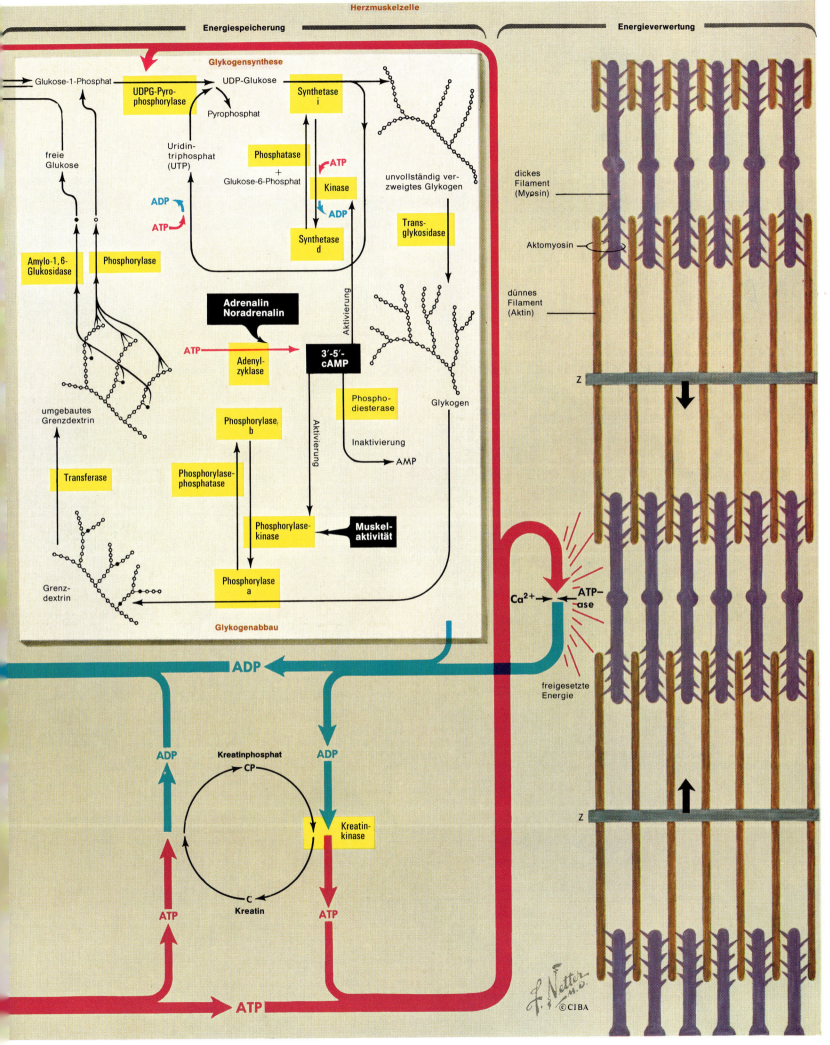

Biochemische Vorgänge im Herzmuskel

Das Herz kann man sich als eine chemodynamische Maschine vorstellen, die *Energie* aus den Kohlenstoff-Kohlenstoff (C–C) und Kohlenstoff-Wasserstoff-Bindungen (C–H) der Kraftstoffe Fett und Kohlenwasserstoff freisetzt und in mechanische Arbeit umwandelt. Das Funktionsprinzip der Herzmaschine gleicht einer Pumpe mit positivem Hub, durch die Blut durch den Kreislaufapparat gepumpt wird.

Das Stoffwechselgeschehen im Herzmuskel läßt sich (nach Olson 1962) in drei Phasen einteilen: 1. *Energiefreisetzung*, 2. *Energiespeicherung* und 3. *Energieverwertung*. Eine schematische Darstellung dieser Prozesse und ihre Wechselbeziehungen findet sich in Tafel 1. In den an der Energiefreisetzung beteiligten chemischen Reaktionen werden die vom Herzen verwerteten Hauptsubstrate, *Fettsäuren, Glukose, Pyruvat* und *Laktat*, in zwei Kohlenstoffatome enthaltende Fragmente aufgespalten, die dann in den terminalen oxydativen *Trikarbonsäurezyklus (Krebs-Zyklus)* eintreten können. Dadurch wird die aus den Substratbindungen freigesetzte Energie über *Wasserstoffelektronen* entlang der enzymatischen Elektronentransportkette (in den Mitochondrien) an *Sauerstoff* weitergegeben, wo die Elektronen letztlich aufgenommen werden.

Die Energiespeicherung ist im wesentlichen als *oxydative Phosphorylierung* zu verstehen. Man ist heute allgemein der Ansicht, daß die aus den oxydierbaren Substraten freigesetzte Energie nicht direkt zur Muskelkontraktion, sondern zur Bildung energiereicher Esterbindungen zwischen den Phosphorsäureresten verwendet wird und bestimmten organischen Verbindungen dient. Im Säugetierherz wird die freie Energie der Wasserstoffelektronen in die terminale Phosphatbindung von Adenosindiphosphat (ADP) und Kreatin überführt, wobei *Adenosintriphosphat* (ATP) und *Kreatinphosphat* (CP) entstehen, in denen Energie gespeichert wird. Auch bei der Glykogensynthese in der *Myokardzelle* wird Energie gespeichert, so daß dieser Prozeß eigentlich den an der Energiespeicherung beteiligten chemischen Reaktionen zuzurechnen ist.

Unter Energieverwertung versteht man jene Prozesse, in denen die in der terminalen Phosphatbindung von ATP und CP gespeicherte Energie der Muskelkontraktion zugeführt, d. h. in mechanische Arbeit umgewandelt wird. ATP liefert aber nicht nur Energie für die mechanische Arbeit; es spielt auch bei den in den Stoffwechselbahnen ablaufenden chemischen Reaktionen als Energiespender eine Rolle.

Die *Reaktionskette* des chemisch-mechanischen Geschehens bei der Herzkontraktion läßt sich am besten verdeutlichen, wenn man verfolgt, was mit einem Glukosemolekül im Stoffwechselablauf geschieht. Glukose, ein als Grundsubstrat dienender, 6 Kohlenstoffatome enthaltender Zucker, wird über das Kapillar*blut* an die Zelle herangebracht und tritt mit Hilfe von *Insulin* über die Kapillar- und Myokard*zell*membran in das Sarkoplasma ein, wo es unter Mitwirkung des Enzyms *Hexokinase* zu *Glukose-6-Phosphat* phosphoryliert wird. Die dazu erforderliche Energie liefert ATP. Das so entstandene Glukose-6-Phosphat kann nun entweder 1. in *Glykogen* eingebaut, 2. über den *Pentosezyklus* direkt oxydiert oder 3. *glykolytisch* durch die Embden-Meyerhof-Reaktionen abgebaut werden.

Die glykolytischen Reaktionsschritte laufen unter Bildung von 2 gleichen Molekülen einer 3 Kohlenstoffatome enthaltenden Verbindung, *Brenztraubensäure*, ab. Nun ist das Herz als aerobes Organ aufzufassen, das reichlich über die für die oxydativen Prozesse des Krebs-Zyklus erforderlichen Atmungsenzyme verfügt. Diese finden sich in den zahlreichen zwischen den kontraktilen Fasern der Myokardzelle eingestreuten Mitochondrien. Unter dem Einfluß von *Pyruvatdehydrogenase* und 5 im Mitochondrion enthaltenen Kofaktoren wird die glykolytisch gebildete bzw. über das Kapillarblut herangebrachte Brenztraubensäure rasch in Azetylkoenzym A *(Azetyl-CoA)* umgewandelt, dessen zwei Kohlenstoffatome enthaltende Azetylgruppe in einer von einem Enzym (Zitronensäuresynthetase) katalysierten Kondensationsreaktion unter Bildung von *Zitronensäure* an 4-C-*Oxalazetat* gebunden wird. Die Zitronensäure verbleibt im Krebs-Trikarboxylsäurezyklus, wo die Azetylgruppe unter Freisetzung von CO_2 dekarboxyliert wird. Das dabei entstehende Oxalazetat kann sich nun mit einem neuen Azetyl-CoA-Molekül verbinden und durchläuft wieder den Krebs-Zyklus usw. Dadurch werden aus einem Molekül des 3 C-Atome enthaltenden Pyruvats oxydativ drei CO_2-Moleküle gebildet, und die ursprünglich in den Bindungen eingeschlossene Energie wird freigesetzt. Die so entstehenden Wasserstoffelektronen binden sich an ein Molekül ATP, NADH (reduziertes Nikotinsäureamidadenindinukleotid) und $FADH_2$ (Flavinadeninnukleotid) und treten in die Elektronentransportkette ein. In der Elektronentransportkette wird die Energie der an NADH und $FADH_2$ gebundenen Wasserstoffe bzw. ihrer Elektronen ($H \rightarrow H^+ + e$) an drei Stellen abgelassen, wobei ADP zu ATP phosphoryliert wird. Im Zytochromsystem wird schließlich unter Bildung von *Wasser* an molekularen Sauerstoff ($\frac{1}{2} O_2$) gebunden (Abkürzungen in Tafel 1: CY für Zytochrom, CoQ für Koenzym Q).

Die über das Embden-Meyerhof-Schema zu Pyruvat abgebaute Glukose ergibt 4 mol ATP. Zwei davon werden jedoch in den beiden Kinasereaktionen (Hexokinase und Phosphofruktokinase) aufgebraucht, so daß die Nettoausbeute bei der anaeroben Glykolyse lediglich 2 ATP beträgt. In Gegenwart von Sauerstoff werden aber im Krebs-Zyklus noch 2 Pyruvatmoleküle oxydiert, wobei zumindest weitere 30 ATP-Moleküle entstehen.

Ist nicht genügend Sauerstoff zur Pyruvatoxydation im Krebs-Zyklus vorhanden, läuft die Glykolyse unter anaeroben Bedingungen durch Oxydation von NADH (das während des Abbaus von *Triosephosphat* zu *Phosphoglyzerinsäure* entsteht) in Gegenwart von Pyruvat unter Bildung von Milchsäure ab. An dieser Reaktion ist das Enzym *Laktatdehydrogenase* als Katalysator beteiligt.

Die Glykolyse ist für die Energieerzeugung nur von begrenztem Wert, da dabei lediglich 9% des Energiegehalts der Glukose freigesetzt werden können. Unter normalen Bedingungen, in denen ja reichlich Sauerstoff vorhanden ist, wird Milchsäure als Substrat verwendet. Sie entsteht unter anderem bei Muskelarbeit und wird in Pyruvat umgewandelt, das dann in den Krebs-Zyklus eingeschleust wird.

Glukose-6-Phosphat kann, wie erwähnt, auch in Glykogen umgewandelt werden. Es wird zunächst unter dem Einfluß des Enzyms *Phosphoglukomutase* in *Glukose-1-Phosphat* umgesetzt, das über enzymatische Vermittlung mit Uridintriphosphat (UTP) unter Bildung von UDP-*Glukose-1-Phosphat* bzw. Uridin-Diphosphoglukose (UDPG) in Reaktion tritt. Die Uridin-Diphosphoglukose wird durch das Enzym Glykogen*synthetase* in ein *unvollständig verzweigtes Glykogen* mit 1,4-Glukosebindungen übergeführt. Durch ein weiteres Enzym wird eine Anordnung von 1,6-Bindungen erzielt.

Der Reaktionsweg beim Glykogenabbau unterscheidet sich grundlegend von der Glykogensynthese. Unter dem Einfluß von Phosphorylase und einem »debranching« Enzym wird Glykogen in mehreren Reaktionsschritten unter Freisetzung von Glukose-1-Phosphat, das leicht wieder in Glukose-6-Phosphat umgewandelt werden kann, abgebaut.

Glykogen liegt im Herz mit einer außergewöhnlich konstant bleibenden Konzentration von ungefähr 0,5% vor. Das bedeutet jedoch nicht, daß es als untätiges Speichersubstrat vorhanden ist. Glykogen ist vielmehr aktiv am Stoffaustausch beteiligt. Wird ^{14}C-Glukose 4 Stunden lang in den Blutstrom eines aktiv kontrahierenden Herzens infundiert, zeigt sich, daß 30% des Herzglykogens radioaktiv markiert werden. Dies entspricht einer Umschlagsrate von ungefähr 8% pro Stunde, wobei die infundierte ^{14}C-markierte Glukose als ^{14}C-markiertes Glykogen wieder erscheint und das alte Glykogen unter Freisetzung von Glukose-1-Phosphat, das am aktiven Stoffwechsel teilnimmt, abgebaut wird. Die Gesamtglykogenkonzentration des Herzens bleibt dabei nahezu konstant.

Die Glykogenkonzentration wird von zwei Enzymen gesteuert, Glykogensynthetase, dem Katalysator der Glykogensynthese, und Phosphorylase, dem Katalysator des Glykogenabbaus. Von beiden Enzymen gibt es eine aktive und eine inaktive Form. Zu ihrer Aktivierung sind zusätzliche Enzyme und Kofaktoren notwendig. Bei der Umwandlung der inaktiven Phosphorylase b in ihre für den Glykogenabbau erforderliche aktive Form, Phosphorylase a, spielen *Noradrenalin* und *Adrenalin* eine wichtige Rolle. Glykogen ist als ein hochenergetischer Betriebsstoff zu verstehen, der jederzeit verfügbar ist und rasch in den Glykolysezyklus eingeschleust werden kann. Im Falle einer Hypoxie laufen sowohl die Glykolyse als auch der Glykogenabbau selbst beschleunigt ab. Als dritter Abbaumechanismus von Glukose-6-Phosphat wurde der Pentosezyklus erwähnt. Dabei wird die aus Glukose-6-Phosphat freiwerdende Energie an das im Pentosezyklus gebildete $NADPH_2$ weitergegeben. Eine direkte ATP-Produktion findet nicht statt, und es ist bis heute ungeklärt geblieben, ob das im Zytoplasma gebildete $NADPH_2$ unter Bildung von ATP oxydiert werden kann. $NADPH_2$ spielt jedoch bei verschiedenen Synthesereaktionen eine Rolle, so z.B. bei der Synthese von Fettsäuren und Sterolen.

Nichtveresterte Fettsäuren (NFS) verbinden sich nach ihrem Eintritt in die Zelle mit Albuminen und stellen einen für das Herz wichtigen Betriebsstoff dar. Ihr Abbau erfolgt auf dem Weg der β-Oxydation, wobei 2 C-Atome enthaltende Fragmente abgespalten werden, die schließlich als Azetyl-CoA-Anteile im Krebs-Zyklus oxydiert werden. Der Energiebedarf des Herzens wird vorzugsweise aus der Glukosequelle gedeckt; ist jedoch nicht genügend Glukose verfügbar, können bis zu 80% des Energiebedarfs aus Fettsäuren gedeckt werden.

Das während der Substratoxydation gebildete ATP ist sozusagen die »Stoffwechselwährung« der Zelle: Jegliche von der Zelle zu leistende chemische und mechanische Arbeit wird mit dem Abbau von ATP zu ADP bezahlt. Ist die Stoffwechselsynthese von ATP unterbrochen, springt Kreatinphosphat als Energiereserve ein und gewährleistet die Bildung von ATP durch Phosphorylierung von ADP.

Die Kraftentfaltung geschieht an den Querbrücken des Myosins, wenn die Köpfchen der Brücken durch ihr Abwinkeln die dünnen Aktinfilamente zur Sarkomermitte hin bewegen (S. 20). Dementsprechend wird auch an den Querbrücken die Energie in Form von ATP bereitgestellt. Das Köpfchen bindet 1 Molekül ATP, welches es aufgrund seiner enzymatischen Wirkung in Adenosinphosphat und anorganisches Phosphat (ADP und P_i) spaltet. Die Spaltprodukte bleiben zunächst am Köpfchen haften; dadurch wird die Querbrücke »aktiviert« und kann mit dem Aktin eine Bindung eingehen. In der Phase der krafterzeugenden Abwinkelung des Köpfchens können sich ADP und P_i ablösen; die Verbindung zwischen beiden Filamenten bleibt jedoch bestehen. Die Lösung der Verbindung erfolgt durch erneute Anlagerung von ATP; damit nimmt das Köpfchen wieder seine Normalstellung ein. Der ursprüngliche Zyklusbeginn (Z = Zyklus) ist wiederhergestellt.

ATP hat also lösende, »weichmachende« Funktion in diesem Zyklus. Bei ATP-Mangel durch Unterbrechung der Sauerstoffversorgung verharren alle Zyklen in dem Zustand, in dem die Querbrücke mit abgewinkeltem Köpfchen die beiden Filamente fest miteinander verbindet; der Muskel wird starr. Man nennt diese feste Verbindung Rigorkomplex in Anlehnung an »Rigor mortis«.

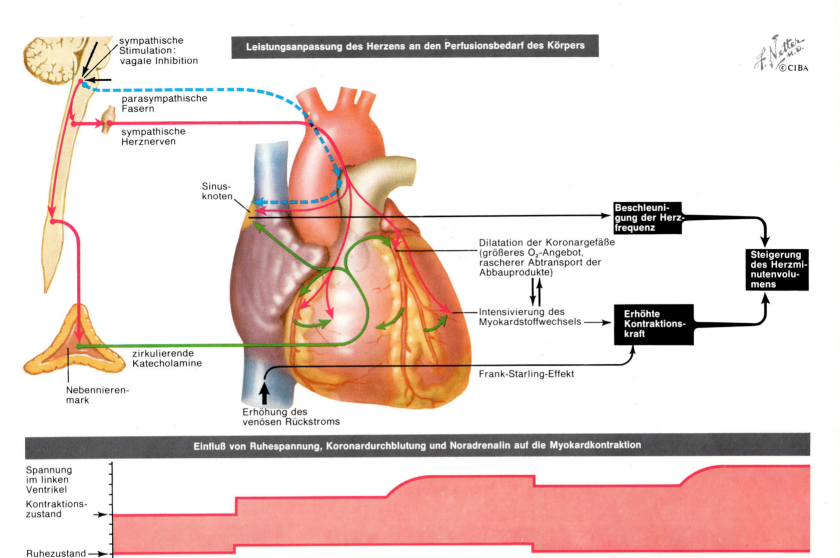

Anpassung des Herzens an den Perfusionsbedarf des Körpers

Zur Aufrechterhaltung des Stoffwechsels muß jedes Organ ausreichend mit Blut versorgt werden. Daher muß das *Herz* seine Leistung von dem während des Schlafens ausreichenden Minimum bis zu dem bei schwerer Belastung nötigen Maximum stets den wechselnden Erfordernissen des Körpers anpassen.

Am normalen Herzen erfolgt die Regulation des Volumens durch verschiedene Mechanismen, die einzeln oder gemeinsam die Herzleistung vergrößern oder herabsetzen. Soll die *Herzleistung* gesteigert werden, kann dies durch *Beschleunigung der Kontraktionsgeschwindigkeit* und durch *Verstärkung der Kontraktionskraft* geschehen, wodurch pro Herzschlag mehr Blut aus dem Herzen ausgetrieben wird. Die Kontraktionskraft kann humoral und neural durch Änderung des *Myokardstoffwechsels* oder durch Dehnung des Myokards bzw. *Erhöhung seiner Ruhelänge oder -spannung* gesteigert werden.

Als quergestreifter Muskel reagiert das Herz bei erhöhter Ruhespannung auf eine Dehnung durch stärkere Kontraktion. Diese dem Muskel eigene Reaktion stellt eine »Sofortreaktion« dar, d.h., sie tritt in der unmittelbar auf die Dehnung folgenden Kontraktion auf und bleibt während der Dauer der Dehnung bestehen.

Der Stoffwechselzustand des Herzmuskels wird durch die Strömungsgeschwindigkeit in den Koronargefäßen beeinflußt, von der abhängt, wie rasch *Sauerstoff* und Stoffwechselsubstrate zugeführt und CO_2 und *Stoffwechselprodukte* abtransportiert werden. Wird die Koronardurchblutung erhöht und somit mehr Sauerstoff angeboten, erzeugt das Herz bei gleichbleibender Ruhebelastung bzw. Initialspannung eine größere Kontraktionsspannung. Mit abnehmender Koronardurchblutung und somit Verringerung des Sauerstoffangebots sinkt die Spannungsentwicklung. Diesem Mechanismus kommt für das Verständnis der Grundlagen einer verminderten Herzleistungsfähigkeit bei ungenügender Myokarddurchblutung besondere Bedeutung zu. Er spielt insbesondere bei Koronarsklerose und bei fallendem Koronarperfusionsdruck, wie bei allen Schockzuständen, eine große Rolle. Wird die Sauerstoffzufuhr durch Änderung der *Koronarperfusion* variiert, ändert sich damit auch die Kontraktionsspannung. Diese Änderung geht aber langsam vor sich und setzt nicht wie bei der Veränderung der Ruhespannung oder -länge sofort ein. Dabei ist jedoch zu bedenken, daß nach *Steigerung des Myokardstoffwechsels* und der Kontraktionsspannung durch *Erhöhung* der Koronarperfusion die Kontraktionsspannung nicht mehr auf den Ausgangswert zurückkehrt, auch wenn die *Ruhespannung* wieder ihren *ursprünglichen* Wert erreicht hat. Bei vorgegebener Dehnung wird also die Größe der Kontraktionsspannung auch vom Stoffwechselzustand des Herzmuskels beeinflußt, der seinerseits vom koronaren Perfusionsdruck abhängt.

Für die Erweiterung der Koronargefäße sind die Freisetzung von Abbauprodukten während der Kontraktions- und Erholungsphase sowie die direkte Wirkung der an den *Sympathikusnervenendigungen* im Myokard freiwerdenden *Katecholamine* verantwortlich. Katecholamine aus dem Nebennierenmark gelangen über die Koronararterien in den Herzmuskel und haben einen ähnlichen Effekt.

In den beiden Graphiken der Tafel 2 findet sich noch ein Mechanismus, der die Energieerzeugung und damit die Herzleistung beeinflussen kann. *Adrenalin* und *Noradrenalin* vermehren die Spannungsentwicklung und die Arbeitsleistung des Herzens deutlich bei sonst gleichbleibenden Bedingungen. Diesem Anpassungsmechanismus kommt besondere Bedeutung zu; dabei werden Myokardstoffwechsel und -kontraktion nicht nur direkt auf der zellulären Ebene beeinflußt, sondern auch indirekt durch Erweiterung der Koronargefäße. Wie bei der Änderung der Sauerstoffzufuhr durch Erhöhung der Koronarperfusion stellt sich die direkte Wirkung der Katecholamine langsam und stetig ein.

Durch Beschleunigung der Herzfrequenz läßt sich eine effektive Steigerung der Herzleistung nur dann erzielen, wenn das Schlagvolumen nicht übermäßig absinkt. Mit steigender Herzfrequenz wird die Diastole kürzer, d.h. jene Phase der Herzaktion, in der die Herzräume mit venösem Blut gefüllt werden, und daher wird das Schlagvolumen kleiner. Mit einer rascheren Schlagfolge allein kann die mögliche Steigerung des Herzminutenvolumens nicht erreicht werden, da die Herzfrequenz nur auf das Zwei- bis Dreifache des Ruhewerts erhöht werden kann. Bei starker Belastung kann aber das Zehnfache des Ruhevolumens erforderlich werden; es muß also auch das Schlagvolumen erhöht werden. Normalerweise werden lediglich 50 bis 60 Prozent des Herzinhalts pro Herzschlag ausgeworfen; durch eine stärkere Kontraktion wird das Schlagvolumen durch Inanspruchnahme des Restvolumens erhöht.

Die Regulationsvorgänge des Herzens lassen sich nicht in ein vereinfachtes Modell pressen, denn die Arbeitsleistung des Herzmuskels wird von einer Vielfalt von Faktoren beeinflußt, deren wichtigste im vorstehenden besprochen wurden. Darüber hinaus gibt es jedoch eine Reihe weiterer, denen gelegentlich kritische Bedeutung zukommt. So können z.B. NNR-Hormonmangel, Schilddrüsenhormonmangel, Kalzium, Kalium sowie Störungen im Säure-Basen-Haushalt die Arbeitsleistung des Herzens und somit seine Anpassungsfähigkeit an wechselnde Belastungen schwerwiegend beeinträchtigen.

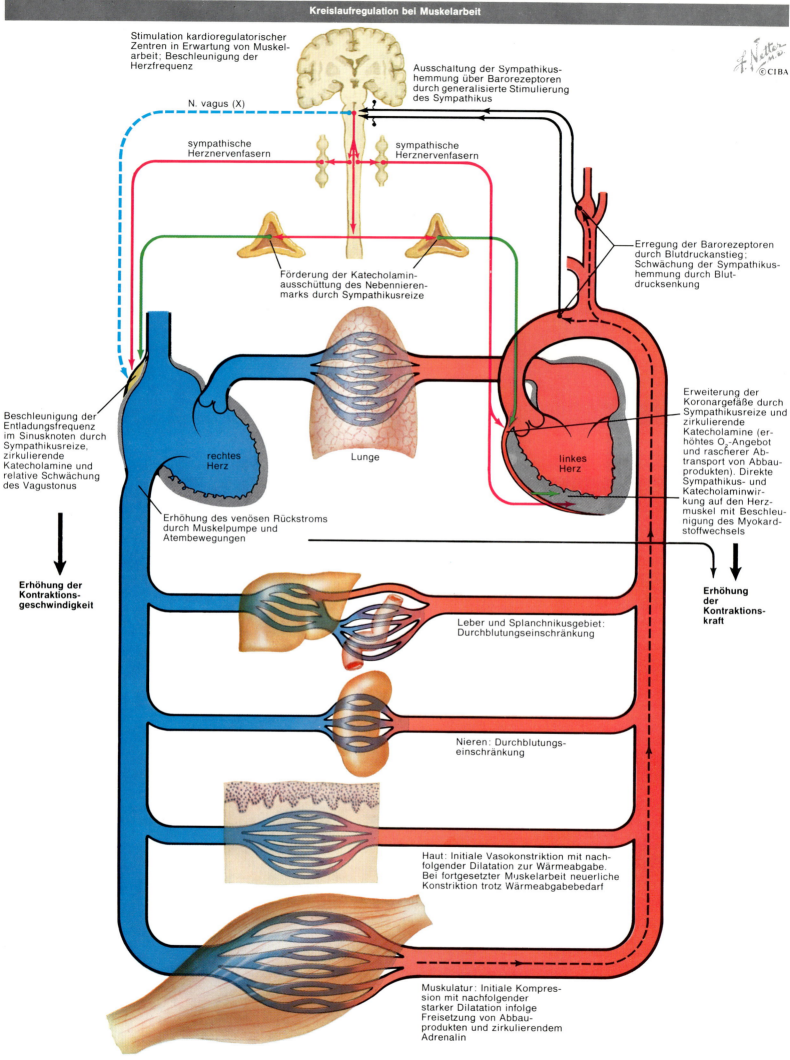

Kreislaufregulation bei Muskelarbeit

Beim Gesunden wird die Herzleistung bei *Muskelarbeit* bis zu einem Maximum an den Sauerstoffbedarf des Organismus angepaßt, das vom Trainingszustand abhängt. Eine derartige Leistungsregulation erfolgt auch beim Kranken, wobei die maximale Leistungssteigerung vom Schweregrad und von der Art der vorliegenden Erkrankung abhängt.

Bei gleichbleibendem Schlagvolumen steigt die Herzleistung proportional zu der Herzfrequenz. Je rascher die Herzfrequenz wird, desto kürzer wird bei nur geringfügig verkürzter Systole die Diastole, so daß für die Ventrikelfüllung entsprechend weniger Zeit zur Verfügung steht. Den Grenzwert stellt eine Herzfrequenz von mehr als 180 bis 200 Schlägen pro Minute dar; bei dieser Frequenz kann der Ventrikel nicht mehr ausreichend gefüllt werden.

Bei gesunden Untrainierten ist die durch Beschleunigung der Herzfrequenz erzielbare Leistungssteigerung auf das Zweieinhalb- bis Dreifache des Ruhewerts beschränkt. Bei Trainierten ist eine wesentlich größere Leistungssteigerung möglich. Dies ist u.a. darauf zurückzuführen, daß beim Trainierten im Ruhezustand die Herzfrequenz niedrig, das Schlagvolumen jedoch hoch ist. Bei einer Ruhefrequenz von nur 40 Schlägen pro Minute ist daher eine Steigerung bis zum Fünffachen des Ausgangswerts möglich, bevor sich die Ventrikelfüllzeit einschränkend auf das Schlagvolumen auszuwirken beginnt.

Die Füllgeschwindigkeit hängt von dem im venösen System herrschenden Druckgradienten ab, der seinerseits von den die Kapazität der venösen Strombahnen steuernden Reflexen bestimmt wird. Die phasischen Kontraktionen der *Skelettmuskulatur* bei der Muskelarbeit üben dabei eine *Pumpwirkung* aus, durch die das *venöse Blut* dem Herzen zugetrieben wird.

Im Ruhezustand sorgt die vagoton gedämpfte Schrittmacheraktivität des Sinusknotens normalerweise für eine langsame Schlagfolge des Herzens. Steigt das Schrittmacherpotential, wird die Herzfrequenz 1. durch Verlangsamung der parasympathischen Impulsfrequenz, 2. durch Beschleunigung der Entladungsgeschwindigkeit an den sympathischen Nervenendigungen und 3. durch Konzentrationserhöhung der *zirkulierenden Katecholamine* aus dem *Nebennierenmark* und aus Sympathikusnervenendigungen in anderen Körperregionen beschleunigt. Bei schwerer Muskelarbeit kann die Herzleistung bis zum Zehnfachen des Ruhewerts ansteigen. Da sie durch Beschleunigung der Schlagfolge jedoch höchstens verdreifacht werden kann, muß das zusätzliche Volumen durch Erhöhung des Schlagvolumens bereitgestellt werden.

Die *Kontraktionsstärke des Myokards* und seine Fähigkeit, Schlagarbeit zu leisten, werden über verschiedene Mechanismen gesteuert. Katecholamine steigern z.B. selbst bei konstant bleibender Herzfrequenz die Arbeitsleistung des Herzens durch direkte Beeinflussung des Stoffwechselgeschehens und des kontraktilen Apparats. Ein indirekter Effekt auf die Herzleistung ergibt sich aufgrund ihrer *gefäßerweiternden Wirkung* auf die *Koronargefäße*, wodurch dem Herzmuskel *mehr Sauerstoff* angeboten wird. Über propriozeptive Impulse, die von der Muskulatur ins Gehirn geleitet werden, wird bereits vor Beginn der Muskelarbeit das Sympathikussystem aktiviert. Dadurch steigt der Blutdruck und bleibt in der Regel auch während der Muskelarbeit erhöht, womit auch eine Steigerung des Koronarperfusionsdrucks einhergeht. Damit wird dem Herzmuskel mehr Sauerstoff zugeführt, so daß das *oxydative Stoffwechselgeschehen im Myokard* beschleunigt ablaufen kann.

Im peripheren Gefäßsystem erfolgt die Kreislaufregulation bei Muskelarbeit durch eine von Sympathikusimpulsen, Stoffwechseleinflüssen und humoralen Mechanismen gesteuerte Änderung des Gefäßkalibers, wodurch die *Durchblutung der Bauchorgane* und anderer *nicht kritischer Gefäßgebiete zugunsten der arbeitenden Muskulatur eingeschränkt* wird. Eigentlich wäre zu erwarten, daß durch den bei der Muskelarbeit erhöhten Blutdruck die *Barorezeptoren* aktiviert werden und damit die Herzfrequenz verlangsamt wird. Die Barorezeptoren werden jedoch durch einen bisher nicht geklärten Mechanismus (möglicherweise einen Katecholamineffekt) ausgeschaltet, und die Schlagfolge bleibt trotz des starken *Blutdruckanstiegs* hoch. Die *Haut wird stärker durchblutet*, um die im beschleunigten Stoffwechselgeschehen erzeugte überschüssige *Wärme abführen* zu können.

Lange Zeit wurde angenommen, daß das Schlagvolumen in erster Linie durch eine stärkere Dehnung des Herzens aufgrund des erhöhten venösen Rückstroms verändert werde. Es konnte jedoch eindeutig nachgewiesen werden, daß bei der Muskelarbeit die Herzgröße während der Diastole konstant bleibt, wenn nicht gar geringer wird. Diese Erkenntnis steht in direktem Widerspruch zu der Hypothese, daß die Leistungsanpassung bei der Muskelarbeit durch Dehnung zustande komme.

Sie erfolgt vielmehr durch das Zusammenspiel einer Reihe von Faktoren: Zunächst wird die Herzfrequenz durch Sympathikusreize, wodurch lokal am *Sinusknoten* Katecholamine freigesetzt werden, und durch die über die Koronargefäße in das Herz eintretenden zirkulierenden Katecholamine beschleunigt. Durch die bessere Koronardurchblutung und die Katecholaminwirkung wird das Sauerstoffangebot erhöht und die Kontraktilität verstärkt. Die Steigerung der Koronardurchblutung wird durch einen erhöhten Perfusionsdruck bewirkt. Dieser kommt aufgrund der Katecholaminwirkung auf das Gefäßkaliber der koronaren und peripheren Gefäße sowie aufgrund der rascheren Freisetzung von lokalen Abbauprodukten zustande, die zu einer Erweiterung der Kranzgefäße führen. So ist das Herz in der Lage, durch raschere Oxydationsvorgänge jenes Stoffwechselgleichgewicht herzustellen, das für die Leistungssteigerung erforderlich ist.

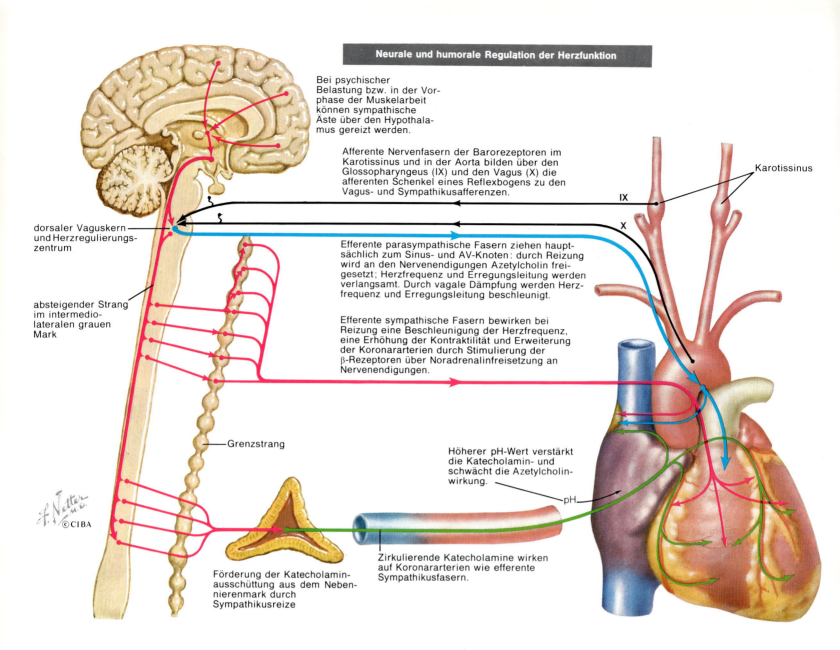

Neurale und humorale Regulation der Herzfunktion

An der efferenten Innervation des Herzens sind sowohl sympathische als auch parasympathische Fasern beteiligt (S. 18 und 19). Die *efferenten* Sympathikus- und Vagusäste werden von *afferenten Fasern* begleitet.

Sympathische Fasern besitzen eine positiv chronotrope (die Herzfrequenz erhöhende) und eine positiv inotrope (die Kontraktionskraft erhöhende) Wirkung. *Parasympathische* Fasern haben eine negativ chronotrope Wirkung. Sie können auch eine schwach negativ inotrope Wirkung entfalten, die jedoch bei intaktem Kreislauf durch die stärkere Füllung infolge der Verlängerung der diastolischen Füllungsphase ausgeglichen wird.

Das Herz wird normalerweise über die *parasympathischen Fasern gedämpft*. Daher führt eine bilaterale Vagotomie zur Erhöhung der Herzfrequenz. *Vagusreize verlangsamen* nicht nur die *Herzaktivität*, sondern auch die *Erregungsleitung* über den *Atrioventrikularknoten (AV-Knoten)*. Die Durchtrennung der sympathischen Äste führt unter physiologischen Bedingungen nicht zur Verlangsamung der Herzfrequenz.

Bei vollständiger Denervation des Herzens geht die Anpassungsfähigkeit an wechselnde Belastungen teilweise verloren. Es bleibt aber dennoch ein überraschend großes Leistungspotential bestehen, denn das denervierte Herz reagiert, wenn auch langsamer und weniger feinfühlig, auf *humorale* Einflüsse, z. B. auf die *Katecholaminausschüttung aus dem Nebennierenmark*, die als Sekundärmechanismus recht gut imstande ist, die Funktion der Frequenzregelung anstelle des Primärmechanismus zu erfüllen.

Die *nervale Herzfrequenzregelung* erfolgt auf verschiedenen Wegen, z. B. durch *Barorezeptorreflexe* über afferente Schenkel vom *Karotissinus*, vom *Aortenbogen* und von anderen *Pressorezeptorzonen*. Sie regeln im Sinne eines negativen Rückkopplungsmechanismus den Arteriendruck und beeinflussen nicht nur die Herztätigkeit, sondern auch das Lumen der Widerstandsgefäße im Kreislaufapparat.

Das Herz wird reflektorisch auch von afferenten Impulsen über das autonome Nervensystem beeinflußt. Als Reaktionen treten dabei Tachykardie oder Bradykardie auf, je nachdem, ob im gegebenen Fall sympathische oder parasympathische Reize überwiegen. Bei Erregungszuständen reagiert das Herz meist mit einer Tachykardie.

Herzkatheterisierung

Katheterisierung des rechten Herzens

Die Herzkatheterisierung wurde 1928 zum ersten Mal von FORSSMANN in einem Selbstversuch erprobt, erwies sich als durchführbar und wurde von COURNAND u. Mitarb. (1945, 1949) und RICHARDS (1957) zu einer heute in Klinik und Forschung häufig angewendeten Methode weiterentwickelt.

Methodik. Die *Katheterisierung des rechten Herzens* dient dazu, mit einem *Katheter* in die Herzkammer und die großen Gefäße des rechten Herzens einzugehen und deren Zustand zu untersuchen. Dazu wird ein strahlendichter, elastischer *Katheter* (es wurden verschiedenste Kathetertypen entwickelt) unter Lokalanästhesie *in eine Vene*, in der Regel in die freigelegte *V. basilica* oder *V. femoralis*, eingeführt und unter Lagekontrolle auf dem Leuchtschirm sowie unter laufender EGK-Kontrolle stromabwärts in den *rechten Vorhof* und schließlich in die *rechte Herzkammer* und die *Pulmonalarterie* vorgeschoben. Der heute meistbenutzte Swan-Ganz-Katheter hat an der Spitze einen aufblasbaren Ballon, so daß in der Peripherie der Lungengefäße leicht ein »wedge pressure« registriert werden kann. Dieser Pulmonalkapillardruck entspricht dem Druck im linken Vorhof.

Bei Säuglingen ist es üblich, mit dem Katheter über *V. saphena magna*, *V. femoralis* und *V. iliaca* entlang der *V. cava inferior* in den rechten Vorhof einzugehen. Dieser Weg wird häufig auch im späteren Kindesalter und bei Erwachsenen benützt.

Der Katheter läßt sich in der Regel leicht an jede gewünschte Stelle des rechten Herzens heranbringen. Da die zweidimensionale Echokardiographie schon viel über die zu erwartenden Fehlbildungen aussagt, kann die Katheterisierung gezielter erfolgen und oft abgekürzt werden.

Diagnostik. Aus der Katheterlage auf dem Leuchtschirm lassen sich Abweichungen von der normalen intrakardialen Katheterpassage ablesen. Als Beispiele seien genannt: die Katheterpassage aus dem rechten Vorhof durch den Koronarsinus in eine persistierende linke *V. cava superior*, ferner durch einen offenen Ductus arteriosus (Botalli) sowie durch einen interatrialen bzw. *interventrikulären Septumdefekt*.

Blutentnahmen für Sauerstoff- und andere Analysen und Druckmessungen können an allen Stellen erfolgen, die der Katheter erreicht. Anhand der Sauerstoffwerte des rechten Herzens läßt sich die Größe und Lokalisation eines Links-rechts-Shunts bei kongenitalen Herzvitien bestimmen. Aus den Sauerstoffwerten der Pulmonalarterie kann unter Zuhilfenahme anderer Daten mit dem Fickschen Prinzip (S. 44) der Pulmonalisdurchfluß errechnet werden. Nach selektiver Einbringung eines geeigneten Farbstoffs ermöglicht eine densitometrische Untersuchung der durch den Katheter gewonnenen Blutproben die Diagnose eines Links-rechts-Shunts. Druckmessungen durch den Katheter mit Hilfe externer Druckwandler erlauben die Bestimmung des Druckniveaus und der phasischen Druckschwankungen in jeder beliebigen Position. Beim Durchtritt des Katheters durch eine Klappe lassen sich anhand der Druckmessungen Sitz und Grad von Klappenstenosen abklären.

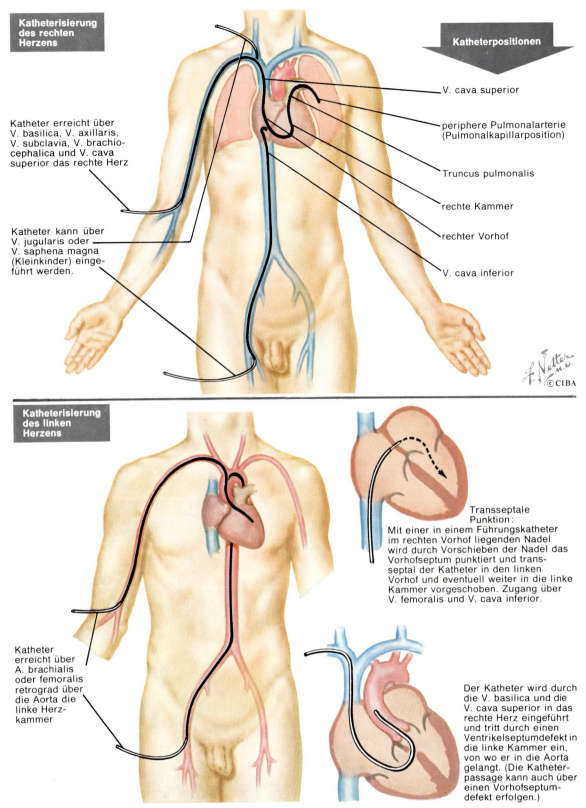

Zur intrakardialen Elektrokardiographie, Druckmessung und Phonokardiographie wurden spezielle Katheter mit Sensoren an der Spitze entwickelt.

Komplikationen. Gelegentlich kommt es zu kurzen Arrhythmien, vasovagalen Episoden und geringgradigen Phlebitiden. Ernsthafte Komplikationen treten jedoch selten auf.

Katheterisierung des linken Herzens

Methodik. Die *Katheterisierung des linken Herzens* dient zur Untersuchung der Kammern und Gefäße. Manchmal kann der Katheter über ein offenes Foramen ovale oder einen Septumdefekt in das linke Herz gelangen.

Üblicherweise wird in die linke Herzhälfte *retrograd* eingegangen, wobei der Katheter überwiegend nach der Seldinger-Methode perkutan eingeführt wird. Unter Röntgenkontrolle wird dann retrograd bis zur *Aorta* vorgegangen, häufig auch durch die Aortenklappe in die *linke Kammer*. Oft ist retrograd über die Mitralklappe auch eine Sondierung des *linken Vorhofs* möglich. Der linke Vorhof kann jedoch auch transseptal über den rechten erreicht werden, wobei der Katheter über eine rechte Inguinalvene eingeführt und das *Vorhofseptum* mit einer speziellen, langen Nadel nach *Entfernung der Führungshülle punktiert* wird.

Der Katheter kann dann in die *linke Kammer* vorgeschoben werden.

Diagnostik. Blutabnahme und Druckmessungen erfolgen wie im rechten Herzen. Die Feststellung eines Klappendefekts oder einer Regurgitation von Blut durch eine Klappeninsuffizienz erfolgt durch die Dopp-

(Fortsetzung auf Seite 44)

Herzkatheterisierung

(Fortsetzung von Seite 43)

ler-Echokardiographie und beim Katheter durch die Kineangiographie.

Komplikationen. Als häufigste Komplikation treten Arrhythmien auf, die sich jedoch meist durch Zurückziehen des Katheters wieder beheben lassen. Eine Elektrodefibrillation ist nur selten erforderlich. Ferner wurden Gefäßspasmen und in Ausnahmefällen Arterienverschlüsse beobachtet. Seit Verwendung von Drähten mit weicher Spitze und Kathetern mit gebogenem Ende (»Pigtail-Katheter«) ist die Gefahr für Perforationen gering geworden.

Ficksches Prinzip

Das Ficksche Prinzip besagt im weitesten Sinne, daß man aus einer einer Flüssigkeit beigegebenen Indikatorsubstanz, deren Menge und Konzentration vor und nach der Mischstelle bekannt sind, das Volumen der in der Zeiteinheit die Mischstelle passierenden Flüssigkeit berechnen kann.

Voraussetzungen. Die strenge Anwendung des Fickschen Prinzips erfordert gewisse Voraussetzungen, die im Herz-Lungen-System nicht gegeben sind. Einige dieser einschränkenden Bedingungen sind: Anwendung auf momentanen Fluß, sofortige Vermischung der Indikatorsubstanz mit dem Blut sowie Ausschaltung jeglicher Schwankungen in der Zugabegeschwindigkeit des Indikators und der Strömungsgeschwindigkeit des Bluts. Dennoch lassen sich mit Hilfe des Fickschen Prinzips unter Verwendung von *Sauerstoff* als Indikator bei der Messung des Pulmonaldurchflusses befriedigende Ergebnisse erzielen.

Methodik. Zur klinischen Bestimmung des Pulmonaldurchflusses werden am nüchternen Patienten ohne vorherige Sedierung ein *Katheter* in die *Pulmonalarterie* und eine *Verweilnadel* in die *periphere Arterie* eingeführt. Mit einem *Spirometer* wird die während zwei Minuten ausgeatmete Luft gesammelt und gleichzeitig während einer Minute gemischtes Venenblut aus der Pulmonalarterie und arterielles Blut aus der peripheren Arterie mit dem Katheter bzw. der Arteriennadel entnommen. Aus dem Gesamtvolumen der ausgeatmeten Luft und der Differenz der Sauerstoffkonzentration zwischen Einatmungs- und Ausatmungsluft wird der *Sauerstoffverbrauch* errechnet. Dieser Wert wird zusammen mit den Werten für den O_2-Gehalt des arteriellen und des gemischten Venenblutes in die in der Abbildung (Tafel 6) angegebene Formel eingesetzt, mit der der Pulmonaldurchfluß bzw. das Herzminutenvolumen ermittelt werden können.

Analysemethoden. Für die Gasanalyse werden physikalische und chemische Methoden verwendet. Die Blutgasanalysen werden mit chemischen, oxymetrischen und spektrophotometrischen Methoden durchgeführt.

Reproduzierbarkeit. Wird die Methode in einem physiologischen »steady state« genau nach den Angaben unter Vermeidung möglicher Fehler bei der Probenabnahme und deren Auswertung angewendet, ergibt die Pulmonaldurchflußbestimmung einen auf den Untersuchungszeitraum bezogenen Mittelwert mit einer Fehlerbreite von ungefähr 5%.

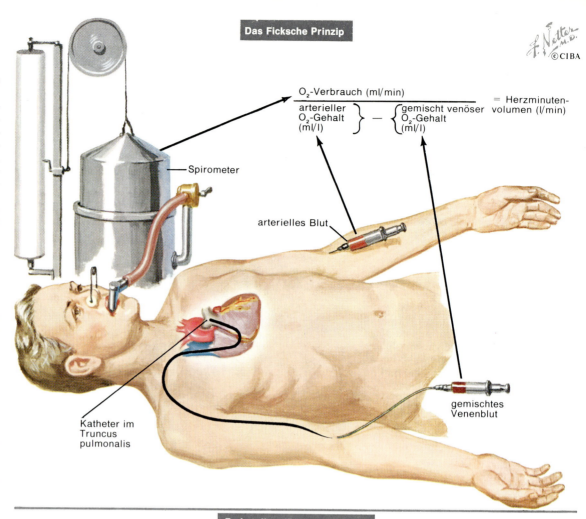

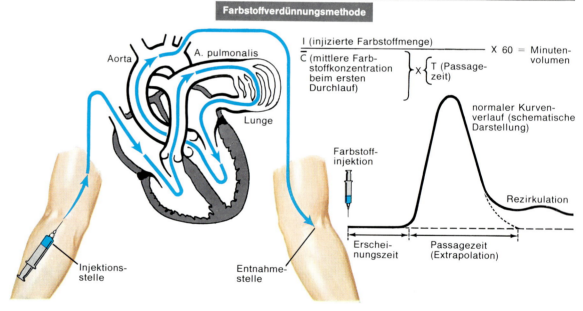

Indikatorverdünnungsmethode

Methodik und Diagnostik. Die *Farbstoffverdünnungsmethode zur Bestimmung des Herzminutenvolumens* beruht im wesentlichen auf den gleichen Grundsätzen wie die Ficksche Methode.

Ein *Indikatorfarbstoff*, meist Indozyaningrün, wird rasch in eine periphere Vene oder direkt in die Pulmonalarterie injiziert, während fortlaufend aus einer peripheren Arterie *Blutproben* entnommen und densitometrisch untersucht werden. Die bis zum *Erscheinen* des Farbstoffs an der Meßstelle verstreichende *Zeit* wird als *Erscheinungszeit* bezeichnet. Die *Farbstoffkonzentration* steigt zunächst rasch auf ein Maximum an und fällt dann wieder ab, kehrt jedoch nicht bis zur Null-Linie zurück, sondern wird von rezirkulierendem Farbstoff, der den systemischen Kreislauf auf kürzestem Wege einmal vollständig durchlaufen hat, unterbrochen. Da der absteigende Schenkel der Kurve im mittleren Teil bis zur Rezirkulation exponentiell verläuft, läßt sich semilogarithmisch durch *Extrapolation* des Kurvenverlaufs auf die Null-Linie die Farbstoffkonzentration um den Rezirkulationseffekt korrigieren. Die Kurve wird dann auf den ursprünglichen Koordinaten neu aufgetragen und ergibt nach Standardisierung rechnerisch die *mittlere Farbstoffkonzentration* ($\bar{C}$) während der Passage sowie die *Passagezeit* (T). Diese Werte sowie die ursprünglich injizierte Farbstoffmenge werden in die in der Abbildung angegebene Gleichung (Tafel 6) eingesetzt und ergeben das Herzminutenvolumen.

Die Standardisierung erfolgt in der Regel durch Mi-

(Fortsetzung auf Seite 45)

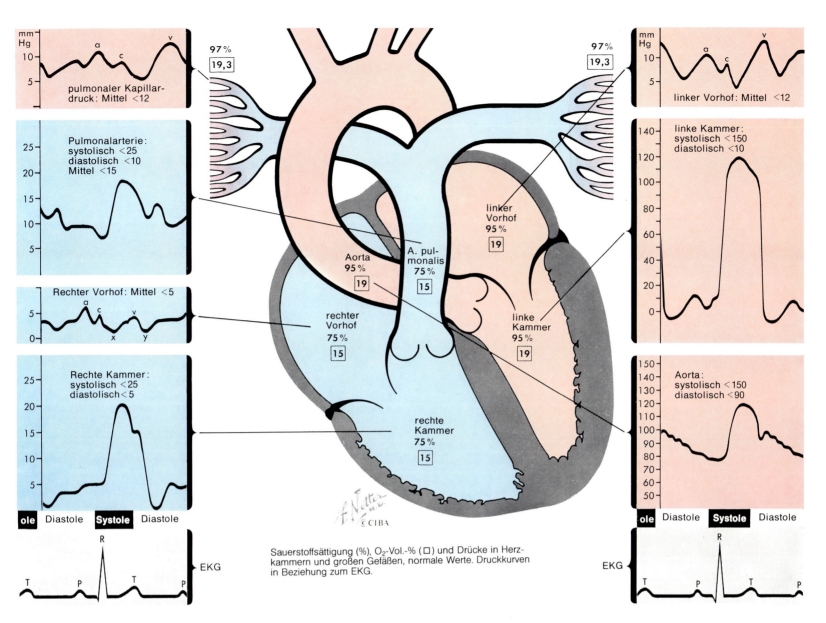

Sauerstoffsättigung (%), O₂-Vol.-% (□) und Drücke in Herzkammern und großen Gefäßen, normale Werte. Druckkurven in Beziehung zum EKG.

Herzkatheterisierung

(Fortsetzung von Seite 44)

schung von Blut und Farbstoff in definierten Mengen und densitometrischer Bestimmung der optischen Dichte der Mischungen.

Die *Thermodilutionsmethode* bedient sich des gleichen Prinzips. Durch das zweite Lumen eines Swan-Ganz-Katheters wird kalte Kochsalzlösung in den rechten Vorhof injiziert; die Kälteverdünnungskurve wird von einem Thermistor an der Spitze des Katheters in der A. pulmonalis registriert. Die Kurve der Temperaturschwankung des Blutes ähnelt der Farbstoffverdünnungsmethode (Tafel 6). Eine Rezirkulation entfällt durch die schnelle Aufwärmung des Injektats.

Fehlerquellen. Die häufigsten Fehler sind auf fehlerhafte Standardisierung, ungenaues Auswägen der injizierten Farbstoffmenge sowie falsche Extrapolation der Farbstoffkurve zur Eliminierung des Rezirkulationseffekts zurückzuführen. Zu langsame Injektion der Kältelösung, falsche Temperaturmessung der injizierten Lösung oder falsche Katheterlage sind einige der möglichen Fehler der Kälteverdünnungsmethode.

Reproduzierbarkeit. Die Methode ergibt die mittleren Strömungswerte während der Meßzeit. Bei richtiger Ausführung können sie mit einer Abweichung von 5% reproduziert werden, wobei die Ergebnisse gut mit der Fickschen Methode übereinstimmen.

Normale Sauerstoff- und Druckwerte

In den Hohlvenen, dem *rechten Vorhof*, der *rechten Kammer* und den *Pulmonalarterien* beträgt die *Sauerstoffsättigung normalerweise* annähernd *75%* (Sauerstoffgehalt *15 Vol.-%*). Die Sättigungswerte der rechten Herzkammern zeigen geringfügige phasische Schwankungen, die sich am stärksten im rechten Vorhof auswirken, wo sich Blut aus den Nierenvenen (relativ hoher Sättigungsgrad), den Lebervenen (relativ niedriger Sättigungsgrad), dem Koronarsinus (extrem niedriger Sättigungsgrad) und der unteren und oberen Hohlvene (mittlerer Sättigungsgrad) zu mischen beginnt. Die Mischung ist wahrscheinlich abgeschlossen, sobald das Blut in die Pulmonalarterie eintritt. Das mit dem Katheter aus den *Lungenkapillaren* (*»wedge position«*) entnommene Blut ist nahezu vollständig gesättigt (97 bis 99%) und entspricht dem pulmonalen Venenblut.

Blut aus dem Kapillarbett weist einen *Sättigungsgrad* von mindestens *97%* auf (Sauerstoffgehalt 19,3 Vol.-% bei einer O₂-Kapazität von 20 Vol.-%). Beim Eintritt in den *linken Vorhof* ist die Sättigung etwas geringer, da Blut über arteriovenöse Shunts in der Lunge und andere kleinere Shunts hinzukommt.

Normale intrakardiale Druckwerte

Vorhof- und Lungenkapillardruck (»wedge pressure«). Die phasischen *Drücke* im rechten und linken Vorhof sowie der Lungenkapillardruck – im wesentlichen ein etwas verzögerter linker Vorhofdruck – zeigen im großen und ganzen einen ähnlichen Verlauf mit geringen Unterschieden in der Amplitudenhöhe und im zeitlichen Ansatz der Phasenkomponenten. Bei Vorliegen eines normalen Sinusrhythmus zeigt der Druckpuls typischerweise eine durch die Vorhofkontraktion zustande kommende a-Welle, die mit dem Abschluß der atrialen P-Welle im EKG zusammenfällt. Im EKG folgt auf die P-Welle nach kürzerer Verzögerung der QRS-Komplex als Zeichen der Depolarisation des Kammermyokards. Unmittelbar nach der Depolarisation setzt die Kammerkontraktion ein. Die atrioventrikulären Klappen schließen sich, und die Größenänderung des Vorhofs sowie die durch die Kammerkontraktion bedingte Vorwölbung der Klappen gegen den Vorhof erzeugen im atrialen Druckprofil eine c-Welle. Nach der c-Welle sinkt der Druck als Reaktion auf die weitere Volumenänderung des Vorhofs bei andauernder Kammerkontraktion wieder ab (x-Tal), um bis zum Ende der *Systole* aufgrund des venösen Zustroms wieder anzusteigen (v-Welle). Die v-Wellenspitze fällt zeitlich mit der Öffnung der Mitral- und Trikuspidalklappe zusammen. Beim Übertritt des Blutes vom Vorhof in die Kammer sinkt der Druck (y-Tal).

Ventrikeldruck. Rechte und linke Herzkammer haben einander sehr ähnliche Druckprofile. Der einzige Unterschied besteht in der Amplitude des systolischen Druckmaximums, das in der linken Kammer fünfmal so hoch ist wie in der rechten. Die beiden Herzkammern beginnen sich ungefähr 6 Millisekunden nach dem QRS-Komplex im EKG zu kontrahieren, wobei die Kontraktion des rechten

(Fortsetzung auf Seite 46)

Herzkatheterisierung

(Fortsetzung von Seite 45)

Ventrikels zeitlich der des linken vorangeht. Gleichzeitig schließen sich die atrioventrikulären Klappen, und der Ventrikeldruck steigt. Während der darauffolgenden Phase der isovolumetrischen Kontraktion, die rechts eine und links vier Millisekunden dauert, bleiben die Volumina unverändert. Übersteigt der Ventrikeldruck den *enddiastolischen* Druck in Pulmonalis und Aorta, öffnen sich die Semilunarklappen, und die Austreibungsphase beginnt. Während der Austreibungsphase herrschen in rechter Kammer und Pulmonalis bzw. in *linker Kammer* und *Aorta* bis zum Abschluß der Systole jeweils phasengleiche Drücke. Am Ende der Systole schließen sich die Semilunarklappen wieder, und der Ventrikeldruck beginnt zu sinken. Darauf folgt die kurze isovolumetrische Relaxation. Sobald der Ventrikeldruck unter den Vorhofdruck sinkt, öffnen sich die atrioventrikulären Klappen. Damit beginnt die Diastole; Kammer und Vorhof füllen sich mit venösem Blut und ergeben deckungsgleiche Druckkurven.

Aorten- und Pulmonalisdruck. Wie bereits erwähnt, herrschen in den Kammern und der *Aorta* bzw. Pulmonalis während der Austreibungsphase analoge Druckverhältnisse. Die Druckkurven zeigen einen steilen Anstieg auf ein Druckmaximum mit nachfolgendem langsameren Abstieg bis zur dikroten Welle, die den Klappenschluß der Aorten- und Pulmonalklappe anzeigt. Danach fällt der Druck aufgrund des Übertritts von arteriellem Blut in das venöse System durch das Kapillarbett langsam weiter ab bis zum Beginn der nächsten Austreibungsphase, um dann wieder steil anzusteigen.

Pathologische Sauerstoff- und Druckbefunde

Ventrikelseptumdefekt. Bei *Ventrikelseptumdefekt* wird während der Systole gesättigtes Blut (95%) vom *linken Ventrikel* infolge der physiologischen Druckdifferenz zwischen den Kammern durch den Defekt in den *rechten Ventrikel* ausgeworfen und vermischt sich dort mit dem venösen Mischblut, das einen geringeren Sättigungsgrad aufweist. Dadurch strömt durch die *Pulmonalis* ein größeres Blutvolumen mit einem über der Norm liegenden Sauerstoffsättigungswert (z.B. 85%). Das Shuntvolumen hängt von der systolischen Druckdifferenz zwischen den beiden Kammern und von der Größe des Defekts ab. Die Sauerstoffsättigung des Pulmonalisblutes steigt direkt proportional zum Shuntvolumen.

Der Druck in der Pulmonalis und im rechten Ventrikel ist in der Regel etwas erhöht. Dies ist auf den höheren Gefäßwiderstand der Lungengefäße infolge der in der Neugeborenenperiode ausgebliebenen Rückbildung der pränatal physiologischen medialen Hypertrophie der kleinen Arterien zurückzuführen. Zu einer signifikanten Druckerhöhung kann es später bei Intimaveränderungen kommen. Steigt der Ventrikeldruck auf sehr hohe Werte, kann es zu einer Shuntumkehr kommen, so daß ungesättigtes Blut aus dem rechten in den linken Ventrikel und von dort in den systemischen Kreislauf strömt.

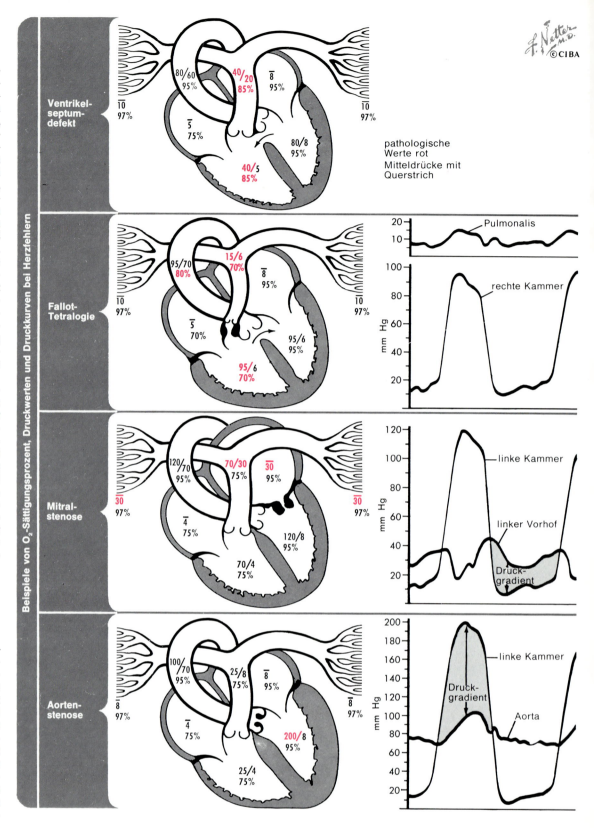

Fallot-Tetralogie. Das Bild der *Fallot-Tetralogie* besteht im wesentlichen aus der Kombination einer Pulmonalstenose, eines valvulären bzw. infundibulären Ventrikelseptumdefekts, einer Größen- und in der Regel auch Lageverschiebung der Aorta und der Pulmonalis mit einer sekundären Hypertrophie des rechten Ventrikels. Aufgrund des durch die Pulmonalstenose signifikant erhöhten Ausströmungswiderstands kann der Druck im rechten Ventrikel bis auf systemische Werte ansteigen. Dabei kommt es zu einem Shunt von ungesättigtem Blut durch den Defekt und einem O₂-Sättigungsverlust in der linken Kammer bei stark sinkender O₂-Sättigung in der *Aorta* und den systemischen Arterien. Letzteres ist für die typische Zyanose dieser Patienten verantwortlich. Der hochgradig eingeschränkte pulmonale Blutstrom wird in den Lungen voll gesättigt. Der systolische Druck in der rechten Kammer entspricht dem Aortendruck. In den von der Pulmonalstenose distalen Abschnitten liegt der Druck jedoch unter dem physiologischen Wert, wodurch es zu einer Verzerrung des Druckprofils kommt.

Mitralstenose. Die bei enger Mitralklappe bestehende diastolische Behinderung der Strömung vom linken Vorhof in die linke Kammer führt zur Erhöhung des Drucks im linken Vorhof und schließlich zur Verminderung des Flusses in den linken Ventrikel. Bei gleichzeitiger Druckmessung im linken Vorhof und in der linken Kammer findet sich während der gesamten Diastole ein *Druckgradient* an der Mitralklappe. Dieser Gradient ist dem Quadrat des Querschnitts der Klappenweite umgekehrt proportional, dem Quadrat des Strömungsvolumens direkt proportional. Je hochgradiger die *Stenose* und je größer die Belastung, desto höher wird der

(Fortsetzung auf Seite 47)

Herzkatheterisierung

(Fortsetzung von Seite 46)

Druckgradient. Der Überdruck im linken Vorhof ist begleitet von einer Druckerhöhung in den Lungenvenen, die ihrerseits einen Überdruck im rechten Ventrikel mit verstärkter Ventrikelarbeit und Hypertrophie bewirkt. Anfangs ist der diastolische Druck in der Pulmonalis und im linken Vorhof gleich, bis der Gefäßwiderstand in den Lungengefäßen infolge pathologischer Veränderungen des Gefäßbetts ansteigt und sich eine Druckdifferenz einstellt. Bei akuter Druckerhöhung im linken Vorhof kommt es zu Lungenödemen, bei chronischer pulmonaler Hypertonie schließlich zur Insuffizienz des rechten Ventrikels.

Aortenklappenstenose. Bei *Aortenklappenstenosen* wird aufgrund der infundibulären, valvulären bzw. supravalvulären Stenose die Austreibung des Bluts aus dem Ventrikel in die Aorta behindert. Dadurch stellt sich in der linken Kammer ein abnorm hoher, in der Aorta dagegen ein abnorm geringer Druck und somit ein systolischer Druckgradient an der Klappe ein.

Bei progredienter Obstruktion des Blutstroms aus dem linken Ventrikel wird dieser Effekt verstärkt und führt zu einer Hypertrophie sowie schließlich zu einer akuten oder chronischen Insuffizienz der linken Kammer.

Pathologische Indikatorverdünnungskurven

Bei Anwendung der an früherer Stelle (S. 44) beschriebenen *Indikatorverdünnungsmethode* ergeben sich je nach dem vorliegenden pathologischen Bild typische Verlaufskurven. Im folgenden seien einige Beispiele dargestellt.

Links-rechts-Shunt. Bei unkomplizierten *Ventrikelseptumdefekten* besteht ein *Links-rechts-Shunt*, über den Blut durch den Septumdefekt in die rechte Kammer, von dort in die *Lungen* und das linke Herz strömt und über den Defekt wieder in die rechte Kammer gelangt. Vor Eintritt in den systemischen Kreislauf kann ein Teil des Blutvolumens mehrmals diesen Shunt durchlaufen. Daher wird der in eine periphere Vene *injizierte Farbstoff* sich mit dem durch das rechte Herz strömenden Blut vermischen und dann teils durch den systemischen Kreislauf, teils durch den Shunt geleitet. Die Farbstoffverdünnungskurve steigt somit *langsamer* an, und ihr *Maximum* liegt *unter dem der normalen Kurve*. Ferner ist der *absteigende Schenkel* der Kurve *länger* und zeigt einen Buckel, der vor der normalen Rezirkulationswelle liegt.

Rechts-links-Shunt. Bei der relativ ungewöhnlichen Form des *Vorhofseptumdefekts*, bei dem der Lungengefäßwiderstand erhöht ist, besteht ein *Rechts-links-Shunt*, über den ungesättigtes Blut aus dem rechten in den linken Vorhof strömt. Ein Teil des in eine periphere Vene injizierten Farbstoffs gelangt somit direkt ins linke Herz, während der Rest mit dem normalen Blutstrom durch die Lungen gepumpt wird. Dadurch erscheint in der Verdünnungskurve die Erscheinungszeit *verkürzt*, der Kurvenanstieg vom *Vorgipfel* unterbrochen und das *Konzentrationsmaximum* um die Amplitude des Vorgipfels *niedriger*.

Klappenregurgitation. Bei *Regurgitation* durch die Mitralklappe während der Kammersystole kehrt Blut durch die Mitralklappe in den vergrößerten linken Vorhof zurück. Der injizierte Farbstoff pendelt bei jeder Herzaktion zwischen den beiden Kammern hin und her und wird zunehmend verdünnt. Dementsprechend weist die Verdünnungskurve ein *niedriges Konzentrationsmaximum* und einen deutlich *verlängerten Verdünnungsschenkel* auf.

Zur Diagnose von Regurgitationen werden Farbstoffverdünnungsmethoden kaum noch angewandt. Sie sind durch die Kineangiographie und die Doppler-Echokardiographie verdrängt worden.

Herzinsuffizienz. Bei der Herzinsuffizienz findet sich eine Dilatation einer oder mehrerer Herzkammern mit erhöhtem diastolischem Kammervolumen, ein größeres venöses Blutvolumen, eine verlängerte Zirkulationszeit und ein geringes systolisches Schlagvolumen. Dadurch wird der in eine periphere Vene injizierte Farbstoff stärker verdünnt, und die Austreibungsgeschwindigkeit ist gering. Diesem pathophysiologischen Bild entsprechend zeigt die *Verdünnungskurve* eine *längere Erscheinungszeit*, ein *spät auftretendes niedriges Konzentrationsmaximum* und einen *verlängerten absteigenden Schenkel*. Letzteres ist darauf zurückzuführen, daß der Farbstoff, bevor er vollständig mit dem trägen Blutstrom an der *Meßstelle* anlangt, mehrmals *rezirkuliert* wird.

Der verlängerte absteigende Schenkel bzw. das abgeflachte oder vollständig fehlende Rezirkulationsmaximum ergibt meist keine exponentielle Kurvenform, so daß eine Korrektur des Rezirkulationseffekts nicht möglich ist. Aus derartigen Kurven läßt sich daher nicht das Minutenvolumen berechnen. Auch mit der Kälteverdünnungstechnik steigt die Fehlerbreite bei schwerer Herzinsuffizienz.

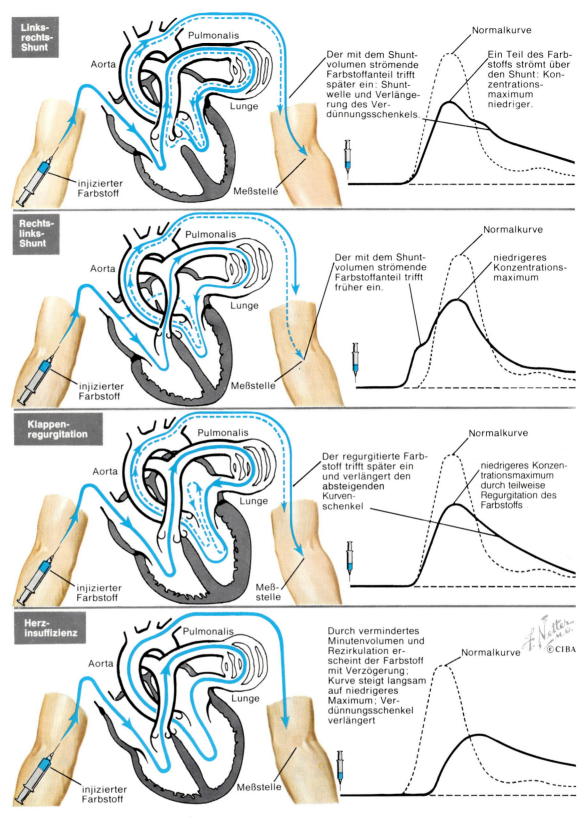

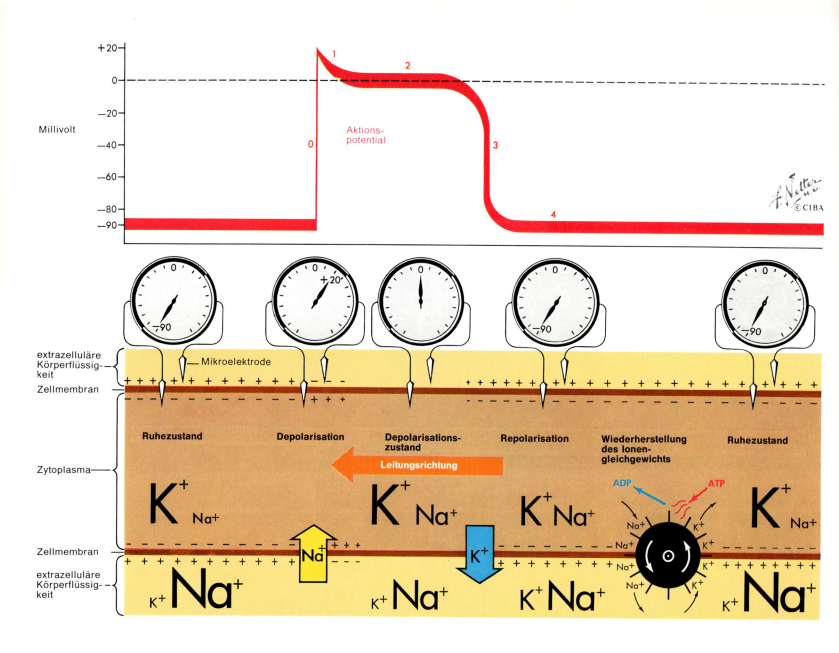

Physiologie des spezifischen Erregungsleitungssystems

Allgemeines

Unter physiologischen Bedingungen wird das Herz durch einen in einer Zelle oder Zellgruppe, dem Schrittmacher, entstehenden Impuls, der in alle Vorhof- und Kammerfasern fortgeleitet wird, aktiviert. Sobald der elektrische Impuls an den kontraktilen Herzfasern eintrifft, wird eine Kontraktion ausgelöst. Voraussetzung für die regelmäßige, rhythmisch erfolgende Aktivität ist eine Automatie spezifischer Fasern. Voraussetzung für die koordinierte Kontraktion der Vorhöfe und Kammern ist ein System, das die elektrischen Impulse in der richtigen Folge und zur rechten Zeit an die Muskelfasern der Kammern verteilt. Diese beiden Voraussetzungen werden von *spezifischen* Herzfasergruppen erfüllt. Die Fasern des Sinusknotens ebenso wie andere spezifische Vorhoffasergruppen und die Zellen des AV-Knotens sowie des His-Purkinje-Systems besitzen diese besondere, eine Schrittmacheraktivität erst ermöglichende Fähigkeit zur Automatie. Die Zellen des aus den internodalen Faserzügen, dem Bachmann-Bündel, dem AV-Knoten, dem His-Bündel, dessen beiden Schenkeln und den peripheren Purkinje-Fasern bestehenden Erregungsleitungssystems besitzen neben ihrem charakteristischen histologischen Aussehen besondere elektrische Eigenschaften. Diese sowie die Grundlagen der elektrischen Aktivität der Herzfasern lassen sich am besten anhand von Membranpotentialen, die mit Hilfe intrazellulärer *Mikroelektroden* registriert werden, darstellen.

Physikalische Grundlagen der Membranpotentiale

Wie in den erregbaren Säugetiergeweben im allgemeinen liegen in den *Herzzellen* im Zellinneren andere Ionenverhältnisse vor als in der extrazellulären Flüssigkeit. In dem hier zu besprechenden Zusammenhang spielen Natrium-(Na$^+$-) und Kalium-(K$^+$-)Ionen die wichtigste Rolle. In der Abbildung (Tafel 10) ist die relative Konzentration dieser Ionen durch verschieden große Buchstabensymbole angedeutet. Im intrazellulären Raum ist die Kaliumkonzentration ungefähr dreißigmal so hoch als extrazellulär; bei Natrium ist das Verhältnis umgekehrt. Aufgrund dieser Differenz und da die Membranpermeabilität im Ruhezustand gegenüber Kalium größer ist als gegenüber Natrium, ist die *Membran* im *Ruhezustand* polarisiert. Der Polarisationsgrad (Membranruhepotential) läßt sich durch Einführen einer Mikroelektrode in die Zelle und Messung der Potentialdifferenz an der intra- und extrazellulären Membranfläche bestimmen. In den Abbildungen ist das Ruhepotential schematisch sowohl als Spannungskurve (−90 mV) als auch am Leuchtschirm dargestellt.

Bei Eintreten einer Erregung ändert sich die Membranpermeabilität, und positiv geladene Natriumionen können rasch aufgrund des elektrochemischen Gradienten durch die Membran in die Faser einfließen. Durch diesen plötzlichen Einstrom der von den Natriumionen getragenen positiven Ladung kommt es zur *Umkehr* des Membranpotentials, so daß die *Spannung im Zellinneren 30 bis 40 mV positiver ist als außen*. Der Natriumeinstrom in die Zelle ist in der Abbildung durch den großen Pfeil angedeutet. Die dadurch entstehende Änderung des Membranpotentials ist im Schirmbild als Erregungsanstieg *(Phase 0)* zu sehen. Nach der Erregung tritt eine unterschiedlich lange Phase *(Phasen 1 und 2)* ein, während der das Membranpotential nahe bei 0 mV liegt. Dieses *Aktionspotentialplateau* stellt sich aufgrund der sinkenden Membranleitfähigkeit für Natrium und Kalium ein. Darauf folgt die *Repolarisation*, d. h. die Wiederherstellung des normalen Ruhepotentials durch Erhöhung der Membranpermeabilität gegenüber Kalium und durch Austritt von Kaliumionen aus der Zelle. Nach der raschen Repolarisation *(Phase 3)* bleibt das Ruhepotential so lange stabil *(Phase 4)*, bis die nächste Erregungswelle eintritt.

Zur Aufrechterhaltung des normalen Konzentrationsgradienten der Natrium- und Kaliumionen ist ein aktives Transportsystem nötig. Über dieses häufig als Natrium-Kalium-Pumpe bezeichnete System muß das in die Zelle eingeströmte Natrium abgegeben und eine äquivalente Menge Kalium zugeführt werden. In der Abbildung ist die Natrium-Kalium-Pumpe als Speichenrad dargestellt.

Das Diagramm in Tafel 10 stellt einen Längsschnitt durch eine isolierte Faser während der Fortleitung eines Impulses dar. Die Aktivität *(Leitung)* verläuft von rechts nach links. Ganz links das Ruhepotential unmittelbar vor der Erregungswelle. Ganz rechts das wiederhergestellte Ruhepotential nach abgeschlossener Repolarisation. Dazwischen findet sich der Natriumeinstrom bei der Erregung (unterhalb des Erregungsanstiegs – Phase 0 – eingezeichnet) und danach der Kaliumausstrom bei der Repolarisation (unterhalb der Phase 3). Relative Größe und Polarität des Membranpotentials sind an den Plus- und Minuszeichen an der intra- und extrazellulären Membranfläche abzulesen. Die Fortleitung bzw. Ausbreitung eines Impulses erfolgt aufgrund einer Membranpotentialänderung, die während der Phase 0 an einem bestimmten Punkt eine Änderung des Potentials in Längsrichtung bewirkt. Dadurch fließt vor Auftreten des Erregungsanstiegs am Aktionspoten-

(Fortsetzung auf Seite 49)

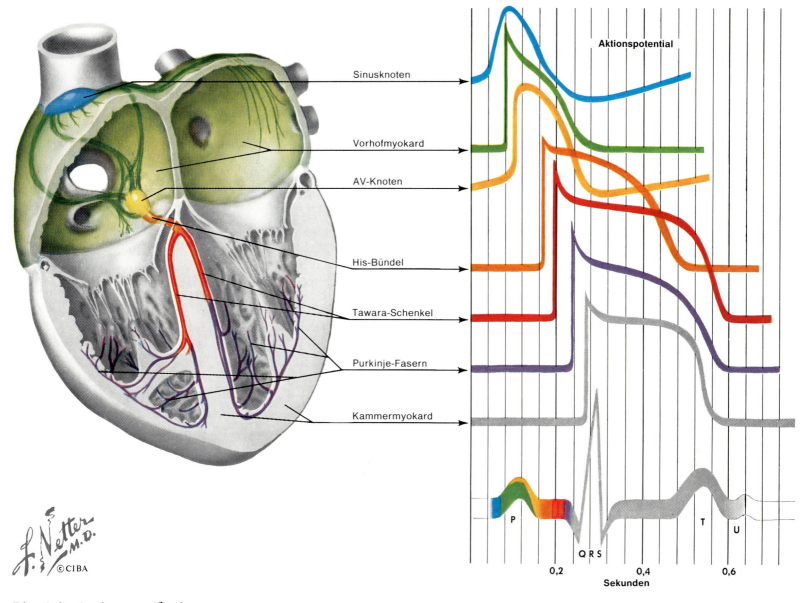

Physiologie des spezifischen Erregungsleitungssystems

(Fortsetzung von Seite 48)

tial Strom durch die Membran, und das angrenzende Fasersegment wird erregt. Da dies während der Impulsfortleitung ständig geschieht, breitet sich die Aktivität zwangsläufig von ihrem Ursprung auf alle erregbaren Fasern aus.

Membranpotentiale spezifischer Fasern

An sich gilt das oben Gesagte zwar generell für alle Herzfasern; jedoch zeigen *Membranaktionspotentiale* von Zellen aus verschiedenen Herzregionen besondere Merkmale, die zum Verständnis der Auslösung und Ausbreitung normaler Herzimpulse beitragen können.

Sinusknoten und Vorhof. Der dargestellte Potentialverlauf stammt von einer isolierten automatischen Faser des Sinusknotens. An ihm sind zwei wichtige Merkmale festzustellen: 1. Es fehlt ein stabiles Ruhepotential. Nach der Repolarisation nimmt das Membranpotential spontan ab. Diese langsame spontane *Depolarisation* während der Phase 4 (S. 48) ist die Ursache für die Automatie der Sinusknotenfasern. Ein analoger Automatiemechanismus konnte für alle spezifischen Herzfasern, die über eine normale Schrittmacheraktivität verfügen, nachgewiesen werden. 2. Der Erregungsanstieg des Aktionspotentials erfolgt langsam. Dadurch kommt es zur langsamen Ausbreitung des Impulses innerhalb des Sinusknotens. Zum Vergleich wurde das Aktionspotential einer *Faser der Vorhofarbeitsmuskulatur* gegenübergestellt, bei dem der Erregungsanstieg rasch erfolgt und ein stabiles Ruhepotential besteht.

AV-Knoten. Die Aktionspotentiale der *AV-Knotenfasern* ähneln denen der Sinusknotenfasern. Die extrem langsame Impulsausbreitung im AV-Knoten ist größtenteils auf den langsamen Erregungsanstieg des Aktionspotentials zurückzuführen. Die im Potentialverlauf festzustellende Depolarisation während der Phase 4 bewirkt wahrscheinlich nur in den Fasern des ventralen Knotenabschnitts in der Höhe des His-Bündels eine automatische Aktivität.

His-Purkinje-System. Die Aktionspotentiale der *Purkinje-Fasern* zeichnen sich durch drei wichtige Merkmale aus: 1. rascher Erregungsanstieg des Aktionspotentials und somit rasche Impulsausbreitung, 2. lange Aktionspotentialdauer und somit lange Refraktärzeit, 3. unter gewissen Umständen spontane Depolarisation jeder Fasergruppe während der Phase 4 (nicht dargestellt), so daß jede Faser zu einem automatischen Schrittmacher werden kann.

Die von der Faser der gewöhnlichen Arbeitsmuskulatur der *Herzkammer* abgeleitete unterste Kurve wurde zum Vergleich der Erregungszeit und der Aktionspotentialdauer hinzugefügt.

Erregungsablauf und EKG

Die sieben in der Abbildung dargestellten Membranaktionspotentiale zeigen den Verlauf der Myokarderregung gegenüber dem ganz unten abgebildeten schematischen EKG. Die für die einzelnen Aktionspotentiale verwendeten Farbsymbole wurden im schematischen EKG zur Verdeutlichung der zeitlichen Zusammenhänge und des Anteils der einzelnen Zelltypen an der elektrokardiographisch an der Körperoberfläche abgeleiteten elektrischen Aktivität wiederaufgenommen.

Die Aktivität der Schrittmacherfasern im Sinusknoten setzt vor den ersten elektrokardiographischen Anzeichen einer Aktivität (*P-Welle*) ein und läßt sich in den Ableitungen von der Körperoberfläche nicht darstellen. Die P-Welle kommt durch die Depolarisation der Vorhoffasern zustande, wobei der zeitliche Ablauf größtenteils von den spezifischen Erregungsleitungsbahnen des Vorhofs bestimmt wird. Die Repolarisation der Vorhoffasern ist normalerweise im EKG nicht zu sehen. Das Eintreffen der Impulse im Kopfteil des AV-Knotens fällt zeitlich mit dem Anstieg der P-Welle zusammen.

Innerhalb des AV-Knotens werden die Impulse langsam fortgeleitet, so daß das His-Bündel erst in der Mitte der *PQ-Dauer* erregt wird. Die Erregungsausbreitung durch das *His-Bündel*, dessen *Schenkel* und das Purkinje-System geht der Erregung des Kammermyokards unmittelbar voran und ist elektrokardiographisch nicht faßbar. Der *QRS-Komplex* entspricht bereits der Aktivierung der Kammerfasern, die isoelektrische *ST-Strecke* deckt sich mit dem Plateau des Kammeraktionspotentials und die *T-Welle* mit der Repolarisation der Kammerfasern. Die *U-Welle* entspricht zeitlich der Repolarisation der spezifischen Fasern der Tawara-Schenkel und des Purkinje-Systems; möglicherweise wird diese Phase bei Ableitung von der Körperoberfläche damit erfaßt.

Aus der Abbildung geht klar hervor, daß der normale Erregungsablauf im Herzen zwar von der anatomischen Verteilung und den besonderen elektrischen Eigenschaften der spezifischen Herzzellen bestimmt wird, sich aber elektrokardiographisch nicht anhand bestimmter Signale erfassen läßt. Die Folge der Erregung des spezifischen Leitungssystems kann somit lediglich indirekt aus der zeitlichen Beziehung zwischen P-Welle und QRS-Komplex abgeleitet werden. Da aber Erregung und nachfolgende Depolarisation zur Kontraktion der Myokardfasern führen, hängt die koordinierte mechanische Arbeit des Herzens von der anatomischen Verteilung und den elektrischen Eigenschaften der spezifischen Herzfasern ab.

Elektrokardiogramm

Einleitung

Ein Elektrokardiogramm ist ein Diagramm, in dem Potentialschwankungen gegenüber der Zeit aufgetragen sind. Der Potentialwechsel beruht auf der De- und Repolarisation des Herzmuskels, wodurch ein elektrisches Feld entsteht, das bis zur Körperoberfläche reicht, von der es über Elektroden abgeleitet werden kann. Unter Elektrokardiograph versteht man ein Galvanometer, mit dem in der Regel auf Papierstreifen Potentialschwankungen registriert werden. Der erste Elektrokardiograph wurde von EINTHOVEN im Jahre 1906 entwickelt. Er bestand aus einem zwischen den Polen eines Elektromagneten ausgepannten versilberten Quarzfaden, durch den die Potentialschwankungen geleitet wurden. Der Faden wurde durch Spannungsschwankungen im elektrischen Feld in Bewegung versetzt. Diese Bewegungen wurden photographiert. Das Einthoven-Saitengalvanometer ist heute weitgehend von Röhren- und Transistorverstärkern verdrängt worden.

Seit der Entwicklung einer praktischen Methode zur Registrierung der Herzströme konnten grundlegende Erkenntnisse über die Elektrophysiologie des Herzens gewonnen werden. Auch dabei leistete der Nobelpreisträger EINTHOVEN Entscheidendes. Mit seiner Vektortheorie zeigte er auf, daß der Aktionsstrom des Herzens, oft auch als »accession or regression wave« bezeichnet, durch einen *Vektor* dargestellt werden kann, der Größe, Richtung und Polarität angibt. Die *Länge des Vektorpfeils* entspricht dabei der Größe der elektrischen Spannung, seine Lage gegenüber einer *Achse des Bezugssystems* der Richtung, und die Polarität ist durch die *Vektorspitze* angegeben. In seiner einfachsten Form stellt der Vektor die Größe eines einzelnen *Dipols*, d.h. eines elektrischen Ladungspaares (plus und minus), dar. Auch die elektrische Wirkung mehrerer Dipole kann durch einen Vektor angegeben werden.

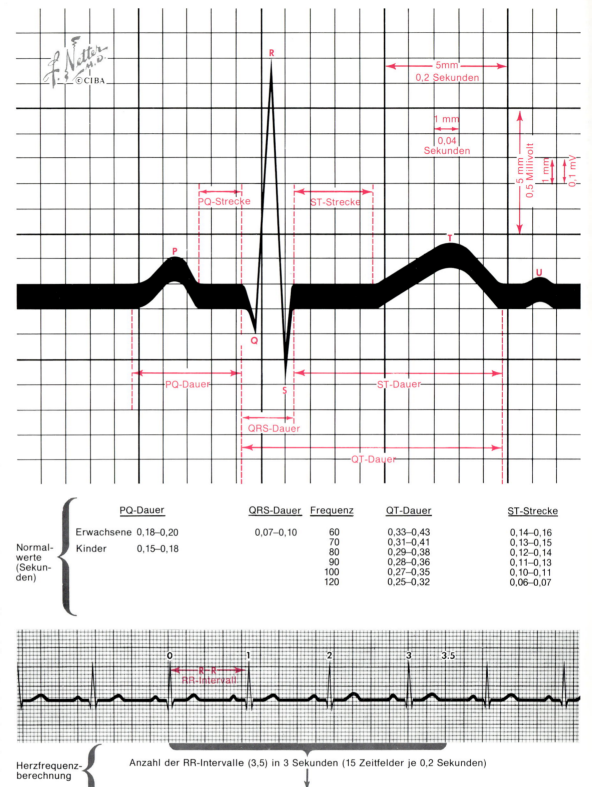

Normales Elektrokardiogramm

Das Elektrokardiogramm ist ein Zeit-Spannung-Diagramm. Es wird auf *Millimeter*papier aufgezeichnet. Ist das Gerät richtig eingestellt (eine Spannungsänderung von 1 mV bewirkt einen Ausschlag des Schreibers von 10 mm), entspricht ein vertikales Feld einer Spannungsänderung von *0,1 mV* und ein horizontales Feld einer Zeit von *0,04 Sekunden*. Jede fünfte horizontale und vertikale Linie ist stark ausgezogen und entspricht horizontal einem Zeitintervall von *0,2 Sekunden*, vertikal einer Spannungsänderung von *0,5 mV*.

Die P-Welle stellt die Depolarisation des Vorhofs dar. In *Ableitung II* (S.51) soll sie nicht größer sein als 2,5 mm (0,25 mV) und nicht länger dauern als 0,11 Sekunden. Die *PQ-Dauer* setzt sich aus der P-Welle und der *PQ-Strecke* zusammen und gibt das Zeitintervall vom Beginn der Vorhofdepolarisation bis zum Beginn der Kammerdepolarisation an. Bei einer Herzfrequenz von mehr als *60 Schlägen/Minute* soll die PQ-Dauer nicht über *0,2 Sekunden* liegen. Die Q-Zacke ist der erste negative Ausschlag im *QRS-Komplex* und entspricht der Septumdepolarisation (S.52 und 53). Die R-Zacke ist der erste *positive Ausschlag* von QRS und fällt normalerweise mit der Depolarisation der linken Kammerspitze zusammen. Die S-Zacke ist der *erste negative Ausschlag* nach der R-Zacke und ist Ausdruck der Depolarisation der dorsal-basalen Region der linken Kammer. In den Brustwandableitungen (S.51) soll die Amplitude der R-Zacke 27 mm nicht übersteigen. Die QT-Dauer beginnt mit QRS, umfaßt die *ST-Strecke* und endet mit der T-Welle (ST-Strecke und T-Welle ergeben die *ST-Dauer*). Die QT-Zeit ist frequenzabhängig und soll bei mehr als 60 Schlägen pro Minute unter *0,43 Sekunden* liegen. Die QRS-Dauer soll nicht mehr als *0,1 Sekunden* betragen.

Die *Herzfrequenz* läßt sich durch *Auszählen der RR-Intervalle* innerhalb von *15 Zeitfeldern* (zwischen *16 dick ausgezogenen vertikalen Linien*) und Multiplikation mit 20 bestimmen. Das erste gezählte RR-Intervall sollte mit der Null-Zeitmarke zusammenfallen.

Elektrokardiogramm
(Fortsetzung von Seite 50)

Ableitungen

Die konventionelle Elektrokardiographie bedient sich zur Aufzeichnung der Herzströme der *Extremitätenableitungen*, der *unipolaren Extremitätenableitungen* und der *Brustwandableitungen*.

Extremitätenableitungen. Extremitätenableitungen zählen zu den bipolaren Ableitungen, denn die Potentialschwankungen werden an zwei Punkten abgenommen, wobei die Potentialdifferenz dargestellt wird. Bei der *Ableitung I* liegen die Elektroden am linken und am rechten Arm, das Galvanometer befindet sich zwischen den Ableitpunkten. Ist der linke Arm in bezug auf den rechten in einem positiven Kräftefeld, wird bei der Ableitung I eine positive Zacke registriert. Bei der *Ableitung II* liegen die Elektroden am linken Bein und am rechten Arm. Ist das linke Bein in bezug auf den rechten Arm in einem positiven Kräftefeld, wird bei der Ableitung II eine positive Zacke aufgezeichnet. Bei der *Ableitung III* liegen die Elektroden am linken Bein und am linken Arm. Ist das linke Bein in bezug auf den linken Arm in einem positiven Kräftefeld, wird in der Ableitung III eine positive Zacke registriert.

Unipolare Extremitätenableitungen. Die unipolaren Extremitätenableitungen nach Goldberger ermöglichen die Registrierung des Potentials an einem Punkt (rechter Arm, linker Arm, linkes Bein) in bezug auf einen Punkt, dessen elektrische Aktivität sich während der Myokardkontraktion nicht wesentlich ändert. Die Verstärkung erfolgt durch die elektrische Schaltung und ergibt im Vergleich zu den älteren unipolaren Ableitungen nach Wilson höhere Amplituden. Bei der *aVR-Ableitung* werden die Potentiale des rechten Arms in bezug auf einen Nullpunkt, der durch Zusammenschalten der Elektroden am linken Arm und am linken Bein gegeben ist, registriert. Mit der *aVL-Ableitung* werden die Potentiale am linken Arm in bezug auf einen Kurzschluß zwischen den Elektroden am rechten Arm und linken Bein aufgezeichnet. Die *aVF-Ableitung* weist die Potentiale am linken Bein in bezug auf eine Sammelelektrode des linken und rechten Arms aus.

Brustwandableitungen. Brustwandableitungen sind unipolare Ableitungen, bei denen die Elektroden an 6 Punkten der Brustwand angebracht werden. Das Symbol V bedeutet, daß mit einer beweglichen Elektrode das elektrische Potential am Ableitpunkt auf einen Punkt V bezogen wird. Diese Bezugselektrode V entsteht durch Zusammenschalten der Elektroden vom rechten Arm, linken Arm und linken Bein und weist faktisch ein Nullpotential auf, das vernachlässigt werden kann. Das registrierte Potential entspricht also dem an der Brustwand mit der beweglichen Elektrode an folgenden Ableitpunkten abgenommenen Strom:

V_1 = vierter Interkostalraum rechts parasternal;
V_2 = vierter Interkostalraum links parasternal;
V_4 = Medioklavikularlinie, fünfter Interkostalraum links;
V_3 = zwischen V_2 und V_4;
V_5 = vordere Axillarlinie, fünfter Interkostalraum;
V_6 = mittlere Axillarlinie, fünfter Interkostalraum links.

Gelegentlich erweisen sich zusätzliche Brustwandableitungen als nützlich; zum Beispiel V_3C_3 bedeutet Ableitung V_3, jedoch in Höhe der 3. Rippe, C_{2-3} kennzeichnet den 2. Interkostalraum. Zum Nachweis eines Rechtsschenkelblocks und einer Hypertrophie der rechten Herzkammer eignen sich Ableitungen rechts von V_1 (als V_{3r}, V_{4r} usw. – r = rechts – bezeichnet). Zur Abklärung eines nach dorsal gerichteten Ventrikels setzt man die Elektroden weit links an (V_7, V_8 usw.).

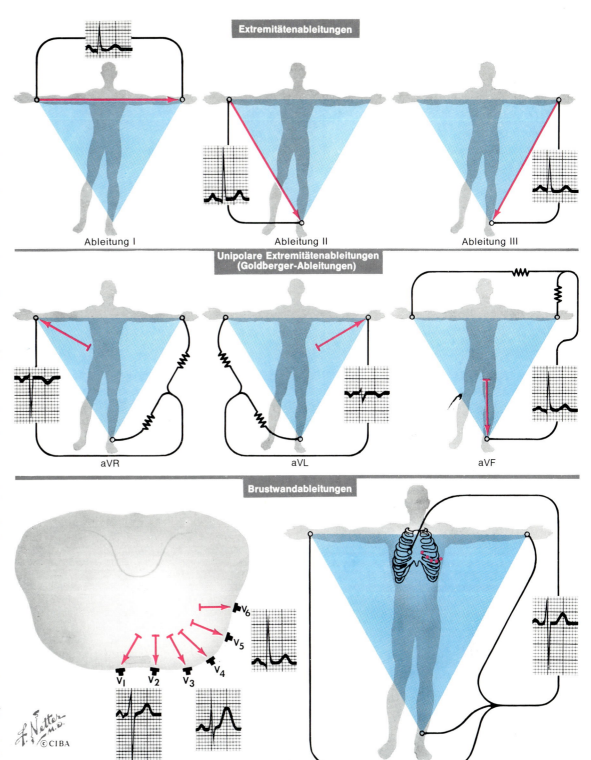

Fließt der Strom zur roten Pfeilspitze, entsteht im EKG eine positive Zacke.
Fließt der Strom von der roten Pfeilspitze weg, entsteht im EKG eine negative Zacke.
Fließt der Strom im rechten Winkel zum roten Pfeil, entsteht entweder kein oder ein biphasischer Ausschlag.

Bezugsachsen

Die Einthoven-Bezugsachsen für die einzelnen Ableitungen sind in der Abbildung (Tafel 13) als *rote Pfeile* angegeben. Für die Ableitung I ist die Bezugsachse z. B. eine Gerade, die die Elektroden am linken und am rechten Arm verbindet. Ein zur Spitze der rot eingezeichneten Pfeile gerichteter Aktionsstrom (Vektor) löst eine positive Zacke im EKG aus. Ein zum Ende des Pfeils gerichteter Aktionsstrom ergibt eine negative Zacke im EKG. Fließt jedoch der Strom im rechten Winkel (90°) zur Bezugsachse, kommt kein oder nur ein kleiner Ausschlag zustande. Die Amplitudenhöhe einer EKG-Zacke ist proportional zur Größe der Projektion des Vektors auf eine Bezugsachse (S. 52 und 53).

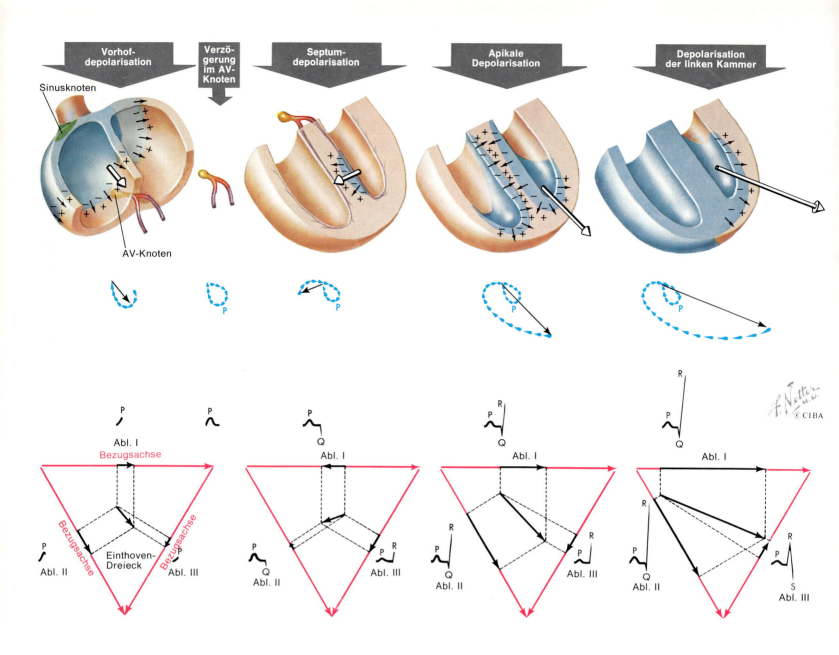

Elektrokardiogramm
(Fortsetzung von Seite 51)

Depolarisation

Vorhofdepolarisation und mittlere Momentanvektoren. Die Erregung des Herzens nimmt im Sinusknoten ihren Ausgang, wo ein Impuls entsteht, der die Depolarisation des Vorhofs durch Verminderung des Zellmembranwiderstandes auslöst. Dabei werden Dipole neutralisiert bzw. umgepolt (S. 48), und es entsteht eine elektrische Welle, eine Erregungsfront, die ein positives Feld vor sich herschiebt und ein negatives zurückläßt. Im Normalfall geht die Erregungsfront vom *Sinusknoten* aus, breitet sich aber rasch (während der Vorhofdepolarisation) gegen den Schwanzteil des *AV-Knotens* aus. Am Ende der Vorhofdepolarisation ist die Erregungsfront gegen den linken Vorhof und den linken Arm gerichtet. Die zu Beginn der Vorhofdepolarisation herrschende Erregungsfront läßt sich durch einen Vektor darstellen, dessen Länge die von der Erregungswelle erzeugte Spannung angibt. Die Spannung gegen Ende der Vorhofdepolarisation wird ebenso durch einen Vektor dargestellt, dessen Länge die Höhe der Spannung zu diesem Zeitpunkt angibt. Durch Verbindung der Vektorspitzen mit den Fußpunkten entsteht eine Schleife, die *P-Schleife* des Vektorkardiogramms (VKG). Sie ist in der Abbildung dargestellt. Aus den Momentanvektoren 1 und 2 läßt sich durch Bildung eines Parallelogramms der mittlere Vektor der P-Schleife konstruieren. Dazu werden von einem gemeinsamen Ausgangspunkt E die Momentanvektoren aufgetragen und von jeder Pfeilspitze parallele Linien gezogen, so daß ein Parallelogramm entsteht. Die den *Ausgangspunkt E mit dem gegenüberliegenden Parallelogrammwinkel verbindende Gerade* ergibt den *mittleren Vektor*. Der mittlere Vektor gibt die durchschnittliche Richtung der Erregungsfront und ihre Größe bei Durchlaufen der Vorhöfe an.

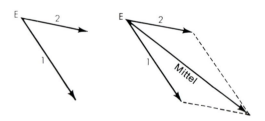

Wählt man als Bezugssystem das *Einthoven-Dreieck*, läßt sich aus dem der Vorhofdepolarisation entsprechenden Vektor die Form der P-Welle in den *Ableitungen I, II und III* vorherbestimmen. Aus der Projektion des mittleren Vektors auf die Bezugsachse der Ableitung I ergibt sich eine Vektorlänge, die zur Amplitudenhöhe der P-Welle proportional ist. Die Richtung der P-Welle (positiv oder negativ) entspricht der Richtung des projizierten Vorhofvektors, bezogen auf die Polarität der Bezugsachse. Die P-Welle ist positiv (nach aufwärts gerichtet), wenn Vektor und Bezugsachse in der jeweiligen Ableitung gleichgerichtet sind. Sind sie gegensinnig, ist die Welle negativ (nach unten gerichtet).

Unmittelbar vor dem Abschluß der Vorhofpolarisation setzt die Depolarisation des AV-Knotens ein. Ihre schwachen Potentiale sind jedoch elektrokardiographisch nicht faßbar. Erst

(Fortsetzung auf Seite 53)

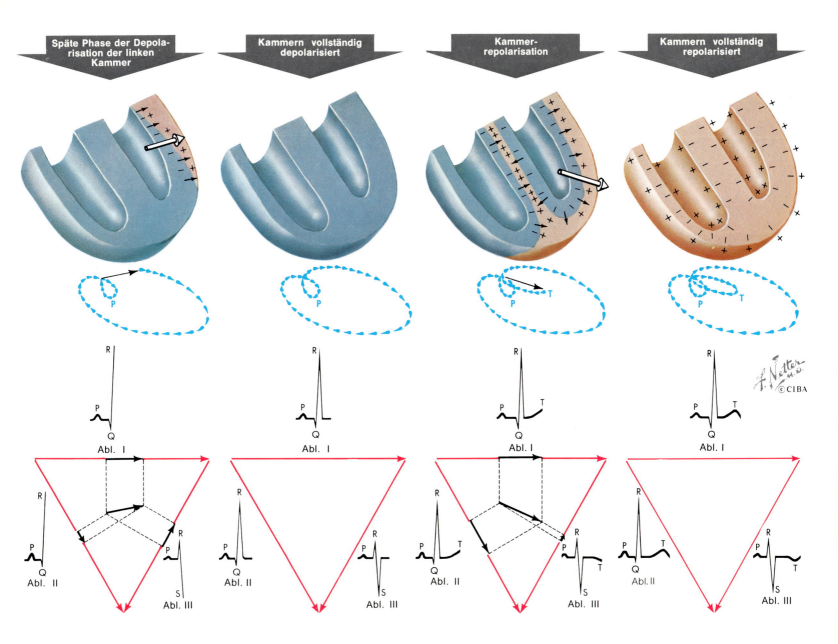

Elektrokardiogramm

(Fortsetzung von Seite 52)

wenn die Erregungsfront die Kammerscheidewand erreicht, beginnt der QRS-Komplex.

Normalerweise folgt QRS nicht unmittelbar auf die P-Welle; dazwischen liegt meist die PQ-Strecke, die der Repolarisation des Vorhofs entspricht und sich zur P-Welle gegensinnig verhält.

Septumdepolarisation. Die *Depolarisation der Kammerscheidewand* beginnt in der Regel links, wobei die Erregungsfront sich nach rechts ausbreitet. Dies ist darauf zurückzuführen, daß die Schenkel des His-Bündels links weiter kranial in die Kammerscheidewand eintreten als rechts. Für das EKG ist das Fortschreiten der Erregungsfront in der Kammerscheidewand von links nach rechts deshalb von Bedeutung, weil dadurch in den Ableitungen I, aVL und V_6 die *Q-Zacke* entsteht. Wird das erste elektrische Signal auf das Einthoven-Bezugssystem projiziert, zeigt sich, daß der QRS-Komplex in den Ableitungen I und II mit der Q-Zacke, in der Ableitung III jedoch mit der *R-Zacke* beginnt.

Depolarisation der Herzspitze. Die *Depolarisation der Herzspitze*, die unmittelbar nach dem Beginn der Depolarisation der rechten Kammer einsetzt, ergibt ein *zweites* wichtiges elektrokardiographisches Signal. Denn bei Projektion des zweiten Momentanvektors auf das Einthoven-Dreieck zeigt sich, daß zu diesem Zeitpunkt in den Ableitungen I, II und III die R-Zacke auftritt.

Depolarisation der linken Kammer. Die rechte Kammer wird aufgrund ihrer dünnen Myokardschicht rasch depolarisiert. Wenn die Erregungsfront auf die Seitenwand der linken Kammer übergreift, entsteht ein *drittes* wichtiges Signal. Zu diesem Zeitpunkt wird die hohe Amplitude der R-Zacke in den Ableitungen I und II gezeichnet, während in der Ableitung III die S-Zacke auftritt. Die Amplitudenhöhe erklärt sich aus den besonders hohen elektrischen Potentialen, die zu diesem Zeitpunkt herrschen, da ihnen keine Kraft aus dem rechten Ventrikel entgegenwirkt und die Muskelmasse der linken Kammer im Vergleich zur rechten dicker ist.

Späte Phase der Depolarisation der linken Kammer. Unmittelbar vor dem Abschluß der *Kammerdepolarisation* läßt sich ein *vierter Vektor* ableiten, der gegen die Basis der Kammer gerichtet ist. Durch die gegen die Kammerbasis gerichtete Erregungsfront wird in der Ableitung III die Amplitude der S-Zacke, in den Ableitungen I und II die der R-Zacke größer.

Vollständige Depolarisation der Kammern. Sind die Dipole neutralisiert bzw. umgepolt, können an der Körperoberfläche keine auf Potentialschwankungen im Herzen zurückzuführenden Spannungsschwankungen mehr abgeleitet werden: Das Herz ist vollständig *depolarisiert*. Zu diesem Zeitpunkt ist das Myokard refraktär, d.h., ein Reiz löst keine Myokardkontraktion aus. Da keine Potentialdifferenz besteht, kehrt die EKG-Kurve in allen Ableitungen zur Null-Linie zurück, und es wird die isoelektrische ST-Strecke geschrieben.

Repolarisation

Die Repolarisation der Kammern setzt in der Regel wahrscheinlich aufgrund der hohen interventrikulären Drücke zuerst epikardial ein. Die Vektoranalyse bei der Kammerrepolarisation ergibt im Normalfall eine positive T-Welle in den Ableitungen I und II. In der Ableitung III ist die T-Welle ihrer Richtung nach variabel.

Nach Abschluß der Repolarisation ist das Zellinnere negativ geladen, die Umgebung positiv. Damit ist das Herz für die Aufnahme des nächsten Impulses und für die nächste Kontraktion bereit. Dieser Phase entspricht im EKG eine isoelektrische Strecke, da an der Körperoberfläche ja keine Nettopotentialdifferenz vorhanden ist.

Räumliche Vektorschleife

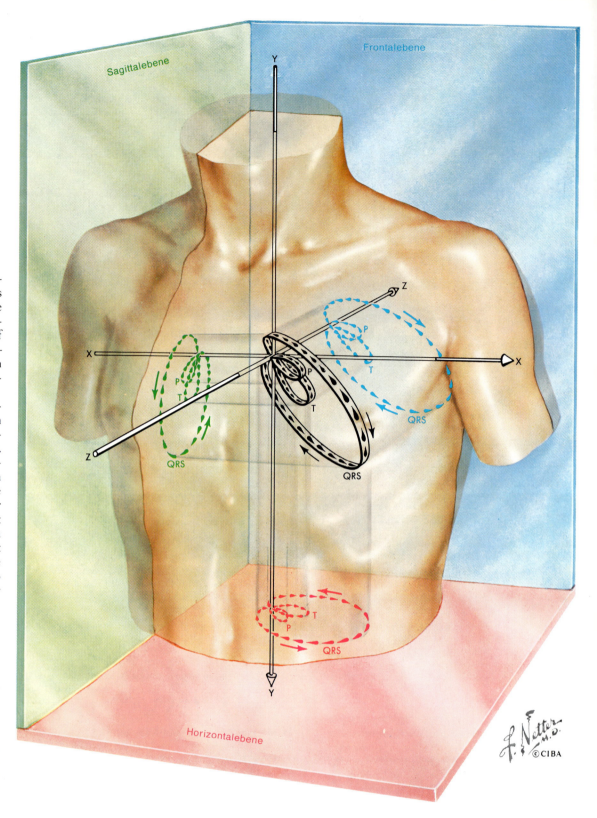

Prinzip

Mit Hilfe der Vektorkardiographie lassen sich die Aktionsströme des Herzens darstellen. Aufgrund dieser Ströme kommt eine dreidimensionale bzw. räumliche Spannungsschleife zustande, die auf eine *frontale, horizontale* und *sagittale Ebene* projiziert werden kann. Sie setzt sich aus zahlreichen räumlichen Momentanvektoren zusammen.

Für die Abbildung wurde aus den verschiedenen in Verwendung stehenden Bezugssystemen die orthogonale Ableitung nach Frank (X, Y, Z) ausgewählt. Bei jeder Kontraktion treten drei Hauptschleifen auf, P, QRS und T. Sie werden durch Darstellung der Aktionsströme von zwei orthogonalen (zueinander rechtwinkligen) Ableitungen gebildet und setzen sich aus in Abständen von 2 Millisekunden aufgereihten, meist tropfenförmigen Punkten zusammen, die mit dem stumpfen Ende voran liegen, so daß sich die Bewegungsrichtung der Schleife feststellen läßt.

Frontale Projektionsebene

In der frontalen Projektion wird die X-Achse (von links nach rechts) gegenüber der Y-Achse (von oben nach unten) dargestellt. Am linken und rechten Arm bzw. an der linken und rechten Körperseite werden die Potentialschwankungen zwischen den Ableitepunkten mit Hilfe von Elektroden abgegriffen. Gleichzeitig werden die Potentialschwankungen am Kopf und Fuß über Elektroden abgeleitet. Auf einer Kathodenstrahlröhre werden nun die X- und Y-Komponente auf der horizontalen bzw. vertikalen Achse gleichzeitig als Schleife in der frontalen Ebene dargestellt.

Sagittale Projektionsebene

Die sagittale Projektion ergibt sich aus der Y- und der Z-(posteroanterioren)Komponente.

Horizontale Projektionsebene

Die horizontale Projektion ergibt sich aus der Z- und X-Achse.

Anhand dieser drei Projektionen (frontal, horizontal und sagittal) läßt sich die in Tafel 16 abgebildete räumliche (dreidimensionale) Vektorschleife darstellen.

Räumliche Größe und Verzerrungen der Vektorschleife

Bei der konventionellen Vektorkardiographie werden drei Schleifenprojektionen des räumlichen Vektors, nämlich die frontale, die horizontale und meist die linke sagittale Projektion, zunächst auf der Kathodenstrahlröhre dargestellt und dann photographiert. Daraus läßt sich die dreidimensionale bzw. räumliche Vektorschleife ableiten, die den drei Projektionen zugrunde liegen muß. Mit Hilfe der modernen Computertechnik ist es heute bereits möglich geworden, sowohl die Größe als auch die Projektionen des räumlichen Vektors zu registrieren.

Da sich auf dem Vektorkardiogramm die im jeweiligen Augenblick herrschenden elektrischen Kräfte darstellen lassen, kommt der Vektorkardiographie besondere Bedeutung zu. Bei Kardiopathien ist das Gleichgewicht zwischen den einzelnen Komponenten gestört. So sind z.B. bei der Hypertrophie einer Kammer gegen den hypertrophierten Muskel zu stärkere Ströme abzuleiten, wodurch die Vektorschleife in diese Richtung verzerrt wird. Sind wie beim Myokardinfarkt normale elektrische Kräfte zerstört, zeigen sie vom infarzierten Bereich weg, was sich wiederum in einer Verzerrung der Vektorschleife äußert.

Grundlagen der Vektorkardiographie

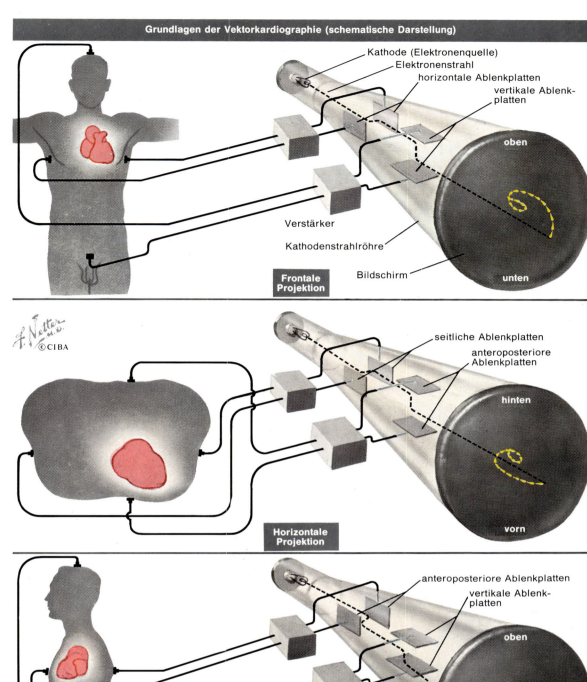

Prinzip

Der *Vektorkardiograph* ist im wesentlichen ein X-Y-Schreiber, ein Gerät zur gleichzeitigen Aufzeichnung von in zwei Richtungen verlaufenden elektrischen Kräften. Zu diesem Zweck werden an der Körperoberfläche *Elektroden* angebracht, die die Aktionsströme des Herzens abgreifen und über *Verstärker* einer *Kathodenstrahlröhre* zuführen. Die Kathodenstrahlröhre erzeugt einen *Elektronenstrahl*, der zwischen paarweise angeordneten *horizontalen* und *vertikalen Ablenkplatten* zu einem phosphoreszierenden *Bildschirm* zieht, auf dem er Leuchtpunkte zeichnet. Die zeitlichen Verhältnisse werden durch Unterbrechung der Schleife in Abständen von 2 Millisekunden kenntlich gemacht. Die Leuchtpunkte werden elektronisch in eine Tropfenform gebracht, wobei das stumpfe Ende des Tropfens voranzieht. Daraus läßt sich die Bewegungsrichtung des Elektronenstrahls ablesen.

Aufgrund der Konstruktion der Vektorkardiographen werden die Körperpotentiale standardisiert dargestellt, und zwar in der *frontalen*, *horizontalen* und *linken sagittalen* Projektion, die im folgenden kurz dargestellt werden sollen.

Frontale Projektion

Ableitung X, von links nach rechts: Ist das unter dem linken Arm abgegriffene Potential in bezug auf den rechten Arm positiv, wird der Elektronenstrahl auf dem Bildschirm, von vorne gesehen, nach rechts abgelenkt.

Ableitung Y, von unten nach oben: Ein positives Potential am Fuß in bezug auf den Kopf lenkt den Elektronenstrahl auf dem Bildschirm *nach unten* ab.

Horizontale Projektion

Ableitung X, von links nach rechts: Ist das auf der linken Körperseite abgegriffene Potential in bezug auf die rechte Körperseite positiv, wird der Elektronenstrahl auf dem Bildschirm, von vorne gesehen, nach rechts abgelenkt.

Ableitung Z, von vorn nach hinten: Ein positives Potential an der Körpervorderseite in bezug auf die Rückseite lenkt den Elektronenstrahl auf dem Bildschirm nach unten ab.

Linke sagittale Projektion

Ableitung Z, von vorn nach hinten: Ein positives Potential an der Körpervorderseite in bezug auf die Rückseite lenkt den Elektronenstrahl auf dem Bildschirm nach links ab.

Ableitung Y, von unten nach oben: Ein positives Potential am Fuß in bezug auf den Kopf bewegt den Elektronenstrahl zum unteren Ende des Bildschirms.

Andere Ableitungssysteme

Ungefähr 19 weitere Ableitungen wurden beschrieben, aber nur mit wenigen können die Potentialschwankungen in der X-, Y- und Z-Achse so genau dargestellt werden.

Bei einigen ist das Ableitungssystem zu aufwendig, bei anderen mangelt es an Genauigkeit, und die Bilder erscheinen in der einen oder anderen Ebene verzerrt. Das Frank-System ist ein guter Kompromiß zwischen technischem Aufwand und erforderlicher Genauigkeit. Die Frank-Ableitungen, die oben vereinfacht dargestellt wurden, werden daher von vielen Ärzten zur Vektorkardiographie verwendet.

Ableitung des Elektrokardiogramms aus der Vektorschleife

Ableitung des EKG aus der normalen Vektorschleife

frontale Ebene

horizontale Ebene

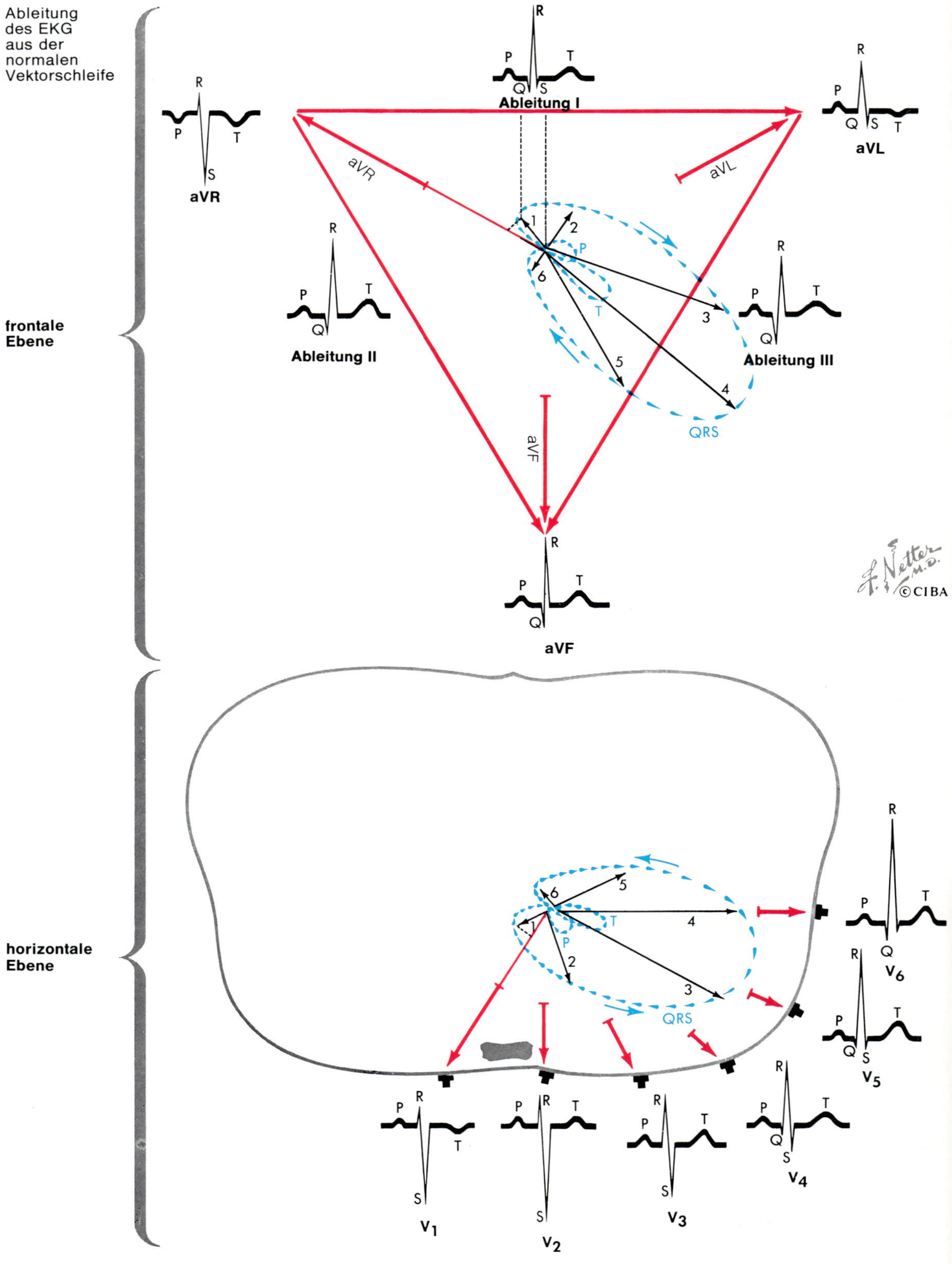

Zwischen der frontalen und der horizontalen *Vektorschleife* und dem konventionellen, an 12 Ableiteorten registrierten *Elektrokardiogramm* besteht ein fester Zusammenhang. In Tafel 18 sind die bipolaren *Ableitungen* I, II und III dargestellt, die gewöhnlich anhand des Einthoven-Dreiecks ausgewertet werden. Ferner sind die verstärkten unipolaren *Goldberger-Ableitungen* aVR, aVL und aVF angegeben, für die ein innerhalb des Einthoven-Dreiecks liegendes triaxiales Bezugssystem gilt. Dieses triaxiale Bezugssystem besteht aus Bezugsachsen in Form von Pfeilen, die zum rechten Arm, zum linken Arm und zum linken Bein weisen. Im Prinzip wird ein Vektor, der zur Pfeilspitze irgendeiner Bezugsachse hinzeigt, in dieser Ableitung als *positive Zacke* registriert. Steht der Herzvektor im rechten Winkel zur Bezugsachse, wird in dieser Ableitung keine oder nur eine kleine Zacke angeschrieben. Sind Pfeilrichtung der Bezugsachse und Vektorrichtung einander entgegengesetzt, entsteht in dieser Ableitung eine negative Zacke. Die Amplitude der EKG-Zacken hängt jeweils von der Größe des auf eine Bezugsachse projizierten Herzvektors ab.

Nehmen wir als Beispiel den ersten Momentanvektor (1) in der *frontalen Ebene*. Er weist vom AV-Knotenbereich zur rechten Schulter. Da der projizierte Vektor zur Elektrode am rechten Arm hinzeigt, wird in aVR eine *R-Zacke* geschrieben. In der Ableitung I sind Vektorrichtung und Pfeilrichtung der Bezugsachse gegensinnig; daher wird in dieser Ableitung eine *Q-Zacke* geschrieben. In aVL entsteht zwar auch eine Q-Zacke; sie hat aber eine kleine Amplitude, da der Vektor in dieser Ableitung nur wenig von der Bezugsachse wegzeigt. Verläuft er in entgegengesetzter Richtung, wie in der aVF-Ableitung, wird eine regelrechte Q-Zacke geschrieben. Auch in der Ableitung II sind Vektor- und Pfeilrichtung der Bezugsachse gegensinnig, und es entsteht eine Q-Zacke.

In der *horizontalen Ebene* weisen der erste Herzvektor und die Bezugsachse in V_1 in die gleiche Richtung; es wird daher eine *R-Zacke* geschrieben. Auch in V_2 sind Vektor- und Pfeilrichtung der Bezugsachse gleich, so daß auch in dieser Brustwandableitung eine R-Zacke entsteht. In V_5 und V_6 wird hingegen eine Q-Zacke geschrieben, da Herzvektor und Bezugsachsen in diesen Ableitungen entgegengesetzt verlaufen.

Auf diese Weise läßt sich jeder Momentanvektor der Schleife analysieren. In V_3 ergibt der erste Herzvektor (1) kaum einen Ausschlag. In V_4 sind Vektorrichtung und Pfeilrichtung der Bezugsachse gegensinnig; es wird daher eine Q-Zacke geschrieben. Dies gilt gleichermaßen für die Brustwandableitungen V_5 und V_6.

Bei der Ableitung des Elektrokardiogramms aus der Vektorschleife ist zu bedenken, daß jede EKG-Zacke aufgrund einer unendlichen Zahl aufeinanderfolgender gleich- und gegensinniger Vektoren zustande kommt. Ihre Größe und Form wird somit durch die Summe aller dieser Vektoren bestimmt. Auch die zeitliche Aufeinanderfolge der Vektoren ist wichtig. So wird z.B. in V_1 die R-Zacke früh geschrieben; sie ist auf einen früh auftretenden Vektor (Vektor 1 in der Abbildung) zurückzuführen, während die S-Zacke später als Folge der später folgenden Vektoren (Vektoren 4, 5 und 6 in der Abbildung) auftritt.

Sektion II – Tafel 18

Achsenabweichung beim Herzgesunden

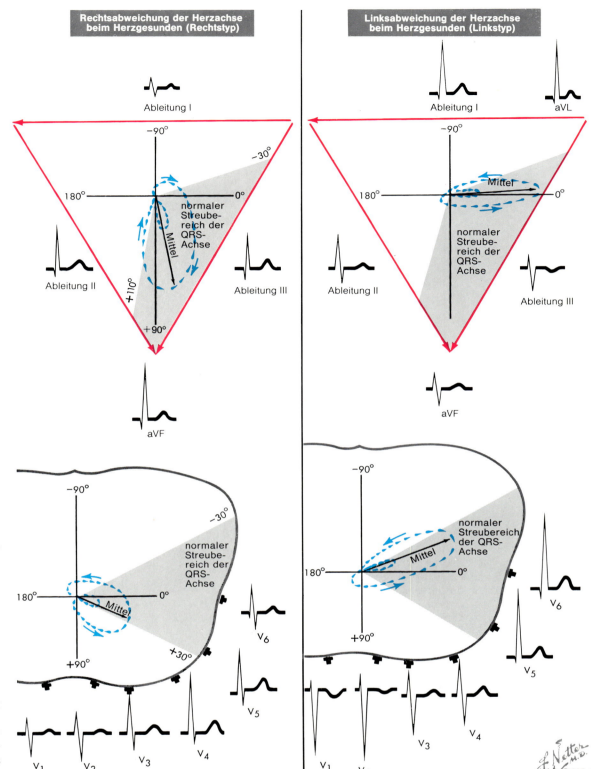

Die *mittlere* elektrische Achse von P, QRS und T entspricht beim Herzgesunden meist der anatomischen Lage des Herzens im Brustraum. Sie kann bei Herzkrankheiten vom normalen Verlauf abweichen. In der Tafel 19 sind physiologische Varianten der Vektorschleife dargestellt. QRS- und T-Schleifen können in der frontalen Ebene zwischen $-30°$ und $+110°$ und in der horizontalen zwischen $+30°$ und $-30°$, bezogen auf den linken Arm, variieren.

Bei Rechtsabweichung der Herzachse sind P- und QRS-Schleife in der frontalen Projektion oft bis zu $+90°$ nach rechts verschoben. Dementsprechend findet sich in den *Ableitungen* II, III, aVF, V_2 und V_3 eine hohe R-Zacke.

Bei Linksabweichung weist die QRS-Schleife typischerweise gegen das linke Schulterblatt (nach links oben und hinten). Die mittlere elektrische Achse liegt in der frontalen Projektion oft bei $-30°$ und in der horizontalen (nach hinten zu) bei $-30°$. Im EKG stellt sich diese Situation als tiefes S in V_1 und V_2 und als hohes R in den Ableitungen I, aVL, V_5 und V_6 dar.

Da das EKG wesentlich von der Lage des Herzens im Brustraum bestimmt wird, kommt dem Verständnis um die Zusammenhänge zwischen Herzlage und EKG besondere Bedeutung zu. Diese sind jedoch keineswegs leicht zu erfassen, da das Herz um eine anteroposteriore, transversale und um seine anatomische Längsachse rotieren kann, ja es kann sogar um alle drei Achsen gedreht sein. Die Rotation um die Längsachse ist dabei am schwersten vorstellbar. Sie erfolgt um eine von der Ventilebene durch das Septum zur Herzspitze ziehende Achse, die bei Betrachtung von der linken Seite her an der Herzspitze austreten würde. Stellt man sich auf der Ventilebene eine Uhr vor, kann man auch angeben, ob die Drehung um die Längsachse im oder entgegen dem Uhrzeigersinn erfolgt.

Bei Mittellage des Herzens befindet sich die rechte Herzkammer vor, rechts und über der linken, die linke hinter, unter und links von der rechten. Würde man nun eine Elektrode direkt auf die rechte Kammer auflegen, erhielte man einen »rechten Kammerkomplex« (r, S und umgekehrtes T). Eine Elektrode auf der linken Kammeroberfläche ergäbe einen »linken Kammerkomplex« (q, R und positives T). Brächte man eine Elektrode am Körper bzw. an einer Extremität so an, daß sie einen der Ventrikel »sieht«, ließe sich jener Komplex ableiten, der für den von der Elektrode »gesehenen« Ventrikel typisch ist. Beim Indifferenztyp »sieht« die Elektrode in aVL und aVF weder die rechte noch die linke Kammer direkt. In diesen Ableitungen finden sich daher kleine Komplexe, die nicht ganz so aussehen wie die typischen Kammerkomplexe. Beim Einatmen und Tiefertreten des Zwerchfells bzw. beim asthenischen Körperbautyp rotiert das Herz im Uhrzeigersinn, so daß die Beinelektrode die linke Kammer und die Elektrode am linken Arm die rechte Kammer »sieht«. In aVF wird daher der typische linke Kammerkomplex geschrieben, in aVL der rechte. Bei Adipositas, während der Schwangerschaft und beim Ausatmen mit Hochtreten des Zwerchfells dreht sich das Herz entgegen dem Uhrzeigersinn. Dementsprechend wird in aVL der linke (überwiegend positive) Kammerkomplex registriert, in aVF der rechte (überwiegend negative).

Vorhofvergrößerung

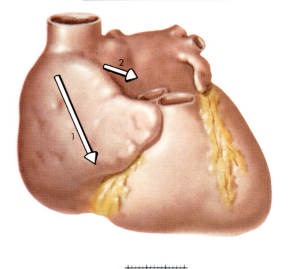

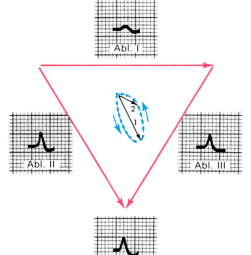

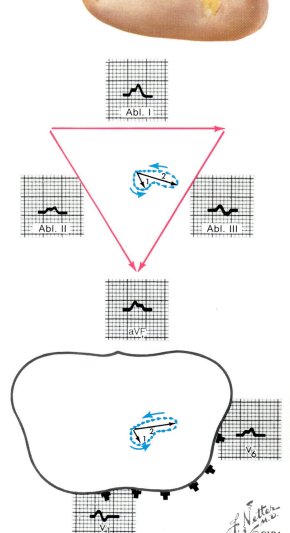

Vergrößerung des rechten Vorhofs

Eine Vergrößerung des rechten Vorhofs findet sich bei Cor pulmonale, pulmonalem Hochdruck und Trikuspidal- oder Pulmonalklappenstenose. Dadurch dominiert das erste atriale Signal; die elektrische Achse von P weist im allgemeinen nach vorn unten. Dementsprechend zeigen die Ableitung I kleine, die Ableitungen II, III und aVF hingegen hohe P-Wellen, die oft über die obere Normalgrenze (2,5 mm in Ableitung II) hinausragen. Die Vektorschleife ist nach vorne unten gerichtet. In V_1 und V_2 sind mäßig hohe P-Wellen zu finden.

Eine Vergrößerung des rechten Vorhofes besteht bei Druck- oder Volumenüberlastung des rechten Vorhofs im Vergleich zum linken. Ein typischer Druckanstieg kommt durch Trikuspidalstenosen zustande. Im EKG entspricht die Rechtsvorhofvergrößerung dem Bild des P dextroatriale (P dextrocardiale, P pulmonale), d.h. hohen, schlanken, glatten, spitzen P-Wellen (am besten in II, III und aVF zu sehen) mit leichter Rechtsabweichung der elektrischen Achse von P.

Vergrößerung des linken Vorhofs

Es findet sich bei vergrößertem linken Vorhof elektrokardiographisch das Bild des P sinistroatriale (P sinistrocardiale, P mitrale) mit breiten, doppelgipfligen, jedoch normal hohen P-Wellen und leichter Linksabweichung der elektrischen Achse von P. Die elektrischen Kräfte sind bei der meist durch Mitralstenose oder -insuffizienz infolge einer rheumatischen Herzkrankheit verursachten Vergrößerung des linken Vorhofs bei unveränderter Größe des rechten gegen die linke Achsel gerichtet. Dementsprechend weist die Ableitung II eine breite, mehr als 0,12 Sekunden dauernde P-Welle auf. Die P-Schleife ist ungewöhnlich groß und zeigt eine Linksabweichung. Auch in V_6 ist die P-Welle breit und aufgesplittert. Die späten P-Vektoren sind größer als die frühen.

Vergrößerung beider Vorhöfe

Bei Vergrößerung beider Vorhöfe finden sich hohe und breite aufgesplitterte P-Wellen (2,5 mm und mehr als 0,12 Sekunden in Ableitung II). Dieses Bild entspricht der Kombination eines Mitralklappenfehlers mit einem Vorhofseptumdefekt oder multiplen Klappenfehlern. Die atrialen T-Wellen bzw. Vorhofrepolarisationszacken sind meist klein, häufig überhaupt nicht aufzufinden oder in den QRS-Komplex eingegangen. T- und P-Wellen sind meist diskordant, d.h., auf eine positive P-Welle folgt eine sehr kleine negative T-Welle. Im allgemeinen ist die von der T-Welle umschriebene Fläche etwas kleiner als die unter der P-Welle.

Sind die P-Wellen als P sinistroatriale oder P dextroatriale vergrößert, werden auch die T-Wellen im gleichen Ausmaß höher, wobei die PQ-Strecke gesenkt wird. Große atriale T-Wellen machen oft auf Vorhofanomalien aufmerksam und erweisen sich daher als *diagnostisch* wertvoll.

Kammerhypertrophie

Für das elektrokardiographische Bild der Kammerhypertrophie werden zahlreiche Ausdrücke benutzt. Einige beschreiben den funktionellen Zustand eines Ventrikels im Vergleich zum anderen, während andere mehr den anatomischen Zustand in den Vordergrund stellen. Das Wort »Vergrößerung« schließt sowohl Hypertrophie als auch Dilatation ein. In der neueren Literatur unterscheidet man das EKG bei Widerstands- und Volumenhypertrophie.

Rechtshypertrophie

Aufgrund der dickeren Myokardschicht in der rechten Kammer sind die QRS-Kräfte nach rechts gerichtet. Dadurch erscheint die QRS-Schleife in der horizontalen Ebene nach rechts vorne verzerrt. In V_1 und V_2 sind die *R-Zacken höher* als im normalen EKG; in V_4 und V_5 finden sich *tiefe S-Zacken*.

Das Amplitudenverhältnis von R zu S weicht von der Norm (= kleiner als 1) ab. Bezogen auf die Tiefe der S-Zacke, erscheint daher die R-Zacke hoch. Als typisches Zeichen sind ST-Strecke und T-Welle gegenüber jenem Teil von QRS diskordant, der die größte Fläche umschreibt (d. h. meist die R-Zacke); auch die *T-Schleife* verhält sich gegenüber der QRS-Schleife gegensinnig. Dementsprechend ist in V_1 und V_2 die R-Zacke positiv, die T-Welle negativ. In V_5 und V_6 findet sich jedoch stets ein negatives S und ein positives T.

Ätiologisch ist die Rechtshypertrophie auf angeborene Herzvitien bzw. erworbene Herzkrankheiten zurückzuführen und kann infolge einer Druck- oder Volumenüberlastung zustande kommen. Dabei wird die Myokardschicht der rechten Kammer dicker, wodurch die rechte Kammer nicht nur der Muskelmasse nach, sondern auch in bezug auf die elektrischen Kräfte dominiert. Da für das EKG und das VKG die Nettopotentialschwankungen des gesamten Herzens maßgebend sind, verlaufen die in QRS zum Ausdruck kommenden elektrischen Kräfte im allgemeinen von links nach rechts. Gewöhnlich ist die Erregungsfront von der kleineren gegen die größere Muskelmasse gerichtet, d. h. von der normalen zur hypertrophierten Kammer.

Linkshypertrophie

Bei *Linkshypertrophie* wird die QRS-Schleife durch die dickere Muskelmasse der linken Kammer gegen das linke Schulterblatt zu verschoben. Dementsprechend finden sich in V_1 und V_2 tiefe S-Zacken, in V_5 und V_6 hingegen nur kleine oder überhaupt keine, dafür aber hohe R-Zacken. Auch bei der Linkshypertrophie sind ST-Strecke und T-Welle der größten QRS-Zacke gegenüber diskordant. In V_1 steht also eine tiefe S-Zacke einer *positiven* ST-Strecke und T-Welle gegenüber, während in V_6 eine hohe R-Zacke mit einer *negativen* ST-Strecke und T-Welle in Erscheinung tritt. In der horizontalen Projektion sind die Vektoren zunächst von links nach rechts vorne gerichtet, drehen dann gegen das linke Schulterblatt und kehren schließlich zum Nullpunkt zurück. Tritt im EKG die für die Linkshypertrophie typische Verschiebung der ST-Strecke auf, findet sich im VKG eine offene QRS-T-Schleife, d. h., daß Anfang und Ende des QRS-Komplexes in verschiedener Höhe liegen, worauf eine T-Welle folgt, die in bezug auf den Hauptteil der QRS-Schleife um 180° diskordant ist. In der frontalen Projektion ist die Schleife zur linken Schulter hin verschoben, QRS und T-Welle sind diskordant. Auch hier findet sich oft eine offene Schleife, und zwar wenn der *Punkt J* (Ende von QRS, Anfang von ST) und der *Punkt I* (Ende von PQ, Anfang von QRS) in der Horizontalen nicht auf gleicher Höhe liegen. Beim Herzgesunden liegen J und I gleich hoch, meist auf der isoelektrischen Linie. Bei hochgradiger Linkshypertrophie liegt der Punkt J in V_5 tiefer als der Punkt I, bei hochgradiger Rechtshypertrophie in V_1. Auch unter Digitalisierung, bei Hypokaliämien, Myokardinfarkten, Myokardischämien, Perikarditiden und Schenkelblöcken weicht die Lagebeziehung zwischen I und J von der Norm ab.

Hypertrophie beider Kammern

Sind beide Kammern vergrößert, dominiert elektro- und vektorkardiographisch der stärker hypertrophierte Muskel.

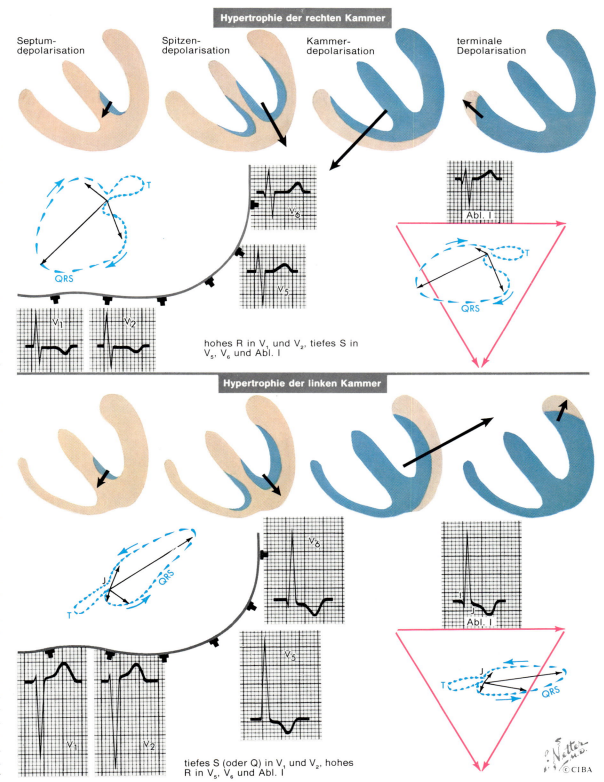

Hypertrophie der rechten Kammer
Septumdepolarisation — Spitzendepolarisation — Kammerdepolarisation — terminale Depolarisation
hohes R in V_1 und V_2, tiefes S in V_5, V_6 und Abl. I

Hypertrophie der linken Kammer
tiefes S (oder Q) in V_1 und V_2, hohes R in V_5, V_6 und Abl. I

Schenkelblock

Definition und Einteilung

Unter Schenkelblock wird eine pathologisch veränderte Erregungsleitung in Teilen des kardialen Erregungsleitungssystems verstanden. Davon können der linke, der rechte, evtl. auch beide Ventrikel betroffen sein.

Als typisches Zeichen eines Schenkelblocks findet sich elektrokardiographisch eine Verbreiterung des QRS-Komplexes auf mehr als 0,1 Sekunden. Bei einer *QRS-Dauer* von 0,1 bis 0,12 Sekunden spricht man von einem *inkompletten Schenkelblock*, bei einer *QRS-Dauer* von mehr als 0,12 Sekunden von einem *kompletten Schenkelblock*. Bei komplettem Schenkelblock ist der QRS-Komplex während der ersten 0,04 Sekunden normal konfiguriert, weicht aber danach von der Norm ab. Beim *Linksschenkelblock* kommt der gesamte QRS-Komplex aufgrund einer pathologischen Depolarisationswelle zustande, und das EKG unterscheidet sich grundlegend von der Normkurve.

Die Schenkelblockbilder werden in *typische* und *atypische* Formen unterteilt. Bei einer typischen Form liegt lediglich eine Läsion des His-Bündels bzw. eines der Tawara-Schenkel vor. Bei der atypischen Form finden sich neben dem Schenkelblock noch andere Läsionen, z.B. ein Myokardinfarkt. Der typische Block läßt sich elektrokardiographisch daran erkennen, daß sich die T-Welle zur breitesten Zacke des QRS-Komplexes gegensinnig verhält, d.h., T ist bei einem Rechtsschenkelblock in V_6 gegensinnig zu S, in V_1 zu R. Bei der atypischen Blockform gilt diese Regel nicht unbedingt.

Rechtsschenkelblock

Für das Zustandekommen eines Rechtsschenkelblocks genügt bereits ein geringfügiger Defekt im rechten Tawara-Schenkel. Dabei verläuft der erste Vektor normal von der linken Seite des Septums zur rechten; dementsprechend findet sich in V_5 und V_6 wie gewöhnlich eine Q-Zacke. Darauf zieht die Erregungsfront weiter durch die linke Kammer vom Endokard zum Epikard; dies entspricht in V_5 und V_6 einer normalen R-Zacke. Schließlich breitet sich die Erregungsfront langsam durch das Septum und die Purkinje-Fasern über die rechte Kammer aus. Entsprechend der langsam fortschreitenden Depolarisation findet sich in V_5 und V_6 eine breite S-Zacke, die meist länger dauert als die R-Zacke. Diese Depolarisationsfolge – nach rechts, dann nach links und wiederum nach rechts – zeichnet in V_1 ein r, ein S und ein R', wobei R' breiter ist als R. Im Vektorkardiogramm sind die elektromotorischen Kräfte zunächst nach rechts gerichtet, drehen dann nach links und kehren wieder nach rechts zurück. Das VKG wird während der späten Kammerdepolarisationsphase langsam geschrieben (die Leuchtpunkte stehen näher beisammen), da sich die Erregung in der rechten Kammer langsamer ausbreitet. In der horizontalen Projektion ist die Vektorschleife zunächst nach rechts, dann nach links und wieder nach rechts vorne gerichtet, in der frontalen nach rechts, links, rechts und oft nach oben. Es soll nochmals darauf hingewiesen werden, daß beim Rechtsschenkelblock die QRS-Schleife zunächst normal verläuft und erst später von der Norm abweicht.

Der Rechtsschenkelblock wird häufig durch Arteriosklerose oder langdauernde Belastung des rechten Ventrikels durch pulmonale Hypertonie oder Pulmonalstenose verursacht.

Linksschenkelblock

Ist die Erregungsleitung im linken Schenkel blockiert, ändert sich der gesamte Depolarisationsablauf in den Kammern. Die Depolarisation beginnt beim Linksschenkelblock an der rechten Seite des Septums und schreitet zunächst nach links vorn fort, wobei in V_1 und V_2 r-Zacken geschrieben werden. Darauf wendet sich die Erregungsfront nach links zur Herzspitze und zieht von dort zur linken Herzbasis, so daß in Ableitung I, V_5 und V_6 hohe R-Zacken, in V_1 und V_2 S-Zacken entstehen. Die Potentialrichtung weist allgemein zum linken Schulterblatt; ST-Strecke und T-Welle sind gegenüber der *Hauptrichtung von QRS diskordant*. Eine derartige Beziehung zwischen QRS und T ist für die *typische* Form des Linksschenkelblocks charakteristisch. Sind QRS und T *nicht gegensinnig* bzw. konkordant, handelt es sich um eine *atypische* Form, bei der neben dem Schenkelblock wahrscheinlich noch eine weitere Läsion, z.B. ein Myokardinfarkt, vorliegt.

Ätiologisch ist der Linksschenkelblock auf Arteriosklerose, Myokardinfarkt, Herzinsuffizienz oder hochgradige Belastung der linken Herzkammer, z.B. infolge einer Hypertonie, zurückzuführen.

Wolff-Parkinson-White-Syndrom (WPW-Syndrom)

Beim *Wolff-Parkinson-White-Syndrom* (WPW-Syndrom) liegen eine oder mehrere angeborene Muskelfasern *(Kent-Bündel)* zwischen Vorhof und Ventrikel vor. Diese können die Sinuserregung schneller als der AV-Knoten auf die Ventrikel leiten. Deshalb werden diese gleichzeitig von zwei Stellen erregt *(Kombinationssystolen)*. Wegen der kürzeren Leitungszeit über die *akzessorische Bahn* beginnt die ventrikuläre Erregung an der Insertionsstelle früher. Da die Bahn jedoch keinen Anschluß an das His-Purkinje-System hat, dauert die Erregung der Ventrikel selbst länger. Der QRS-Komplex wird breiter auf Kosten der PQ-Zeit.

Im Oberflächen-EKG äußert sich dies in einem verbreiterten QRS-Komplex und einer verkürzten PQ-Zeit. Der träge Steilanstieg des QRS-Komplexes wird *Deltawelle* genannt. Die akzessorischen Muskelfasern liegen überwiegend zwischen linkem Vorhof und linkem Ventrikel; weniger häufig verbinden sie rechten Vorhof mit rechtem Ventrikel. Sehr selten liegen sie im Bereich des His-Bündels. In diesem Fall sind die Veränderungen des Oberflächen-EKGs gering.

Die linksseitig gelegenen akzessorischen Bahnen erzeugen einen Vektor der Deltawelle von links nach rechts. Die Deltawelle in V_1 ist positiv *(sternal positiver Typ)*. Rechtsseitig gelegene akzessorische Bündel erzeugen einen Vektor der Deltawelle von rechts nach links. In V_6 und I ist die Deltawelle negativ *(sternal negativer Typ)*.

Aufgrund der doppelten AV-Verbindung kommt es bei ca. 20 % der Personen mit WPW-Syndrom unter bestimmten Bedingungen zu kreisenden Erregungen, deren Frequenz die des Sinusknotens übersteigt. Klinisch äußert sich dies in tachykarden Anfällen, bei denen in den überwiegenden Fällen die anterograde Leitung über den AV-Knoten erfolgt. Die retrograde Erregung wird über das zusätzliche (akzessorische) Bündel geleitet; es liegt eine sogenannte *orthodrome Tachykardie* vor. Hierbei sind die QRS-Komplexe schmal, da ventrikuläres Gewebe normal erregt wird. Bei der selteneren *antidromen Tachykardie* werden die Kammern ausschließlich über das akzessorische Bündel erregt, die QRS-Komplexe sind maximal deformiert und breit, die Rückleitung erfolgt über den AV-Knoten. Manche dieser angeborenen Bündel haben die Eigenschaft, elektrische Erregungen nur von den Ventrikeln in Richtung auf die Vorhöfe zu leiten. Im Ruhe-EKG ist dies nicht zu erkennen, da die ventrikuläre Erregung ausschließlich über das normale Erregungsleitungssystem erfolgt. Trotzdem kann es auch hier zu kreisenden Erregungen kommen, jedoch ausschließlich als orthodrome Tachykardie mit schlanken Kammerkomplexen *(verborgenes WPW-Syndrom)*.

In den meisten Fällen werden die Anfälle hämodynamisch gut toleriert. Bei sehr gut leitenden Bündeln kann es bei hoher Anfallsfrequenz zu Synkopen kommen. Beim Auftreten von Vorhofflimmern ist bei diesen guten Leitungseigenschaften wegen der ungefilterten Impulsleitung auf die Ventrikel das Auftreten von *Kammerflimmern* möglich.

Therapeutisch kommen beim WPW-Syndrom zur Beeinflussung der akzessorischen Bahn *Klasse-I-Antiarrhythmika (S. 140)* in Frage (z. B. Ajmalin, Propafenon, Flecainid). Zur Depression des AV-Knotens können Kalziumantagonisten gegeben werden *(Verapamil, Gallopamil)*. *Digitalis* kann die Leitungseigenschaften des akzessorischen Bündels verbessern und ist deshalb *kontraindiziert*. In neuerer Zeit ist durch elektrophysiologische Untersuchungen die Möglichkeit gegeben, die Kent-Bahnen exakt zu lokalisieren. Dies ist die Voraussetzung zu deren operativer Durchtrennung, was bei bedrohlichen bzw. sonst therapeutisch schlecht beeinflußbaren Tachykardien notwendig ist.

Linksseitige Bahnen können oft ohne Anschluß an die Herz-Lungen-Maschine durchtrennt werden. Die Erfolgsquoten sind gut; das Operationsrisiko ist vergleichsweise gering. Die Durchtrennung septal gelegener akzessorischer Bündel ist jedoch wegen der engen räumlichen Beziehung zum AV-Knoten schwierig.

Wolff-Parkinson-White-Syndrom (WPW-Syndrom)

Der vom Sinusknoten ausgehende Impuls breitet sich über den Vorhof aus, wird im AV-Knoten verzögert, über das akzessorische Kent-Bündel jedoch rasch fortgeleitet.

Auf normale P-Welle folgt unmittelbar die Deltawelle, da Impulse über akzessorische Bahn ohne Verzögerung in den Kammern eintreffen. Daher ist die PQ-Dauer verkürzt oder fehlt ganz.

Nun treffen die über die normalen Leitungsbahnen (His-Bündel und Tawara-Schenkel) fortgeleiteten Impulse in den Kammern ein.

Das EKG weist insgesamt eine kurze PQ-Dauer und einen langen, unregelmäßigen QRS-Komplex auf.

antidrome paroxysmale Tachykardie → normales EKG nach Therapie

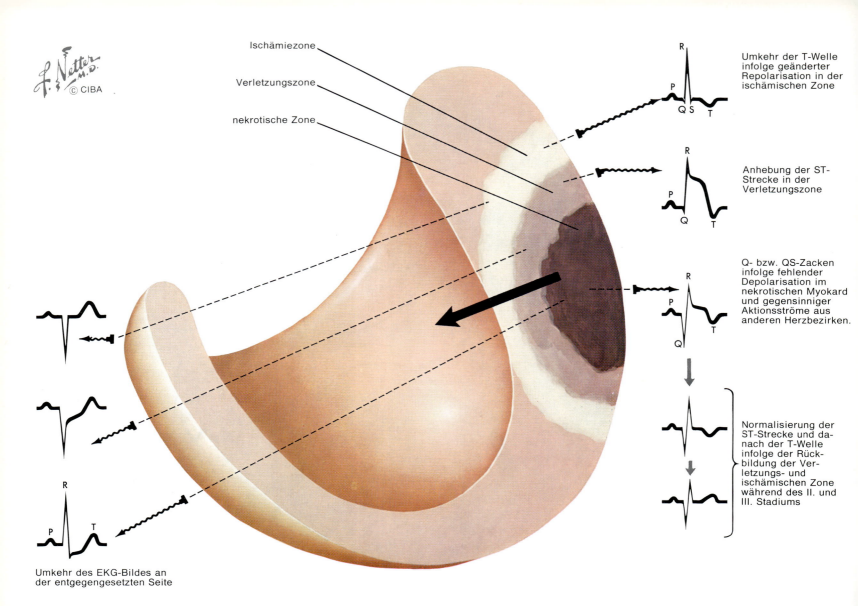

Umkehr der T-Welle infolge geänderter Repolarisation in der ischämischen Zone

Anhebung der ST-Strecke in der Verletzungszone

Q- bzw. QS-Zacken infolge fehlender Depolarisation im nekrotischen Myokard und gegensinniger Aktionsströme aus anderen Herzbezirken

Normalisierung der ST-Strecke und danach der T-Welle infolge der Rückbildung der Verletzungs- und ischämischen Zone während des II. und III. Stadiums

Umkehr des EKG-Bildes an der entgegengesetzten Seite

Myokardinfarkt

Unter infarziertem Myokard versteht man einen infolge Verschluß einer Arterie *untergegangenen Herzmuskelbezirk*. Elektrokardiographisch lassen sich an *infarziertem* Herzmuskel drei Zonen unterscheiden: 1. eine *nekrotische Zone* mit Gewebsuntergang, 2. eine *Verletzungszone* und 3. eine *ischämische (hypoxische) Zone*. In der nekrotischen Zone ist durch den vollständigen Gewebsuntergang überhaupt keine *Polarisation* der Myokardzellen möglich. In der meist infolge Mangeldurchblutung auftretenden Verletzungszone liegt lediglich eine teilweise Polarisation der Zellmembranen vor. In der ischämischen Myokardzone ist die *Repolarisation* gestört. Dies ist oft auf Durchblutungsstörungen, aber auch auf andere Ursachen zurückzuführen.

Im EKG erzeugt die nekrotische Zone *Q- bzw. QS-Zacken*, die Verletzungszone eine *Verschiebung der ST-Strecke* und die ischämische Zone *Veränderungen der T-Welle*. Eine direkt auf den nekrotischen Bezirk eines akuten Myokardinfarkts aufgelegte Elektrode »sieht« sozusagen durch den nekrotischen Bezirk hindurch und registriert von der kontralateralen Herzseite stammende Impulse in Form von Q-Zacken. Wird die Elektrode unmittelbar neben dem nekrotischen Bezirk aufgelegt, findet sich im EKG entsprechend der Position der Elektrode über der Verletzungszone eine Verschiebung der ST-Strecke. Liegt die Elektrode noch weiter distal vom nekrotischen Bezirk über dem ischämischen Bezirk, werden lediglich Veränderungen der T-Welle registriert. Nach *Heilung* eines Myokardinfarkts bleiben die Signale des nekrotischen Bezirks in Form von Q- bzw. QS-Zacken unverändert bestehen, während sich ST-Strecke und T-Welle wieder *normalisieren*. Wird eine Elektrode an der dem Infarkt kontralateralen Herzseite angebracht, registriert sie genau *entgegengesetzte* Signale.

Dauer und zeitlicher Ablauf eines Myokardinfarkts lassen sich aus dem EKG wie folgt beurteilen:

Ein *akuter* Infarkt (I. Stadium) zeigt typischerweise in einigen Ableitungen eine ausgeprägte Verschiebung der ST-Strecke, die jedoch nur Stunden bis Tage bestehenbleibt.

Im II. Stadium kehrt die ST-Strecke meist nach einigen Tagen zur isoelektrischen Linie zurück, und es treten negative T-Wellen auf, die Wochen bis Monate zu sehen sind.

Beim *Endstadium* (III. Stadium) des Infarkts schließlich gewinnen ST-Strecke und T-Welle fast vollständig ihr normales Aussehen wieder. Das Vorliegen eines Infarkts läßt sich lediglich aus den persistierenden abnormen Q- bzw. QS-Zacken ablesen. Das Endstadium setzt in der Regel nach Monaten bis Jahren, manchmal überhaupt nicht ein.

Bei Angina-pectoris-Anfällen kommt es zu Ischämien, bei instabiler Angina auch zur Ausbildung einer Verletzungszone, nicht aber zum Gewebsuntergang. Dementsprechend treten während des Anfalls Veränderungen von ST und T auf, die aber bei Abklingen des anginösen Schmerzes typischerweise verschwinden.

Nicht selten stellt sich bei im Ruhezustand normalem EKG unter Belastung mit oder ohne anginöse Symptomatik eine pathologische Kurve ein. Beim Herzgesunden ist selbst bei schwerster Muskelarbeit, wie z.B. beim Langstreckenlauf, kein einer Koronarinsuffizienz entsprechendes Bild abzuleiten. Lediglich in pathologischen Fällen bei Vorliegen einer Koronarstenose zeigt das Belastungs-EKG eine Verschiebung der ST-Strecke in den negativen Bereich, die auf eine temporäre subendokardiale Ischämie hinweist. Wird die Muskelarbeit beendet, stellt sich binnen weniger Minuten wieder ein normales Ruhe-EKG ein.

Es finden sich gelegentlich Myokardinfarkte, die aufgrund ihrer Lokalisation elektrokardiographisch und vektorkardiographisch nicht *diagnostizierbar* sind. Als Beispiel seien rein intramurale Infarkte genannt, die weder das Epikard noch das Endokard erreichen.

Lokalisation des Vorderwandinfarkts

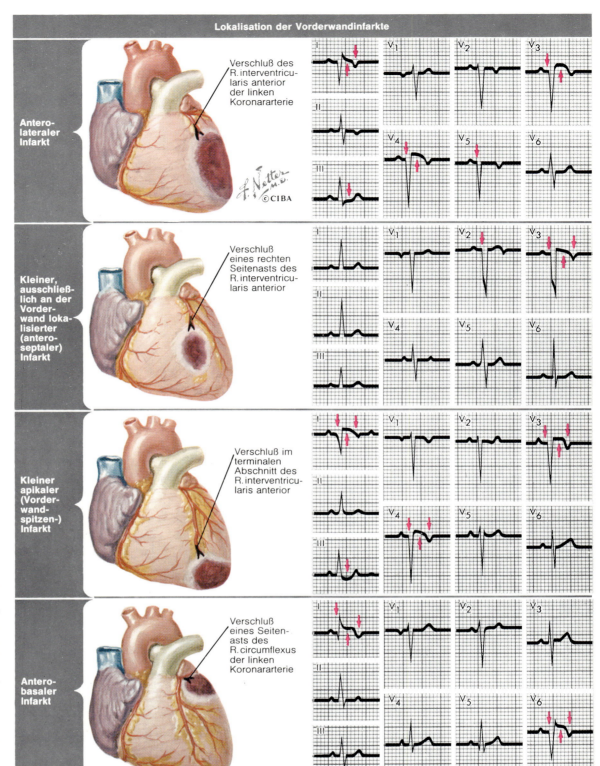

Myokardinfarkte können an der Vorderwand der linken Herzkammer in verschiedenen Lokalisationen auftreten.

Anterolateraler Infarkt

Diese Infarkte betreffen die anterolaterale Seite der Kammer und entstehen durch *Verschluß des R. interventricularis anterior der linken Kranzarterie*. Dabei findet sich in den Brustwandableitungen (V_3 bis V_5), die unmittelbar über dem infarzierten Areal abgeleitet werden, ein Verlust der initialen R-Zacke, in der *Ableitung I* meist eine Q-Zacke. ST-Strecke und T-Wellen sind in *I und III* diskordant, d.h. ST ist in I bei negativem T gehoben, in III bei positivem T gesenkt. Die Abbildung zeigt das typische EKG eines subakuten anterolateralen Infarkts.

Anteroseptaler Infarkt

Bei kleinen, ausschließlich *anterioren bzw. anteroseptalen Infarkten* betrifft die Störung der elektromotorischen Kräfte an der Vorderwand lediglich einen kleinen Bereich. Dementsprechend tritt in V_2 und V_3 ein Verlust der initialen R-Zacke auf, nicht aber in V_4, V_5 und V_6. Die *Extremitätenableitungen I, II und III* bieten keine Infarktzeichen (Abbildung), da die in der frontalen Ebene verlaufenden Kräfte unverändert bleiben.

Beim anteroseptalen Infarkt liegt meist ein *Verschluß eines rechten Seitenasts des R. interventricularis anterior der linken Kranzarterie* vor.

Apikaler Infarkt

Bei *kleinen Vorderwandspitzeninfarkten* gehen aufgrund der Störung der elektrischen Kräfte in der frontalen Körperebene in Ableitung I die physiologischen R-Zacken (Q-Zacken) verloren. Da der apikale Infarkt einen kleinen Abschnitt der Vorderwand miteinbezieht, findet sich auch in V_3 und V_4 ein R-Zackenverlust. In der Abbildung ist das EKG bei subakutem Infarkt mit diskordanten ST-Strecken in I und III (ST-Hebung in I und ST-Senkung in III) sowie gegenüber der ST-Verschiebung jeweils gegensinnigen T-Wellen zu sehen.

Apikale Infarkte sind in der Regel auf einen *Verschluß im terminalen Abschnitt des R. interventricularis anterior der linken Kranzarterie* zurückzuführen.

Anterobasaler Infarkt

Bei *anterobasalen Infarkten* sind die elektromotorischen Kräfte an der Seitenfläche der linken Kammer gestört. Somit sind im EKG die der frontalen Ebene entsprechenden Kräfte betroffen, nicht aber oder allenfalls geringfügig die anteroposterioren. Dennoch ist in V_6 ein Verlust der initialen R-Zacke (Q-Zacke) zu sehen. Auch in I manifestiert sich der Infarkt in Form einer Q-Zacke. Im akuten Stadium findet sich in I und V_6 eine ST-Hebung mit Umkehr der T-Welle.

Dieses Infarktbild entsteht bei *Verschluß eines Seitenastes des R. circumflexus der linken Kranzarterie*.

Lokalisation des Hinterwandinfarkts

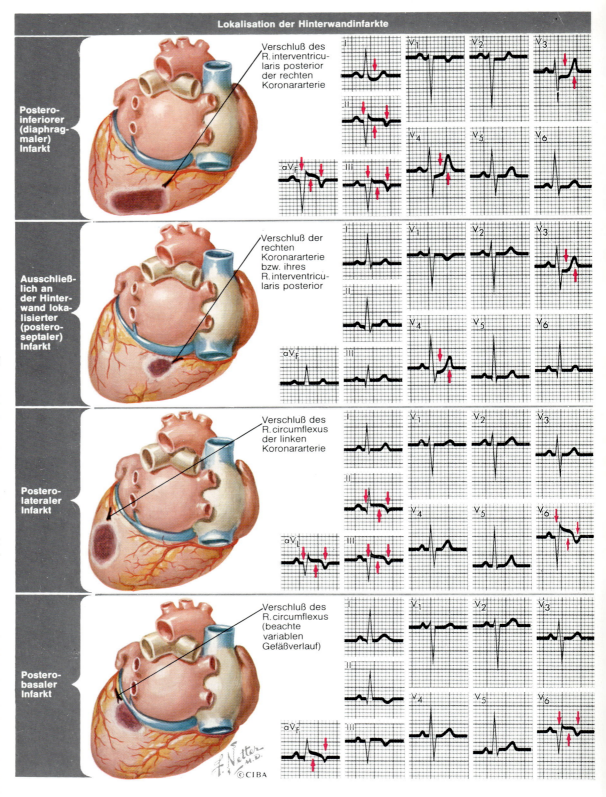

Posteroinferiorer Infarkt (diaphragmaler Infarkt)

Diaphragmale Infarkte, so benannt nach ihrer Lokalisation in dem dem Zwerchfell benachbarten Myokardbezirk, sind im EKG in der Regel leicht an der großen Q-Zacke in den *Ableitungen II und III* und in aVF zu erkennen. Im subakuten Stadium findet sich in I, V_3 und V_4 eine ST-Senkung, in III eine ST-Hebung. Diagnostisch am wertvollsten erweist sich wohl die aVF-Ableitung, denn sie zeigt ein großes Q, eine ST-Hebung und ein umgekehrtes T. Die Diagnose Hinterwandinfarkt wird meist dann gestellt, wenn Q in aVF mindestens 25% der Amplitude von R aufweist, insbesondere wenn dies auch bei tiefer Inspiration der Fall ist.

Diaphragmale Infarkte kommen meist durch *Verschluß des R. interventricularis posterior der rechten Kranzarterie* zustande.

Posteroseptaler Infarkt

Ausschließlich auf die Hinterwand begrenzte Infarkte liegen meist über dem Kammerseptum und werden deshalb auch als *posteroseptale Infarkte* bezeichnet. Aufgrund dieser Lokalisation ergeben die 12 zum Standardprogramm zählenden Ableitungen keine direkten Hinweise in Form von QRS-Veränderungen, obzwar in V_3 und V_4 gelegentlich eine zumindest einige Tage nachweisbare ST-Senkung zu finden sein kann. Für die Elektroden der üblichen 12 Ableitungen liegt der posteroseptale Infarkt sozusagen im blinden Fleck, denn der Verlust an Muskelsubstanz und somit die Potentialänderungen sind gering. Ferner wird der Nachweis für die Brustwandableitungen aufgrund der weiten Entfernung vom Infarktbezirk erschwert bzw. unmöglich. Eine Diagnose ist zwar anhand von Ösophagusableitungen möglich, für den Infarktpatienten jedoch unangenehm. Bei dieser Lokalisation sind daher meist Serumenzymwerte (S. 122) ausschlaggebend.

Posteroseptale Infarkte sind in der Regel auf einen *Verschluß der rechten Koronararterie bzw. ihres R. interventricularis posterior* zurückzuführen.

Posterolateraler Infarkt

Posterolaterale Infarkte sind meist Folge eines *Verschlusses des R. circumflexus der linken Kranzarterie* und betreffen die Seiten- und Hinterwand der linken Kammer.

Da die Elektrode in V_6 unmittelbar gegen den Infarkt gerichtet ist, zeigt sie eine Q-Zacke, im subakuten Stadium auch, eine ST-Hebung und eine umgekehrte T-Welle. Ähnlich ist das Bild in aVL; herrscht doch hier die gleiche Lagebeziehung zwischen Elektrode und Infarkt wie bei V_6. In II, III und aVL sind ST-Hebung und umgekehrte T-Wellen zu sehen. Dies ist darauf zurückzuführen, daß die Verletzungszone meist weit über die nekrotische Zone hinausreicht.

Posterobasaler Infarkt

Der hochsitzende, an der Ventilebene lokalisierte posterobasale Infarkt entsteht im allgemeinen bei *Verschluß des R. circumflexus der linken Kranzarterie.*

Aufgrund des hohen Sitzes des an sich wenig ausgedehnten posterobasalen Infarkts finden sich in V_6 eine Q-Zacke, eine ST-Hebung und eine umgekehrte T-Welle. Wie bei posterolateraler Lokalisation reichen Verletzungs- und Ischämiezone weit über den nekrotischen Bezirk hinaus, wodurch selbst in aVF eine pathologische ST-Hebung mit umgekehrten T-Wellen zu sehen sein kann.

Sinus- und Vorhofarrhythmien

Gewissen *Arrhythmieformen*, darunter der *Sinusbradykardie*, der *Sinustachykardie*, der *Sinusarrhythmie* und dem sog. *wandernden Schrittmacher*, liegt eine Störung im Sinusknoten zugrunde. Der Sinusknoten wird durch den Vagus gehemmt und den Sympathikus stimuliert. Tonusänderungen der *parasympathischen* (vagalen) bzw. *sympathischen Nerven* beeinflussen daher die Herzaktivität.

Sinusbradykardie

Bei der Sinusbradykardie ist die *Reizbildung im Sinusknoten auf eine Frequenz von weniger als 60 Impulsen/Minute verlangsamt*. Sie tritt häufig bei Patienten mit hohem Vagustonus, Hypothyreose und Hirndrucksteigerung sowie bei körperlichem Training und unter Digitalis- oder β-Blockerbehandlung auf. Dabei liegt ursächlich meist eine vagotone Hemmung des Sinusknotens vor.

Sinustachykardie

Die Sinustachykardie kommt durch Sympathikusreizung bzw. Blockierung der parasympathischen Nervenfasern zustande. Dabei steigt die *Herzfrequenz aufgrund der beschleunigten Reizbildung im Sinusknoten auf mehr als 100 Schläge/Minute*. Elektrokardiographisch zeigt sich bei genauer Auswertung der Bilder, daß die Abstände der R-Zacken ungleich sind. Dieses Zeichen ist differentialdiagnostisch bei der Abgrenzung der *Sinustachykardie* gegenüber einer Vorhoftachykardie bedeutsam, da bei letzterer die Abstände der R-Zacken untereinander gleich bleiben. Die Sinustachykardie tritt nach Muskelarbeit oder Rauchen sowie im Zusammenhang mit Hyperthyreosen, Angstzuständen, toxischen Zuständen, Fieber, Anämien und Herz- bzw. Lungenerkrankungen u.a. auf. Charakteristisch ist die Verlangsamung der Pulsfrequenz bei Karotissinusdruck und die allmähliche Rückkehr zum Ausgangsrhythmus bei Absetzen des Versuchs. Auch dadurch unterscheidet sich die Sinustachykardie von der Vorhoftachykardie, bei der als Reaktion auf den Karotissinusdruckversuch plötzlich ein normaler Sinusrhythmus auftreten kann.

Sinusarrhythmie

Unter Sinusarrhythmie versteht man Frequenzschwankungen während der Atmung, gelegentlich auch im Zusammenhang mit anderen Organfunktionen, z.B. der Milzkontraktion. Sie tritt meist im Kindesalter oder bei Cheyne-Stokes-Atmung auf. Normalerweise werden afferente Impulse aus den Lungen in das Herzzentrum fortgeleitet, wobei efferente Impulse über die parasympathischen Fasern zum *Sinusknoten* ziehen, dessen *Schrittmacheraktivität sich reflektorisch mit der Atmung ändert*. Insgesamt schlägt das Herz während eines Atemzyklus etwa fünfmal. Während des *Exspiriums* ist die Schlagfolge jedoch langsamer als während des *Inspiriums* (respiratorische Arrhythmie).

Wandernder Schrittmacher

Der Terminus »wandernder Schrittmacher« sollte durch *multifokaler supraventrikulärer Rhythmus* ersetzt werden (WHO/ISFC). Dabei ändert sich der Reizort im Vorhof bei jedem Herzschlag. Dadurch kommt es zu einer gleitenden Veränderung der Frequenz, der PQ-Dauer und der P-Form, die in Ableitung II auch als negatives P aufgrund einer Erregungsbildung im unteren Vorhofbereich in Erscheinung treten kann. Die P-Welle ist zeitweise im QRS-Komplex versteckt oder tritt danach auf. Dieses Phänomen kommt durch Schwankungen des Vagustonus im Sinusknoten, bei Jugendlichen mit vegetativer Labilität, aber auch bei zerebralen Schäden, z.B. Subarachnoidalblutungen, zustande. Das Wandern des Schrittmachers hat keine ernsthaften Folgen, ist meist passager und oftmals mit Anticholinergika gut beeinflußbar.

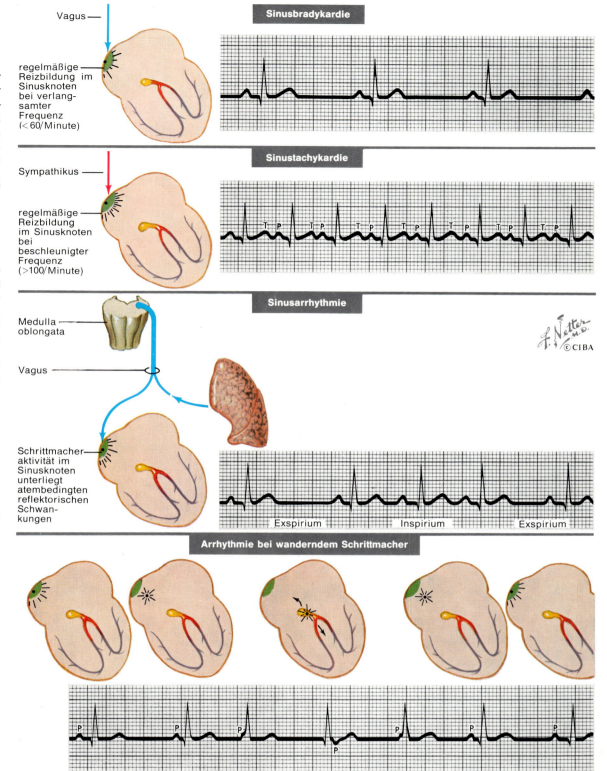

Extrasystolen

Pathologische Herzkontraktionen werden in der Regel als *vorzeitige Systolen* (verfrüht einsetzender Herzschlag), ektopische Systolen (Reizbildungsort außerhalb des Sinusknotens) und Extrasystolen (Zusatzschlag) bezeichnet. Nur Extrasystolen treten wirklich zusätzlich auf und können zwischen zwei normalen Schlägen ohne Beeinträchtigung des Grundrhythmus (nicht dargestellt) eingeschoben werden (Interpolation). Meist werden aber alle diese Formen als Extrasystolen bezeichnet.

Vorhofextrasystolen

Sie beruhen auf einer gesteigerten Erregbarkeit der Vorhöfe, wobei vorzeitige Kontraktionen aufgrund eines in den Vorhöfen außerhalb des Sinusknotens gebildeten Reizes auftreten. Eine Unterscheidung zwischen Vorhof- und Kammerextrasystolen ist durch Ausmessen der kompensatorischen Pause möglich. Bei Vorhofextrasystolen ist die Pause im Gegensatz zu den Kammerextrasystolen meist nicht voll kompensiert, da der Schrittmacher im Sinusknoten durch die Erregung im Vorhof zurückgesetzt wird.

Die kompensatorische Pause zum Nachweis von Vorhofextrasystolen wird folgendermaßen gemessen: Man sucht die der Vorhofextrasystole entsprechende P-Welle auf. Sie ist daran zu erkennen, daß sie sich von den normalen *P-Wellen* durch ihr Aussehen und ihr vorzeitiges Erscheinen unterscheidet. Dann mißt man das Zeitintervall vom vorzeitigen P zum vorangegangenen P und zählt das Zeitintervall vom vorzeitigen P zum nachfolgenden P dazu. Dabei ergibt sich eine Gesamtzeit, die kürzer ist (<2X) als die Zeit zwischen 2 normalen P-Wellen ohne eingeschobene Extrasystole (2X).

AV-Extrasystolen

Erregungsverlauf. AV-Extrasystolen treten bei Stimulation des AV-Knotens auf. Dabei liegt in der Regel eine retrograde Vorhoferregung vor; die Erregungsfront breitet sich über die Vorhöfe vom AV- zum Sinusknoten aus. Dementsprechend erscheinen im EKG pathologische P-Wellen. Wenn keine retrograde Vorhoferregung stattfindet, kann die Überleitung des nächsten Sinusschlags im AV-Knoten verändert sein. Die Stimulierung des AV-Knotens erfolgt meist vagoton oder infolge eines Krankheitsgeschehens.

Oberer AV-Rhythmus. Von einem oberen AV-Rhythmus spricht man, wenn der *proximale Teil* des AV-Knotens zum Schrittmacher wird und die Vorhofdepolarisation retrograd vom AV- zum Sinusknoten erfolgt. Bei AV-Extrasystolen zeigt das EKG in *II, III und aVF* entsprechend der retrograden atrialen Depolarisation *inverse P-Wellen*. Der Abstand zwischen P und Q ist verkürzt, dem QRS-Komplex geht keine P-Welle voran, QRS selbst sowie T sind normal konfiguriert.

Mittlerer AV-Rhythmus. Erfolgt die Reizung unterhalb der AV-Grenze in der *Mitte* des AV-Knotens, werden Vorhöfe und Kammern gleichzeitig depolarisiert. Dabei fällt die P-Welle mit dem QRS-Komplex zusammen, wodurch sich das Aussehen von QRS+P vom normalen QRS-Komplex des Grundrhythmus etwas unterscheidet.

Unterer AV-Rhythmus. Liegt der Schrittmacher im *distalen Teil* des AV-Knotens, werden die Kammern vor den Vorhöfen depolarisiert. Dementsprechend wird in den Ableitungen II, III und aVF zuerst ein QRS-Komplex geschrieben, auf den eine *negative P-Welle* folgt.

Kammerextrasystolen von der rechten Kammer

Bei unveränderter P-Welle kontrahieren die Kammern vorzeitig aufgrund eines im Bereich der rechten Kammer gebildeten Reizes. Die Erregungsfront zieht von rechts nach links und erzeugt in der *Ableitung I* einen positiven QRS-Komplex. Durch den abnorm langen Leitungsweg ist QRS auf mehr als 0,10 Sekunden verbreitert. Die auf die Hauptschwankung folgende ST-Strecke und T-Welle sind gegenüber dem breitesten Ausschlag von QRS diskordant. Bei Kammerextrasystolen ist die kompensatorische Pause vorhanden, d.h., das Zeitintervall zwischen zwei normalen QRS-Komplexen ist gleich dem Zeitintervall zwischen dem dem heterotopen QRS vorangehenden und dem darauffolgenden Komplex.

Kammerextrasystolen von der linken Kammer

Sitzt der Schrittmacher in der Wand der linken Kammer, schreitet die Erregungsfront von links nach rechts fort. Im EKG finden sich in *Ableitung I* breite *negative QRS-Komplexe* mit positiven ST-Strecken und T-Wellen und einer voll kompensierten Pause.

Sinusknotensyndrom und atrioventrikulärer Block

Sinusknotensyndrom

»Sinusknotensyndrom« ist ein Sammelbegriff für verschiedene Funktionsstörungen des Sinusknotens, die auch mit invasiven Methoden nicht immer genau analysiert werden können. Man versteht darunter *symptomatische* Rhythmusstörungen, die 1. auf anhaltende Phasen einer *Sinusbradykardie*, oft mit Sinusarrhythmie, 2. auf *Sinusstillstand oder sinuatrialen Block* mit verschiedenen Formen von Ersatzrhythmen oder 3. auf ein *Bradykardie-Tachykardie-Syndrom* zurückzuführen sind.

Einer Sinusbradykardie (1) mit Frequenzen unter 40/Minute kann eine niedrigfrequente Automatie des Sinusknotens oder ein sinuatrialer 2:1- oder 3:1-Block zugrunde liegen. Häufig wird sie von multifokalen atrialen oder AV-Ersatzrhythmen begleitet. Ein Sinusstillstand oder ein andauernder sinuatrialer Block (2), die im EKG nicht unterschieden werden können, sind nicht selten Ursache für Synkopen. Sie führen zu meist supraventrikulären, bevorzugt AV-junktionalen Ersatzrhythmen von den Verbindungszonen des AV-Knotens. Beim Bradykardie-Tachykardie-Syndrom (3) wechseln Phasen langsamer Herztätigkeit mit solchen hoher Frequenz, meist aufgrund von Vorhofflimmern oder -flattern, ab. Auch das *Syndrom des hypersensitiven Karotissinus* ist häufig Ausdruck eines Sinusknotensyndroms, da ein latent gestörter Sinusknoten zu stark auf parasympathische Reize ansprechen kann. Langzeit-EKG, Atropinversuch und Messung der Sinusknotenerholungszeit nach schneller Stimulation des Vorhofs sind diagnostische Hilfsmittel für die Wahl der Therapie.

Atrioventrikulärer Block (AV-Block)

Es wird meist zwischen AV-Block 1., 2. und 3. Grads unterschieden. Beim *AV-Block 1. Grads* ist der *Abstand zwischen P und Q verlängert*. Beim *AV-Block 2. Grads* fällt gelegentlich ein QRS-Komplex aus. Beim *AV-Block 3. Grads* sind Vorhof- und Kammerkontraktion *vollkommen dissoziiert*. Entsprechend der verlängerten Überleitungszeit ist beim AV-Block 1. Grads die PQ-Dauer bei einer Frequenz über 60/Minute auf mehr als 0,2 Sekunden verlängert. Beim AV-Block 2. Grads folgt entsprechend dem gelegentlichen Ausfall der Kammererregung nicht auf jede P-Welle ein QRS-Komplex. Normalerweise sind P-Welle und QRS-Komplex immer in gleicher Zahl vorhanden. Beim AV-Block 2. Grads können auf beispielsweise 7 P-Wellen nur 6 QRS-Komplexe kommen. In diesem Fall würde man von einem 7:6-AV-Block sprechen. Bei einem totalen AV-Block kann der Schrittmacher entweder 1. an der AV-Grenze liegen, wobei im wesentlichen normal breite und normal konfigurierte QRS-Komplexe entstehen, oder 2. in einer Kammer, wobei breite QRS-Komplexe abnormer Form zu sehen sind. In beiden Fällen schlagen jedoch Vorhöfe und Kammern vollständig getrennt (totale atrioventrikuläre Dissoziation) mit verschiedener Frequenz, und zwar etwa 76 Schläge/Minute entsprechend der Vorhofdepolarisationsgeschwindigkeit und ungefähr 30/Minute entsprechend der Kammerdepolarisationsgeschwindigkeit.

Klinisch sind diese Rhythmusstörungen von besonderer Bedeutung, da extrem niedrige Herzfrequenzen jeder Ursache die Durchblutung des Gehirns, der Koronargefäße und anderer Organe schwer beeinträchtigen und so zu Gewebsschädigungen, oft sogar zum Tod führen. Deshalb muß mit allen Mitteln, ob medikamentös oder chirurgisch, versucht werden, eine normale Herzfrequenz zu erhalten. Dazu erweisen sich Schrittmacher und vorübergehend Pharmaka, wie Atropin oder Orciprenalin, als am geeignetsten.

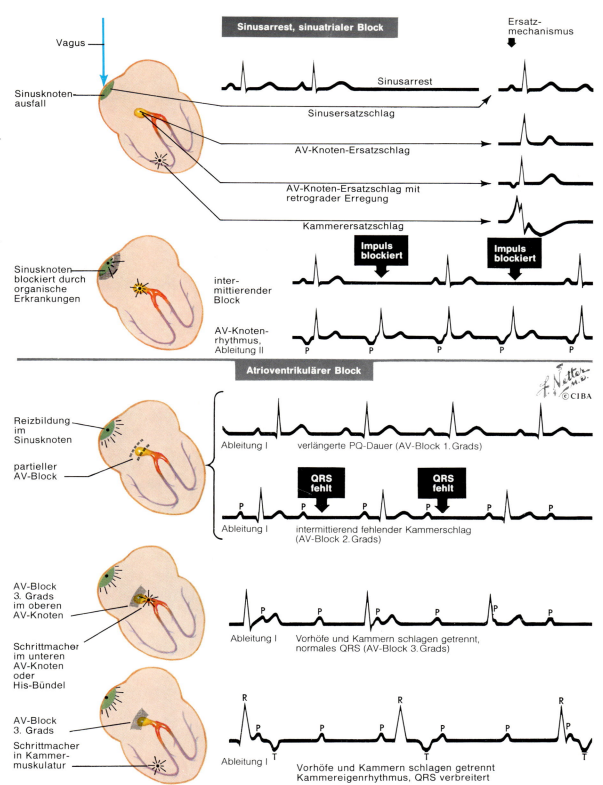

Morgagni-Adams-Stokes-Syndrom (Adams-Stokes-, Stokes-Adams-Syndrom)

Unter dem Stokes-Adams-Syndrom versteht man Synkopen infolge hochgradiger Bradykardie (oft unter 20 Schlägen/Minute) bzw. lang anhaltender Asystolie (häufig über 10 Sekunden). Unmittelbare Ursache der Synkopen, die im Stehen eher auftreten als im Liegen, ist die zerebrale Ischämie. Die Stokes-Adams-Anfälle treten auf bei Ausfall der Kammerkontraktion bei totalem Herzblock, Kammerflattern, Kammerasystolie oder einer Kombination dieser Rhythmusstörungen. Sie sind meist auf organische Blockformen beschränkt, bei denen die Synkopen mit oder ohne Krämpfe bei Fehlen einer ausreichenden Kammereigenfrequenz auftreten. Dieses Zustandsbild ist gegenüber Synkopen abzugrenzen, die beim *Herzgesunden* als Folge *vagaler Reflexe* bei hypersensiblem Karotissinus bzw. bei Karotisdruck zustande kommen.

Angesichts der weitverbreiteten Anwendung elektrischer Schrittmacher wird die Kenntnis des pathologischen Geschehens bei Herzblock und Stokes-Adams-Anfällen zunehmend wichtiger, zumal ja die *Prognose* in beiden Fällen ungünstig ist. In einem Kollektiv kamen 30% der Patienten innerhalb von 6 Monaten nach Auftreten der Anfälle zum Exitus; nur 20% überlebten mehr als 4 Jahre.

Bei der *Therapie* ist zunächst Digitalis abzusetzen, falls es als auslösende Ursache für den Herzblock in Frage kommt. Kalium ist wegen seiner kardiodepressorischen Wirkung zu vermeiden. Mit Orciprenalin läßt sich die Erregbarkeit steigern und die Frequenz erhöhen. Bei Kammerflimmern wird eine elektrische Defibrillation notwendig sein. Als Notmaßnahmen bewähren sich die Mund-zu-Mund-Beatmung und die extrathorakale Herzmassage. Wichtigste Maßnahme ist jedoch die schnelle Anwendung einer elektrischen Stimulation des Herzens über eine Schrittmacherelektrode (S. 71).

Tachykardie, Vorhof- und Kammerflimmern, Vorhofflattern

Paroxysmale Tachykardie

Eine *paroxysmale Tachykardie* kann als *supraventrikuläre Tachykardie*, *Vorhoftachykardie mit AV-Block*, *AV-Knotentachykardie* und *ventrikuläre Tachykardie* vorliegen.

Paroxysmale supraventrikuläre Tachykardie. Bei der paroxysmalen Vorhoftachykardie werden von einem *in den Vorhöfen gelegenen Schrittmacher* in regelmäßiger Folge Reize mit einer Frequenz von über 100, oft bis 180 Schlägen/Minute ausgesandt. Meist sind elektrokardiographisch P-Wellen vorhanden, die allerdings mit den T-Wellen zusammenfallen können. Die Abstände von R zu R sind stets gleich groß. Charakteristisch sind abruptes Auftreten und Verschwinden, oftmals innerhalb eines einzigen Schlages. Ein plötzlicher Umschlag zum Sinusrhythmus bei Karotissinusdruck ergibt die Diagnose.

Paroxysmale Vorhoftachykardie mit AV-Block. Eine Abgrenzung dieser Tachykardieform von einer unkomplizierten Vorhoftachykardie ist angesichts der meist ursächlich zugrundeliegenden *Digitalisintoxikation* wichtig. Bei der Unterscheidung der an sich analogen EKG-Bilder hilft, daß gelegentlich ein *QRS-Komplex* als Zeichen eines partiellen *AV-Blocks* ausfällt. Steht eine Digitalisintoxikation fest, ist die Digitalistherapie abzubrechen und durch Behandlung mit Kalium, Insulin, Glukose, Anticholinergika, Digitalisantikörper usw. zu ersetzen.

Paroxysmale AV-Knotentachykardie. Bei der AV-Knotentachykardie finden sich bei retrograder Erregung der Vorhöfe in den *Ableitungen II, III und aVF negative* P-Wellen in bzw. nach dem QRS-Komplex. Diese Tachykardieform ist in der Regel auf eine Störung im AV-Knoten zurückzuführen.

Ventrikuläre Tachykardie. Bei dieser ernsten, entweder toxisch durch Digitalis, Antiarrhythmika oder infolge einer schweren organischen Herzkrankheit auftretenden Arrhythmie werden Reize in rascher Folge in einer Herzkammer gebildet. Dabei ist die Kammerfrequenz höher als die Vorhoffrequenz, und bei genauer Analyse des EKG finden sich gelegentlich P-Wellen. Die Kammerfrequenz liegt im allgemeinen über 100/Minute, meist zwischen 140 und 160/Minute. Breite QRS-Komplexe mit diskordanten *T-Wellen* und ungleichen *P-Q-Abständen* charakterisieren das Bild.

Vorhofflimmern

Beim Vorhofflimmern liegen *multiple* abnorme Myokardbezirke in unterschiedlichen Refraktärphasen vor, so daß die *Vorhofdepolarisation* nicht regelrecht erfolgt, sondern die Erregungsfront an den refraktären Bezirken immer wieder abgelenkt wird. Dadurch entstehen Niederspannungspotentiale mit unterschiedlicher Richtung. Da nicht alle Reize durch den AV-Knoten geleitet werden, sind die Abstände von R zu R ungleich lang. Häufige Ursachen von Vorhofflimmern sind rheumatische und arteriosklerotische Herzerkrankungen sowie Hyperthyreosen. Elektrokardiographisch lassen sich keine gleichmäßigen P-Wellen nachweisen. Je nach der Anzahl der durch den AV-Knoten geleiteten Reize und dem Vorliegen anderer Faktoren, z.B. einer Herzinsuffizienz oder Digitalisierung, ist die *Kammerfrequenz entweder hoch oder niedrig*. Bei Herzinsuffizienz und hoher Frequenz bewährt sich Digitalis ausgezeichnet zur Frequenzsenkung. Eine Kardioversion zum Sinusrhythmus kann durch Medikamente (z.B. Chinidin, Verapamil) oder durch QRS-synchronisierte Defibrillation erfolgen.

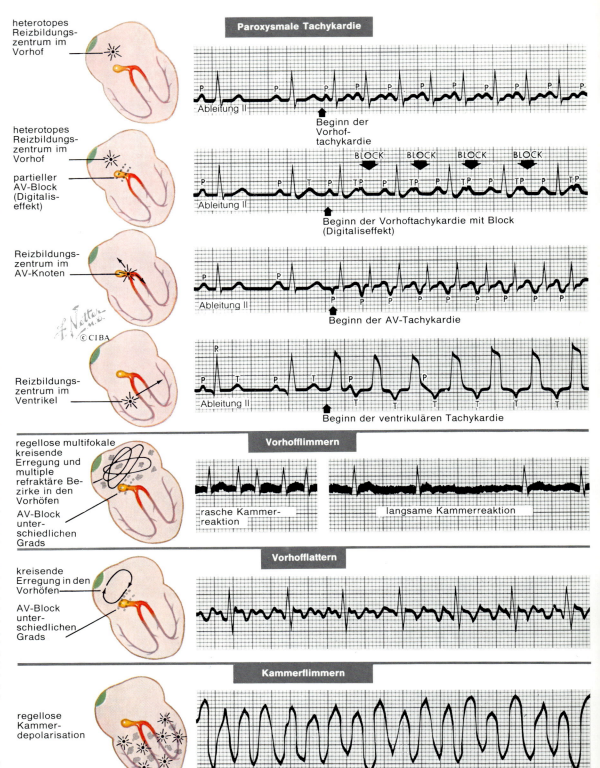

Vorhofflattern

Beim Vorhofflattern läuft die Erregungsfront in den Vorhöfen entweder *im Kreis*, oder aber es werden regelmäßige Reize in rascher Folge, meist mit einer Frequenz von ca. 200/Minute, von einem in den unteren Vorhofabschnitten gelegenen Schrittmacher abgegeben. Meist liegt auch ein AV-Block unterschiedlichen Grades vor, so daß nur jeder zweite, dritte oder vierte Reiz in die Kammern fortgeleitet wird. Das EKG zeigt in den Ableitungen II, III und aVF meist *negative P-Wellen vor atrialen T-Wellen* oder eine kontinuierliche Vorhofaktivität infolge der kreisenden Erregung, wobei sich ein sägezahnähnliches Bild bietet. Als Ursache liegt meist eine arteriosklerotische bzw. rheumatische Herzerkrankung oder eine Hyperthyreose vor.

Kammerflimmern

Eine periodische multifokale Reizbildung in heterotopen (ventrikulären) Zentren führt zu einer regellosen Depolarisation der Kammern, die sich elektrokardiographisch in Form von verzerrten Sinuswellen unregelmäßiger Amplitude und Dauer äußert. Die Zacken können von hoher oder niedriger Amplitude sein. Bei Kammerflimmern ist das Herz nicht mehr imstande, wirksame Förderarbeit zu leisten. Kammerflimmern tritt bei schweren organischen Herzkrankheiten und auch aufgrund einer toxischen Digitalis- oder Chinidinwirkung auf. Beim Kammerflimmern tritt oft plötzlich der Tod ein. Eine sofortige Elektrodefibrillation, die lebensrettend sein kann, ist die *Therapie* der Wahl.

Einfluß von Pharmaka und Elektrolyten auf das EKG

Digitalis, *Chinidin* sowie verwandte Substanzen, die häufig in der Therapie angewendet werden, beeinflussen das *Elektrokardiogramm* in Abhängigkeit von der Dosis, der Ausscheidungsrate, der Reaktionslage und evtl. schon vorher bestehenden Veränderungen des elektrokardiographischen Bilds. Im folgenden werden durch Pharmaka zustande kommende typische EKG-Veränderungen bei an sich normalem EKG-Befund beschrieben.

Bei geringen Dosen von Digitalis sowie anderen Herzglykosiden tritt eine *schwache Digitaliswirkung* (A) auf, die sich als muldenförmige *Senkung der ST-Strecke*, Verschiebung des Abgangs der ST-Strecke (Punkt J) unter die Isoelektrische und als Amplitudenverlust der T-Welle äußert. Eine leichte Verkürzung der QT-Dauer kann dabei als Folge der rascher ablaufenden Kammerrepolarisation auftreten. Herzfrequenz und Erregungsausbreitung sind durch die durch Digitalis verursachte vagotone Dämpfung des Sinus- und AV-Knotens verlangsamt. Bei höheren Dosen (B) verschiebt sich der *Abgang der ST-Strecke* (Punkt J) weiter in den *negativen Bereich*; ferner finden sich eine muldenförmige Senkung der ST-Strecke und eine deutliche *Verkürzung der QT-Dauer* unter den Normalwert. Bei *toxischen* Dosen ist der Abstand von P zu Q infolge der Dämpfung des AV-Leitungsgewebes verlängert, und aufgrund der erhöhten Kammererregbarkeit treten einzelne, multiple oder auch multifokale *heterotope Kammerextrasystolen* (C) auf. Häufig findet sich eine *Bigeminie*. Es kann auch zu Vorhofflimmern oder -flattern, paroxysmaler Vorhoftachykardie mit Block und *AV-Block* wechselnden Grads kommen.

Chinidin und chinidinähnliche Substanzen, wie Procainamid und Lidocainhydrochlorid, dämpfen die elektrische Aktivität der Vorhöfe und Kammern. Dementsprechend findet sich als charakteristisches Zeichen ein langes, etwas höheres P. Bei schon vorher bestehendem feinschlägigem *Vorhofflimmern* (D) kann Chinidin in mäßiger Dosierung zu grobem Vorhofflimmern führen, wobei Amplitude und Dauer der atrialen Depolarisationszacken (E) erhöht sind. Mit höheren Chinidindosen ist bei Vorhofflimmern eine Konversion zum *Sinusrhythmus* möglich, wobei eine doppelgipfelige T-Welle auftritt (F). Wegen der anticholinergen Wirkung von Chinidin kann dabei die Überleitungsfrequenz erhöht sein, wenn der AV-Knoten nicht gleichzeitig durch Digitalis oder Verapamil gehemmt wird. Bei toxischen Chinidindosen ist der *QRS-Komplex* verbreitert, und die *T-Wellen* zeigen sekundäre *Veränderungen* im Sinne einer Diskordanz mit dem höchsten Ausschlag von QRS. Die QT-Dauer ist infolge der langsamer ablaufenden Depolarisation und Repolarisation verlängert. Schließlich stellen sich Arrhythmien, wie ventrikuläre Tachykardie und Kammerflimmern, ein.

Im Elektrolythaushalt beeinflussen in erster Linie *Kalium* und *Kalzium* sowie deren relative Konzentration das Aussehen des EKG. Auch eine Azidose kann sich auf das EKG auswirken. Die anderen *Elektrolyte*, d.h. Natrium und Magnesium, die im Tierversuch nachweislich das EKG beeinflussen, bleiben beim Menschen im EKG wirkungslos, da die im Tierversuch erzielten extrem niedrigen Konzentrationen beim Menschen nicht vorkommen.

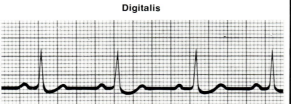

A. Schwache Digitaliswirkung: Senkung der ST-Strecke

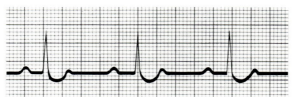

B. stärker ausgeprägte Wirkung mit gesenktem Abgang von ST, Verkürzung von QT, verlangsamter Frequenz und verlängerter PQ-Dauer

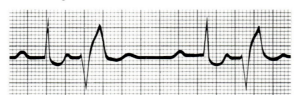

C. Toxische Wirkung: Kammerextrasystolen, Bigeminie. Fortschreiten zu totalem Block, ventrikulärer Tachykardie und Kammerflimmern möglich

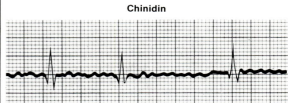

D. Vorhofflimmern: vor Chinidintherapie

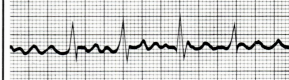

E. Therapiebeginn: Senkung der Vorhoffrequenz mit häufiger übergeleiteten Schlägen

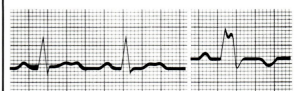

F. Weiterer Verlauf unter Chinidinbehandlung: Konversion zum Sinusrhythmus, P und QRS verbreitert, niedriges, geknotetes T

G: Toxische Dosis: QRS weiter verbreitert

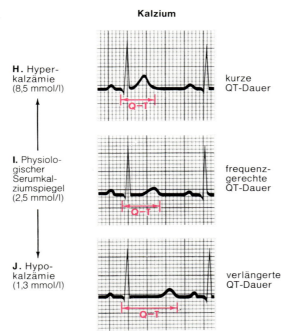

H. Hyperkalzämie (8,5 mmol/l) — kurze QT-Dauer

I. Physiologischer Serumkalziumspiegel (2,5 mmol/l) — frequenzgerechte QT-Dauer

J. Hypokalzämie (1,3 mmol/l) — verlängerte QT-Dauer

K. Hochgradige Hyperkaliämie (15 mmol/l) — Kammerflimmern

L. Hyperkaliämie (9 mmol/l) — verlängertes PQ, abnorm hohes, zeltförmiges T, gesenktes ST

M. Physiologischer Serumkaliumspiegel (5 mmol/l) — normales EKG

N. Hypokaliämie (3 mmol/l) — T–U-Verschmelzungswelle

Eine bei Hyperparathyreose oftmals auftretende *Hyperkalzämie* zeigt sich elektrokardiographisch als *Verkürzung der QT-Dauer*, meist mit hohen T-Wellen (H). Die T-Welle schließt unmittelbar an den QRS-Komplex an, so daß QRS-T komprimiert erscheint.

Bei einer *Hypokalzämie* sind *ST-Strecke* und *QT-Dauer* verlängert (J). Zwischen QRS und T liegt eine lange, oft mit der Isoelektrischen zusammenfallende ST-Strecke.

Eine *Hyperkaliämie* wirkt dämpfend auf die Vorhöfe, den AV-Knoten, die Kammern und, allerdings in wesentlich geringerem Ausmaß, auch auf den Sinusknoten. Dementsprechend führt eine Kaliumkonzentrationssteigerung zu *langen PQ-Zeiten* (L) mit *hohen T-Wellen*, zu sinuaurikulärem Block mit geringfügiger bzw. völlig fehlender mechanischer Vorhofkontraktion, zeltförmigem T, Amplitudenerhöhung und schmaler Basis der T-Wellen, intraventrikulärem Block mit Verbreiterung des QRS-Komplexes, *pathologischen ST-Verschiebungen* und schließlich zu totalem Kammerstillstand bzw. *Kammerflimmern* (K).

Die häufig unter Diuretika- und Kortisonbehandlung bzw. im Gefolge von Erbrechen, Diarrhö, chirurgischen Drainagemaßnahmen oder kaliumarmer Diät auftretende *Hypokaliämie* manifestiert sich elektrokardiographisch in einem *Amplitudenverlust der T-Welle* (N) und einer Betonung der U-Welle, so daß sich der Abstand Q–U leicht messen läßt. In einigen Ableitungen sind T-Welle und U-Welle klar voneinander geschieden; in einigen können sie jedoch miteinander verschmelzen, wodurch ein TU-Komplex entsteht. Gelegentlich tritt auch eine Senkung oder Hebung der ST-Strecke auf. Eine zusammen mit einem pathologischen Prozeß (d.h. Myokardischämie und Infarkt) oder mit herzwirksamen Pharmaka (z.B. Digitalis und Chinidin) auftretende Hypokaliämie ist elektrokardiographisch schwer zu erkennen.

Irreführende EKG-Befunde

Ein EKG machen zu lassen gilt im allgemeinen als völlig harmlos und ist es meist auch. Ganz so harmlos kann allerdings eine Untersuchung nicht sein, die zu unbegründetem Krankenhausaufenthalt, Verlust der Versicherungsfähigkeit, schweren finanziellen Rückschlägen, ja sogar zum Selbstmord führen kann. All dies und noch einiges mehr ist jedoch arglosen Opfern der Elektrokardiographie bereits passiert, wie die nachfolgenden Streiflichter aus der klinischen Praxis erhellen mögen.

Ein gesunder junger Mann, 32 Jahre alt und Zahnarzt, klagt plötzlich über Brustschmerzen. Er sucht einen berühmten Kardiologen auf und findet sich zu seiner Überrraschung im Sauerstoffzelt wieder, hatte sich doch in den rechten Brustwandableitungen (A) eine sattelförmige ST-Streckenhebung gezeigt, die nicht als das erkannt worden war, was sie eigentlich war, nämlich eine physiologische Variante. Allein der Krankenhausaufenthalt und der dadurch erzwungene Verdienstausfall kosteten ihn einige tausend Dollar. Als »Verdachtsfall einer Koronarerkrankung« abgestempelt (obzwar die Diagnose keineswegs bestätigt war), gelang es ihm bei keiner Versicherung, ohne empfindliche Aufzählung eine Lebensversicherung abzuschließen. Kein Wunder, daß er eine Herzneurose bekam, die ihn schwer behinderte, bis endlich nach drei Jahren das immer noch unveränderte EKG richtig interpretiert wurde.

Ein kerngesunder Fußballer im stolzen Alter von 19 Jahren spürt plötzlich, als er sich gerade mit seiner frisch Angetrauten zur Hochzeitsnacht zurückziehen will, einen Schmerz in der Brust. Der rasch herbeigeholte Arzt machte, anstatt die Situation anamnestisch abzuklären, ein EKG – »um ganz sicher zu gehen«. Wer könnte es ihm verübeln? Zu verübeln ist ihm jedoch, daß er sich von den ST-T-Veränderungen (B), die er dabei fand, beeindrucken ließ und den jungen Sportler zum Kardiologen schickte, der diesen – seinerseits beeindruckt – ins Krankenhaus steckte. Was Wunder, wenn im Gefolge all dieser Aufregungen die ohnehin labilen T-Wellen negativ wurden (C). Somit erschien die Diagnose »gesichert«, der völlig gesunde junge Mann blieb 5 Wochen im Krankenhaus, Fußballspielen wurde gestrichen. Dafür hatte er nun eine Herzneurose, und die Hochzeitsnacht wurde um ein halbes Jahr verschoben. Schließlich wurden in einer (offenbar) aufgeklärteren Klinik die wechselnden ST-T-Befunde richtig erkannt, der junge Mann wurde als gesund entlassen, mit guten Wünschen, mit seiner Frau glücklich zu werden.

Ein Autobusfahrer verspürte plötzlich Brustschmerzen und ließ ein EKG machen. Das EKG war »nicht in Ordnung«, und der Mann wurde mit der Diagnose »Angina pectoris« für einige Wochen ins

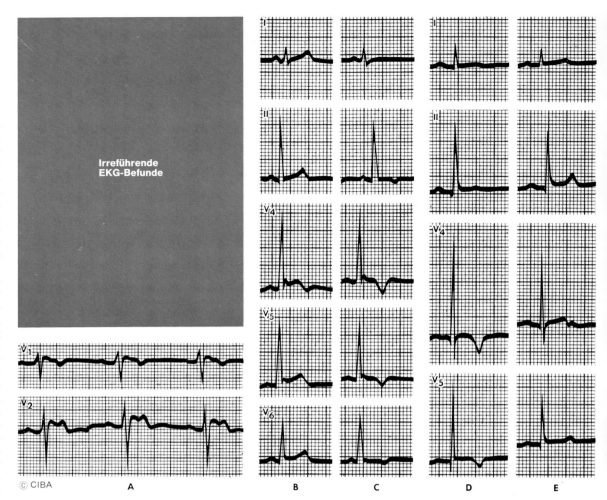

Bett verfrachtet. Als er nach der völlig unbegründeten Bettruhe wieder aufstehen durfte, mußte er feststellen, daß kein Unternehmen Interesse daran hatte, einen Fahrer mit »Angina pectoris« einzustellen, und fand keine Arbeit. In seiner Verzweiflung beging er Selbstmord. Er hinterließ eine kranke Frau und 4 Kinder. Als man seine Leiche schließlich aus dem Wasser holte, fand sich bei der Autopsie ein völlig normaler Myokardbefund, ohne jegliche Anzeichen einer Koronarsklerose.

Ein 18jähriger Schüler lief auf der Straße einem Freund nach und hatte ihn gerade eingeholt, als er auf dem Gehsteig mit Brustschmerzen zusammenbrach. Er wurde in die nächste Unfallstation gebracht, wo das unvermeidliche EKG aufgenommen wurde, das ein ungewöhnliches ST-T-Bild (D) ergab. Nach einmonatigem Krankenhausaufenthalt wurde er entlassen, durfte jedoch keinerlei Sport betreiben, mußte von der Schule gehen und mit einem Heimlehrer arbeiten. Ein Jahr später wurde in einer anderen Klinik die wahre Bedeutung des EKG-Befundes erkannt, die ST-T-Abweichung mit oralem Kalium »korrigiert« (E) und kineangiographisch ein völlig normaler Koronarbefund erhoben.

Warum man bei Gesunden derart ungewöhliche EKG-Befunde findet, ist ebenso wenig zu erklären wie die anatomischen Varianten der Kranzgefäßverteilung. Dennoch werden negative T-Wellen meist als »juvenil« gedeutet und ein hoher ST-Abgang einer »früh einsetzenden Repolarisation« zugeschrieben. Damit ist aber gar nichts über die Ursache ausgesagt, sondern höchstens über unsere Ignoranz, die sich gern hinter mehrsilbigen Fremdwörtern verbirgt.

Die Moral von der Geschichte ist, daß wir, die wir Elektrokardiogramme auswerten, zumindest wissen sollten, daß gewisse verdächtig aussehende EKG-Bilder nichts weiter als physiologische Varianten darstellen können und daß wir die Unzahl physiologischer Reize kennen müssen, die ein EKG verändern und damit eine Krankheit vortäuschen können. Das ist aber keineswegs alles, denn mit dem Auf-der-Hut-Sein ist es noch nicht getan. Viele verdächtige Bilder sind von pathologischen nicht zu unterscheiden. Wir müssen also wissen, wie man sich Gewißheit verschaffen kann. Dazu gibt es eine Reihe von Möglichkeiten, die wir kennen und richtig anwenden müssen. Physiologisch negative T-Wellen normalisieren sich oft, wenn das EKG im Nüchternzustand aufgenommen wird. Wie viele von uns aber machen das schon, bevor sie einen Patienten mit einem pathologischen EKG-Befund ins Unglück stürzen? Das Belastungs-EKG zeigt bei organischen Erkrankungen meist eine Verschlechterung der Befunde, bei physiologischen Varianten jedoch eine »Normalisierung« der ST-T-Abweichungen. Sind die verdächtigen Befunde auf Angstzustände zurückzuführen, bewährt sich als einfaches Hilfsmittel ein Hypnotikum: Im Schlaf stellt sich dann oft das »normale« Bild ein. Liegt eine Hyperventilation zugrunde, läßt man den Patienten den Atem anhalten oder gibt ihm Propanthelinbromid, und die pathologischen EKG-Zeichen verschwinden. Auch mit dem Valsalva-Versuch ist das EKG in gewissen Fällen auf einmal wieder »in Ordnung«. Physiologisch negative T-Wellen richten sich oft nach einer größeren Dosis Kaliumsalz (das natürlich nur bei nachweislich guter Nierenfunktion gegeben werden darf) wieder auf; bei pathologischen T-Wellen ist das kaum jemals der Fall.

Kenntnis und Verständnis dieser Varianten und ihre korrekte Interpretation können gar nicht hoch genug bewertet werden. Denn nichts würde uns vom hippokratischen Ideal, »nicht zum Schaden des Patienten zu handeln«, weiter entfernen, als einen gesunden Menschen aus mangelndem Fachwissen zum Herzkrüppel zu stempeln.

Behandlung des totalen Herzblocks mit implantierbaren Schrittmachern

Historisches

Bei plötzlich auftretendem totalem Herzblock ist die Prognose ohne wirksame Behandlung äußerst ungünstig. Vor der Einführung der elektrischen Stimulierung der Herztätigkeit durch CALLAGHAN u. BIGELOW (1951) und ZOLL u. Mitarb. (1961) beschränkte sich das therapeutische Vorgehen in der Hauptsache auf pharmakologische Maßnahmen zur Normalisierung der Erregungsleitung von den Vorhöfen in die Kammern und zur Stimulierung kammereigener Schrittmacherzentren. Der erste implantierbare Schrittmacher wurde 1958 in Schweden von ELMQUIST entwickelt und von SENNING implantiert. Im Verlaufe weiterer Forschungsarbeiten, insbesondere von CHARDACK u. Mitarb. (1960, 1965, 1966), ZOLL (1961), KANTROWITZ u. Mitarb. (1962) und NATHAN u. Mitarb. (1963), entstanden immer neue Modelle implantierbarer Schrittmacher mit langlebigen Batterien. Sie stellen heute die Methode der Wahl zur Behandlung von chronischen Blockbildern mit 1. synkopalen bzw. konvulsiven Anfällen infolge einer Kammerbradykardie, 2. Herzdekompensation infolge von Bradykardien und 3. unstabilen Kammerrhythmen im Zusammenhang mit einem Herzblock dar.

Transthorakale Implantationstechnik

Der transthorakale Zugang zum Herzen zur Implantation von Elektroden wird nur noch sehr selten angewendet. Er kommt nur dann in Frage, wenn durch wiederholte Komplikationen wie Thrombosen oder Infektionen kein venöser Zugang mehr verfügbar ist. Für temporäre Stimulation werden nach Herzoperationen gelegentlich zwei Elektroden epikardial angelegt, die durch die Haut nach außen geführt werden. Sie können später durch einfachen Zug entfernt werden. Bei Bedarf kann später unter diesem Schutz eine transvenöse Elektrode gelegt werden.

Transvenöse Schrittmachertechnik

Indikation und Technik. Die Möglichkeit, nach dem Prinzip von FURMAN u. ROBINSON (1959) die Kammern lange Zeit hindurch über eine an einen externen Pulsgeber angeschlossene *Katheterelektrode* zu erregen, führte zur Entwicklung voll implantierbarer, aus einer Katheterelektrode und einem Pulsgenerator bestehender Schrittmacher. Als Hauptvorteil ergibt sich dabei, daß eine Thorakotomie nicht nötig ist und der gesamte Eingriff unter Lokalanästhesie durchgeführt werden kann. Eine Katheterelektrode besteht z. B. aus einem *Silastic*-Tubus mit einer an den Pol einer *Platinelektrode* angeschweißten schräg gewickelten Spule aus *rostfreiem Stahl*. In das Lumen der Spule kann ein Stahldraht zur Versteifung des Katheters während der Implantation eingeführt werden. Den 2. Pol zur Schließung des Stromkreises stellt das Metallgehäuse des Schrittmachers dar. Neuerdings werden zuweilen auch wieder bipolare Elektroden eingesetzt.

Die Implantation erfolgt unter Röntgenkontrolle über Bildverstärker. Dazu wird durch einen Hautschnitt unmittelbar unterhalb des Schlüsselbeins die *V. cephalica* in der Fossa infraclavicularis aufgesucht, in die der Katheter knapp vor der Mündung in die *V. axillaris* eingeführt und zur Spitze der rechten Herzkammer vorgeschoben wird, wo er zwischen den in dieser Region zahlreichen *Trabeculae* verkeilt wird. Damit liegt die Elektrodenspitze fest am Kammermyokard an. Sie kann auch in Form einer Spirale in das Myokard eingedreht werden. Als *alternativer Implantationsweg* kann die *V. jugularis externa* verwendet werden.

Demand-Schrittmacher. In ungefähr 10% der Fälle, in denen ein Schrittmacher implantiert wurde, stellt sich intermittierend wieder ein Sinusrhythmus ein, wodurch die Gefahr besteht, daß während der vulnerablen Periode nach der Kammerdepolarisation

(Fortsetzung auf Seite 72)

Behandlung des totalen Herzblocks mit inplantierbaren Schrittmachern

(Fortsetzung von Seite 71)

Lokalisation und Funktion der Elektroden	Stimulationsort	Detektionort	Betriebsart	EKG-Beispiele
	V	V	I	
	V	V	T	
	V	D	D	
	A	A	I	
	D	D	D	

Bei Detektion von Erregungen — wird der SM-Impuls → getriggert oder → inhibiert

durch die elektrischen Schrittmachersignale Kammerarrhythmien ausgelöst werden. Diese Gefahr besteht bei den unterdessen entwickelten Demand-Schrittmachern (Bedarfsschrittmachern) nicht, denn der Pulsgeber wird durch ein von der vorangegangenen Kammerdepolarisation abgeleitetes Signal eine bestimmte Zeitlang gesperrt, so daß während der vulnerablen Periode kein Reiz abgegeben wird. Ist der Schrittmacher z.B. auf eine Frequenz von 60/Minute eingestellt, erzeugt der Pulsgenerator erst nach Überschreiten einer asystolischen Periode von 1 Sekunde den nächsten Impuls.

Synchrone (Zweikammer-)Schrittmacher: In den letzten Jahren wurden die Zweikammersysteme vor allem durch im *rechten Vorhof* gut haftende Elektroden sehr verbessert. Das im Vorhof abgegriffene, verstärkte Signal der P-Welle triggert mit einer einstellbaren Verzögerung einen Stimulationsimpuls, der über die Kammerelektrode die Kammerdepolarisation auslöst. Damit wird zwischen Vorhöfen und Kammern eine im wesentlichen dem physiologischen Zustand entsprechende elektromechanische Beziehung geschaffen, denn physiologische Schwankungen der Vorhoffrequenz werden synchron in die Kammern übertragen. Kommt es zu Vorhoftachykardie bzw. Vorhofflattern, sorgt eine automatische Blockiervorrichtung dafür, daß die Kammerfrequenz nicht auf pathologische Werte ansteigt. Bei Vorhofflimmern mit erkennbaren Flimmerwellen tritt eine unregelmäßige, aber frequenzgesteuerte Kammerreaktion ein. Sind die Flimmerwellen klein und werden von der Vorhofelektrode nicht wahrgenommen, werden die Kammern asynchron mit einer einstellbaren Frequenz von 52/Minute automatisch vom Schrittmacher depolarisiert. Auch bei einer Vorhofeigenfrequenz unter einer programmierbaren Grenzfrequenz bzw. einem Vorhofdepolarisationspotential, das unter der Wahrnehmbarkeitsschwelle des Schrittmachers liegt, wird die Kammeraktivität durch die Grundfrequenz des Schrittmachers gesteuert.

Nomenklatur der Zweikammersysteme

Einen wesentlichen Fortschritt brachte die Programmierbarkeit des implantierten Schrittmachers für eine Vielzahl von Parametern durch von außen auf die Haut aufgesetzte Geräte. Dies machte die nachträgliche Anpassung der Schrittmacherfunktionen an die individuelle Situation des Patienten möglich, so daß auch kompliziertere Zweikammersysteme ohne ausführliche elektrophysiologische Voruntersuchungen implantiert werden können. Um die Vielzahl der Möglichkeiten systematisch zu erfassen, wurde ein System aus 3 Buchstaben für Abkürzungen eingeführt, die die Systeme charakterisieren. Der erste Buchstabe bezeichnet die stimulierte Kammer (A = Atrium, V = Ventrikel oder D für beide Kammern), der zweite gibt den Ort der Detektion der Erregung an, und der dritte Buchstabe zeigt an, ob der Impuls bei Vorliegen einer Eigenerregung getriggert (T), also sichtbar oder inhibiert (I) wird. So wird beim vielverwendeten VVI-Schrittmacher der Ventrikel (V) stimuliert, eine eventuelle Eigenerregung über die Ventrikelelektrode (V) detektiert und in diesem Fall die Stimulusabgabe inhibiert (I).

Die Möglichkeit der Schrittmachertherapie hat die Prognose bei totalem Herzblock und bei Erregungsbildungsstörungen wesentlich verbessert.

Auskultation

Durchführung

Die *Auskultation* wird grundsätzlich mit dem menschlichen Ohr durchgeführt. Stethoskope bieten zwar mancherlei technischen Vorteil, verzerren aber bisweilen den Befund durch selektive Dämpfung bzw. Betonung gewisser Schallschwingungen. Besonders bei der Erfassung tiefer Töne (3. Herzton, 4. Herzton; s. S. 79, Galopprhythmen) erweist sich das bloße Ohr dem Stethoskop überlegen, da es nicht nur einen größeren Schalltrichter darstellt, sondern die akustischen und palpatorischen Phänomene gleichzeitig wahrgenommen werden.

Auskultationsstellung

Die Auskultation kann in verschiedenen *Stellungen* vorgenommen werden, z.B. in aufrechter Sitzhaltung, in *Rückenlage*, in *linker Seitenlage* oder in *Sitzhaltung mit vorgebeugtem Oberkörper*. In der ersten, dritten und vierten Stellung rückt die Herzspitze näher an die Thoraxwand heran, so daß sich die an der Mitralklappe bzw. in der linken Herzkammer auftretenden Herztöne und -geräusche am besten erfassen lassen. In der linken Seitenlage kommt es zu einer Tachykardie, und das für die *Mitralstenose* typische *Rumpeln* oder *Rollen* ist deutlich zu hören. Die Sitzhaltung bei vorgebeugtem Oberkörper wird vorzugsweise zur Erfassung der *diastolischen Aortengeräusche* herangezogen, während Pulmonal- und Trikuspidalgeräusche am besten in Rückenlage festzustellen sind.

Auskultationsareale

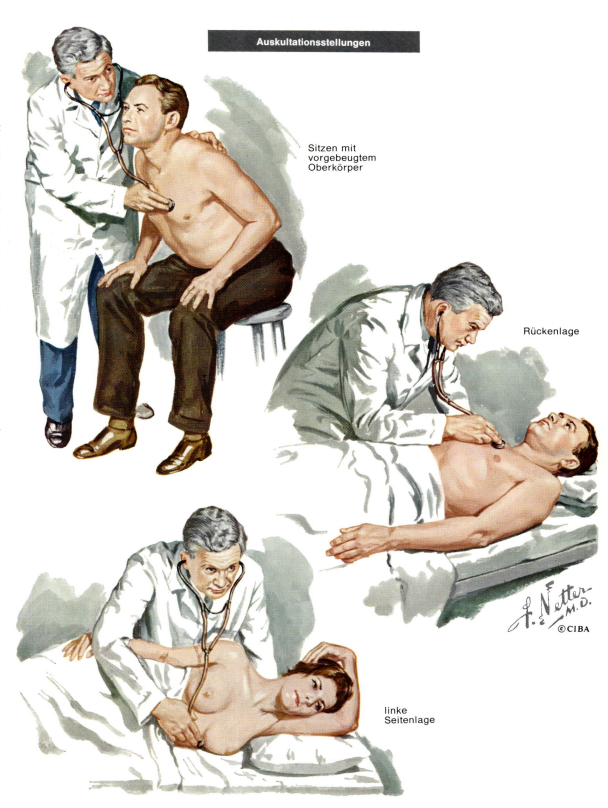

Auskultationsstellungen

Sitzen mit vorgebeugtem Oberkörper

Rückenlage

linke Seitenlage

Einteilung. Die Auskultation wurde gewöhnlich an vier Stellen durchgeführt, und zwar den Arealen der Mitral-, der Trikuspidal-, der Aorten- und der Pulmonalklappe. LUISADA (1965) und LUISADA u. SLODKI (1965) schlugen jedoch eine Neueinteilung der Auskultationsstellen nach ihrer Bedeutung sowie eine Neubenennung nach der Herzkammer bzw. dem Gefäß vor, in dem ein Herzton bzw. -geräusch bei der intrakardialen Phonokardiographie am verläßlichsten zu erfassen ist. Diesem Vorschlag gemäß wurde der Thorax in sieben *Auskultationsareale* eingeteilt, und zwar in ein *linksventrikuläres, rechtsventrikuläres, linksatriales, rechtsatriales, aortales* und *pulmonales* Areal sowie in ein der thorakalen Aorta descendens entsprechendes Auskultationsareal.

Linksventrikuläres Areal. Der Herzspitzenbereich (sog. Mitralareal) eignet sich am besten zur Erfassung der *Geräusche bei Mitralstenose und -insuffizienz* sowie zum Nachweis von *linksventrikulären* bzw. atrialen Galopprhythmen und dem *Aortenanteil des 2. Herztons* (2A, S. 75). Auch die *Geräusche einer stenotischen und insbesondere einer insuffizienten Aortenklappe* sind in diesem Bereich häufig am besten zu hören. Diese Schwingungen sind jedoch über einer größeren, der gesamten linken Herzkammer entsprechenden Fläche wahrzunehmen, und zwar um den Spitzenstoß bis in den 4. und 5. ICR nach median und zur vorderen Axillarlinie nach lateral. Bei *Kammerhypertrophie* tritt eine Schallverlagerung nach links oder nach rechts auf.

Rechtsventrikuläres Areal. Das rechtsventrikuläre Areal entspricht der früheren Auskultationsstelle der Trikuspidalklappe. Über dieser Zone sind nicht nur die Geräusche bei *Trikuspidalstenose* und -insuffizienz zu hören, sondern auch rechtsventrikuläre und atriale Galopprhythmen sowie die *Geräusche bei Pulmonalinsuffizienz und Ventrikelseptumdefekt*.

Das rechtsventrikuläre Areal umfaßt den kaudalen Anteil des Sternums und erstreckt sich 2 bis 4 cm links und rechts vom Sternalrand in den 4. und 5. ICR. Es kann bei hochgradiger *rechtsventrikulärer Hypertrophie* bis zum Punkt der maximal fühlbaren Aktivität des rechten Ventrikels reichen. Bei diesen Patienten wird die Herzspitze vom rechten Ventrikel gebildet.

Aortenareal. Der A-Anteil des *2. Herztons* und die Geräusche bei Aortenklappendefekten sind meist gut im 3. linken ICR zu hören (Erb-Punkt, s. S. 77). Dieser Punkt, früher als »aortaler Hilfspunkt« bezeichnet, ist häufig aufschlußreicher als der 2. ICR

(Fortsetzung auf Seite 74)

Auskultation
(Fortsetzung von Seite 73)

rechts. Wenn die Aorta ascendens dilatiert ist, ergibt das Abhorchen im 2.ICR rechts bzw. über dem Manubrium bessere Befunde. Das Aortenareal umfaßt sowohl die Aortenwurzel als auch einen Teil der Aorta ascendens und eignet sich besonders gut zur Erfassung der Geräusche bei *Aortenstenose, Aorteninsuffizienz*, erhöhtem Blutstrom durch die Aorta bzw. Dilatation der Aorta ascendens sowie bei Anomalien der zervikalen Gefäße. Auch der Aortendehnungston *(Austreibungsclick)* und der Aortenanteil des 2.Herztons sind in dieser Zone gut zu hören.

Pulmonalareal. Im Pulmonalareal (»pulmonal« bezieht sich hier auf die *A.pulmonalis* und nicht auf die Pulmonalklappe) sind die Geräusche bei *stenosierter* bzw. *insuffizienter Pulmonalklappe*, bei erhöhtem pulmonalem Durchfluß bzw. Dilatation der Pulmonalis sowie der Pulmonaldehnungston, der *pulmonale Anteil des 2.Herztons (2P)* (S.75) und das für einen *Ductus arteriosus apertus* typische Geräusch am besten zu hören.

Das Pulmonalareal umfaßt den 2.ICR am linken Sternalrand, reicht kranial bis zum Schlüsselbein, kaudal bis zum 3. linken ICR und kann sich auch nach dorsal bis zum 4. und 5.Wirbel ausdehnen.

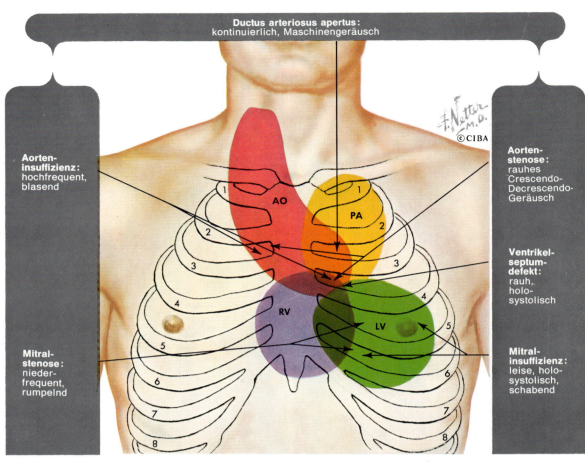

Auskultationsareale bei Klappendefekten und angeborenen Shunts

AO = Aortenareal (Geräusche bei Aortenstenose und -insuffizienz)
PA = Pulmonalareal (Geräusche bei Pulmonalstenose und -insuffizienz)
RV = rechtsventrikuläres Trikuspidalareal (Geräusche bei Trikuspidalklappenvitien)
LV = linksventrikuläres Mitralareal (Geräusche bei Mitralstenose und -insuffizienz)
3. ICR li. (die meisten pulmonalen, aortalen und trikuspidalen Geräusche; Ventrikelseptumdefekt; Spaltung des 2. Herztons)
Die jeweils besten Auskultationsareale sind durch Pfeile gekennzeichnet

Auskultationsbefunde

Herztöne. Der *1.Herzton* ist oft über dem linksventrikulären Areal (Apex und mittlerer Präkordialabschnitt) lauter, der *2.Herzton* über dem aortalen und pulmonalen Areal (Herzbasis). Der Tonqualität nach unterscheiden sich 1. und 2.Herzton dadurch, daß der erste lang und *tief* ist, der zweite hingegen kürzer und heller. Bei gesunden Jugendlichen und im frühen Erwachsenenalter kann eine von der Atmung unbeeinflußte physiologische Spaltung des 1.Tons bestehen, die am deutlichsten im 3. linken ICR zu hören ist.

Bei Myokarditis, Myokardinfarkt, Myokardfibrose, Hypothyreose, Mitralinsuffizienz, Aorteninsuffizienz und Perikarditis mit Ergußbildung ist die Lautstärke des 1.Herztons abgeschwächt, bei Mitralstenose, systemischer Hypertonie und Hyperthyreose hingegen verstärkt.

Der *2.Herzton* ist bei gesunden Kindern und Jugendlichen während des Inspiriums häufig *gespalten*, was am besten am linken Sternalrand im 3.ICR (Erb-Punkt) zu hören ist. Bei systemischer Hypertonie, Coarctatio aortae und Aortitis wird der Aortenanteil des 2.Herztons lauter. Eine Abschwächung des Aortenanteils spricht für eine Aortenstenose. (Der Aortenanteil kann verzögert

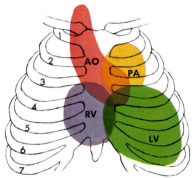

Projektion der Auskultationsareale bei isolierter Hypertrophie der linken Herzkammer

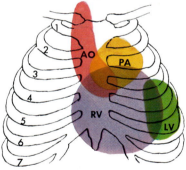

Projektion der Auskultationsareale bei isolierter Hypertrophie der rechten Herzkammer

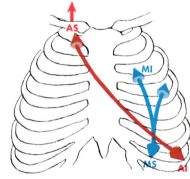

Ausstrahlung der Geräusche der Einfluß- und Ausflußbahn des linken Herzens: AS = Aortenstenose; AI = Aorteninsuffizienz; MS = Mitralstenose; MI = Mitralinsuffizienz

auftreten und folgt dann auf den Pulmonalanteil=paradoxe Spaltung.) Bei pulmonalem Hochdruck ist der Pulmonalanteil lauter, bei Pulmonalstenose leiser als normal. (Der Pulmonalanteil ist dann nicht nur schwächer, sondern tritt auch verzögert auf, wodurch die beiden Anteile durch ein größeres Spaltungsintervall voneinander getrennt sind.)

Liegt eine diastolische Volumen- oder Druckbelastung des rechten Herzens bzw. ein Rechtsschenkelblock vor, ist der Pulmonalanteil verzögert, so daß es zu einer fixen Spaltung bei größerem Spaltungsintervall zwischen den Anteilen kommt. Bei Linksschenkelblock kann durch Verzögerung des Aortenanteils eine paradoxe Spaltung auftreten.

Bei Kindern und Jugendlichen tritt ein physiologischer *3.Herzton* auf, der bei Erwachsenen im links- oder rechtsventrikulären Areal bei Ventrikelbelastung, Myokarditis, Tachykardie bzw. Herzinsuffizienz zu hören sein kann.

Ein am intakten Herzen nie auftretender *Vorhofton (4.Herzton)* wird bei Ventrikelbelastung, Myokarditis, Tachykardie, Vorhofflattern, totalem oder partiellem AV-Block bzw. bei obstruktiven Prozessen im linksventrikulären, häufiger im rechtsventrikulären Areal beobachtet. Man spricht dann von einem Vorhofgalopp.

Ein linker Vorhofgalopp findet sich oft bei Aortenstenose und systemischer Hypertonie, ein rechter bei Pulmonalstenose bzw. pulmonalem Hochdruck. Als sog. »Summationsgalopp« wird ein Galopprhythmus bezeichnet, der durch Summation von 3 und

(Fortsetzung auf Seite 75)

Auskultation
(Fortsetzung von Seite 74)

4 zustande kommt (S.79). Er findet sich am häufigsten bei Tachykardie und AV-Block 1.Grads.

Systolische Clicks (S.78) sind entweder über dem Pulmonalareal (Pulmonaldehnungston, *pulmonaler Ejection click*) oder über dem Aortenareal (Aortendehnungston, *aortaler Ejection click*) zu hören.

Der Aortenton kommt dadurch zustande, daß die 3.Komponente des 1.Herztons eine größere Lautstärke aufweist; beim Pulmonalton tritt ein *neuer*, normalerweise nicht zu hörender Ton gleicher Bedeutung auf. Clicks werden immer dann beobachtet, wenn eine Dilatation der Aorta oder Pulmonalis bzw. eine Verengung der Aorten- oder Pulmonalklappe (meist mit poststenotischer Dilatation) vorliegt.

Ein diastolischer Extraton (Click) ist am linken Sternalrand im 4.ICR zu hören, im gesamten linksventrikulären Areal und bisweilen sogar über dem gesamten Präkordium. In seiner typischen Form stellt er sich als Mitralöffnungston (MÖT) dar, der häufig bei Mitralstenose auftritt, gelegentlich auch bei diastolischer Belastung des linken Herzens (Mitralinsuffizienz, offener Ductus arteriosus). Bei Trikuspidalstenose ist über dem rechtsventrikulären Areal ein Trikuspidalöffnungston zu hören, der manchmal auch bei diastolischer Belastung der rechten Herzkammer (Trikuspidalklappeninsuffizienz, Vorhofseptumdefekt, Ventrikelseptumdefekt) beobachtet werden kann.

Herzgeräusche. Herzgeräusche stellen wichtige Auskultationsbefunde dar.

Bei insuffizienten AV-Klappen ist ein Rückströmungsgeräusch als *langes, blasendes oder schabendes, leises Decrescendo- bzw. holosystolisches Geräusch*, das gelegentlich auch *Crescendocharakter* haben kann, zu beobachten. Dieses Geräusch ist bei Mitralklappeninsuffizienz über dem linksventrikulären Areal maximal und kann bis in die linke Achsel fortgeleitet werden. Bei Trikuspidalinsuffizienz ist es maximal über dem rechtsventrikulären Areal und gut über dem rechten Präkordium zu hören. Während des Inspiriums bzw. bei inspiratorischer Apnoe wird das Trikuspidalgeräusch lauter, das Mitralgeräusch leiser. Bei stenosierten AV-Klappen ist typisch ein *niederfrequentes Rumpeln* zu hören, das bei Vorliegen eines Sinusrhythmus präsystolisch höher und lauter wird. Das Mitralgeräusch ist am besten im 4.ICR links zwischen der Spitze und dem Sternalrand zu hören, das Trikuspidalgeräusch über dem rechtsventrikulären Areal. Während des Inspiriums bzw. bei inspiratorischer Apnoe nimmt die Tonstärke zu.

Das Rückströmungsgeräusch bei insuffizienten Semilunarklappen stellt sich als leises, hohes, blasendes, bisweilen musikalisches Decrescendogeräusch dar. Ist die Aortenklappe betroffen, ist das Geräusch im 3.ICR links am lautesten und kann entlang dem Sternalrand bis zur Spitze verfolgt werden. Ist die Aorta ascendens dilatiert, ist das Geräusch im 2.ICR rechts am lautesten und kaudalwärts entlang dem rechten Sternalrand

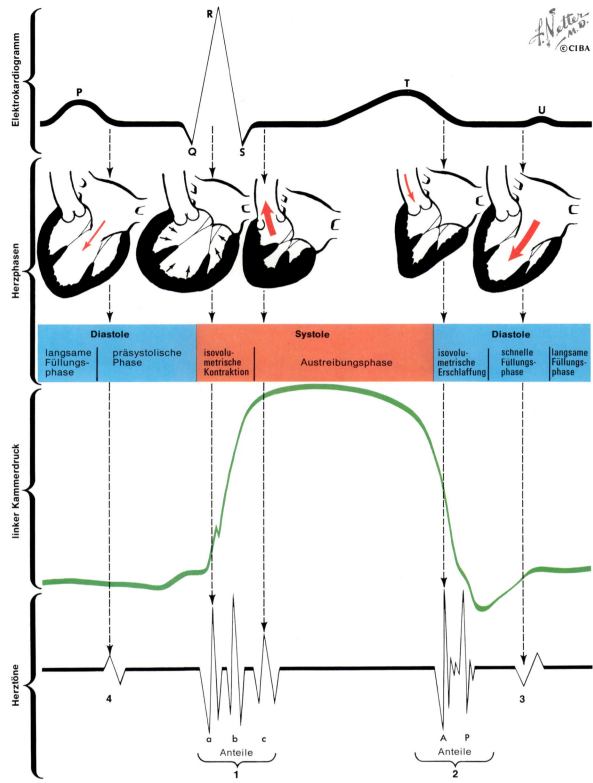

zu hören. Bei Pulmonalinsuffizienz ist das Geräusch im 2.ICR links am lautesten und kann entlang dem Sternum kaudalwärts von links oben nach rechts unten vernommen werden.

Die Geräusche stenosierter Seminularklappen weisen im Vergleich mit anderen Herzgeräuschen die größte Lautstärke auf. Dem *rauhen*, kurz nach dem 1.Herzton auftretenden und vor dem 2.Herzton endenden Crescendo-Decrescendo-Geräusch geht häufig ein Austreibungsclick voran. Es ist bei Aortenstenose im 3.ICR links bzw. 2.ICR rechts am lautesten, wird über der Incisura jugularis und den Karotiden gut gehört und läßt sich auch noch über der Spitze erfassen. Bei subaortalen Stenosen, insbesondere bei muskulären Formen, liegt das Geräuschmaximum über dem linksventrikulären Areal. Das Geräusch bei Pulmonalstenose ist am deutlichsten über dem Pulmonalareal zu hören. Es strahlt etwas nach kaudal aus und wird häufig im dorsalen Pulmonalareal vernommen.

Bei Ventrikelseptumdefekten tritt ein langes, rauhes holosystolisches Geräusch auf, das am besten über dem rechtsventrikulären Areal zu erfassen ist.

Ein kontinuierliches, gegen Ende der *Systole* und zu Beginn der *Diastole* verstärktes Geräusch findet sich bei Ductus arteriosus apertus. Es ist am deutlichsten im 1. und 2.ICR zu hören und kann in komplizierten Fällen, insbesondere bei Kindern, auf die *Systole* beschränkt sein.

Reibegeräusche. Reibegeräusche können an verschiedenen Auskultationsstellen erhoben werden. Sie hören sich an, als riebe man neues Leder gegeneinander, und finden sich in der Regel während Systole und Diastole (perikarditisches Reiben).

Phonokardiographie

Präkordiale Schwingungsphänomene

Durch die Dynamik des Herzens wird die Thoraxwand im Präkordialbereich in komplexe, wellenförmige Schwingungen versetzt. Die vom Herzen erzeugten und an die Körperoberfläche fortgeleiteten Schallschwingungen liegen im Frequenzbereich von 1 Hz bis zu 1500 Hz und somit z.T. außerhalb der akustischen Wahrnehmbarkeitsgrenzen.

Phonokardiograph

Unter Phonokardiographie versteht man die graphische Darstellung der verschiedenen Frequenzbänder des Schallspektrums. Da mit keinem phonokardiographischen Apparat alle Frequenzen mit gleicher Deutlichkeit und Genauigkeit gleichzeitig dargestellt werden können, müssen zur Registrierung hoher Frequenzen mit niederer Intensität die niederen Frequenzen abgeschwächt werden. Dazu wird die gesamte Frequenzbreite mit Bandfiltern bzw. Hochpaßfiltern in Frequenzbänder unterteilt. Das jeweils den *Filter* passierende Frequenzband wird dann vor dem Registrieren entsprechend verstärkt. Der *Phonokardiograph* besteht im wesentlichen aus einem Schallkopf, mehreren *Filtern*, einem *Verstärker*, einem Registriergerät und einem *Schreiber*.

Normale Herzaktion im Phonokardiogramm

Präsystole. In den mittleren Frequenzgängen (30 bis 60 Hz) zeigt das *Phonokardiogramm* selten langsame bi- bzw. triphasische Wellen (4.Herzton, s.S.77). Bei höheren Frequenzgängen finden sich in der Präsystole keine Wellen.

Kammersystole. In den mittleren Frequenzgängen (50 bis 150 Hz) zeigt das Phonokardiogramm eine kleine, niederfrequente Initialschwingung geringer Amplitude während des mechanoakustischen Intervalls. Darauf folgt eine zentrale Phase großer Schwingungen, die sich häufig in verschiedene Gruppen unterteilen lassen.

Mittel- und hochfrequente Schwingungen (150 bis 1000 Hz). In diesen Frequenzgängen ist der 1.Herzton meist in zwei Komponenten aufgespalten. Dies kann folgendermaßen zustande kommen: 1. durch 2 Gruppen von 30 bis 40 Millisekunden voneinander getrennte, im linken Ventrikel entstehende Schwingungen (kleines Spaltungsintervall), was häufig in jungen Jahren zu finden ist; 2. durch zwei Gruppen von 60 bis 70 Millisekunden voneinander getrennte, im linken Ventrikel, der Aorta, gelegentlich auch in der Pulmonalarterie entstehende Schwingungen (großes Spaltungsinter-

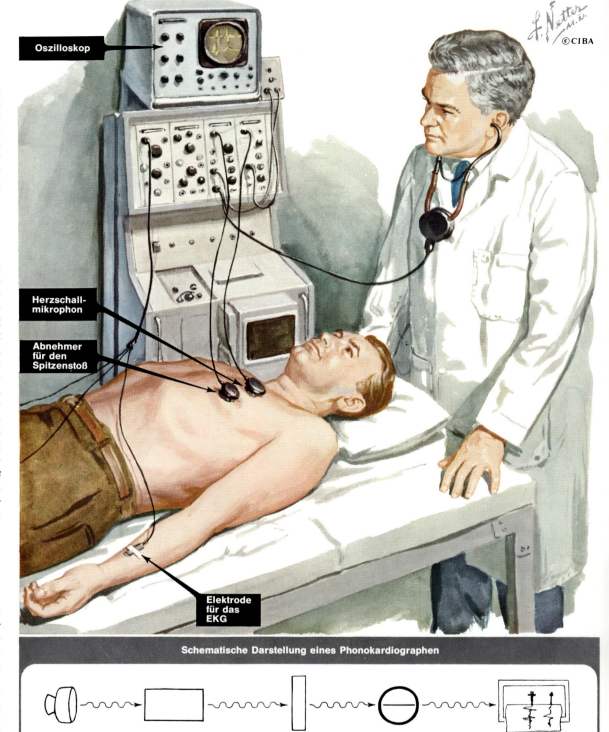

vall), was meist im späteren Alter auftritt. Die zweite dieser Schwingungen (Nachsegment des 1.Herztons) wäre analog der klinischen Bezeichnung Ejection click als Austreibungston (S.77) zu bezeichnen. Sie ist auf in den größeren Arterien (meist in der Aorta) zu Beginn der Kammeraustreibungsphase entstehende Schwingungen zurückzuführen.

Bisweilen finden sich drei Schallgruppen, nämlich die ersten beiden und ein schwacher Austreibungston.

Isovolumetrische Erschlaffungsphase. In den mittleren Frequenzgängen (50 bis 150 Hz) werden meist 2 bis 4 große Schwingungen, welche den 2.Herzton umfassen, registriert. Im zentralen Abschnitt des 2.Herztons zeichnen sich in der Regel 2 größere Schwingungen ab, nämlich der Aortenanteil und der Pulmonalanteil des 2.Herztons (S.75).

Die mittleren und hohen Frequenzgänge (150 bis 1000 Hz) ergeben stets 2 große Schwingungen (Aorten- und Pulmonalanteil), die außer im Alter meist während des Inspiriums auftreten, wo sie auch deutlich voneinander geschieden sind.

Protodiastole. Während der Protodiastole finden sich im normalen Phonokardiogramm in der Regel keine Schallschwingungen. Ist ausnahmsweise eine Schwingung mit kleiner Amplitude zu beobachten, entspricht sie dem Öffnen der Mitralklappe und wäre als Mitralöffnungston zu bezeichnen.

Diastole. Die Diastole (S.75) wird eingeteilt in eine schnelle und eine langsame Füllungsphase (Frühdia-

(Fortsetzung auf Seite 77)

Phonokardiographie
(Fortsetzung von Seite 76)

stole bzw. Mesodiastole). Außer im Kindes- und Jugendalter, wo das normale Phonokardiogramm eine niederfrequente, frühdiastolische Schallschwingung (3. Herzton) aufweist, finden sich während dieser Phase keine Schallerscheinungen.

Phonokardiogramm und Elektrokardiogramm – zeitliche Zusammenhänge

Elektrokardiogramm und Phonokardiogramm werden in der Regel gleichzeitig aufgenommen. Sie stehen zeitlich zueinander in folgender Relation:
1. Ein eventueller 4. Herzton fällt am Ende der P-Welle ein und geht stets der Q-Zacke des EKG voran. 2. Das Vorsegment des 1. Herztons korreliert entweder mit der R-Zacke oder dem Abfall von R nach S. 3. Die physiologische Q-Herzton-1-Zeit beträgt weniger als 0,07 Sekunden. 4. Der Aortenanteil des 2. Herztons fällt mit dem Ende der T-Welle zusammen. Pathologische Schallschwingungen (Öffnungston, 3. Herzton, s. S. 79) haben im EKG keine Entsprechung.

Pathologischer 1. und 2. Herzton

1. Herzton. Eine Erhöhung der Lautstärke des 1. Herztons findet sich bei Tachykardie infolge von Hyperthyreose, Anämie, psychischer und physischer Belastung sowie Fieber. Ein lauter 1. Herzton bei normaler Herzfrequenz spricht für eine verkürzte Überleitungszeit bzw. für eine *Mitralstenose* (S. 79).

Linksventrikuläre bzw. systemische Hypertonie. Bei *Aortenstenosen* oder systemischer Hypertonie findet sich aufgrund der größeren Lautstärke des Nachsegments von 1 (sog. *Austreibungston*) ein großes Spaltungsintervall (S. 79).

Rechtsventrikuläre bzw. pulmonale Hypertonie. Bei starkem Druckanstieg im rechten Ventrikel werden wahrscheinlich Schallerscheinungen von seiten des rechten Ventrikels registriert, die den Klangcharakter des 1. Herztons beeinflussen. Ist die Pulmonalis dilatiert bzw. die Pulmonalklappe etwas stenotisch, findet sich häufig eine Spaltung des 1. Herztons mit großem Intervall. Dies ergibt sich durch die Auskultation des Vorsegments von 1 und einem lauten Nachsegment (Austreibungston), das auf den Preßstrahl von Blut in die Pulmonalis und die daraus resultierende Dehnung der Pulmonaliswandung zurückzuführen sein dürfte.

Mitralstenose. Da die Mitralklappe erst schließt, wenn der Druck im *linken Ventrikel* (S. 75) über den linken Vorhofdruck gestiegen ist, tritt der Klappen-

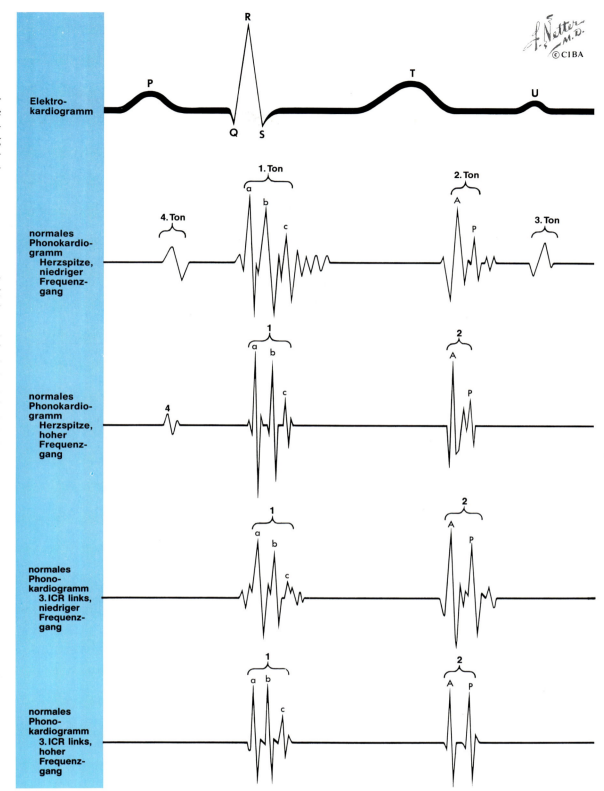

schluß verzögert, nämlich während des raschen Druckanstiegs, auf. Nach dem Schluß der Mitralklappe steigt der Druck äußerst rasch weiter, woraus sich die Lautstärke und der paukende Klangcharakter des Tons erklären.

Schenkelblock. Häufig ist besonders bei Linksschenkelblock ein langgezogener 1. Herzton kleiner Amplitude zu hören. Eine evtl. zu erfassende Spaltung kann folgende Ursachen haben: 1. Ein präsystolischer Galopp kann eine Spaltung vortäuschen. 2. Es kann aufgrund der Wahrnehmbarkeit des Vor- und Hauptsegments *(a und b)* eine physiologische Spaltung mit kurzem Intervall bestehen. 3. Bei Wahrnehmbarkeit des Vor- und Nachsegments *(a und c)* kann eine abnorme Spaltung mit großem Intervall festzustellen sein.

Myokarditis. Da die Größe des Vorsegments von 1 eng mit der Kontraktionsgeschwindigkeit (erste Ableitung des linksventrikulären Drucks, dp/dt) zusammenhängt, findet sich logischerweise meist eine Abschwächung des 1. Herztons (langsamer Druckanstieg).

Myokardinfarkt. Beim Myokardinfarkt findet sich meist ein schwacher, aus *niederfrequenten Schwingungen* bestehender 1. Herzton. Die in den intakten Abschnitten des linken Ventrikels entstehende Energie wird z. T. vom elastisch gedehnten Infarktbereich aufgenommen, wodurch der Druckanstieg langsamer erfolgt. Da die Größe des Vorsegments von 1 von der Anstiegsgeschwindigkeit abhängt, kommt es zur Abschwächung des 1. Herztons.

Aorteninsuffizienz. Bei *Aorteninsuffizienz* (S. 79)

(Fortsetzung auf Seite 78)

Phonokardiographie
(Fortsetzung von Seite 77)

zeigt sich in manchen Fällen eine deutliche Abschwächung des 1. Herztons. Diese ist auf den unvollständigen Schluß der Aortenklappe und den daraus resultierenden langsameren Druckanstieg während der Anspannungszeit zurückzuführen.

Mitralinsuffizienz. Bei *Mitralinsuffizienz* zeigt der 1. Herzton häufig eine kleine Amplitude. Dafür konnte ein ähnlicher Mechanismus nachgewiesen werden wie bei der Aorteninsuffizienz: Das durch die insuffiziente Klappe ausströmende Blut bewirkt eine Verlangsamung des Druckanstiegs im linken Ventrikel, wodurch das an sich hohe Vorsegment des 1. Herztons abgeschwächt wird.

Thyreosen. Bei der Thyreotoxikose findet sich ein lauter, dumpfer 1. Herzton; bei der Hypothyreose ist er schwach und kaum zu hören. Dies ist auf die endokrin bedingte, entgegengesetzte Änderung der Kontraktionsgeschwindigkeit zurückzuführen.

2. Herzton. *Diastolische Belastung.* Bei einer *diastolischen* Druck- oder Volumenbelastung eines Ventrikels wird die Austreibungsphase bei normal langer bzw. verkürzter isometrischer Anspannungszeit verlängert. Dies findet sich typischerweise bei diastolischer Belastung der rechten Kammer (Vorhofseptumdefekt), kann aber auch bei der linken Kammer (Mitralinsuffizienz, Ductus arteriosus apertus) eine Rolle spielen. Daher ist in allen derartigen Fällen ein pathologischer 2. Herzton vorhanden. Bei Belastung des rechten Ventrikels zeigt sich ein verlängertes Spaltungsintervall mit normaler Aufeinanderfolge von A und P; bei Belastung des linken Ventrikels fehlt die Spaltung, oder es findet sich eine paradoxe Spaltung (P-A).

Systolische Belastung. Bei einer systemischen Hypertonie ist die linksventrikuläre Systole deutlich verlängert. Da die Dynamik des Herzens jedoch vom linken Ventrikel bestimmt wird, ist auch die rechtsventrikuläre Systole verlängert. Daher kommen keine typischen Veränderungen des A-P-Intervalls zustande. Läge eine Insuffizienz der linken Kammer vor, würde der Aortenanteil verzögert einfallen, wodurch es zu einer paradoxen Spaltung (P-A) des 2. Herztons käme. Ein pulmonaler Hochdruck beeinflußt die Spaltung des 2. Herztons offenbar nicht, während die Spaltung bei Insuffizienz der rechten Kammer infolge Verlängerung der rechtsventrikulären Systole verstärkt wird (großer und *verzögert auftretender Pulmonalanteil*, A-P).

Bei Aortenstenosen spielen mehrere Faktoren eine Rolle: 1. Druck- und Volumenbelastung der linken Kammer (geringfügige Veränderung); 2. evtl. Insuffizienz der linken Kammer (verzögerter Aortenanteil); 3. ein geringerer Aortendruck (verzögerter Klappenschluß). Infolge von 2. und 3. findet sich bei hoch-

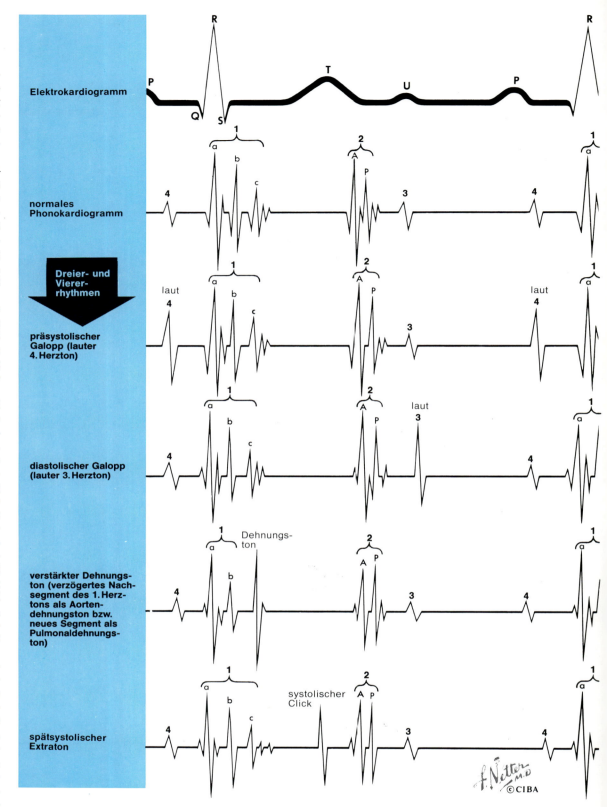

gradigen Aortenstenosen häufig eine paradoxe Spaltung (P-A) mit einem kleinen Aortenanteil. Ähnliche Mechanismen kommen bei der Pulmonalstenose zur Auswirkung: Druck- und Volumenbelastung der rechten Kammer, evtl. Insuffizienz der rechten Kammer und ein geringerer Pulmonalisdruck. Daher ist in hochgradigen Fällen eine regelrechte Spaltung (A-P) mit großem Spaltungsintervall und einem kleinen Pulmonalanteil zu beobachten.

Schenkelblock. Infolge der verzögerten Erregung des rechten Ventrikels tritt die Kammerkontraktion beim Rechtsschenkelblock verzögert ein, wodurch Blut verzögert in die Pulmonalis ausgetrieben wird. Durch den spät einsetzenden Klappenschluß der Pulmonalklappe ist das Spaltungsintervall verlängert (A-P-Spaltung). Bei Linksschenkelblock bewirkt die verzögerte Erregung der linken Kammer eine verzögerte Kammerkontraktion, wodurch Blut verzögert in die Aorta ausgetrieben wird und der Aortenklappenschluß verspätet eintritt. Daraus ergibt sich eine fehlende bzw. paradoxe Spaltung (P-A).

Eine Spaltung des 2. Herztons fehlt auch bei komplizierten Mißbildungsformen mit pulmonalem Hochdruck, bei denen beide Kammern über großflächige Defekte miteinander kommunizieren. Da die beiden Kammern in derartigen Fällen eine Funktionseinheit bilden, findet sich ein ungespaltener 2. Herzton. Liegt ein Ventrikelseptumdefekt mit Pulmonalstenose (Fallot-Tetralogie) vor, zeigt das Phonokardiogramm entweder einen einzigen, nicht gespaltenen 2. Herzton (ausgedehnter Septumdefekt)

(Fortsetzung auf Seite 79)

Phonokardiographie
(Fortsetzung von Seite 78)

oder einen normalen Aortenanteil mit nachfolgendem kleinem, verzögert einsetzendem Pulmonalanteil (hochgradige Pulmonalstenose mit kleinem Ventrikelseptumdefekt).

Pathologischer 3. und 4. Herzton, Galopprhythmen

Dreier- und Viererrhythmen. *Dreierrhythmen* entstehen durch: 1. Betonung des 3. Herztons (*diastolisch* bzw. ventrikulär), 2. Betonung des 4. Herztons (*präsystolisch* bzw. atrial) und 3. Betonung und Verschmelzung des 3. und 4. Herztons (Summationsgalopp). *Viererrhythmen* entstehen durch Betonung des 3. und 4. Herztons, eine Verschmelzung findet sich nicht.

Bei ventrikulären Dreierrhythmen ist der 3. Herzton verlängert und hat eine ungewöhnlich *große Amplitude*. Er tritt häufig bei hochgradiger diastolischer (absoluter und relativer) Belastung auf und klingt meist in mehreren Nachschwingungen (*diastolisches* Rumpeln) aus. Dieses Bild findet sich typischerweise bei *Mitralinsuffizienz*. Ein früh einsetzender, lauter, kurzer 3. Herzton ist oft bei Pericarditis constrictiva bzw. calcarea zu beobachten (Perikardton). Dieser diastolische Ton fällt mit der plötzlichen Beendigung der Füllungsphase des rechten Ventrikels zusammen. Atriale Dreierrhythmen finden sich meist in Zusammenhang mit ischämischen bzw. hypertonen Kardiopathien und sind häufig bei Myokarditis, Hyperthyreose und Herzinsuffizienz auszumachen. Sie kommen insbesondere bei systolischer Belastung (z. B. bei Pulmonal- oder *Aortenstenosen*) und bei pulmonalem oder systemischem Hochdruck vor. Dreierrhythmen im Sinne eines Summationsgalopps sprechen gewöhnlich für eine tachykarde Herzinsuffizienz. Hingegen weisen Viererrhythmen im allgemeinen auf eine Herzinsuffizienz bei normaler bzw. bradykarder Frequenz hin.

Mitralöffnungston. Dieser hohe Ton ist am besten im *3.* und *4. linken ICR* zu erfassen. Er hat neuerdings an diagnostischer Bedeutung verloren, da er nicht nur bei *Mitralstenosen*, sondern auch bei anderen Kardiopathien nachgewiesen werden konnte. Ein Trikuspidalöffnungston läßt sich z. B. bei Trikuspidalstenosen und Vorhofseptumdefekten beobachten, ein Mitralöffnungston bei Tumoren des linken Vorhofs, bei Mitralinsuffizienz ohne Stenose, Ductus arteriosus apertus und Ventrikelseptumdefekt.

Dehnungston. Der Dehnungston (S. 78), ein frühsystolischer Click, entsteht durch Betonung einer normalen Schallschwingung, die am Ende des

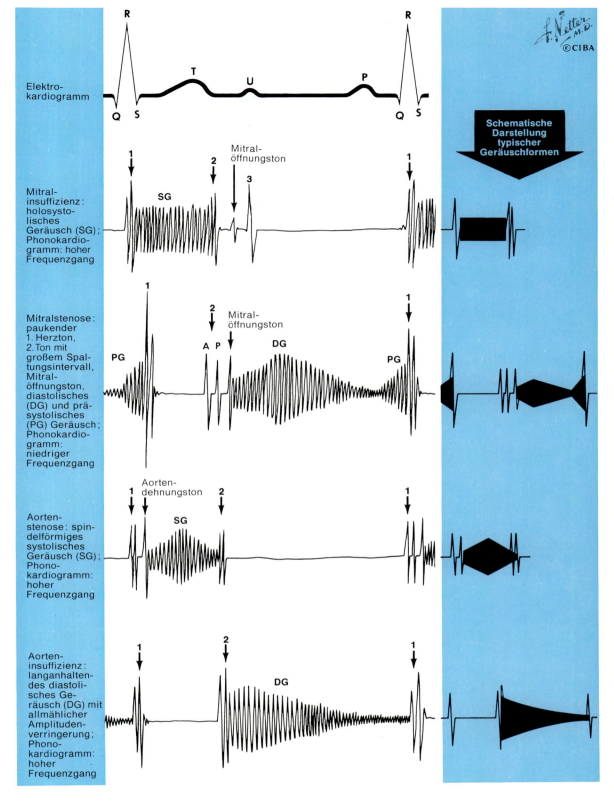

1. Herztons auftritt und auf die Öffnung der Aortenklappe folgt.

Bei Aortenstenose bzw. Dilatation der Aorta ascendens tritt diese Schallschwingung verstärkt, verzögert und mit höherer Frequenz auf. Eine ähnliche Schwingung findet sich über dem Pulmonal- und rechtsventrikulären Auskultationsareal bei Pulmonalstenosen bzw. Dilatation der Pulmonalis. Aorta- bzw. Pulmonaldehnungstöne entstehen in der Wandung der beiden großen Gefäße.

Meso- bis spätsystolischer Extraton. Nach linksseitiger Pleuritis bzw. Perikarditis, aber auch bei Herzgesunden findet sich ein weiterer *hochfrequenter* Extraton, der in der mittleren bis *späten Systole* auftritt.

Herzgeräusche

Mit Hilfe der Phonokardiographie ist es gelungen, die »Form« und »Phase« der ursprünglich aufgrund von Auskultationsbefunden (S. 74) lediglich vermuteten *Herzgeräusche* nachzuweisen.

Systolische Geräusche. Darunter fallen: 1. frühsystolische Decrescendogeräusche: Mitral- oder Trikuspidalinsuffizienz, unbedeutende Strömungsgeräusche der Einflußbahn, muskuläre Ventrikelseptumdefekte; 2. *holosystolische* Geräusche: Mitral- bzw. Trikuspidalinsuffizienz und Ventrikelseptumdefekt; 3. spätsystolische Crescendogeräusche: Mitralinsuffizienz, Ductus arteriosus apertus (mit pulmonaler Hypertonie), ventrikuläre Aneurysmen, Pericarditis ad-

(Fortsetzung auf Seite 80)

Phonokardiographie
(Fortsetzung von Seite 79)

haesiva, muskuläre subaortale Stenose und Pulmonalstenose; 4. spindelförmige *(Crescendo-Decrescendo-)* Geräusche: Aorten- bzw. Pulmonalstenose, Strömungsgeräusche von seiten der *linken* oder rechten Ausflußbahn, Mitralinsuffizienz (S. 74) und Ventrikelseptumdefekt.

Diastolische Geräusche. Man unterscheidet 1. proto- und mesodiastolische (blasende) Decrescendogeräusche: (organische bzw. relative) *Aorten-* und *Pulmonalinsuffizienz*; 2. proto-, meso- und spätdiastolische (präsystolische) Rumpelgeräusche: Mitral- und Trikuspidalstenose *(Geräusche der Einflußbahn,* s. S. 74).

Kontinuierliche Geräusche. Sie sind charakteristisch für Ductus arteriosus apertus, AV-Fisteln (im großen, kleinen und Koronarkreislauf), anastomosierende Gefäße, Coarctatio aortae, gewisse aortale Aneurysmen und Ruptur von Aneurysmen des Sinus aortae (Valsalvae).

Strömungsgeräusche der Einflußbahn (Stenosegeräusche, diastolische Rumpelgeräusche). *Mitralstenose.* Bei intaktem Sinusrhythmus besteht das *diastolische Rumpelgeräusch* (S. 74) aus zwei lauten Komponenten: einem frühdiastolischen Geräusch, das mit dem *Öffnungston* beginnt und mit der protrahierten langsamen Füllungsphase zusammenfällt (mesodiastolisches Rumpeln), und einem präsystolischen Geräusch (PG), das mit der kräftigen Kontraktion des hypertrophen linken Vorhofs zusammenfällt. Bei Vorhofflimmern ist das mesodiastolische Geräusch das einzige Anzeichen einer Stenose. Es ist niederfrequent mit kleiner Amplitude und kann bei langer Diastolendauer Decrescendoform haben, die gegen die Mesodiastole abklingt. Bei kurzer Diastolendauer findet sich hingegen meist eine Crescendoform mit großer Amplitude, wodurch ein *präsystolisches Geräusch* vorgetäuscht werden kann.

Das präsystolische Geräusch ist hochfrequenter als das vorangehende diastolische Rumpeln und endet mit dem verzögert einfallenden 1. Herzton. Eine relative Mitralstenose tritt bei reiner Mitralinsuffizienz, Aorteninsuffizienz, Ductus arteriosus apertus, Myokarditis, Myokardinfarkt und hochgradiger Linksinsuffizienz auf.

Trikuspidalstenose. Eine Trikuspidalstenose läßt ein diastolisches Rumpeln und ein präsystolisches Geräusch entstehen, die am besten über dem 3. und 4. ICR links und dem 4. ICR rechts sowie über dem Processus xiphoideus zu erfassen sind. Daher sind sie mit den ähnlichen Geräuschen einer Mitralstenose leicht zu verwechseln. Das präsystolische Geräusch entsteht durch die Kontraktion des rechten Vorhofs (der vor dem linken kontrahiert), ist vom 1. Herzton deutlicher abgesetzt und hat keine Crescendoform. An der Trikuspidalklappe läßt sich gelegentlich ein *Öffnungston* nachweisen. Während des Inspiriums werden Geräusch und Trikuspidalöffnungston lauter.

Eine relative Trikuspidalstenose tritt bei Vorhofseptumdefekt, partiell abnormem venösem Rückstrom durch fehlmündende Lungenvenen oder Rechtsinsuffizienz, bisweilen bei Pulmonalstenose, primärem pulmonalem Hochdruck, Pericarditis constrictiva und hochgradiger Rechtsinsuffizienz auf.

Rückströmungsgeräusche der Einflußbahn (blasende systolische Geräusche). *Mitralinsuffizienz.* Das Mitralinsuffizienzgeräusch stellt sich als weiches bis mittelrauhes *Blasen* dar und schwankt der Lautstärke nach von Grad I bis Grad V. Es ist gut über dem *linksventrikulären Auskultationsareal* (S. 74), jedoch besser über dem linksatrialen Areal (linke Achsel, links paravertebral in Höhe des Schulterblatts oder intraösophageal) zu erfassen. Gelegentlich ist es links und rechts parasternal und an der Basis zu hören (hochgradig vergrößerter linker Vorhof, Deformierung des hinteren Segels oder Läsion des hinteren Papillarmuskels). Bei Mitralinsuffizienz sind vier Geräuschformen möglich: 1. Am charakteristischsten ist ein hochfrequentes *holosystolisches* Geräusch. 2. Weniger häufig findet sich ein hochfrequentes systolisches Geräusch mit *Crescendocharakter.* 3. Es kann auch ein systolisches *Decrescendo*geräusch auftreten. 4. In seltenen Fällen entsteht bei einer Läsion des hinteren Klappensegels ein *spindelförmiges Geräusch.* Eine relative Mitralinsuffizienz erzeugt in der Regel ein leises bis mittellautes Geräusch mit Decrescendocharakter. Bei hochgradiger Mitralinsuffizienz aufgrund einer starken Dilatation des Mitralostiums kann ein Decrescendo- bzw. holosystolisches Geräusch des Stärkegrades II bis III zu hören sein.

Trikuspidalinsuffizienz. Bei Trikuspidalinsuffizienz entsteht in der Regel ein holosystolisches Geräusch, das über dem 3. linken, 3. rechten und 4. rechten ICR zu hören ist. Es dauert meist über den Aortenanteil bis zum Pulmonalanteil des 2. Herztons an und wird (im Gegensatz zum Mitralinsuffizienzgeräusch) während des Inspiriums verstärkt.

Strömungsgeräusche der Ausflußbahn (Stenosegeräusche, rauhe systolische Geräusche). *Aortenstenose.* Eine Aortenstenose kann auf eine Verengung der Aorta ascendens (supravalvuläre Stenose), der Aortenklappe (valvuläre Stenose) und der Ausflußbahn des linken Ventrikels (subvalvuläre Stenose) zurückzuführen sein. Fast immer sind die *isovolumetrische* Phase (S. 75) sowie die Gesamtdauer der Systole verlängert. Typischerweise findet sich ein systolisches Geräusch, das in der Regel am besten im 3. linken ICR zu erfassen ist (S. 74). Insbesondere bei subaortalen Stenosen kann es jedoch im 4. oder 5. ICR links lauter zu hören sein. Im Bereich der Aorta ascendens (2. ICR rechts) und an der Incisura jugularis ist es besonders bei valvulären Stenoseformen gut zu registrieren. Das rauhe Aortenstenosegeräusch weist den Stärkegrad III bis V auf, kann den Pulmonalanteil des 2. Herztons (der häufig paradox gespalten ist) überdecken und hat typischerweise eine *spindelförmige* (Crescendo-Decrescendo-)Gestalt. Vom 1. Herzton ist es in der Regel gut abgesetzt, da es mit dem Beginn der Austreibung einfällt und von einem Dehnungston (Ejection click) eingeleitet wird. Das Geräuschmaximum liegt nach der anakroten Zacke der Karotispulskurve, bei hochgradigen Stenosen noch später. Bei hypertrophen subaortalen Stenosen setzt das Geräusch meist später ein als bei valvulären Stenoseformen und kann Crescendogestalt haben. Ist es spindelförmig, erscheint das Maximum entsprechend der Verengung des Infundibulums spät. Aortenstenosegeräusche haben in der Regel einen gemischten Frequenzgehalt.

Zu einer relativen Aortenstenose kommt es, wenn die Aorta ascendens bei normaler Weite der *Ausflußbahn* (S. 74) des linken Ventrikels und der Aortenklappe dilatiert ist. Sie findet sich bei Aortitis, Atherosklerose der Aorta, Marfan-Syndrom oder hochgradiger Aorteninsuffizienz. Dabei entsteht ein spindelförmiges Geräusch mit einem frühen Maximum. Der 2. Herzton weist einen vergrößerten Aortenanteil auf. Die Spaltung entspricht dem Alter des Patienten (keine Spaltung im Alter, physiologische Spaltung bei Jugendlichen).

Pulmonalstenose. Bei Pulmonalstenosen findet sich als typischer Befund ein spindelförmiges systolisches Geräusch. Bei hochgradigen Stenosen erscheint das Maximum nach der Mitte der Systole, so daß der Eindruck eines Crescendogeräuschs entstehen kann. An dem Geräusch sind Schwingungen verschiedener Frequenzen beteiligt. Es ist am besten im 2. und 3. ICR links zu erfassen, strahlt aber besonders bei Kindern weit aus. Auffällig ist die Tendenz der Fortleitung zum linken Schlüsselbein. Bei großer Lautstärke ist das Geräusch noch beidseits der Wirbelsäule wahrzunehmen. Es reicht bei hochgradigen Stenosen bis zu dem sehr kleinen und verspätet einfallenden P-Anteil des 2. Herztons und überdeckt somit den A-Anteil, wodurch das Vorliegen eines protodiastolischen Geräuschs vorgetäuscht werden kann.

Rückströmungsgeräusche der Ausflußbahn (blasende diastolische Geräusche). *Aorteninsuffizienz.* Bei Aorteninsuffizienz findet sich in der Regel ein hochfrequentes diastolisches Geräusch, das sich nur in den hohen Frequenzgängen gut darstellen läßt. Charakteristisch ist seine *Spindelgestalt* (S. 74) (kurzer Crescendoanteil mit nachfolgender, viel längerer Decrescendophase). Es kann jedoch auch eine einfache *Decrescendo*form vorliegen. Musikalische diastolische Geräusche (regelmäßige Schwingungen) finden sich bei Umschlagen der Aortenklappe (rheumatische bzw. syphilitische Herzkrankheiten) oder bei bakteriellen Endokarditiden. Eine relative Aorteninsuffizienz kann bei hochgradiger systemischer Hypertonie auftreten. Dabei besteht ein mittellautes, blasendes diastolisches Geräusch, das verschwindet, sobald der Blutdruck durch antihypertensive Medikation gesenkt werden kann. Das Geräusch entsteht durch Dilatation des Aortenklappenrings und ist als kurze Folge von Schwingungen in Decrescendoform wahrzunehmen. Es fällt kurz nach dem großen, scharfen A-Anteil des 2. Herztons ein.

Pulmonalinsuffizienz. Ursache ist entweder eine angeborene Mißbildung oder eine Dehnung des Klappenrings durch eine bereits seit langem bestehende pulmonale Hypertonie. Das Pulmonalinsuffizienzgeräusch ähnelt dem der Aorteninsuffizienz, setzt jedoch unmittelbar nach dem P-Anteil des 2. Herztons ein. Es hat in der Regel Decrescendoform. Ein kurzes Crescendo mit nachfolgendem, langen Decrescendo findet sich nur gelegentlich.

Shunt-Geräusche. Bei Vorhofseptumdefekten findet sich meist ein spindelförmiges Geräusch über der Auskultationsstelle der Pulmonalklappe, das durch den erhöhten Pulmonalisdurchfluß zustande kommt. Der 2. Herzton zeigt ein großes Spaltungsintervall. Atmungsbedingte Schwankungen treten nicht auf.

Bei *Ventrikelseptumdefekten* (S. 74) ist über dem 3. und 4. ICR links und dem 4. ICR rechts ein holosystolisches Geräusch zu beobachten. Liegt eine pulmonale Hypertonie vor, erscheint das Geräusch spindelförmig aufgetrieben. Wenn das muskuläre Septum betroffen ist, tritt ein Spätsystolikum auf.

Bei *Ductus arteriosus apertus* besteht ein kontinuierliches Geräusch mit einem spätsystolischen bzw. protodiastolischen Maximum. Bei pulmonaler Hypertonie kann die diastolische Komponente fehlen; das spätsystolische Maximum bleibt jedoch meist erhalten.

Echokardiographie

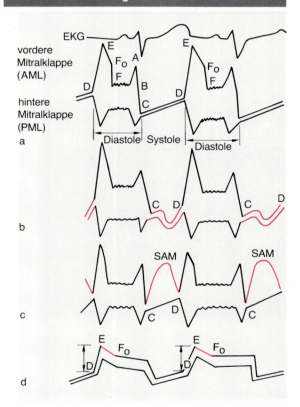

Schema der Bildgewinnung bei der eindimensionalen Echokardiographie

Der Schallstrahl muß durch ein Schallfenster, d.h. durch einen Interkostalraum, an einer Stelle auf das Herz gerichtet werden, an der kein Lungengewebe das Herz überlagert.
AML = vordere Mitralklappe, Ao = Aorta, AoV = Aortenklappe, IVS = interventrikuläres Septum, LA = linker Vorhof, LV = linker Ventrikel, MV = Mitralklappe, PML = hintere Mitralklappe, PW = Hinterwand, RV = rechter Ventrikel, RVAW = Vorderwand des rechten Ventrikels

Schemata typischer Bewegungsmuster der Mitralklappe im M-mode-Echokardiogramm

a) Normalbefund einer Mitralklappenbewegung. Die markanten Punkte werden mit Buchstaben bezeichnet, wodurch bestimmte Kurvenabschnitte definiert und z.B. ihr Neigungswinkel beschrieben werden kann.

b) Mitralklappenprolaps. Während der Systole wölben sich beide Segel der Mitralklappe vorhofwärts vor.

c) SAM = systolische Vorwärtsbewegung des anterioren Mitralsegels (systolic anterior movement). Häufig bei der hypertrophen obstruktiven Kardiomyopathie zu beobachten.

d) Bewegungsmuster der Mitralklappe bei der Mitralstenose. Typisch ist die Abflachung der EF-Strecke und die parallele, nicht gegensinnige Bewegung des hinteren Segels.

Techniken und Indikationen

Die Echokardiographie ist in den letzten Jahren zu einem wichtigen, für den Kardiologen und Internisten unentbehrlichen Werkzeug geworden. Sie umfaßt heute 3 verwandte Techniken: die *eindimensionale* und die *zweidimensionale Echokardiographie* sowie die *Doppler-Echokardiographie* einschließlich des *Farb-Doppler-Verfahrens*. Möglichkeiten und Grenzen der Methoden sind inzwischen übersehbar, obwohl die Handhabung der Geräte, die Auflösung der Bilder und die computerunterstützte Auswertung durch die Fortschritte der Elektronik noch immer verbessert werden. Grenzen liegen in den physikalischen Bedingungen für die Penetration des Ultraschallstrahls beim Patienten. Diese Einschränkung der Untersuchungsmethode trifft gerade ältere und übergewichtige Patienten sowie starke Raucher. Der Schallstrahl kann Luft nicht durchdringen, so daß die Verlagerung von Lungengewebe unter den als »Schallfenster« dienenden Interkostalraum bei Patienten mit z.B. chronischer Raucherbronchitis und Lungenemphysem keine qualitativ ausreichenden Bilder hervorbringen läßt.

Nachdem in früheren Jahren die *Herzfehlerdiagnostik* im Vordergrund der Echokardiographie stand und diese vor allem bei jüngeren Patienten und bei Kindern angewendet wurde, steht mit der jetzt weiten Verbreitung der zweidimensionalen (2-D-) oder Schnittbild-Echokardiographie die Analyse der *Ventrikelfunktion* mindestens gleichwertig daneben. Die Ventrikelfunktion muß aber gerade bei älteren Patienten untersucht werden. Die Kombination der eindimensionalen mit der zweidimensionalen Technik läßt nicht selten auch bei schlechten physikalischen Bedingungen noch ein brauchbares Ergebnis für wichtige Fragen erwarten.

Eine weitere Einschränkung der Echokardiographie besteht in der praktisch fehlenden Anwendbarkeit unter Belastung. Die Analyse der Ventrikelfunktion unter Belastung ist vor allem bei der koronaren Herzkrankheit von Bedeutung. Dafür müssen dann nuklearmedizinische Verfahren herangezogen werden.

Eindimensionale Echokardiographie

Von einem Piezokristall in einem Schallkopf werden Schallwellen mit einer Frequenz oberhalb der Hörgrenze, zwischen 1 und 7 MHz, erzeugt. Die Schallwellen durchdringen das Gewebe, *nicht* aber Knochen und Luft. Sie werden bei *senkrechtem Auftreffen* auf Grenzflächen, z.B. zwischen Blut und Endokard, zu einem Teil zurückgeworfen. Zu einem weiteren Teil penetrieren die Schallwellen das nächste Medium, wovon wieder ein Teil an der nächsten Grenzfläche reflektiert wird. Der reflektierte Anteil wird in den Pausen zwischen der Aussendung von Schallimpulsen vom Schallkopf aufgefangen. Die Energie des Schallstrahls nimmt an jeder Grenzfläche ab. Die Zeit, die das Echo für den Rücklauf benötigt, wird berechnet und ergibt die *Auflösung der verschiedenen Grenzflächen in der Tiefe*. Dadurch können Wanddicken und Diameter von Herzhöhlen mit einer Genauigkeit im Millimeterbereich abgelesen werden.

Die bildliche Darstellung kann in 3 verschiedenen Formen erfolgen: 1. *Amplitudenmodulation, A-mode:* Bei dieser Darstellung werden die zurückkommenden Echosignale entsprechend ihrer Intensität mit verschieden hoher Amplitude dargestellt. Diese Darstellungsform wird heute fast nicht mehr benutzt. Betrachtet man die Amplituden sozusagen von oben, sieht man Punkte, die auf einer Linie hin- und herwandern und entsprechend ihrer Intensität verschieden hell sind: 2. *B-Bild, brightness-modulation, B-mode.* Auf diese Weise entsteht auch das zweidimensionale Schnittbild. Führt man senkrecht zum B-Bild als Zeitachse ein Registrierpapier an der Röhre vorbei, erhält man 3. das bekannte *TM-* (Time-motion-) oder *M-mode-Bild.* Heute wird meist nur noch das M-mode-Bild auf dem Monitor sichtbar gemacht.

Immer noch hängen die Ergebnisse stark von der Geschicklichkeit und dem räumlichen Vorstellungsvermögen des Untersuchers ab. Eine »Automatisierung« ist nicht möglich. Jede Lageänderung des Herzens, z.B. durch Drehen des Patienten auf die linke Seite, bringt auch Änderungen der Winkel der reflektierenden Flächen zum Schallstrahl mit sich. Diese Änderungen müssen berücksichtigt werden; man nutzt sie bei der praktischen Durchführung aus. Auch ist das »Schallfenster«, d.h. vor allem der Zwischenrippenraum, manchmal sehr schmal, so daß man nicht alle üblichen Positionen mit dem Schallstrahl erreicht. Die Untersuchung erfordert daher auch

(Fortsetzung auf Seite 82)

Zweidimensionale Echokardiographie

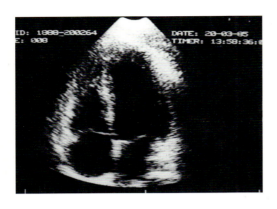

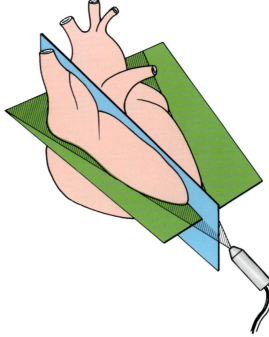

Grüne Schnittebene:
Apikaler Vierkammerblick mit Darstellung aller vier Herzhöhlen sowie der atrioventrikulären Klappen.

Schematische Darstellung der apikalen Schnittebenen bei der zweidimensionalen Echokardiographie

Blaue Schnittebene:
Apikaler Zweikammerblick mit Darstellung des linken Herz sowie der Aortenklappe und der Aorta ascendens.

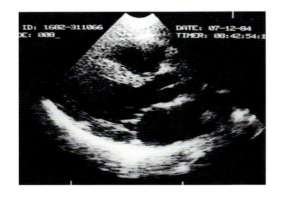

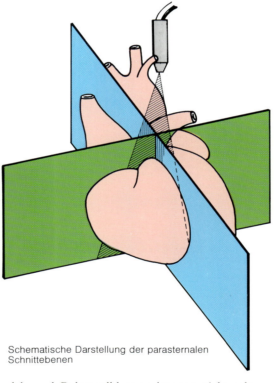

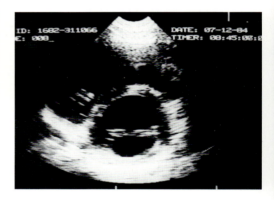

Blaue Schnittebene:
Parasternaler Längsachsenschnitt mit Darstellung des linken Herzens

Schematische Darstellung der parasternalen Schnittebenen

Grüne Schnittebene:
Parasternaler Kurzachsenschnitt mit Darstellung des linken Ventrikels mit geschlossener Mitralklappe

Echokardiographie
(Fortsetzung von Seite 81)

eine relativ lange Zeit, bis man sicher sein kann, daß unter den gegebenen physikalischen Umständen bei einem Patienten das optimale Ergebnis erhalten wurde.

Für die M-mode-Untersuchung gibt es, ausgehend von einem geeigneten parasternalen Interkostalraum, *2 Hauptuntersuchungsrichtungen:* 1. Schwenken des Schallkopfes entlang der *Längsachse* des linken Ventrikels, also von der Spitze bis zur Aorta, und 2. senkrecht dazu in der *Querachse* unterhalb der Spitze des vorderen Mitralsegels, um die größte Weite der linken Herzkammer zu erfassen. Nach dem Abtasten der Hauptachsen lassen sich einzelne Strukturen noch separat genauer einstellen; auch Trikuspi- dal- und Pulmonalklappen können nicht selten gut beurteilt werden.

Die Auswertung der M-mode-Echokardiographie läßt quantitativ eine Aussage für folgende Parameter zu: *Durchmesser der Ventrikel und des linken Vorhofs, mit Einschränkung auch des rechten Vorhofs, Wanddicken, Ausmaß und Geschwindigkeit der Wandbewegungen, Durchmesser der Aorta, Bewegungsanalyse der Klappensegel.*

Zweidimensionale Echokardiographie

Das M-mode-Bild gibt die Bewegungen der Grenzflächen im Herzen entlang nur einer punktförmigen Achse wieder. Stellt man das B-Bild mit seinen an jeder Grenzfläche entstehenden punktförmigen Reflexionen dar und schwenkt den Schallstrahl schnell hin und her, ergibt sich ein zweidimensionales Bild mit den Strukturen einer »Scheibe« des Herzens. Dies wird durch schnelles Hin- und Herschwenken nur des Kristalls in einer Ebene und einem Winkel von ca. 80°, z.B. durch einen Motor im Schallkopf, erreicht. Man hat nun einen Sektor des Herzens *zweidimensional* auf dem Schirm *(Sektor-Scan, 2-D-Echokardiogramm, Schnittbild)* und kann durch Drehen des Transducers die Schnittebenen variieren. Anstatt einen (oder mehrere) Kristall(e) mechanisch zu schwenken, benutzen andere Techniken eine Reihe von Einzelkristallen, die in einem definierten Winkel nebeneinanderliegen und damit, elektronisch gesteuert, ebenfalls einen Sektor abbilden. Die Bewegungsanalyse ist im M-mode-Bild gewöhnlich besser meßbar, ist aber auf bestimmte Berei-

(Fortsetzung auf Seite 83)

Echokardiographie
(Fortsetzung von Seite 82)

che beschränkt. Mit Hilfe des Sektorbilds kann die Lokalisation des Schallstrahls für das M-mode-Bild genauer festgelegt werden, eine wichtige Voraussetzung zur Messung z.B. von Wanddicken und Durchmessern von Herzhöhlen. Ein in der Längsachse schräg verlaufender Schallstrahl mißt den Durchmesser zu groß, ein in der kurzen Achse schräg liegender Strahl dagegen zu klein. Durch die heute übliche Kombination beider Methoden wird die Reproduzierbarkeit und damit auch die Aussage der Echokardiographie deutlich verbessert.

Die zweidimensionale Echokardiographie bedient sich ebenfalls einer Anzahl *Standardebenen*. Der Schallkopf wird parasternal in Längs- und Querrichtung (dabei in der Regel in 3 Schnittebenen) sowie apikal und subkostal in jeweils 2 Ebenen aufgesetzt. Von einem suprasternalen Fenster aus besteht ebenfalls eine Möglichkeit, im Bereich der großen Gefäße besondere Fragen zu klären.

Die *Reihenfolge* der Untersuchung wird am besten standardisiert und beginnt mit dem apikalen Vierkammerblick. Damit sind die Größenverhältnisse der einzelnen Herzhöhlen zu beurteilen. Durch Rotation des Schallkopfes um 90° etwa parallel zum Septum erhält man den apikalen Zweikammerblick. Er entspricht etwa der RAO-Ebene (rechter vorderer Schrägdurchmesser) im Ventrikulogramm. Danach erfolgt die Darstellung der parasternalen Schnittbilder vom 3., 4. oder 5. ICR aus. Der Längsschnitt orientiert über die richtige Lage; die kurzen Achsen geben den (meist kreisrunden) Querschnitt des linken Ventrikels in verschiedener Entfernung von der Basis oder Spitze wieder.

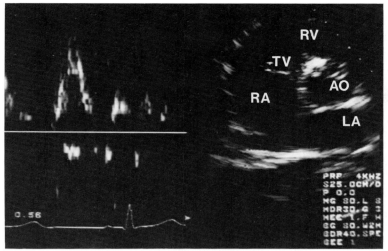

Strömungsprofil über der Trikuspidalklappe bei einem Herzgesunden. Parasternaler Kurzachsenschnitt in Höhe der Aortenwurzel.
RA = rechter Vorhof, TV = Trikuspidalklappe, RV = rechter Ventrikel, Ao = Aorta, LA = linker Vorhof

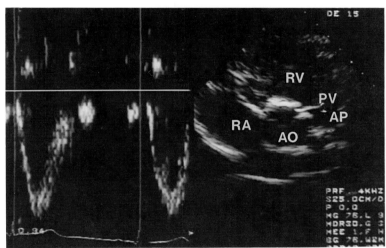

Strömungsprofil über der Pulmonalklappe bei einem Herzgesunden

Doppler-Echokardiographie

Die Doppler-Echokardiographie hat die diagnostischen Möglichkeiten der Anwendung des Ultraschalls am Herzen vor allem in bezug auf die Herzfehlerdiagnostik nochmals erweitert. Mit der Doppler-Technik wird die *Richtung*, die *Geschwindigkeit* und die *Art der Strömung – laminar oder turbulent –* des Blutflusses sichtbar. Die Diagnose einer Klappendysfunktion stützt sich im M-mode-Bild auf indirekte Zeichen eines pathologischen Blutflusses – Flattern des Mitralsegels, großer linker Vorhof usw. Im 2-D-Echokardiogramm können morphologische Kriterien einer Klappendysfunktion, z. B. einer Aortenstenose, nur annähernd quantitativ umgesetzt werden. Mit der Doppler-Technik kann die falsche *Richtung* des Blutflusses bei einer Klappeninsuffizienz direkt angezeigt werden, und aus dem Grad einer erhöhten Blutflußgeschwindigkeit können quantitative Schlüsse auf den Grad einer Stenose gezogen werden.

Das von Doppler 1842 für die Wellen des Lichts beschriebene und für Schallwellen ebenso gültige Prinzip besagt, daß Wellen, die von einem bewegten Objekt ausgehen oder reflektiert werden, eine Frequenzänderung erfahren, die der Geschwindigkeit des bewegten Objekts proportional ist. Auf das Herz bezogen, werden die Ultraschallwellen, die vom Schallkopf auf die bewegten Blutkörperchen in den Herzhöhlen treffen, von diesen reflektiert und entsprechend ihrer Geschwindigkeit in der Frequenz verändert: je höher die Strömungsgeschwindigkeit des Bluts, desto größer die Frequenzänderung. Diese Frequenz*änderung* wird *Doppler-Frequenz* genannt.

Die Bestimmung der *Richtung* der Blutströmung ergibt sich aus der Tatsache, daß die Doppler-Frequenz *höher* wird, wenn die Blutströmung auf die Schallquelle zuläuft, und *geringer* wird, wenn sie sich von der Schallquelle entfernt. Die Doppler-Frequenz liegt im hörbaren Bereich, so daß langsame und hohe Flußgeschwindigkeiten als tiefer oder hoher Ton zu hören sind. Das Mithören der Doppler-Frequenz während der Untersuchung erleichtert die Orientierung und ist ein wesentlicher Faktor zur Kontrolle des Untersuchungsergebnisses.

Wenn der Schallstrahl z.B. durch die Aortenwurzel verläuft, so trifft er auf langsamer und schneller fließende Blutkörperchen. Das Signal enthält damit höhere und tiefere Doppler-Frequenzen in einem Gemisch. Dieses Frequenzgemisch wird einer *Spektralanalyse* zugeführt, welche das Spektrum der im Signal enthaltenen einzelnen Frequenzen darstellt und somit Informationen über den *Geschwindigkeitsbereich* der korpuskulären Elemente im Bereich des Schallstrahls liefert. Außerdem gibt die errechnete *Amplitude* der einzelnen Frequenzen bei der Spektralanalyse (Fourier-Transformation) Aufschluß über die relative Anzahl von Blutkörperchen mit einer bestimmten Geschwindigkeit. Nach der Frequenzanalyse wird das Doppler-Signal entsprechend der Amplitude der einzelnen Frequenzen bei der Spektralanalyse in Helligkeitsstufen umgewandelt (analog der TM-Aufzeichnung). Das Muster des Spektrums gibt Auskunft über die *Qualität des Blutflusses*, ob es sich um eine *laminare* oder *turbulente* Strömung (z.B. bei Stenosen) handelt. Die Richtung des Flusses wird angezeigt, indem ein *Vorwärtsfluß*, d.h. in Richtung des Schallkopfes laufend, *oberhalb der Grundlinie*, ein *Rückfluß*, eine vom Schallkopf wegführende Strömung, *unterhalb der Grundlinie* abgebildet wird.

In der Doppler-Technik können die Ultraschallwellen in zwei verschiedenen Verfahren eingesetzt werden. Bei der *CW-(Continuous-wave-)Technik* werden von einem Sender im Schallkopf kontinuierlich Schallwellen ausgesendet und die reflektierten Wellen von einem separaten Empfänger ebenfalls kontinuierlich aufgenommen. Die Sendefrequenzen werden je nach Tiefe der zu messenden Gefäße verschieden gewählt, hohe Frequenzen für oberflächliche Gefäße, tiefe für tiefer gelegene Blutströmungen. Die CW-Doppler-Technik hat den Vorteil, daß *keine Grenze* für die *maximal meßbare Geschwindigkeit* besteht, jedoch den Nachteil, daß eine *örtliche Zuordnung* zur maximalen Geschwindigkeit *nicht möglich* ist und zudem alle anderen Strömungsvorgänge in Schallrichtung ebenfalls erfaßt werden.

Die *PD-(pulsed Doppler-)Technik* verwendet nur *einen* Quarzkristall als Sender und Empfänger der

(Fortsetzung auf Seite 84)

Doppler-Echokardiographie

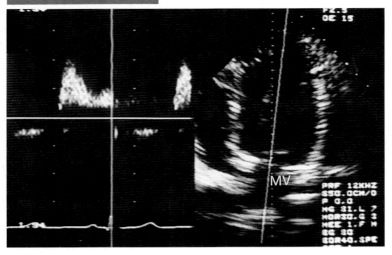

Strömungsprofil an der Mitralklappe.
Untersuchung von apikal mit CW-Doppler-Technik (links). Die Strömung ist auf den Schallkopf gerichtet; daher wird das Signal nach oben gerichtet dargestellt. Zu Beginn der Diastole (kenntlich an der T-Welle im EKG) ist ein schneller Blutstrom in den Ventrikel gerichtet. In der Mitte der Diastole fließt fast kein Blut mehr nach. Es hat ein Druckangleich stattgefunden. Am Ende der Diastole kommt es durch die Vorhofaktion (s. P-Welle) zu einem erneuten, deutlich meßbaren Einstrom. Das Strömungsprofil hat Ähnlichkeit mit der Klappenbewegung im M-mode-Echokardiogramm. Das Schnittbild (rechts) zeigt die Lage des Doppler-Meßstrahls in der Mitralklappe (MV)

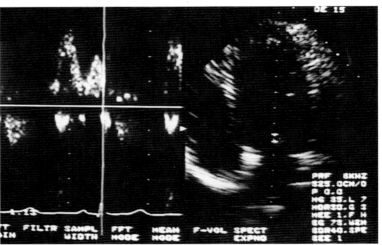

Strömungsprofil an der Mitralklappe mit gepulster Doppler-Technik.
Die Messung der Strömungsgeschwindigkeit erfolgt nur in dem markierten Bereich (Pfeil im Schnittbild). Die gemessenen Geschwindigkeiten sind hier unmittelbar an der Klappe höher; die Doppelgipfligkeit des Strömungsprofils ist ausgeprägter

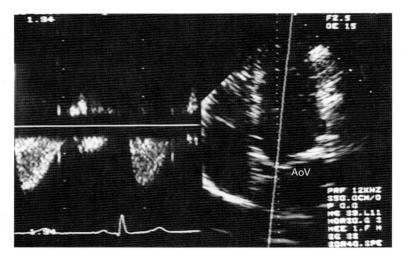

Strömungsprofil an der Aortenklappe.
Untersuchung von apikal. Die Strömung ist vom Schallkopf weg gerichtet; daher wird sie nach unten aufgezeichnet. Im Unterschied zur Mitralklappe steigt der Blutausstrom kontinuierlich an und fällt gleichmäßig ab. Das Strömungsprofil hat Ähnlichkeit mit dem linksventrikulären Druckverlauf. Das Schnittbild (rechts) zeigt den Doppler-Meßstrahl im Bereich der Aortenklappe (AoV)

Echokardiographie

(Fortsetzung von Seite 83)

Schallwellen. Einem Schallimpuls folgt eine Pause, in der das reflektierte Signal empfangen wird. Durch Verschiebung des »Fensters«, in dem das reflektierte Signal empfangen werden kann, wird entweder nur ein Signal kurzer Laufzeit aus der Nähe des Senders oder bei längerer Laufzeit aus entfernteren Regionen empfangen. Auf diese Weise kann die Geschwindigkeitsmessung in einer bestimmten, variabel gestaltbaren Tiefe erfolgen.

Diesen Variationen sind allerdings physikalisch bestimmte Grenzen gesetzt. Die *Eindringtiefe* des Ultraschallstrahles ist von der *Frequenz* abhängig. Mit zunehmender Impulswiederholfrequenz nimmt die Eindringtiefe bzw. Meßtiefe ab. Da die Wiederholfrequenz mindestens doppelt so hoch sein muß wie die zu erwartende höchste Doppler-Frequenz, andererseits hohe Flußgeschwindigkeiten nur mit hoher Doppler-Frequenz gemessen werden können, sind hohe Geschwindigkeiten nur bei geringer Eindringtiefe zu messen. Sind in einer gegebenen Tiefe zu hohe Geschwindigkeiten, z.B. bei einer hochgradigen Aortenstenose, innerhalb des Preßstrahlbereichs vorhanden, so kann die *Nyquist-Grenze* überschritten werden. Es kommt zur paradoxen Registrierung von invertierten Strömungssignalen im Nachbarkanal. Dieses Phänomen wird als *aliasing* oder *folding over* bezeichnet. Durch Kombination der beiden Verfahren, CW- und PD-Technik, können aber maximale Geschwindigkeit gemessen und auch geortet werden.

Da zwischen der maximalen Flußgeschwindigkeit und dem Druckgradienten eine proportionale Beziehung besteht, kann bei technisch guter Registrierung der Geschwindigkeit der *Druckgradient* nach der Formel von Hatle (1978) $P_1 - P_2 = 4 V_2^2$ berechnet werden. P_1 ist der Druck vor der Stenose und P_2 der Druck nach der Stenose im Preßstrahl (Jet). V_2 ist die Geschwindigkeit nach der Stenose, ebenfalls im Jet gemessen. Fehlerquellen sind zahlreich gegeben.

(Fortsetzung auf Seite 85)

Farb-Doppler-Echokardiographie.

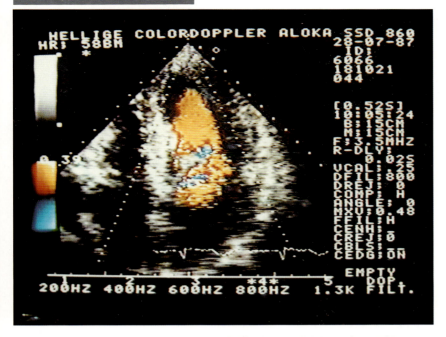

Farbkodiertes Strömungsprofil im linken Ventrikel während des Bluteinstroms. Bei der Untersuchung von apikal ist die Strömung auf den Schallkopf zu gerichtet und wird damit in Rottönen dargestellt

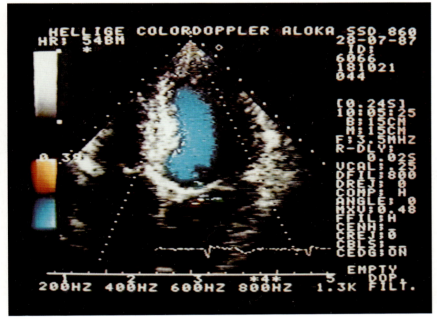

Farb-Doppler-Darstellung im linken Ventrikel während des Blutausstroms. Die Strömung ist vom Schallkopf weg gerichtet und wird damit in Blautönen aufgezeichnet

Echokardiographie
(Fortsetzung von Seite 84)

Bei günstigen physikalischen Bedingungen des Patienten, Übung und Zeitaufwand des Untersuchers ergeben sich gute Übereinstimmungen mit invasiv gemessenen Druckgradienten.

Die Doppler-Technik eignet sich daher für die Diagnose des Schweregrads von Herzklappenstenosen und -insuffizienzen. Auch Shunt-Vitien, obstruktive Kardiomyopathien und künstliche Herzklappen können ergänzend besser beurteilt werden. Prinzipiell kann auch das *Herzzeitvolumen* aus *Querschnitt* der Aorta und *Strömungsgeschwindigkeit* bestimmt werden.

Farb-Doppler-Echokardiographie

In jüngster Zeit ist als weiterer Schritt auf dem Gebiet der Ultraschallverfahren die Farb-Doppler-Echokardiographie entwickelt worden. Sie ermöglicht die zweidimensionale Strömungsmessung innerhalb der zweidimensionalen morphologischen Darstellung der Herzstrukturen. Die bisherige Doppler-Technik mißt die Strömungsrichtung und die Geschwindigkeit entlang eines punktförmigen Schallstrahls, der im zweidimensionalen Bild positioniert wird. Um die Strömung in einem Sektor des 2-D-Echokardiogramms darzustellen, bedient man sich nun der Farbe. Es wird an einer großen Zahl von Fenstern über den gesamten Sektor das lokale Strömungsprofil errechnet und abhängig von Richtung und Geschwindigkeit wiedergegeben. Dabei bedeutet Rot einen Fluß zum Schallkopf hin und Blau einen Fluß vom Schallkopf weg. Die Helligkeit, orange oder tiefrot, hellblau oder dunkelblau, wird als Parameter für die Strömungsgeschwindigkeit benutzt. Durch Zumischung von Grün wird die Änderung der Qualität des Flusses in Richtung Turbulenz gekennzeichnet.

Der Vorteil der Farb-Doppler-Methode liegt darin, *schneller* als mit den bisherigen Techniken *pathologische Blutströmungen* zu erkennen. Die Positionierung des CW-Strahls zur Messung der maximalen Geschwindigkeit wird vereinfacht, vor allem der Zeitaufwand verkürzt.

Allerdings muß man auch mit Problemen bei der Interpretation der Befunde rechnen. Das aus der konventionellen Doppler-Technik bekannte Aliasing-Phänomen muß auch bei der Farb-Doppler-Technik beachtet werden. Die CW-Doppler-Technik bleibt die Methode der Wahl für die quantitative Bestimmung von Stenosen.

Die Farb-Doppler-Technik stellt an die Leistungsfähigkeit der Elektronik enorme Anforderungen. Mit den schnellen Fortschritten auf diesem Gebiet dürfte auch die Leistungsfähigkeit der Farb-Doppler-Technik steigen. Die Forschung über die Physiologie und Pathophysiologie der Blutströmung steht erst am Anfang und wird von der technischen Weiterentwicklung viel profitieren.

(Fortsetzung auf Seite 86)

Mitralstenose

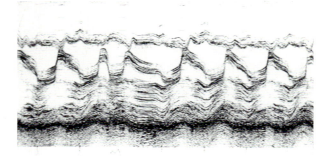
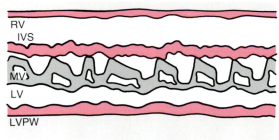

M-mode-Echokardiogramm einer stenosierten Mitralklappe mit abgeflachtem EF-Abfall des vorderen und fehlender gegensinniger Bewegung des hinteren Segels

RV = rechter Ventrikel
IVS = interventrikuläres Septum
MV = Mitralklappe
LV = linker Ventrikel
LVPW = Hinterwand des linken Ventrikels

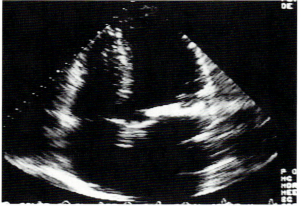
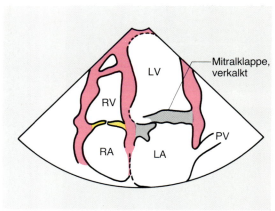

Mitralstenose im Schnittbild, apikaler Vierkammerblick bei verkalkter Mitralklappe. Die Aufnahme erfolgte in der Diastole; die reguläre Öffnungsbewegung der Klappensegel fehlt

LV = linker Ventrikel
RV = rechter Ventrikel
LA = linker Vorhof
RA = rechter Vorhof
PV = Pulmonalvene

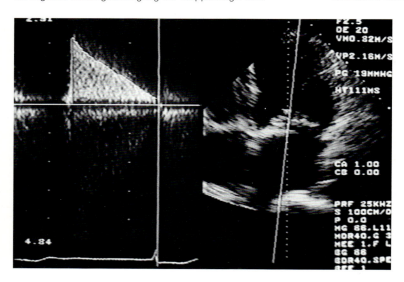

Strömungsprofil an der stenosierten Mitralklappe. Die Geschwindigkeit der Strömung ist entsprechend dem Stenosierungsgrad erhöht, der Einstrom verzögert

Echokardiographie
(Fortsetzung von Seite 85)

Mitralstenose

Die Mitralstenose ist der erste Herzfehler, der mittels Ultraschall 1956 von EDLER beschrieben wurde. Das TM-Echokardiogramm ergibt dazu eine große Menge an Information. Am auffälligsten ist die *Abflachung des EF-Slope* auf Werte unter 10 mm/Sekunde bei hochgradiger Stenose. Bei geringerer Abflachung ist keine sichere Korrelation zum Stenosegrad mehr gegeben. Die *frühdiastolische Vorwärtsbewegung* des hinteren Mitralsegels wird in 80% der Fälle beobachtet. Durch die Verschmelzung der Segel wird das hintere Segel durch das größere vordere Segel mit nach anterior gezogen. *Multiple parallele Echos* sind Zeichen für Verdickung oder Verkalkung der Segel. Typisch ist die starke *Dilatation des linken Vorhofs*. Häufig ist auch eine frühdiastolische spitzwinklige Bewegung des Septums in Richtung zur Ventrikelhöhle zu erkennen, die durch die ungleich schnelle Füllung der beiden Ventrikel hervorgerufen wird. Das ungehindert schnelle Einströmen des Bluts in den rechten Ventrikel führt zu dem typischen »dip«. Die zusätzliche Betrachtung der Mitralsegel im zweidimensionalen Bild ergibt weitere differenzierte Beurteilungsmöglichkeiten. Die Beobachtung der Beweglichkeit der Segel, der Einbeziehung der Chordae tendineae in den stenosierenden Prozeß, der Grad und die Ausdehnung der Verkalkung sowie die direkte Messung der Öffnungsfläche gehören dazu.

Die *Schweregradabschätzung* einer Mitralstenose aufgrund des 2-D-Echokardiogramms ist aber mit zahlreichen Schwierigkeiten gerade bei stark verkalkten bzw. deformierten Klappensegeln behaftet. Besser ist der Schweregrad durch die Doppler-Technik aufgrund der Strömungsgeschwindigkeit zu bestimmen, die mit der Druckdifferenz zwischen linkem Vorhof und Ventrikel nach der genannten Formel (S. 84) in Zusammenhang steht. Bei Sinusrhythmus zeigt sich nach dem ersten frühdiastolischen Geschwindigkeitsgipfel ein zweiter erhöhter Gipfel während der Vorhofaktion, der aber bei dem oft bestehenden Vorhofflimmern entfällt. Nach Erreichen des frühdiastolischen Geschwindigkeitsgipfels fällt die Strömungsgeschwindigkeit mit zunehmender Schwere der Stenose immer langsamer ab. Als kennzeichnende Größe dieses Phänomens hat sich die empirisch ermittelte Formel 220/Druckhalbwertszeit bewährt. Daraus läßt sich die Mitralklappenöffnungsfläche direkt errechnen.

Die Mitralklappenöffnungsfläche kann auch mittels der Farb-Doppler-Technik aufgrund des Querschnitts des Jetstroms abgeschätzt werden. Dieser bleibt über eine relativ lange Strecke im linken Ventrikel gleich stark. Die diastolische Strömungsgeschwindigkeit erreicht im linken Ventrikel maximal 2 m/Sekunde, was im Vergleich zu Stenosen an arteriellen Klappen gering ist. Daher sind auch im Farb-Doppler-Echokardiogramm nur geringe Turbulenzen zu finden, selbst bei schweren Stenosegraden.

(Fortsetzung auf Seite 87)

Mitralinsuffizienz

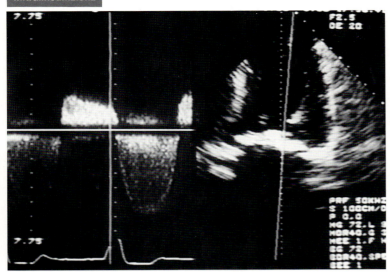

Doppler-Signal im Bereich der Regurgitation bei einer Mitralinsuffizienz. Der Druckgradient zwischen Ventrikel und Vorhof ist in der Systole hoch, deshalb mißt man im »Jet«, im Strahl des regurgitierenden Volumens, eine hohe Geschwindigkeit. Der Regurgitationsstrom ist vom Schallkopf weg gerichtet, daher nach unten aufgezeichnet. In der Diastole zeigt das Strömungsprofil statt des Doppelgipfels den für eine Mitralstenose typischen verzögerten Abfall der Einstromgeschwindigkeit. Es handelt sich also um ein kombiniertes Mitralvitium. Im Schnittbild deutliche Verkalkung der Mitralklappe

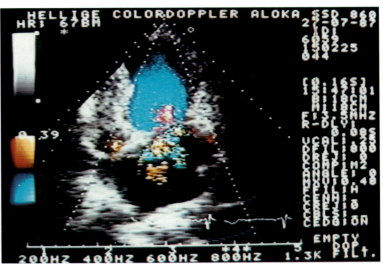

Farb-Doppler-Bild bei einer Mitralinsuffizienz. Im Bereich der Regurgitation findet sich systolisch eine blau dargestellte Strömung im linken Vorhof

Mitralklappenprolaps

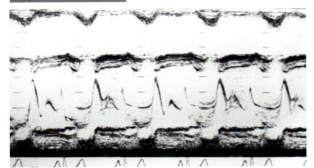

Systolische Rückwärtsbewegung der Mitralklappe als Ausdruck eines Mitralklappenprolapses im M-mode-Echokardiogramm

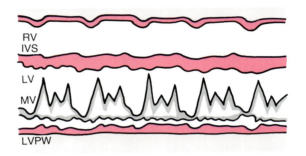

RV = rechter Ventrikel
IVS = interventrikuläres Septum
LV = linker Ventrikel
MV = Mitralklappe
LVPW = Hinterwand des linken Ventrikels

Echokardiographie
(Fortsetzung von Seite 86)

Mitralinsuffizienz

Im M-mode-Echokardiogramm finden sich keine typischen Zeichen einer reinen Mitralinsuffizienz. Wichtig ist die Untersuchung vor allem zur *Abgrenzung der verschiedenen Ursachen* der Mitralinsuffizienz. Bei einer *rheumatischen Genese* finden sich die vermehrten Reflexe, verdickten Sehnenfäden und Verkalkungen, während bei *Abriß* eines myxomatös veränderten *Sehnenfadens* der Klappenapparat sonst erhalten ist. Beim *Papillarmuskelsyndrom* bringt die 2-D-Untersuchung die verminderte Beweglichkeit des (meist hinteren) Papillarmuskels und der Hinterwand ans Licht, sofern die Klinik mit Infarktzeichen nicht schon den Hinweis geliefert hat. Die *dilatative* wie auch die *hypertrophe Kardiomyopathie* zählen zu den Ursachen einer Mitralinsuffizienz, die durch die Echokardiographie abgegrenzt werden können.

Die Doppler-Technik besitzt eine hohe Sensitivität für den Nachweis einer Mitralinsuffizienz. Die Abschätzung des Schweregrades ist nicht immer gut möglich, wie das auch für die konventionelle Echokardiographie gilt. Mit dem Farb-Doppler-Verfahren kann man sowohl die Breite der Basis als auch die Ausdehnung des Regurgitationssignals im linken Vorhof zur Abschätzung des Schweregrads des Vitiums heranziehen.

Mitralklappenprolapssyndrom

Das primäre Mitralklappenprolapssyndrom stellt keine nosologische Einheit dar. Da es in seiner benignen Form besonders bei Frauen sehr häufig ist und von einer Anzahl unspezifischer Beschwerden sowie Rhythmusstörungen begleitet ist, stellt die Diagnose dieses Syndroms einen wichtigen Anteil der Echodiagnostik dar. Die Diagnose der einfachen Form ohne Mitralinsuffizienz ist praktisch nur durch die Echokardiographie sicher zu stellen. Wegen des fließenden Übergangs vom normalen Bewegungsmuster zum Prolaps wird die echokardiographische Diagnose wohl zu häufig gestellt. Im 2-D-Echobild ist in der parasternalen Längsachse und von apikal die Vorwölbung der Klappensegel in den linken Vorhof hinein zu sehen, wenn die Ausprägung des Prolapses deutlich ist. Für die Diagnose ist die kombinierte Anwendung von M-mode- und 2-D-Echotechnik unerläßlich. Falsch positive und negative Befunde sind mit jeder Technik, allein angewendet, möglich.

Die Doppler-Technik läßt die häufig beim Mitralklappenprolaps in der mittleren bis späten Systole auftretende Regurgitation nachweisen. Bei der Beurteilung des Schweregrades der Klappeninsuffizienz muß die kürzere Dauer des regurgitierenden Stromes berücksichtigt werden.

(Fortsetzung auf Seite 88)

Aortenstenose

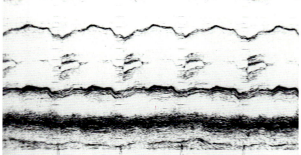

M-mode-Darstellung einer Aortenstenose mit verminderter Separation der verdickten Segel

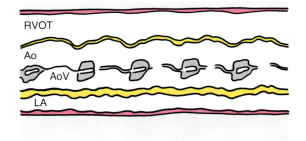

RVOT = rechter Ventrikel, Ausflußbahn
Ao = Aorta
AoV = Aortenklappe
LA = linker Vorhof

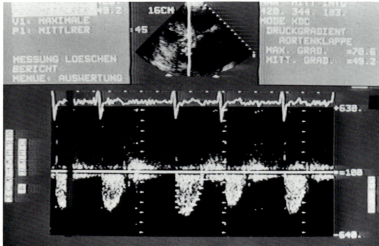

Strömungsprofil im Bereich der linksventrikulären Ausflußbahn bei Aortenstenose mit deutlich erhöhter Geschwindigkeit als Ausdruck des Druckgradienten über der Aortenklappe. Errechneter Druckgradient 70,6 mm Hg. In der vorletzten Systole ist das Geschwindigkeitsmaximum niedriger aufgrund eines vorausgehenden kurzen R-R-Intervalls mit geringerer diastolischer Füllung des Ventrikels.
Geschwindigkeitsmaximum bis 4 m/Sekunde, normal ca. 1,5 m/Sekunde

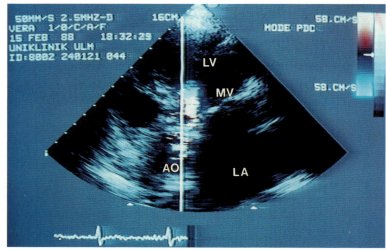

Modifizierter Vierkammerblick bei gleichem Patienten wie linkes Bild. In der Ausstrombahn des linken Ventrikels und der Aortenwurzel sind starke Turbulenzen erkennbar.
LV = linker Ventrikel, MV = Mitralklappe, LA = linker Vorhof, Ao = Aorta

Echokardiographie
(Fortsetzung von Seite 87)

Aortenstenose

Im M-mode-Bild ist die Öffnung der Aortenklappen bei ca. 75–80% von Normalpersonen zu erfassen. Die Öffnungsamplitude kann gemessen werden; für sie gibt es aber keine feste Grenze, ab der eine Stenose angenommen werden muß. Normalwerte und pathologische Amplituden überschneiden sich. Bei jüngeren Patienten mit bikuspidalen Aortenklappen kann ein Exzentrizitätsindex des Klappenschlusses ermittelt werden. Bei den Aortenstenosen, wie sie üblicherweise in der Erwachsenenkardiologie diagnostiziert werden, ist meist nicht mehr feststellbar, ob es sich um eine angeborene Anomalie der Klappen handelte, denn sie sind zu stark verändert und verkalkt. Der Schweregrad kann nur indirekt über eine eventuelle Hypertrophie des linken Ventrikels und andere indirekte Zeichen abgeschätzt werden. Eine sichere Diagnose der Aortenstenose ist daher durch M-mode-Technik nicht möglich. Bezüglich der unterschiedlichen Formen und Lokalisationen *(sub- und supravalvuläre Aortenstenosen)* kann häufig ein verläßlicher Anhalt gefunden werden. Die 2-D-Echokardiographie bringt zusätzliche morphologische Information über die Sonderformen der Aortenstenose. So ist mit der M-mode-Technik das »doming« der Aortenklappensegel bei der angeborenen Aortenstenose nicht zu erkennen. Im 2-D-Bild läßt sich die kuppelartige Wölbung der Klappen in der Systole in typischer Weise darstellen. Beweglichkeit der Segel und Anhalt für den Verkalkungsgrad sind weitere Befunde, die bei der Aortenstenose im 2-D-Bild erhoben werden können. Die direkte Bestimmung des Schweregrades durch Darstellung und Ausmessung der Klappenöffnungsfläche ist dagegen nur in seltenen Fällen mit einiger Zuverlässigkeit möglich.

Die *Doppler-Echokardiographie* dagegen bringt gerade für diesen wichtigen Punkt – Bestimmung des Druckgradienten über der Aortenklappe und damit Bestimmung des Schweregrades der Stenose – einen wichtigen Fortschritt. Der durch die verengte Klappe auftretende Preßstrahl führt zu einer starken Erhöhung der Strömungsgeschwindigkeit im Bereich des Ostiums und kurz dahinter. Diese Doppler-echokardiographisch direkt meßbare Zunahme der Strömungsgeschwindigkeit ist über die Bernoulli-Gleichung mit der transvalvulären Druckdifferenz korreliert (S. 84). Klinisch relevante Aortenstenosen werden bei älteren Patienten immer häufiger diagnostiziert. Schon die Indikation zu einer invasiven diagnostischen Maßnahme bedarf sorgfältiger Abwägung. In diesen Fällen ist daher die Anwendung des Doppler-Verfahrens vor einer invasiven Diagnostik unerläßlich. Bei älteren Patienten ist es allerdings nicht selten schwierig, den Preßstrahl richtig »anzuloten«. Dadurch kann es zur Unterschätzung des Stenosegrads kommen. Das muß bei der Indikation zur invasiven Diagnostik berücksichtigt werden, die natürlich letztlich aufgrund des Gesamtbilds von Symptomen und Befunden gestellt wird.

(Fortsetzung auf Seite 89)

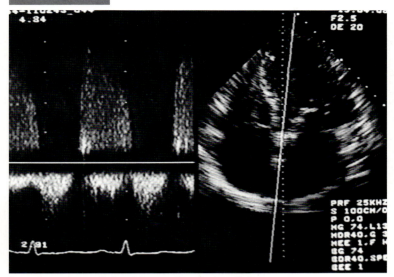

Aorteninsuffizienz

Darstellung einer apikal gerichteten diastolischen Strömung in der linksventrikulären Ausflußbahn bei einer Insuffizienz der Aortenklappe

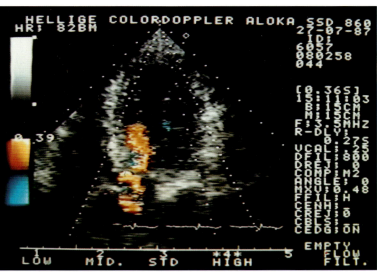

Farb-Doppler-Bild bei Aorteninsuffizienz. Zusätzlich zum normalen Einstrom aus der Mitralklappe findet sich unterhalb der Aortenklappe ein ebenfalls rotes Farbsignal als Ausdruck der Regurgitation über die Aortenklappe

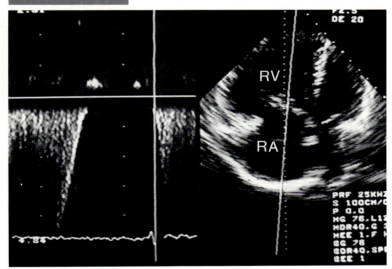

Trikuspidalinsuffizienz

Die Regurgitation führt zu einem vom Schallkopf weg gerichteten systolischen Doppler-Signal im rechten Vorhof. Aus der Strömungsgeschwindigkeit läßt sich auf den Druckgradienten an der Trikuspidalklappe schließen. Damit sind Rückschlüsse auf den Druck im kleinen Kreislauf möglich. Der Doppler-Meßstrahl verläuft durch den rechten Ventrikel (RV) zum rechten Vorhof (RA)

Im Farb-Doppler-Echokardiogramm zeigen sich starke Turbulenzen im rechten Vorhof während der Systole

Echokardiographie
(Fortsetzung von Seite 88)

Aorteninsuffizienz

Die Regurgitation von Blut in den linken Ventrikel über eine undichte Aortenklappe läßt sich im M-mode-Bild nicht direkt beobachten. Ein indirektes Zeichen sind die *diastolischen Flatterbewegungen* des vorderen Mitralsegels. Als Ursache wird angenommen, daß das zurückfließende Blut auf die geöffnete Mitralklappe trifft, die ihrerseits durch das vom Vorhof einfließende Blut offengehalten wird. Die »Konkurrenz« dieser beiden Blutströme führt zu der feinschlägigen Bewegung des vorderen, gelegentlich auch des hinteren Mitralsegels. Ein weiteres, nicht so häufiges, indirektes Zeichen ist ein diastolisches *Flattern des Endokards* des dem linken Ventrikel zugewandten interventrikulären Septums. Der vorzeitige *Schluß der Mitralklappe* ist ein weiteres Zeichen der Aorteninsuffizienz; es ist aber vor allem bei akut auftretenden Regurgitationen, z.B. durch ein paravalvuläres Leck nach Klappenoperation oder bei Endokarditis, zu beobachten.

Der *Schweregrad der Insuffizienz* im chronischen Stadium ist weder durch die Intensität noch durch die Dauer des Flatterns zu bestimmen. Die Operationsindikation wird daher nicht durch diese qualitativen Zeichen, sondern neben Klinik, Katheterdiagnostik und Methoden der Nuklearmedizin auch durch Funktionsuntersuchungen im Echokardiogramm bestimmt. So hat sich als guter Anhalt der Durchmesser des linken Ventrikels erwiesen. Liegt der endsystolische Durchmesser noch unter 50 mm, ist die Wahrscheinlichkeit einer Dekompensation noch nicht groß. Bei größeren Ventrikeldurchmessern sollte die Kontrolle häufiger erfolgen, und es müssen evtl. andere Methoden zur Entscheidung über den Operationszeitpunkt eingesetzt werden.

Im *2-D-Echokardiogramm* läßt sich das Flattern des Mitralsegels nicht sicher erkennen. Jedoch verbessert die genauere Analyse der Aortenwurzel und der geometrischen Umwandlung des linken Ventrikels die M-mode-Messungen.

Die Doppler-Echokardiographie erlaubt eine direkte Darstellung der pathologischen diastolischen Strömung über der Aortenklappe. Neben einer verbesserten Sensitivität können zusätzliche Informationen im Hinblick auf eine Schweregradabschätzung gewonnen werden.

Trikuspidalinsuffizienz

Durch die Vergrößerung des rechten Ventrikels bei der Trikuspidalinsuffizienz wird die Klappe im M-mode-Echokardiogramm leichter registrierbar. Die Zunahme des Durchmessers des rechten Ventrikels wird bei entsprechender

(Fortsetzung auf Seite 90)

Perikarderguß

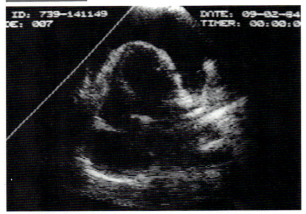
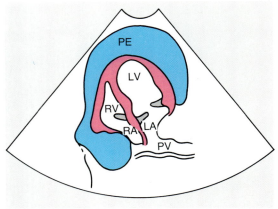

Schnittbild bei großem Perikarderguß, der sich als echoarmer Bereich um das Herz darstellt

PE = Perikarderguß
LV = linker Ventrikel
RV = rechter Ventrikel
LA = linker Vorhof
RA = rechter Vorhof
PV = Pulmonalvene

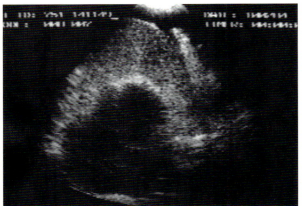
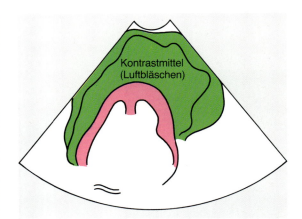

Der Erguß wird durch Injektion von Luftbläschen während der Punktion stark echogebend. Dieses Vorgehen dient der Kontrolle der korrekten Lage der Punktionskanüle

Echokardiographie

(Fortsetzung von Seite 89)

hämodynamischer Bedeutung des Vitiums deutlich. Das *Septum* bewegt sich *paradox* wie bei anderen Volumenbelastungen des rechten Ventrikels.

Im 2-D-Echokardiogramm kann aus dem apikalen und subkostalen Blickwinkel die Vergrößerung des rechten Vorhofs und des rechten Ventrikels zuverlässig bestimmt werden. Der Vergleich mit dem linken Vorhof erhöht die Zuverlässigkeit der Ausmessung. Die Segel können myxomatös oder rheumatisch verändert sein. Bei der häufigsten Form, der relativen Insuffizienz durch pulmonale Hypertonie mit Vergrößerung des rechten Ventrikels, stellen sich die Klappen in der Regel normal dar. Die Injektion von *Echokontrastmittel* kann die pathologische Blutflußrichtung sichtbar machen. Als Echokontrastmittel kann man mit Luft geschüttelte Kochsalzlösung in den rechten Vorhof injizieren. Die winzigen Luftbläschen reflektieren den Schall und lassen eine Regurgitation erkennen.

Die Doppler-Technik läßt auch kleine Regurgitationsvolumina erkennen. Bei hochgradiger Regurgitation läßt sich im Farb-Doppler-Bild ein holosystolischer Rückfluß bis in die V.cava darstellen. Die maximale Geschwindigkeit des rückfließenden Blutstrahls (Jets) gibt einen Anhalt für den systolischen Druck im rechten Ventrikel.

Perikarderkrankungen

Die Echokardiographie stellt die empfindlichste Methode zum Nachweis eines Perikardergusses dar. Ultraschallwellen durchlaufen Flüssigkeiten ohne Reflexion. Der Perikarderguß erscheint daher als *echofreier Raum* zwischen Peri- und Epikard. Diese beiden Strukturen lassen sich im normalen Echobild nicht trennen. Wenn Peri- und Epikard sowohl in Systole als auch in Diastole getrennt bleiben, liegt ein Perikarderguß vor. Bei großen Ergüssen kann man das *Schwingen des Herzens* im Erguß beobachten, das durch die Kontraktion zustande kommt. Korpuskuläre Elemente wie Fibrin oder Gerinnsel geben innerhalb des Ergusses Schallreflexe.

Für die Therapie ist eine Stellungnahme zur hämodynamischen Relevanz eines Perikardergusses unerläßlich, wobei die Echokardiographie als Methode der Wahl anzusehen ist. Neben einer semiquantitativen *Abschätzung des Ergußvolumens* ist die Beurteilung der *diastolischen Ausdehnung* des rechten *Vorhofs und Ventrikels* von besonderer Bedeutung. Dies beruht darauf, daß die Beziehung zwischen Ergußvolumen und hämodynamischer Bedeutung nicht in allen Fällen korreliert, sondern von mehreren zusätzlichen Parametern, u.a. der Geschwindigkeit der Ergußentwicklung und der Ergußverteilung, abhängig ist.

Bei hämodynamisch unbedeutendem Erguß ist an der Hinterwand des linken Ventrikels nur in der Systole eine Trennung von Peri- und Epikard zu erkennen. Wenn sich Peri- und Epikard während des gesamten Herzzyklus nicht mehr berühren, ist ein Erguß von ca. 100 ml anzunehmen. Bei weiterer Zunahme des Ergusses wird auch ein echofreier Raum vor der freien Wand des rechten Ventrikels sichtbar. Ein Erguß erreicht das Volumen von ca. 500 ml, wenn der Abstand zwischen Peri- und Epikard um das ganze Herz 8–10 mm beträgt. Das obligate *2-D-Echobild* dient der Abschätzung der räumlichen Verteilung des Ergusses und der diastolischen Ausdehnung der rechten Herzhöhlen. Bei längerer Dauer von Perikardergüssen und wiederholter Punktion wird die Verteilung ungleichmäßig durch Fibrin und bindegewebige Stränge. In diesen Fällen muß das Herz im 2-D-Bild in möglichst vielen Ebenen dargestellt werden.

(Fortsetzung auf Seite 91)

Dilatative Kardiomyopathie

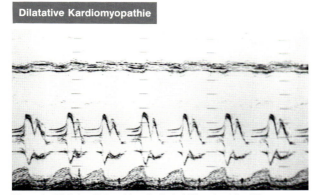

M-mode-Bild des linken Ventrikels in Höhe der Mitralklappe. Auffällig ist die deutliche Vergrößerung des linken Ventrikels, die geringe Kontraktionsamplitude und der große Abstand des Gipfelpunkts des vorderen Mitralklappensegels vom Septum

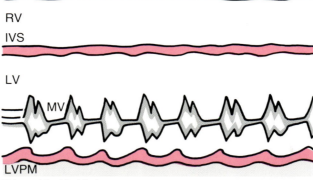

RV = rechter Ventrikel
IVS = interventrikuläres Septum
LV = linker Ventrikel
MV = Mitralklappe
LVPW = Hinterwand des linken Ventrikels

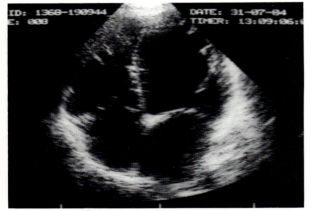

Die Vergrößerung des linken Ventrikels ist auch im Vierkammerblick im 2-D-Echokardiogramm gut zu erkennen

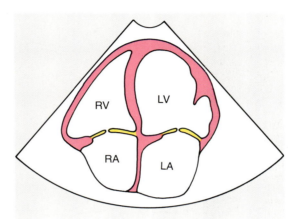

Echokardiographie
(Fortsetzung von Seite 90)

Idiopathische dilatative Kardiomyopathie

Die Diagnose der Kardiomyopathien ist durch die Echokardiographie wesentlich erleichtert worden. Die dilatative Kardiomyopathie ist durch einen vergrößerten *diastolischen und systolischen Querdurchmesser* des linken Ventrikels charakterisiert. Die Gefügedilatation des linken Ventrikels kommt auch in dem großen Abstand von Ventrikel und Mitralklappe zum Ausdruck. Früh im Verlauf ist insbesondere das Septum betroffen, das deutlicher als die Hinterwand eine *verminderte oder gar aufgehobene Kontraktionsamplitude* aufweist. Die teilweise sehr erhebliche Einschränkung der linksventrikulären Funktion korreliert allerdings wenig mit dem Beschwerdebild. Eine evtl. bestehende relative Mitralinsuffizienz, aber auch der erhöhte Füllungsdruck des linken Ventrikels manifestieren sich in einer *Vergrößerung des Querdurchmessers des linken Vorhofs.*

Bei der Mitralklappenbewegung ist bei erhöhtem enddiastolischen Druck häufig eine Verlängerung des AC-Intervalls feststellbar. An der Aortenklappe zeigt sich als Folge der veränderten systolischen Zeitintervalle ein verlängertes Intervall vom Beginn des Kammerkomplexes bis zur Klappenöffnung (PEP = preejection period) und eine verkürzte Öffnungszeit (LVET = left ventricular ejection time). Auch das rechte Herz weist in der Regel eine deutliche Vergrößerung von Ventrikel und Vorhof auf.

Sekundäre Kardiomyopathien

Auch die Vielzahl der sekundären Kardiomyopathien sind durch die Echokardiographie nicht selten gut zu charakterisieren, wenn auch nicht immer zu differenzieren. So zeigt z.B. die primäre und sekundäre *Amyloidose* das Bild einer »Restriktion« mit generalisierter Myokardverdickung bei granulärer Veränderung der Myokardstruktur, kleinem linksventrikulärem Kavum und verminderten Kontraktionen. Es liegt also keine Dilatation vor. Die Herzsilhouette ist im Röntgenbild zwar häufig vergrößert, was auf den meist begleitenden Perikarderguß zurückzuführen ist. Ein solcher Erguß ist gerade im Echobild gut nachzuweisen. Bei der *urämischen Kardiomyopathie* findet man Merkmale einer kongestiven Kardiomyopathie – Abnahme der Kontraktilitätsparameter – mit denen einer hypertrophen Form durch konzentrische Hypertrophie bei meist bestehender Hypertonie vermischt.

Die Abgrenzung der verschiedenen Formen der Herzinsuffizienz ist aber nur durch die Gesamtheit der klinischen Befunde und nicht durch die Echokardiographie allein möglich. Wichtig ist auch die Möglichkeit der nichtinvasiven Verlaufsuntersuchung bei *medikamenteninduzierten Kardiomyopathien*, vor allem durch kardiotoxische Zytostatika. Hier ist die Echokardiographie die Methode der Wahl.

(Fortsetzung auf Seite 92)

Hypertrophe Kardiomyopathie

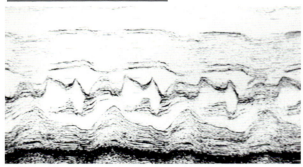

Auffällige Wandhypertrophie des linken Ventrikels und systolische Vorwärtsbewegung der Mitralklappe (SAM) im M-mode-Bild

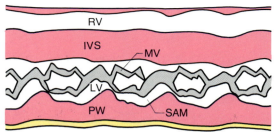

RV = rechter Ventrikel
IVS = interventrikuläres Septum
MV = Mitralklappe
LV = linker Ventrikel
SAM = systolic anterior movement (systolische Vorwärtsbewegung)
PW = Hinterwand

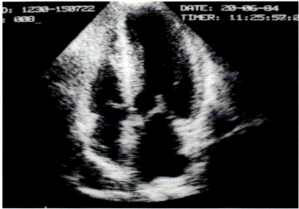

Apikaler Vierkammerblick mit Darstellung der deutlichen Hypertrophie vor allem des Kammerseptums und der lateralen Wand des linken Ventrikels

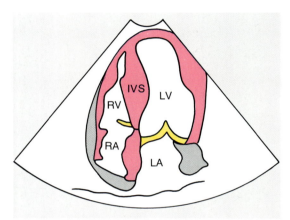

RV = rechter Ventrikel
LV = linker Ventrikel
IVS = interventrikuläres Septum
RA = rechter Vorhof
LA = linker Vorhof

Echokardiographie
(Fortsetzung von Seite 91)

Hypertrophe Kardiomyopathie

Die hypertrophe Kardiomyopathie ist in allen Schweregraden erst durch die Echokardiographie der anatomischen und funktionellen Diagnostik zugänglich geworden. Als Parameter für die *obstruktive Form (HOKM)* dienen die Dicke des interventrikulären Septums (>15 mm), eine *Vorwärtsbewegung* von Teilen der Mitralklappe *(SAM = systolic anterior movement)* in der Systole und eine *mesosystolische Schließungsbewegung* der Aortenklappe. Sie entspricht der typischen Einkerbung der Karotispulskurve bei mesosystolischer Verlangsamung des Blutflusses. Die Hypertrophie kann *symmetrisch* sein, wobei Septum und Hinterwand etwa gleich stark sind, oder *asymmetrisch*, wenn das Septum deutlich stärker hypertrophiert ist als die Hinterwand.

Schwierigkeiten bereitet die Diagnose vor allem durch die Unsicherheiten der Messung der Wanddicken. Die Einführung der 2-D-Echokardiographie hat die Kontrolle über das senkrechte Auftreffen des Schallstrahls auf die Ventrikelwand erleichtert. Je stärker die Wand, desto mehr macht sich ein Abweichen des Schallstrahls von der orthogonalen Ebene in einer zu hohen Messung der Dicke bemerkbar. Bei dickem Septum wird auch die Abgrenzung des rechtsventrikulären Endokards schwierig. Bei *asymmetrischer Hypertrophie* ist das Septum an verschiedenen Stellen auch verschieden dick. Das beleuchtet die Schwierigkeiten der Verlaufsbeurteilung und der Therapiekontrolle.

Die 2-D-Echokardiographie hat nicht nur die Kontrolle der eindimensional gewonnenen Parameter erleichtert, sondern auch den Bewegungsablauf der Herzkammern und die Beurteilung des Ausmaßes der Erkrankung ermöglicht. So wird eine isolierte asymmetrische Hypertrophie des Septums seltener gefunden als früher angenommen. Für die Obstruktion ist offenbar die Hypertrophie und die falsche Orientierung eines Papillarmuskels Voraussetzung und nicht die Verlagerung des Mitralklappenapparats in den Ausflußtrakt des linken Ventrikels, wie dies in der Ära der eindimensionalen Echokardiographie angenommen wurde.

Die *Doppler-Technik* hat die diagnostischen Möglichkeiten bei der HOKM nochmals erweitert. Die durch die Obstruktion erhöhte Strömungsgeschwindigkeit unterhalb der Aortenklappe ist vor allem mit der CW-Doppler-Technik direkt meßbar, während bei der konventionellen Echokardiographie nur durch indirekte Hinweise auf eine intraventrikuläre Obstruktion geschlossen werden kann. Eine Erhöhung der Strömungsgeschwindigkeit, die einen intraventrikulären Druckgradienten anzeigt, tritt häufig erst durch verschiedene Provokationsmaßnahmen auf (z.B. Valsalva-Manöver, Nitratapplikation).

Die Verzögerung der Relaxation bei HOKM und ihre Beeinflussung durch die Therapie sind ebenfalls mit der Doppler-Technik meßbar. Die Relaxationsstörung drückt sich in einer Abnahme der frühdiastolischen Strömungsgeschwindigkeit bei gleichzeitiger Flußbeschleunigung während der Vorhofkontraktion aus. Die frühdiastolische Strömungsgeschwindigkeit an der Mitralklappe nimmt nach Applikation von Kalziumantagonisten vom Verapamiltyp und Betablockern deutlich zu.

Im *Farb-Doppler-Echokardiogramm* ist die Turbulenz der Strömung durch eine SAM in der subaortischen Region sichtbar zu machen. Auch die häufig begleitende Mitralinsuffizienz und die Verbesserung der Strömungsverhältnisse durch die Therapie werden im Farb-Doppler-Bild nachweisbar.

(Fortsetzung auf Seite 93)

Echokardiographie
(Fortsetzung von Seite 92)

Wandruptur nach Myokardinfarkt

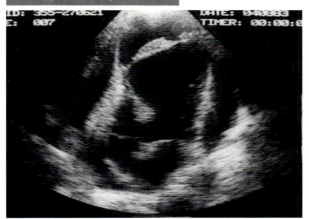
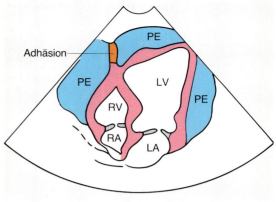

Pseudoaneurysma des linken Ventrikels durch Ruptur der freien Wand mit Darstellung einer Adhäsion zwischen Epikard und Perikard

PE = Perikarderguß
RV = rechter Ventrikel
LV = linker Ventrikel
RA = rechter Vorhof
LA = linker Vorhof

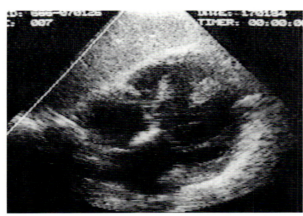
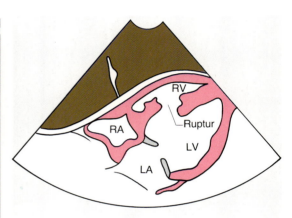

Ruptur des interventrikulären Septums als Komplikation eines Myokardinfarkts. Im subkostalen Schnittbild zeigt sich eine ca. 1,5 cm breite Diskontinuität im Bereich des basalen Septums

Myokardinfarkt

Die Einführung der 2-D-Echokardiographie hat auch zu einer Erweiterung des Einsatzes des Ultraschalls bei der koronaren Herzkrankheit geführt. Im M-mode-Verfahren kann man nicht den ganzen Ventrikel mit dem Schallstrahl erfassen. Da die koronare Herzkrankheit eine regionale Erkrankung ist, konnten negative Befunde nicht auf den ganzen Ventrikel bezogen werden; auch über die Ausdehnung positiver Befunde, z.B. einer eingeschränkten Wandbewegung, konnte keine Aussage gemacht werden.

Mit dem 2-D-Echokardiogramm sind folgende Fragestellungen nach Infarkt zu beantworten: *Infarktlokalisation* und Beurteilung der *Regionalfunktion*, Beurteilung der *Globalfunktion* bzw. der Gesamtschädigung, Diagnostik von *Komplikationen* im akuten und chronischen Infarktstadium, *Differentialdiagnose*, insbesondere bei unklaren EKG-Veränderungen.

Für die Infarktlokalisation sind morphologische und funktionelle Veränderungen nachzuweisen: Verminderung der *Wanddicke, Hyperreflexion der Wand* und *Deformation der Geometrie* sind die *morphologischen Kriterien*. An funktionellen Störungen sind *Hypokinesie, Akinesie, Dyskinesie* und verminderte oder aufgehobene *systolische Wandverdickung* Kennzeichen einer Infarktnarbe. Eine transmurale Narbe ist fast immer darstellbar; eine intramurale Narbe ist entsprechend dem Ausmaß der narbigen Anteile mehr oder weniger gut nachweisbar. Die Gesamtschädigung wird in erster Linie subjektiv am bewegten Bild des Herzens in den verschiedenen Ebenen beurteilt. Eine segmentale, auch rechnergestützte Auswertung ist ebenfalls möglich. Die *Verkürzungsfraktion*, die prozentuale Abnahme des enddiastolischen Durchmessers während der Systole, ist eine weitere Möglichkeit der quantitativen Funktionsbeurteilung, mit der Einschränkung, daß dieser regionale Funktionsparameter bei Infarktpatienten nur selten repräsentativ für den Gesamtventrikel ist. Der Abstand des E-Punkts der Mitralklappenbewegung zum Septum (E-point-septal-separation oder *EPSS*) zeigt das Ausmaß der Gefügedilatation des linken Ventrikels an und korreliert relativ gut mit der linksventrikulären Globalfunktion.

Mit hoher Empfindlichkeit kann auch ein *Aneurysma* des linken Ventrikels im 2-D-Echokardiogramm nachgewiesen werden. Damit geht häufig ein *intrakavitärer Thrombus* einher, dessen Auftreten und eventuelles Verschwinden bei Antikoagulation ein besonders eindrucksvolles Beispiel für die Bedeutung der Echokardiographie beim Infarkt ist. Auch *Wandruptur* in Form einer gedeckten Ruptur oder *Septumperforation* als Infarktkomplikationen sind im 2-D-Echokardiogramm gewöhnlich diagnostisch zu sichern. (Hierbei ist für die Darstellung eines Shunts ein Echokontrastmittel, z.B. in Form geschüttelter Kochsalzlösung, besonders aber die Farb-Doppler-Methode hilfreich.) Insgesamt hat die Ermittlung des Ausmaßes der Funktionseinschränkung vor allem prognostische Bedeutung.

(Fortsetzung auf Seite 94)

Echokardiographie
(Fortsetzung von Seite 93)

Bakterielle Endokarditis

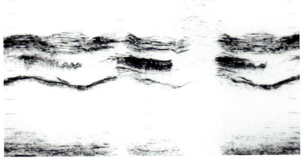
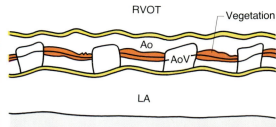

M-mode-Bild der Aortenklappe mit unauffälliger systolischer Segelseparation und breitem, diastolischem Reflex als Ausdruck einer Vegetation im Rahmen der Endokarditis

RVOT = rechter Ventrikel, Ausflußbahn
Ao = Aorta
AoV = Aortenklappe
LA = linker Vorhof

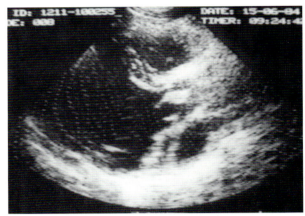
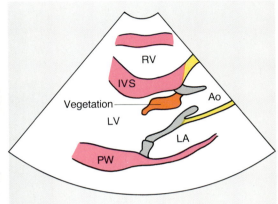

Große, in Längsrichtung ca. 15 mm messende echointensive Raumforderung, dem rechtskoronaren Segel der Aortenklappe anhaftend. Das freie Flottieren dieser Struktur ist ein weiteres Zeichen für das Vorliegen einer Vegetation

RV - rechter Ventrikel
IVS = interventrikuläres Septum
LV = linker Ventrikel
Ao = Aorta
PW = Hinterwand
LA = linker Vorhof

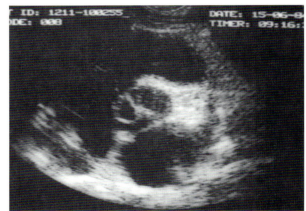
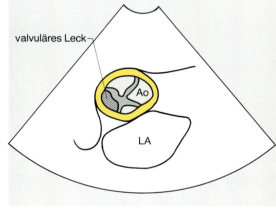

Parasternaler Kurzachsenschnitt, der ein großes Leck an der Aortenklappe zeigt. Das Leck ist im vorliegenden Fall wahrscheinlich deshalb darstellbar, weil sich am Rand ein Wall, am ehesten durch Vegetationen, gebildet hat. Ein solcher Befund kann nur selten aufgezeichnet werden

Ao = Aorta
LA = linker Vorhof

Bakterielle Endokarditis

Die akute und subakute bakterielle Endokarditis ist ein wichtiges Feld für die Echokardiographie. Sie trägt sowohl zur *Diagnosefindung* als auch zur Stellung der *Indikation* zur Operation bei. Flottierende Vegetationen, Kippbewegungen des Rings einer künstlichen Klappe, hinweisend auf einen Ausriß, lassen sich in kurzen Abständen kontrollieren und damit in ihrer *Progression* verfolgen. Sowohl bei Befall der natürlichen Klappen als auch bei den nicht seltenen Endokarditiden künstlicher Klappen läßt sich damit die Dringlichkeit einer akuten, operativen Intervention durch die Echokardiographie besser abschätzen. Die Vegetationen müssen eine gewisse Größe von ca. 3–5 mm aufweisen, um nachweisbar zu sein. Die Spezifität ist schließlich durch andere Klappenveränderungen, wie z.B. myxomatöse Degeneration bei Mitralklappenprolaps oder auch Restzustände abgelaufener Endokarditiden, eingeschränkt. Die Echokardiographie ist daher nur eine Zusatzuntersuchung, die in etwa der Hälfte der Fälle die klinische Diagnose Endokarditis bestätigen kann.

Für den Nachweis einer bakteriellen Endokarditis wird die transthorakale Echokardiographie in neuerer Zeit durch die *Ösophagusechokardiographie* ergänzt. Bei Patienten mit erheblichem Übergewicht, Emphysem, Thoraxdeformitäten sowie in der frühen postoperativen Phase läßt sich ein transthorakales Echobild ausreichender Qualität oft nicht erzielen. Auch ist die Auflösung häufig nicht gut genug, um Vegetationen von Deformitäten rheumatisch veränderter Klappen zu unterscheiden. Die Einführung eines Transducers in den Ösophagus bringt wegen der größeren Nähe zum Herzen eine bessere Auflösung und damit schärfere Darstellung des echokardiographischen Bildes. Auch wird der präoperative Nachweis von Abszessen im Bereich eines Klappenringes oder der Aortenwurzel erleichtert. Die Anwendung dieser Technik ist nicht ganz so risikolos wie der transthorakale Weg, ist aber in schwierigen Fällen durch die Schwere der Erkrankung voll zu rechtfertigen.

(Fortsetzung auf Seite 95)

Echokardiographie
(Fortsetzung von Seite 94)

Interkardiale Tumoren und Thromben

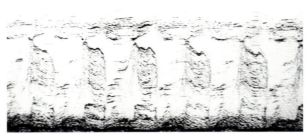
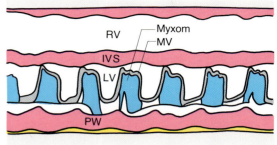

Vorhofmyxom
Das M-mode-Bild zeigt hinter dem vorderen Mitralsegel mit geringer zeitlicher Verzögerung zur Klappenbewegung auftretende, weitgehend parallel verlaufende Echos, die von einem systolisch in den linken Ventrikel prolabierenden Tumor herrühren

RV = rechter Ventrikel
IVS = interventrikuläres Septum
LV = linker Ventrikel
MV = Mitralklappe
PW = Hinterwand

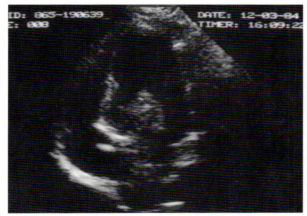
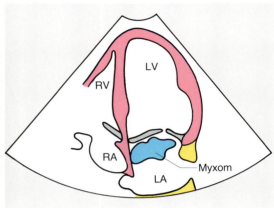

Das Schnittbild in Systole zeigt eine deutlich echogebende Raumforderung im Bereich des linken Vorhofs hinter der Mitralklappe

RV = rechter Ventrikel
LV = linker Ventrikel
RA = rechter Vorhof
LA = linker Vorhof

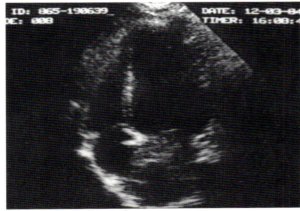
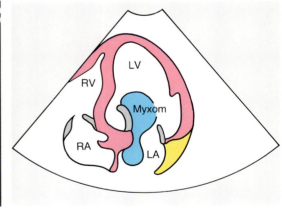

In der Diastole wird der Tumor durch die Mitralklappe in den linken Ventrikel verlagert

Intrakardiale Tumoren und Thromben

Unter den intrakardialen Tumoren dominieren die beweglichen Myxome im linken Vorhof. Durch die Beweglichkeit werden sie in der Diastole in die Mitralklappenebene hineingezogen und damit bei der Analyse der Klappe sowohl im M-mode- als auch im 2-D-Echokardiogramm erfaßt. Die Bewegung der Klappensegel wird verändert, indem die frühdiastolische Rückschlagbewegung des vorderen Mitralsegels verhindert und dadurch der normale EF-Slope aufgehoben wird. Dadurch kann es zu einer Fehldeutung als Mitralvitium kommen. Der normale DE-Aufstrich zeugt aber von der zarten Struktur der Klappen. Neben anderen Zeichen kann auch das *Zurückschleudern des Tumors* in den linken Vorhof beobachtet werden, wenn der Schallstrahl oberhalb der Aortenklappe liegt. Im 2-D-Echokardiogramm können *Größe, Beweglichkeit und Struktur* eines Vorhoftumors noch besser beurteilt werden. Nichtbewegliche, wandständige Tumoren sind mit der transthorakalen Echokardiographie nicht so gut zu erfassen. Die *transösophageale Echokardiographie* ist hier offenbar recht empfindlich.

Während die Myxome schon früh mit dem M-mode-Verfahren festgestellt werden konnten, sind intrakavitäre Thromben fast nur mit der 2-D-Echokardiographie zu diagnostizieren. Im Vorhofbereich liegen Thromben meist in der Nähe des Herzohrs, im Ventrikel fast ausschließlich in der Herzspitze. Sie sind damit dem M-mode-Verfahren praktisch nicht zugänglich. Im 2-D-Echokardiogramm scheitert die Diagnose eines Vorhofthrombus meist an der zu geringen Größe. Dazu kommt eine schlechte Darstellbarkeit, vor allem des linksatrialen Herzohrs, bei transthorakaler Anschallung. Hier ist eine wesentlich sensitivere Diagnostik mittels transösophagealer Echokardiographie möglich. Bei großen Infarkten, die im apikalen Bereich mit Akinesie oder Dyskinesie einhergehen, sind große Thromben in dieser Region oft, auch bezüglich einer Größenzu- oder -abnahme, transthorakal gut zu verfolgen.

Thrombus und Myokard haben unterschiedliche akustische Eigenschaften. Diese Unterschiede können aber mit zunehmendem Alter des Thrombus geringer werden. Gelegentlich findet sich nach einem Myokardinfarkt am Septum ein wandständiger Thrombus, der als asymmetrische Verdickung der Kammerscheidewand imponiert. Im rechten Ventrikel lassen sich Thromben wegen der starken Trabekularisierung nur schlecht nachweisen.

| Intrakardiale Tumoren und Thromben |

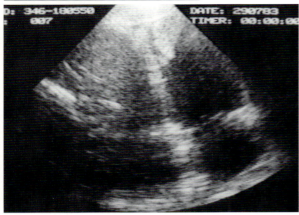 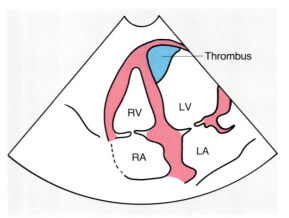

Ventrikelthrombus
Apikaler Vierkammerblick mit stark echogebendem und damit frischem Thrombus in der Herzspitze bei akutem Vorderwandinfarkt

RV = rechter Ventrikel
LV = linker Ventrikel
RA = rechter Vorhof
LA = linker Vorhof

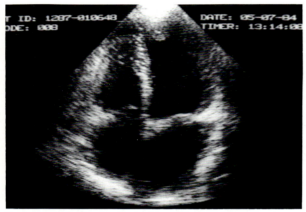 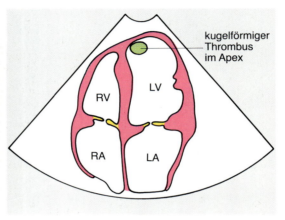

Postmyokarditischer Zustand mit kugelförmigem Thrombus in der Spitze des linken Ventrikels (Vierkammerblick)

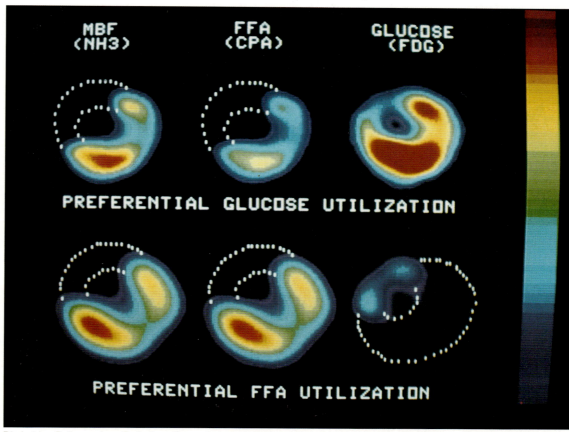

Die beiden Reihen zeigen Emissions-Computertomogramme je eines Hundeherzens nach Abbinden der Vorderwandarterie. Der Scan mit NH3 dient der Feststellung des myokardialen Blutflusses, der im Vorderwandbereich sistiert (gestrichelter Bereich oben und unten links). Dem in der oberen Bildhälfte dargestellten Hund wird Glukose und Insulin infundiert; in der unteren Bildhälfte ist der Hund nüchtern. Im nüchternen Zustand werden im normalen Myokard vorwiegend Fettsäuren (unten Mitte) und keine Glukose (unten rechts) verbrannt. Im Infarktgebiet zeigt dagegen der Glukosescan Aktivität, was als anaerobe Glykolyse im ischämischen, aber noch vitalen Randgebiet des Infarkts zu deuten ist.
Im nichtnüchternen Zustand (obere Reihe) werden sowohl Glukose (oben rechts) als auch Fettsäuren (oben Mitte) verbrannt. Eine Abgrenzung zwischen ischämischem und nichtischämischem Myokard durch den Glukosescan läßt sich also nur im nüchternen Zustand herstellen*

Nuklearmedizinische Methoden

Nuklearmedizinische Methoden haben für die Diagnostik von Herzerkrankungen in den letzten Jahren zunehmend an Bedeutung gewonnen. Für die breite Anwendung bei Patienten mit koronarer Herzkrankheit sind im wesentlichen zwei Verfahren maßgebend: die *Myokardszintigraphie* und die *Radionuklidventrikulographie*. Ein drittes Verfahren, die *Positronen-Emissionstomographie* (PET), ist wegen des großen Aufwandes nur an wenigen Stellen eingerichtet. Vom Radionuklid her ist das Technetium 99m (^{99m}Tc) für die Radionuklidventrikulographie (RNV) am leichtesten verfügbar. Für die Myokardszintigraphie wird Thallium 201 (^{201}Tl) in externen Speziallabors hergestellt, kann aber als Vorrat für eine Woche verschickt werden. Die Radionuklide für die PET erfordern ein Zyklotron für die nuklearchemische Synthese am Ort der bisher nur forschungsorientierten Anwendung.

Positronen-Emissionstomographie

Mit dieser Methode wird Myokard dadurch sichtbar gemacht, daß radioaktiv markierte Substanzen des Substratstoffwechsels des Herzens injiziert werden. Für den Nachweis der metabolischen Aktivität kommen Glukose (z.B. ^{18}F-Fluordesoxyglukose, FDG) oder Fettsäuren (z.B. ^{11}C-Palmitat) in Frage, die im Myokard in Abhängigkeit von der Sauerstoffversorgung umgesetzt werden. Zusammen mit Indikatoren für den Blutfluß erlaubt die Methode die quantitative Erfassung von Blutfluß, biochemischer Reaktionsgeschwindigkeit und Substratfluß in ml oder mmol/g Myokard pro Minute.

Narbengebiete erscheinen im Scan bei beiden Substanzen »kalt«, d.h., es kann von diesem Gebiet keine Radioaktivität registriert werden. Wegen der Entwicklung invasiver Therapieformen sowohl im akuten als auch im chronischen Infarktstadium ist aber vor allem der Nachweis von lebendem, potentiell funktionsfähigem Myokard in einem Gebiet mit fehlender oder eingeschränkter Wandbewegung von besonderer Wichtigkeit. Die Thallium-201-Szintigraphie, abhängig vom Blutfluß und von der Membranfunktion der Myokardzellen, kann diese Fragen nicht immer beantworten.

Ischämisches, aber funktionell reversibles Myokard zeigt eine erhöhte Glukoseutilisation in Beziehung zum Blutfluß. Eine längere Dauer dieses Zustandes kann eine hochgradige Gefährdung für eine Nekrose anzeigen, nach einem therapeutischen Eingriff mit Reperfusion auch die Wahrscheinlichkeit der funktionellen Erholung eines »stunned myocardium«. Die Utilisation von Fettsäuren nimmt dagegen im ischämischen Areal ab. Die Analyse von Zeit-Aktivitäts-Kurven durch serielle Aufnahmen der Fettsäurenaktivität erlaubt die Bestimmung der Clearance von Fettsäuren als Index für die Rate des oxydativen Myokardstoffwechsels.

Durch Verwendung verschiedener, markierter Substanzen kann man einen »metabolischen Fingerabdruck« des ischämischen Myokards herstellen. Die gute quantitative Auflösung der Methode ist auch deswegen von Bedeutung, da sie der aus der pathologischen Anatomie bekannten Tatsache der schichtweisen Überlagerung von Nekrose und lebendem Myokard besser als andere Methoden wie EKG, Thalliumszintigraphie oder Wandbewegungsanalysen Rechnung trägt. Ob diese Erkenntnisse nur in schwierigen Fällen oder auch für die tägliche Routine einen wesentlichen Vorteil bringen, die den Aufwand rechtfertigen, muß sich wohl noch erweisen. In jedem Fall sind wesentliche Erkenntnisse für die Forschung erbracht worden und noch zu erwarten.

Myokardszintigraphie

Die Myokardszintigraphie zeigt nach intravenöser Injektion von Thallium 201 die Verteilung des Radionuklids im lebenden Myokard. Narbengebiete, d.h. Areale ohne Muskulatur, zeichnen sich auf einem Film durch fehlende Strahlung ab. Sie werden durch eine Gammakamera

(Fortsetzung auf Seite 98)

---

* Das Szintigramm wurde freundlicherweise von Herrn Prof. Dr. E. Henze, Universität Ulm, zur Verfügung gestellt.

**Myokardinfarkt posterolateral
Belastungsischämie septal**

Längsschnitt

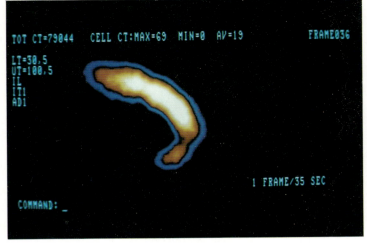
Belastung

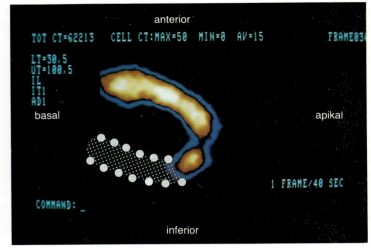
Ruhe

Querschnitt

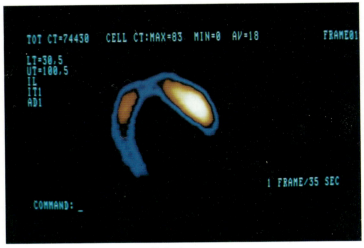
Belastung

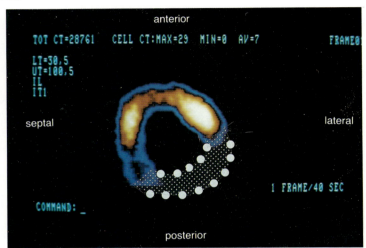
Ruhe

Links oben: Die Frühaufnahme nach Belastung zeigt in der Emissionscomputertomographie im Längsschnitt eine fehlende Belegung des Myokards mit Thallium 201 im Hinterwandbereich, nicht ganz bis zur Spitze reichend Rechts oben: Auch die Spätaufnahme in Ruhe zeigt die mangelnde Belegung im Hinterwandbereich (schraffiert). Damit liegt hier eine Hinterwandinfarktnarbe vor

Links unten: Im Querschnitt zeigt sich, daß sich die Narbe auch auf die hintere Seitenwand des linken Ventrikels erstreckt. Auch das Septum reichert das Radionuklid vermindert an Rechts unten: Die Spätaufnahme in Ruhe zeigt im Vergleich zur Frühaufnahme (links) eine bessere Radionuklidbelegung im gesamten Septumbereich. Hier ist es zur Rückverteilung von Thallium 201 in noch vitales, aber unter Belastung minderperfundiertes Myokard gekommen. Neben der Infarktnarbe besteht also zusätzlich eine Belastungsischämie*

Nuklearmedizinische Methoden

(Fortsetzung von Seite 97)

sichtbar gemacht. Der rechte Ventrikel hat im Vergleich zum linken so wenig Muskelmasse, daß die Radioaktivität für eine sichere Diagnose (z.B. des Hinterwandinfarkts mit rechtsventrikulärer Beteiligung) nicht ausreicht.

Als Radionuklid werden 55–75 MBq (1,5–2 mCi) Thallium 201 injiziert, was einer Menge von 0,08 µg Thallium entspricht. Die Halbwertszeit liegt bei 72 Stunden. Durch die Ausscheidung über die Niere liegt die biologische Halbwertszeit bei 4–7 Stunden. Die Niere ist der relativ größten Strahlenbelastung ausgesetzt; auch die Belastung der Gonaden ist durch den Weg des Thalliums über die Harnblase nicht zu vernachlässigen. Sie entspricht etwa der bei einem intravenösen Urogramm.

Ischämiezonen können von Narbenzonen getrennt werden, indem das Thallium 201 während Belastung injiziert wird. Ischämische Bereiche, die während Belastung weniger als normale Areale durchblutet werden, sind ebenso wie Narben »kalte Bereiche«. Die *Unterscheidung* zwischen *Infarktnarben* und *ischämischen Arealen*, d.h. nur vorübergehend während Belastung vermindert durchbluteten Gebieten, geschieht durch eine 2. Untersuchung nach 3–4 Stunden. In dieser Zeit verteilt sich das im Körper, vor allem in der Muskulatur gespeicherte Thallium auch in die während Belastung ischämischen Myokardbereiche (sog. *Rückverteilung oder Redistribution*). Ein Narbenareal bleibt dagegen »kalt«; hier kommt es nicht zur Redistribution.

Statt der körperlichen Belastung wird von einigen Zentren die Injektion von *Dipyridamol* bevorzugt. Dadurch wird die Koronardurchblutung in normalen Arealen gesteigert. In Gebieten, die von stenosierten Koronararterien versorgt werden, bleibt die Durchblutung gering und unterscheidet sich somit von den normal versorgten Gebieten. Das Prinzip der Rückverteilung kann in gleicher Weise angewendet werden. Diese Methode hat sich zumindest in Deutschland nicht durchgesetzt. Die Sensitivität ist geringer; dazu kommt die Möglichkeit von Nebenwirkungen. Auch ist die Erweiterung von Koronararterien durch körperliche Belastung physiologisch nicht dasselbe wie eine pharmakologische Erweiterung, bei der die Arbeitsleistung des Herzmuskels nicht gesteigert zu werden braucht.

Für das Myokardszintigramm wird die Gammakamera in mehrere *Positionen* gedreht, so daß für alle Areale eine möglichst günstige Projektion vorhanden ist. Computergestützte Bildauswertung läßt auch eine gewisse Messung des Schweregrads bzw. der Ausdehnung von Narbe und Ischämie zu.

Eine wesentliche Verbesserung der Methode wird durch die *Emissionscomputertomographie (ECT oder SPECT = single photon emission computed tomography)* erreicht. Dabei rotiert eine Gammakamera um die Längsachse des Patienten und nimmt die Strahlung aus allen Winkeln digital auf. Sie wird durch einen Computer zu verschiedenen transaxialen Schnittbildern zusammengesetzt.

(Fortsetzung auf Seite 100)

---

* Das Szintigramm wurde freundlicherweise von Herrn Dr. Dr. J. SCHRÖTER, Kreiskrankenhaus Herford, zur Verfügung gestellt.

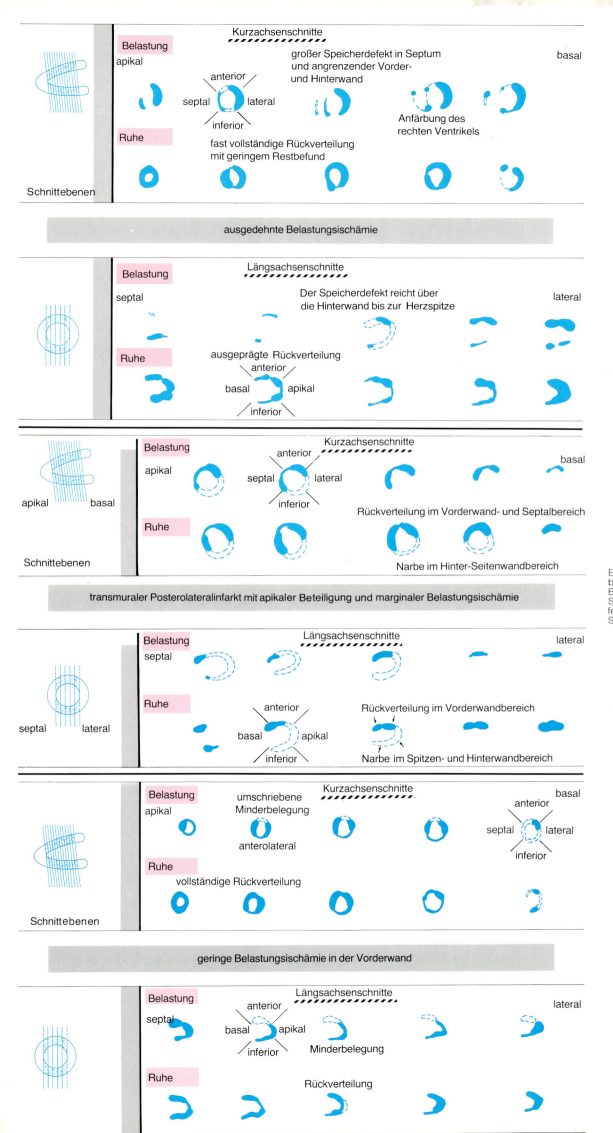

Emissionscomputertomographie (ECT). Die blau dargestellten Schnittbilder zeigen die Belegung mit Thallium 201 an. Bei einigen Schnitten ist der durch Narbe oder Ischämie fehlende Anteil der Kontur des Myokards durch Strichelung ergänzt

Nuklearmedizinische Methoden
(Fortsetzung von Seite 98)

Radionuklidangiographie (RNA)

Bei dieser Technik (»First-pass«-Technik) wird ein Bolus des Radionuklids Technetium 99m (^{99m}Tc) nach Injektion in eine Armvene auf seinem Weg durch die Kammern des Herzens und die Regionen der Lungen mit schnell aufeinander folgenden Aufnahmen der Gammakamera verfolgt. Durch Messung der sich ändernden Radioaktivität über die Zeit (Zeit-Aktivität-Kurven) kann die Austreibungsfraktion sowohl vom rechten als auch vom linken Ventrikel gemessen werden. Außerdem können relativ zuverlässig Volumina des Herzens und der Lunge und die regionale Wandbewegung gemessen werden. Die Zählstatistik ist kritisch; eine Wiederholung (z.B. in Ruhe und anschließend unter Belastung) ist dann möglich, wenn das zuerst injizierte Radionuklid schnell abklingt oder schnell ausgeschieden wird, das danach verwendete Nuklid länger im Kreislauf verbleibt.

Radionuklidventrikulographie (RNV)

Diese Methode verwendet ebenfalls Technetium 99m, jedoch nach Bindung an Erythrozyten, die in vitro oder in vivo erfolgen kann. Das Nuklid ist damit im Blut gleichmäßig verteilt (equilibrium-gated blood pool radionuclide angiography). Die Aufnahmen können daher innerhalb mehrerer Stunden mit der gleichen Strahlungsbelastung wiederholt werden, z.B. in Ruhe und während Belastung sowie nach einem Medikament. Als Dosis werden 550–740 MBq (15–20 mCi) injiziert. Die biologische Halbwertszeit liegt bei 4–6 Stunden.

Aufgrund der gleichmäßigen Verteilung ist die Strahlung über dem Herzen direkt proportional der Blutmenge in den Herzhöhlen. Da diese im Verlauf des Herzzyklus schwankt, muß auch die Intensität der Strahlung über dem Herzen schwanken. Sie erreicht ein Minimum in Endsystole, ein Maximum in Enddiastole. Dazu kommt die Strahlung des »backgrounds«, des Technetiums in den extrakardialen, das Herz überlagernden Geweben, die mit verschiedenen Techniken von der Strahlung des Blutpools der Herzkammern abgezogen werden muß.

Die Gammakamera erstellt innerhalb eines Herzzyklus Momentaufnahmen, z.B. 16 Aufnahmen innerhalb eines R-R-Intervalls. Da die Strahlung während eines Zyklus für ein »Bild« (frame) nicht ausreicht, werden zahlreiche Zyklen, z.B. 200, übereinanderprojiziert, bzw. 200mal werden die Zählraten von jedem der 16 Zeitabschnitte eines Herzzyklus addiert. Entsprechend der verschiedenen Intensität der Strahlung über den verschiedenen Arealen des Herzens (in der Mitte der »Kugel« am meisten) ist die Zeit-Aktivitäts-Kurve regional unterschiedlich. Läßt man die einzelnen Aufnahmen hintereinander am Monitor ablaufen, ergibt sich ein kinematographischer Effekt. Es lassen sich Areale guter Kontraktion (große Unterschiede der systolisch-diastolischen Zählraten) von Arealen mit geringer Kontraktion (wenig Bewegung bzw. Zählratenunterschiede zwischen Systole und Diastole), z.B. als Folge eines Infarkts, abgrenzen.

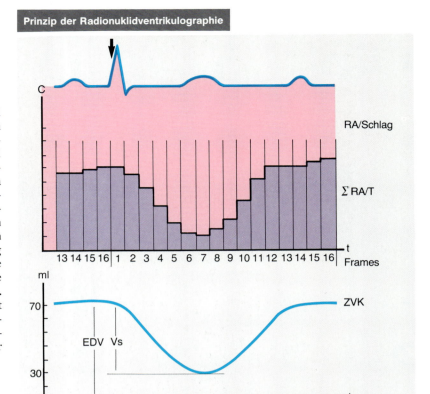

Prinzip der Radionuklidventrikulographie

Nach Gleichverteilung des Radionuklids im Blut werden von einem Herzzyklus 16 Bilder (frames) von der jeweiligen Radioaktivität (RA) aufgenommen. Beginn und Ende des Zyklus werden mit der R-Zacke des EKGs getriggert. Die Radioaktivität von einem Schlag (RA/Schlag) ist aber zu gering, um verwertbar zu sein. Daher wird die Radioaktivität (C = counts) über viele Herzzyklen summiert (Σ RA/T) und in jedem Sechzehntel eines Herzzyklus getrennt gesammelt. Über dem linken Ventrikel ergeben die Summen der Aktivität zu den verschiedenen Zeitpunkten eine Zeit-Aktivitäts-Kurve, die der Zeit-Volumen-Kurve (ZVK) entspricht. Auf der Höhe der Systole, im 7. Frame des Schemas, ist die geringste Radioaktivität gesammelt, entsprechend dem geringsten Blutvolumen zu diesem Zeitpunkt im Ventrikel. Die Amplitude der Kurve entspricht dem Schlagvolumen (Vs), die Gesamtaktivität am Ende der Diastole dem enddiastolischen Volumen (EDV)

Für die Auswertung ist die *Auswurffraktion* (ejection fraction) des linken Ventrikels der wichtigste Parameter; außerdem lassen sich das *enddiastolische Volumen*, das *Schlagvolumen* sowie die *Füllungs- und Entleerungsgeschwindigkeit* berechnen. Regional ist die *Kontraktionsamplitude* bildlich und rechnerisch darzustellen. Zusätzlich wird die Verteilung der *Phasenlage* der Zeit-Aktivitäts-Kurven nach Ableitung des 1. Fourier-Koeffizienten registriert. Die regionale Verteilung der *Amplituden* dieser Fourier-Kurven läßt bei bildlicher Darstellung und ausreichender Größe des betroffenen Gebiets inhomogene Bewegungsmuster durch Infarktnarben oder Ischämie unter Belastung sofort erkennen. Die Auswertung sowohl der *globalen* als auch der *regionalen* Parameter ist für die Diagnose, vor allem der koronaren Herzkrankheit, unabdingbar. Der besondere Wert dieser Methode für die Funktionsdiagnostik liegt in der Möglichkeit, die Herzfunktion unter Belastung zu messen. Dadurch kann auch das Verhalten unter Ischämiebedingungen geprüft werden, und es sind Rückschlüsse auf die Größe der ischämischen Areale sowie deren *Beeinflussung durch Pharmaka* oder *invasive Methoden* (Bypass, perkutane transluminale koronare Angioplastie) möglich.

Im Vergleich zur RNA ist die Untersuchung des rechten Ventrikels mit der RNV weniger gut möglich; die regionale Auflösung der Bewegung des linken Ventrikels ist dagegen deutlich besser.

Nuklearstethoskop

Bei diesem Gerät wird ein Detektor über dem Herzen plaziert, der die Strahlung einer zylinderförmigen Blutsäule unter dem Kristall des Detektors mißt. Bilder werden nicht erzeugt. Entsprechend der Zu- und Abnahme der Radioaktivität im Zyklus von Diastole und Systole wird eine Zeit-Aktivitäts-Kurve sichtbar, aus der die Auswurffraktion errechnet wird. Das Verfahren ist vergleichsweise einfach und billig. Die Positionierung kann schwierig sein; die Reproduzierbarkeit ist nicht sehr gut. Die Technik hat sich bisher nicht durchgesetzt.

(Fortsetzung auf Seite 102)

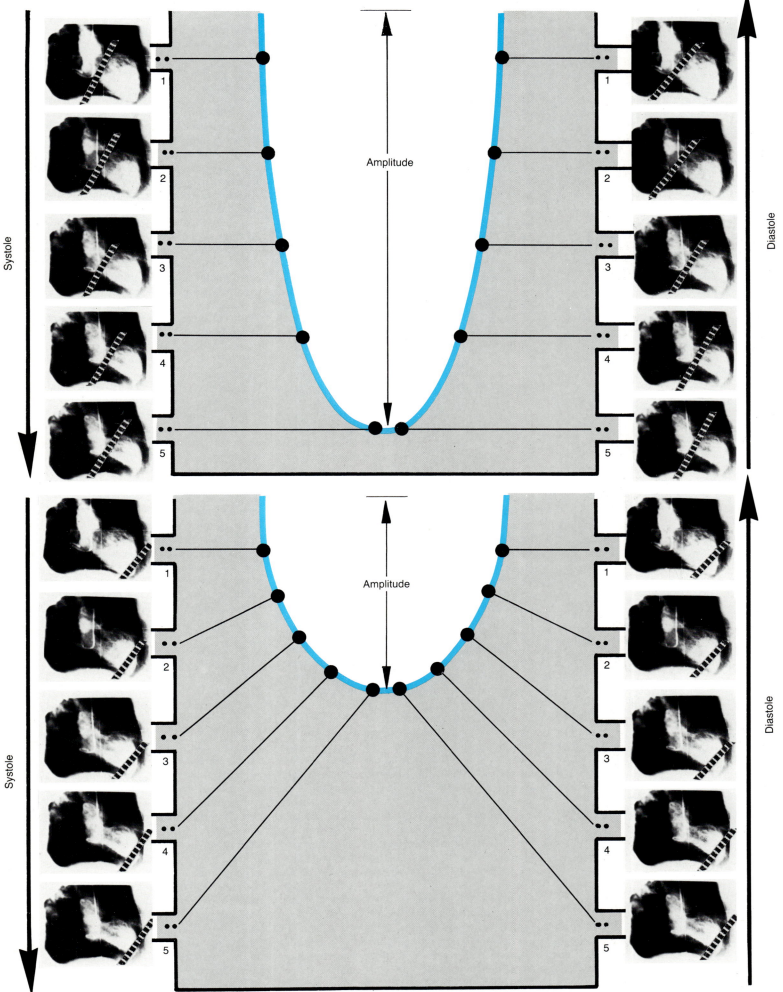

Schematische Ableitung von zwei Zeit-Aktivitäts-Kurven mit verschiedener Amplitude vom gleichen Herzen. Bei der oberen Kurve wird die Radioaktivität von den Pixeln der Gammakamera aufgenommen, die über der Basis des Herzens liegen. »Schnittebene« ist die gestrichelte Linie in der basalen Region des Kontrastmittelventrikulogramms, die von Bild zu Bild in der systolischen Phase deutlich kontrahiert. Im unteren Bild liegt die Schnittebene im apikalen Bereich bei großem Vorderwandinfarkt. Hier schwankt die Zählrate zwischen Systole und Diastole wegen der regionalen Akinesie der Vorderwand deutlich weniger als über der Basis

Nuklearmedizinische Methoden
(Fortsetzung von Seite 100)

Myokardinfarktmarkierung

Die Anwendung von ^{99m}Tc-*Pyrophosphat* bei Patienten mit akutem Myokardinfarkt führt 48–72 Stunden nach Eintritt des akuten Ereignisses zu einer Anreicherung der Substanz im infarzierten Gewebe. Es dient also nicht zur akuten Diagnostik, kann aber hilfreich sein bei Patienten, die relativ spät zur Diagnostik gelangen.

Neuere Radiopharmazeutika

Große Fortschritte auf dem Gebiet der Nuklearkardiologie sind von neuen Verbindungen zu erwarten, bei denen zur Markierung Technetium 99m verwendet wird. Technetium ist für die Abbildung mit der Gammakamera aufgrund seiner physikalischen Eigenschaften besonders geeignet. Die neuen Verbindungen sollen das Thallium 201 ersetzen, d.h. vom perfundierten Myokard entsprechend der Stärke der Perfusion aufgenommen werden. Für eine solche Substanz scheinen Verbindungen aus der Gruppe der Isonitrile geeignet zu sein. Das offenbar erreichbare Ziel ist, zum Zeitpunkt der Injektion eine Radionuklidangiographie (»first pass«) zur Bestimmung der Auswurffraktion des rechten und linken Ventrikels durchzuführen; anschließend könnte nach Bindung der Substanz an das Myokard eine Emmissionscomputertomographie erfolgen. In dieser gleichen Untersuchung könnten dann noch regionale Bewegungsstudien des Myokards erfolgen. Für die Belastungsuntersuchung müßte evtl. eine 2.Injektion, im Gegensatz zur bisherigen Technik, eingesetzt werden.

Akuter Myokardinfarkt

Radionuklidmethoden haben für die Diagnose eines akuten Infarkts nur geringen Wert. *Pyrophosphat* hat eine geringe Sensitivität und Spezifität, besonders bei nichttransmuralem Infarkt. Wenn der Patient erst 2–7 Tage später untersucht werden kann, sind positive Diagnosen möglich, wenn Enzyme nicht mehr diagnostisch aufschlußreich sind. Mit der *Thallium-201*-Szintigraphie kann zwar ein Infarkt lokalisiert werden, bei einer Aufnahme in Ruhe aber nicht von einer Ischämie oder Narbe unterschieden werden. Eine Redistribution kann eine ischämische Zone abgrenzen helfen. Bei Verdacht auf einen *Infarkt des rechten Ventrikels* kann eine Radionuklidangiographie durch die Funktionsuntersuchung des rechten Ventrikels eine Hilfe sein.

Neuere Methoden der Diagnostik des akuten Myokardinfarkts mit bildgebenden Verfahren benutzen das aus nekrotisierenden Myokardzellen freiwerdende Myosin als Antigen und weisen dieses mit markierten Antikörpern nach. Dieses *Antimyosin* wird mit *Indium 111* markiert. Die Halbwertszeit ist lang genug, um 24–48 Stunden später das Infarktgebiet nachweisen zu können. Der Hauptwert einer solchen Methode liegt in der möglichen Abschätzung der Größe des nekrotischen Areals. Die Angiographie gibt die asynergen Gebiete quantitativ gut wieder, die aber in der akuten Phase nicht gleichbedeutend mit den von einer Nekrose erfaßten Arealen sind. Für die Indikation zu weiteren Maßnahmen wie Lyse, perkutane transluminale koronare Angioplastie und Bypass sind Informationen über die Vitalität des Myokards gerade in der akuten Phase wichtig.

Einige *Komplikationen* des akuten Infarkts können mit Radionukliden erfaßt werden: Der Funktionszustand des linken Ventrikels kann mit der Radionuklidventrikulographie gut beurteilt werden, so daß z.B. der Erfolg therapeutischer Maßnahmen über Stunden bei *Linksherzversagen* kontrolliert werden kann. Ein *Aneurysma* des linken Ventrikels kann mit der Radionuklidventrikulographie gut gesehen werden, vor allem wenn die Echokardiographie aus technischen Gründen nicht eingesetzt werden kann. Eine *Septumruptur* kann mit der Radionuklidangiographie diagnostiziert werden (Shunt-Nachweis).

Angina pectoris

Das Thallium-201-Szintigramm zeigt bei der angina pectoris Zonen der Myokardischämie unter Belastung an.

Es ist vor allem in den Fällen indiziert, in denen das Belastungs-EKG nicht aussagekräftig ist, z.B. bei *Erregungsausbreitungsstörungen* und wenn *Hypertrophiezeichen* im EKG vorhanden sind, die mit Linksschädigungszeichen einhergehen. Es kann auch nützlich sein, wenn im Belastungs-EKG eine *Ausbelastung* nicht möglich ist. Wenn Beschwerden unter Belastung *ohne ischämische ST-Veränderungen* bestehen, hilft das Myokardszintigramm, eine Durchblutungsstörung weiter unwahrscheinlich zu machen. Das Thallium-201-Szintigramm hat den größten diagnostischen Wert bei einer mittleren Vortestwahrscheinlichkeit, daß Brustbeschwerden oder EKG-Veränderungen auf einer koronaren Herzkrankheit beruhen. Das ist darauf zurückzuführen, daß mit einem gewissen Anteil sowohl von falsch positiven als auch falsch negativen Ergebnissen zu rechnen ist.

Die *Radionuklidventrikulographie* kann ebenfalls für die Diagnose ischämischer Herzkrankheit eingesetzt werden. Der ungenügende Anstieg oder *Abfall der Auswurffraktion* in *Kombination* mit einer unter Belastung auftretenden *Wandbewegungsstörung* ist sehr spezifisch für Ischämie; die Sensitivität ist jedoch nicht so hoch. Nimmt man als positives Ergebnis einen Abfall der Auswurffraktion als alleiniges Kriterium, wird die Sensitivität höher, aber die Spezifität geringer. Generell dient die Radionuklidventrikulographie eher zur *quantitativen* Erfassung von Funktionsstörungen durch Ischämie oder Narbe als zur Klärung der Frage, ob – bei diagnostisch nicht aufschlußreichen anderen Befunden – überhaupt eine koronare Herzkrankheit vorliegt.

Chronische koronare Herzkrankheit

Ein *alter Myokardinfarkt*, besonders im Hinterwandbereich, kann nicht selten im EKG nicht mehr nachgewiesen werden. Im Myokardszintigramm kann der Nachweis dann häufig noch geführt werden. Sowohl *Radionuklidventrikulographie* als auch *Thallium-201*-Szintigraphie sind für *Verlaufsuntersuchungen* nach *Bypass*-Chirurgie oder *Ballondilatation* geeignet. Allerdings sollten dann möglichst Untersuchungen aus der Zeit vor dem Eingriff vorliegen, sonst können nur bei ausgeprägten Befunden klinisch wichtige Schlüsse gezogen werden. Ein häufiges Problem stellt die Frage dar, ob eine im Angiogramm als Narbe imponierende Region nicht doch noch vitales, aber stark in der Funktion gestörtes Myokard darstellt, das potentiell nach revaskularisierenden Maßnahmen wieder die Funktion aufnehmen kann. Das Thallium-201-Szintigramm kann da im Prinzip einen Hinweis geben; vor allem sollte die Schichtuntersuchung für diese Frage einen Fortschritt bringen.

(Fortsetzung auf Seite 106)

Kontraktionsamplituden (Fourier-Amplituden) und Phasen bei normaler Herzfunktion

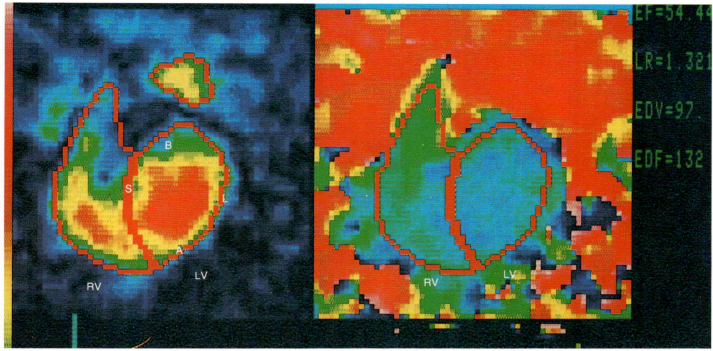

Beurteilbar ist der linke Ventrikel; der rechte Ventrikel wird in der Aufnahmeprojektion von ca. 30° LAO (linke schräge Projektion) vom rechten Vorhof und von den großen Gefäßen überlagert. Die rote Farbe bedeutet große Amplituden, die nach Gelb, Grün und Blau immer mehr abnehmen. Entsprechend der runden Form der Herzhöhlen sind die Amplituden an den Rändern am geringsten. Die Abnahme der Amplituden an der Basis ist auf einen Effekt der Überlagerung mit dem linken Vorhof zurückzuführen. In diesem Bereich ist die Beurteilung erschwert.

Die Phasenanalyse zeigt die Lage der regionalen Zeit-Aktivität-(= Kontraktions-)Kurven in bezug zum Herzzyklus. Die Phasenlage ist über den Ventrikeln (grün) und den Vorhöfen zueinander verschoben, innerhalb deren Grenzen jedoch gleich*

RV = rechter Ventrikel
LV = linker Ventrikel
B, S, L, A = Regionen des linken Ventrikels (basal, septal, lateral, apikal)

Großer Vorderwandinfarkt

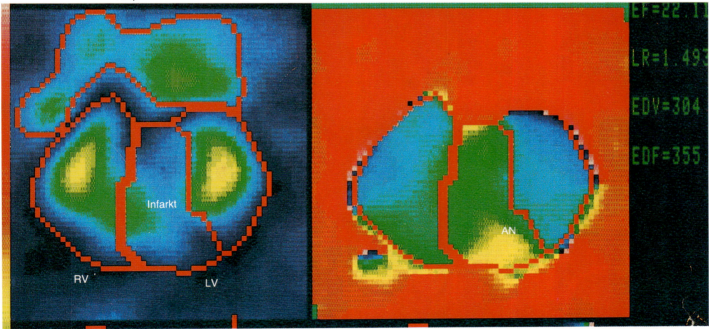

Das gelbe Areal am lateralen Rand des linken Ventrikels zeigt höhere Amplituden als im Vorderwand- und Spitzenbereich an. Die Phasenanalyse zeigt an der Herzspitze eine Verschiebung an, die auf ein Aneurysma mit Dyskinesie hinweist

RV = rechter Ventrikel
LV = linker Ventrikel
AN = Aneurysma mit Dyskinesie

---

* Die Szintigramme wurden freundlicherweise von Herrn Prof. Dr. W. E. Adam, Universität Ulm, zur Verfügung gestellt.

Belastungsischämie und medikamentöse Intervention

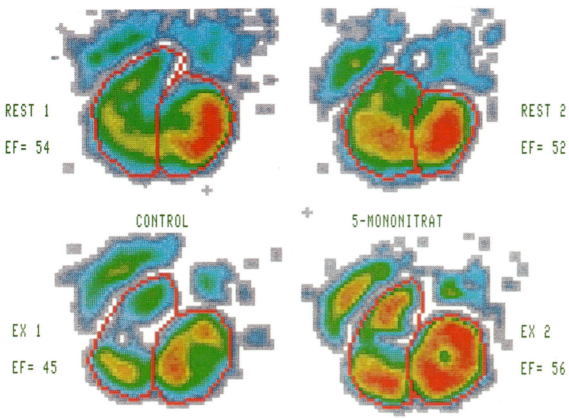

Fourier-Amplituden der Radionuklidventrikulographie eines Patienten mit Angina pectoris und Ischämiezeichen unter Belastung, der seit 8 Tagen mit 1mal 60 mg retardiertem Isosorbid-5-Mononitrat behandelt wurde. Bei der Ruheuntersuchung 24 Stunden nach Einnahme der letzten Tablette (oben links) ist nur eine geringe Einschränkung der Amplituden des linken Ventrikels (jeweils rechte, rot umrandete Hälfte der Bilder) nahe dem Septum nachzuweisen. Die Auswurffraktion beträgt 54%. Unter Belastung (unten links) zeigt sich eine Einschränkung der Amplituden lateral mit Abfall der Auswurffraktion auf 45%. 2 Stunden nach Einnahme einer neuen Dosis des Nitrats (oben und unten rechts) sind die Amplituden vor allem unter Belastung deutlich gebessert; die Auswurffraktion ist auf 56% angestiegen

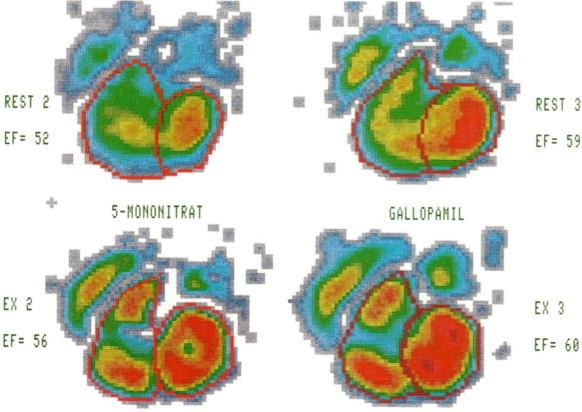

Der gleiche Patient wie oben, nochmals 2 Stunden später und nach Einnahme von 75 mg eines Kalziumantagonisten (Gallopamil). Die Amplituden und die Auswurffraktion zeigen nochmals eine Besserung der Ruhe- und der Belastungsfunktion an. Da die Untersuchungen mit einer Dosis des Nuklids (^{99m}Tc) durchgeführt werden können, eignet sich die Radionuklidventrikulographie besonders für pharmakologische Untersuchungen der regionalen und globalen Herzfunktion

Rest = Ruheuntersuchung
Ex = Belastungsuntersuchung am Fahrradergometer
EF = Auswurffraktion

Dilatative Kardiomyopathie

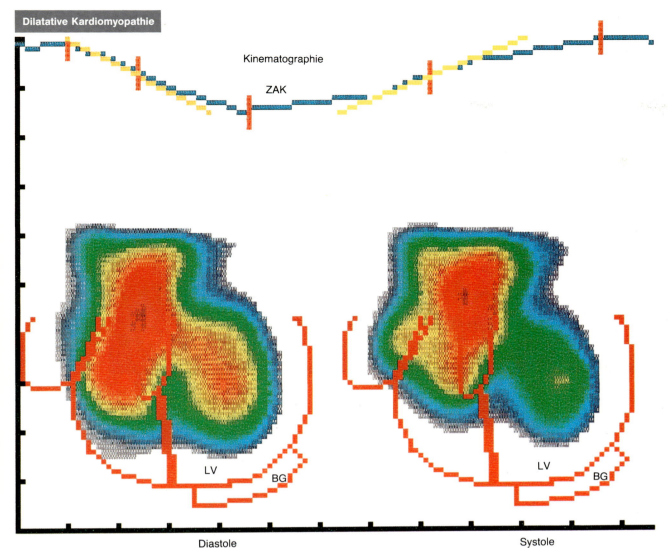

Kinematographie
ZAK

Diastole

Systole

Das Bild mit der geringsten Countzahl = Systole und das Bild mit der größten Countzahl bzw. vor der R-Zacke = Diastole sind allein dargestellt. Die fortlaufende Abbildung der einzelnen Bilder eines Herzzyklus läßt die globale und regionale Kontraktion kinematographisch verfolgen. Die große Fläche des linken Ventrikels mit geringer Abnahme in der Systole sowie die flache Zeit-Aktivitäts-Kurve weisen auf die gleichmäßig verteilte Kontraktionsstörung hin

ZAK = Zeit-Aktivitäts-Kurve
LV = linker Ventrikel
BG = Areal zur Erfassung der Hintergrundaktivität

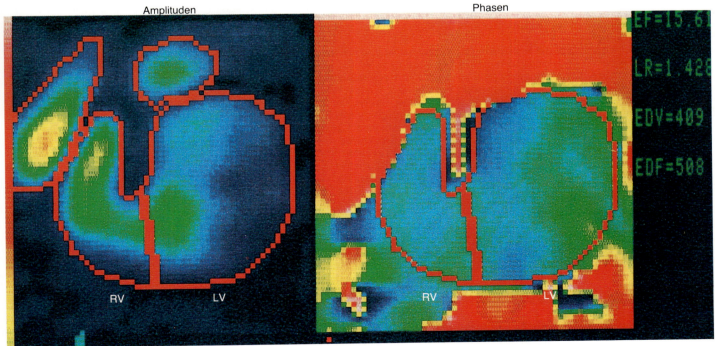

Amplituden

Phasen

EF = 15.6
LR = 1.428
EDV = 409
EDF = 508

Der linke Ventrikel ist stark vergrößert und weist über allen Bereichen deutlich verminderte Amplituden auf. Die Phasenanalyse zeigt nur eine geringe Inhomogenität. Keine dyskinetischen Areale. Die Auswurffraktion ist mit 15% stark vermindert

RV = rechter Ventrikel
LV = linker Ventrikel

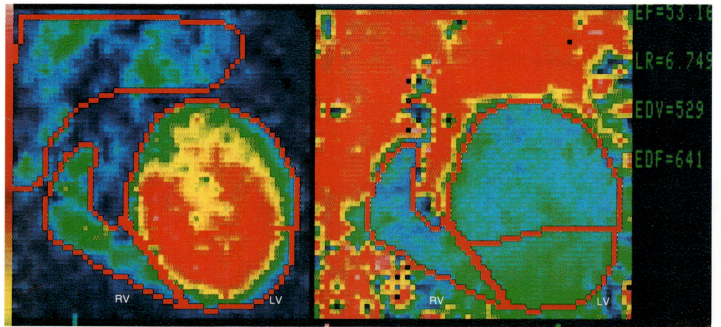

Aortenklappeninsuffizienz

Amplituden — Phasen

Großer linker Ventrikel, nur kleines Areal des rechten Ventrikels, so daß als Ausdruck der linksventrikulären Volumenbelastung das Verhältnis der Zählraten zwischen rechtem und linkem Ventrikel stark zugunsten des letzteren verschoben ist. Die Abnahme der Kontraktionsamplituden im mittleren Bereich des linken Ventrikels ist typisch für eine Aorteninsuffizienz
RV = rechter Ventrikel
LV = linker Ventrikel

Nuklearmedizinische Methoden

(Fortsetzung von Seite 102)

Kardiomyopathien

Nuklearmedizinische Methoden werden auch bei Kardiomyopathien angewendet. Die Echokardiographie ist jedoch für Diagnose und Verlaufsuntersuchung heute die Methode der Wahl. Spezielle Fragestellungen können aber auch mit nuklearmedizinischen Methoden angegangen werden. Im Bereich der Forschung steht die Positronen-Emissionstomographie im Vordergrund der Erwartungen. Wenn die Methode breiter verfügbar ist, werden hier neue Untersuchungen zum Stoffwechsel möglich sein.

Bei der *dilatativen Kardiomyopathie* bietet die Radionuklidventrikulographie die Möglichkeit, die Auswurffraktion nicht nur in Ruhe, sondern auch unter Belastung zu messen, was mit der Echokardiographie nur beschränkt möglich ist. Für genauere Verlaufsuntersuchungen, z.B. über den Erfolg einer Therapie, ist die Messung von Funktionsparametern auch unter Belastung wichtig, auch wenn die Belastbarkeit nicht hoch ist. Bei der Echokardiographie sind kleinere Unterschiede in den Funktionsparametern bei fortgeschrittenem Stadium nicht gut meßbar. Die Bestimmung der Auswurffraktion mit der Radionuklidventrikulographie wird dagegen mit Zunahme der Herzgröße eher genauer.

Die hypertrophe Kardiomyopathie ist ebenfalls Gegenstand von nuklearmedizinischen Untersuchungen. Insbesondere sind die diastolischen Funktionsparameter vor und während Therapie gemessen worden. Die zeitliche Auflösung des diastolischen Teils der Zeit-Aktivitäts-Kurve ist allerdings nicht so gut, daß auch bei chronischer Therapie mit Kalziumantagonisten oder β-Blockern immer ein Effekt nachweisbar war. Die regionalen Analysen scheinen da bessere Werte zu ergeben. Insgesamt ist der Wert der nuklearmedizinischen Standardmethoden bei den Kardiomyopathien angesichts des technischen Fortschritts der Echokardiographie z.Z. begrenzt.

Herzklappenerkrankungen

Für die Beurteilung der *Regurgitationsfraktion* bei Mitral- und Aorteninsuffizienz kann sowohl die Radionuklidangiographie als auch die Radionuklidventrikulographie eingesetzt werden. Der Unterschied der Zählraten zwischen rechtem und linkem Ventrikel läßt sich als Index für das Regurgitationsvolumen verwenden. Wegen der unvermeidlichen Überlagerungen der Ventrikel mit anderen Strukturen, vor allem des rechten Ventrikels mit dem rechten Vorhof, ist das Verhältnis der Zählraten bei normaler Klappenfunktion nicht gleich 1. Die Methoden sind daher nicht sehr empfindlich. Die Entwicklung der Doppler-Echokardiographie hat die Bedeutung der nuklearmedizinischen Methoden für diese Frage verringert.

Gute Ergebnisse liefert die Radionuklidventrikulographie für die Beurteilung der globalen Ventrikelfunktion bei Herzklappenfehlern. Sie eignet sich für Verlaufsuntersuchungen vor oder nach Klappenoperation, insbesondere, wenn die Echokardiographie technisch schwierig oder nicht möglich ist.

Die Thalliumszintigraphie ist für die Diagnose *zusätzlicher Koronarstenosen* bei Patienten mit bedeutsamer Herzklappenerkrankung und demzufolge Hypertrophie und/oder Dilatation des linken Ventrikels weniger zuverlässig. Der Ausschluß einer koronaren Herzerkrankung vor Klappenoperation muß angiographisch erfolgen.

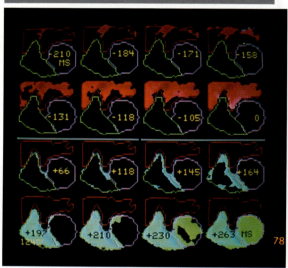

Sequentielle Phasenanalyse bei Linksschenkelblock

Zum Zeitpunkt 0 (Mitte rechts) beginnt die Erregung. Zuerst kontrahiert sich der rechte Ventrikel. Nach 210 Millisekunden (unterste Reihe, 2. Bild) ist der rechte Ventrikel so weit in Bewegung, daß auf der ganzen Fläche eine gleichmäßige Phase angezeigt wird. Der linke Ventrikel beginnt zu dieser Zeit erst mit der Bewegung. Nach 263 Millisekunden ist auch der linke Ventrikel in Bewegung. Die Phasenverschiebung zwischen den Ventrikeln ist durch die verschiedene Färbung – hellblau rechter Ventrikel, grün linker Ventrikel – kenntlich gemacht

Unter den *angeborenen Herzfehlern* können mit der Radionuklidangiographie Shunts lokalisiert und die Shunt-Größe geschätzt werden. Da es sich hier vorwiegend um Kinder handelt, bei denen die Echokardiographie technisch meist gut durchführbar ist, gibt es heute praktisch keine Indikation mehr für die Anwendung radioaktiver Substanzen zur Diagnose angeborener Herzfehler.

(Fortsetzung auf Seite 107)

Nuklearmedizinische Methoden
(Fortsetzung von Seite 106)

Indikationen für nuklearmedizinische Verfahren

Klasseneinteilung der Indikationen für nuklearmedizinische Verfahren in der Kardiologie

Klasse	Anwendbarkeit
I	Häufig indiziert. Ergibt oft entscheidende Aussagen für die Klinik
II	Kann wichtige klinische Informationen bei bestimmten Untergruppen von Patienten liefern
III	Kann gelegentlich nützliche Informationen liefern. Wird manchmal als alternative diagnostische Technik angewendet
IV	Als diagnostische Technik nicht zu empfehlen
V	Gegenwärtig als Forschungsinstrument anzusehen

Erkrankungen der Herzklappen

Klinische Situation	Verfahren	Klasse
Diagnose und Quantifizierung von Aorten- und/oder Mitralinsuffizienz	RNV	III
Anfangs- und Verlaufsuntersuchung der Funktion des rechten oder linken Ventrikels	Ruhe-RNV Belastungs-RNV	I V
Diagnose von Entzündungen des Myokards und der Klappen	Thrombozytenmarkierung mit ^{67}Ga oder ^{111}In	V
Diagnose einer Aortendissektion und ihrer Komplikationen	RNV	IV
Diagnose begleitender koronarer Herzkrankheit	^{201}Tl RNV	III IV

Kardiomyopathien

Klinische Situation	Verfahren	Klasse
Nachweis myokardialer Entzündung und Therapiekontrolle	^{67}Ga ^{99m}Tc-Pyrophosphat	III IV
Verlaufskontrolle der Ventrikelfunktion bei Myokarditis und dilatativer Kardiomyopathie	Ruhe-RNV Belastungs-RNV	I–II V
Differentialdiagnose koronare Herzkrankheit/dilatative Kardiomyopathie	RNV ^{201}Tl	III II
Diagnose hypertrophe Kardiomyopathie	RNV ^{201}Tl	III IV
Diagnose restriktive Kardiomyopathie	RNV ^{99m}Tc-Pyrophosphat ^{67}Ga ^{201}Tl	III III III IV

RNV (Radionuklidventrikulographie) (nach Gleichverteilung des Radionuklids) und *RNA (Radionuklidangiographie)* (Untersuchung während erster Passage des Radionuklids) können als Alternativen angesehen werden. In den Tabellen wird nur die RNV angegeben. Nur wo die RNA definitiv vorzuziehen ist, wird sie genannt.

Koronare Herzkrankheit – Diagnose akuter Myokardinfarkt

Klinische Situation	Verfahren	Klasse
vereinbar mit akutem Myokardinfarkt, EKG nicht diagnostisch beweisend, Enzyme negativ, spätes Erscheinen des Patienten (2–7 Tage)	^{99m}Tc-Pyrophosphat	II
vereinbar mit akutem Myokardinfarkt, EKG nicht diagnostisch beweisend, Enzyme negativ, frühes Erscheinen des Patienten (erste 6 Stunden)	^{201}Tl	III
Befunde für rechtsventrikulären Infarkt, EKG-Veränderungen, Erscheinen nach 24 Stunden	RNV	III
Befunde für rechtsventrikulären Infarkt mit niedrigem Herzzeitvolumen, Zustand ähnlich einer konstriktiven Perikarditis	RNV	III
langsame Entwicklung eines Myokardinfarkts mit ST-Strecken-Veränderungen	RNV oder ^{201}Tl	III
perioperativer Myokardinfarkt ohne neue Q-Zacken mit deutlicher ST-Hebung	^{99m}Tc-Pyrophosphat	III

Koronare Herzkrankheit – Komplikationen des akuten Myokardinfarkts

Klinische Situation	Verfahren	Klasse
Versagen des linken Herzens	RNV	I
Aneurysma oder Pseudoaneurysma des linken Ventrikels	RNV	I
Mitralinsuffizienz	RNV	III
Ruptur des Ventrikelseptums, Shuntnachweis	RNA	II
Thrombus im linken Ventrikel, Perikarderguß	RNV	IV
Postinfarktangina	^{201}Tl RNV	II III

Koronare Herzkrankheit – Vorgehen nach Myokardinfarkt

Klinische Situation	Verfahren	Klasse
Bestimmung der Prognose		
vor Entlassung aus dem Krankenhaus	RNV, Ruhe	II
	RNV, Belastung	III
	^{201}Tl, Belastung	II–III
	Dipyridamol, ^{201}Tl	V
nach 4–6 Wochen	^{201}Tl, Belastung	II
Maßnahmen bezüglich Rehabilitation	RNV ^{201}Tl, Belastung	V V
Maßnahmen bezüglich Arbeitsaufnahme	RNV, Belastung ^{201}Tl, Belastung	V V

Koronare Herzkrankheit – chronische Ischämie

Klinische Situation	^{201}Tl Klasse	RNV Klasse
Diagnose symptomatischer Ischämie	I–II	II–III
Diagnose stummer Ischämie	I–II	II–III
Diagnose alter Myokardinfarkt	II	III
Verlaufskontrolle PTCA (perkutane transluminale Koronardilatation)/Bypass	I	II
Messung der Ventrikelfunktion		I
Unterscheidung von Narbe: Ischämie in asynergen Arealen	II	
Planung myokardialer Revaskularisation	II	I
Therapiekontrolle a) Ventrikelfunktion b) Myokardperfusion	 I–II	 I–II
Risikoabschätzung	II	II

(nach American College of Cardiology/American Heart Association task force on assessment of cardiovascular procedures, subcommittee on nuclear imaging. Guidelines for clinical use of cardiac radionuclide imaging December 1986. Circulation 74 [1986] 1469 A)

Computertomographie

Diese Technik spielt in ihrer gegenwärtigen Form für die kardiologische Diagnostik keine besondere Rolle. Sie ist vor allem für Fragestellungen nützlich, wenn Verschattungen direkt in Herznähe untersucht werden sollen, z.B. *Perikardzysten, Mediastinaltumoren.*

In der Entwicklung ist die *Computertomographie mit schneller Bildfolge* im Bereich von Millisekunden, die eine Kinematographie des Herzens in verschiedenen Querschnitten erlaubt. Nach den ersten Entwicklungen mit einer Anzahl rotierender Röntgenröhren sind ganz neue Techniken in der Erprobung, die ohne mechanisch bewegte Röntgenröhren auskommen. Dabei wird ein magnetisch gebündelter Elektronenstrahl auf 4 um den Patienten angeordnete Wolframringe gerichtet. In diesen Metallringen entstehen fächerartige Röntgenstrahlbündel, aus denen 8 Querschnittsbilder von 1 cm Dicke in 15 Sekunden/Bild konstruiert werden können. Auf diese Weise lassen sich eine Vielzahl anatomischer und funktioneller Parameter gewinnen.

Digitale Subtraktionsangiographie (DSA)

Diese Technik dürfte in der Zukunft auch für die Kardiologie Bedeutung erlangen. Das Prinzip besteht darin, zwei Röntgenbilder, eines vor und eines nach Kontrastmittelinjektion, im Computer digital zu speichern und voneinander abzuziehen. Wenn das durchleuchtete Objekt sich nicht bewegt, bleibt nur die Differenz beider Bilder bestehen, und das sind die mit Kontrastmittel gefüllten Gefäße. Durch diese Technik kommt man bei arterieller Injektion mit sehr kleinen Kontrastmittelmengen aus. Bei der Lungenembolie mit Injektion des Kontrastmittels in den rechten Vorhof muß man zwar immerhin ca. 40 ml injizieren, aber man erhält dadurch ausgezeichnete Bilder, die mit der konventionellen Technik, also ohne Subtraktion, nicht erreichbar sind. Mit Injektion vom rechten Herzen aus lassen sich auch aortokoronare Venenbrücken (Bypass), zumindest am wenig bewegten Abgang von der Aorta, darstellen. Man bekommt wenigstens einen Überblick, welche Venenbrücken gar nicht mehr durchgängig sind.

Will man diese Technik auf die Darstellung des Herzens übertragen, so ist der Tatsache Rechnung zu tragen, daß sich das Herz relativ schnell bewegt. Man muß also viele Bilder in schneller Folge speichern und subtrahieren. Das verlangt große und schnelle Digitalspeicher, die erst jetzt erschwinglich zur Verfügung stehen. Für die Darstellung der Koronararterien wird man zunächst nicht auf die intrakoronare Injektion verzichten können, aber durch bessere Auswertbarkeit der Bilder weniger Injektionen in die Koronararterien benötigen. Im Labor sind diese Probleme gelöst; für die allgemeine, rationelle Anwendung wird noch etwas Zeit vergehen. Für einzelne Fragestellungen kann die DSA schon jetzt in der Kardiologie erfolgreich eingesetzt werden, z.B. bei der Diagnose von fehlmündenden Venen der linken Lunge, die mit dem Katheter nicht so leicht zugänglich sind wie die der rechten Lunge.

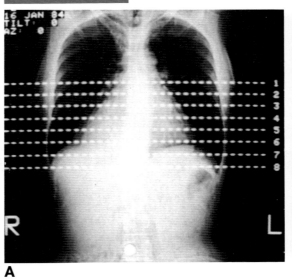
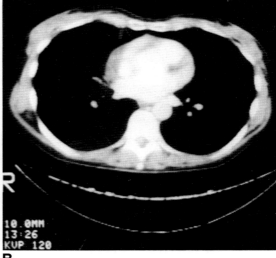
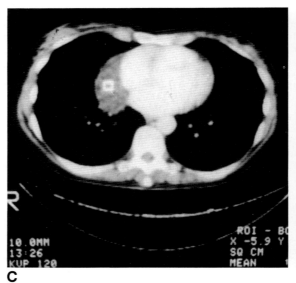
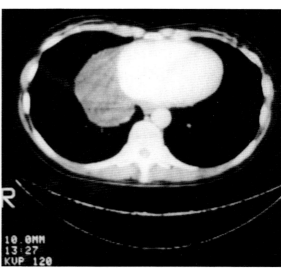

A Die Scout-Aufnahme zeigt eine vom rechten Herzrand nicht abgrenzbare, breite Raumforderung. **B-D** In den verschiedenen Schichten ist die Raumforderung deutlich vom Herzmuskel abzugrenzen. Die Größe beträgt etwa 10 cm im Durchmesser. Es könnte sich um eine Zyste handeln; dafür weist sie allerdings eine relativ hohe Dichte auf. Wie operativ bestätigt wurde, handelt es sich um eine dysontogenetische (Perikard-)Zyste*

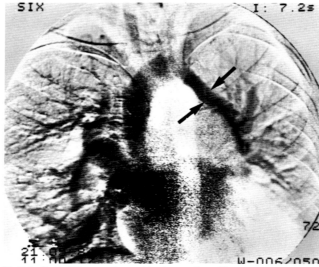

Digitale Subtraktionsangiographie der venösen Phase der Lungenpassage. Injektion des Kontrastmittels in den rechten Vorhof. Rechts normale Lungenvenen. Links fehlmündende Lungenvene (Pfeile) mit Anschluß an die V. brachiocephalica. Bei dem 50jährigen Patienten fanden sich noch ein kleiner Vorhofseptumdefekt, ein Ventrikelseptumdefekt und ein Ductus arteriosus apertus

* Die Röntgenbilder wurden freundlicherweise von Herrn Prof. Dr. G. Bargon, Universität Ulm, zur Verfügung gestellt.

Kernmagnetresonanz

Techniken, Indikation und Prinzip

Das physikalische Phänomen der Magnetresonanz von Atomkernen (MR oder NMR = nuclear magnetic resonance) wurde zuerst von BLOCH 1946 experimentell durch eine Erregerspule und eine orthogonal angeordnete Empfängerspule nachgewiesen. Wenig später gelang PURCELL 1946 das gleiche mit nur einer Ankoppelungsspule. Beide erhielten dafür 1952 den Nobelpreis für Physik. Die sich daraus ergebende MR-Spektroskopie wird von Chemikern und Physikern seit 30 Jahren zur Untersuchung von Bindungspositionen und Umsetzungen eingesetzt. In der Medizin findet seit einigen Jahren die Magnetresonanz-Tomographie als bildgebendes Verfahren Anwendung. Gegenüber anderen bildgebenden Verfahren hat sie den Vorteil, daß die Dichte der Knochen weder durch Absorption noch durch Reflexion eine Rolle spielt: Man sieht durch Knochen hindurch. Es werden Strahlenbelastungen vermieden. Dank der dreidimensionalen Abtastung können beliebige Bildebenen gewählt werden. Der Nachteil des Verfahrens liegt in der geringen Zeitauflösung. Bewegte Organe wie das Herz sind in ihrem Zeitverhalten nur begrenzt darstellbar. Fortschritte sind aber auch für die zeitliche Analyse zu erwarten.

Alle Protonen und Neutronen der Atomkerne haben einen Drehimpuls und damit ein magnetisches Dipolmoment. Bei gerader Kernteilchenzahl stehen diese Dipole antiparallel, so daß sich ihre Wirkung nach außen aufhebt; bei ungerader Kernteilchenzahl bleibt ein magnetisches Dipolmoment übrig. Biologische Bedeutung haben H 1, C 13, Na 23, P 31. Das Wasserstoffatom hat, sowohl physikalisch (nur 1 Proton) als auch biologisch (wegen seiner Häufigkeit im Organismus), die größte Bedeutung für Magnetresonanz-Messungen. Sein Kern hat also ein Magnetfeld. Die Achse des kreisenden Protons und damit die Richtung seines Magnetfelds nimmt ohne äußere Beeinflussung jede beliebige Raumlage ein und ist statistisch verteilt, so daß nach außen kein beobachtbares Magnetfeld auftritt. Die Achslagen der Protonen in der Probe werden sich aus thermodynamischen Gründen fortlaufend verändern. Unter der Einwirkung eines äußeren Magnetfelds wird sich ein Teil der Protonachsen je nach Feldstärke mehr oder minder stark ausrichten. Dabei beschreiben die Achsen der kreisenden Kerne Kegel um die Richtung des äußeren Magnetfelds. Durch die kreisende elektrische Ladung des Protons entsteht ein von außen anregbares und beobachtbares elektromagnetisches Feld.

Das ist vergleichbar mit einem Kinderkreisel. Seine Achse beschreibt einen Kegel um die Richtung der Schwerkraft. Wenn die Umdrehungszahl des Kreisels abnimmt, wird der Öffnungswinkel des Kegels größer. Der Öffnungswinkel des Kegels hängt von dem Verhältnis von Masse und Umdrehungszahl des Kreisels zur Wirkung der Schwerkraft ab. Das gleiche gilt für das Proton im Verhältnis zum äußeren (künstlich erzeugten) Magnetfeld. Dabei bleibt jedoch die Umdrehungszahl des Protons (im Gegensatz zum Kinderkreisel) unverändert.

Die Bahngeschwindigkeit der Protonachse ist konstant. Wird der Öffnungswinkel des Kegels kleiner, läuft die Kegelachse schneller um, da der

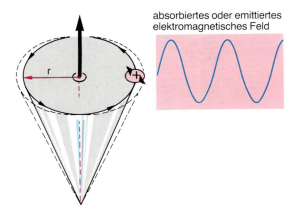

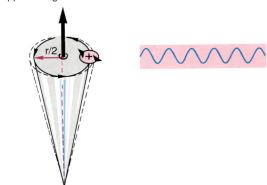

Schematische Darstellung der Kernmagnetresonanz bei verschiedener Stärke eines elektromagnetischen Felds

Kegel, auf dem der magnetische Vektor eines einzelnen Wasserstoffkernes rotiert.

Bei Verdoppelung der äußeren Feldstärke halbiert sich der Öffnungswinkel dieses Kegels. Da die Umlaufgeschwindigkeit gleich bleibt, erhöht sich die Umlauffrequenz auf das Doppelte.

Durch die von außen erzwungene Feldstärke erfolgt die Ausrichtung der Kegelachsen. Es ist immer nur ein Bruchteil der Wasserstoffionen an der Ausrichtung beteiligt. Die Masse nimmt aus thermodynamischen Gründen alle nur denkbaren Richtungen ein

Umlaufweg kürzer wird. Zu jeder Magnetfeldstärke gehört also eine bestimmte Umlauffrequenz. Die Beziehung zwischen der Magnetfeldstärke und der Umlauffrequenz ist linear (Larmor-Frequenz). Diese Umlauffrequenz erzeugt, da eine positive Ladung umläuft, ein elektromagnetisches Feld. Nun kann man durch Einstrahlung eines elektromagnetischen Felds der Resonanzfrequenz den Umlauf der vielen Wasserstoffkreisel bis zu einem gewissen Grad synchronisieren. Bei den heute üblichen Geräten verwendet man Frequenzen im Radiofrequenzbereich (meist um 20 MHz). Beim plötzlichen Abschalten des äußeren, anregenden Felds ändern sich die Achslagen der Kegel, auf der sich die Achse des kreisenden Kerns bewegt. Damit wird das abgestrahlte elektromagnetische Feld kleiner, und zwar um so schneller, je schneller sich die Richtung der Protonenkernachsen ändert. Der Zeitverlauf dieser Abnahme ist ein verwertbarer Parameter. Im fließenden Medium (Blut, Lymphe) wird das Signal schneller abnehmen als im nicht-bewegten Medium (Zellen, Interstitium), so daß bewegtes und nichtbewegtes Wasser unterscheidbar wird.

Bei der Abnahme unterscheidet man zwei verschiedene *Relaxationszeiten:* einmal die Zeitkonstante für die Rückkehr in den Zustand des Gleichgewichts mit der gesamten Umgebung (T_1), zum zweiten die Zeit bis zum Erreichen des Gleichgewichtszustands der Protonen untereinander (T_2). Durch Verwendung zweier oder mehrerer Impulse mit definiertem Zeitabstand lassen sich die Relaxationszeiten noch viel genauer bestimmen.

Zur Magnetfelderzeugung verwendet man entweder Supraleiter, die dann aber fortlaufend mit flüssigem Helium gekühlt werden müssen, oder wassergekühlte Kupferrohrspulen, bei denen ein sehr hoher Wärmeumsatz (ca. 50 kW) auftritt. Die Ableitung der Wärme erfordert erheblichen technischen Aufwand.

(Fortsetzung auf Seite 110)

Kernmagnetresonanz

(Fortsetzung von Seite 109)

Magnetresonanz-Spektroskopie

Die Magnetresonanz ist nicht auf Wasserstoffkerne beschränkt. Sie liefert, wenn auch nicht als Tomographie, die Möglichkeit, Bindungspositionen zu erfassen. Neben dem Wasserstoffkern sind auch andere Kerne (mit ungerader Ladungszahl) erfaßbar, wobei biologisch vor allem Phosphor von Bedeutung ist (z.B. ATP-ADP-Übergang).

Während für die Tomographie z.Zt. nur die Erfassung des Verhaltens der Wasserstoffkerne von praktischer Bedeutung ist, lassen sich Stoffwechselaussagen über begrenzte Gewebsabschnitte mit Hilfe der In-vivo-MR-Spektroskopie ermitteln.

Magnetresonanz-Tomographie

Ein Vorteil bei der *Anwendung* der MR-Untersuchungsmethoden liegt in ihrer *Risikolosigkeit*. Patienten mit magnetisierbaren Implantaten wie Herzschrittmachern und künstlichen Herzklappen müssen allerdings von der Untersuchung ausgeschlossen werden. Die Schwierigkeit für die Untersuchung des Herzens liegt in der durch den Thorax bedingten Größe des Volumens, in dem ein global homogenes Magnetfeld erzeugt werden muß. Das fordert entweder einen entsprechend hohen Energieaufwand und Wärmeabfuhr oder bei supraleitenden Magneten die Dauerkühlung mit flüssigem Helium.

Um Aussagen über eine bestimmte Stelle im Körper zu gewinnen, sorgt man dafür, daß nur an dieser Stelle die Magnetfeldstärke der Resonanzfrequenz entspricht. Dies erreicht man durch Gradienten der Magnetfeldstärke in allen drei Raumrichtungen des zu untersuchenden Körpers. Bei Änderung des Gesamtmagnetfelds wird dann nur an einer Stelle die zur Resonanzfrequenz gehörige Magnetfeldstärke existieren.

Da sich das Herz andauernd bewegt und die Signalabtastung relativ lange dauert, kann man nur scharfe Bilder erreichen, wenn die Vermessung zu einem definierten Zeitpunkt des Herzzyklus wiederholt durchgeführt wird. Daher ist die Triggerung durch die R-Zacke des EKGs notwendig. Über einen Zeitversatz zur R-Zacke kann man die verschiedensten Abschnitte des Herzzyklus abbilden. Bei einer Abbildungsfrequenz von mehr als 5 Bildern pro Sekunde wären in begrenztem Maß auch Funktionsparameter der Herzkammern zu erfassen. Bei der begrenzten zeitlichen Auflösung würde die Methode nur in Verbindung mit den anderen Verfahren zur Festlegung eines bestimmten Kontraktions- oder Relaxationszustands eine Bedeutung erlangen.

Bei dem bildgebenden Verfahren der Magnetresonanz-Tomographie des Herzens dürfte für die Anwendung am Patienten ein schneller Fortschritt zu erwarten sein, nicht zuletzt weil der Vergleich mit mehreren anderen bildgebenden Verfahren der Kardiologie möglich ist. Die wichtige Anwendung während Belastung bereitet wegen der Bewegung des Patienten, abgesehen vom technischen Problem des Volumens des Geräts, erhebliche Schwierigkeiten. Der Magnetresonanz-Spektroskopie am Menschen dürfte noch eine längere Forschungsphase bevorstehen, bevor sie zur Klärung von Fragen im klinischen Alltag herangezogen werden kann. Es besteht aber kein Zweifel, daß die experimentelle und klinische Kardiologie durch die Methoden der Magnetresonanz große Fortschritte machen wird.

* Die MR-Abbildungen wurden freundlicherweise von Herrn Prof. Dr. E. Henze, Universität Ulm, zur Verfügung gestellt.

Magnetresonanz-Spektroskopie

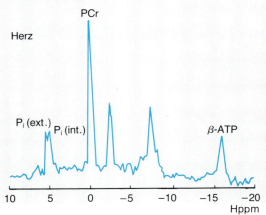

Im normal perfundierten Herzen besteht ein hoher Anteil von Phosphokreatin (PCr) im Verhältnis zum anorganischen Phosphor (P_i).

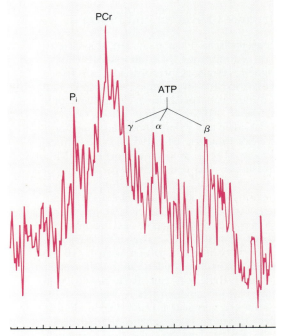

Nach Abbinden einer Koronararterie ist das Verhältnis zuungunsten von Phosphokreatin verschoben. Die Messungen zeigen ein starkes Rauschen der Grundlinie, bedingt durch die (bei Ischämie schon eingeschränkte) Bewegung des Herzmuskels*

Magnetresonanz-Tomographie

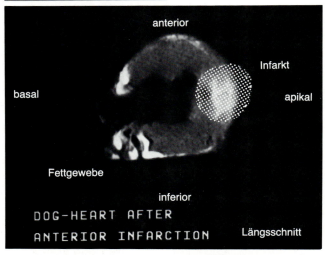

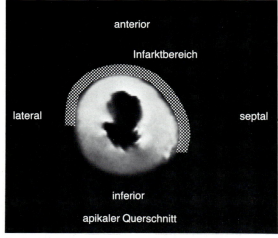

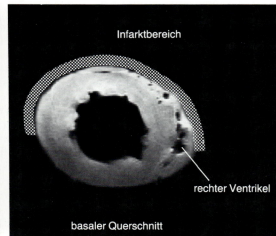

Großer Vorderwandinfarkt nach Abbinden des R. interventricularis anterior beim Hund, in verschiedenen Schnittebenen dargestellt*

Insuffizienz des rechten Herzens und periphere Stauung

Periphere Stauungserscheinungen stehen meist in ursächlichem Zusammenhang mit einem *Versagen* der rechten Herzkammer, wobei der diastolische Druck im rechten Ventrikel, der Druck im rechten Vorhof sowie der *Venendruck* erhöht sind. Dadurch erscheinen die sichtbaren Venen, besonders die *Jugularvenen, prall gefüllt* und pulsieren. Die *Leber* ist *vergrößert* und druckschmerzempfindlich. Dazu kommt bei hochgradigem bzw. länger bestehendem Versagen ein *Aszites*. Schließlich finden sich ausgeprägte *Zyanose* und *Ödembildungen an den abhängigen Körperpartien*.

Diese durch Inspektion und Palpation zu erhebenden Befunde finden im Thoraxröntgenbild (*Dilatation* des *rechten Herzens*), in der Messung des Venendrucks (Druckerhöhung) und der Katheterisierung des rechten Herzens (erhöhter enddiastolischer Druck im rechten Ventrikel) ihre Bestätigung. Die Echokardiographie gibt Aufschluß über den vorherrschenden Mechanismus der Insuffizienz (Druck- oder Volumenbelastung, Trikuspidalinsuffizienz).

Es herrscht nicht immer Klarheit darüber, daß alle diese Symptome einer sog. Rückstauinsuffizienz (backward failure, Venenstauung) mit den weniger auffälligen Symptomen eines Vorwärtsversagens (forward failure, arterielle Mangeldurchblutung) parallel verlaufen. Das Auswurfvolumen des rechten Ventrikels ist vermindert (wodurch auch das des linken Ventrikels sinkt), die Lungendurchblutung wird geringer, und die linken Herzkammern sind eher klein.

Folgt die *Rechtsinsuffizienz* einer präexistenten Linksinsuffizienz, was üblicherweise der Fall ist, sind die Lungen weniger auffällig gestaut, Dyspnoe und Orthopnoe geringer; es besteht jedoch eine hochgradige Leberstauung mit prall gefüllten peripheren Venen und peripheren Ödemen an abhängigen Körperpartien.

Häufig tritt im Gefolge einer Rechtsinsuffizienz eine relative Trikuspidalinsuffizienz auf. Ursächlich sind dafür eine Dilatation des Trikuspidalklappenrings und eine Überdehnung des Papillarmuskels im rechten Ventrikel verantwortlich. Die Trikuspidalinsuffizienz manifestiert sich in deutlichen Pulsationen der Jugularvenen und der Leber während der Systole (im Jugularvenensphygmogramm als systolisches Plateau zu erkennen) und in einem rechtsseitigen *holosystolischen Geräusch*. Ist der rechte Vorhof dilatiert, kommt es oftmals zu Vorhofflimmern. In diesem Fall fehlen im Jugularsphygmogramm und im EKG typischerweise die Vorhofzacken, und es finden sich völlig regellos auftretende Kammerkomplexe sowie ein unregelmäßiger Radialispuls.

Ähnliche Befunde lassen sich bei einer chronischen Obstruktion bzw. Strömungsbehinderung des venösen Rückstroms, der Passage durch die Trikuspidalklappe oder der Füllung des rechten Ventrikels (S. 115) erheben. In letzterem Fall zeigt die Herzkatheterisierung ein typisches Bild (diastolischer Dip, diastolisches Plateau), das auf die mechanische Ursache der Obstruktion hinweist.

Ist die Trikuspidalklappe verengt, stellt sich zwischen dem rechten Vorhof und der rechten Kammer ein diastolischer Druckgradient ein.

Ödembildung an abhängigen Körperpartien, insbesondere an den unteren Extremitäten und in der Kreuzbeingegend, ist eine häufige Folge der Rechtsinsuffizienz. Im fortgeschrittenen Stadium kommt es zu diffusen Ödemen mit Ergüssen in seröse Räume, besonders in die rechte Pleura- und die Peritonealhöhle (Anasarka).

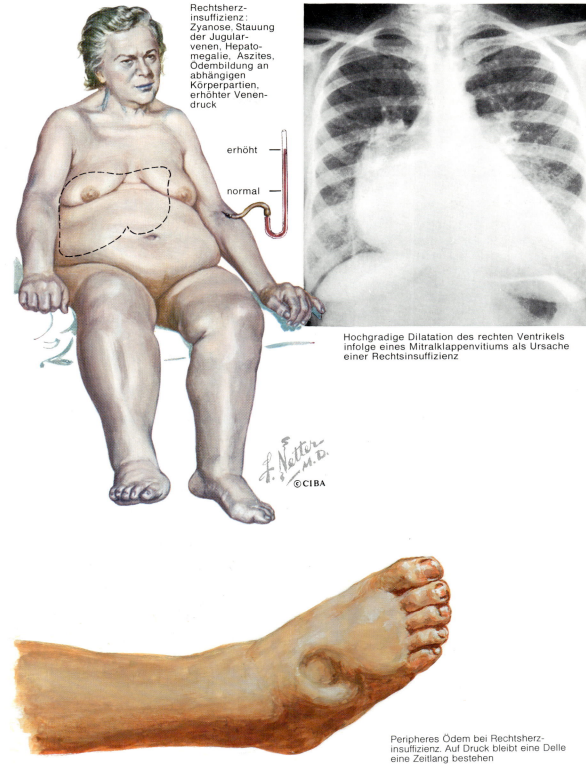

Rechtsherzinsuffizienz: Zyanose, Stauung der Jugularvenen, Hepatomegalie, Aszites, Ödembildung an abhängigen Körperpartien, erhöhter Venendruck

erhöht / normal

Hochgradige Dilatation des rechten Ventrikels infolge eines Mitralklappenvitiums als Ursache einer Rechtsinsuffizienz

Peripheres Ödem bei Rechtsherzinsuffizienz. Auf Druck bleibt eine Delle eine Zeitlang bestehen

Oft ist auch die Harnmenge vermindert (Oligurie) und die Urinausscheidung nachts erhöht (Nykturie). Der Harn hat ein hohes spezifisches Gewicht und enthält Eiweiß, einige Erythrozyten und Epithelzylinder.

Eine Rechtsherzinsuffizienz zeigt sich in einem Anstieg des diastolischen Drucks der rechten Kammer. (Normaler enddiastolischer Druck: 0 bis 5; pathologischer Druckwert: 8 bis 20 mm Hg.) Eine relative Trikuspidalinsuffizienz kann durch verschiedene echokardiographische Methoden nachgewiesen werden. Indirekte Zeichen finden sich im M-mode-Echokardiogramm (Zeichen der Volumenbelastung); ein direkter Nachweis der Regurgitation gelingt durch Kontrastechokardiographie und Doppler-Echokardiographie.

Insuffizienz des linken Herzens und Lungenstauung

Stauungserscheinungen im Lungenkreislauf stehen meist in ursächlichem Zusammenhang mit einer *Linksherzinsuffizienz,* bei der der diastolische Druck im linken Ventrikel, der Druck im linken Vorhof und der Lungenvenendruck erhöht sind, was zu einem pathologischen Füllungszustand der Lungenkapillaren führt. Es treten eine Belastungsdyspnoe, eine lagebedingte *Orthopnoe* und schließlich eine reflektorisch über Rezeptoren in den Lungengefäßen und in der linken Vorhofwand ausgelöste kontinuierliche, nachts meist paroxysmale *Dyspnoe* auf. Diese akut, gelegentlich bzw. dauernd auftretenden Störungen lassen sich bei entsprechender Sorgfalt erfragen und durch Beobachtung des Patienten in verschiedenen Stellungen (Sitzhaltung, Rückenlage) nachweisen.

Im *Thoraxröntgenbild* findet sich eine Dilatation der linken Herzkammer bei verstärkter Gefäßzeichnung der Lungengefäße. Die Linksherzkatheterisierung ergibt einen erhöhten diastolischen Druck im linken Ventrikel sowie einen erhöhten linksatrialen, Lungenkapillar- und Lungenarteriendruck. Der rechtsventrikuläre Druck ist während der Systole erhöht, während der Diastole normal. Bisweilen ist das Bild einer (relativen) Mitralinsuffizienz zu beobachten.

Es herrscht nicht immer Klarheit darüber, daß alle diese Symptome einer sog. Rückstauinsuffizienz (backward failure, Pulmonalvenenstauung) mit den weniger auffälligen Symptomen eines Vorwärtsversagens (forward failure, arterielle Mangeldurchblutung) parallel verlaufen. Durch das verringerte Auswurfvolumen des linken Ventrikels sinkt auch das des rechten Ventrikels. Obzwar diese Leistungsminderung durch Konstriktion der peripheren Gefäße teilweise kompensiert werden kann, so daß der Blutdruck unverändert bleibt, stellt sich dennoch eine Mangeldurchblutung im peripheren Kreislauf ein. Als Folge kommt es zu Schwäche und Oligurie. Eine Verengung von peripheren Arterien infolge segmentaler Läsionen verstärkt die Mangeldurchblutung in den betroffenen Regionen (Gehirn, Herz, untere Extremitäten usw.).

Häufig tritt im Gefolge einer *Linksherzinsuffizienz* eine relative Mitralklappeninsuffizienz auf. Ursächlich sind dafür eine Dilatation des Mitralklappenrings und eine Überdehnung der Papillarmuskeln im linken Ventrikel verantwortlich. Dies manifestiert sich in einem über dem Apex und dem linken Herzen zu hörenden *holosystolischen blasenden Geräusch* (S.74) und in einer auf dem Röntgenschirmbild festzustellenden systolischen Expansion des linken Vorhofs, die das Auftreten von Vorhofflimmern begünstigt und die Lungenstauung deutlich verstärkt.

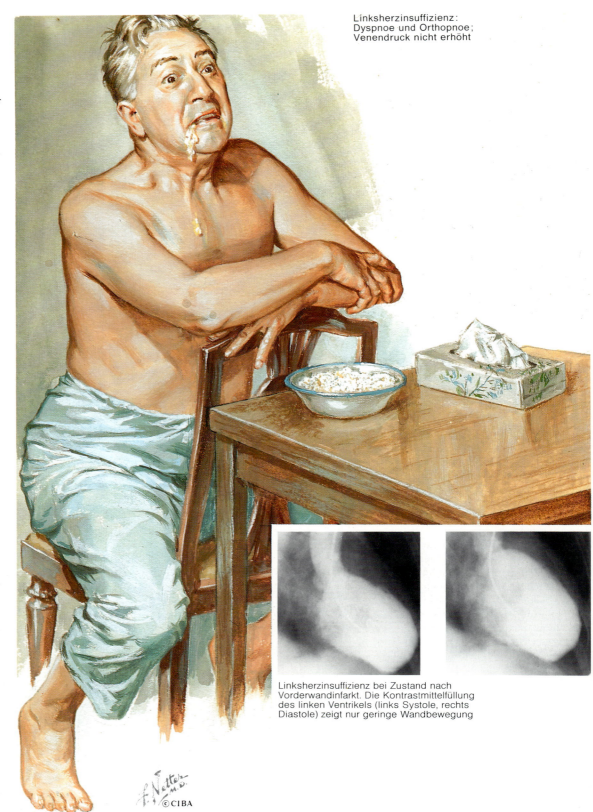

Linksherzinsuffizienz: Dyspnoe und Orthopnoe; Venendruck nicht erhöht

Linksherzinsuffizienz bei Zustand nach Vorderwandinfarkt. Die Kontrastmittelfüllung des linken Ventrikels (links Systole, rechts Diastole) zeigt nur geringe Wandbewegung

Ein ähnliches Bild ergibt sich bisweilen bei *chronischer Obstruktion* in Höhe der Mitralklappe bzw. bei *behinderter Füllung des linken Ventrikels* (S. 113). Im ersten Fall findet sich neben einem typischen Geräusch bei der Linksherzkatheterisierung ein diastolischer Druckgradient zwischen dem linken Vorhof und der linken Kammer. Im zweiten Fall kann aus dem typischen Druckbefund (diastolischer Dip, diastolisches Plateau) meist auf die mechanische Ursache der linksventrikulären Obstruktion geschlossen werden.

Eine Linksherzinsuffizienz zeigt sich *echokardiographisch* durch die Dilatation des linken Ventrikels, verminderte systolische Exkursionen, verminderte Dickenzunahme von Septum und freier Wand und verminderte Öffnungsweite von Mitral- und Aortenklappe. Das *zweidimensionale Echokardiogramm* erlaubt die Abgrenzung regionaler Unterschiede in der Beweglichkeit des Myokards, was für eine koronare Herzkrankheit als Ursache der Insuffizienz spricht. Bei der *Katheterisierung* zeigt sich ein Anstieg des diastolischen Drucks (normal 3–11, pathologisch 12–30 mm Hg).

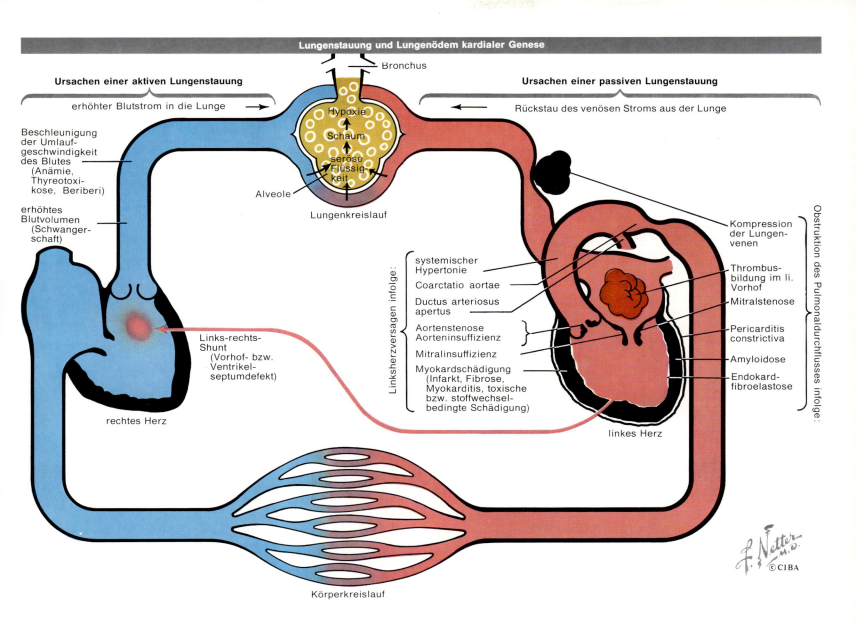

Lungenstauung und Lungenödem kardialer und nicht kardialer Genese

Lungenstauung

Unter Lungenstauung versteht man das Vorhandensein eines erhöhten Blutvolumens in den *Lungengefäßen*. Als Ursache kommt entweder ein erhöhter *pulmonaler Durchfluß* mit oder ohne *Druckanstieg in den arteriellen Lungenkapillaren* (aktive Stauung) oder ein *erhöhter Druck in den venösen Lungenkapillaren* (passive Stauung) in Frage (S. 114).

Eine *aktive Stauung* mäßigen Grads findet sich in Zusammenhang mit einer Beschleunigung der Blutumlaufgeschwindigkeit *(Anämie, Thyreotoxikose, Beriberiherz)* bzw. einem *erhöhten Blutvolumen (Schwangerschaft)*. Andererseits ist die hochgradige aktive Stauung ausschließlich auf *Links-rechts-Shunts* beschränkt, bei denen das Volumen des *rechten* Ventrikels 3- bis 5mal größer sein kann als das des *linken*.

Eine *passive Stauung* tritt immer dann auf, wenn irgendwo zwischen dem Lungenkapillarbett und der Aortenklappe bzw. darüber hinaus ein *Strömungshindernis* besteht. Als typische Ursache einer passiven Stauung ist u.a. die *chronische Linksherzinsuffizienz* zu nennen. Sie kommt zustande durch: 1. extreme Überlastung des linken Ventrikels während der Systole (systemische Hypertonie, Isthmusstenose der Aorta, Aortenstenose); 2. extreme Überlastung des linken Ventrikels während der Diastole *(Mitralinsuffizienz, Ductus arteriosus apertus, Aorteninsuffizienz)*; 3. *Myokardschädigung* und -insuffizienz *(Myokarditis, Myokardfibrose, Myokardinfarkt,* toxische Myokardschädigung, stoffwechselbedingte Veränderungen des Myokards); 4. Aneurysmenbildung im linken Ventrikel, wodurch die Kontraktionsfähigkeit des linken Ventrikels geschwächt und der diastolische Druck erhöht wird.

Als weitere typische Ursachen einer passiven Stauung durch ein Strömungshindernis sind zu nennen: 1. Beeinträchtigung der linksventrikulären Diastole infolge einer *Pericarditis constrictiva* oder *Amyloidose*; 2. Strömungsbehinderung an der Mitralklappe infolge einer rheumatischen Endokarditis *(Mitralstenose),* linksatrialen Thrombose oder *Endokardfibroelastose*; 3. *Kompression der Lungenvenen* durch einen Tumor oder Strömungsbehinderung durch Konstriktion der Venen.

Lungenödem

Unter Lungenödem versteht man das Eintreten von *seröser* Flüssigkeit in die dünnen interalveolären Septen und deren sofortige Transsudation in die *Alveolärräume*, wo sie sich unter Bildung eines bläschenreichen *Schaums* mit der Atemluft mischt. Der Schaum kann zwar über die Atemwege abgeführt werden, beeinträchtigt jedoch die Atmung in lebensbedrohlichem Ausmaß.

Das Lungenödem findet sich bei einer großen Anzahl verschiedener Krankheitszustände:

1. Bei kardiovaskulären Krankheiten einschließlich aller Ursachen für eine aktive und passive Lungenstauung sowie Schockzuständen, am häufigsten bei Mitralstenosen und -insuffizienzen, Aortenstenosen und -insuffizienzen, Aortenisthmusstenose, systemischer Hypertonie, akuter Myokarditis, Thyreotoxikose und *Myokardinfarkten.*

(Fortsetzung auf Seite 114)

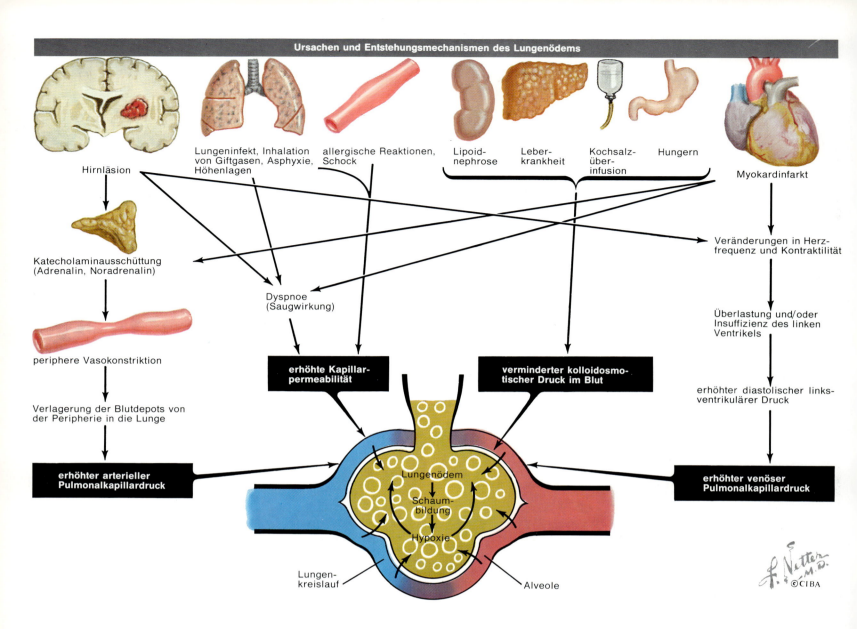

Lungenstauung und Lungenödem kardialer und nicht kardialer Genese

(Fortsetzung von Seite 113)

2. Bei Erkrankungen, *Läsionen* bzw. chirurgischen Eingriffen im Bereich des Zentralnervensystems, typischerweise in Zusammenhang mit Apoplexien, Hirnblutungen und -thrombosen, Subarachnoidalblutungen und Schädeltraumen. Poliomyelitis und Tetanus können ebenfalls eine ursächliche Rolle spielen.

3. Bei Krankheiten bzw. Läsionen der Lungen, darunter *Lungeninfekte,* Lungenembolien, *Inhalation von Giftgasen* und *Asphyxie,* bei Aspiration von Süß- und Meerwasser. Eine Sonderstellung nimmt das *Höhenlungenödem* ein.

4. Bei verschiedenen toxischen bzw. *allergischen* Zuständen, als Sonderfall in Zusammenhang mit einem Glottisödem.

5. Nach *Überinfusionen,* besonders bei chirurgischen und geburtshilflichen Eingriffen.

Für das Zustandekommen eines Lungenödems sind drei Faktoren ausschlaggebend:

1. Ein *hoher Lungenkapillardruck* wird durch aktive und besonders passive Stauung gefördert. Die rasche *Verlagerung* einer großen *Blutmasse* aus der Peripherie in die Lunge als Folge einer *Konstriktion der Gefäße* (Arteriolen und Venolen) *im Körperkreislauf* trägt wesentlich zur Drucksteigerung bei. Ursache sind meist Sympathikusreize; Amine mit sympathikomimetischer Wirkung *(Adrenalin und Noradrenalin)* verstärken den Effekt. Hohe Lungenkapillardrücke finden sich typischerweise bei einer plötzlichen Überlastung des linken Ventrikels (paroxysmale Hypertonie) und bei plötzlicher Steigerung des venösen Rückstroms, wodurch das Strömungshindernis an der Mitralklappe (Mitralstenose) bzw. eine chronische *Linksherzinsuffizienz* verstärkt wird. Es konnte nachgewiesen werden, daß Sympathikusreize über eine Änderung der *Kontraktionsfähigkeit des linken Ventrikels* eine typische Erhöhung des diastolischen linksventrikulären Drucks bewirken. Dies scheint zusammen mit einer Verlagerung der Blutdepots in die Lunge und einem gesteigerten Rückstrom in das linke Herz von besonderer Bedeutung zu sein.

2. Neben der Kapillardehnung spielt eine *erhöhte Permeabilität der Lungenkapillaren* eine Rolle. Als mögliche Ursache dafür werden *Schockzustände, allergische Reaktionen,* Inhalation von Giftgasen, Verätzungen der Luftwege, Asphyxie und *Hypoxie* diskutiert. Es ist denkbar, daß gewisse, bisher nicht identifizierte Substanzen, darunter sehr wahrscheinlich Histamin, die Permeabilität erhöhen und so am Zustandekommen häufiger auftretender Ödemformen beteiligt sind.

3. Ein *Absinken des osmotischen Drucks* tritt nach Kochsalzüberinfusion, *Lipoidnephrose, Hungern* oder *Leberkrankheiten* auf. Da die Wirkung dieses Faktors weit verbreitet ist, ist ein Lungenödem infolge eines verminderten osmotischen Druckes entweder Teil diffuser Anasarka oder wird durch mechanische, auf die Lunge wirkende Faktoren (1) gefördert. Die für das Zustandekommen eines Lungenödems ausschlaggebenden Faktoren stehen miteinander in Zusammenhang: Chemische und endokrine Substanzen können zu einer Konstriktion der peripheren Arterien und der Lungenvenen führen und Permeabilitätsänderungen in der Lunge bewirken. Veränderungen im Blutdruck können reflektorisch eine Freisetzung von Hormonen und chemischen Substanzen auslösen und neurogene Reize das Kaliber der peripheren Gefäße verändern, *Katecholamine* freisetzen und die Kontraktionsfähigkeit des Herzens beeinflussen.

Lungenstauung und Lungenödem sind unbedingt auseinanderzuhalten, obschon die Stauung in ein Ödem übergehen kann.

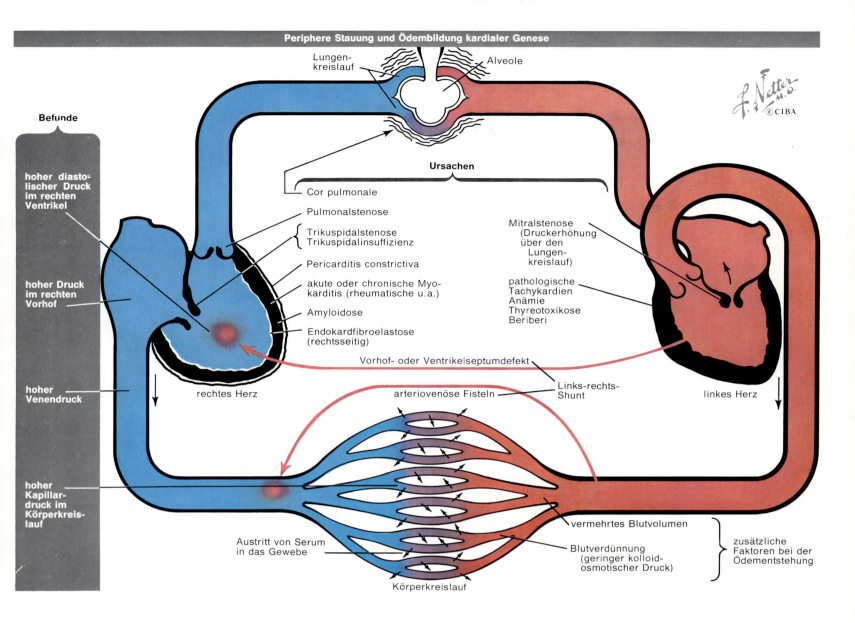

Periphere Stauung und Ödembildung kardialer Genese

Periphere Stauungen und Ödeme entstehen aufgrund einer *Erhöhung des Venen- bzw. Kapillardrucks im Körperkreislauf.* Neben einer lokalen Druckerhöhung (Thrombophlebitis, Krampfadern oder Druck auf die untere Hohlvene durch einen graviden Uterus bzw. eine Geschwulst im Abdomen) findet sich die Ursache eines symmetrischen und diffusen Ödems am häufigsten in den Mediastinalorganen, in erster Linie im Herzen.

Rechtsventrikuläre Insuffizienz

Eine *primäre* Rechtsherzinsuffizienz entsteht bei einer *akuten* oder *chronischen Myokarditis* durch *rheumatisches* Fieber, wo die Wand des rechten Ventrikels entzündet und damit die Kontraktilität verändert ist.

Eine *sekundäre* Rechtsherzinsuffizienz besteht bei Herzkranken mit schwerster Belastung des rechten Ventrikels infolge von Klappenfehlern, Shunts oder Obstruktionen.

Ventrikelüberlastung

Zu einer Überlastung kommt es infolge einer *gesteigerten Herzdynamik* bei Vorliegen einer *pathologischen Tachykardie, Anämie, Thyreotoxikose* oder bei einem *Beriberiherz.* Das Herz schlägt schneller, und das Minutenvolumen steigt. Als Folge kann eine sekundäre Insuffizienz auftreten.

Eine *diastolische bzw. Volumenbelastung* liegt bei angeborenen oder erworbenen *Shunts (Vorhof- oder Ventrikelseptumdefekt, arteriovenöse Fistel)* sowie beim Bernheim-Syndrom vor. Das erhöhte Volumen im rechten Herzen kann zu einer Rechtsherzinsuffizienz führen.

Eine *systolische bzw. Druckbelastung* besteht bei einer Lungenembolie mit akutem *Cor pulmonale,* bei chronischem Cor pulmonale, *Mitralstenosen* oder *Pulmonalstenosen.* Als Folge der gesteigerten Herzarbeit kann eine Insuffizienz des rechten Ventrikels auftreten.

Mechanische Behinderung, Obstruktion oder Verlust des hämodynamischen Gleichgewichts

Zur mechanischen Behinderung der *diastolischen Füllung des rechten Ventrikels* kommt es bei *Pericarditis constrictiva* bzw. Mediastinoperikarditis, *Amyloidose* oder *Endokardfibroelastose* des *rechten* Herzens. Eine mechanische Obstruktion tritt bei *Trikuspidalstenosen* (Dilatation und Überlastung sind auf den rechten Vorhof beschränkt) und beim Bernheim-Syndrom auf. Ein mechanisch bedingter Verlust des hämodynamischen Gleichgewichts findet sich bei *Trikuspidalinsuffizienz,* wo sowohl der rechte Vorhof als auch der *rechte Ventrikel* einer *Volumenüberlastung* ausgesetzt sind.

Folgen und Therapie

Gewisse *Faktoren* steigern die Folgen einer Rechtsherzinsuffizienz bzw. einer Obstruktion des rechten Herzens:

1. Bei einer Rechtsherzinsuffizienz ist als häufige Folge eine *Vermehrung des Blutvolumens* zu beobachten. Die Mechanismen dafür sind in Hypophyse, Nebennierenrinde und Niere zu suchen.

2. Durch Wasserretention bzw. eine Leberstörung kann es zur *Blutverdünnung* kommen.

Durch chronische Leberstauung und Niereninsuffizienz tritt zum Insuffizienzbild häufig eine Hypoproteinämie. Liegt eine Nephrose oder Laennec-Zirrhose der Leber vor, sinkt der *kolloidosmotische Druck* so sehr, daß diffuse Ödeme entstehen. Das kardiale Ödem wird von einer Zyanose begleitet und findet sich in Abhängigkeit von der Schwerkraft. Das hepatische bzw. renale Ödem geht hingegen mit Blässe einher und ist diffuser. Im ersten Fall ist der Venendruck erhöht, im zweiten nicht.

Eine primäre Rechtsherzinsuffizienz kann durch Stimulierung des Myokards oder durch eine kausale Therapie kompensiert werden. Durch Verminderung der Belastung ist eine vorübergehende Besserung zu erzielen. Bei sekundärer Rechtsherzinsuffizienz ist in erster Linie eine kausale Therapie anzustreben. Stimulierende Medikamente haben nur zweitrangige Bedeutung. Herzglykoside oder Medikamente zur Verminderung des Blutvolumens bewähren sich bei Stauungen infolge eines Strömungshindernisses nicht. In diesem Fall ist ein chirurgischer Eingriff die Therapie der Wahl.

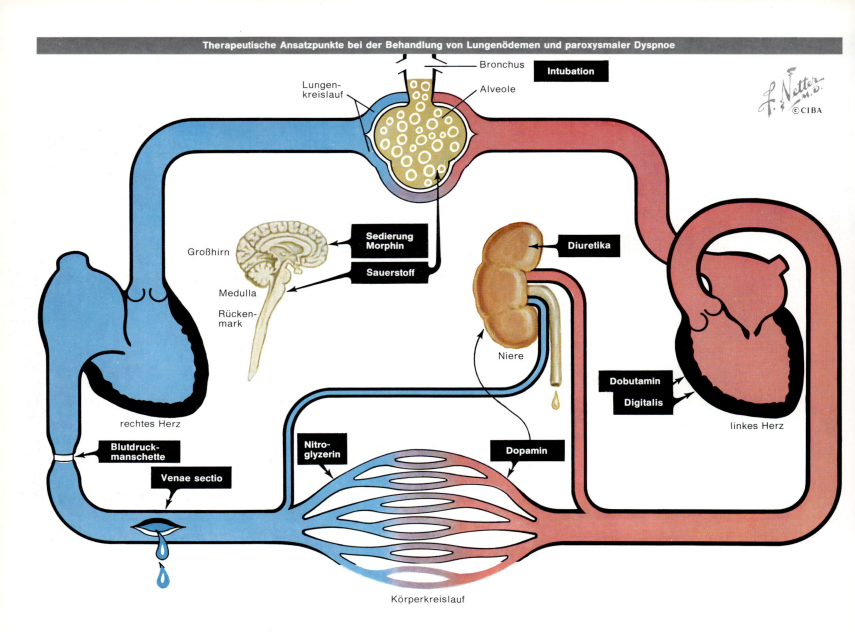

Lungenödem und paroxysmale Dyspnoe – therapeutische Ansatzpunkte

Das letzte Stadium des *Lungenödems* ist die Bläschenbildung in den Bronchiolen. Sie kommt zustande, wenn das Transsudat sich mit der Atemluft vermischt. Dabei entsteht bei einer bestimmten Oberflächenspannung des Transsudats ein feinblasiger Schaum.

Lagerung

Als erste Maßnahme muß die Lagerung beachtet werden, die die Verlagerung von Blut in die Körperperipherie zum Ziele hat. Der Patient sollte fast aufrecht im Bett sitzen, möglichst mit heruntergehängten Beinen.

Hypoxie

Die Besserung des hypoxischen Zustands sollte so schnell wie möglich durch Anwendung von Sauerstoff durch eine Nasensonde oder eine Maske erfolgen. Ist das Lungenödem so schwer, daß bereits Schaum aus dem Mund quillt oder Schaumhusten beobachtet werden kann, ist die Sauerstoffzufuhr durch eine Nasensonde nicht mehr wirksam. In diesem Fall muß der Patient intubiert und nach wiederholtem Absaugen mit Sauerstoff beatmet werden. Sind die daran anschließenden medikamentösen Maßnahmen erfolgreich, kann der Tubus bald wieder entfernt werden.

Therapie der Stauung

1. Die Entlastung des Lungenkreislaufs und damit des linken Herzens erfolgt am schnellsten durch die Anwendung von *Nitroglyzerin* als Kapsel oder als Spray. Bei schweren Formen muß eine Infusion von Nitroglyzerin erfolgen. Die Anwendung von Staubinden an den Extremitäten ist als erste Notfallmaßnahme noch immer richtig, hat sich in der Klinik aber fast ganz erübrigt. Aderlässe können in schweren Fällen und wenn wenig Hilfsmittel vorhanden sind, ebenfalls sinnvoll sein.
2. Der Entlastung des Herzens dient auch die intravenöse Gabe schnell wirkender *Schleifendiuretika* wie *Furosemid (20–40 mg)* oder *Piretanid (12 mg)*. Neben der diuretischen Wirkung trägt auch eine venöse Gefäßerweiterung zur Besserung bei.
3. Die *Sedierung* ist eine weitere wichtige Maßnahme, wobei in schweren Fällen *Morphium* eingesetzt werden muß, z.B. 5 mg intravenös und 5 mg subkutan. Es nimmt dem Patienten die Angst, die durch stark forcierte Atmung zu schnellerer Schaumentwicklung und -verteilung führt.
4. Die Gabe positiv inotroper Pharmaka hat sich beim schweren Linksherzversagen von Digitalis auf Katecholamine als Notfalltherapie verlagert. Auch *Dopamin* und *Dobutamin* als Infusion haben sich bewährt, insbesondere beim beginnenden kardiogenen Schock. Dobutamin zur Verbesserung der Pumpfunktion bei drohendem kardiogenem Schock, Dopamin in niedriger Dosis zur Verbesserung der Nierenperfusion, in höherer Dosierung bei zunehmendem Blutdruckabfall. *Digoxin* kann dann intravenös gegeben werden, wenn eine Anamnese erhoben werden kann, z.B. zum Ausschluß vorheriger Digitalisierung oder einer Mitralstenose, die beim »rasselnden« Patienten schwer zu hören sein kann.

Sonstige therapeutische Maßnahmen

Als indirekte Ursache eines Lungenödems spielen mechanische Strömungshindernisse eine Rolle. Sie lassen sich nur durch chirurgische Maßnahmen (Valvulotomie der Aorten- oder Mitralklappe, operative Korrektur bei Pericarditis constrictiva usw.) beheben.

Bei der Prophylaxe ist allgemein gesagt die Vermeidung einer Lungenstauung durch Gabe von Sedativa (besonders nachts), Digitalis und Diuretika anzustreben. Auch eine sorgfältige Blutdruckeinstellung bei Hypertonie, einer der häufigsten Ursachen für das akute Linksherzversagen, ist eine prophylaktische Maßnahme.

Klappenstenose und -insuffizienz

Mitralstenose

Die *Mitralstenose* kann als »reine« Stenose oder als kombiniertes Klappenvitium in Verbindung mit einer Mitralinsuffizienz auftreten und stellt den häufigsten Klappenfehler dar. Gleichzeitig mit einer Mitralstenose können auch Aorten- und seltener Trikuspidalklappenfehler bestehen.

Hämodynamik. Eine Verengung der Mitralklappe behindert die diastolische Füllung des linken Ventrikels aus dem linken Vorhof. Dadurch ist der *Druck im linken Vorhof* ständig erhöht, was sich bei der Katheterisierung in einem typischen enddiastolischen *Druckgradienten* zeigt. Der Druckgradient steigt bei rascher Herzfrequenz ebenso wie bei kurzer Diastolendauer (wie sie z.B. bei *Vorhofflimmern* wiederholt auftritt) und wird auch bei erhöhtem Herzzeitvolumen (z.B. bei Belastung und Erregung) größer. Bei hochgradigen Mitralstenosen kann das Herzzeitvolumen nicht mehr gesteigert werden; bei weniger ausgeprägten Stenosierungen ist eine Zunahme des Volumens noch möglich. Neben dem hohen Druck im linken Vorhof besteht eine *relative Druckerhöhung* in den *Venen*, *Kapillaren* und *Arteriolen der Lunge*. So ist bei Mitralstenosen der *Lungenkapillardruck* (»wedge pressure«) (W) (s. Katheterisierungsbefunde) erhöht. Pulmonalarteriendruck (PA) und systolischer Druckwert im rechten Ventrikel (RV) sind entsprechend gesteigert. Allerdings treten sekundär häufig eine *Verengung der Lungengefäße* und/oder eine *Pulmonalsklerose* auf, in deren Gefolge der Druck im rechten Herzen steigt, wodurch ein zweiter Druckgradient zwischen den großen Ästen der Pulmonalis und den Lungenkapillaren entsteht. Es wurde auch ein *Pulmonalvenengradient* infolge der Verengung der kleinen Lungenvenen beschrieben. Funktionelle Lungengefäßveränderungen sind z.T. durch Inhalation von Sauerstoff oder medikamentös zu beeinflussen, sklerotische Veränderungen hingegen nicht.

Klinik und Befunde. Zur Klinik der Mitralstenose gehören Palpitationen, gelegentlich bei Belastung auftretender Präkordialschmerz, Schwäche, *Belastungsdyspnoe*, Orthopnoe und bisweilen paroxysmale Dyspnoe bzw. *Lungenödem*. Typisch findet sich eine Hämoptoe infolge rupturierter bronchopulmonaler Venenanastomosen. Oligurie, Schmerzen im rechten Oberbauch und wegdrückbare *Ödeme* weisen auf eine Rechtsherzinsuffizienz hin. Blässe ist häufig zu beobachten, während eine *Zyanose* erst in den fortgeschrittenen Stadien auftritt. Sie steht mit einer Sklerose der Lungenarterien und/oder einer *Herzinsuffizienz* in Zusammenhang.

Bei der physikalischen Untersuchung findet sich ein kleiner, meist unregelmäßiger Puls. Man fühlt *parasternal* und/oder epigastrisch *Pulsationen*. Die Herzdämpfung ist rechts parasternal meist stärker. Im *4. und 5. ICR links* ist ein diastolisches Schwirren zu hören. Die Auskultation ergibt folgende Befunde: 1. ein diastolisches bis präsystolisches Rumpeln im 4. und 5. ICR links, das gegenüber dem *2. Herzton* deutlich abgesetzt ist (das präsystolische Geräusch verschwindet bei Vorhofflimmern), und 2. einen *Öffnungston*, der über einer großen Fläche der Brustwand zu hören ist und eine Spaltung des 2. Herztons vortäuscht. An bisweilen unklaren Zusatzbefunden finden sich 3. ein leises, blasendes frühdiastolisches

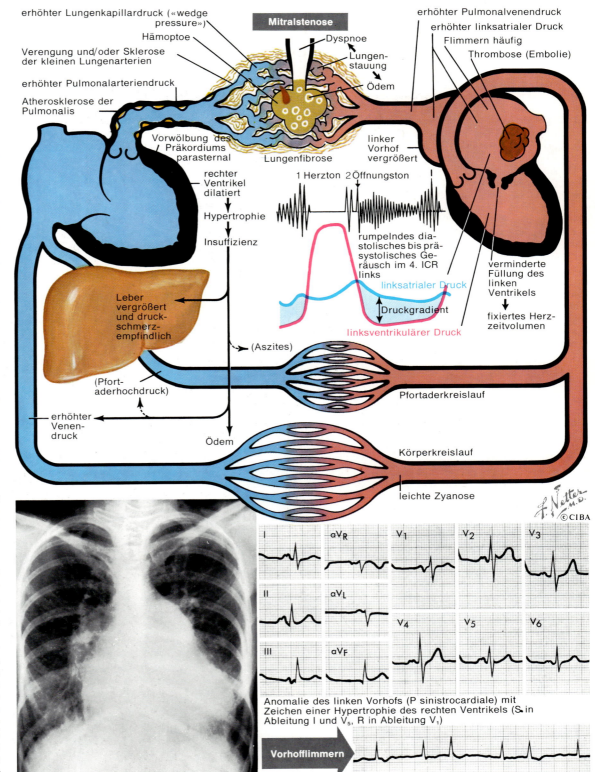

Decrescendogeräusch im 2.ICR links (Aorten- und Pulmonalinsuffizienz), 4. ein leises, blasendes holosystolisches Geräusch im Herzzentrum oder über der Herzspitze (Trikuspidal- oder Mitralinsuffizienz) und 5. ein rauhes systolisches Crescendo-Decrescendo-Geräusch an der Basis (Pulmonalisströmungsgeräusch oder Aortenstenosegeräusch). An der Lungenbasis ist manchmal ein leises Krepitieren zu hören. Der *Leberrand* ist meist tastbar.

Im *Elektrokardiogramm* finden sich Anzeichen einer Arrhythmie, meist als *Vorhofflattern* oder -flimmern. Häufig liegen ein Rechtstyp und eine *Hypertrophie des rechten Ventrikels* vor. Bei Bestehen eines Sinusrhythmus zeigt das EKG häufig einen AV-Block 1.Grads bei *vergrößertem linken Vorhof* (*P sinistrocardiale*).

Das *Phonokardiogramm* bestätigt die Auskultationsbefunde.

Das *Röntgenbild des Thorax* zeigt ein Herz in vertikaler Lage mit Vergrößerung nach rechts. Der linke Hauptbronchus erscheint angehoben. Der linke Vorhof kann nach rechts vergrößert sein und ist im schrägen und seitlichen Strahlengang prominent. Vom linken Ventrikel wird er durch eine deutliche Einschnürung abgegrenzt.

Der Pulmonalbogen wird prominent dargestellt. Im Anfangsstadium ist die Lungengefäßzeichnung verstärkt; im Spätstadium erscheinen die Lungengefäße hingegen unscharf, die großen Äste der Pulmonalis jedoch stärker dilatiert. In den Lungenfeldern sind Kerley-Linien zu sehen. Eine Verkalkung des Klappenringes bzw. der Klappe selbst ist oft nachzuweisen.

Die Mitralstenose ist die klassische Indikation für das M-mode-Echokardiogramm (S. 81).

Als auffälligster Befund bei der gleichzeitigen *Katheterisierung* des linken Ventrikels (LV) und des linken Vorhofs (LA

(Fortsetzung auf Seite 118)

Klappenstenose und -insuffizienz
(Fortsetzung von Seite 117)

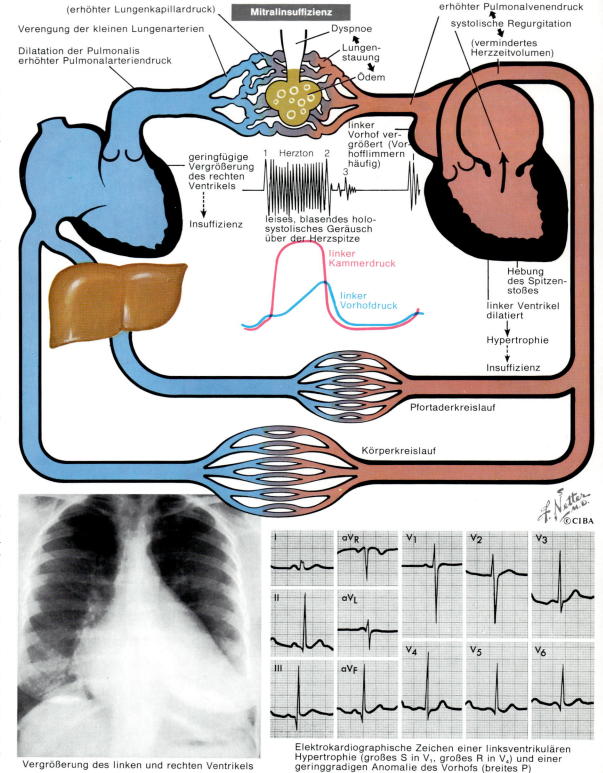

oder »wedge pressure«) findet sich ein Druckgradient zwischen dem enddiastolischen Druck im linken Vorhof und im linken Ventrikel. Pulmonalarteriendruck und rechter Ventrikeldruck sind erhöht, wobei der Druck bei *Verengung bzw. Sklerose der kleinen Lungenarterien* weiter ansteigen kann.

Die Klappenöffnungsfläche ist nach der von GORLIN (1966) angegebenen Formel (s. unten) anhand der Durchfluß- und Druckwerte zu errechnen. Diese Formel ergibt bei »reinen« Klappenstenosen recht exakte Werte.

Komplikationen. Am häufigsten sind hochgradige Hämoptoe, Lungenödem, *Thrombembolien* und Anzeichen einer Rechtsherzinsuffizienz. Bisweilen liegt eine Thrombosierung des linken Vorhofs vor (seltener als sog. Kugelventilthrombus). Bei Reizung des linken N. laryngeus recurrens durch den vergrößerten linken Vorhof kann es zur Dysphonie kommen.

Mitralinsuffizienz

Die reine *Mitralinsuffizienz* ist wahrscheinlich der zweithäufigste Klappenfehler.

Hämodynamik. Bei einer Insuffizienz der Mitralklappe strömt Blut während der Kammersystole in den *linken Vorhof* zurück. Aufgrund der elastischen Dehnung der Vorhofwand steigt der Druck während der Spätsystole im Vorhof rascher an. Das Druckmaximum fällt mit dem *2. Herzton* zusammen.

Während der Diastole strömt (zusätzlich zum normalen Fluß) Blut, das während der Systole die Mitralklappe passiert hat, zurück in den linken Ventrikel. Dadurch wird der *linke Ventrikel* stärker gefüllt; es kommt zur *Dilatation* und *Hypertrophie der Ventrikelwand*. Bei steigendem peripheren Gefäßwiderstand würde der *systolische Druck im linken Ventrikel* und damit das *Regurgitations*volumen zunehmen. Da der Druckanstieg im linken Vorhof auf die Systole beschränkt ist (also in Wellen auftritt), ist der mittlere Vorhofdruck nur mäßig erhöht. In hochgradigen Fällen können jedoch Spitzendrücke von 50 bis 70 mm Hg auftreten, wodurch der mittlere Vorhofdruck um 15 bis 21 mm Hg über den enddiastolischen Ventrikeldruck ansteigt. Entsprechend steigt auch der Druck in den Lungengefäßen, und der systolische Druck im *rechten Ventrikel*, allerdings weniger stark als bei Mitralstenosen

(Fortsetzung auf Seite 119)

Vergrößerung des linken und rechten Ventrikels

Elektrokardiographische Zeichen einer linksventrikulären Hypertrophie (großes S in V_1, großes R in V_4) und einer geringgradigen Anomalie des Vorhofs (breites P)

Blutfluß durch das Mitralostium (F)

$$= \frac{\text{Herzzeitvolumen (ml)}}{\text{Frequenz (min)} \times \text{mittlere Diastolendauer (s)}}$$

Klappenöffnungsfläche (A)

$$= \frac{F}{31 \sqrt{\text{mittlere Diastolendauer (s)}}}$$

Katheterisierungsbefunde anhand von 2 typischen Fällen:

1. Geringgradige Mitralstenose ohne ausgeprägte Lungengefäßveränderungen

	RA	RV	PA	W	LA	LV	Ao
Drücke	11	44/9	46/25 (39)*	(17)	(17)	107/13	115/80

Herzfrequenz = 80
Minutenvolumen = 4,320 l/min; Schlagvolumen = 53 ml
Herzindex = 1,5 l/min/m²

Gesamtlungenwiderstand = 721 dyn × s × cm⁻⁵
Lungenarteriolenwiderstand = 380 dyn × s × cm⁻⁵
arterielle Sauerstoffsättigung = 96,8%
Klappenöffnungsfläche = 1,41 cm²
mittlerer diastolischer Gradient an der Mitralklappe = 9,27 mmHg

2. Hochgradige Mitralstenose mit ausgeprägten Gefäßveränderungen

	RA	RV	PA	W	LA	LV	Ao
Drücke	10	93/7	101/45 (66)*	(23)	(23)	127/14	125/80

Herzfrequenz = 60
Minutenvolumen = 3 l/min; Schlagvolumen = 50 ml
Herzindex = 2 l/min/m²
Gesamtlungenwiderstand = 1691 dyn × s × cm⁻⁵
Lungenarteriolenwiderstand = 114 dyn × s × cm⁻⁵
arterielle Sauerstoffsättigung = 93%
Klappenöffnungsfläche = 0,65 cm⁻²
mittlerer diastolischer Gradient an der Mitralklappe = 18,6 mmHg

* Mittelwerte in Klammern

Klappenstenose und -insuffizienz

(Fortsetzung von Seite 118)

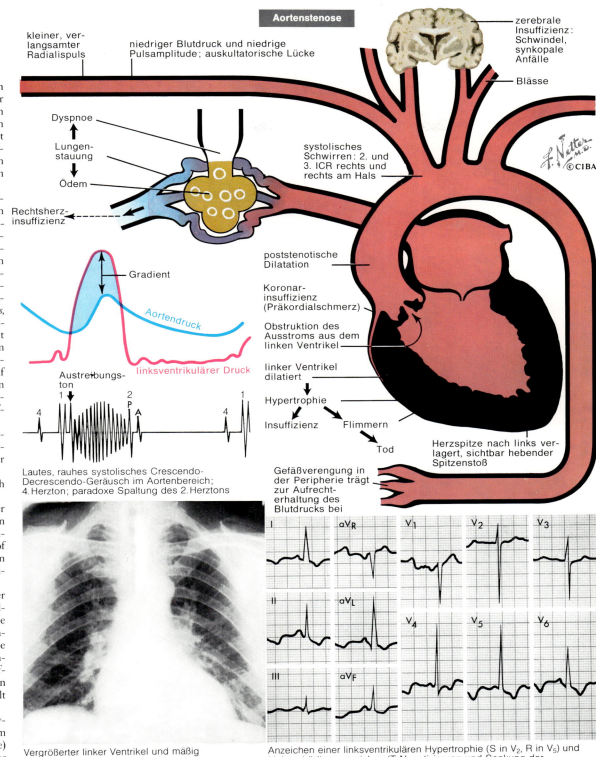

(S. 117). Die Volumenbelastung des linken Ventrikels ist Ursache schwerer funktioneller Symptome, die sich auskultatorisch erfassen lassen. Die systolische Dehnung des linken Vorhofs ist röntgenologisch ebenso wie mit anderen Untersuchungsmethoden nachzuweisen. Dilatation und Hypertrophie des linken Vorhofs und Ventrikels zeigen sich auf dem *Röntgenbild* und im *Elektrokardiogramm*.

Klinik und Befunde. Herzklopfen, Ermüdbarkeit und Orthopnoe sind die häufigsten *Zeichen*. Auch paroxysmale *Dyspnoe* bzw. *Lungenödeme* und Schmerzen im Präkordium können auftreten. Bei der physikalischen Untersuchung findet sich im 5. oder 6. ICR links ein *hebender Spitzenstoß*, der nach links unten verlagert ist. In Ausnahmefällen besteht ein apikales systolisches Schwirren. Die Auskultation ergibt folgende Befunde: 1. ein *leises, blasendes holosystolisches Geräusch über der Herzspitze*, das gegen die linke Axilla fortgeleitet wird (das Geräusch kann als Spätsystolikum Crescendogestalt haben); 2. häufig einen lauten apikalen 3. Herzton (Kammergalopp), auf den ein kurzes rumpelndes Geräusch folgen kann (funktionelles diastolisches Rumpelgeräusch); 3. gelegentlich einen Mitralöffnungston vor dem 3. Herzton.

Im *Elektrokardiogramm* finden sich als typischer Befund eine Anomalie des linken Vorhofs (P sinistrocardiale) und Zeichen einer linksventrikulären Hypertrophie.

Die Auskultationsbefunde werden durch das *Phonokardiogramm* bestätigt.

Im *Thoraxröntgenbild* ist ein vergrößerter Herzschatten mit dilatiertem Pulmonalbogen zu sehen. Von der Vergrößerung sind besonders der linke Ventrikel und der linke Vorhof betroffen, so daß die Einschnürung zwischen den beiden Kammern im Seitenbild verstrichen erscheint.

Die Echokardiographie kann mit der Doppler-Technik die Regurgitation unmittelbar sichtbar machen. Darüber hinaus trägt sie vor allem zur Differentialdiagnose der Ursache der Klappeninsuffizienz bei: rheumatische Genese, Mitralklappenprolaps, Sehnenfädenabriß, Papillarmuskeldysfunktion, Vorhofmyxom und Klappenprothesendysfunktion sind Diagnosen, die echographisch gestellt werden können.

Bei der *Herzkatheterisierung* spricht der typische ventrikelsystolische Druckanstieg im linken Vorhof (Regurgitationswelle, i-Welle) für das Vorliegen einer Mitralinsuffizienz. Der Schweregrad der Insuffizienz läßt sich am besten durch eine selektive Angiokardiographie oder eine Farbstoffverdünnungskurve nach Injektion des Farbstoffs in den linken Ventrikel ermitteln.

Komplikationen. Oft, jedoch weniger häufig als bei Mitralstenosen treten Vorhofflattern und -flimmern auf. In manchen Fällen, aber keinesfalls immer besteht eine Hämoptoe. Thrombembolische Erscheinungen sind im Gegensatz zur Mitralstenose selten, wogegen ein Lungenödem auftreten kann. Bisweilen kommt es zur Dysphonie. Als häufigste Folge entwickelt sich eine langsam progrediente Links- und Rechtsherzinsuffizienz.

Aortenstenose

Eine Verengung der Aortenklappe tritt altersunabhängig auf. Sie ist bei Kindern Folge einer kongenitalen Schädigung, bei Erwachsenen liegt ursächlich eine rheumatische Endokarditis zugrunde und im Alter eine möglicherweise durch eine schon vorher bestehende rheumatische Endokarditis geförderte Verkalkung. Hämodynamik und Klinik sind in allen Altersgruppen ähnlich. Die typische rheumatisch bedingte Form kann allerdings mit einer Aorteninsuffizienz oder Mitralstenose kombiniert sein, während bei der senilen Form eine Aorteninsuffizienz mitbestehen kann.

Hämodynamik. Dank der Leistungsfähigkeit des *linken Ventrikels* kann selbst eine hochgradige Einengung des Aortenklappenostiums (eine lichte Weite von 0,5 cm² ist noch mit dem Leben vereinbar) kompensiert bleiben, da die Hypertrophie des linken Ventrikels zu einem extremen Anstieg des systolischen Drucks im Ventrikel führt. Gleichzeitig wird das verminderte Herzzeitvolumen durch eine reaktive *Verengung* der Gefäße zum Teil kompensiert. Dadurch wird in der Aorta ein etwas niedrigeres Druckniveau *aufrecht*-*erhalten*, und die zerebralen und koronaren Gefäße werden auf Kosten anderer Gefäßbezirke ausreichend perfundiert. Der diastolische Druckanstieg im linken Ventrikel ist einmal als Kompensationsmechanismus zu verstehen, zum anderen auf die geringere Dehnbarkeit (compliance) zurückzuführen: Der Druck im linken Vorhof und in den Lungengefäßen steigt, wodurch das Zustandekommen einer *Lungenstauung* und eines *Lungenödems* begünstigt wird. Häufig kommt es zur Atherosklerose der Koronargefäße, die neben der Senkung des Herzzeitvolumens für die *Koronarinsuffizienzanfälle* verantwortlich sind. Typischerweise findet sich auch eine *zerebrale Insuffizienz* unter Belastung und im Ruhezustand.

Klinik und Befunde. Charakteristisch sind *Schwindelanfälle* und *synkopale Zustände*. Häufig wird über *Präkordialschmerzen* (Angina pectoris), Belastungs*dyspnoe*, leichte Er-

(Fortsetzung auf Seite 120)

Klappenstenose und -insuffizienz

(Fortsetzung von Seite 119)

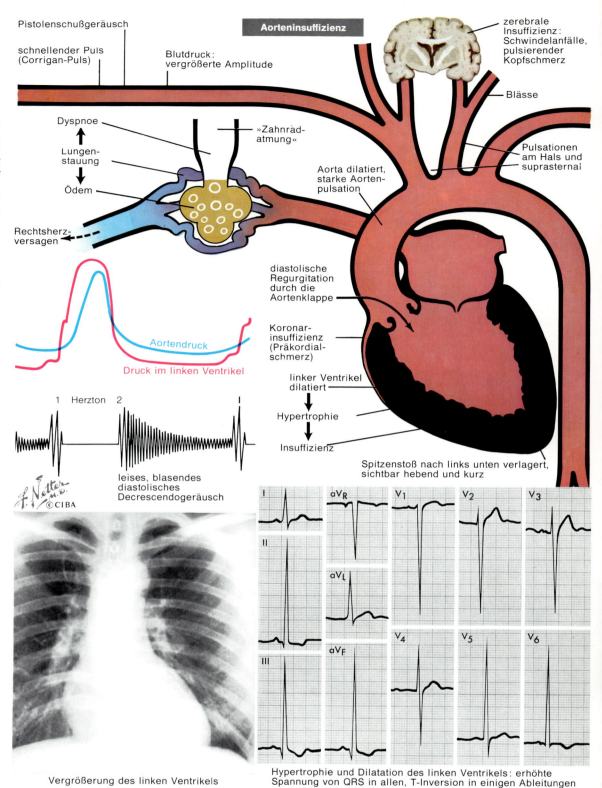

müdbarkeit und Palpitationen geklagt. Auch paroxysmale Dyspnoe bzw. Lungenödem können auftreten. Die Patienten sind *blaß*. Der *Radialispuls* ist *klein*, mit *langsamem Anstieg* (Pulsus tardus et parvus), der *Blutdruck eher niedrig* und der *Pulsdruck* verringert. Bei der Blutdruckmessung zeigt sich eine *auskultatorische Lücke* zwischen dem systolischen und dem diastolischen Druckwert. Der *Spitzenstoß* ist *hebend* und geringfügig nach *links* verlagert. Über dem *2.* und *3. Interkostalraum rechts* sowie an der rechten Halsseite fühlt man ein *systolisches Schwirren*. Der Auskultationsbefund ist durch ein *rauhes, lautes* (Grad III bis VI) *systolisches Crescendo-Decrescendo-Geräusch* mit vorangehendem lauten Öffnungston (*Austreibungston*) gekennzeichnet. Das Geräuschmaximum liegt in der Regel an der Basis und rechts parasternal und ist an der rechten Halsseite zu hören, kann aber auch in der Mitte der Brustwand, ja selbst über der Herzspitze liegen. Häufig erscheint der *2. Herzton paradox gespalten*.

Das *Elektrokardiogramm* zeigt deutlich die *linksventrikuläre Hypertrophie*. Elektrokardiographisch lassen sich auch ektope ventrikuläre *Extrasystolen*, Linksschenkelblock und AV-Block 1. Grads nachweisen.

Auf dem *Phonokardiogramm* hat der 1. Herzton eine kleine Amplitude. Nach einer kurzen Pause ist eine große, hochfrequente Schwingung (der Austreibungston) zu sehen, der ein spindelförmiges Geräusch folgt (S. 79). Das Pulmonalsegment (P) des 2. Herztons ist normal groß bis vergrößert. Der kleine Aortenanteil (A) folgt auf den P-Anteil (paradoxe Spaltung).

Die *Karotispulskurve* wird typischerweise durch eine herabgesetzte Anstiegsgeschwindigkeit, eine anakrote Senkung im ansteigenden Schenkel, eine Reihe von kleinen Zacken (Hahnenkammphänomen) oder ein flaches Plateau und eine kleine dikrote Welle gekennzeichnet.

Im *Röntgenbild* erscheint das Herz nur mäßig vergrößert; der linke Ventrikelrand ist jedoch stärker gerundet. Die *Aorta* ascendens ist im Sinne einer *poststenotischen Dilatation* erweitert. Linker Vorhof und Lungengefäße sind bisweilen etwas *dilatiert*. Oft ist ein verkalkter Klappenring zu sehen.

Im *Echokardiogramm* ist die Verminderung der Klappenöffnung zu sehen; dazu kommen vermehrte Echoreflexe von den Taschenklappen. Je nach Schweregrad sind sekundäre Veränderungen wie Wandhypertrophie oder Vorhofvergrößerung erkennbar. Aus dem Doppler-Echokardiogramm läßt sich der Druckgradient errechnen.

Bei der gleichzeitigen *Katheterisierung* der Aorta und der linken Kammer findet sich während der Systole ein großer *Druckgradient* an der Aortenklappe. Auch der diastolische *Druck im linken Ventrikel* ist leicht erhöht.

Komplikationen. In einem großen Prozentsatz der Fälle, d. h. in schätzungsweise 30%, tritt plötzlich der Tod ein, der unter anderem auch durch das Lungenödem herbeigeführt werden kann. Myokard- und Zerebralinfarkte sind relativ häufig. Im terminalen Stadium treten hochgradige Arrhythmien (ventrikuläre Tachykardie, totaler AV-Block, *Kammerflimmern* oder Herzstillstand) auf, die schließlich zum Exitus führen.

Aorteninsuffizienz

Eine rheumatisch bedingte *Aorteninsuffizienz* kann entweder isoliert bestehen oder in Kombination mit einer Aorten- oder Mitralstenose auftreten. Das häufige Vorliegen einer relativen Mitralinsuffizienz, einer relativen Aortenstenose oder einer relativen Mitralstenose erschwert die Diagnose ungemein. Differentialdiagnostisch ist die rheumatisch bedingte Aortenstenose von subakuten, bakteriellen, kongenitalen (Marfan-Syndrom usw.), syphilitischen und atherosklerotischen Formen abzugrenzen.

Hämodynamik. Das durch den Regurgitationsstrahl erhöhte Volumen im linken Ventrikel bedingt eine entsprechende Zunahme des Schlagvolumens. Da sich in der Aorta nur wenig Blut befindet, wird ein großes Blutvolumen rasch in die Aorta ausgeworfen. Während der Diastole wird ein Teil des Auswurfvolumens in den linken Ventrikel zurück- gedrängt, so daß der effektive Blutstrom in die Peripherie geringer, der linke Ventrikel hingegen vermehrt gefüllt wird.

Klinik und Befunde. Die Patienten sind oft viele Jahre lang beschwerdefrei und klagen dann plötzlich über Belastungs- und paroxysmale *Dyspnoe*, *Präkordialschmerz* und manchmal über *Schwindelanfälle*. Bei der physikalischen Untersuchung sind sie *blaß* und haben einen *schnellen Puls*. In der Peripherie finden sich Anzeichen einer hyperkinetischen Zirkulation. Die *Blutdruckamplitude* ist *vergrößert*, außer wenn das Herzzeitvolumen durch eine mitbestehende Mitral- oder Aortenstenose oder eine *Linksherzinsuffizienz* stark herabgesetzt ist. Am *Hals* und an der *Incisura jugularis* sowie an vielen peripheren Arterien sind aktive *Pulsationen* zu sehen. Der *Herzspitzenstoß* ist nach *links unten* verlagert, von schleuderndem Charakter und *kurzer Dauer*. Typisch ist

(Fortsetzung auf Seite 121)

Klappenstenose und -insuffizienz

(Fortsetzung von Seite 120)

ein *leises, blasendes, langgezogenes diastolisches Decrescendogeräusch*, dessen Maximum im 3.ICR links liegt und das nach unten fortgeleitet wird. Daneben können noch andere Schallerscheinungen bestehen, z.B. kann die Aortenkomponente des 2.Herztons abgeschwächt erscheinen, ein 3.Herzton oder ein diastolisches apikales Rumpelgeräusch (relative Mitralstenose, Austin-Flint-Geräusch) und ein systolisches Crescendo-Decrescendo-Geräusch an der Basis (relative Aortenstenose) wahrzunehmen sein. Nicht selten ist ein Aortenaustreibungston (Dehnungston) zu hören.

Im *Elektrokardiogramm* finden sich in der Regel Zeichen der *Linkshypertrophie* und der *Dilatation* des Ventrikels.

Das *Phonokardiogramm* bestätigt die Auskultationsbefunde. Der Aortenanteil des 2.Herztons ist in der Regel kleiner als normal. Das diastolische Geräusch ist von hoher Frequenz und erreicht sein Maximum meist frühdiastolisch während der schnellen Füllungsphase, um dann langsam auszuklingen.

Im *Röntgenbild* ist der Herzschatten hochgradig *vergrößert*, das Herz hat eine längliche, eiförmige Konfiguration. Die *Aorta* ist etwas *dilatiert*. Bei der *Durchleuchtung* zeigen die großen Arterien *gesteigerte Pulsationen*.

Typisches Zeichen im *Echokardiogramm* ist das Flattern des septalen Mitralsegels (M-mode-Bild) durch den Rückstrom von Blut in der Diastole. Doppler-echographisch läßt sich der Rückstrom direkt sichtbar machen.

Die *Herzkatheterisierung* ergibt als typischen Befund einen erhöhten systolischen und verringerten diastolischen *Aortendruck*. Der *diastolische Druck im linken Ventrikel* steigt durch die Pendelblutmenge bei extremer *Regurgitation* stark an.

Im *Angiokardiogramm* läßt sich der Defekt durch Injektion des Kontrastmittels an der Aortenwurzel und retrograde Füllung des *linken Ventrikels* am besten abklären.

Komplikationen. Die veränderte Hämodynamik sowie eine frühzeitige Atherosklerose können zur *Koronarinsuffizienz* führen. Eine häufige und oftmals letale Komplikation ist das *Lungenödem*. Im terminalen Stadium kommt es zur *Links-* und später auch zur *Rechtsherzinsuffizienz*.

Trikuspidalklappenfehler

Trikuspidalklappenfehler treten in der Regel in Kombination mit einer Mitralstenose auf.

Trikuspidalstenose. Bei der Trikuspidalstenose ist das Schlagvolumen des *rechten Ventrikels* und damit der Druck an der *Pulmonalarterie* verringert. Die Lungensymptomatik einer Mitralstenose wird durch die Trikuspidalstenose abgeschwächt, so daß der Patient ohne Schwierigkeiten auf dem Rücken liegen kann. Dagegen erscheinen die Halsvenen prall gefüllt und zeigen eine sichtbare *präsystolische Pulsation*. Die Leber ist vergrößert und hart. Meist besteht ein *Aszites*. Der Trikuspidal*öffnungston* und das rumpelnde Geräusch ähneln den Schallphänomenen bei der Mitralstenose. Sie sind an formalen Merkmalen und der typischen Verstärkung während des Inspiriums zu erkennen. Bei der *Herzkatheterisierung* findet sich ein *diastolischer* Druckgradient an der Trikuspidalklappe.

Trikuspidalinsuffizienz. Bei der Trikuspidalinsuffizienz besteht ein großer *systolischer* Jugularvenenpuls und eine Pulsation der *vergrößerten Leber*; am Präkordium entsteht oft der Eindruck einer wiegenden Bewegung. Über dem *3. und 4.ICR links* ist ein *leises, blasendes systolisches Geräusch* zu hören, das während des *Inspiriums* gesteigert erscheint. Die *Blutdruckkurven* (indirekte Druckmessung an den *Hals-* und *Lebervenen*, direkte Druckmessung im *rechten Vorhof* bei der Herzkatheterisierung) zeigen ein typisches Druckplateau ähnlich der Kurve des Ventrikeldrucks. Doppler- und kontrastechographisch läßt sich die Diagnose nichtinvasiv sichern.

Differentialdiagnostisch stellt sich das Problem der Abgrenzung einer relativen Trikuspidalinsuffizienz (häufig als Folge einer Mitralstenose) von der rheumatischen Form. Bei kombinierten Trikuspidalklappenfehlern mit Stenose und Insuffizienz findet sich in den Druckkurven ein langsamer An- und Abstieg. Liegt jedoch eine reine oder überwiegend rheumatische Trikuspidalinsuffizienz vor, ist die Diagnose nur anhand einer langen Beobachtung und der Tatsache, daß Digitalis wirkungslos bleibt, zu stellen.

Im allgemeinen sehen Patienten mit Trikuspidalklappenfehlern kränker aus, als sie eigentlich sind. Sie bleiben bei ambulanter Behandlung oft jahrelang leistungsfähig. Therapeutisch bewähren sich Diuretika meist besser als Digitalis.

Multivalvuläre Defekte. Es finden sich folgende Kombinationen: Stenose an 2 Klappen (Aorten- und Mitralklappe) oder 3 Klappen (Mitral-, Aorten-, Trikuspidalklappe); Aorteninsuffizienz mit Mitralstenose; Mitralstenose mit Trikuspidalstenose oder -insuffizienz; Aorteninsuffizienz mit Mitralstenose, wobei die Trikuspidalklappe mitbefallen sein kann.

Das *Krankheitsbild* entspricht dem der einzelnen Defekte, ist jedoch weniger ausgeprägt, es sei denn, ein bestimmter Defekt dominiert. Die *Symptomatik* ist gegenüber den Einzeldefekten schwerer.

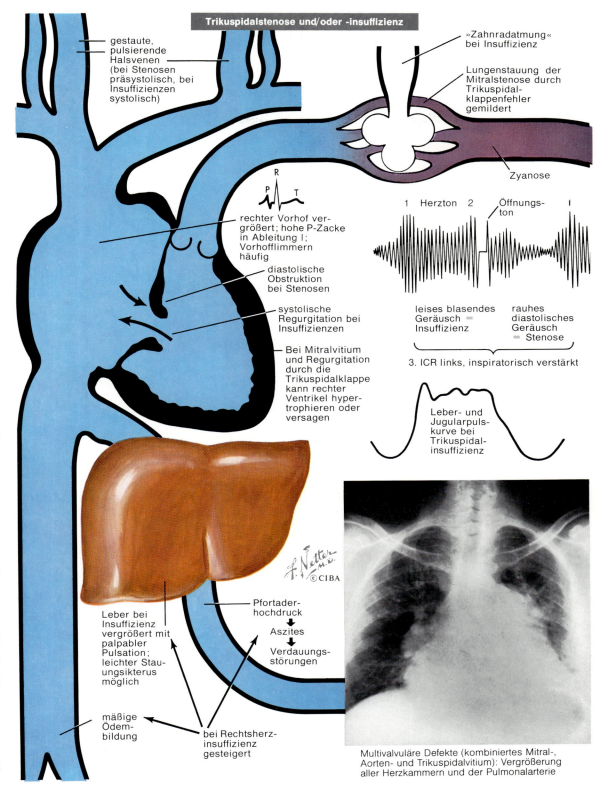

Multivalvuläre Defekte (kombiniertes Mitral-, Aorten- und Trikuspidalvitium): Vergrößerung aller Herzkammern und der Pulmonalarterie

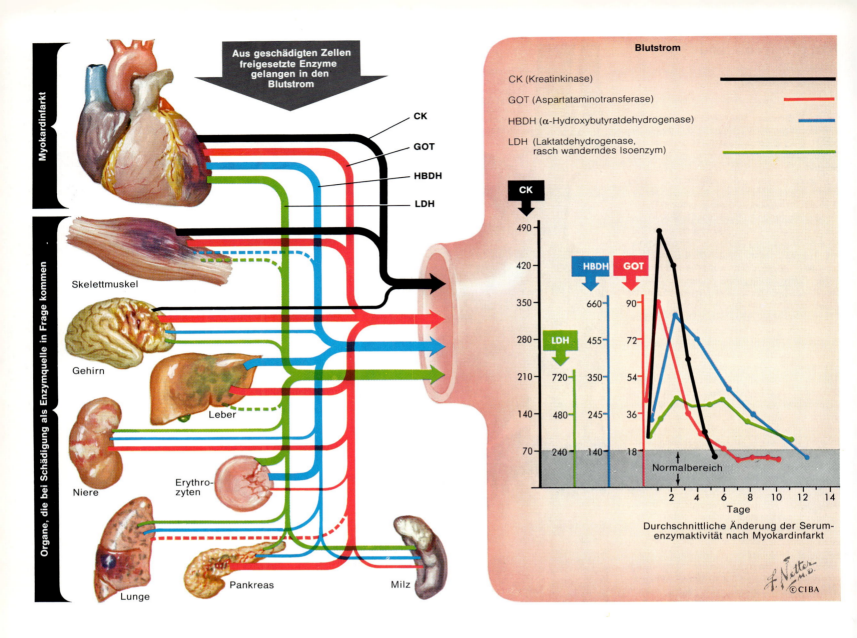

Serumenzymaktivitäten beim Myokardinfarkt

Die Messung der *Serumenzymaktivitäten* nach *akuten Myokardinfarkten* hat es ermöglicht, die Treffsicherheit der *Infarktdiagnostik* sowohl klinisch als auch autoptisch auf 95% zu erhöhen. Die erhöhte Enzymaktivität nach akuter Schädigung der Herzmuskelzelle hängt von der Aktivitätsdifferenz zwischen Gewebe und Serum ab. So ist zum Beispiel die Konzentration von Glutamatoxalazetattransaminase (GOT) im menschlichen Herzmuskel 5000mal, die Laktatdehydrogenase-Aktivität (LDH) 3000mal höher als im Serum. Die Steigerung der Serumaktivität nach akuter Schädigung der Herzmuskelzelle ist wahrscheinlich auf die Freisetzung von Muskelenzymen aus dem geschädigten Myokard, das eine hohe Enzymaktivität aufweist, zurückzuführen.

Seit der Entdeckung einer gesteigerten GOT-Aktivität im Serum nach akuten Myokardinfarkten wurden auch bei anderen Enzymen vermehrte Aktivitäten nachgewiesen. Wir wollen uns jedoch lediglich auf jene 4 Enzyme beschränken, die am umfassendsten untersucht wurden und auf der ganzen Welt zur Diagnostik herangezogen werden. Die Aktivitäten dieser Enzyme bleiben außer bei einer akuten Schädigung der in der Tafel dargestellten Organe bei infektiösen, degenerativen, neoplastischen, metabolischen und kongenitalen Krankheitszuständen unverändert.

Auf der Tafel ist schematisch der *relative Enzymgehalt* in den verschiedenen Organen dargestellt. Daraus ist zu erkennen, daß das *Myokard* hohe Aktivitäten aller 4 Enzyme aufweist, die *Skelettmuskulatur* reich an CK, GOT und HBDH ist, das *Gehirn* an GOT und CK, die *Leber* an GOT bei geringerer LDH- und HBDH-Aktivität, die *Nieren* an GOT bei minimaler HBDH-Aktivität, die *Erythrozyten* eine hohe HBDH-Aktivität besitzen, die *Lungen* den höchsten HBDH-Spiegel aufweisen und *Pankreas* und *Milz* reich an GOT bei minimalen HBDH-Konzentrationen sind.

Diese *relativen Konzentrationen* spielen eine bedeutende Rolle, da bei Schädigung von anderen Organen als dem Herzen bzw. der Skelettmuskulatur auch andere Enzyme als die CK erhöht sind. So bestehen bei hämolytischen Prozessen z.B. extrem hohe falsch positive Werte für die beiden Enzyme LDH und HBDH, während sich eine Leberzellschädigung primär auf die GOT-Konzentration auswirken wird und nur in geringerem Maße auf die LDH- und HBDH-Werte. Bei der Beurteilung der Enzymaktivitäten ist also stets auch an eine mögliche Schädigung anderer Organe zu denken.

In Tab. 1 sind die relativen Aktivitäten der 4 Enzyme (einschließlich der LDH-Werte) bei den häufigsten Krankheitsbildern, bei denen eine Änderung der Enzymaktivitäten bekannt ist, unter besonderer Berücksichtigung der Spezifität der CK-Aktivität beim akuten Myokardinfarkt angegeben.

Die Veränderungen der *Serumaktivitäten* nach Myokardinfarkten sind rechts dargestellt. In den in der Literatur beschriebenen Fällen ist die Serum-CK-Aktivität nach akuten Myokardinfarkten in 60 bis 100% der Fälle erhöht; sie beginnt 4 bis 6 Stunden nach der Schädigung der Herzmuskelzelle zu steigen, erreicht nach 20 bis 24 Stunden den höchsten Wert und fällt je nach der Ausdehnung des Infarkts innerhalb von 2 bis 7 Tagen wieder in den Normalbereich ab. Noch früher erscheint das Myoglobin im Serum, hat sich aber für die Routine noch nicht voll durchgesetzt.

Eine Erhöhung der GOT-Aktivität findet sich nach Myokardinfarkten in 96%. Der Spitzenwert wird 30 bis 36 Stunden nach dem Infarkt erreicht; je nach der Ausdehnung des Infarkts liegt die GOT-Konzentration 2 bis 7 Tage später wieder im Normalbereich. Nach Wiederauftreten des Brustschmerzes infolge einer weiteren Ausbreitung des Primärinfarkts bzw. einer Reinfarzierung tritt eine sekundäre Erhöhung des GOT-Werts auf.

(Fortsetzung auf Seite 123)

Serumenzymaktivitäten beim Myokardinfarkt

(Fortsetzung von Seite 122)

Die diagnostische Aussagekraft der LDH-Konzentration nach Infarkten liegt unter der für GOT angegebenen 96%igen Treffsicherheit. In 85% der Fälle wird der Spitzenwert nach ca. 2 Tagen erreicht; nach 8 bis 14 Tagen kehrt die LDH-Konzentration in den Normalbereich zurück.

Die HBDH-Aktivität stieg in 90 bis 100% der in der Literatur beschriebenen Myokardinfarktfälle. Ist das Maximum nach 48 Stunden erreicht, bleibt sie 11 bis 16 Tage erhöht. Die längere Halbwertszeit bzw. das langsamere Verschwinden der Aktivität ermöglicht eine Verifizierung der Infarktdiagnose anhand der Serumbefunde zu einem Zeitpunkt, an dem die GOT- und CK-Konzentration sich bereits wieder normalisiert hat. Die HBDH-Aktivität steigt nach Muskelzellschädigung, in geringerem Maße auch nach Leberzellschädigung. Hämolytische Prozesse verfälschen die Werte im Sinne falsch positiver Konzentrationen.

Die Laktatdehydrogenase (LDH) läßt sich elektrophoretisch in 5 Komponenten, Isoenzyme, auftrennen: Die Enzyme haben eine unterschiedliche Eliminationsrate; daraus ergibt sich eine unterschiedliche Halbwertszeit auch der einzelnen Isoenzyme. Die Isoenzyme 1 und 2 der LDH (Herzmuskeltyp), die auch den Charakter einer α-HBDH besitzen, können aufgrund ihrer langen Halbwertszeit zur Diagnostik des Herzinfarkts eingesetzt werden. Das Isoenzym 5 (Leber- und Skelettmuskeltyp) spielt dagegen kaum eine Rolle, da seine Elimination sehr rasch erfolgt.

Aus Tab. 2 der Enzymaktivitäten ist zu ersehen, daß bei ausgedehnten Infarkten die CK stärker ansteigt als die anderen Enzyme, nämlich auf das Siebenfache. GOT steigt auf das Fünffache und HBDH auf das Vierfache des Normalwerts. Die LDH steigt relativ gering an und wird daher kaum zur Diagnostik beitragen. Die erhöhte Aktivität bleibt bei LDH und HBDH zwei- bis dreimal so lange bestehen wie bei CK und GOT. Bei kleinen Infarkten ist der Spitzenwert niedriger oder von kürzerer Dauer. An die Erhöhung der HBDH-Aktivitäten durch selbst geringste Hämolyse ist stets zu denken.

Die Kreatinphosphokinase (Kreatinkinase) hat eine dimerische Struktur, wobei die vorwiegend im Skelettmuskel gefundene Untereinheit als M = »muscle«, die vorwiegend im Gehirn auftretende Untereinheit als B = »brain« bezeichnet wird. Die *hybride MB-Form*, die sich in ihrer elektrophoretischen Wanderungsgeschwindigkeit von den beiden übrigen Isoenzymen MM und BB unterscheidet, wird in nennenswertem Umfang nur im Myokard gefunden. Der Anstieg der *CK-MB* entspricht im zeitlichen Verlauf dem der Gesamt-CK. Sie steht zur Gesamt-CK im Verhältnis von 1–2:10, d.h., der maximale Wert erreicht ungefähr *10–20% des Werts der Gesamt-CK*. Das Isoenzym wird aber rascher aus dem Plasma eliminiert, so daß es in der Regel 36 Stunden nach dem Infarkt im Serum nicht mehr nachweisbar ist.

Die CK-MB spielt eine wichtige Rolle in der *Differentialdiagnose* des Herzinfarkts, wenn dem akuten Ereignis starke körperliche Belastungen, intramuskuläre Injektionen, Defibrillationen oder eine Operation vorangegangen sind, Maßnahmen, die zu einer Erhöhung der Gesamt-CK führen und so die Diagnose erschweren. Einen früheren Anstieg nach Infarktbeginn zeigt das *Myoglobin*, was besonders im Hinblick auf eine thrombolytische Therapie zunehmend bedeutsam wird.

Die Serumaktivitäten verschiedener Enzyme sind bei jedem Verdacht auf Myokardinfarkt zu bestimmen. Da die Erhöhung der GOT- und CK-Konzentrationen am raschesten eintritt, erleichtern diese beiden Enzyme die *Frühdiagnose*. Wird die Enzymbestimmung mehr als 2 Tage nach der Herzmuskelzellschädigung durchgeführt, sind die LDH- und HBDH-Aktivitäten höher. Sie bleiben auch 4 bis 16 Tage lang erhöht. Treten Komplikationen im Sinne einer akuten Leberstauung, eines mehr als 2 Stunden anhaltenden Schockzustands, einer Leberstörung oder Pankreatitis hinzu, ist CK das Enzym der Wahl, da die genannten Komplikationen die CK-Konzentration nicht beeinflussen. Im Idealfall wären die Aktivitäten aller Enzyme zu bestimmen: die CK-Aktivität wegen ihrer hohen Spezifität und die HBDH-Aktivität zur Erhärtung der *Spätdiagnose*.

Die Enzymbestimmung erlaubt bei relativ häufiger Bestimmung auch eine Aussage über die Größe des Infarkts, obgleich hier neben der Masse des infarzierten Gewebes auch andere Faktoren wie evtl. frühe Reperfusion mit schnellerer Auswaschung der Enzyme aus dem Herzmuskel eine Rolle spielen.

Tabelle 1 Krankheitsbilder mit verlängerter Enzymaktivität

	GOT	LDH	HBDH	CK
Myokard				
akuter Infarkt	+++	++	+++	++++
Myokarditis	±	+	±	0
Perikarditis	+	+	±	0
Leber				
Hepatitis	++++	++++	++++	0
Zirrhose	±	±	±	0
Verschlußikterus	++	++	++	0
Metastasen	++	++	++	0
Mononukleose	+	+	+	0
medikamentöse Schädigung	+++	+++	+++	0
Cholezystitis	0	0	0	0
Schock (über 2 Stunden)	+++	+++	+++	0
akute passive Stauung	+++	+++	+++	0
persistierende schnelle Arrhythmien	+	+	+	0
Muskelzellschädigung				
Verletzungen und Verbrennungen	++	++	++	++
Dermatomyositis	++	++	++	+++
Muskeldystrophie	++	++	++	+++
Muskelatrophie	0	0	0	0
Gehirn				
zerebrovaskuläre Insulte	±	±	±	+
Hirntumor	±	±	±	±
degenerative Erkrankungen	0	0	0	0
Krampfanfall	0	0	0	0
Verschiedenes				
Nieren-, Milz-, Darminfarkt	++	++	++	0
Pankreatitis	+	+	+	0
Pharmaka (Opiate nach Cholezystektomien)	++	++	++	0
hochgradiger Lungeninfarkt	±	++	±	0
Hämolyse	±	+++	+++	0

Zeichenerklärung
- 0 = unverändert
- ± = variabel
- + = schwach
- ++ = mäßig
- +++ = stark
- ++++ = hochgradig

Tabelle 2 Serumenzyme und Myoglobin bei Myokardinfarkt

Abkürzung	Empfohlene Trivialnamen	Normalwerte	Anstieg	Maximum nach Stunden
CK (CPK)	Kreatin(phospho)kinase	< 70 U/l	4–6	20–24
CK-MB	Hybridisoenzym der CK	<Nachweisgrenze	4–6	20–24
GOT	Aspartataminotransferase (Glutamatoxalazetattransaminase)	< 18 U/l	6–10	30–36
LDH	Laktatdehydrogenase	<240 U/l	18–24	36–48
α-HBDH	α-Hydroxybutyratdehydrogenase (Isoenzym 1 der LDH)	<140 U/l	18–24	36–48
	Myoglobin	< 80 µg/l	<2	5–9

Schock

Beim kardiovaskulären Schock handelt es sich um einen akuten, hämodynamisch und metabolisch wirksamen pathologischen Prozeß, der durch eine akute Minderung der Sauerstoffversorgung des Körpergewebes ausgelöst wird. Er läuft unter dem Bild des hochgradigen und generalisierten Kreislaufversagens ab. Klinisch findet sich typischerweise eine arterielle Hypotonie mit Zeichen einer Hyperaktivität des sympathischen Nervensystems.

Kardiozirkulatorische Insuffizienz

Bei synkopalen Anfällen, Herzinsuffizienz, Schock und Kreislaufstillstand ist das kardiovaskuläre System nicht in der Lage, die peripheren Gewebe ausreichend, d.h. ihrem Bedarf entsprechend, zu versorgen.

Bei *synkopalen Anfällen* ist die Hypoxydose primär auf das Gehirn beschränkt. Synkopale Anfälle sind zwar akut, aber nicht lebensbedrohend. Sie haben keine sekundären Rückwirkungen auf den Stoffwechsel, sind nicht progredient, sondern von kurzer Dauer und rasch reversibel. Sie gehören daher nicht zum Schocksyndrom. Meist verschwinden sie spontan, können jedoch in seltenen Fällen bei langer Dauer zum Kreislaufstillstand und Tod führen. Synkopale Anfälle treten meist ohne pathologische Veränderungen des Kreislaufsystems auf (funktionelle Synkopen).

Bei der *Herzinsuffizienz* schreitet die Minderung der Gewebsperfusion langsam fort, das Herzzeitvolumen verringert sich allmählich, und klinisch bedeutsame Rückwirkungen auf den Stoffwechsel fehlen. Aufgrund des langsam progredienten Verlaufs können Kompensationsmechanismen einsetzen, so daß die Herzinsuffizienz lange Zeit nicht lebensbedrohend wird.

Beim *Kreislaufschock* tritt akut eine hochgradige Mangelperfusion der Gewebe auf. Das Geschehen nimmt einen rasch progredienten Verlauf und hat schwerwiegende Stoffwechselstörungen zur Folge. Dem Organismus fehlt sowohl die Zeit als auch die Möglichkeit, Kompensationsmechanismen zu aktivieren. Der Kreislaufschock ist im Frühstadium reversibel, wenn die Ursache beseitigt werden kann. Ist das innerhalb kurzer Zeit nicht der Fall, führt das Sistieren der Mikrozirkulation zu einem therapierefraktären Zustand.

Beim *Kreislaufstillstand* ist der Blutstrom in die peripheren Gewebe vollständig oder nahezu vollständig unterbrochen. Als Ursachen finden sich entweder ein Versagen der Herzpumpe und/oder eine sehr starke Tonusminderung und Erweiterung des peripheren Gefäßbetts. Der akut einsetzende Prozeß nimmt einen fulminanten Verlauf, führt rasch zu schwerwiegenden Stoffwechselstörungen und wird schon nach wenigen Minuten lebensbedrohend, wenn nicht sofort erfolgreiche Wiederbelebungsmaßnahmen ergriffen werden können. Ein Kreislaufstillstand kann bei allen Krankheiten als terminales Ereignis oder bei Kreislaufgesunden als Unfall eintreten.

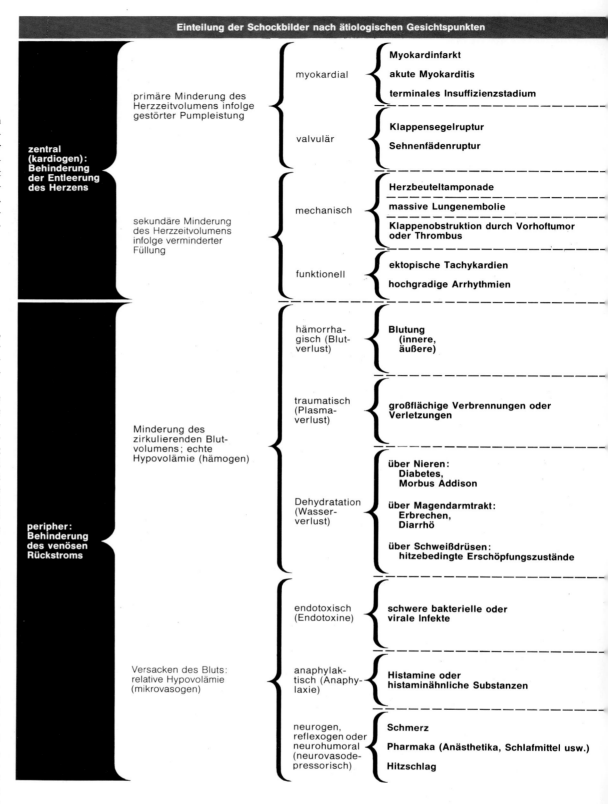

Einteilung

Ursächlich wird unterschieden zwischen einem *zentral* (von seiten des Herzens) und einem *peripher* (von seiten des Gefäßbetts) bedingten Kreislaufschock. Im ersteren Fall ist die *Entleerung des Herzens* behindert, und zwar entweder *primär* infolge einer verminderten *Pumpleistung* oder *sekundär* infolge einer behinderten *Füllung*. In beiden Fällen spricht man von einem *kardiogenen Schock*. Im zweiten Fall ist der *venöse Rückstrom* behindert, und zwar 1. infolge einer Minderung des zirkulierenden Blutvolumens (echte Hypovolämie), als *hämogener Kreislaufschock* bezeichnet, da die Ursachen in den Blutbestandteilen zu finden sind, und 2. infolge einer Speicherung bzw. eines Versackens von Blut (relative Hypovolämie), als *mikrovasogener Kreislaufschock* bezeichnet, da die Ursache in der Mikrozirkulation zu suchen ist.

Der hämogene Schock kann Folge von 1. Blutverlust (*hämorrhagischer Schock*), 2. Plasmaverlust nach Verbrennungen oder Gewebstraumen (*traumatischer Schock*) oder 3. Wasser- und Elektrolytverlust (*Dehydratationsschock*) sein.

Beim mikrovasogenen Kreislaufschock kommen als auslösende Momente 1. Endotoxine nach schweren Infekten in Frage, die auch zu einer schwerwiegenden Beeinträchtigung der Pumpleistung führen können (*Endotoxinschock*), 2. Histamine oder histaminähnliche Substanzen (*anaphylaktischer Schock*) oder 3. neurogene bzw. reflektorische Faktoren, wie starker Schmerz, Pharmaka (Anästhetika, Barbiturate usw.) bzw. Hitze (Hitzschlag). Alle diese Momente lassen sich un-

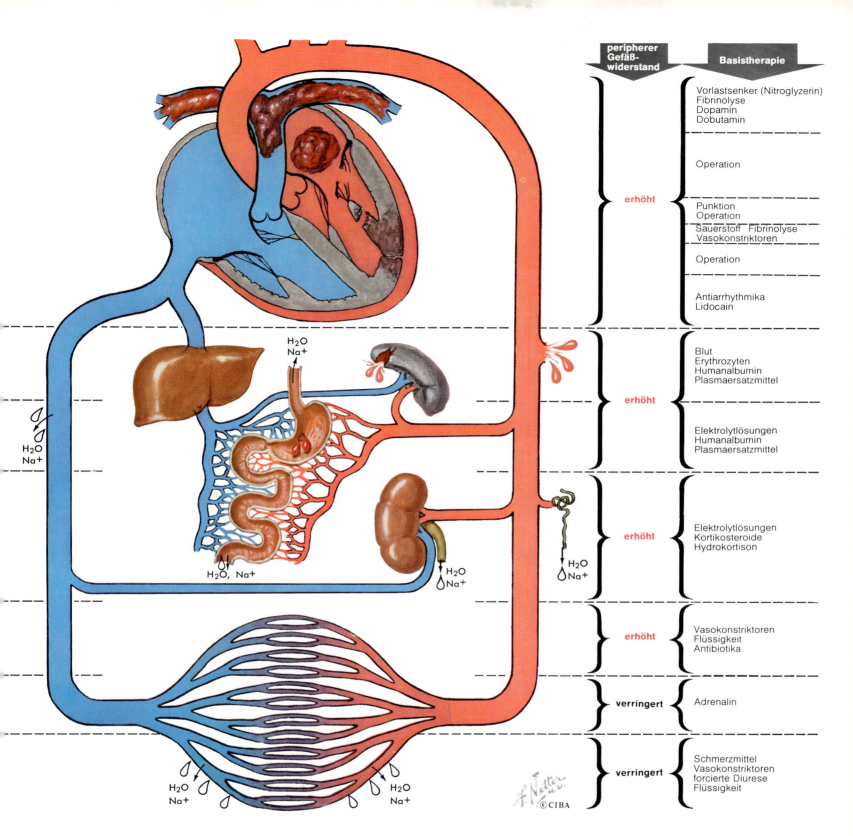

Verlauf

ter dem Begriff »neurovasodepressorischer« Schock zusammenfassen und können gemeinsam an dessen Zustandekommen beteiligt sein.

Der Kreislaufschock kann zwar von jedem einzelnen der genannten Faktoren ausgelöst werden; bald nach Schockbeginn treten jedoch meist andere hinzu, die die Situation verschlechtern und zu einem Circulus vitiosus werden lassen. So kann z.B. ein Myokardinfarkt mit Minderung des Herzzeitvolumens die unmittelbare Ursache eines Schocks sein. Die dabei auftretende periphere Hypoxie führt jedoch in der Folge zu Erweiterung und Permeabilitätssteigerung des peripheren Gefäßbetts. Kommt der Schock durch starken Schmerz oder die Freisetzung von Histaminen zustande, wodurch die Gefäßkapazität in der Peripherie vergrößert wird, beeinträchtigt das venöse Pooling den venösen Rückstrom und vermindert so das Herzzeitvolumen. Dadurch wird schließlich eine vermehrte Stauung und eine Permeabilitätssteigerung bewirkt.

Die meisten der genannten Ursachen führen zu einem Schockbild, bei dem der periphere Gefäßwiderstand zunächst paradoxerweise erhöht ist. Dies ist auf die kompensatorische Verengung der präkapillären Arteriolen und der postkapillären Venolen zurückzuführen. Beim anaphylaktischen und beim neurogenen bzw. reflektorischen Schock (»neurovasodepressorischer« Schock) ist der Widerstand anfangs vermindert. Daraus ergeben sich wichtige Konsequenzen für die Therapie, insbesondere in bezug auf die Gabe von vasopressorischen Substanzen.

Klinik und Therapie

Die klinische *Symptomatik* des Kreislaufschocks wird bedingt durch 1. eine *hämodynamische Störung* (arterielle Hypotonie, Pulsus filiformis, Zyanose, Schwäche, Oligurie), 2. eine *zelluläre Minderperfusion* (Bewußtseinsstörungen, Torpor, Dyspnoe, Stoffwechselazidose) und 3. eine *Hyperaktivität des autonomen Nervensystems* (Tachykardie, Palpitationen, Blässe, kalter Schweiß, Neigung zu paralytischem Ileus, erhöhte Nebennierenfunktion).

Mit zunehmendem Wissen um die Ätiologie des Kreislaufschocks verbessern sich die Chancen für eine gezielte *Behandlung*. Dabei ist stets an die pathophysiologischen Grundlagen des Kreislaufschocks zu denken, so daß an die Stelle der symptomatischen eine kausale Therapie treten kann. Wichtig ist jedenfalls, daß Therapie und *Diagnose*stellung sofort erfolgen.

Kreislaufstillstand und Wiederbelebung

Ätiologie und Pathophysiologie. Unter Kreislauf- und Atmungsstillstand versteht man das akute und unerwartete Aussetzen von Kreislauf und Atmung. Es tritt bei Ertrinken, Ersticken, als unerwartete Reaktion auf Pharmaka oder Anästhetika, bei plötzlichem totalem Herzblock, Stromunfällen oder exzessiver Vagusreizung auf.

Ätiologisch kann der *Kreislauf- und Atemstillstand* primär auf eine ventilatorische Insuffizienz zurückzuführen sein (z.B. beim Ersticken mit Herzstillstand [Asystolie] infolge der Myokardanoxie); es kann aber auch eine Funktionsstörung des Herzens, z.B. eine Arrhythmie mit zwar erhaltenen, aber mechanisch nicht wirksam werdenden Erregungen (Kammertachykardie, -flimmern) nach Myokardinfarkten, in Frage kommen.

Elektrokardiographisch finden sich beim Kreislaufstillstand drei mögliche Bilder: 1. das Bild der *Asystolie*, wobei eine Linie ohne Ausschläge geschrieben wird; 2. das Bild des *Kammerflimmerns* (S.68), wobei aufgrund der asynchronen Kontraktion der Myokardfasern eine unregelmäßige, unrhythmische Kurve registriert wird; 3. das Bild der *fehlenden Muskelaktivität*, wobei zwar rhythmische elektrische Entladungen erhalten sind, die jedoch nicht mechanisch wirksam werden. Die Asystolie tritt in der Regel bei einer generalisierten Hypoxie des Myokards infolge einer Atmungsinsuffizienz bzw. eines Atmungsstillstands auf. Sie kann jedoch auch durch eine plötzliche totale AV-Dissoziation, durch extreme Überdosierung von Pharmaka oder exzessive Vagusreizung zustande kommen. Beim Kammerflimmern liegt die Ursache meist in der Übererregbarkeit des Kammermyokards. Für die fehlende Muskelaktivität ist eine generalisierte Myokarddepression oder -ischämie verantwortlich. Sie ist häufig der Endzustand nach erfolgloser Reanimation (elektromechanische Entkoppelung).

Überblick über die einzelnen Maßnahmen. Therapeutisch ist durch Sofortmaßnahmen der Kreislauf künstlich wieder in Gang zu setzen und das Blut durch künstliche Beatmung mit Sauerstoff zu versorgen. Das Gehirn ist das gegenüber einer Anoxie empfindlichste Gewebe des Körpers; je nach den schon vorher bestehenden physiologischen Gegebenheiten treten im Gehirn irreversible Zellschädigungen bereits nach 4 bis 6 Minuten auf. Innerhalb dieser kurzen Zeitspanne müssen Sofortmaßnahmen einsetzen. Ist der Kreislauf wieder in Gang gebracht, sind *endgültige Maßnahmen* zur Wiederherstellung einer spontanen Atmung und Zirkulation zu ergreifen. Dies geschieht auf folgende Weise: 1. durch Pharmaka zur Stimulierung des Herzmuskels und Unterstützung der künstlichen Zirkulation; 2. durch die elektrokardiographische Feststellung der Herztätigkeit; 3. durch Defibrillation bei evtl. bestehendem Kammerflimmern oder bei sonstigen Arrhythmieformen; 4. durch weitere Gabe von stimulierend oder nötigenfalls depressorisch wirkenden Pharmaka. Nach der erfolgreichen Reaktivierung von Atmung und Kreislauf muß das Zentralnervensystem vor einem Hirnödem geschützt werden.

Extrathorakale Wiederbelebungsmaßnahmen stellen die einfachste Form der Soforthilfe dar. Zunächst muß sofort mit der Beatmung begonnen werden, worauf dann die extrathorakale *Kompression* des Brustkorbs (extrathorakale Herzmassage) folgt. Der Patient wird mit *überstrecktem Kopf* auf einer harten Unterlage auf den Rücken gelegt, der Mund gereinigt und die *Atemspende von Mund zu Mund* begonnen. Der Helfer *hält* dem Patienten mit einer Hand die *Nase zu*, wobei er gleichzeitig den Kopf überstreckt. Mit der anderen Hand umfaßt er den Unterkiefer und hebt ihn nach vorne und oben, um den Zugang zu den Luftwegen durch den Mund zu vergrößern. Nach tiefem Einatmen preßt er seinen Mund fest auf den Mund des Patienten und bläst ihm Luft ein, so daß sich der Brustkorb hebt. Dann hebt er seinen Kopf ab und läßt die Luft passiv ausströmen. Auf diese Weise werden 4 rasche Atemzüge gespendet, worauf eine extrathorakale Herzmassage angeschlossen wird, die vom selben oder einem anderen Helfer durchgeführt werden kann. Dazu wird der *Ballen einer Hand* der Länge nach auf die untere Hälfte des Brustbeins gelegt, die zweite Hand darauf. Mit dem ganzen Körpergewicht *drückt* der Helfer dann das *Brustbein nach unten*, wodurch das *Herz gegen die Wirbelsäule gepreßt* wird. Das Brustbein wird 4 bis 5 cm weit eingedrückt und nach zirka einer halben Sekunde losgelassen. Ist nur ein Helfer verfügbar, muß er die Herzmassage in Abständen von ungefähr 15 Sekunden unterbrechen, um dem Patienten wieder 2 rasche Atemzüge zu spenden. Sind 2 Helfer vorhanden, wird nach jeder 5. oder 6. Kompression beatmet. Künstliche Beatmung und Herzmassage müssen so lange fortgesetzt werden, bis die beiden Vitalfunktionen wieder spontan ablaufen. Danach kann mit der eigentlichen Therapie begonnen werden.

Die Wirksamkeit der Wiederbelebung zeigt sich am Engerwerden der Pupillen, an der zunehmenden Rötung der Haut und der Schleimhäute und gelegentlich an Spontanbewegungen. Die Pupillen müssen laufend kontrolliert wer-

(Fortsetzung auf Seite 127)

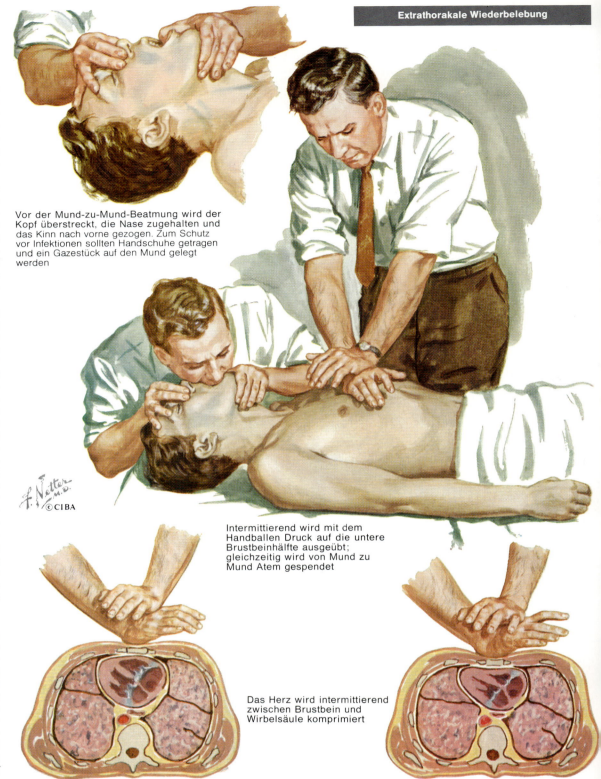

Extrathorakale Wiederbelebung

Vor der Mund-zu-Mund-Beatmung wird der Kopf überstreckt, die Nase zugehalten und das Kinn nach vorne gezogen. Zum Schutz vor Infektionen sollten Handschuhe getragen und ein Gazestück auf den Mund gelegt werden

Intermittierend wird mit dem Handballen Druck auf die untere Brustbeinhälfte ausgeübt; gleichzeitig wird von Mund zu Mund Atem gespendet

Das Herz wird intermittierend zwischen Brustbein und Wirbelsäule komprimiert

Kreislaufstillstand und Wiederbelebung

(Fortsetzung von Seite 126)

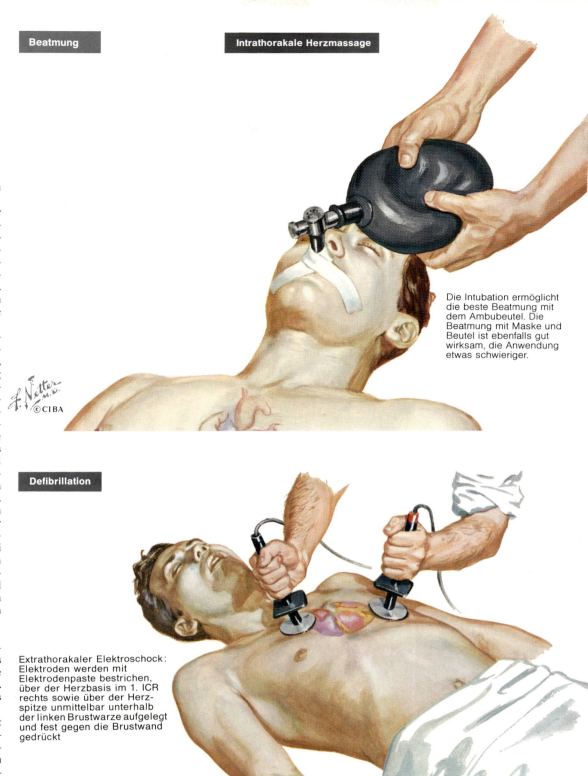

Beatmung

Die Intubation ermöglicht die beste Beatmung mit dem Ambubeutel. Die Beatmung mit Maske und Beutel ist ebenfalls gut wirksam, die Anwendung etwas schwieriger.

Intrathorakale Herzmassage

Defibrillation

Extrathorakaler Elektroschock: Elektroden werden mit Elektrodenpaste bestrichen, über der Herzbasis im 1. ICR rechts sowie über der Herzspitze unmittelbar unterhalb der linken Brustwarze aufgelegt und fest gegen die Brustwand gedrückt

den, um die Wiederbelebungstechnik evtl. zu korrigieren, wenn jene wieder weiter werden.

Die **intrathorakale Herzmassage**, in der Zeit von 1901 bis 1960 die verbreitetste Technik, ist heute nur noch in jenen Fällen indiziert, in denen der Kreislaufstillstand intrathorakale Ursachen hat, z. B. stumpfe oder perforierende Thoraxtraumen. Tritt der Herzstillstand bei bereits eröffnetem Thorax auf, z. B. während eines chirurgischen Eingriffs am Thorax, ist die intrathorakale Herzmassage die Methode der Wahl.

Medikamentöse Maßnahmen. Bei der extrathorakalen Herzmassage werden kardiostimulatorisch wirkende Pharmaka bereits gegeben, bevor die Art der Kreislaufunterbrechung festgestellt werden kann, da sie in allen Situationen gleichermaßen anwendbar sind. Adrenalin in einer Dosierung von 0,5 mg wird entweder intrakardial oder vorzugsweise intravenös direkt in den Blutstrom injiziert. Die Adrenalingabe wird in Intervallen von 3 bis 5 Minuten wiederholt, um das Herz laufend zu stimulieren und die peripheren Gefäße enger zu stellen, damit mehr Blut in das Gehirn und den Herzmuskel gepumpt werden kann. Zur Bekämpfung der Azidose sind bei einem Kreislaufstillstand von kurzer Dauer (2–3 Min.) initial 50 ml 8,4%ige Natriumbikarbonatlösung intravenös zu injizieren. Bei längerer Dauer muß diese Dosis mehrfach wiederholt werden. Bei bereits länger dauerndem Kreislaufstillstand können initial 100 ml Natriumbikarbonatlösung gegeben werden (Blindpufferung). Die Gesamtdosis soll jedoch 200 ml nicht überschreiten.

Defibrillation. Unter Kammerflimmern versteht man die unkoordinierte Kontraktion des Herzmuskels. Ursache ist eine asynchrone elektrische Entladung der Herzmuskelzellen. Eine spontane Rückkehr zum Sinusrhythmus findet sich nur selten.

Mit Hilfe des Gleichstromdefibrillators ist es möglich geworden, nicht nur bei lebensbedrohenden Kammerarrhythmien, wie Flimmern und Tachykardie, eine Konversion zu erzielen, sondern auch die weniger gefährlichen Vorhofarrhythmien, wie Vorhofflimmern und -flattern sowie andere ektopische Vorhofrhythmen, bei Patienten, bei denen sich diese nachteilig bemerkbar machen, zu bekämpfen.

Zur *extrathorakalen Elektroschockbehandlung* bei ventrikulären oder supraventrikulären Arrhythmien werden große, isolierte *Elektroden* auf die Brustwand aufgelegt, und zwar *eine über der Herzspitze (unmittelbar unterhalb der linken Brustwarze)* und *eine über der Herzbasis (im 1. Interkostalraum rechts)*. Der Gleichstromdefibrillator wird dann auf einen Wert zwischen 100 und 400 Wattsekunden eingestellt und der Strom über einen Schalter am Elektrodengriff eingeschaltet, *allerdings erst, wenn niemand mehr unmittelbaren Kontakt mit dem Patienten hat*. Kann durch den ersten Schock keine Defibrillation erreicht werden, was sich anhand des EKG beurteilen läßt, wird die Elektroschocktherapie ggf. mit einer höheren Wattsekunden-Einstellung wiederholt.

Bei der intrathorakalen Defibrillation, z. B. bei der Operation am offenen Herzen, werden nur 10 bis 60 Wattsekunden benötigt.

Zur Vermeidung von Rezidiven erweist es sich häufig als nötig, Antiarrhythmika intravenös zu verabreichen, z. B. Einzeldosen von 50–100 mg Lidocainhydrochlorid oder bei rezidivierendem Kammerflimmern 5–10 mg Metoprolol. β-Blocker erhöhen die Flimmerschwelle. Diese Pharmaka, die noch durch einige andere ergänzt werden können, verändern die für eine Arrhythmie maßgebenden elektrophysiologischen Parameter, so daß sowohl kreisende Erregungen als auch ektopische Reizzentren beeinflußt werden.

Die Aussicht auf erfolgreiche Wiederherstellung eines spontanen Rhythmus durch eine Elektroschockbehandlung ist fast nur bei grobem Flimmern gegeben. Ist die Myokardperfusion völlig unterbrochen und sind die Flimmerbewegungen flach und träge, ist eine Defibrillation nicht möglich. Die Herzmuskeltätigkeit kann durch Gabe von Adrenalin, nach mehrfacher Anwendung auch gefolgt von Isoproterenol oder Orciprenalin i.v., gesteigert und damit die Elektroschockbehandlung erleichtert werden.

Nach Wiederbelebungsmaßnahmen ist der Patient zur Überwachung in eine Intensivstation zu bringen. Liegen Anzeichen einer verminderten Hirnfunktion vor, sind intravenös applizierte Kortikosteroide, evtl. Hypothermie und andere Maßnahmen zur Bekämpfung eines Hirnödems notwendig, wie Barbiturate bei stabilen Kreislaufverhältnissen, Osmotherapie und evtl. epidurale Hirndruckmessung.

Extrakorporale Zirkulation

Funktionsprinzip des kardiopulmonalen Bypass

Mit Hilfe der Herz-Lungen-Maschine sind Operationen innerhalb der Herzräume unter direkter Sicht möglich. Dies ist bei der exakten Herzklappenrekonstruktion, beim Klappenersatz sowie bei allen anderen intrakardialen Eingriffen zur Korrektur erworbener oder angeborener Herzfehler erforderlich. Die Herz-Lungen-Maschine erlaubt auch Eingriffe an den Koronararterien und am aufsteigenden Aortenbogen.

Vor der Entwicklung dieses Geräts mußte sich der Herzchirurg bei intrakardialen Eingriffen ausschließlich auf seinen Tastsinn verlassen und ohne direkte Sicht operieren. Als Alternative bot sich die Ganzkörperhypothermie an, wobei für Eingriffe am blutleeren Herzen jedoch nur ungefähr 8 Minuten zur Verfügung stehen. Mit dem *Pumpenoxygenator* können intrakardiale Eingriffe gefahrlos auf mehrere Stunden ausgedehnt werden.

Während des kardiopulmonalen *Bypass* wird alles normalerweise in den rechten Vorhof zurückströmende Blut in einen extrakorporalen Kreislauf abgeleitet. Es fließt dann durch eine künstliche Lunge, wo es Sauerstoff aufnimmt und *Kohlendioxyd* abgibt. (Die Kohlendioxydabgabe ist eine wichtige Aufgabe der künstlichen Lunge, daher ist der Ausdruck »Oxygenator« nicht voll befriedigend.) Nach Passieren des Oxygenators wird das aufgefrischte Blut wieder in den arteriellen Kreislauf gepumpt. In Herz und Lunge befindet sich also außer einer kleinen Blutmenge, die aus den Bronchialarterien in die Lungengefäße gelangt, kein Blut. Bei der Eröffnung des Herzens wird dieses kleine Blutvolumen laufend vorsichtig abgesaugt und zusammen mit dem venösen Blut in den Bypass geleitet.

Das venöse Blut wird in der Regel über zwei durch die Wand des rechten Vorhofs in die Hohlvenen eingeführte Plastikkanülen vom Herzen in den Bypass abgeleitet. Um die Kanülen und die sie umschließenden Hohlvenen werden Baumwollbändchen gelegt. Bevor die Bändchen angezogen werden, fließt noch eine geringe Menge Blut um die Kanülen und durch Herz und Lunge. Das heißt, daß diese Organe zu diesem Zeitpunkt nur teilweise umgangen werden. Nach vollständiger Ligatur wird das gesamte Venenblut aus dem Körperkreislauf in den extrakorporalen Shunt abgeleitet.

In gewissen Fällen, in denen ausschließlich am linken Herzen oder an der Aorta operiert wird, reicht eine in den rechten Vorhof oder den rechten Ventrikel eingeführte großkalibrige Kanüle. Die Pulmonalarterie wird dann abgeklemmt, und das gesamte Venenblut strömt in die Herz-Lungen-Maschine. Die Geschwindigkeit der Ausströmung des venösen Bluts aus dem Körperkreislauf in den Bypass kann entweder durch Transfusionen zur Erhöhung des venösen Blutdrucks im Körperkreislauf oder durch aktives Saugen zur Drucksenkung in den Venenkanülen gesteigert werden.

Nach der Passage des venösen Bluts durch den Pumpenoxygenator, wo der Gasaustausch erfolgt, wird das Blut über eine in eine *periphere Arterie* eingeführte Kanüle in den Kreislauf zurückgepumpt. Meist wird dazu die Aorta ascendens gewählt. Die Kanüle kann auch, vorwiegend bei Zweitoperationen und bei geplanter Resektion der Aorta ascendens, in die A. femoralis eingeführt werden.

Erwachsene haben in Vollnarkose ein durchschnittliches Herzminutenvolumen von 2,4 l/m² Körperoberfläche. Die diesem Volumen entsprechende Strömungsgeschwindigkeit muß auch im Bypass aufrechterhalten werden, da bei geringeren Strömungsraten eine metabolische Azidose auftreten kann.

Bei den meisten Bypass-Systemen sind im extrakorporalen Kreislauf 2 oder mehr *Pumpen* eingebaut. In der Regel wird im Ausströmungsteil der Bypass-Vorrichtung allein durch die Schwerkraft ein ausreichender Unterdruck erzeugt, so daß das venöse Blut ohne weiteres aus dem Körper des Patienten ausfließt. Zur Aspiration der geringen Blutmenge, die nach Ableitung des kavalen Bluts in die Herzräume einströmt, ist eine sog. »Koronarsaugpumpe« erfor-

(Fortsetzung auf Seite 129)

Extrakorporale Zirkulation

(Fortsetzung von Seite 128)

derlich. Zum Zurückpumpen des Bluts in den Körperkreislauf ist eine »arterielle Pumpe« notwendig. Bei manchen Bypass-Vorrichtungen, z.B. dem Mayo-Gibbon-Oxygenator, ist eine »Rezirkulationspumpe« zur Aufrechterhaltung eines konstanten venösen Blutstroms in das Bypass-System vorgesehen. Dies hat den Zweck, in der künstlichen Lunge stets ein konstantes Blutvolumen zirkulieren zu lassen.

Für die extrakorporale Zirkulation werden üblicherweise Pumpen ohne Ventilvorrichtungen verwendet. Sie gewährleisten eine geringere Hämolyse und Thrombusbildung und sind leichter zu reinigen und zu sterilisieren als Pumpenaggregate mit einer Ventilvorrichtung. Derartige Pumpenaggregate bestehen im Prinzip aus einem glatten, elastischen Schlauch, der periodisch durch eine von außen wirkende Kraft komprimiert wird. Dadurch wird die im Schlauch befindliche Flüssigkeit in einer Richtung zum Strömen gebracht. Die Pumpwirkung wird mit Hilfe einer Rolle erzeugt, die in der Strömungsrichtung über den Schlauch gefahren wird und ihn dabei komprimiert.

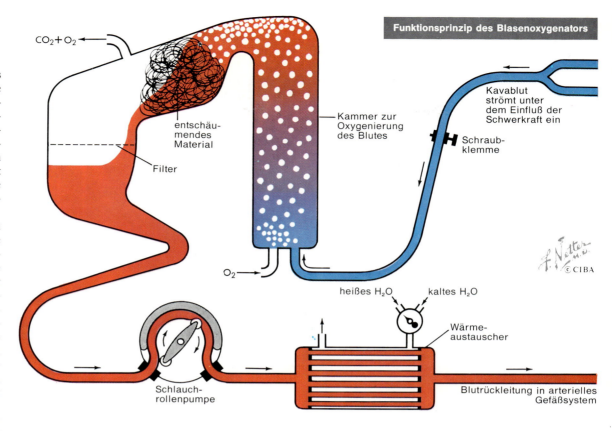

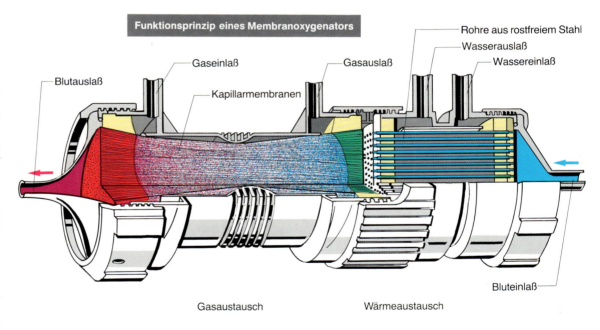

Myokardprotektion

Wenn die extrakorporale Zirkulation in Gang ist, kann am offenen Herzen oder an den Koronararterien im blutfreien Operationsfeld operiert werden. Dazu sollte das Herz stillstehen. Wenn die Koronararterien nicht mehr perfundiert werden, kommt das Herz im *ischämischen Herzstillstand* zur Ruhe. Die Ischämietoleranz des Myokards ist dabei mit 20–30 Min. sehr kurz. Sie kann durch Abkühlung des Körpers über die Wärmeaustauschereinheit der Herz-Lungen-Maschine verlängert werden. Allerdings geht bei 25 °C das Herz in Kammerflimmern über, so daß der stoffwechselsenkende Effekt tiefer Temperaturen zu einem großen Teil wieder aufgehoben wird. Die Möglichkeit, während der Operation am stillgelegten Herzen die Koronararterien über Kanülen weiter zu perfundieren, erbrachte auch keine befriedigenden Ergebnisse. Die Perfusion schließt Myokardnekrosen nicht aus.

Zur Stillegung des Herzens wurde schon früh die Infusion zahlreicher Lösungen versucht. Versuche mit Kaliumzitrat verursachten Nekrosen, so daß kardioplegische Lösungen zunächst nicht mehr angewendet wurden. Nachdem festgestellt worden war, daß ein Abfallen des ATP-Gehalts unter 50% des Ausgangswerts einer irreversiblen Zellschädigung entspricht (KÜBLER u. SPIEKERMANN 1970), wurde als Ziel der Erhalt der energiereichen Phosphate im Myokard definiert. Untersuchungen von BRETSCHNEIDER im Jahre 1964 über die Möglichkeiten zur Verminderung des ischämischen Energiedefizits und zur Verlängerung der Ischämietoleranz führten zur Anwendung einer *kardioplegischen Lösung* mit niedrigem Natriumgehalt zur Induktion des Herzstillstands. Dabei wird nach Abklemmung der Aorta ascendens eine gekühlte Lösung in die Aortenwurzel infundiert, die 12 mmol/l Natrium, 7 mmol/l Kalium, 2 mmol/l (4 mval/l) Magnesium, Chlor und Procain, aber kein Kalzium enthält. Auch nach vielfacher Modifikation der Lösung zielt das Prinzip darauf ab, durch Senkung des extrazellulären Na^+-Ionen-Gehalts auf intrazelluläre Konzentrationen die Ausbildung des Spitzenpotentials zu verhindern. Gleichzeitig unterbleibt infolge des Ca^{2+}-Ionen-Entzugs die intrazelluläre Aktivierung der Kontraktion. Neuerdings wird versucht, durch Zusatz von Kalziumantagonisten eine weitere Verbesserung der Energiebilanz zu erzielen. Procain bewirkt zusätzlich eine Stabilisierung der Zellmembran. Die damit erzielte mechanische Inaktivierung des Myokards führt zur Erhaltung der ATP-Reserven, die die praktische Wiederbelebungszeit bestimmen.

Funktionsprinzip des Blasenoxygenators

Beim Blasenoxygenator wird in das in einem Reservoir strömende Venenblut Sauerstoff eingeblasen. Der Gasaustausch findet dabei an der Blasenoberfläche statt. Da sich bei der geometrischen Form der Kugel der Rauminhalt zur Kugeloberfläche umge-

(Fortsetzung auf Seite 130)

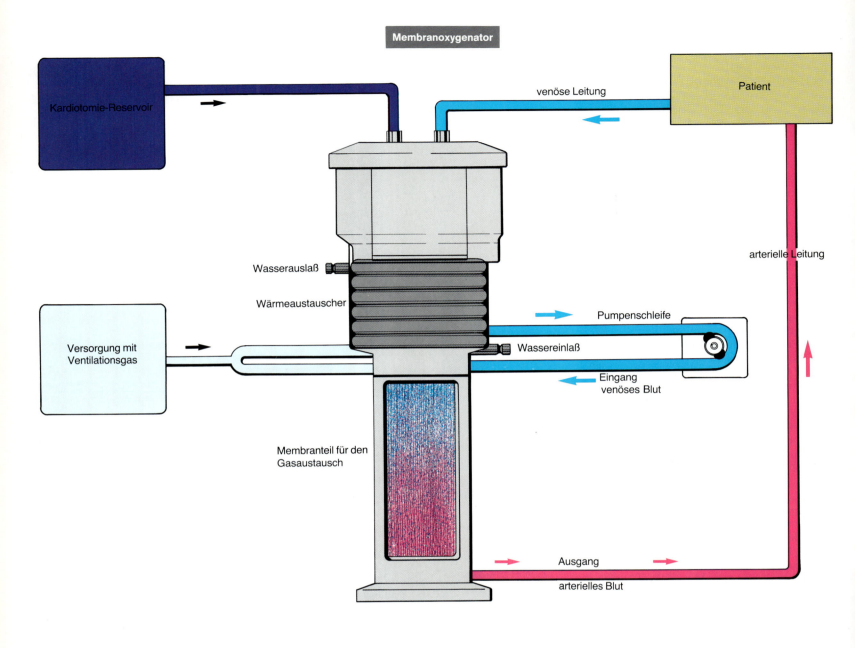

Extrakorporale Zirkulation
(Fortsetzung von Seite 129)

kehrt proportional verhält, bieten Blasen nur dann die größtmögliche Gasaustauschfläche, wenn sie sehr klein sind. Je kleiner die Sauerstoffbläschen jedoch werden, desto schwerer sind sie infolge ihres Auftriebs aus dem Blut zu entfernen. Trotz der Zuhilfenahme von *schaumhemmenden Substanzen* besteht daher stets die Gefahr der Bildung von gasförmigen Emboli mikroskopischer Größe. Aus diesem Grund ist der Blasenoxygenator für die Ganzkörperperfusion über einen längeren Zeitraum nicht ideal geeignet. Denn im Vergleich zu anderen Oxygenatortypen kommt es dabei häufiger zur Schaum- und Wirbelbildung, die ihrerseits wiederum zur Hämolyse führen. Auch die Gefahr einer Denaturierung von Plasmaproteinen ist größer. Andererseits sind im Handel Blasenoxygenatoren als Wegwerfgeräte mit einem geringen Anlaufvolumen erhältlich, die die Verwendung einer blutfreien Anlaufflüssigkeit gestatten. Daraus ergibt sich natürlich als Vorteil, daß derartige Geräte auch in Notsituationen stets einsatzbereit sind.

Eine schädigende Wirkung konnte bei relativ kurzzeitiger Ganzkörperperfusion nicht nachgewiesen werden.

Funktionsprinzip des Membranoxygenators

Für komplizierte Operationen, die eine längere Zeit beanspruchen, müssen andere Oxygenatoren eingesetzt werden. Nach der Anwendung von Scheiben- und Sieboxygenatoren wird in neueren Entwicklungen das *Membranprinzip* zur Oxygenierung eingesetzt. Anders als bei diesen früher benutzten Oxygenatoren sind Gasgemisch und Blut jetzt durch eine *mikroporöse Membran* aus Polyäthylen oder Polypropylen voneinander getrennt. Die Mikroporen haben eine Größe von ca. 70 nm. Durch das Membranhindernis dauert die Oxygenierung im Verhältnis zur Oberfläche länger. Dafür entstehen *keine Gasblasen* im Blut, die auch bei geringster Größe für zerebrale Schäden nach extrakorporalem Kreislauf verantwortlich sein können. Dementsprechend entfallen zusätzliche Materialien wie Entschäumer oder Filter, die zur Traumatisierung und Hämolyse des Bluts führen.

Wegen des Membranhindernisses muß die Oberfläche des Bluts möglichst groß sein. Dies wird durch Einsatz der Membran aus Hohlfasern erreicht. Entweder fließt das Blut durch die mikroporösen Hohlfasern, die vom Sauerstoff umspült werden, oder der Sauerstoff fließt durch die Hohlfasern, um welche das Blut zirkuliert.

Die notwendige Variation der zirkulierenden Blutmenge während des extrakorporalen Kreislaufs wird durch Einschaltung gasfrei gefüllter flexibler Beutel erreicht. Dadurch wird ein eventuelles Leerlaufen eines Vorratsgefäßes mit Ansaugung von Luft vermieden.

Diese Oxygenatoren sind als kompakte Einheiten aufgebaut, die auch gleich den Wärmeaustauscher zum Abkühlen und Aufwärmen des Bluts beinhalten.

Das *Fehlen von Hämolyse*, die praktisch nur noch durch das Absaugen von Blut und in geringem Maße durch die Rollenpumpe erfolgt, ist neben dem Fehlen von Gasblasen im Blut der zweite Hauptvorteil dieses Prinzips. Diese Oxygenatoren werden daher vorzugsweise bei älteren Patienten und bei voraussehbar länger dauernden Operationen angewendet, bei denen eher mit zerebralen Funktionsstörungen nach extrakorporaler Perfusion gerechnet werden muß.

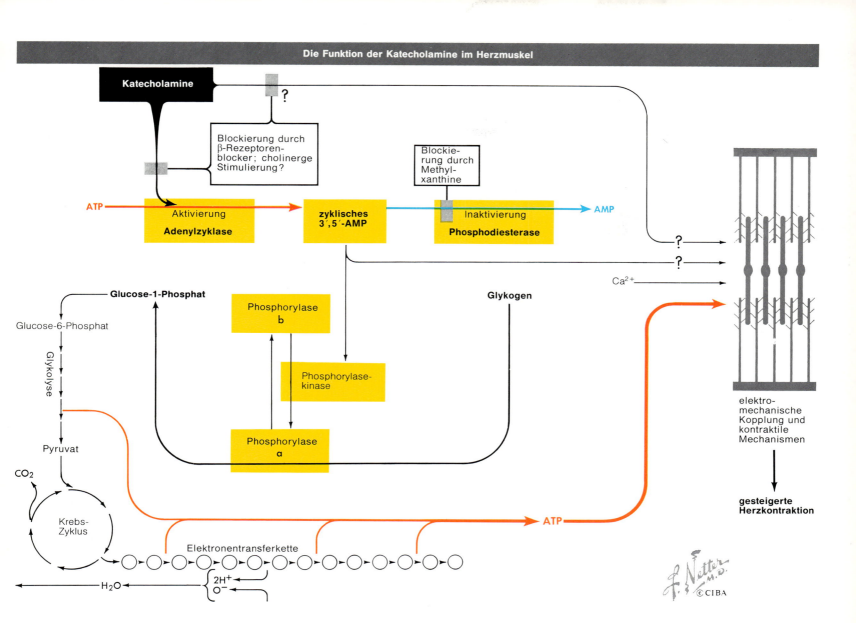

Wirkung verschiedener Pharmaka auf das Herz

Überblick über die verschiedenen Wirkungen

Pharmaka nehmen auf die Herzleistung einen wesentlichen Einfluß. Sie verleihen zwar dem Herzgewebe keine neuen Eigenschaften, greifen aber in jene physiologischen und biochemischen Vorgänge ein, die für die normale Herzfunktion ausschlaggebend sind. Zu den wichtigsten pharmakologischen Wirkungen zählen: Änderung der Herzfrequenz (positiv oder negativ chronotroper Effekt), Änderung der Kontraktionskraft (positiv oder negativ inotroper Effekt), Verlangsamung oder Beschleunigung der Erregungsleitung, Beeinflussung der Automatie und Erregbarkeit, Verlängerung oder Verkürzung der Refraktärzeit und Änderung der Durchblutung des Koronarbetts. Da eine Substanz mehr als eine der genannten Wirkungen haben kann, ist eine Analyse des gesamten Wirkungsspektrums oft recht kompliziert.

Herzfrequenz und Herzzeitvolumen werden in erster Linie von den das Herz innervierenden autonomen Nerven (Sympathikus und Parasympathikus) bestimmt. Die zahlreichen, komplexen Reflexmechanismen, die die Entladungsfrequenz dieser Nerven beeinflussen, wurden an anderer Stelle beschrieben (S. 18 f., 42). Eine Unterbrechung der Reflexbahnen kann sich merklich auf die Herzfunktion auswirken. Da alle autonomen Nerven vor der Nervenendigung in einem Ganglion umgeschaltet werden, kann mit Ganglienblockern eine pharmakologische Denervation des Herzens erzielt werden. Dank der Automatie des Herzens kann aber selbst das denervierte Herz eine adäquate Leistung erbringen. Eine rasche reflektorische Änderung des Herzzeitvolumens ist jedoch nicht möglich.

Sympathikomimetika, Katecholamine

Rezeptormechanismen. Faktisch alle Sympathikomimetika sind mit den natürlich vorkommenden, an den Sympathikusendigungen (Noradrenalin) und im Nebennierenmark freigesetzten neurohumoralen Wirkstoffen (Noradrenalin und Adrenalin) verwandt. Chemisch gehören sie zur Gruppe der Katecholamine. Diese Bezeichnung hat sich auch für die anderen, synthetisch hergestellten Substanzen dieser Klasse durchgesetzt. Ihre kardiale Wirkung kann nicht isoliert, sondern nur im Zusammenhang mit der peripheren Wirkung, insbesondere auf die Widerstandsgefäße im großen Gefäßbett der quergestreiften Muskulatur, betrachtet werden. Dazu wiederum ist eine kurze Darstellung der Rezeptormechanismen notwendig.

Man nimmt an, daß Sympathikomimetika an spezifischen Rezeptoren der Zellen, den α- und β-Rezeptoren, angreifen. Eine Aktivierung der α-Rezeptoren bewirkt eine Verengung der Widerstandsgefäße im peripheren Gefäßbett des Körperkreislaufs, wozu auch die Gefäße der quergestreiften Muskulatur zählen. Auch am Herzmuskel wurden jetzt α-Rezeptoren gefunden. Deren Bedeutung ist noch unklar. Eine Aktivierung der β-Rezeptoren bewirkt eine Erweiterung der Widerstandsgefäße im peripheren Gefäßbett und ist auch für alle direkten kardialen Wirkungen sympathikomimetischer Amine verantwortlich, da sich pharmakologisch am Herzen bisher nur β-adrenerge Wirkungen nachweisen ließen. Zu diesen direkten Wirkungen zählen ein positiv chronotroper und inotroper Effekt, eine Beschleunigung der Erregungsleitung, eine merkliche Steigerung der Automatie im Reizleitungssystem und in den Herzmuskelfasern sowie eine Weiterstellung der Kranzgefäße. Darüber hinaus kommt es aufgrund der direkten Wirkungen zu einer Erhöhung der Herzfrequenz, des Schlag- und Minutenvolumens sowie evtl. zum Auftreten von Arrhythmien, die von Extrasystolen über ventrikuläre Tachykardien bis zum

(Fortsetzung auf Seite 132)

Wirkung verschiedener Pharmaka auf das Herz

(Fortsetzung von Seite 131)

Substanz	Kardiale β-Rezeptoren	Vaskuläre α-Rezeptoren	Vaskuläre β-Rezeptoren
Noradrenalin	+	+ +	–
Adrenalin	+ +	+	+ +
Isoproterenol	+ + +	–	+ + +
Dopamin	+	+	–
Dobutamin	+ +	–	(+)

Kammerflimmern reichen können. Gleichzeitig wird *Phosphorylase b* in die aktive *Phosphorylase a* umgewandelt, wodurch *Glykogen* abgebaut wird, das das Herz über glykolytische Prozesse und den Krebs-Zyklus (S. 36) mit Energie versorgt. Eine Erhöhung des Herzminutenvolumens erfolgt auf Kosten einer vermehrten Energieutilisation und eines vermehrten Sauerstoffverbrauchs.

Besondere Beachtung verdient der Mechanismus, über den Amine mit sympathikomimetischer Wirkung, die an den β-Rezeptoren des Myokards angreifen, Phosphorylase aktivieren. Die grundlegenden Arbeiten von SUTHERLAND u. RALL und ihrer Mitarbeiter haben dafür großes Interesse geweckt. Das physiologische Geschehen sowie die pharmakologischen Substanzen, die die β-Rezeptoren aktivieren, aktivieren auch das Enzym *Adenylzyklase*, dessen Substrat Adenosintriphosphat (ATP) ist. Bei der Reaktion des Enzyms mit seinem Substrat entsteht das zyklische 3′,5′-Adenosinmonophosphat *(3′,5′-cAMP)*, das seinerseits an der Umwandlung der inaktiven Phosphorylase b in die aktive Phosphorylase a beteiligt ist.

Die Folge ist ein rascher Glykogenabbau und ein stark vermehrtes Energieangebot an die Herzmuskelzelle (S. 36). Zyklisches 3′,5′-AMP wird wiederum rasch durch ein anderes Enzym, nämlich eine spezifische *Phosphodiesterase, inaktiviert*. Die Wirkungsdauer eines Adenylzyklaseaktivators kann also sehr kurz sein. In der Tafel ist die Reaktionskette dargestellt.

Der positiv inotrope und der positiv chronotrope kardiale Effekt sympathikomimetischer Amine stehen in sehr engem Zusammenhang mit der Aktivierung von Adenylzyklase. Es wurde daher die Hypothese aufgestellt, daß Adenylzyklase im Herzen als β-Rezeptor wirkt oder zumindest mit den kardialen β-Rezeptoren in Beziehung steht. Wenn also die Aktivierung von Phosphorylase für die positiv inotrope und chronotrope Wirkung der Sympathikomimetika verantwortlich ist, würde dies bedeuten, daß das pharmakodynamische Geschehen dem Stoffwechselvorgang nachgeordnet ist. Dem steht die Hypothese entgegen, daß das pharmakodynamische Geschehen dem Stoffwechselvorgang vorangeht, und zwar aufgrund einer zweifachen Wirkung der *Katecholamine*, nämlich einmal einer Steigerung der Herzleistung und zum anderen einer dem erhöhten Bedarf entsprechenden Energiebereitstellung. Manches spricht dafür, daß beide dieser Wirkungsmechanismen über das zyklische AMP ablaufen, was sich leicht beweisen ließe, wenn nachgewiesen werden könnte, daß das zyklische 3′,5′-AMP die gleichen myokardialen Effekte erzeugen kann wie die Katecholamine. Leider dringt aber zyklisches 3′,5′-AMP nicht in die Zelle ein.

Sympathikomimetika unterscheiden sich stark in ihrer kardialen ebenso wie in ihrer peripheren Wirkung und damit auch in ihrer Gesamtwirkung auf das kardiovaskuläre System. Die relative Wirkung körpereigener und synthetischer Katecholamine ist in vereinfachter Form in der folgenden Tabelle dargestellt:

Aus den Angaben dieser Tabelle läßt sich die Gesamtwirkung der einzelnen Substanzen auf das Herz-Kreislauf-System rekonstruieren. *Noradrenalin* bewirkt eine merkliche Steigerung des *peripheren Widerstands* und damit infolge der *Engerstellung der peripheren Gefäße* eine *Erhöhung* des *systolischen, diastolischen* und *mittleren Arteriendrucks*. Über kompensatorische Reflexbahnen vom Karotissinus und vom Aortenbogen wird der *Vagus* aktiviert und die sympathikotone Wirkung auf das Herz eingeschränkt. Dadurch kann es *trotz mäßiger Erregung der β-Rezeptoren* zu einer *Senkung der Herzfrequenz* bei unverändertem oder geringerem *Herzzeitvolumen* kommen. Die Folge ist eine *verminderte Durchblutung der Peripherie*. Durch die *gesteigerte Automatie* können *Arrhythmien* auftreten. *Adrenalin* erregt vorwiegend die *β-Rezeptoren* und *erweitert die Gefäße des Herzens und der Skelettmuskulatur*, so daß der *diastolische Druck sinkt*. Kardial überwiegt die chronotrope Wirkung, wodurch die *Herzfrequenz* trotz einer eventuellen *reflektorischen, vagotonen Hemmung steigt*. Damit und aufgrund des positiv inotropen Effekts *steigen* sowohl das *Herzzeitvolumen* als auch der *systolische Arteriendruck* deutlich an. Der mittlere Arteriendruck nimmt im Vergleich zu Noradrenalin weniger stark zu. Die *Durchblutung der Peripherie* ist zwar in den meisten Bereichen *vermehrt*, in einigen jedoch, z. B. in der *Haut*, stark *vermindert*. *Isoproterenol* wiederum *stimuliert die β-Rezeptoren im peripheren Gefäßbett, ohne an den α-Rezeptoren anzugreifen,* und bewirkt so eine deutliche *Senkung des diastolischen Drucks*. Der stark positive chronotrope und der stark positive inotrope Effekt *steigern das Herzzeitvolumen*. Dadurch bleibt der *systolische Druck* konstant bzw. ist *leicht angehoben*, während der *mittlere Arteriendruck sinkt*. Die *periphere Durchblutung* ist merklich *gesteigert*.

Dopamin hat in *niedriger Dosierung* eine Steigerung der Durchblutung der *Niere* zur Folge. Bei mittlerer Dosierung besteht eine mäßige β-adrenerge Wirkung auf die *Kontraktilität* des Myokards bei geringer Frequenzwirkung sowie konstriktorischer Wirkung auf periphere Gefäße. Bei *hoher Dosierung* gleicht sich die Wirkung immer mehr dem *Noradrenalin* an.

Dobutamin ist mit dem Ziel entwickelt worden, eine möglichst reine β₁-stimulierende Wirkung auf die *Inotropie* zu bewirken, ohne wesentliche Frequenzstimulation.

Bestimmten Sympathikomimetika, z. B. Phenylephrin und Methoxamin, fehlt die die β-Rezeptoren erregende Wirkung. Der durch sie bewirkte Blutdruckanstieg kommt einzig und allein durch Erregung der α-Rezeptoren zustande, wodurch der periphere Gefäßwiderstand erhöht wird. Die kardialen Reaktionen (in erster Linie Bradykardie) sind rein reflektorisch. Sie können aber dennoch bei der Behandlung von Arrhythmien (z. B. supraventrikulären Tachykardien) ausgenützt werden. Schließlich gibt es noch eine Gruppe von Sympathikomimetika, die weder α- noch β-Rezeptoren erregen, sondern ihre Wirkung indirekt durch Freisetzung von Noradrenalin aus den Speichergranula in den *sympathischen* Nervenendigungen entfalten. Der freigesetzte neurohumorale Wirkstoff greift dann am Rezeptor an. Beispiele dafür sind Amphetamin und Tyramin. Sie kommen nicht aufgrund ihrer kardialen Wirkung als Pharmaka in Frage, sind aber wegen ihrer Nebenwirkungen auf das Herz in Betracht zu ziehen.

Aus dem vorstehenden wird deutlich, daß die Sympathikomimetika, eine Gruppe verwandter Substanzen, sehr unterschiedliche Eigenschaften besitzen. Der erfahrene Therapeut wird also jene Verbindungen auswählen, die der jeweiligen Situation am besten entsprechen.

α-Rezeptoren blockierende Substanzen. Reine α-Rezeptorenblocker wirken weder direkt auf den Herzmuskel, noch können sie eine reflektorische Sympathikusaktivität oder die Wirkung von Sympathikomimetika auf das Herz blockieren. Sie werden vorwiegend als Antihypertonika eingesetzt und können dann indirekt durch reflektorische Sympathikusstimulation eine Herzwirkung haben. In neuerer Zeit werden sie auch für die Behandlung der *Herzinsuffizienz* benutzt (z. B. Prazosin). Die Senkung des peripheren Widerstands, der bei mangelnder Pumpleistung des Herzens ansteigt, erleichtert die Austreibung des Bluts. Wegen der nicht selten zu beobachtenden Toleranzentwicklung beim Einsatz der α-Rezeptorenblocker werden für das Prinzip der *Nachlastsenkung* mehr und mehr die *Angiotensin-converting-enzyme-Hemmer* (*ACE-Hemmer*, z. B. Captopril) angewendet. Diese Substanzen hemmen die Umwandlung des *Angiotensins I* in *Angiotensin II*, einen der stärksten blutdrucksteigernden Wirkstoffe. Durch die Abnahme der Bildung von Angiotensin II wird weniger Aldosteron freigesetzt, was eine schwache diuretische Wirkung zur Folge hat. ACE-Hemmer wurden anfangs vorwiegend zur Hypertoniebehandlung eingesetzt. Die Anwendung bei der Herzinsuffizienz nimmt jetzt aber zu, seit man gelernt hat, für diese Indikation die Dosierung deutlich zu reduzieren.

β-Rezeptoren blockierende Substanzen. Isoproterenol ist ein reiner β₁-Stimulator; das davon abgeleitete Dichlorisoproterenol war der erste β-Rezeptorenblocker. Allerdings war die sympathische Eigenwirkung so stark, daß es für die Therapie nicht in Frage kam. Davon abgeleitete Substanzen führten bald zur Entwicklung von Propranolol, dem ersten in großem Maßstab verwendeten β-Rezeptorenblocker. Die erste Indikation war die Angina pectoris, wofür diese Substanzklasse auch entwickelt wurde. Im Verlauf des therapeutischen Einsatzes trat auch die antihypertonische Wirkung zutage, was die weitere Forschung auf dem Gebiet der β-Rezeptoren durch das vergrößerte Einsatzgebiet nochmal stark förderte.

Das Prinzip der relativen Wirkstärke von Pharmaka, das AHLQUIST (1948) zur Einteilung der α- und β-Rezeptoren führte, wird auch zur weiteren Unterteilung der β-Rezeptoren an verschiedenen Organen angewendet. β-Rezeptorenblocker heben kompetitiv durch Blockade der β₁-Rezeptoren die positiv inotrope und chronotrope Wirkung der Katecholamine am Herzen auf. Auch die erschlaffende Wirkung auf die β₂-Rezeptoren der glatten Muskulatur wird aufgehoben. Auch die Stoffwechseleffekte der Katecholamine, wie Glykolyse und Lipolyse, werden beeinflußt. Durch das relative Überwiegen der α-Rezeptoren nimmt, zumindest vorübergehend, der periphere Gefäßwiderstand zu.

(Fortsetzung auf Seite 133)

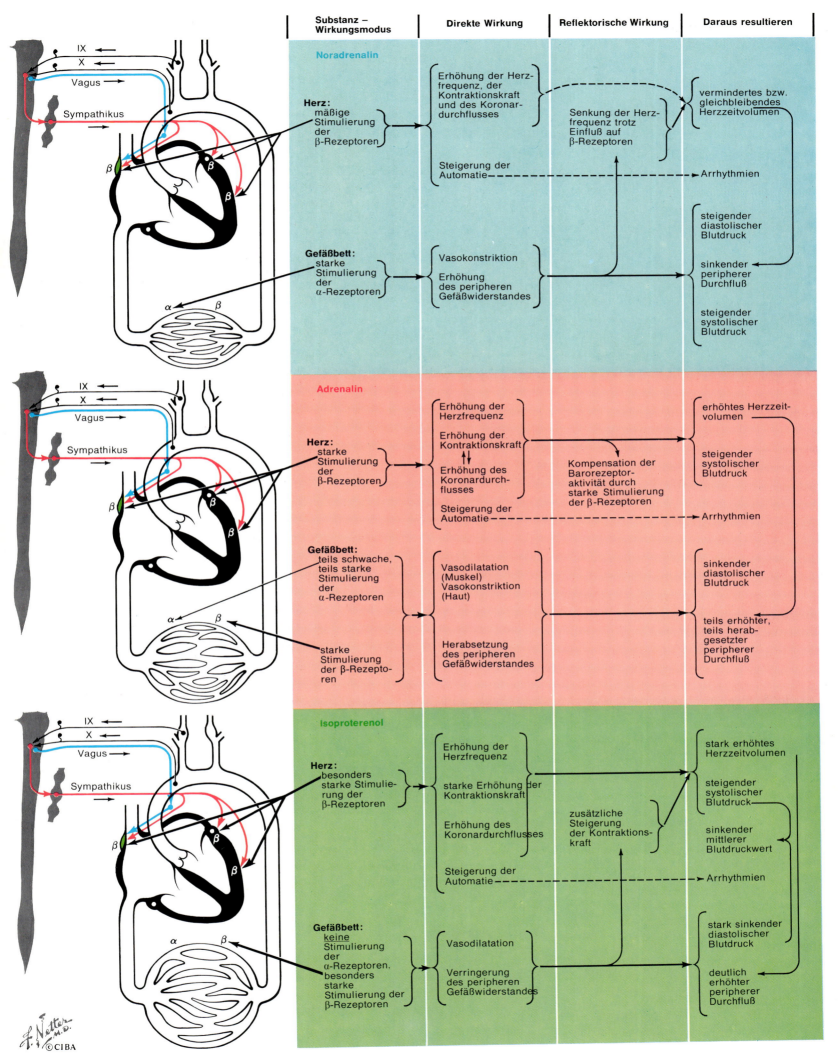

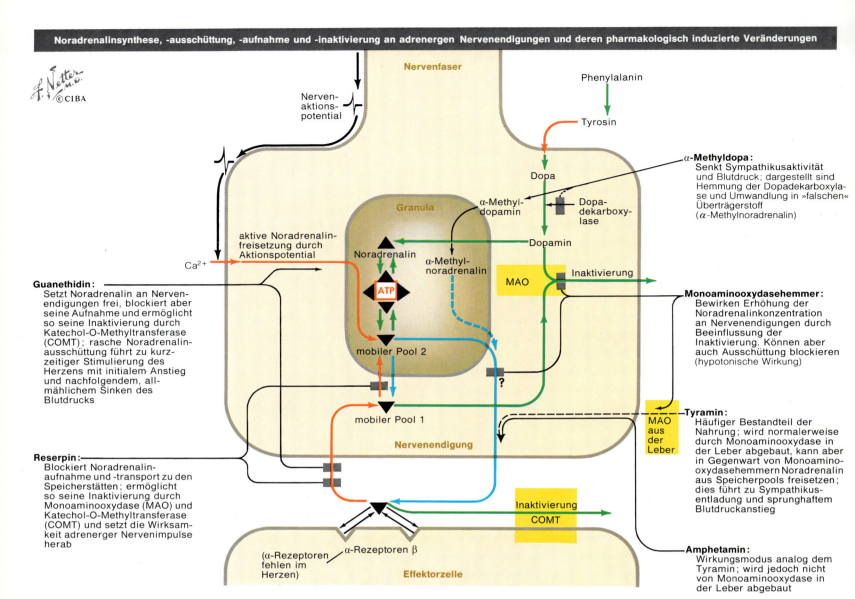

Wirkung verschiedener Pharmaka auf das Herz

(Fortsetzung von Seite 132)

Die unterschiedliche Wirkstärke verschiedener Substanzen auf von β-Rezeptoren gesteuerte Organfunktionen führte zum Begriff *Kardioselektivität*, die eine relative $β_1$-Selektivität darstellt. Sie bedeutet, daß eine Substanz, z.B. Metoprolol, schon eine negativ chronotrope ($β_1$-)Wirkung am Herzen zeigt in einer Dosierung, die noch keine (z.B. $β_2$-)Stoffwechselwirkung auf die Glykolyse hervorruft. Steigert man die Dosierung sehr stark, kommt auch die Stoffwechselwirkung zum Vorschein. Die Kardioselektivität hat vor allem bei Patienten mit Neigung zur Spastik im Bronchialsystem und bei Patienten mit diabetischer Stoffwechsellage eine Bedeutung. Patienten mit Asthma bronchiale wird man allerdings in keinem Fall mit β-Rezeptorenblockern behandeln.

Außer der Kardioselektivität hat noch die *intrinsische sympathikomimetische Aktivität (ISA)* der β-Blocker eine gewisse Bedeutung erlangt. Bei diesen Substanzen besteht außer der vorherrschenden antagonistischen, β-blockierenden Wirkung noch eine agonistische, β-stimulierende Wirkung. Diese zusätzliche Wirkung hat positive Aspekte, z.B. geringere Frequenzsenkung als vergleichbare β-Rezeptorenblocker, die vielleicht zu einer zu starken Frequenzsenkung führen. Auch über negative Aspekte wird manchmal berichtet, z.B. Herzklopfen, Schlaflosigkeit. Insgesamt braucht die ISA nur bei speziellen Situationen in Betracht gezogen zu werden. Eine weitere Eigenschaft, die *unspezifische Membranwirkung*, ist von der β-blockierenden Wirkung unabhängig.

Die β-Rezeptorenblocker unterscheiden sich auch in ihrer *Pharmakokinetik*, wofür die *Lipophilie* und die *Hydrophilie* von besonderer Bedeutung sind. Außer Unterschieden in der Resorption und einem First-pass-Effekt hängt die Gewebskonzentration von diesen Eigenschaften ab. So liegt die Gewebskonzentration von *Propranolol* in der Lunge 60mal höher als im Plasma, während bei dem mäßig lipophilen *Metoprolol* nur eine 17fach, beim hydrophilen *Atenolol* nur eine 4fach höhere Gewebskonzentration zu finden ist. Auch im Gehirn wird Propranolol stark, Metoprolol dagegen wesentlich geringer angereichert, was evtl. für zentralnervöse Nebenwirkungen von Bedeutung sein kann.

Antisympathotonika

	$β_1$-selektive Antisympathotonika		Nicht $β_1$-selektive Antisympathotonika	
	ohne ISA	mit ISA	ohne ISA	mit ISA
lipophil	Metoprolol	Acebutolol	Propranolol	Oxprenolol
hydrophil	Atenolol		Nadolol	Carteolol

Sonstige Mechanismen zur Modifizierung der adrenergen Aktivität. In den letzten 30 Jahren hat sich unsere Kenntnis der neurohumoralen Transmission ungemein vertieft. Zu Beginn der fünfziger Jahre beschäftigte man sich in erster Linie mit der Blockade der postsynaptischen Rezeptorzellen, z.B. im Falle der adrenergen Nerven α- und β-Rezeptoren. In neuerer Zeit wandte sich die Forschung insbesondere jenen Vorgängen zu, die der Freisetzung neurohumoraler Wirkstoffe durch das *Nervenaktionspotential* vorangehen. Dazu zählen die Biosynthesekette des neurohumoralen Wirkstoffs und die an der Biosynthese beteiligten Enzyme, Aufnahme und Speicherung von neurohumoralen Wirkstoffen sowie von ATP in speziellen Speicherstätten an den Nervenendigungen, Freisetzung des gespeicherten neurohumoralen Wirkstoffs durch das Nervenaktionspotential und schließlich die Vorgänge, die die Wirkung des neurohumoralen Wirkstoffs am endgültigen postsynaptischen Rezeptor beenden. Bei letzterem Vorgang geht es im Falle von *Noradrenalin* um die Frage Diffusion, Abbau und Wiederaufnahme in die Nervenendigungen.

In der Zwischenzeit wurde eine Vielzahl von Substanzen entdeckt, die in die im vorstehenden beschriebene komplexe Reaktionskette eingreifen und somit die Aktivität des sympathischen Nervensystems beeinflussen können. Ihr Haupt-

(Fortsetzung auf Seite 135)

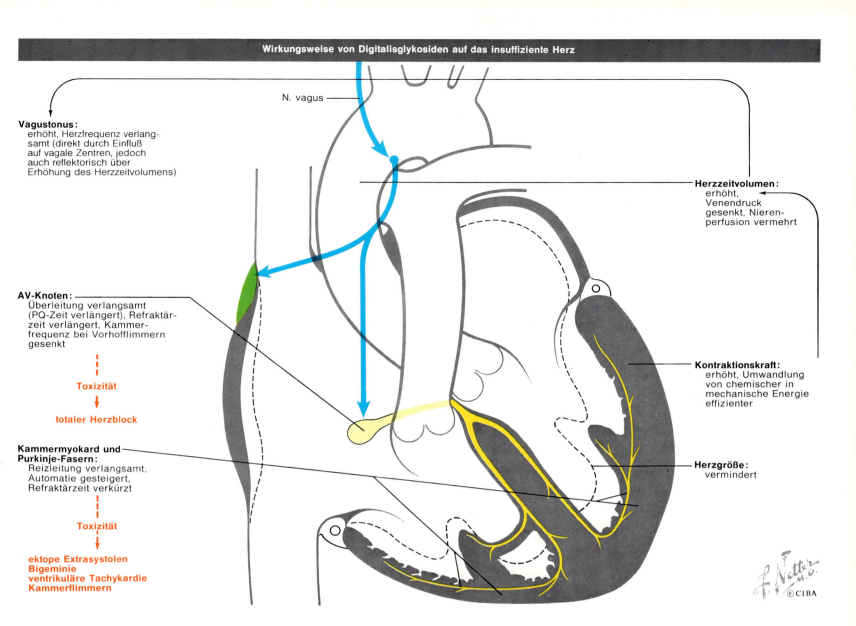

Wirkung verschiedener Pharmaka auf das Herz

(Fortsetzung von Seite 134)

anwendungsbereich liegt in der Behandlung der Hypertonie und in der Ausnützung ihrer zentralnervösen Wirkung; spielen im Zentralnervensystem doch adrenerge Mechanismen eine wesentliche, allerdings noch wenig geklärte Rolle. Schon aus der Tatsache, daß Substanzen, die in zentrale adrenerge Mechanismen eingreifen können, sich bei der Therapie der Schizophrenie und der Depressionszustände bewähren, läßt sich ihre Bedeutung ermessen. Wie zu erwarten, haben diese Substanzen Nebenwirkungen auf das Herz. Dafür seien einige wenige markante Beispiele genannt.

Reserpin. Dieses vielfach zur Behandlung der Hypertonie verwendete Alkaloid erweist sich auch bei der Schizophrenie als wirksam, wurde jedoch in letzterem Fall weitgehend durch andere Pharmaka ersetzt. Es *blockiert den Transport des neurohumoralen Wirkstoffs Noradrenalin zu den Speicherstätten und ermöglicht so seine Inaktivierung durch Monoaminooxydase bzw. Katechol-O-Methyltransferase*, so daß die adrenergen Nerven an Noradrenalin verarmen. Dadurch werden die der Innervation des Herzens dienenden *adrenergen Nervenimpulse in Abhängigkeit* von der jeweils gegebenen Dosis *weniger wirksam*. Als Folge kommt es zu Bradykardie, vermindertem Herzzeitvolumen, Beeinträchtigung der Sympathikuskomponente der kompensatorischen kardiovaskulären Reflexe und Blutdrucksenkung.

Guanethidin. Dieses Pharmakon besitzt die Fähigkeit, *Noradrenalin aus den Speicherstätten der peripheren adrenergen Nerven freizusetzen*. Es stabilisiert auch die Axoplasmamembran; damit verhindert es deren Depolarisation und damit die Noradrenalinfreisetzung.

Die Wirkung von Guanethidin entspricht der einer starken Hemmung der Sympathikusaktivität. Bei rascher bzw. hochdosierter Gabe wird aufgrund der *raschen Ausschüttung des neurohumoralen Wirkstoffs aus den Speichern* kurzzeitig die Herztätigkeit angeregt und der Blutdruck angehoben. Darauf *folgt* mit dem Schwächerwerden der Reaktion auf die Sympathikusaktivität ein *allmähliches Absinken des Blutdrucks*. Die über den Sympathikus vermittelten kardiovaskulären Reflexe sind deutlich unterdrückt, und es stellt sich häufig eine orthostatische Hypotonie ein.

Guanethidin besitzt ferner die einmalige Eigenschaft, am Übergang von der Sympathikusnervenendigung zum Erfolgsorgan eine pharmakologische Denervation auszulösen. Dadurch kommt es unter Guanethidinbehandlung zu einer Hypersensibilität gegenüber Adrenalin, Noradrenalin sowie überhaupt allen Sympathikomimetika, die direkt am Rezeptor angreifen, und damit zu einer übersteigerten Wirkung dieser Pharmaka auf das Herz. Pharmaka dieses Typs werden zur Hypertoniebehandlung kaum noch eingesetzt.

α-Methyldopa. α-Methyldopa ist ein weiteres Pharmakon aus der Reihe jener Substanzen, die an der peripheren *Nervenfaser* angreifen und die *Sympathikusaktivität* dämpfen, woraus sich seine *antihypertonische Wirkung* erklärt. Ursprünglich wurde angenommen, daß α-Methyldopa über eine Hemmung der *Dopadekarboxylase* die Syntheserate und die Speicherung von Noradrenalin in den Nervenendigungen des Sympathikusstrangs herabsetze. Dann war die Abgabe von α-Methylnoradrenalin als falscher Transmitter als Hauptwirkmechanismus angesehen worden. Wesentlicher scheint die Stimulation α-adrenerger Rezeptoren im Hirnstamm zu sein, die zu einer Abschwächung zentraler sympathischer Reize führt. Dadurch kommt es zu einer Senkung des peripheren Widerstands.

Clonidin. Clonidin ist ein Imidazolinabkömmling, der ursprünglich als Sympathikomimetikum konzipiert war. Die antihypertonische Wirkung beruht, ähnlich dem α-Methyldopa, auf einer Stimulation postsynaptischer α-adrenerger Rezeptoren des Vasomotorenzentrums der

(Fortsetzung auf Seite 136)

Wirkung verschiedener Pharmaka auf das Herz

(Fortsetzung von Seite 135)

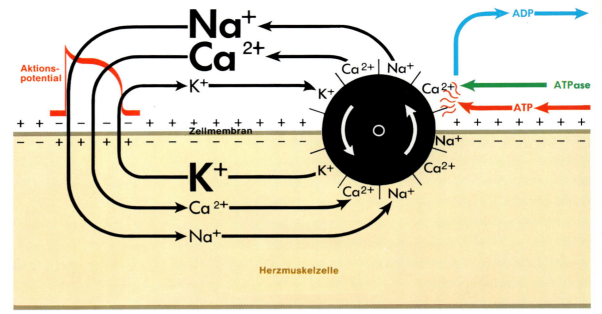

Natrium- und Kalziumionenkonzentration sind außerhalb der Herzmuskelzelle in Ruhe höher als im Zellinnern. Für Kalium gilt das Gegenteil. Die Depolarisation ermöglicht eine passive Diffusion von Na$^+$ und Ca^{2+} in die Zelle und von K$^+$ aus der Zelle. Die abrupte Konzentrationssteigerung der Ca^{2+}-Ionen gilt als kritischer Moment bei der elektromechanischen Kopplung. Die Wiederherstellung des Ionengleichgewichts im Ruhezustand erfolgt durch aktiven Ionentransport; die Energie dafür liefert ATP. ATPase setzt die phosphatgebundene Energie aus ATP frei. ATP wird dabei zu ADP umgewandelt

Medulla oblongata. Bei intravenöser Gabe kommt es zuerst zu einem kurzfristigen Blutdruckanstieg, dem Blutdruckabfall folgt. Der initiale Anstieg entfällt bei oraler Medikation. Auch die Herzfrequenz wird gesenkt. Orthostasereaktionen sind selten. An Nebenwirkungen sind für die Patienten am auffälligsten der trockene Mund und (vorübergehende) Müdigkeit. Mit einem Rebound-Phänomen ist bei plötzlichem Absetzen zu rechnen.

Monoaminooxydasehemmer (MAO-Hemmer). MAO-Hemmer werden zwar in erster Linie als Antidepressiva verwendet; sie beeinflussen jedoch auch den Herz-Kreislauf-Apparat und sollen deshalb hier kurz besprochen werden. Der Katecholaminabbau erfolgt in der Hauptsache im Sinne der Desaminierung durch Monoaminooxydase. In Gegenwart eines MAO-Hemmers wird Noradrenalin in den Granula und im Axoplasma angereichert. Dadurch können Pharmaka, die Noradrenalin indirekt aus den peripheren Nervenendigungen freisetzen (z.B. *Amphetamin* und *Tyramin*), eine übersteigerte Sympathikusentladung auslösen.

Tyramin ist therapeutisch kaum brauchbar, ist aber ein häufiger Bestandteil der Nahrung. Da es normalerweise durch die *Monoaminooxydase in der Leber* abgebaut wird, erreicht es nie in größeren Mengen den peripheren Kreislauf. Unter MAO-Hemmertherapie geht diese wichtige Schutzfunktion der Leber jedoch verloren, so daß Nahrungsmittel mit einem hohen Tyramingehalt, wie z.B. Käse, zu einer generalisierten *Sympathikusentladung* führen können. Von dieser Entladung wird besonders das Herz-Kreislauf-System betroffen, so daß es infolge eines raschen, starken *Anstiegs* des Herzzeitvolumens und des *Blutdrucks* zu einer tödlichen zerebralen Blutung kommen kann.

Die meisten Substanzen dieser Klasse sind wegen schwerer Nebenwirkungen nicht mehr einsetzbar. Die einzige derzeit verfügbare Substanz ist *Tranylcypromin*.

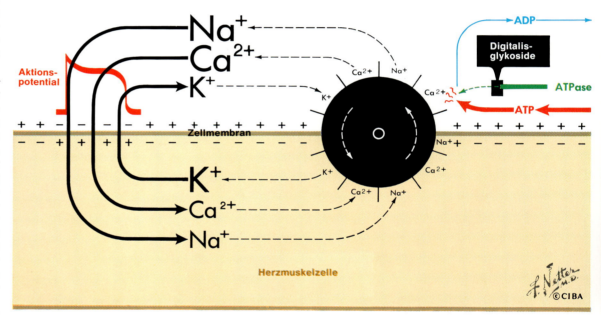

Digitalisglykoside hemmen die als Herzglykosidrezeptor anzusehende (Na$^+$+K$^+$-)ATPase. Dadurch akkumuliert intrazellulär Na$^+$, welches über den Na$^+$/Ca^{2+}-Carrier eine Stimulation des Ca^{2+}-Einwärtsstroms bedingt. Dadurch entsteht intrazellulär eine erhöhte Ca^{2+}- und Na$^+$- sowie eine verminderte K$^+$-Konzentration. Die temporäre Zunahme des Ca^{2+} aktiviert die kontraktilen Proteine im Sinne der positiven Inotropie. Dieser Mechanismus erklärt auch die erhöhte Anfälligkeit des digitalisierten Herzens für Hypokaliämie und Hyperkalzämie

Parasympathikomimetika und Parasympathikolytika

Parasympathikomimetika. Sie besitzen eine ausgeprägte, allerdings ungünstige Wirkung auf den Herzmuskel und sind therapeutisch nicht oder kaum zu gebrauchen. Am Sinusknoten wirken sie im Sinne einer Verlangsamung der Reizbildung bis zum Herzstillstand. Am AV-Knoten verlangsamen sie die Reizleitung bis zum totalen AV-Block. Ob sie eine direkte, negativ inotrope Wirkung auf den Herzmuskel ausüben, ist umstritten; Anzeichen dafür mehren sich jedoch. Neben ihrer kardialen Wirkung greifen sie auch in der Peripherie im Sinne einer deutlichen Herabsetzung des peripheren Gewäßwiderstands ein. Aus dieser kombinierten Wirkung ergibt sich ein starker Abfall des Blutdrucks.

Parasympathikolytika. Unter den natürlich vorkommenden Parasympathikolytika kommt Atropin und Scopolamin die größte Bedeutung zu. Außerdem wurden zahlreiche Parasympathikolytika synthetisiert. Die kardiale Wirkung dieser Substanzen beruht auf der Hemmung des Vagotonus an allen peripheren Rezeptoren. Atropin kann in kleinsten Dosen zu einer paradoxen Bradykardie infolge Erregung der medullären Vaguskerne führen. In der üblichen therapeutischen Dosierung bewirkt es hingegen eine Tachykardie durch Blockierung der vagotonen Erregung des Sinusknotens. Die Reaktionsintensität hängt dabei von der Dosierung und der Stärke des

(Fortsetzung auf Seite 137)

Wirkung verschiedener Pharmaka auf das Herz

(Fortsetzung von Seite 136)

Vagotonus ab. Atropin kann auch die Wirkung cholinerger Nervenimpulse und parasympathikomimetischer Substanzen auf das Reizleitungssystem blockieren.

Außer Atropin wird noch *Ipratropiumbromid* für die Behandlung bradykarder Herzrhythmusstörungen (Sinusknotensyndrom, AV-Überleitungsstörungen) eingesetzt.

Xanthine

Die Xanthine, besonders Theophyllin, wegen der positiven kardialen Wirkung am häufigsten in der Form von Aminophyllin verwendet, üben einen stark positiv inotropen und chronotropen Einfluß auf den Herzmuskel aus. Beim gesunden Versuchstier kann die positiv chronotrope Wirkung durch eine zentrale vagale Erregung überdeckt sein. Xanthine können auch die Automatie des Myokards verstärken und zu ektopen Kammerextrasystolen führen. Der positiv inotrope Effekt der Xanthine geht mit einer Erhöhung des Sauerstoffverbrauchs einher. Die kardiale Wirkung ähnelt also der der Katecholamine, hält jedoch länger an, da Katecholamine rasch vom Organismus abgebaut werden. Die Wirkungsgleichheit der Xanthine und Katecholamine ist nicht allein auf den Herzmuskel beschränkt: Xanthine bewirken z.B. eine Erschlaffung der glatten Muskulatur, insbesondere der Bronchialmuskeln, sowie eine Dilatation der Gefäße im peripheren Gefäßbett. Sie wirken also in vieler Hinsicht ähnlich wie die Katecholamine auf die β-Rezeptoren. Auf der Enzymebene wirken Xanthine als hochwirksame Hemmer des Enzyms Phosphodiesterase, das zyklisches $3',5'$-AMP abbaut. (Die Rolle von $3',5'$-cAMP bei der Aktivierung der β-Rezeptoren durch Katecholamine wurde an anderer Stelle, S.131, beschrieben.) Möglicherweise besitzen Xanthine auch eine indirekte Wirkung im Sinne einer Potenzierung der Sympathikusimpulse.

Methylxanthine, vor allem Theophyllin, haben für die Behandlung der Herzinsuffizienz durch vor- und nachlastsenkende Substanzen an Bedeutung verloren. Hauptindikationsgebiet ist die antiasthmatische Wirkung. Andere Derivate (z.B. Pentoxifyllin) wurden zur Behandlung von arteriellen Durchblutungsstörungen entwickelt.

Digitalisglykoside

Digitalisglykoside und verwandte Herzglykoside gehören zu den bedeutendsten Substanzen mit Herzwirksamkeit. Digitalisglykoside wirken auf das Herz in zweifacher Hinsicht: 1. haben sie eine positiv inotrope Wirkung auf das insuffiziente Herz und 2. einen deutlichen Einfluß auf das Reizleitungssystem und die Myokardautomatie.

Dem positiv inotropen Effekt ist der positive Einfluß dieser Substanz bei *Stauungsinsuffizienzen* ohne Reizleitungsstörungen zuzuschreiben. Durch die *Stärkung der Kontraktionskraft* steigt das *Herzzeitvolumen*, die *Herzgröße nimmt ab*, der *Venendruck sinkt*, und Ödemflüssigkeit wird infolge der *verbesserten Nierenperfusion* ausgeschieden.

Die positiv inotrope Wirkung von Digitalis auf das insuffiziente Herz ist insofern günstig, als der Sauerstoffbedarf nicht parallel zur deutlichen Verbesserung der Herzarbeit bzw. des Herzzeitvolumens erhöht wird. Aus experimentellen Befunden kann geschlossen werden, daß die Herzglykoside keinen direkten Einfluß auf den oxidativen Stoffwechsel des Herzens haben. Der Sauerstoffverbrauch hängt von der hämodynamischen Situation ab. Am suffizienten Herzen führt die Steigerung der Kontraktionskraft zu einer Erhöhung des Sauerstoffverbrauchs; am insuffizienten Herzen dagegen wirkt die Abnahme des enddiastolischen Drucks und der Herzfrequenz im Sinne einer Abnahme des Sauerstoffverbrauchs, die den O_2-verbrauchssteigernden Effekt auf die Kontraktilität weit überdeckt. Dadurch ergibt sich je nach Insuffizienzgrad eine positive Energiebilanz.

Digitalis besitzt auf der Enzymebene die einmalige Eigenschaft, die Natrium-Kalium-Adenosintriphosphatase (ATPase) zu hemmen. Die ATPase steht in engem Zusammenhang mit der Energiebereitstellung für den Ionentransport. Während der Depolarisation der Myokardzellmembran ändert sich die Membranpermeabilität, und jene Kationen, deren extrazelluläre Konzentration höher ist als im Zellinneren, d.h. in erster Linie Na^+ und Ca^{2+}, strömen rasch in die Zelle ein. Umgekehrt werden Kationen mit höherer intrazellulärer Konzentration aus dem Zellinneren ausgeschwemmt (S.48). Letzteres betrifft insbesondere K^+. Zur Wiederherstellung des Ionengleichgewichts ist ein aktiver Ionentransport nötig; die dazu erforderliche Energie wird durch die $(Na^+$-K^+-$)$ATPase kontrolliert. Dieses Enzymsystem wird als Rezeptorenzym für Herzglykoside bezeichnet (Digitalisrezeptor). Eine Hemmung der ATPase durch herzwirksame Glykoside würde also das Kationenmilieu der Herzmuskelfaser durch eine Erhöhung des Na^+- und Ca^{2+}-Einstroms sowie des K^+-Ausstroms verändern. An dem zwischen der Depolarisation der Herzmuskelfaser und dem Kontraktionsprozeß ablaufenden Geschehen (elektromechanische Kopplung) ist das Kalziumion beteiligt. Fehlt Kalzium, wird der Herzmuskel zwar depolarisiert; es kommt jedoch nicht zur Kontraktion. Die vorübergehende Zunahme des intrazellulären Kalziums aktiviert die kontraktilen Proteine und ist für die positiv inotrope Wirkung verantwortlich.

Einer Änderung des Ionengehalts der Herzmuskelzelle und des Reizleitungssystems sind möglicherweise auch das nachhaltige Eingreifen herzwirksamer Glykoside in die Reizleitung sowie die verschiedenen mit diesen Substanzen auslösbaren Arrhythmien zuzuschreiben. Der Einfluß der Herzglykoside auf Herzfrequenz und -rhythmus ist zwar klinisch auswertbar; eine Überdosierung führt allerdings zur Intoxikation mit all ihren schwerwiegenden Folgen. Bei Sinusrhythmus mit kompensatorischer Sinustachykardie *verlangsamt* Digitalis merklich die Herzfrequenz. Wie alle Glykoside erregt es die *vagalen Zentren* in der Medulla oblongata.

Digitalisglykoside greifen nachhaltig in die Reizleitung ein. Ihre komplexe Wirkung sei hier lediglich anhand der markantesten Effekte erläutert.

Niedrige Digitalisdosen beschleunigen die Reizleitungsgeschwindigkeit im Vorhof, hohe Dosen verlangsamen sie. Die *Reizleitung* durch den *AV-Knoten* wird infolge der *stärkeren vagotonen* Hemmung und eines *direkten extravagalen* Effekts der Substanz auf den AV-Knoten stark gebremst. Dies manifestiert sich in einer *Verlängerung der PQ-Zeit* und kann bis zum partiellen oder *totalen AV-Block* fortschreiten. Bei hoher Dosierung herzwirksamer Glykoside wird auch die *Erregungsleitung in den Purkinje-Fasern gedämpft*. Dieser Effekt tritt bereits ein, bevor die *Reizleitung im Herzmuskelgewebe* selbst *beeinträchtigt* ist. Digitalis beeinflußt auch die Refraktärzeit verschiedener Herzgewebe. Im Vorhof wird die Wirkung weitgehend von der Beeinflussung des Vagotonus bestimmt. Die *Refraktärzeit im AV-Knoten* ist deutlich *verlängert*, woraus sich bei *Vorhofflimmern* die *Senkung der Kammerfrequenz* nach Digitalisierung erklärt. Im Ventrikel verkürzen Digitalisglykoside die *Refraktärzeit*. Dies zeigt sich elektrokardiographisch an der verkürzten QT-Strecke. Das Kammermyokard ist von dieser Wirkung jedoch nicht gleichmäßig betroffen und kann somit zur Auslösung von Kammerextrasystolen beitragen.

Eine der nachhaltigsten Wirkungen von Digitalis, die auch die Ursache für die zahlreichen schweren Arrhythmien nach Überdosierung darstellt, ist die ausgeprägte Erhöhung der Automatie der Purkinje-Fasern und der Fasern des Arbeitsmyokards. Zu den Arrhythmien infolge einer Automatiesteigerung zählen in der Reihenfolge ihres Schweregrads: gelegentliche *Extrasystolen*, gekoppelte Extrasystolen *(Bigeminie)*, monotope und polytope *ventrikuläre Tachykardie*. Mit zunehmender Kammereigenfrequenz wird die Erregungsausbreitung im Kammermyokard gestört, wodurch es zum *Kammerflimmern* kommt. Die hier dargestellten Digitaliswirkungen rufen charakteristische elektrokardiographische Veränderungen hervor, die diagnostisch bedeutsam sind (S.69).

Wie bereits erwähnt, steht die Herzwirksamkeit von Digitalis, d.h. sein Einfluß auf Kontraktionskraft, Erregungsleitung und Automatie, offenbar in engem Zusammenhang mit einer Änderung des intrazellulären Kationenmilieus der Herzmuskelzelle. Daher können Störungen des Elektrolythaushalts die Wirkung von Herzglykosiden auf die Erregungsleitung und auf die Automatie verstärken. Eine negative K^+-Bilanz steigert die Digitalistoxizität. Da herzwirksame Glykoside häufig in Kombination mit Diuretika verschrieben werden, die die renale K^+-Ausscheidung fördern, muß Sorge für eine ausreichende K^+-Zufuhr getroffen werden. Bei Digitalisintoxikation und negativer K^+-Bilanz bessert sich der Zustand nach Auffüllen des K^+-Defizits. Umgekehrt potenziert eine Hyperkalzämie die Digitalistoxizität.

Mit Digitalis hat der Arzt ein äußerst wertvolles Medikament an der Hand. Die therapeutische Breite dieses Medikaments ist jedoch sehr gering. Vor allem aufgrund der jetzt möglichen Bestimmung des Digitalisspiegels im Blut hat sich die Dosierung deutlich verringert. Sie kann auch genauer kontrolliert werden. Die frühere sogenannte Vollwirkdosis war aufgrund der Frequenzwirkung bei Patienten mit Vorhofflimmern bestimmt worden, die einen höheren Glykosidbedarf haben. Diese Dosis wurde auch bei Patienten ohne Vorhofflimmern empfohlen, was häufig zu Nebenwirkungen führte. Die Indikation zur Digitalistherapie bei Herzinsuffizienz wird heute

(Fortsetzung auf Seite 138)

Wirkung verschiedener Pharmaka auf das Herz

(Fortsetzung von Seite 137)

kritischer gestellt. Sie wird durch die Verfügbarkeit von Diuretika und vor- und nachlastsenkenden Pharmaka ergänzt, aber vorläufig noch nicht ersetzt.

Medikamentöse Therapie der Angina pectoris

Die Angina pectoris als Symptom der koronaren Herzkrankheit beruht auf einem Mißverhältnis von Sauerstoffangebot und Sauerstoffbedarf des Herzmuskels aufgrund von Verengungen der Koronargefäße. Zur Verringerung dieses Mißverhältnisses durch Medikamente bieten sich 2 Wege an: Senkung des *Sauerstoffverbrauchs* und Erhöhung des *Sauerstoffangebots*. Für beide Wege gibt es eine Reihe von Mechanismen, die auch alle für die Therapie der Angina pectoris genutzt werden können.

Für die medikamentöse Therapie der Angina pectoris werden vom einzelnen Patienten gewöhnlich mindestens 2 Medikamente genutzt. Zum einen wird für die *Anfallsbehandlung* ein schnell wirkendes Medikament benötigt. Das Nitroglyzerin, als Kapsel oder Spray, ist nach wie vor das am meisten verwendete Pharmakon für diese Situation. Das Isosorbiddinitrat steht in Form eines Sprays dem Nitroglyzerin in der Schnelligkeit des Wirkungseintritts und der Intensität der Wirkung nicht nach. Auch sublingual in Form von Tabletten wird diese Substanz für die Anfallsbehandlung eingesetzt. Zur *Prophylaxe* wird man länger wirksame Medikamente anwenden. Sie sollten Anfälle verhindern bzw. die Belastungsschwelle, bei der Angina auftritt, erhöhen.

Die Anfallsbehandlung muß noch die Form des Anfalls berücksichtigen. Handelt es sich um eine *stabile Angina*, oder fällt der Anfall aus dem Rahmen der bisher beobachteten Umstände, trat er in Ruhe auf, bei wesentlich geringerer Belastung als bisher, oder läßt er sich gar durch mehrfache Anwendung der Anfallstherapeutika nicht mehr beheben? Dann muß eine *unstabile Anginaform* angenommen werden. Diese kann in einen Infarkt münden und ist in der Klinik zu behandeln. Der Mechanismus ist hier insofern anders, als sich wahrscheinlich der Querschnitt an der Stenose durch frische Thrombenbildung verschlechtert hat. Durch Freisetzung gefäßaktiver Stoffe aus den Thrombozyten kann zusätzlich bei exzentrischen Stenosen eine Tonuserhöhung der Gefäßmuskulatur zur Stenose beitragen. Der Thrombus und/oder »Spasmus« haben aber das Gefäß noch nicht verschlossen. Dementsprechend ist die Therapie auf Gefäßerweiterung (Kalziumantagonisten, Nitrate) und auf Erhöhung der Flimmerschwelle (β-Blocker), Gerinnungshemmung (Heparin) und Aggregationshemmung der Thrombozyten (Azetylsalizylsäure) gerichtet.

Für die *Dauerprophylaxe* der stabilen Angina stehen drei Substanzgruppen zur Verfügung: *langwirksame Nitrate* (oder langwirksame Anwendungsformen wie transdermale, therapeutische Systeme), *β-Blocker* und die *Kalziumantagonisten*. Sie können auch miteinander kombiniert werden, sowohl zur Erhöhung der Wirksamkeit gegen die Angina als auch, um Begleitsymptome oder Begleitkrankheiten mitzubehandeln. Auch können durch Kombination gewisse unerwünschte Wirkungen kompensiert werden; z.B. wird eine Frequenzerhöhung durch Nitrate oder Nifedipin von β-Blockern aufgehoben; andererseits wird einer eventuellen Erhöhung des Füllungsdrucks durch β-Blocker mit Nitraten entgegengewirkt.

Die Wahl des Medikaments oder einer Kombination richtet sich 1. nach dem *Schweregrad* der Angina und – davon nicht ganz abzugrenzen – 2. nach dem *Typ der Angina*, z.B. nur unter Belastung, auch in Ruhe, vorwiegend in Ruhe, sowie nach dem Vorhandensein zusätzlicher Symptome wie 3. *Herzinsuffizienz*, 4. *Rhythmusstörungen*, 5. *Hypertonie*, 6. vorherrschende *Herzfrequenz* sowie von anderen Symptomen, die wegen möglicher Nebenwirkungen eine Substanz oder Substanzgruppe ausschließen, z.B. β-Blocker bei Asthma oder AV-Leitungsstörungen.

Die *Langzeitnitrate* sind zur Prophylaxe am universellsten einzusetzen. Das am häufigsten verwendete Medikament dieser Gruppe ist das *Isosorbiddinitrat* (ISDN) oder sein Metabolit, *Isosorbid-5-Mononitrat* (IS-5-MN). Zu dieser Gruppe gehört auch das *Molsidomin*. IS-5-MN und Molsidomin sind etwas weniger schnell wirksam. Die Wirk*dauer* ist je nach Dosierung in etwa gleich, da ja aus dem ISDN neben dem kürzer wirksamen 2-Mononitrat auch das länger wirksame 5-Mononitrat abgespalten wird. Über die Art und Höhe der Dosierung gab es viele Diskussionen, nachdem das Phänomen der *Toleranz* näher charakterisiert werden konnte. Eine Toleranz läßt sich meistens vermeiden, wenn man im Verlauf von 24 Stunden für ein deutliches Absinken des Nitratblutspiegels sorgt. Daraus folgt, daß für die Medikation auf die Zeit der häufigsten Beschwerden geachtet werden muß. Treten diese in den frühen Morgenstunden auf, wird man versuchen, durch eine relativ große Dosis vor dem Schlafengehen, etwa auch in Retardform, diese Zeit zu erreichen. Dann kann das nitratfreie Intervall in den Tages- oder Abendstunden liegen. Die transdermalen therapeutischen Systeme (Pflaster) gewährleisten einen über 24 Stunden anhaltenden Nitroglyzerinspiegel. Einige kontrollierte klinische Studien haben aber gezeigt, daß nicht generell von einer 24-Stunden-Wirkung ausgegangen werden kann: Bei einem Teil der Patienten trat im Laufe von 24 Stunden eine Abschwächung des initialen Nitrateffekts (Nitrattoleranz) auf die belastungsinduzierte ST-Streckensenkung bzw. die maximale Belastungskapazität ein. Über eine Abschwächung in bezug auf die *Reduktion der Angina-pectoris-Anfälle* wurde bisher wenig berichtet.

Will man die Nitratpflaster bei solchen Patienten anwenden, die nicht adäquat auf die 24stündige transdermale Therapie ansprechen, sollten die Pflaster nach etwa 12–16 Stunden entfernt werden, um die ursprüngliche Wirksamkeit des Nitrats wiederherzustellen.

Das Prinzip der sogenannten Intervalltherapie (Unterbrechung der Nitratzufuhr) im Falle einer Toleranzentwicklung hat nicht nur Gültigkeit für die transdermalen, sondern ebenfalls für die langwirksamen, oral und intravenös applizierten Nitratformen. Für Molsidomin ist eine Intervalltherapie wegen eines anderen Wirkmechanismus mit praktisch fehlender Toleranz nicht notwendig.

Die Toleranz ist ein gutes Beispiel dafür, daß man für die Einstellung von Art und Menge eines Medikaments bei der Angina pectoris einen quasi meßbaren Parameter in den Beschwerden des Patienten hat. Bei längerer Betreuung läßt sich die Art und Höhe der Dosierung relativ leicht herausfinden, die dem Beschwerdebild des Patienten am besten gerecht wird. Ist dieser mit einer Dosierungsform besonders zufrieden, die eigentlich ein Toleranzproblem bringen sollte, so kann man diese ruhig so belassen. Diesem Vorgehen wird oft das Problem der »stillen Ischämie« entgegengesetzt. Dabei handelt es sich um Ischämiezeichen im EKG, die nie oder nur gelegentlich zur Angina pectoris führen. Man kann argumentieren, daß ohne Beachtung der Toleranz der Nitrate diese Patienten zeitweise »ungeschützt« einer Ischämie ausgesetzt sind. Wenn man das Toleranzproblem in diesem Sinne versteht, muß man die nitratfreie Zeit mit einem anderen Medikament, z.B. einem β-Blocker, überbrücken. Die Anfälligkeit für Angina ist aber bei der stabilen Form häufig auf bestimmte Tageszeiten oder Situationen begrenzt, so daß sich die Medikation im oben beschriebenen Sinne einrichten läßt.

β-Blocker haben sich ebenfalls in der Prophylaxe der Angina pectoris bewährt. Es gibt inzwischen eine große Zahl von Substanzen, die sich vor allem in den Eigenschaften Selektivität und sympathikomimetische Eigenwirkung unterscheiden (S. 133f.). Für die Therapie der Angina pectoris sind diese vor allem bei der Beobachtung von Nebenwirkungen bedeutsam. Neben dem ersten klinisch einsetzbaren β-Blocker, *Propranolol*, sind *Metoprolol* und *Atenolol* als kardioselektive, das *Oxprenolol* als nichtselektiver β-Blocker mit milder sympathischer Eigenwirkung weit verbreitet. In neuerer Zeit werden auch Substanzen mit zusätzlicher α-blockierender Wirkung entwickelt. Dadurch kommt es zu einer zusätzlichen Nachlastsenkung und damit einer Entlastung des Herzens.

Da unter physiologischen Bedingungen der Vasomotorentonus durch β-Blockade angehoben wird, besteht theoretisch die Gefahr, daß eine bestehende Spasmusneigung an den großen Koronararterien verstärkt wird. Daraufhin wurden β-Blocker bei instabiler Angina pectoris, die vorwiegend vasomotorisch erklärt wurde, als nicht indiziert angesehen. Neuere Untersuchungen zeigten aber, daß zumindest Metoprolol dem gefäßerweiternd wirksamen Nifedipin bei instabiler Angina pectoris überlegen ist. Aufgrund komplexer Interaktionen vasomotorischer Mechanismen scheint an reagiblen Stenosen auch eine Verminderung des Wandtonus durch β-Blocker möglich zu sein.

β-Blocker sollten bei Patienten mit stark *eingeschränkter Ventrikelfunktion* nur mit Vorsicht eingesetzt werden. Die Herzinsuffizienz hat eine erhöhte Katecholaminaktivität zur Folge, um die

(Fortsetzung auf Seite 139)

Therapie der Angina pectoris

Wirkung der Hauptsubstanzklassen auf die Determinanten der myokardialen Sauerstoffbilanz und ihre Auswirkung auf Sauerstoffangebot und Sauerstoffbedarf des Herzmuskels

Determinanten der Sauerstoffbilanz		β-Blocker	Angebot	Bedarf	Nitrate (retard/TTS)	Angebot	Bedarf	Kalziumantagonisten					
								Nifedipintyp	Angebot	Bedarf	Verapamiltyp	Angebot	Bedarf
Parameter des Sauerstoffbedarfs	**Vegetativer Antrieb**												
	Herzfrequenz	↓		↓	↗		↗	↗		↗	↓		↓
	Kontraktilität	↓		↓	–		–	–		–	↓		↓
	Spannungsbelastung												
	systolische Wandspannung Blutdruck	↓		↓	↘		↘	↓		↓	↓		↓
	enddiastolisches Volumen	↗		↗	↓		↓	–		–	–		–
	diastolische Wandspannung Füllungsdruck	↗		↗	↓		↓	–		–	–		–
	enddiastolisches Volumen	↗		↗	↓		↓	–		–	–		–
Parameter des Sauerstoffangebots	**Koronarwiderstand**												
	epikardiale Gefäße, reagible Gefäßwandanteile von (exzentrischen) Stenosen	↘	↗		↓	↑		↓	↑		↘	↗	
	Arteriolen ischämischer Myokardbereich	–	↗		–	–		–	↘		–	↘	
	nichtischämischer Myokardbereich	↗	–		–	–		↘	–		↘	–	
	intramyokardialer Druck	↗	↘		↘	↗		–	–		–	–	
	Verhältnis Systolen- zu Diastolendauer (Frequenz)	↓↓	↑		↗	↘		↗	↘		–	–	
Zusätzliche Indikationen antianginöser Pharmaka													
	antiarrhythmisch wirksam	ja			nein			nein			ja		
	bei Herzinsuffizienz einsetzbar	nein			ja			ja			nein		
	bei Herzinsuffizienz durch Ischämie	ja			ja			ja			ja		
	antihypertonisch wirksam	ja			nein			ja			ja		
	günstige Kombinationen	■ ■			■ ■			■			■		
	ungünstige Kombinationen	○									○		

Zeichenerklärung: ↑ erhöht   ↓ gesenkt   ↗ leicht erhöht   ↘ leicht gesenkt

Wirkung verschiedener Pharmaka auf das Herz

(Fortsetzung von Seite 138)

Herzleistung den Erfordernissen anzupassen. Der β-Blocker vermindert diese Aktivität. Es kann zu vermehrter Lungenstauung kommen. Die Kombination mit Nitraten wirkt dem entgegen. Belastungsinduzierte Rhythmusstörungen (Extrasystolen, Tachykardien) können durch β-Blocker häufig gut mitbehandelt werden. Besteht neben der Angina pectoris eine Hypertonie, so sind diese Substanzen ebenfalls rationell einzusetzen. An Nebenwirkungen wird häufig über kalte Extremitäten, auch Schlaflosigkeit und Impotenz geklagt. Da für die Behandlung der Angina pectoris im Vergleich zur Hypertoniebehandlung schon relativ kleine Dosen wirksam sind, läßt sich den Nebenwirkungen weitgehend aus dem Wege gehen. Die Kombination mit anderen Substanzen läßt ebenfalls die Dosis gering halten.

Einige β-Blocker sind auch für die *Reinfarktprophylaxe* indiziert (Metoprolol, Atenolol, Propranolol, Timolol). Ihre Hauptwirkung scheint dabei die Verminderung der Häufigkeit des plötzlichen Tods durch Senkung der Flimmerbereitschaft des Myokards zu sein. Auch wenn ein Patient mit Angina pectoris noch keinen Infarkt durchgemacht hat, spricht dieser Gesichtspunkt für die Einbeziehung dieser Medikamentengruppe in die Dauertherapie der Angina pectoris.

Die *Kalziumantagonisten* sind die dritte Säule für die Dauerbehandlung der Angina pectoris. Es gibt viele Substanzen mit dieser pharmakologischen Eigenschaft der Hemmung des Kalziumeinstroms in die Muskelzelle. Nur bei einem Teil ist aber eine antianginöse Wirkung so offensichtlich, daß sie sich für die Therapie durchgesetzt haben. Es sind dies im wesentlichen *Nifedipin*, *Verapamil*, *Diltiazem* und *Gallopamil*. Nifedipin unterscheidet sich im Wirkprofil von den anderen Substanzen so sehr, daß man vom »*Nifedipintyp*« und vom »*Verapamiltyp*« spricht.

Auch für diese Gruppe gibt es »Nebenindikationen«, d.h. Begleitkrankheiten, die der einen oder anderen Substanz den Vorzug geben lassen. Nifedipin hat den stärksten gefäßrelaxierenden Effekt, ist daher *blutdrucksenkend*. Die antianginöse Wirkung besteht wahrscheinlich vornehmlich in der *Koronarerweiterung* und weniger der Nachlastsenkung. Besonders bei *exzentrischen Stenosen* kann die Relaxation des normalen Wandanteils zu einer Vermehrung des Sauerstoffangebots führen. Bei besonderer anatomischer Konstellation scheint auch ein *Steal-Effekt* möglich zu sein. Dafür spricht, daß bei einigen Patienten Angina pectoris durch Nifedipin ausgelöst werden kann.

Die Substanzen vom *Verapamiltyp* haben keine so starke Gefäßwirkung, aber zusätzlich wird der Kalziumantagonismus auf die Myokardzelle stärker wirksam. Die daraus resultierende *Kontraktilitätsabnahme* führt zur Verminderung des Sauerstoffbedarfs. Verapamil wird seit langem auch für die Behandlung supraventrikulärer Tachykardien und Extrasystolen verwendet. Wenn solche Rhythmusstörungen neben der Angina pectoris bestehen, empfehlen sich die Substanzen dieses Typs besonders. Auch eine geringe Frequenzsenkung ist zu beobachten. Die Hemmung der AV-Überleitung wird bei Vorhofflimmern ausgenutzt, muß bei eventuellen AV-Leitungsstörungen aber als Kontraindikation beachtet werden. Für die *Reinfarktprophylaxe* konnten sich die Kalziumantagonisten bisher nicht qualifizieren.

Begleitende Maßnahmen der Behandlung umfassen vor allem Gewichtsreduktion bei Übergewicht, Nikotinabstinenz, Blutdruckkontrolle, Behandlung von Fettstoffwechselstörungen und Bewegungstherapie, die durch ökonomischere Sauerstoffverwertung in der Peripherie die Belastbarkeit etwas erhöhen kann. Das Arsenal der Behandlung der Angina pectoris ist in den letzten Jahrzehnten mit invasiven und medikamentösen Maßnahmen dramatisch ausgeweitet worden. Um so größere Aufmerksamkeit muß jetzt der

(Fortsetzung auf Seite 140)

Wirkung verschiedener Pharmaka auf das Herz

(Fortsetzung von Seite 139)

Prophylaxe und frühzeitigen Erkennung der koronaren Herzkrankheit gewidmet werden.

Medikamentöse Behandlung der Arrhythmien

Vereinfacht ausgedrückt kommen Herzrhythmusstörungen durch eine Störung der Reizleitung und/oder der Reizbildung zustande. Bei bestimmten Leitungsstörungen, z.B. bei totalem Herzblock infolge einer Läsion des Reizleitungssystems, können Pharmaka wie Isoproterenol lediglich die Automatie verstärken und damit die Reizbildungsfrequenz an einem ektopen Herd erhöhen. Deshalb ist bei derartigen Arrhythmieformen an die Stelle der medikamentösen Therapie der elektrische Schrittmacher getreten. Es gibt jedoch Arrhythmieformen, die medikamentös beherrscht werden können; ihre Wiederkehr kann durch eine prophylaktische Behandlung unter Ausnützung der pharmakologischen Wirkung bestimmter Substanzen auf Reizbildung, Leitungsgeschwindigkeit und Refraktärzeit vermieden werden. Im folgenden soll versucht werden, den heutigen Stand der Pathophysiologie der Arrhythmien kurz zu umreißen und Charakteristika der prophylaktisch und therapeutisch wirksamen Pharmaka darzulegen.

Zunächst soll daran erinnert werden, daß viele Zellen des Herzens eine Automatie besitzen. Dazu zählen in erster Linie die Zellen des Sinusknotens, bestimmte Zellen des Vorhofgewebes und des AV-Knotens sowie die Zellen des His-Purkinje-Systems. Alle sog. Automatiezellen besitzen eine potentielle Schrittmacheraktivität. Die Membranpotentiale der Automatiezellen unterscheiden sich in einem wesentlichen Punkt von den Potentialen der den Kontraktionsvorgang ausführenden Zellen der Arbeitsmuskulatur. Elektrokardiographisch ist bei unipolarer Ableitung von einer isolierten Herzfaser (S.48) zu sehen, daß die Zellmembran nach der Repolarisation polarisiert bleibt (diastolische Polarisation). Die Depolarisation beginnt erst mit dem nächsten Impuls, der das Membranpotential vom diastolischen Ruhepotential auf den die Depolarisation auslösenden kritischen Wert reduziert (Schwellenpotential). In den Fasern der Arbeitsmuskulatur entspricht das Schwellenpotential ungefähr −65 Millivolt. Bei den Automatiefasern zeigt die unipolare Ableitung einen wichtigen Unterschied auf: Die Membran bleibt nach der Repolarisation nicht polarisiert. Es tritt vielmehr eine allmähliche spontane Depolarisation ein. Ist das Schwellenpotential erreicht, wird das charakteristische *Aktionspotential* ausgelöst und fortgeleitet. Die Entladungsfrequenz eines Schrittmachers hängt von 3 Faktoren ab: 1. von der Geschwindigkeit der spontanen Depolarisation während der Phase 4 (S.48), 2. vom initialen Ruhepotential und 3. vom Schwellenpotential. Davon kommt dem ersten Faktor die größte Bedeutung zu. Je rascher die spontane Depolarisation abläuft, desto früher wird das Schwellenpotential erreicht, und desto höher wird die Reizbildungsfrequenz. Angenommen, die spontane Depolarisation läuft bei konstanter Geschwindigkeit ab: Bei hyperpolarisierter Membran wird das Schwellenpotential dann später erreicht werden als bei einer partiell depolarisierten Membran. Ebenso kann natürlich eine Änderung des Schwellenpotentials bei konstanten sonstigen Gegebenheiten die Entladungsfrequenz ändern.

Im Normalfall ist die Automatie im Sinusknoten am stärksten ausgeprägt. Die Reizbildungsfrequenz im Sinusknoten bestimmt denn auch die Herzfrequenz. Änderungen der Herzfrequenz sind Folge einer geänderten Vagus- oder Sympathikusaktivität (Azetylcholin- bzw. Noradrenalinausschüttung). Diese beiden neurohumoralen Wirkstoffe beeinflussen die elektrischen Eigenschaften des Schrittmachers genau in der erwarteten Weise.

Obzwar der Sinusknoten im intakten Herzen als spontaner Schrittmacher dominiert, kann aufgrund verschiedener physikalischer und chemischer Veränderungen im Myokard die Automatie verstärkt werden. Dies ist sehr häufig der Fall und erklärt, warum auch Herzgesunde infolge einer lokalen Automatiesteigerung in einem potentiellen Schrittmacher entlang des Reizleitungssystems Extrasystolen haben können. Sie sind in der Regel meist klinisch bedeutungslos. Bei einer ausgeprägten und anhaltenden Änderung der Automatie können jedoch Pulsus alternans und hochgradige Tachykardien auftreten.

Die Automatie kann durch verschiedene physikalische Vorgänge gesteigert werden. Darunter kommt der Dehnung (S.39) die größte Bedeutung zu. Aufgrund der Dehnung zeigt das erweiterte insuffiziente Herz meist eine ektope Schrittmacheraktivität, die nach erfolgter Rekompensation mit Digitalis verschwindet, obwohl Digitalis an sich eine automatiefördernde Wirkung besitzt. Die Automatie kann auch bei niedrigem pH, erhöhtem pCO_2 und verringertem pO_2 gesteigert sein. Eine geänderte extrazelluläre Kaliumionenkonzentration kann sowohl das diastolische Potentialmaximum als auch die Steilheit der Phase 4 beeinflussen. Daher werden ektope Schrittmacher bei Hypokaliämie gefördert, bei Hyperkaliämie unterdrückt. Auch Kalziumionen spielen eine wesentliche Rolle. Bei erhöhter Kalziumionenkonzentration verschiebt sich das Schwellenpotential nach unten. Ist die Kalziumionenkonzentration jedoch vermindert, steigt nicht nur das Schwellenpotential, sondern auch die Steilheit der Phase 4 nimmt zu. Azetylcholin verringert die Steilheit der Phase 4 und bewirkt eine Hyperpolarisation der Membran. Daher erfolgt die Reizbildung langsamer. Dies wirkt sich in erster Linie auf den Sinusknoten und die Automatiefasern des Vorhofs aus. Die Automatie der Fasern des His-Purkinje-Systems wird hingegen durch Azetylcholin kaum beinflußt. Dementsprechend ist eine Erhöhung der reflektorischen Vagusaktivität bei der Beherrschung supraventrikulärer Tachykardien oft wirksam, hat aber bei ventrikulären Tachykardien kaum therapeutischen Wert.

Verstärkte Sympathikusaktivität bzw. Katecholamininjektionen erhöhen deutlich die Automatie durch ausgeprägte Steigerung der Steilheit der Phase 4. Dieser Effekt betrifft das gesamte Reizleitungssystem und müßte eigentlich zu einer hochgradigen Sinustachykardie führen. Wird jedoch die Automatie im supraventrikulären Bereich reflektorisch über die Vagusaktivität gedämpft, entstehen mono- oder polytope Schrittmacher im Ventrikel, die hochgradige, evtl. tödliche Arrhythmien auslösen. Digitalis bewirkt eine deutliche Steigerung der Automatie im His-Purkinje-System. In hohen Dosen kann es auch einen AV-Block auslösen. Dies erklärt das Zustandekommen der lebensbedrohlichen ventrikulären Tachykardien bei Überdigitalisierung. Auch eine kreisende Erregung kann Ursache von Arrhythmien sein. Zu einer kreisenden Erregung kommt es, wenn ein Impuls an refraktären Gewebsbezirken, gleich welcher Ursache die Refraktärität ist, abgelenkt wird. Er kann bei entsprechend langem Weg und entsprechend niedriger Leitungsgeschwindigkeit seinen Entstehungsort bei der Rückkehr bereits wieder erregbar vorfinden, so daß eine perpetuierende Arrhythmie entsteht. So kann in manchen Fällen Vorhofflattern ausgelöst werden. Vorhofflimmern ist angeblich auf eine zu hohe Entladungsfrequenz eines ektopen Herdes zurückzuführen, der das Vorhofmyokard nicht mehr folgen kann, so daß keine koordinierte Kontraktion zustande kommt. Es kann jedoch evtl. auch durch eine kreisende Erregung ausgelöst werden.

Bei der kreisenden Erregung ist nicht unbedingt ein langer Leitungsweg Voraussetzung; sie kann auch infolge eines Verletzungsstroms auftreten, und zwar wenn benachbarte Fasern verschieden schnell repolarisiert werden (z.B. wenn eine Faser u.U. infolge einer Koronarinsuffizienz nicht genug Sauerstoff erhält, eine benachbarte jedoch von der Hypoxie nicht betroffen ist). Dadurch entsteht eine Potentialdifferenz, die so groß sein kann, daß die bereits repolarisierende Zelle wieder erregt wird. Ist einmal die synchrone Erregung unterbrochen, sind die Voraussetzungen für eine wiederholte gegenseitige Erregung der betroffenen Zellen gegeben. Dieser Mechanismus liegt möglicherweise den bei Myokardinfarkten auftretenden hochgradigen Arrhythmien zugrunde.

Hochgradige Arrhythmien können schließlich auch infolge einer Änderung der Impulsausbreitung auftreten. Wenn z.B. die Impulsausbreitung in einem Ast des Purkinje-Systems normal vor sich geht, in einem anderen infolge eines Blocks jedoch verlangsamt erfolgt, kann der langsamer übergeleitete Impuls eine Kammermyokardzelle nach bereits erfolgter normaler Erregung neuerlich erregen, so daß als Reaktion auf den langsamer übergeleiteten Impuls neuerlich eine Kontraktion erfolgt; dadurch entsteht ein Pulsus alternans.

Antiarrhythmika sind Medikamente zur Behandlung von Extrasystolen, Tachykardien, Flattern oder Flimmern. Substanzen zur Beschleunigung des Herzschlags oder zur Beseitigung von AV-Überleitungsstörungen werden dieser Gruppe nicht zugerechnet. Die antiarrhythmische Wirkung kann auf verschiedenen Mechanismen beruhen:

1. Unterdrückung einer erhöhten oder getriggerten Automatizität eines ektopen Schrittmachers.

(Fortsetzung auf Seite 141)

Wirkung verschiedener Pharmaka auf das Herz

(Fortsetzung von Seite 140)

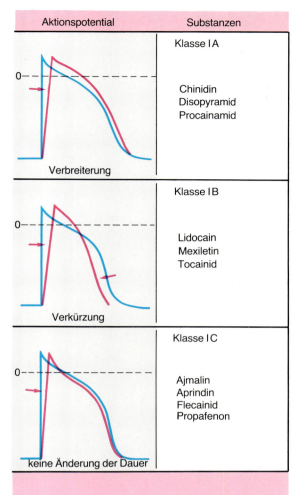
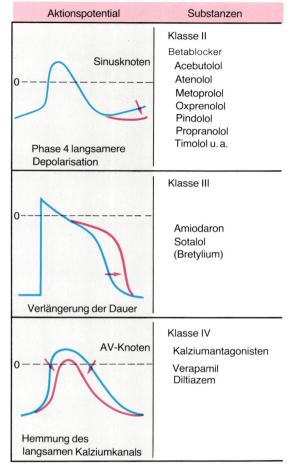

2. Unterbrechung einer kreisenden Erregung (reentry) entweder durch Verlängerung der Refraktärperiode und/oder der Leitungsgeschwindigkeit in den Zellen des Reentry-Kreises.

3. Der für die kreisende Erregung notwendige unidirektionale Block wird in einen bidirektionalen Block überführt.

4. Verbesserung der Synchronisation eines elektrophysiologisch inhomogenen Myokards im Bereich einer kreisenden Erregung oder eines Flimmerns.

Eine Behandlung der pathophysiologischen Ursache ist nur selten möglich, z.B. wenn die Rhythmusstörungen durch Katecholamine (und nicht durch die Folgen einer Ischämie) während Belastung durch β-Blocker verhindert werden. Eine Klassifikation nach elektrophysiologischen Parametern wurde zuerst 1975 von WILLIAMS vorgeschlagen. Inzwischen wurden die *Substanzen der Klasse I* weiter unterteilt. Gemeinsam ist der Klasse I die Verringerung der maximalen *Depolarisationsgeschwindigkeit* durch Hemmung des Natriumeinstroms, weshalb sie jetzt auch als »Natriumblocker« bezeichnet werden. Unterschiedlich ist der Einfluß auf die *Aktionspotentialdauer*, wonach in die Unterklassen A–C unterteilt wird. In der Gruppe I sind die »klassischen« Antiarrhythmika enthalten. In den letzten Jahren sind neue, sehr wirksame Substanzen dazugekommen.

Die Antiarrhythmika haben ein unterschiedliches *Wirkspektrum*, sowohl nach dem *Ort der Wirkung* als auch nach der *Art der Arrhythmie*, die sie bevorzugt bessern oder aufheben.

Die Behandlung von *Extrasystolen und Tachykardien* wird in der Regel mit Medikamenten der *Gruppen IA und IC* durchgeführt. Speziellere Indikationen haben Substanzen der *Klassen II und III*. Diese Gruppe hat insgesamt ein bezüglich der Lokalisation großes Wirkspektrum; sie wird für Vorhof- und Ventrikelarrhythmien eingesetzt.

Rhythmusstörungen im Bereich des Vorhofs sind die Domäne der Klasse IV, vor allem das Verapamil (und Digitalis). Nur auf ventrikuläre Rhythmusstörungen wirken die Substanzen der *Klasse IB*. Diese Substanzen weisen also ein *engeres Wirkspektrum* auf.

Ein weiterer elektrophysiologischer Parameter, der für die Therapie zu beachten ist, ist die Wirkung der Antiarrhythmika auf das *Reizleitungssystem*. Es gibt Substanzen, die die Leitung durch den AV-Knoten hemmen: die Klassen II, III und IV (Verapamil). Bei der elektrophysiologischen Messung wird das *AH-Intervall verlängert*. Andere Substanzen hemmen die Leitung durch die infranodalen Abschnitte, verlängern also das *HV-Intervall*. Dazu gehören die Substanzen der Klasse IA, Chinidin und Disopyramid. Substanzen der Klasse IC (Propafenon, Flecainid, Ajmalin) hemmen die Leitung durch beide Abschnitte des Reizleitungssystems. Diese Wirkungen sind bei der Wahl eines Antiarrhythmikums, sowohl zur Indikation (z.B. Verapamil zur Senkung der Kammerfrequenz bei Vorhofflimmern) als auch zur Vermeidung unerwünschter Wirkungen (z.B. Entwicklung einer Erregungsausbreitungsstörung), zu berücksichtigen.

Selbstverständlich muß nach den Ursachen der Rhythmusstörung geforscht werden. Neben einer Herzkrankheit sind auch endokrine Störungen, vor allem der Schilddrüse, auszuschließen. An Medikamente als Ursache, z.B. Psychopharmaka, ist immer zu denken. Schnelle Wechsel im Zustand des autonomen Nervensystems führen zu harmlosen Extrasystolen. Wenn bei der Registrierung des EKG zur tiefen Einatmung aufgefordert wird, zeigen sich häufig nerval, vielleicht auch durch Dehnung des Myokards während des verstärkten Blutrückstroms bedingte harmlose ventrikuläre Extrasystolen.

Bei der Behandlung von Rhythmusstörungen muß immer bedacht werden, daß jedes antiarrhythmische Medikament auch Arrhythmien *verursachen* kann. Die Indikation für die Behandlung ist nicht zuletzt deshalb sorgfältig zu bedenken. Zur richtigen Indikation gehört, daß man neben der *Art* auch die *Häufigkeit* der Rhythmusstörung erfaßt. Diese Parameter sowie die Therapiekontrolle sind zuverlässig nur durch Monitorkontrolle oder das Langzeit-EKG möglich. Die Speicherung des EKG über mehrere, vorzugsweise 24 Stunden stellt die Therapie von Rhythmusstörungen auf eine rationale Basis, wenn auch die Wahl des Medikaments außer einer gewissen Rangfolge für die jeweilige Rhythmusstörung nach wie vor nur durch »Versuch und Irrtum« erfolgen kann.

Sektion III

Embryologie

von

Frank H. Netter, M.D.

unter Mitarbeit von

Lodewyk H. S. van Mierop, M.D.   Tafeln 1–17

Entwicklungsalter des Embryos

Kriterien für die Berechnung des Entwicklungsalters

Bei den meisten Frauen findet die Ovulation in zirka vierwöchigen Intervallen statt. Meist fehlen dafür äußere Anzeichen. Manche Frauen klagen jedoch über einen Mittelschmerz und einen leichten, blutigen Vaginalausfluß.

Auffälliger ist der Vorgang, der der Ovulation nach 14 Tagen folgt, wenn keine *Befruchtung* stattfindet. Dieser Vorgang, der sowohl beim Menschen als auch bei den höheren Primaten auftritt, wird als *Menstruation* bezeichnet. Dabei wird das ausgereifte glanduläre und vaskuläre *Endometrium* abgestoßen. Die damit einhergehende Menstruationsblutung dauert in der Regel 4 bis 5 Tage.

Da die Menstruationsblutung ein nicht zu übersehendes Ereignis darstellt, können die meisten Frauen mit ziemlicher Genauigkeit angeben, wann sie ihre letzte »Periode« hatten. Schwangerschaftsdauer und Geburtstermin werden deshalb auch meist nach dem Zeitpunkt der letzten Periode berechnet. Ist die Menstruation regelmäßig, können Schwangerschaftsdauer und Geburtstermin unabhängig von der jeweiligen Dauer des Menstruationszyklus ziemlich genau berechnet werden, da das Intervall zwischen Ovulation und der darauffolgenden Menstruation recht konstant ist (14 ± 1 Tag). Der Menstruationszyklus ist je nach der Dauer der endometrialen Proliferationsphase zwischen dem letzten Menstruationstag und der nächsten Ovulation variabel.

Aus dem vorstehenden wird deutlich, daß das Entwicklungsalter des Embryos nach zwei verschiedenen Kriterien angegeben werden kann: 1. nach dem Ovulationszeitpunkt (Ovulationsalter) und 2. nach dem ersten Tag der letzten Menstruation (Menstruationsalter).

In der geburtshilflichen Praxis wird in der Regel das Menstruationsalter angegeben. Da dieses aber nicht mit absoluter Genauigkeit berechnet werden kann, wird in der Embryologie das Ovulationsalter bevorzugt. Es kann heute, wo ja embryologisches Material von Menschen und Primaten für experimentelle Zwecke in ausreichender Menge zur Verfügung steht, mit ziemlicher Genauigkeit bestimmt werden.

Es ist üblich und auch sinnvoll, das Entwicklungsalter des Embryos nicht nur in Tagen vom Zeitpunkt der letzten Ovulation anzugeben, sondern auch ein beschreibendes Merkmal hinzuzufügen. In den ersten 3 Entwicklungswochen bezieht sich die Beschreibung meist auf das Aussehen des Embryos (*2-Zellen-Stadium, Morula, Blastozyste* usw.). Am Ende der 3. Woche beginnt sich das *paraxiale Mesoderm* (Stammplatte) symmetrisch und abschnittsweise in kraniokaudaler Richtung in paarige Blöcke, *Somiten*, zu differenzieren, bis 44 Somitenpaare gebildet sind. Zwischen dem 20. und dem 30. Tag (1 bzw. 28 Somiten) wird daher neben dem Ovulationsalter meist auch die Anzahl der Somitenpaare angegeben. Später wird das Auszählen der Somiten immer schwieriger. Deshalb wird ab dem 30. Tag ein Längenmaß verwendet, und zwar meist die Scheitel-Steiß-Länge (SSL) (Sitzhöhe). Während der Fetalperiode, also vom 3. Monat bis zum Termin, können zusätzlich die Scheitel-Fersen-Länge (SFL) (Stehhöhe) und das Gewicht angegeben werden.

Erste embryonale Entwicklungsphase

Beim Menschen ebenso wie bei den meisten Primaten erfolgt die Befruchtung wahrscheinlich im proximalen Abschnitt des Eileiters in der Nähe seiner Fimbrien zirka 12 bis 24 Stunden nach der Ovulation. Von dort wird das befruchtete Ei durch rhythmische Kontraktionen des Eileiters und den Flimmerschlag der Epithelauskleidung in den Uterus befördert. Dies dauert ungefähr 4 Tage. Währenddessen teilt sich das Ei mehrmals, ohne dabei jedoch merklich an Größe zu gewinnen, und besteht bei seinem Eintritt in den Uterus bereits aus einer Zellanhäufung (*Morula*).

(Fortsetzung auf Seite 145)

Entwicklungsalter des Embryos

(Fortsetzung von Seite 144)

Im Uterus nimmt die Morula Flüssigkeit aus ihrer Umgebung auf und vergrößert sich zu einer *Blastozyste*. Blastozysten bestehen aus einer einschichtigen Wand aus abgeflachten Zellen, dem *Trophoblast*, und einer an einer Seite liegenden inneren Zellmasse, dem *Embryoblast*. Mit dem Trophoblasten liegt die Blastozyste am *Gebärmutterepithel* an. Auch die Implantation in das Endometrium erfolgt später über den Trophoblasten. Die Trophoblastenzellen beginnen sich bald in einen *Zyto-* und einen *Synzytiotrophoblasten* zu differenzieren und bilden schließlich die äußere Embryonalhaut (Chorion) und den fetalen Abschnitt der *Plazenta*. Der Embryo entwickelt sich aus der inneren Zellmasse, die auch an der Bildung des *Amnions* und des *Dottersacks* Anteil hat.

Bald nach der Nidation differenzieren sich die Zellen der inneren Zellmasse in zwei Schichten – ein inneres Keimblatt aus mehr oder minder abgeflachten Zellen *(Entoderm)* und ein äußeres aus hochzylindrischen Zellen *(Ektoderm)*. Beide Keimblätter zusammen bilden die zweiblättrige Keimscheibe. Ungefähr zur gleichen Zeit entsteht zwischen der inneren Zellmasse und dem sie überlagernden Trophoblasten ein Spalt, die *Amnionhöhle*, die mit den zylindrischen Ektodermzellen der Keimscheibe und den vom Trophoblasten abstammenden Amnioblasten ausgekleidet ist.

In die Blastozystenhöhle wandern entlang der Innenseite Entodermzellen aus der inneren Zellmasse ein, kleiden sie aus und bilden den *primären Dottersack*. Gleichzeitig oder jedenfalls kurz darauf lösen sich die Entodermzellen des primären Dottersacks vom Trophoblasten. Dazwischen tritt netzartiges *extraembryonales Mesoderm*. Der eigentliche Embryo besteht nun aus einer zweiblättrigen Keimscheibe, von dessen Zellen sich sämtliche *intraembryonalen* Gewebe herleiten, nämlich 1. aus dem aus zylindrischen Zellen aufgebauten Ektoderm, das 2. mit den kubischen, das Dach des primären Dottersacks bildenden Entodermzellen verhaftet ist. Die restlichen den Dottersack auskleidenden Entodermzellen stehen mit dem extraembryonalen Mesoderm in Verbindung und bilden die Heuser-Membran*.

Die ursprünglich kleinen Spalträume im extraembryonalen Mesoderm werden bald größer und konfluieren *(extraembryonales Zölom)*, mit Ausnahme eines mesodermalen Stiels, der die Verbindung zwischen dem Amnion und dem Trophoblasten schafft. Dieser mesodermale Stiel wird später zum *Haftstiel*.

Mit der Bildung des extraembryonalen Zöloms teilt sich das extraembryonale Mesoderm in zwei Schichten – die den Trophoblasten und einen Teil des Amnions auskleidende parietale *Somatopleura* und die den Dottersack bedeckende viszerale *Splanchnopleura*.

Um diese Zeit wird ein Großteil des primären Dottersacks abgeschnürt, wodurch der wesentlich kleinere sekundäre Dottersack sowie eine Reihe von (Exozöl-)*Zysten* entstehen.

An dem später einmal das Kopfende der zweiblättrigen Keimscheibe bildenden Abschnitt verdickt sich das Entoderm zur *Prächordalplatte*. Ihr Auftreten ist das erste Anzeichen einer Zweiseitensymmetrie der Keimscheibe. Am gegenüberliegenden Ende beginnen Ektodermzellen zu wuchern und zwischen Ektoderm und Entoderm einzuwandern. Damit entsteht das dritte Keimblatt, das *intraembryonale Mesoderm*. Eine genaue Beschreibung des Entstehungsvorgangs und des Aussehens sowie der Bedeutung des *Primitivknotens (Hensen-Knoten)*, des *Primitivstreifens* und des *Chordafortsatzes* übersteigt den Rahmen dieses Werkes. Es soll daher nicht näher darauf eingegangen werden.

Die Mesodermzellen schieben sich zwischen Ektoderm und Entoderm ein und wandern in lateraler und kranialer Richtung, bis Ektoderm und Entoderm schließlich nur noch an der Prächordalplatte fest miteinander verbunden sind. Die zweiblättrig gebliebene Prächordalplatte wird später zur *Bukkopharyngealmembran* (S. 147). Entlang dem lateralen Rand der Keimscheibe tritt das mittlere Keimblatt mit dem extraembryonalen Mesoderm in Verbindung. Der nun aus drei Keimblättern bestehende Embryo wird länglich und von dorsal (ektodermal) bzw. ventral (entodermal) her gesehen birnenförmig. An seinem schmalen kaudalen Ende verbindet ihn der *Haftstiel* (S. 146) mit dem extraembryonalen Anteil der Zygote.

In diesem Entwicklungsstadium hat der Embryo ein Ovulationsalter von zirka *20 Tagen* und eine Länge von nahezu *1,5 mm*. Bald können einfache physikalisch-chemische Vorgänge den rasch steigenden Stoffwechselbedarf des Embryos nicht mehr ausreichend decken, und es wird ein funktionsfähiges Kreislaufsystem erforderlich.

---

* Die Herkunft der die Heuser-Membran bildenden Mesothelzellen ist noch nicht geklärt. Sie sind entweder entodermalen Ursprungs (wie beim Makaken) oder entstehen durch lokal begrenzte Differenzierung des Zytotrophoblasten. Der primäre Dottersack wird auch als Exozölblase bezeichnet, was jedoch leicht mit dem extraembryonalen Zölom verwechselt werden kann.

Beginn der intraembryonalen Gefäßbildung

Präsomitenstadium (Embryo 1,5 mm, zirka 20 Tage)

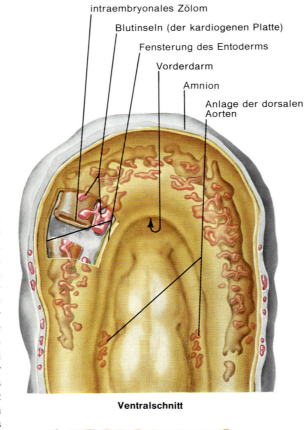

Ventralschnitt

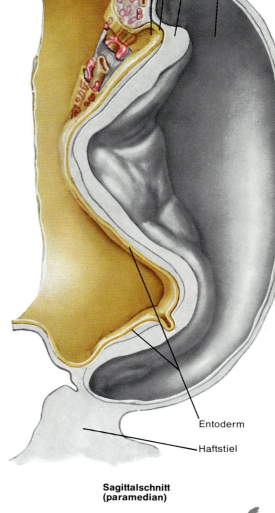

Sagittalschnitt (paramedian)

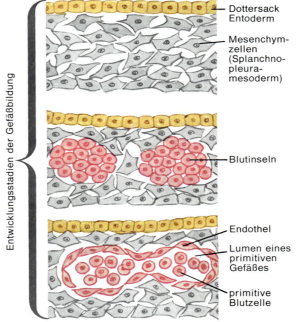

Entwicklungsstadien der Gefäßbildung

Das Kreislaufsystem entsteht zwar nicht als erstes, wird jedoch lange vor allen anderen Organen des Embryos funktionsfähig. Die Funktionsfähigkeit tritt bemerkenswerterweise schon in einem relativ primitiven Entwicklungsstadium ein. Die intraembryonalen Gefäße entstehen aus einem einfachen, zweiseitig symmetrischen Plexus und entwickeln sich in der Folge zu einem asymmetrischen, komplexen System aus Arterien, Venen und Kapillaren. Dies erfordert notwendigerweise einen dynamischen Entwicklungsprozeß, in dessen Verlauf immer wieder neue Gefäße und provisorische Strombahnen gebildet und der Blutstrom umgelenkt wird, während einmal dominierende Versorgungswege, ja sogar ganze Subsysteme verschwinden. Das Kreislaufsystem muß ja schließlich mit dem Embryo wachsen; es muß sich an tiefgreifende Formveränderungen des embryonalen Körpers sowie an die jeweiligen Entwicklungsvorgänge in anderen Organen anpassen. Gleichzeitig wächst das bereits Arbeit leistende Herz und entwickelt sich aus einem einfachen Schlauch in ein komplexes Organ mit 4 Kammern und 4 Klappenapparaten. Das embryonale Herz, das nicht nur den winzigen Embryo selbst, sondern auch die extraembryonale (plazentäre) Gewebsmasse mit Blut zu versorgen hat, ist im Vergleich zur Organgröße des Erwachsenen denn auch relativ groß.

Bevor auf die Entstehung des Kreislaufsystems eingegangen werden soll, empfiehlt sich eine kurze Darstellung von zwei Entwicklungsvorgängen innerhalb des intraembryonalen Mesoderms, und zwar der Entstehung des *intraembryonalen Zöloms* und der Bildung der *Somiten*.

Das intraembryonale Zölom (Leibeshöhle) entsteht durch das Zusammenfließen kleiner, ursprünglich isolierter Spalträume im lateralen Mesoderm. Dabei bilden sich Zölomblasen, die nach kranial ziehen und knapp vor der *Prächordalplatte* miteinander verschmelzen, wodurch ein einziger hufeisenförmiger Raum entsteht. In weiterer Folge gewinnt das intraembryonale Zölom an seinen kaudalen Enden Verbindung mit dem *extraembryonalen Zölom* (S. 144).

Durch die Bildung des Zöloms wird das Mesoderm in zwei Schichten geteilt – nämlich in das mit dem Ektoderm in Berührung stehende *parietale* bzw. *Somatopleuramesoderm* und in das mit dem Entoderm in Berührung stehende *viszerale* bzw. *Splanchnopleuramesoderm*.

Kurz vor der Somitenbildung (Präsomitenembryo) treten im Mesenchym, das sich ventral vom vorderen hufeisenförmigen Abschnitt des intraembryonalen Zöloms aus der Splanchnopleura (*kardiogene Platte*) bildet, verstreut Zellansammlungen (*angiogenetische Zellen*) auf. Im vorderen Zölomabschnitt entsteht in der Folge die *Perikardhöhle* (S. 147). Sie liegt in diesem Entwicklungsstadium noch vor und seitlich von der Rachenmembran bzw. Prächordalplatte, die sie gegen die ektodermale Neuralplatte hin abgrenzt.

Die angiogenetischen Zellansammlungen (*Blutinseln*) nehmen rasch an Zahl und Größe zu, erhalten ein *Lumen*, vereinigen sich miteinander und bilden einen Plexus aus kleinen Blutgefäßen. Aus diesem auch hufeisenförmigen Plexus entwickelt sich in weiterer Folge der Endokardschlauch. Die lateralen Abschnitte fließen zu einzelnen *Endothelschläuchen* zusammen, während der zentrale Abschnitt vorübergehend seine Plexusgestalt beibehält.

Mittlerweile entstehen noch weitere angiogenetische Zellansammlungen auf beiden Seiten, die in der Nähe der Mittellinie des Keimschilds und parallel zu ihr liegen. Sie erhalten ebenso ein Lumen und bilden zwei längs verlaufende Gefäße, die *dorsalen Aorten*. Diese beiden Gefäße gewinnen an der dorsokaudalen Seite an den *Endokardschlauch* Anschluß und bilden im entstehenden Herzen den arteriellen Pol (S. 147). Die kaudalen Enden der lateralen Endothelschläuche treten mit den Dottersackgefäßen (*Vv. vitellinae*) und später auch mit den *Nabelvenen* (S. 148) in Verbindung. So entsteht die in diesem Entwicklungsstadium noch paarige Anlage des venösen Herzpols.

Bildung des Herzschlauchs

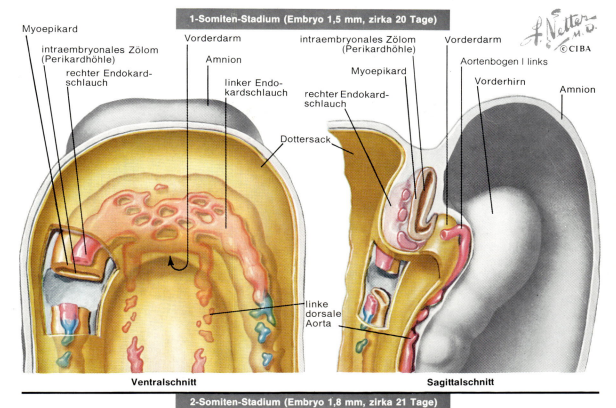

Während das im vorstehenden beschriebene, primitive, zweiseitig symmetrisch angeordnete Kreislaufsystem entsteht, wird die relative Lage des Herzschlauchs weitgehend durch Wachstumsprozesse im übrigen Embryo beeinflußt. Das Ektoderm des vorderen Abschnitts der Neuralplatte *(Vorderhirn)* breitet sich so rasch in kranialer Richtung aus, daß es zunächst den unmittelbar anliegenden Teil der *Bukkopharyngealmembran* und nach und nach die gesamte Membran mit nach vorn nimmt. Gleichzeitig werden auch der zentrale Abschnitt der kardiogenen Platte sowie deren laterale Teile, allerdings weniger weit, nach vorne verlagert. Infolgedessen werden die Bukkopharyngealmembran und die kardiogene Platte einschließlich des Perikardabschnitts des intraembryonalen Zöloms etwa um 180° um eine quer verlaufende Achse gedreht. Dieser Vorgang läßt sich natürlich graphisch wesentlich besser darstellen, als er zu beschreiben ist.

Dieser wahrscheinlich in weniger als einem Tag abgeschlossene Wachstumsprozeß bewirkt ferner, 1. daß der *Dottersack* vorne eine Ausstülpung erhält, den *Vorderdarm*, und 2. daß die nun an der kranialen Seite der Endokardschläuche austretenden *dorsalen Aorten* um das kraniale Ende des Vorderdarms einen Bogen beschreiben. Damit entsteht das I. *Aortenbogenpaar*.

Ähnliche, wenn auch weniger tief greifende Wachstums- und Differenzierungsvorgänge laufen inzwischen in der gesamten Keimscheibe ab, insbesondere am kaudalen Ende, wo sich der *Enddarm* in ähnlicher Weise wie der Vorderdarm bildet. Gleichzeitig faltet sich das ursprünglich flache Keimschild in kranio-kaudaler und transversaler Richtung ab. Seine dorsale (ektodermale) Seite wird zunehmend konvex, die ventrale (entodermale) konkav, und der sekundäre Dottersack erhält die Form einer Hantel. Ihr schmälerer Teil liegt nun im Körper des Embryos und wird als *Mitteldarm* bezeichnet. Der größere Teil bildet den definitiven Dottersack. Durch Abschnürung und Verlängerung wird aus dem dazwischen liegenden Abschnitt der *Dottergang*.

Infolge dieser Wachstumsvorgänge nähern sich die beiden endothelialen Herzschläuche einander und liegen nun vom arteriellen zum venösen Pol parallel.

Mittlerweile wird die Splanchnopleura im Bereich der die Herzschläuche überlagernden kardiogenen Platte – sie bildet nun die dorsale Wand der Perikardhöhle – von den Herzschläuchen eingestülpt und wölbt sich immer stärker in die Perikardhöhle vor. Der mediane Abschnitt des ursprünglich hufeisenförmigen Plexus, der die Herzschläuche voneinander trennt, verschwindet allmählich, und die Herzschläuche verschmelzen miteinander in kraniokaudaler Richtung. Das hintere Perikard wölbt sich so lange vor, bis ein einziger gerader Herzschlauch entsteht, der mit der ihn auskleidenden Splanchnopleura vollständig innerhalb der Perikardhöhle zu liegen kommt und nur an der Dorsalfläche durch eine Umschlagfalte, das *dorsale Mesokard*, befestigt ist.

Aus der vorstehenden Beschreibung wird klar, daß das Herz des menschlichen Embryos in keinem Entwicklungsstadium ein *ventrales* Mesoderm besitzen kann. Genaugenommen liegt ja nur der Kammer-

(Fortsetzung auf Seite 148)

Bildung des Herzschlauchs
(Fortsetzung von Seite 147)

Bulbus-Abschnitt gänzlich intraperikardial, während der Großteil der Vorhofanlage und der gesamte *Sinus venosus* erst später in das Perikard einbezogen werden.

Das den endothelialen Herzschlauch umhüllende mesodermale Splanchnopleuragewebe hat sich in der Zwischenzeit in drei Schichten differenziert. Die innerste Schicht liegt dem Endothel unmittelbar an und ist anfangs dicker. Im histologischen Präparat erscheint sie als formlose, schwach anfärbbare Masse mit nur wenigen Kernen. Aufgrund dieses Aussehens wird sie als *Herzgallerte* bezeichnet. Die zweite Schicht ist im Färbepräparat dunkler und hat dichtstehende Kerne, obwohl sie zunächst nur aus wenigen Zellagen besteht. Die dritte (äußere) Schicht ist aus flachen Mesothelzellen aufgebaut, die auch den Rest der Perikardhöhle auskleiden. Herzgallerte findet sich in größerer Menge lediglich im Kammer-Bulbus-Abschnitt. Im Vorhof- und Sinus-venosus-Bereich fehlt sie außer an der Verbindung zwischen *rechtem* und *linkem Vorhof*, die sie ringförmig umgibt, fast völlig.

Die zweite und dritte Schicht werden im allgemeinen als *Myoepikardmantel* bezeichnet, da sich aus ihnen ausschließlich *Epikard* und *Myokard* entwickeln. In diesem Entwicklungsstadium hat der Embryo bereits 7 *Somitenpaare*, ist ungefähr *2,2 mm* lang und *zirka 23 Tage* alt. Seit dem ersten Auftreten einer intraembryonalen Gefäßbildung sind also bis zur Bildung des Endokardschlauchs zirka 3 Tage vergangen. Ungefähr zu diesem Zeitpunkt, evtl. auch etwas früher, beginnt das Herz zu schlagen. Auf die bisher beschriebene Entwicklungsphase ist keine der bekannten Entwicklungsstörungen des Herzens kausal zurückzuführen.

Eine mögliche Ausnahme bildet lediglich eine in seltenen Fällen bestehende Akardie bei Zwillingen mit gemeinsamem Plazentarkreislauf.

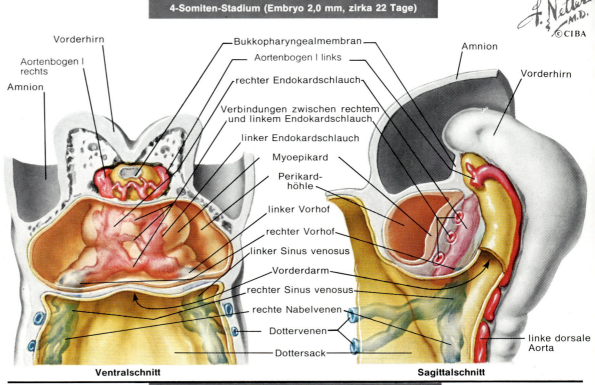

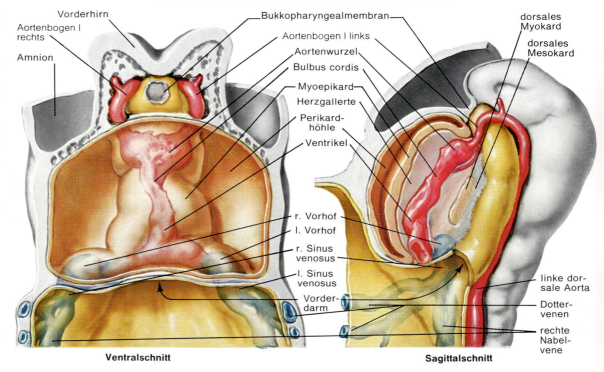

Bildung der Herzschleife

Zu Beginn der nächsten Entwicklungsphase besteht die Herzanlage, wie beschrieben, bereits aus einem geraden Rohr, das frei in der *Perikardhöhle* liegt und nur dorsal am *dorsalen Mesokard* befestigt ist.

Das kraniale Drittel des Kammer-Bulbus-Abschnitts ist etwas dilatiert und bildet die *Aortenwurzel*, von der das erste *Aortenbogenpaar* abgeht. Auch der kaudale Abschnitt ist zirka bis zur Hälfte des Schlauchs dilatiert. Er stellt die *Ventrikelanlage* dar. Der verbleibende, ziemlich kleine mittlere Teil ist in diesem Stadium noch unbedeutend, wird sich aber bald zum *Bulbus cordis* entwickeln.

Die *Vorhöfe* sind noch paarig angeordnet und beginnen erst allmählich, sich in die Perikardhöhle vorzuwölben. Sie liegen daher im Mesenchym des *Septum transversum* eingebettet extraperikardial in einer fixierten Lage. Während Embryo und Perikardhöhle in den folgenden Tagen nur wenig an Größe zunehmen, wird der Kammer-Bulbus-Abschnitt insbesondere im mittleren Teil sehr rasch länger. Da er mit beiden Enden fixiert ist, kann die Verlängerung des Schlauchs nicht in der Längsrichtung erfolgen. Es kommt daher zur Bildung einer Schleife im verfügbaren Perikardraum. Gleichzeitig bildet sich das dorsale Mesokard durch zunehmend größer werdende Durchbrüche zurück.

Die Kammer-Bulbus-Schleife krümmt sich normalerweise nach vorne und rechts. Daher erscheint der ursprünglich geradlinig verlaufende linke Herzrand an der Außenseite von einer immer tiefer werdenden Furche, dem *Sulcus bulboventricularis* (später *conoventricularis*), unterbrochen. Da die Krümmung alle Wandschichten des Herzschlauchs mitmachen, entspricht dem Sulcus bulbo- bzw. conoventricularis an der Innenseite eine Falte, die *Bulboventrikularfalte* (S. 152).

Sowohl Sulkus als auch Falte sind deutlich ausgeprägt und am fixierten Präparat gut zu sehen. Am lebenden Embryo ist der Schlauch zwar stark gekrümmt, jedoch nicht geknickt.

Da die beiden Enden des Herzschlauchs ja fixiert sind, tritt bei der Krümmung eine leichte Verdrehung auf. Daraus erklärt sich zumindest zum Teil die Lage des Trunkus- und Konuswulsts (S. 152).

Schließlich verlagert sich der ursprünglich in der Mittellinie liegende AV-Kanal nach links. Gleichzeitig kommt die *Anlage des Ventrikels* (S. 150) auf die linke Seite der Perikardhöhle zu liegen. Auf der rechten Seite findet sich nun der enorm vergrößerte Mittelteil des ursprünglich geraden Rohrs als Bulbus cordis.

Während der eben beschriebenen Entwicklungsvorgänge ändert sich der

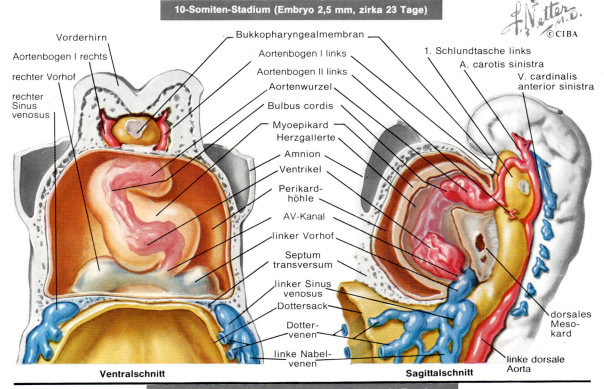

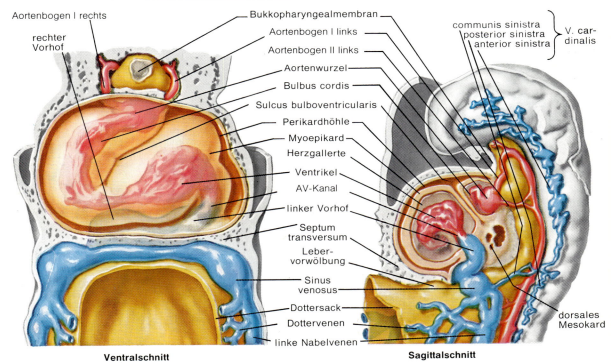

Endokardschlauch (Herzschlauch) zunächst in erster Linie durch Ausbildung lokaler Ausläufer entlang seiner gesamten Länge. Der Vorhofabschnitt, der bis dahin aus der ziemlich kleinen *Anlage des rechten* und *des linken Vorhofs* bestand (auch der sie verbindende mittlere Teil war klein), erweitert sich nun beträchtlich nach allen Seiten und bildet so einen großen, gemeinsamen Vorhof, wobei die Verbindung zwischen rechtem und linkem Vorhof nahezu ebenso breit ist wie die Vorhöfe selbst.

Dieser Prozeß erfolgt primär in dorsokranialer Richtung. Der Vorhof klettert sozusagen die dorsale Perikardwand hinauf und nimmt dabei den AV-Kanal mit. Letzterer liegt also nun auch weiter kranial. Als Verbindung zwischen der linken Seite des gemeinsamen Atriums, d.h. der *Anlage des linken Vorhofs* (S. 152), und dem primitiven *Ventrikel* bleibt der AV-Kanal relativ eng. Der Ventrikel wird weiter und erhält ein größeres Lumen. Wie die übrigen embryonalen Herzstrukturen ist er noch glattwandig. Im Übergang des Ventrikels in den *Bulbus cordis* bleibt wie der AV-Kanal eng. Er kann bereits, wie sich bald zeigen wird (S. 156), als *Foramen interventriculare primum* bezeichnet werden.

Der Bulbus cordis wird bis auf die distalen 2 Drittel weit. Am venösen Herzpol geht die ursprünglich paarige Anlage des *Sinus* durch die Expansion des gemeinsamen Vorhofs verloren, so daß der Sinus nun, wie früher der Vorhof, aus einem Mittelteil und einem *rechten* und *linken Sinushorn* besteht. Zwischen Sinus und Vorhof liegt in der Mittellinie eine breite

(Fortsetzung auf Seite 150)

Bildung der Herzschleife

(Fortsetzung von Seite 149)

Verbindung. Im Gegensatz zu den Vorhöfen bleiben die Sinushörner getrennt.

Zum Abschluß dieser Entwicklungsphase bilden sich an 2 scharf umschriebenen Arealen entlang dem ventralen Rand des Herzschlauchs proximal und distal vom Foramen interventriculare primum, also in der Ventrikelanlage und im proximalen Drittel des Bulbus cordis, *Divertikel*. Diese Divertikel wachsen zunächst auf Kosten der *Herzgallerte* und später mit zunehmender Dicke des Myoepikardmantels auf Kosten des *Myoepikards*. Sie vergrößern das Fassungsvermögen der betreffenden Herzstrukturen und geben diesen das für die primitiven Ventrikel des Embryos so typische trabekuläre Aussehen. Das nicht mit Trabekeln besetzte freie Lumen vergrößert sich zunächst nur wenig. Auf seine weitere Entwicklung wird später eingegangen.

In dieser Entwicklungsphase hat das Herz sein Aussehen durch lokale Wachstumsvorgänge zwar bereits stark verändert, ist aber eigentlich immer noch ein ungegliederter Schlauch. Die äußeren Umrisse lassen jedoch schon die spätere Einteilung in 4 Kammern erkennen. Der bereits mit Trabekeln besetzte primitive Ventrikel entspricht der *Anlage des linken Ventrikels*, da der definitive linke Ventrikel zum Großteil aus ihm entsteht. Entsprechend kann das ebenfalls trabekuläre proximale Drittel des Bulbus cordis als *Anlage des rechten Ventrikels* bezeichnet werden.

Der Embryo ist nun bereits *3,2 mm* lang, zirka *25 Tage* alt und besitzt *20 Somiten*.

Anomalien bei der Bildung der Herzschleife können Ursache verschiedener angeborener Herzfehler sein, darunter Inversion des Ventrikels (meist mit Transposition der großen Gefäße und dann als korrigierte Transposition bekannt), Juxtaposition der Herzohren und Ursprung beider großer Gefäße aus dem rechten Ventrikel (»double outlet ventricle«).

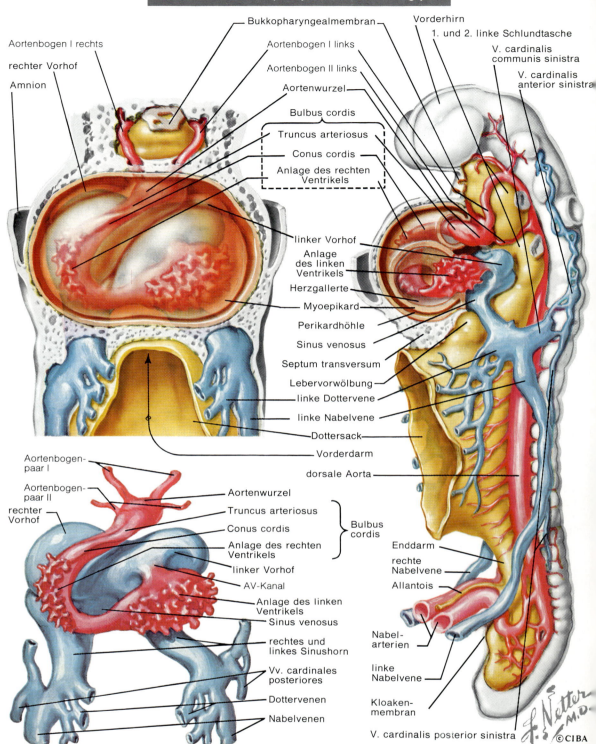

Bildung der Herzsepten

Überblick über den Septierungsvorgang

Am Ende der im vorstehenden beschriebenen Entwicklungsphase, d.h. beim 20-Somiten-Embryo, füllt das Herz die *Perikardhöhle* vollständig aus. Die *Anlage des linken Ventrikels* liegt links, der *Bulbus cordis* rechts, dazwischen das *Foramen interventriculare primum* (S. 156).

Wir haben gesehen, daß der primitive linke Ventrikel und das proximale Drittel des Bulbus cordis am ventralen Rand durch die Bildung von endokardialen Divertikeln, die zunächst in die Herzgallerte und später in das Myokard vordringen, Trabekel erhalten. Da der definitive rechte Ventrikel sich größtenteils aus dem mit Trabekeln besetzten Abschnitt des Bulbus cordis entwickelt, können wir diesen nun bereits als *Anlage des rechten Ventrikels* bezeichnen. Das angrenzende Drittel des Bulbus, der *Conus cordis*, wird zur Ausstrombahn beider Ventrikel. (Conus cordis wird gelegentlich mit Conus arteriosus verwechselt. Als Conus cordis wird der *gesamte* Teil dieses Herzabschnitts bezeichnet. Als Conus arteriosus [Infundibulum] wird hingegen *nur* der anteromediale rechtsventrikuläre Teil, nicht aber der posteromediale linksventrikuläre bezeichnet. Daher kann der aus der Embryologie stammende Ausdruck Conus cordis [STREETER] mit der den Nomina anatomica entnommenen Bezeichnung Conus arteriosus nicht gleichgesetzt werden.) Das terminale Bulbusdrittel entwickelt sich nach der Abtrennung zum proximalen Abschnitt der Aorta ascendens und des Truncus pulmonalis. Es wird daher als *Truncus arteriosus* zu bezeichnen sein. Sein distalster Teil bildet zusammen mit der *Aortenwurzel*, von der die *Aortenbögen* abgehen, die *Trunkus- und Aortenwurzel*.

Durch das rasche Wachstum des Herzens und insbesondere der Vorhofanlage wird der trunkokonale Abschnitt des Bulbus von der Seite (3-mm-Embryo, 15 bis 20 Somiten) weiter zur Mitte zu (5-mm-Embryo) verlagert. Infolgedessen kommt der Truncus arteriosus mediosagittal in einer Einsenkung zwischen dem *rechten und dem linken Vorhofdach* (S.152) zu liegen, und der Conus cordis wird in eine Schräglage zwischen dem Dach des primitiven linken Ventrikels und der anteromedialen Wand des rechten Vorhofs gedrängt.

Nun kann die eigentliche Septierung beginnen. Während dieses zirka 10 Tage dauernden Vorgangs (vom 27. Tag, 4- bis 5-mm-Embryo, bis zum 37. Tag, 16-bis 17-mm-Embryo) ändern sich äußere Form und Aussehen des Herzens kaum. Allerdings ändert sich mit der Krümmung des embryonalen Körpers (besonders im Halsbereich) und dem Wachstum und der Entwicklung benachbarter Organe seine relative Lage. Räumliche Beziehungen sind also schwer zu beurteilen. Im folgenden wurde daher das *Septum transversum* (S.150) wie beim Stehenden in horizontaler Lage angenommen. Die Lagebezeichnungen sind in der Tafel entsprechend angegeben (s. auch S.153).

Die Scheidewände des Herzens werden mehr oder minder zur gleichen Zeit gebildet. Zum besseren Verständnis sollen jedoch die einzelnen Septen in ihrer Entwicklung getrennt besprochen werden. Damit werden sich Wiederholungen kaum vermeiden lassen, was allerdings angesichts des komplexen Vorgangs nur von Nutzen sein kann.

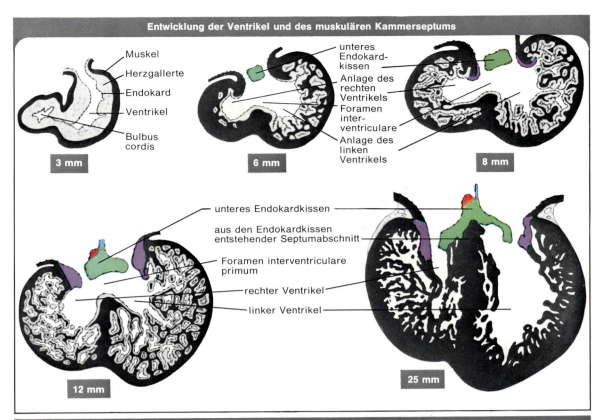

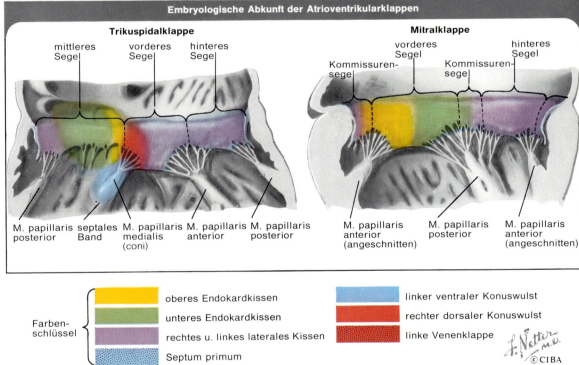

Grundsätzliches zur Septierung

In einem Hohlorgan wie dem Herzen kann eine *Scheidewand* durch 2 grundlegend verschiedene Vorgänge gebildet werden:

1. Wenn ein schmaler Streifen eines Organs, z.B. des Herzschlauchs, nicht oder nur sehr langsam wächst, während sich die benachbarten Bezirke rasch und stark ausdehnen, nähern sich die Wandbezirke des weiterwachsenden Abschnitts zu beiden Seiten des engen Bereichs und können verschmelzen. Geht das Wachstum mehr oder minder gleichmäßig vor sich, nimmt das Hohlorgan zunächst die Form einer Hantel an und wird dann nach der Verschmelzung der in Apposition getretenen Wandteile zu einem

(Fortsetzung auf Seite 152)

Bildung der Herzsepten
(Fortsetzung von Seite 151)

Organ mit einer Scheidewand und einer zentralen Öffnung. Ein Beispiel dafür ist die gelegentlich zwischen der sich entwickelnden V. pulmonalis communis und der Anlage des linken Vorhofs persistierende Membran; sie ist Ursache des sog. Cor triatriatum (S. 156).

Meist erfolgt das Wachstum jedoch primär in einer Richtung, wobei zwischen den beiden aneinandergrenzenden Räumen in exzentrischer Lage eine Verbindung bestehenbleibt. Es ist klar, daß ein derartiges Septum einfach durch Einfaltung der Wand des Organs zustande kommt. Verschmelzen die miteinander in Berührung tretenden Wandteile früh und wachsen mit dem Organ mit, ist dies kaum festzustellen, wie z.B. beim muskulären Septum der meisten Vögel und Säugetiere. Die Verschmelzung kann jedoch auch ausbleiben, wie beim muskulären Kammerseptum des Manati (Seekuh).

Ein derartig gebildetes Septum verschließt das ursprüngliche Lumen natürlich nie vollständig. Es bleibt vielmehr immer irgendwo eine Öffnung erhalten. Diese kann sekundär durch Proliferation des benachbarten Gewebes geschlossen werden, wie z.B. das *Ostium primum* (S. 156) durch Ausläufer der *Endokardkissen*, oder durch ein angrenzendes Septum, z.B. das *Septum primum* beim Verschluß des Foramen ovale.

Ein typisches Merkmal der nicht durch aktives Wachstum entstehenden Septen ist ihre im Vergleich zu ihrer Höhe auffallend geringe Dicke.

2. Das Lumen eines Hohlorgans kann auch durch das Aufeinanderzuwachsen von 2 Gewebskissen, die einander schließlich berühren und miteinander verschmelzen, verschlossen werden. Derartige Gewebskissen haben ein sehr charakteristisches mikroskopisches Aussehen. Sie sind schwach anfärbbar, bestehen aus wenig differenzierten Mesenchymzellen und enthalten weniger Kerne als die benachbarten Gewebe. Aufgrund ihrer Größe und Form werden sie meist als *Kissen* oder *Wülste* bezeichnet. Derart durch aktives Wachstum zustande kommende Scheidewände verschließen in der Regel das ursprüngliche Lumen vollständig. Charakteristisch ist, daß zu Beginn ihrer Entstehung ihre Breite der Höhe entspricht oder sie übersteigt. Sie werden erst sekundär zu dünnen Septen umgeformt.

Die Unterteilung des Herzschlauchlumens in ein Organ mit 4 Kammern, 2 Klappenpaaren und 2 großen Arterienabgängen erfolgt durch Bildung von 7 Septen.

Davon entstehen 3 passiv (*Septum secundum* des Vorhofs, muskuläres *Kammerseptum* und *Septum aorticopulmonale*). Drei kommen durch aktive Proliferation zustande (*Septum des AV-Kanals*, *Konusseptum* und *Trunkusseptum*). Eines entsteht zunächst passiv, wächst aber dann aktiv am freien Rand durch Proliferation des atrioventrikulären Endokardkissens weiter.

Entwicklung der Ventrikel und Septen

Beim 20-Somiten-Embryo sind der primitive rechte und linke Ventrikel kaum mehr als lokale Ausweitungen des Herzschlauchs. Die Trabekelbildung hat gerade erst begonnen. Als Verbindung besteht ein relativ enger, glattwandiger Kanal, das *Foramen interventriculare primum* (S. 156).

Beim Embryo mit einer SSL (Scheitel-Steiß-Länge) von 4 bis 5 mm führt der AV-Kanal noch in den primitiven linken Ventrikel. In den rechten Ventrikel gelangt das Blut lediglich durch das Foramen interventriculare primum. Dieses wird in dieser Entwicklungsphase nach unten und vorn zu von dem sich gerade bildenden *Septum interventriculare* und nach oben und hinten zu von der *Bulboventrikularfalte* begrenzt. Septum interventriculare und Bulboventrikularfalte gehen ineinander über. Der besseren Übersichtlichkeit halber soll jedoch hier zwischen diesen beiden Strukturen unterschieden werden.

Die Erweiterung der Ventrikel erfolgt durch Wachstum des Myokards in zentrifugaler Richtung bei gleichzeitiger Aushöhlung und Trabekelbildung an der Innenseite. Dies verhindert, daß der Muskelmantel zu dick und kompakt wird. Interessanter-

(Fortsetzung auf Seite 153)

Bildung der Herzsepten
(Fortsetzung von Seite 152)

weise behält das ursprüngliche Lumen der Ventrikel ziemlich lange seine Form und wächst relativ langsam (S. 151). Die Ventrikel des embryonalen Herzens bestehen typischerweise aus einer großen Zahl von Trabekeln und einer relativ dünnen, kompakten Muskelaußenschicht. Bei den niederen Spezies bleibt dies so, wodurch die Ventrikel ein schwammartiges Aussehen erhalten. Bei den Säugern, also auch beim Menschen, bildet sich ein Großteil der Trabekel später wieder zurück. Die übrigbleibenden verschmelzen entweder zu größeren Strukturen, *Papillarmuskeln, Moderatorband* und *septalem Band*, oder werden zu dünnen Faserzügen, den Chordae tendineae der AV-Klappen.

In unmittelbarer Umgebung der AV-Ostien läuft der Aushöhlungsprozeß etwas anders ab. Dabei entstehen die AV-Klappen, auf die später eingegangen werden soll.

Die mittleren Wandabschnitte der sich ausweitenden Ventrikel legen sich aneinander, verschmelzen und bilden so die Hauptmasse des *muskulären Kammerseptums*. An den verschmelzenden Wandbereichen entstehen besonders spitzenwärts Trabekel. Rechts tritt früh (bei einer SSL von zirka 9 mm) ein großes Trabekel, das septale Band, auf und zieht vom unteren Vorderrand des Foramen interventriculare primum zur Spitze, wo es sich unter den anderen spitzennahen Trabekeln verliert. Davon ist eines, das *Moderatorband* (Trabecula septomarginalis), ziemlich konstant ausgebildet. Es verbindet das septale Band mit dem *vorderen Papillarmuskel* und der parietalen Wandung des rechten Ventrikels (S. 154).

Bei der Seekuh verschmelzen übrigens interessanterweise die mittleren Wandabschnitte der Ventrikel nicht, so daß die beiden Ventrikel fast vollständig getrennt bleiben. Auch beim Menschen kann gelegentlich die Verschmelzung unvollständig bleiben. Dadurch entsteht eine mehr oder minder tiefe apikale Spalte (Apex bifidus).

Das *Foramen interventriculare primum* (S. 156) wird, wie wir noch sehen werden, nicht verschlossen, sondern vergrößert sich vielmehr und dient schließlich beim voll entwickelten Herzen als Zugang zum Sinus aortae. Es weitet sich normalerweise wesentlich langsamer als die Ventrikel, so daß der Eindruck entsteht, als ob das Kammerseptum von der Ventrikelspitze nach oben zu wachsen würde.

Atrioventrikularkanal

Die Teilung des AV-Kanals in ein rechtes und ein linkes Atrioventrikularostium wird dadurch erreicht, daß im 6-mm-Stadium (SSL) vom oberen und unteren Rand des Kanals zwei Mesenchymkissen aufeinander zu wachsen und sich anein-

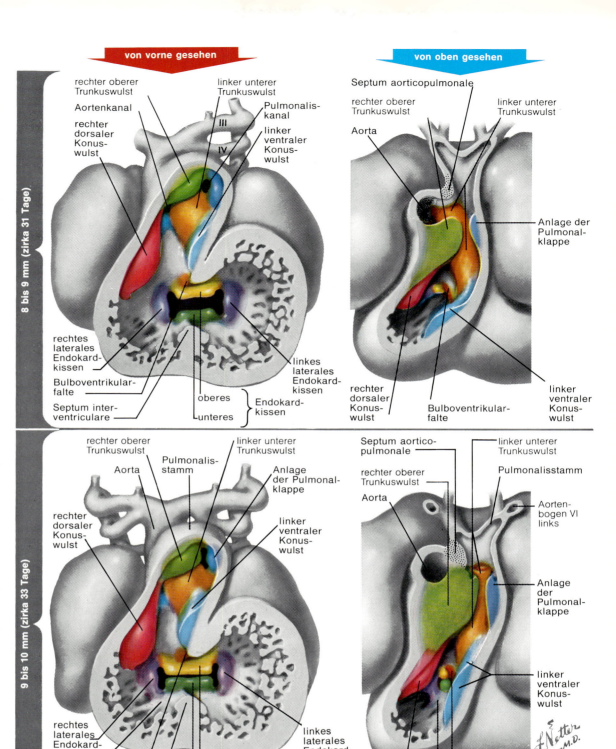

anderlegen. Aufgrund ihres histologischen Aussehens, ihrer Lage und ihrer Herkunft werden sie als atrioventrikulare Endokardkissen bezeichnet (S. 152 und 154). In diesem Entwicklungsstadium beginnen sich AV-Kanal und trunkokonaler Bereich des Herzens von ihrer ursprünglichen Lage an der linken bzw. rechten Seite nach der Mitte zu zu verlagern. Dieser Vorgang ist beim 6-mm-Embryo noch nicht ganz abgeschlossen: Der AV-Kanal führt also noch in den *primitiven linken Ventrikel* und ist vom *Conus cordis* durch die *Bulboventrikularfalte* getrennt. Im weiteren Entwicklungsverlauf bildet sich diese Falte zurück. Dann erst verschieben sich *Konus* und AV-Kanal so weit, daß Blut nun in den *primitiven rechten Ventrikel* direkt aus dem *Vorhof* einströmen kann. Im 9-mm-Stadium reicht der hintere Ausläufer gerade bis zur Mitte der Ansatzfläche des *oberen Endokardkissens* und hat bereits an Prominenz verloren. Mit zunehmendem Alter des Embryos verlagert sich die Falte immer mehr nach links, wird zusehends flacher und ist schließlich nicht mehr zu erkennen. Infolgedessen neigt sich das *Foramen interventriculare primum* (S. 156) (es wird nach oben und dorsal, wie bereits gezeigt, von der Konoventrikularfalte begrenzt) aus seiner ursprünglich vertikalen Lage immer mehr nach links. Dadurch wird ein Zugang von der Anlage des linken Ventrikels über das Foramen interventriculare primum zum *posteromedialen Abschnitt des Conus cordis* und damit, wie wir noch sehen werden, zur *Aorta* geschaffen.

In der Zwischenzeit hat sich der AV-Kanal nach

(Fortsetzung auf Seite 154)

Bildung der Herzsepten
(Fortsetzung von Seite 153)

rechts zu ausgeweitet, und die Endokardkissen wachsen immer weiter in sein Lumen vor und aufeinander zu. Ähnliche, allerdings wesentlich kleinere Kissen, die *lateralen AV-Kissen*, treten am rechten und linken Rand des AV-Kanals in Erscheinung. Am rechten und linken Ende der zuerst gebildeten Kissen entstehen Höckerchen – rechtes und linkes Höckerchen der Endokardkissen.

Im 9-mm-Stadium hat das Lumen des AV-Kanals von vorne besehen die Form des sprichwörtlichen Hundeknochens. Bald danach sind die beiden zuerst gebildeten Endokardkissen bereits aneinandergestoßen und beginnen nun zu verschmelzen, wodurch der AV-Kanal vollständig in ein *rechtes* und ein *linkes Ostium atrioventriculare* unterteilt wird. Dieser Prozeß ist im 10- bis 11-mm-Stadium abgeschlossen (S. 156). Gleichzeitig höhlen sich die Kissen aus und nehmen schließlich nach ihrer Verschmelzung eine in bezug auf den *linken Ventrikel* konkave, auf die Vorhöfe konvexe Bogenform an. Der freie Rand des *Septum primum* trifft ungefähr in der Mitte auf die konvexe Fläche der miteinander verschmolzenen Endokardkissen und verwächst mit ihr. Der links vom Septum primum gelegene Teil der Endokardkissen wird später zum *vorderen bzw. aortalen Segel der Mitralklappe* und hat daher keinen Anteil an der Bildung der Herzsepten.

Mit zunehmender Aushöhlung verschieben sich die rechten Abschnitte der verschmolzenen Endokardkissen immer mehr zur Sagittalebene hin und liegen somit in der Ebene des *muskulären Teils des Septum interventriculare*, nur etwas mehr rechts (S. 156). Die Verbindung zwischen dem *rechten* und dem *linken Ventrikel* besteht noch als *Foramen interventriculare secundum,* das nach unten und vorn zu vom muskulären Kammerseptum, nach hinten zu vom rechten Höckerchen der verschmolzenen Endokardkissen und nach oben zu vom Konusseptum begrenzt wird. Das Foramen interventriculare secundum ist somit nach rechts geneigt, während das Foramen interventriculare primum, wie wir gesehen haben, nach links weist. Beide Foramina werden jedoch an ihrem Unterrand vom kranialen Abschnitt des muskulären Septums begrenzt. Bevor wir auf den Verschluß des Foramen interventriculare secundum eingehen können, müssen wir uns noch dem Truncus arteriosus und den ihn betreffenden Entwicklungsvorgängen zuwenden.

Truncus arteriosus

Im trunkokonalen Abschnitt des *Bulbus cordis* beginnt die Septierung im 6-mm-Stadium (S. 152). Wie im AV-Kanal erscheinen zwei einander gegenüberliegende Leisten im mittleren Trunkusabschnitt, die *Trunkuswülste.* Ihr Aussehen ist dem der *Endokardkissen* im AV-Kanal sehr ähnlich. Diese Leisten liegen an der rechten oberen Trunkuswand *(rechter oberer Trunkuswulst)* und an der linken unteren Wand *(linker unterer Trunkuswulst).* Der rechte obere Trunkuswulst wächst nach distal und links entlang dem Dach des Trunkus zur *Trunkus- und Aortenwurzel,* der linke untere nach distal und rechts entlang dem Trunkusboden. Die beiden Wülste wachsen also in einander überkreuzender Richtung.

Sie vergrößern sich rasch, treten miteinander mit einer stets größer werdenden Fläche in Berührung und verschmelzen schließlich vollends zum Trunkusseptum, das den Trunkus in den *Aorten-* und den *Pulmonaliskanal* (S. 153) unterteilt. Trunkuswülste und somit auch das Trunkusseptum sind groß und relativ massiv, so daß sich der ursprünglich schlanke Trunkusabschnitt des Herzens zu ihrer Aufnahme ausweiten muß.

Etwa zur gleichen Zeit treffen proximale Ausläufer der Trunkuswülste auf die distalen Ausläufer ähnlicher, im Conus cordis entstehender Mesenchymleisten, die *Konuswülste.* Mit fortschreitendem Wachstum kommen die distalen Flächen der verschmolzenen Trunkuswülste genau gegenüber dem Abgang des VI. Aortenbogenpaares zu liegen. Der distale, noch ungeteilte Trunkusabschnitt und die an ihn grenzende Aortenwurzel weiten sich zur *Trunkus- und Aortenwurzel.* Gleichzeitig verlagern sich die VI. Aortenbögen nach links und nähern sich einander, wobei

(Fortsetzung auf Seite 155)

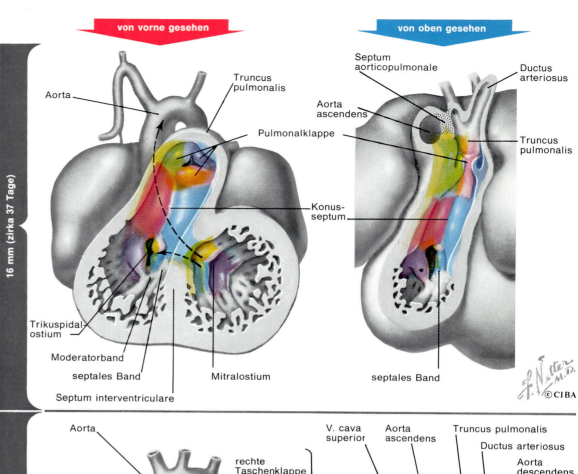
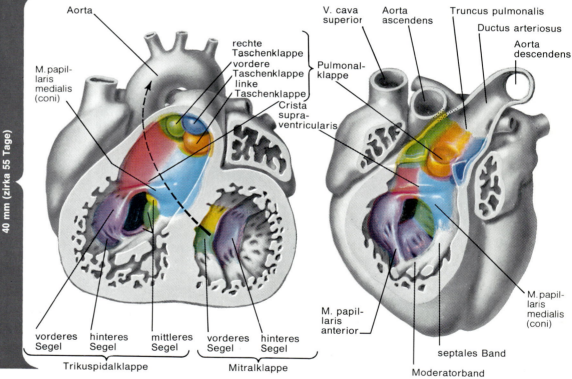

Bildung der Herzsepten

(Fortsetzung von Seite 154)

ihre proximalen Abschnitte über eine kurze Strecke verschmelzen können. Die Abgänge der *IV. Aortenbögen* (sie entspringen am Dach der Trunkus- und Aortenwurzel) (S. 152) verschieben sich etwas nach rechts. Dadurch kommen die VI. Aortenbögen in die Ausflußbahn der A. pulmonalis und die IV. Aortenbögen in die Ausflußbahn der Aorta zu liegen. Gleichzeitig entsteht an der dorsalen Wand der Trunkus- und Aortenwurzel ein kurzes, dickes, schließlich vertikal stehendes Septum zwischen den Abgangsstellen des IV. und VI. Aortenbogens, das *Septum aorticopulmonale*, dessen Kante sich der distalen Fläche des Trunkusseptums nähert und mit ihm verschmilzt.

Während die Trunkuswülste aus schwach anfärbbarem, relativ zellarmem Mesenchym bestehen, ist das Septum aorticopulmonale aus kernreicherem, von der anliegenden prätrachealen Gewebsmasse histologisch nicht zu unterscheidendem Gewebe aufgebaut.

Die Unterteilung des trunkoaortalen Abschnitts in den *Truncus pulmonalis* und die proximale *Aorta ascendens* ist damit abgeschlossen. Aus ihrem Ablauf erklärt sich der spiralig gewundene Verlauf von Aorta und Truncus pulmonalis. Er wird mit zunehmendem Wachstum und insbesondere durch die Lumenvergrößerung der beiden Gefäße noch stärker ausgeprägt und erhält schließlich die für das voll entwickelte, normale Herz typische Form.

Conus cordis

Etwa gleichzeitig mit dem Auftreten der Trunkuswülste entwickeln sich ähnliche Mesenchymleisten an der rechten dorsalen und der linken ventralen Wand des *Conus cordis* (S. 152). Sie wachsen anfangs langsamer als die Trunkuswülste. Im 9-mm-Stadium, wenn sich das Trunkusseptum bereits ausgebildet hat, haben sie erst wenig an Prominenz gewonnen und sind noch weit voneinander entfernt. Das distal vom Trunkusseptum und proximal von den Konuswülsten begrenzte Lumen des trunkokonalen Abschnitts hat einen ovalen Querschnitt. Es ist von Mesenchym umgeben, das zwar nicht überall die gleiche Dicke aufweist, jedoch noch nicht in das Lumen vorragt. Bald nachdem das Trunkusseptum vollständig ausgebildet ist, beginnen die Konuswülste rasch aufeinander zu und nach distal gegen das Trunkusseptum zu wachsen. Der *rechte dorsale Konuswulst* geht in den rechten oberen Trunkuswulst über und der *linke ventrale Konuswulst* in den linken unteren Trunkuswulst (S. 153). Die Verschmelzung der Konuswülste beginnt wahrscheinlich proximal und schreitet rasch nach distal fort, wodurch der trunkokonale Abschnitt des Herzens voll-

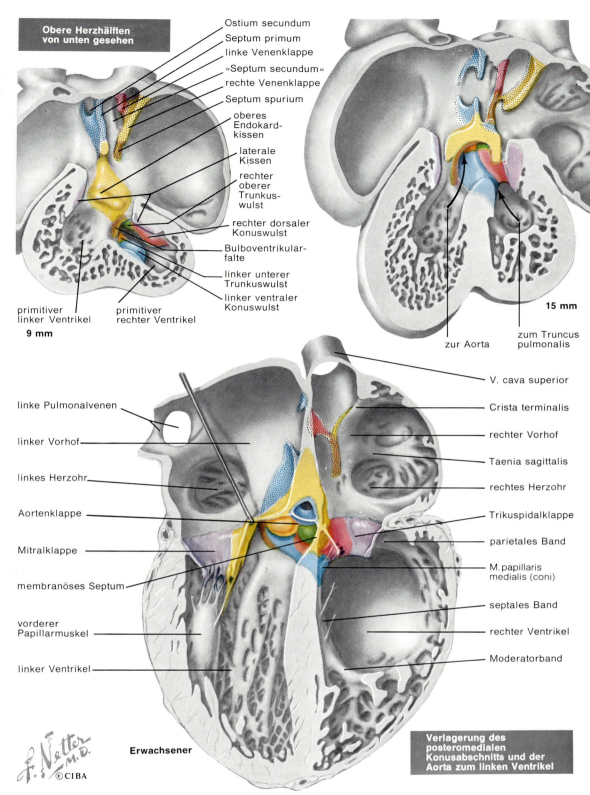

ständig unterteilt wird. Theoretisch müßte es eine Entwicklungsphase geben, während der Konus und der Trunkus proximal bereits vollständig voneinander getrennt sind, dazwischen aber ein durchgängiger Bereich liegt. Ein derartiges Stadium konnte allerdings beim menschlichen Embryo bis heute nicht nachgewiesen werden. Offenbar erfolgt der endgültige Verschluß sehr rasch und ist im 14- bis 15-mm-Stadium bereits abgeschlossen.

Interessanterweise ist beim Schweineembryo ein derartiges Ostium noch im 20- bis 25-mm-Stadium nachzuweisen, was auf einen speziesabhängigen Unterschied im zeitlichen Ablauf der Septierung des Herzens hinweist, wogegen der Septierungsvorgang an sich offenbar gleich oder zumindest sehr ähnlich ist.

Beim 7-mm-Embryo endet der proximale Ausläufer des rechten dorsalen Konuswulsts rechts neben dem rechten lateralen Endokardkissen des AV-Kanals und wird von ihm durch eine Rinne getrennt. Diese Verhältnisse ändern sich infolge des Wachstums des primitiven rechten Ventrikels und der Vergrößerung und Verlagerung des AV-Kanals nach rechts. Der rechte dorsale Konuswulst endet schließlich am Oberrand des *rechten Ostium atrioventriculare (tricuspidale)* (S. 154). Nach rechts geht er in das rechte laterale Endokardkissen und nach links in den rechten Höcker des oberen Endokardkissens über. Der linke ventrale Konuswulst verläuft nach proximal an der rechten Seite des oberen vorderen Abschnitts des muskulären *Kammerseptums*. Er wächst nach unten

(Fortsetzung auf Seite 156)

Bildung der Herzsepten

(Fortsetzung von Seite 155)

über den oberen Teil des septalen Bands, in das er schließlich übergeht, hinweg. Sind die beiden Konuswülste vollständig miteinander verschmolzen, teilt das Konusseptum den Konus in einen anterolateralen und einen posteromedialen Abschnitt. Der anteromediale Abschnitt bildet zusammen mit dem *primitiven rechten Ventrikel* den definitiven *rechten Ventrikel*. Der posteromediale Konusabschnitt geht nach dem Verstreichen der Konoventrikularfalte und der Aushöhlung der verschmolzenen *Endokardkissen* des AV-Kanals in den primitiven linken Ventrikel über und bildet so den Sinus aortae und einen Teil des definitiven linken Ventrikels. Die Aorta wird dadurch nach links verlagert.

Die ursprünglich große Verbindung zwischen den Ventrikeln (Foramen) wird durch die Bildung des Konusseptums stark verkleinert. Im 15- bis 16-mm-Stadium ist das *Foramen interventriculare secundum*, wie wir gesehen haben, vom Konusseptum, der Spitze des muskulären Kammerseptums und den rechten Höckerchen der Endokardkissen begrenzt. Es wird schließlich mit Gewebsmaterial aus einem Ausläufer des *unteren Endokardkissens* verschlossen, das entlang dem oberen Rand des Kammerseptums vorwächst und mit dem anliegenden Konusseptumabschnitt sowie dem rechten Abschnitt der verschmolzenen Endokardkissen an deren linker Fläche verschmilzt. Nach dem vollständigen Verschluß des Foramen interventriculare secundum ist dieser Bereich anfangs ziemlich dick. Erst viel später wird mit der Bildung des *septalen (mittleren) Segels der Trikuspidalklappe* ein Abschnitt variabler Größe dünn und bildet den *interventrikulären Teil* der fibrösen *Pars membranacea*. Auch der zwischen der Stelle der Verschmelzung mit dem *Septum primum* und dem Kammerseptum liegende Teil des Endokardkissenbogens wird dünner und bildet schließlich den *atrioventrikulären Teil der Pars membranacea* (Septum atrioventriculare).

Sinus venosus

Im frühen Somitenstadium ist das Herz-Kreislauf-System des Embryos, wie wir gesehen haben, paarig angelegt und symmetrisch. Ungefähr im 4-Somiten-Stadium verschmelzen die ursprünglich paarigen, ventral vom Vorderdarm liegenden endothelialen Herzschläuche. Die Verschmelzung beginnt im bulboventrikulären Abschnitt und schreitet allmählich gegen den venösen Herzpol zu fort. Der *Sinus venosus* behält seine paarige Anlage länger. Sie wird eigentlich nie ganz aufgegeben. So kann man beim 4-mm-Embryo (30 Somiten) zwischen einem zentralen unpaarigen Abschnitt, dem transversalen Abschnitt des Sinus venosus und dem *rechten* und dem *linken Sinushorn* unterscheiden.

In diesem Entwicklungsstadium nimmt der Sinus venosus 3 Venenpaare auf. Median am Übergang der Sinushörner in den transversalen Abschnitt münden die *Dottervenen (Vv. omphalomesentericae)* in den Boden des Sinus. Seitlich davon treten von kaudal her die *Nabelvenen (Vv. umbilicales)* in die Sinushörner ein, von kranial der *Stamm der Kardinalvenen*. Anfangs ist der Sinus venosus gegen den Vorhof nicht scharf abgesetzt; es besteht vielmehr eine breite, zentral liegende Verbindung zwischen den beiden Strukturen. Später werden das linke Sinushorn und der transversale Abschnitt des Sinus venosus durch die Ausbildung einer tiefen Schnürfurche immer mehr vom linken Vorhofabschnitt getrennt. Bald darauf obliterieren die proximalen Abschnitte der Nabelvenen. Da sich zwischen den rechten und den linken Körpervenen Anastomosen bilden und die rechte Seite bevorzugt durchblutet wird, gewinnen das Sinushorn und die proximalen Abschnitte der Kardinal- und Dottervenen rechts immer mehr an Bedeutung und werden links immer kleiner. Etwa zur gleichen Zeit richtet sich das rechte Sinushorn auf, nimmt nun eine vertikale Lage ein und wird in den rechten Vorhof einbezogen. Es bildet die einzige Verbindung zwischen dem Sinus venosus und dem Vorhof. Der transversale Abschnitt und das proximale linke Sinushorn werden zum *Sinus coronarius*. Das distale linke Sinushorn und die linke V. cardinalis communis obliterieren meist

(Fortsetzung auf Seite 157)

Bildung der Herzsepten
(Fortsetzung von Seite 156)

(Plica v. cavae sinistrae [Lig.Marshalli]) (s.S.5 und 162).

Auf der rechten Seite schnürt sich die Herzwand an der Verbindung zwischen Sinus und Vorhof ein. Diese Einschnürung ist im 20-Somiten-Stadium bereits vorhanden und bildet die *rechte Venenklappe*. Etwas später erscheint links von der Einmündung des Sinus in den Vorhof eine ähnliche, aber kleinere Falte, die *linke Venenklappe*. Beim 4- bis 6-mm-Embryo ist also das schlitzartige, vertikal stehende sinuatriale Ostium auf beiden Seiten mit klappenähnlichen Strukturen besetzt. Kranial vereinigen sich die Venenklappen zu einer als *Septum spurium* bezeichneten Leiste. Die Venenklappen sind im 16-mm-Stadium relativ groß, werden jedoch später wesentlich kleiner. Die linke verschmilzt schließlich mit dem Vorhofseptum. Der kraniale Abschnitt der *rechten Venenklappe* und das *Septum spurium* verschwinden meist gleichzeitig. Der untere Teil der rechten Venenklappe verschmilzt teilweise mit dem *Sinusseptum*. Letzteres entsteht zwischen der Einmündung der rechten Dottervene (diese bildet den terminalen posthepatischen Abschnitt der *V. cava inferior*) und dem Ostium des Koronarsinus. Der Klappenrest wird dadurch in die größere Klappe der *V. cava inferior* und die kleinere *Klappe des Sinus coronarius* unterteilt.

Vorhöfe, Vorhofseptum und Lungenvenen

Beim 20-Somiten-Embryo hat die Ausdehnung des Vorhofabschnitts bereits begonnen. Im Dach des gemeinsamen Vorhofs bildet sich durch den *Truncus arteriosus* eine Einsenkung, die mit zunehmender Ausweitung des Vorhofs immer tiefer wird und an der Innenseite die Gestalt einer sichelförmigen Leiste annimmt. Sie stellt die erste, passiv entstehende Anlage des *Septum primum* dar. Ihr freier Rand ist dem *AV-Kanal* zugewendet. Das Foramen zwischen linkem und rechtem primitivem Vorhof, den es begrenzt, wird als *Ostium primum* bezeichnet. Ausläufer des *oberen* und des *unteren Endokardkissens* wachsen entlang der Kante des Septum primum vor. Durch die Proliferation dieser Gewebsmasse und die gleichzeitig fortschreitende Verschmelzung der Endokardkissen kommt es schließlich zum Verschluß des Ostium primum. Dieser Vorgang ist bei einer SSL von 10 bis 11 mm bereits abgeschlossen. Bevor jedoch ein vollständiger Verschluß zustande gekommen ist, treten im 7- bis 8-mm-Stadium im hinteren oberen Teil des Septum primum neue Durchbrüche auf. Sie fließen rasch zusammen und bilden so das *Ostium secundum*. Dadurch bleibt zwischen dem rechten und dem linken primitiven Vorhof ein Durchgang offen.

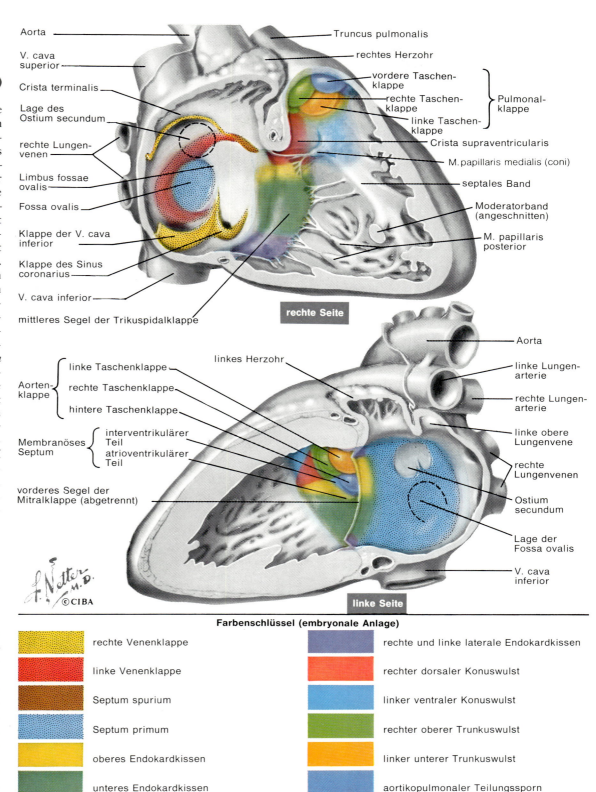

Zwischen dem Septum spurium und der *linken Venenklappe* des primitiven rechten Vorhofs einerseits und dem Septum primum andererseits liegt ein als *Spatium interseptovalvulare* bezeichneter Raum. Sein kuppelförmiges Dach ist von außen gut zwischen die Lage des Septum primum und des Septum spurium markierenden Furchen zu erkennen.

Bereits im 5- bis 6-mm-Stadium bildet sich von der Hinterwand des linken Vorhofs her fast am Vorhofboden und unmittelbar links vom Septum primum eine unpaare embryonale *Lungenvene*. Sie gewinnt Anschluß an einen Venenplexus für die Eingeweide im Bereich der sich entwickelnden Lungenknospen. In der weiteren Folge werden die Lungenvene und Teile ihrer ersten vier Äste stark ausgeweitet, in den linken Vorhof einbezogen und bilden dann den großen, glattwandigen Anteil des definitiven Vorhofs. Im voll ausgebildeten Herzen ist die ursprüngliche Anlage des linken Vorhofs fast nur noch in dem mit Trabekeln besetzten Herzohr erhalten. Der intrapulmonale Abschnitt des venösen Eingeweideplexus verliert schließlich seine Verbindung mit den Körpervenen und besitzt dann nur noch einen Abfluß über die Lungenvenen.

Auch rechts wird das (rechte) Sinushorn in den rechten Vorhof einbezogen. Dieser weitet sich primär in vertikaler Richtung, d.h., die relative Distanz zwischen der V. cardinalis communis (proximale *V. cava superior*) und der *V. cava inferior* nimmt zu. Ferner wird der unmittelbar rechts von der rechten Venenklappe gelegene Teil mit Trabekeln besetzt, wächst

(Fortsetzung auf Seite 158)

Bildung der Herzsepten
(Fortsetzung von Seite 157)

und weitet sich durch das Hinzukommen neuer Trabekel *(Mm. pectinati)* aus. Dieser Teil bildet schließlich die seitliche Wand und den Großteil des definitiven rechten Vorhofs. Der ursprüngliche embryonale rechte Vorhof wird zum *rechten Herzohr* (Auricula atrialis) und enthält die zuerst gebildeten Mm. pectinati, darunter die *Taenia sagittalis* (S. 155). Rechts von der Einmündung der oberen Hohlvene zieht eine große Muskelleiste nach oben und endet unmittelbar rechts von der rechten Venenklappe. Sie wird als *Crista terminalis* bezeichnet. Der zwischen den beiden Hohlvenen liegende Abschnitt des rechten Vorhofs entspricht dem ursprünglichen rechten Sinushorn und bleibt glattwandig.

Wachstum und Ausweitung der Vorhöfe, wie sie eben dargestellt wurden, beeinflussen mehrere Strukturen in ihrer Entwicklung: 1. Die rechte *V. cardinalis communis* tritt ursprünglich an der Hinterfläche in das Herz ein, und das Ostium secundum liegt im hinteren oberen Abschnitt des Septum primum. Diese beiden Strukturen werden nach oben und vorn verlagert, bis die *V. cardinalis communis* (V. cava superior) von oben an das Herz herantritt und das Ostium secundum vorn oben zu liegen kommt. Die relative Lage der beiden Strukturen zueinander ändert sich dabei kaum. 2. Das Dach des Spatium interseptovalvulare faltet sich immer mehr ein und bildet so ein Septum, das *Septum secundum*, dessen freier, nach unten und hinten weisender Rand an ein Foramen, das *Foramen ovale*, angrenzt. Im Verlaufe der Einfaltung wird das Lumen des Spatium interseptovalvulare obliteriert, und das Septum secundum schiebt sich über das Ostium secundum. Die rechte Venenklappe nähert sich der rechten Seite des Septum secundum und verschmilzt schließlich mit ihm. In ähnlicher Weise schiebt sich das Septum primum an die linke Seite des Septum secundum heran, verschmilzt aber erst nach der Geburt mit ihm.

Nach der Geburt, wenn Septum primum und Septum secundum verschmelzen, wird das Foramen ovale zur Fossa ovalis und der freie Rand des Septum secundum zum *Limbus fossae ovalis*.

In zirka 20% verschmelzen Septum primum und Septum secundum nicht vollständig, so daß ein schräg verlaufender funktioneller Spalt zwischen den Vorhöfen bestehenbleibt. In diesem Fall spricht man von einer Sondendurchgängigkeit des Foramen ovale.

Atrioventrikularklappen

Im 10- bis 12-mm-Stadium (SSL), wenn der AV-Kanal bereits in ein rechtes und ein linkes Ostium atrioventriculare unterteilt ist, bildet sich um die beiden Ostien herum Mesenchymgewebe.

In der Mitte liegen die Höcker der Endokardkissen, seitlich die lateralen Endokardkissen. Legt man in diesem Entwicklungsstadium einen Schnitt durch den AV-Kanal, entspricht die Anordnung der Strukturen in etwa der beim Transversalschnitt durch den Truncus arteriosus in einem früheren Entwicklungsstadium: Die *Trunkuswülste* entsprechen den *atrioventrikulären Endokardkissen* und die *aortikopulmonalen Teilungssporne* den *lateralen Endokardkissen*.

Es wäre falsch zu behaupten, daß die AV-Klappen von dem die AV-Ostien umgebenden Mesenchym abstammen. Dies gilt lediglich für die Hauptmasse des *vorderen* (aortalen) *Segels der Mitralklappe* und einen Teil des *vorderen Segels der Trikuspidalklappe* (S. 154). Die übrigen Segel der AV-Klappen werden größtenteils aus Kammermuskelmasse durch Ausstülpung und Aushöhlung, wie bereits an anderer Stelle beschrieben, gebildet. An jedem der beiden Ostien entsteht zunächst ein Muskelstrang, der an der Vorhofseite teilweise mit den Endokardkissen ähnlichem Gewebe bedeckt ist. Dieser Muskelstrang nimmt am Übergang des Vorhofs in den Ventrikel seinen Ausgang und ist an der Spitze der Ventrikel durch zu diesem Zweck erhalten gebliebene Trabekel befestigt (S. 151). An der linken Seite ist er unvollständig in 4 Abschnitte unterteilt: 2 vorn (sie entstammen größtenteils der linken Hälfte der Endokardkissen und enthalten daher anfangs nur wenig Muskelgewebe) und 2 hinten (sie enthalten an der Ventrikelseite mehr Muskelgewebe). Sie sind zunächst dick und muskulös, werden jedoch dann dünner und fibrös.

Jeweils die Hälfte eines Abschnitts bildet zusammen mit der angrenzenden Hälfte des nächsten Abschnitts ein Segel, wobei jede der beteiligten Hälften eigene *Papillarmuskeln* und *Sehnenfäden* ausbildet.

Die *Mitralklappe* wäre im Grunde genommen eine vierzipfelige Klappe. Im Verlaufe der Entwicklung werden jedoch zwei der Segel zusehends größer, und die Papillarmuskeln verschmelzen paarweise, wodurch ein *vorderer* und ein *hinterer Papillarmuskel* entstehen. Die Entstehung der Papillarmuskeln aus zwei getrennten Anlagen ist oft noch am voll ausgebildeten Herzen nachzuweisen: Sie zeigen nämlich häufig eine Doppelkuppe. Manchmal finden sich sogar zwei, allerdings sehr nahe beieinander stehende Muskelteile.

Beim Erwachsenen sind meist auch die zwei kleinen Segel als *Kommissurensegel* (S. 151) aufzufinden.

Wie die Segel sind auch die Sehnenfäden ursprünglich dick, muskulös und nur in geringer Zahl vorhanden. Erst später werden sie in dünne Faserstränge umgewandelt. Bei den Papillarmuskeln bleibt das ursprüngliche Muskelgewebe erhalten. Die Mitralklappe entsteht bereits relativ früh (bei einer Sitzhöhe von 15 bis 16 mm).

Die *Trikuspidalklappe* wird ähnlich gebildet, nur hat 1. das obere Endokardkissen lediglich geringen Anteil an der Entwicklung der Klappe und bildet 2. das Konusseptum den *mittleren (septalen) Papillarmuskel*, die zugehörigen Sehnenfäden und den mittleren Abschnitt des *vorderen Segels*.

Außerdem entsteht die Uranlage des größeren seitlichen Abschnitts des vorderen Segels bereits sehr früh (lange bevor die anderen Segel in Erscheinung zu treten beginnen) und ist schon im 15- bis 16-mm-Stadium von der Kammerwand gelöst. Dies erklärt wahrscheinlich auch den normalen Ansatz dieses Segels bei der Ebstein-Trikuspidalklappenanomalie (S. 174). Der kleine, beim Erwachsenen über der *Pars membranacea* liegende Anteil des septalen (mittleren) Segels wird als letztes gebildet und fehlt manchmal ganz, wodurch an der Trikuspidalklappe ein kleiner, funktionell jedoch unbedeutender Spalt bestehenbleibt.

Semilunarklappen

Die Uranlagen der Semilunarklappen sind bereits im 9-mm-Stadium (S. 153) kurz nach abgeschlossener Unterteilung des Trunkus als Höckerchen zu erkennen. Diese Höckerchen sitzen am Ende der distalen Seite der *Trunkuswülste*. Jeweils eines der beiden Höckerchen ragt in die Bahn des *Pulmonalis-*, der andere in die des *Aortenkanals*. An den Wänden des Aorten- und des Pulmonaliskanals erscheinen gegenüber den verschmolzenen Trunkuswülsten in 3. kleines Kissen. Diese zwei interkalaren Klappenwülste bilden den 3. Höcker jeder arteriellen Klappenanlage *(aortikopulmonale Teilungssporne)*. Die Taschenklappen und Sinus aortae (Valsalvae) (S. 12) entstehen durch Aushöhlen und Vorwachsen der Trunkushöckerchen und der 3. Höckerchen in proximaler Richtung. Dieser Vorgang ist im 16-mm-Stadium bereits weit fortgeschritten und bei einer Länge von 40 mm praktisch abgeschlossen. Er erklärt auch, warum die Semilunarklappen aus ihrer ursprünglich weit distalen Lage nach proximal »wandern«, wo sie beim voll entwickelten Herzen ja anzutreffen sind. Aorten- und Pulmonaliswurzel mit den Sinus aortae und den Semilunarklappen stammen nämlich vom Trunkus und von den interkalaren Klappenwülsten ab.

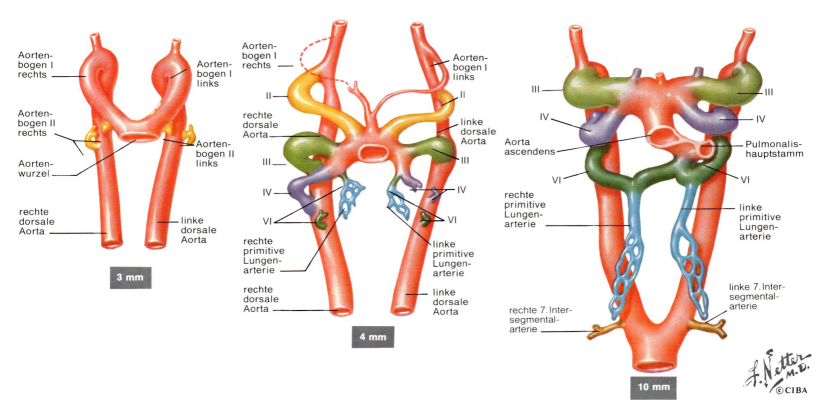

Entstehung der großen Blutgefäße

Überblick über die Entwicklung

Im frühembryonalen Stadium hat das Gefäßsystem die Form eines Plexus. Da jedoch verschiedene Organsysteme bevorzugt durchblutet werden, weiten sich bestimmte Strombahnen des Plexus stärker aus. Diese Ausweitung erfolgt teils durch Verschmelzen und Zusammenfließen benachbarter kleiner Gefäßräume, teils durch Vergrößerung bereits bestehender Kapillaren. So entstehen mehrere Gefäßsysteme. Im Laufe der embryonalen Entwicklung werden immer wieder neue Organe gebildet, während andere nur vorübergehend gebraucht und dann zurückgebildet werden. Dementsprechend wird auch das Kreislaufsystem ständig umgewandelt, um den gerade herrschenden Verhältnissen Rechnung tragen zu können.

Anfangs bestehen Arterien und Venen einfach aus Endothelrohren, die histologisch nicht zu unterscheiden sind. Erst später entwickeln sie sich zu Gefäßen, deren Wände ein typisches histologisches Bild bieten und sich deutlich vom umliegenden Mesenchym abheben.

Das voll ausgebildete Kreislaufsystem und der Verlauf der Gefäße sind genetisch determiniert und speziesabhängig. Variationen im Arterien- und Venenverlauf sind jedoch sehr häufig. Bei Entwicklungsstörungen bestimmter Organe kann der Gefäßverlauf lokal von der Norm abweichen.

In diesem Abschnitt soll lediglich die Entstehung der Aortenbögen und der großen Körpervenen besprochen werden. Auf die Entwicklung der Lungenvenen wurde bereits eingegangen (S. 156).

Aortenbögen

Die wichtigste arterielle Strombahn im frühen Somitenstadium besteht aus einem Gefäßpaar, den *dorsalen Aorten*, die in der Längsachse des Embryos verlaufen und die Fortsetzung der endokardialen Herzschläuche bilden. Infolge der Drehung der die Herzschläuche enthaltenden kardiogenen Platte krümmt sich der kraniale Abschnitt der dorsalen Aorten beiderseits des Vorderdarms und ergibt damit das *I. Aortenbogenpaar* (Mandibularbogen).

Bei den niederen Wirbeltieren treten entsprechend den Schlundtaschen (Kiemenfurchen) 6 Aortenbögen auf. Mit der Entstehung der Kiefer machen die ersten beiden Schlundtaschen tiefgreifende Veränderungen durch und werden schließlich in den Maul- und Mittelohrbereich einbezogen.

Bei kiementragenden Wirbeltieren sind 3. bis 6. Schlundtasche mit Kiemen, Branchiae, besetzt und werden daher auch als Kiemenbögen bezeichnet.

Bei den durch Lungen atmenden Amnioten ebenso wie beim Menschen sind eigentliche Kiemenbögen nur in der frühen Embryonalperiode vorhanden. Sie machen später tiefgreifende Veränderungen durch oder bilden sich vollständig zurück. Einige Kiemenbogenarterien bleiben erhalten und bilden die großen zervikalen und thorakalen Arterien.

Im *3-mm-Stadium* findet sich bereits ein ausgedehnter I. Aortenbogen; der II. ist eben im Entstehen begriffen. Der Abgang des I. Aortenbogens vom Truncus arteriosus ist etwas dilatiert und wird als Aortenwurzel bezeichnet. Von dieser Aortenwurzel gehen denn auch alle später zu bildenden Aortenbögen ab, die während des Deszensus von Herz und Aortenstamm entstehen. Eine echte ventrale Aorta wird bei den höheren Säugetieren im Embryonalstadium nicht ausgebildet. Distal verschmelzen die dorsalen Aorten in kranialer Richtung zu einem einzigen Gefäß.

Beim 4-mm-Embryo ist der *I. Aortenbogen* bereits größtenteils verschwunden. Nur ein kleiner Abschnitt bleibt als A. maxillaris erhalten. Auch der *II. Aortenbogen* beginnt sich bereits zurückzubilden. Der zurückbleibende Abschnitt bildet die winzige A. stapedia. Der *3. Bogen* ist gut ausgebildet. Die *Aortenbögen IV und VI* entstehen gerade als ventrale und dorsale Aussprossung. Der VI. Bogen ist zwar noch nicht vollständig ausgebildet, besitzt aber bereits im ventralen Abschnitt einen Ast, die *primitive A. pulmonalis*.

Im *10-mm-Stadium* sind die ersten beiden Aortenbögen bereits verschwunden. Die Bögen III, IV und VI sind gut ausgebildet. Die Trunkus- und Aortenwurzel hat sich geteilt, so daß die beiden VI. Aortenbögen jetzt in den *Truncus pulmonalis* übergehen. Die *Intersegmentalarterien* liegen ungefähr auf der Höhe jener Stelle, an der sich die dorsalen Aorten vereinigen. Die 7. (zervikale) Intersegmentalarterie gewinnt bei der Entstehung der Aa. subclaviae Bedeutung.

Beim 14-mm-Embryo ist die ursprünglich symmetrische Anlage der Aortenbögen bereits fast ganz verlorengegangen. Die dorsalen Aorten sind zwischen III. und IV. Bogen (Ductus caroticus) verschwunden, und der III. Aortenbogen gewinnt an Länge, je weiter das Herz hinabsteigt. Dadurch verkürzt sich gleichzeitig der paarige Abschnitt der dorsalen Aorta. Der dorsale Abschnitt des rechten *VI. Aortenbogens* ist verschwunden. Links bleibt der VI. Aortenbogen bis zur Geburt als *Ductus arteriosus* bestehen. Der unvollständig ausgebildete, jedoch bereits früher vorhandene V. Aortenbogen (er findet sich schon im 11- bis 13-mm-Stadium) ist nicht mehr nachzuweisen. Die *7. Intersegmentalarterien* haben sich nach kranial verlagert.

Inzwischen hat sich die Aortenwurzel *rechts* zum *Truncus brachiocephalicus* (anonymus) entwickelt und wird *links* bis zum Abgang des III. linken Bogens (A. carotis communis) Teil des definitiven *Aortenbogens*.

Im *17-mm-Stadium* ist die rechte dorsale Aorta zwischen ihrem Übergang in die linke und dem Abgang der rechten 7. Intersegmentalarterie be-

(Fortsetzung auf Seite 160)

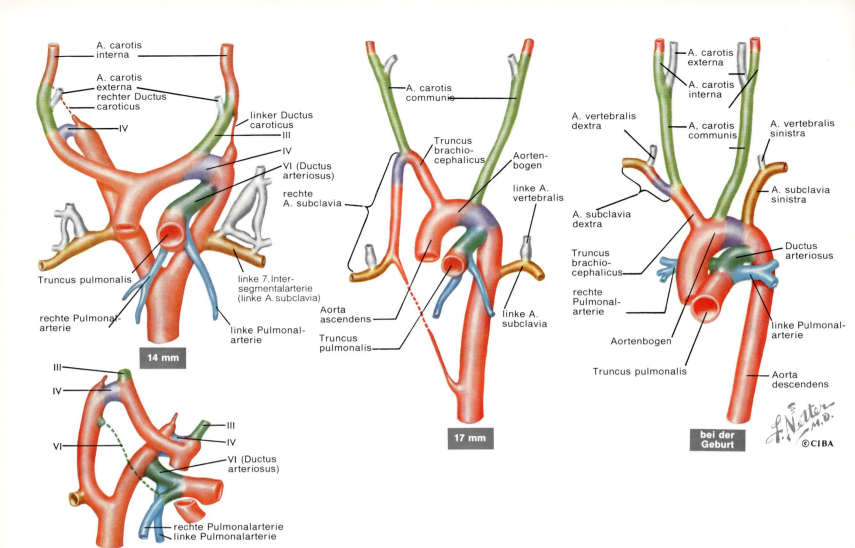

Entstehung der großen Blutgefäße

(Fortsetzung von Seite 159)

reits sehr klein geworden und wird bald ganz verschwinden. Ihr übrigbleibender Abschnitt wird Teil der *proximalen A. subclavia*.

Nach der Geburt obliteriert normalerweise auch der distale Abschnitt des linken VI. Aortenbogens, der *Ductus arteriosus*, zum *Lig. arteriosum*, womit schließlich das *Aortenbogensystem* des Erwachsenen vollständig gebildet wäre. Das Schicksal der einzelnen Bestandteile des embryonalen Aortenbogensystems läßt sich tabellarisch folgendermaßen darstellen:

1. Truncus arteriosus:	proximale Abschnitte der Aorta ascendens und des *Pulmonalishauptstamms*.
2. Aortenwurzel:	distaler Abschnitt von *Aorta ascendens*, Truncus brachiocephalicus (anonymus) und Aortenbogen bis zum Abgang der linken A. carotis communis.
3. I. Aortenbögen:	werden teilweise in die Aa. maxillaris einbezogen.
4. II. Aortenbögen:	teilweise als A. stapedia erhalten.
5. III. Aortenbögen:	*Aa. carotis communes* und proximale Anteile der *Aa. carotis internae*.
6. IV. Aortenbögen:	rechts: wird zum am weitesten proximalen Abschnitt der *rechten A. subclavia*; links: Aortenbogenabschnitt zwischen *linker A. carotis communis* und *linker A. subclavia*.
7. V. Aortenbögen:	werden als provisorische Struktur nie vollständig ausgebildet und verschwinden offenbar ganz.
8. VI. Aortenbögen:	rechts: Der proximale Anteil wird zur proximalen *rechten Pulmonalarterie*, der distale obliteriert früh; links: der proximale Anteil wird zur proximalen *linken Pulmonalarterie*, der distale bleibt als Ductus arteriosus bis zur Geburt erhalten.
9. Rechte dorsale Aorta:	Der kraniale Anteil wird Teil der *rechten A. subclavia*, der Rest obliteriert.
10. Linke dorsale Aorta:	distaler Aortenbogen.
11. Rechte 7. Intersegmentalarterie:	wird in rechte A. subclavia einbezogen.
12. Linke 7. Intersegmentalarterie:	*linke A. subclavia*.

Große Körpervenen

Die Entstehung der großen Körpervenen ist zwar ein komplexer, aber äußerst interessanter Vorgang, dem aus klinischer Sicht besondere Bedeutung zukommt. Nur wenige Organsysteme weisen nämlich im endgültigen, voll entwickelten Zustand so viele Variationen und Anomalien auf wie die großen Körpervenen. Diese Variationen und Anomalien im Verlaufsmuster sind zwar funktionell meist unbedeutend, können allerdings bei diagnostischen Eingriffen (Angiokardiographie) Verwirrung stiften und den Versuch, Mißbildungen des Herzens chirurgisch zu korrigieren, in einer Katastrophe enden lassen.

Beim ganz jungen Embryo entstehen die großen Venen zunächst als in Längsrichtung verlaufende Strombahnen aus einem primitiven Venengeflecht. Im *4-mm-Stadium* (S. 152) lassen sich bereits 3 venöse Strombahnen unterscheiden: 1. Die *Dottervenen* (rechte und linke V. omphalomesenterica) führen Blut aus dem Dottersack und münden in den Sinus venosus. 2. Die *Nabelvenen* nehmen Blut aus den Chorionzotten (später Plazenta) auf und führen es über die *rechte und* die *linke V. umbilicalis* dem Embryo zu. Rechte und linke Nabelvene können sich im Haftstiel zu einem einzigen Gefäß vereinigen, gewinnen jedoch im embryonalen Körper wieder ihre paarige Anordnung und treten seitlich von den Dottervenen in den Sinus venosus ein. 3. Die *Kardinalvenen* liegen ausschließlich intraembryonal. Die *Vv. cardinales anteriores* führen Blut aus dem Kopfteil des Embryos ab. Die *Vv. cardinales posteriores* entstehen etwas später und durchziehen in Längs-

(Fortsetzung auf Seite 161)

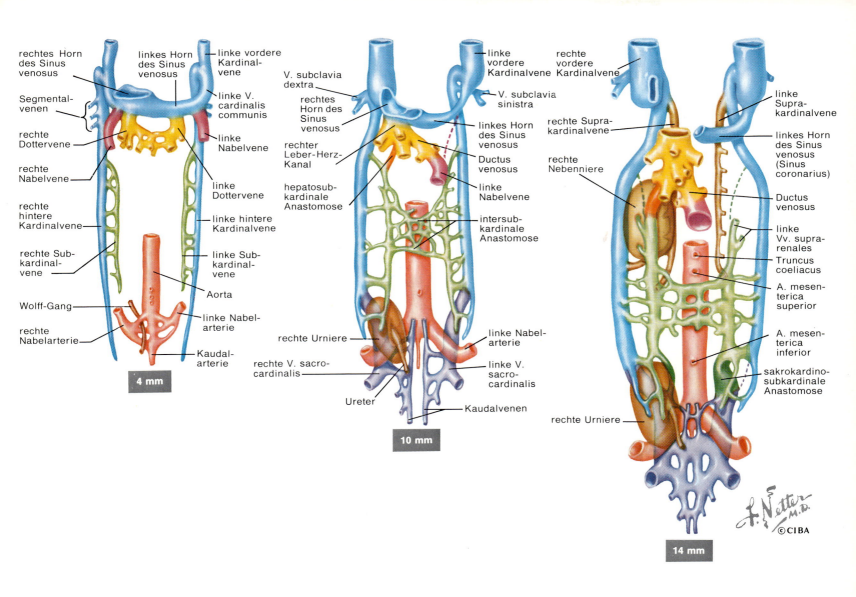

Entstehung der großen Blutgefäße

(Fortsetzung von Seite 160)

richtung den dorsolateralen Abschnitt der Urogenitalleiste. Sie führen Blut aus dem embryonalen Körper einschließlich der Urniere *(Mesonephros)* und anfangs auch der vorderen Extremitäten. Vordere und hintere Kardinalvenen vereinigen sich zur kurzen *V. cardinalis communis*, die neben den Nabelvenen in das *rechte* und das *linke Sinushorn* mündet.

Bald nach der Ausbildung der hinteren Kardinalvenen entsteht ein als *Vv. subcardinales* bezeichnetes Venenpaar, das die Urogenitalleiste in der Mitte durchzieht. Sie dienen in der Hauptsache als Abfluß für das Urogenitalsystem des wachsenden Embryos, zunächst für Mesonephros und *Gonaden* und später für *Metanephros* (Nieren), *Gonaden* und *Nebennieren*. Sie entleeren nach kranial in die hinteren Kardinalvenen.

Im *10-mm-Stadium* (SSL) sind die Kardinalvenen symmetrisch angeordnet und auf beiden Seiten gleich gut ausgebildet. Die Dottervenen haben sich im Bereich des *Septum transversum* (S. 150) und des Duodenums zu einem anastomosierenden Plexus (Lebersinusoide) aufgelöst. Von den zwischen den Lebersinusoiden und dem Sinus venosus verbleibenden Abschnitten der beiden ursprünglichen Gefäße (Leber-Herz-Kanäle) ist der linke verschwunden; der rechte weitet sich hingegen stark aus und wird zum terminalen posthepatischen Segment der V. cava inferior. Auf die weitere Entwicklung der Dottervenen soll hier nicht näher eingegangen werden.

Die rechte Nabelvene hat sich zurückgebildet; die linke nimmt mit den von den Dottervenen gebildeten Lebersinusoiden Verbindung auf, wonach ihr proximaler Abschnitt ebenfalls obliteriert. Das gesamte Nabelvenenblut strömt damit in die Lebersinusoide ein. Zwischen der linken Nabelvene und dem *rechten Leber-Herz-Kanal* entsteht durch Ausweitung und Zusammenfließen von Lebersinusoiden eine direkte Strombahn, der *Ductus venosus*. Über den Ductus venosus kann nun unter Umgehung der Lebersinusoide bereits ein Großteil des venösen Nabelbluts direkt in den rechten Vorhof abgeleitet werden.

Inzwischen haben die Subkardinalvenen an Bedeutung gewonnen und bilden mit den hinteren Kardinalvenen zahlreiche Anastomosen. Durch das Wachstum der Urnieren (Mesonephros) sind *linke und rechte Subkardinalvenen* näher aneinandergerückt. Zwischen ihnen entstand durch Anastomosen ein Plexus *(intersubkardinale Anastomose)*. Die rechte Subkardinalvene ist mit dem rechten Leber-Herz-Kanal über einen Plexus in Verbindung getreten, der sich rasch in eine große Strombahn umwandelt, die *hepatosubkardinale Anastomose* (Lebersegment der V. cava inferior).

Im Schwanzbereich des Embryos ist inzwischen auf beiden Seiten ein weiteres Venensystem in Erscheinung getreten. Seine beiden Hauptstrombahnen, die *Vv. sacrocardinales* (GRÜNWALD, P.: Z. mikr.-anat. Forsch. 43 [1938] 275) steigen hinter den Nabelarterien auf und umziehen sie im Bogen. Sie verlaufen weiter dorsal als die hinteren Kardinalvenen, in die sie schließlich entleeren.

In ventraler Lage ziehen in Längsrichtung zwei kleinere Venen, die *Vv. caudales;* sie bilden mit den Sakrokardinalvenen zahlreiche *Anastomosen*.

Kaudal von den Urnieren sind inzwischen die Nachnieren *(Metanephri*, Anlage der definitiven Nieren) entstanden.

Im *14-mm-Stadium* ist die *linke hintere Kardinalvene* bereits sehr klein geworden, und das linke Horn des Sinus venosus, der zukünftige *Sinus coronarius*, hat an Prominenz verloren.

Die Subkardinalvenen, insbesondere auf der rechten Seite, sowie die hepatosubkardinale Anastomose haben sich hingegen stark ausgeweitet und entwickeln sich rasch zu den venösen Hauptstrombahnen zum Herzen. In diesem Entwicklungsstadium ist ihre kraniale Verbindung mit den hinteren Kardinalvenen bereits obliteriert, und einige der kranialen Ästchen führen nun Blut aus den entstehenden Nebennieren ab.

Die Anastomosen zwischen den Subkardinalvenen sind zwar weniger zahlreich, bilden aber

(Fortsetzung auf Seite 162)

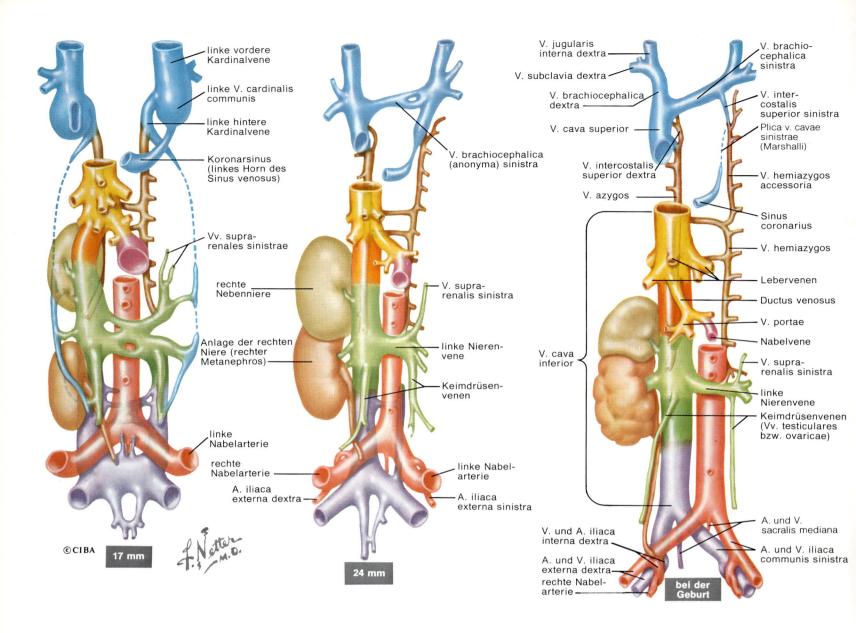

Entstehung der großen Blutgefäße

(Fortsetzung von Seite 161)

breitere Strombahnen. Auch zwischen den Subkardinal- und den Sakrokardinalvenen sind inzwischen Anastomosen entstanden, *sakrokardinosubkardinale Anastomosen*. Sie weiten sich rasch aus, während die Verbindung zwischen den Sakrokardinalvenen und den hinteren Kardinalvenen obliteriert. Weitere ausgedehnte Anastomosen entstehen nun auch zwischen den rechten und den linken Sakrokardinal- und den Kaudalvenen.

Dorsolateral von der Aorta tritt ein weiteres Venensystem in Erscheinung. Seine beiden in Längsrichtung verlaufenden Strombahnen, die *Vv. supracardinales*, entleeren kranial in den terminalen Abschnitt der hinteren Kardinalvenen. Kaudal anastomosieren sie mit den Subkardinalvenen. Sie übernehmen später die Funktion der hinteren Kardinalvenen und führen über die Interkostalvenen Blut aus der Leibeswand ab.

Im *17-mm-Stadium* fließt das venöse Blut aus den oberen Extremitäten über Venen ab, die in die *vorderen Kardinalvenen* münden. Das *linke Horn des Sinus venosus* hat sich inzwischen weiter verkleinert.

Mit der rasch abnehmenden Bedeutung der Urnieren und dem Übergang der Funktion der hinteren Kardinalvenen auf die Subkardinalvenen obliterieren die hinteren Kardinalvenen über weite Strecken. Es bleiben schließlich nur die terminalen Abschnitte nach der Vereinigung der Suprakardinalvenen erhalten und bilden rechts den Bogen der *V. azygos* und links einen Teil der *oberen Interkostalvene*.

Die rechten Sakrokardinal- und Subkardinalvenen wurden zusammen mit der hepatosubkardinalen Anastomose und dem Leber-Herz-Kanal zur Hauptabflußbahn der unteren Körperhälfte des Embryos. In dem zwischen den Sakrokardinalvenen liegenden Anastomosengeflecht

hat sich mittlerweile eine breite Strombahn gebildet, aus der sich schließlich der proximale Abschnitt der linken *V. iliaca communis* entwickeln wird. Die proximal davon ziehende linke Sakrokardinalvene und die Anastomose zwischen Sakrokardinal- und Subkardinalvene auf der linken Seite beginnen allmählich kleiner zu werden und obliterieren schließlich ganz.

Die Verbindung zwischen den Subkardinalvenen besteht zu diesem Zeitpunkt aus wenigen großen Strombahnen. Kaudal von der Verbindung werden die Subkardinalvenen kleiner und führen zunächst von den Keimdrüsen und den Nieren, später nur noch von den Keimdrüsen Blut ab. Die Nieren erhalten, je weiter sie aszendieren, immer neue venöse (und arterielle) Gefäße, bis sie schließlich ihre endgültige Lage ungefähr auf der Höhe der intersubkardinalen Anastomose erreichen.

Prävertebral bilden sich Anastomosen zwischen den Suprakardinalvenen aus.

Im *24-mm-Stadium* tritt zwischen den vorderen Kardinalvenen eine Anastomose auf. Aus ihr entsteht im Laufe der weiteren Entwicklung die venöse Hauptstrombahn der linken Kopfhälfte und der linken oberen Extremitäten. Sie wird beim Erwachsenen als *V. brachiocephalica (anonyma) sinistra* bezeichnet. Die *linke V. cardinalis communis* und der angrenzende Abschnitt des linken Sinushorns werden zusehends kleiner und veröden schließlich (*Ligament der V. cava superior sinistra, Lig. Marshalli*). Der terminale Abschnitt der proximalen linken V. cardinalis posterior und der zwischen ihr und der linken V. brachiocephalica liegende Abschnitt der vorderen Kardinalvene bleiben als *linke V. intercostalis superior* erhalten, die Blut aus dem 2. und 3. Interkostalraum abführt. (Das venöse Blut aus dem 1. Interkostalraum wird auf beiden Seiten über die V. brachiocephalica bzw. die V. vertebralis abgeleitet). Der linken V. intercostalis superior entspricht auf der rechten Seite ein in die V. azygos entleerendes Gefäß, die *rechte V. intercostalis superior*.

Vierte bis 11. Interkostalvene münden auf der rechten Seite in die rechte Suprakardinalvene, die zusammen mit dem terminalen Abschnitt der hinteren Kardinalvene die V. azygos bildet. Auf der linken Seite münden die 4. bis 7. (bzw. 8.) Interkostalvene in den entsprechenden Abschnitt der linken Suprakardinalvene (*V. hemiazygos accessoria*), die ihrerseits über eine oder mehrere prävertebrale Anastomosen in die V. azygos entleert. Achte (oder 9.) bis 11. Interkostalvene auf der linken Seite münden entsprechend in den kaudalen Abschnitt der linken V. supracardinalis bzw. *hemiazygos*. Zwischen der 3. und 4. sowie der 7. und 8. Interkostalvene kann die linke Suprakardinalvene obliterieren.

In diesem Bereich sind physiologische Variationen im Gefäßverlauf sehr häufig.

In der unteren Körperhälfte hat sich als venöse Hauptstrombahn die *V. cava inferior* aus folgenden embryonalen Venensystemen gebildet:

1. terminaler Abschnitt der rechten Dottervene (Leber-Herz-Kanal): posthepatisches Segment;
2. hepatosubkardinale Anastomose: Lebersegment;
3. ein Teil der rechten Subkardinalvene: Nierensegment;
4. Sakrokardinalvene und sakrokardinosubkardinale Anastomose: pränales Segment.

Die nicht in die V. cava inferior einbezogenen, jedoch erhalten bleibenden Abschnitte der Subkardinalvenen entwickeln sich zu den *Keimdrüsenvenen* (V. testicularis oder ovarica) und zu den *Vv. suprarenales*.

Aus der Anastomose zwischen den Subkardinalvenen wurde der zwischen der Einmündung der Vv. suprarenales und testiculares (ovaricae) liegende Abschnitt der *linken V. renalis*. Die übrigen Teile der linken sowie die rechte Nierenvene stammen von Urnierengefäßen ab, die in die Subkardinalvenen entleeren. Nach der Geburt obliterieren *linke Nabelvene* und *Ductus venosus* und bilden das *Lig. teres hepatis* und das *Lig. venosum*. Angesichts dieser komplizierten Entwicklung ist es nicht verwunderlich, daß Variationen und Anomalien im Verlauf der großen Körpervenen so häufig sind.

Sektion IV

Angeborene Herzkrankheiten

von

Frank H. Netter, M.D.

unter Mitarbeit von

Ralph D. Alley, M.D. und Lodewyk H. S. van Mierop, M.D. Tafeln 3, 6, 8, 10, 18, 24

Lodewyk H. S. van Mierop, M.D. Tafeln 1, 2, 4, 5, 7, 9, 11–17, 19–23, 25–32

Martin Stauch, PROF. DR. und Ch. Huth, PRIV.-DOZ. DR.

Anomalien der großen Körpervenen

Überblick über Häufigkeit und Klinik

Anomalien der großen Körpervenen sind keineswegs selten. Dies ist angesichts der komplizierten Entwicklungsgeschichte der Venen und des großen Variationsreichtums im Venenverlauf nicht überraschend. Da derartige abnorme venöse Strombahnen fast immer in andere Körpervenen entleeren, verursachen sie nur selten merkliche funktionelle Störungen. Sie werden daher meist auch als Zufallsbefund bei der Autopsie bzw. im Verlaufe diagnostischer oder chirurgischer Eingriffe am Herz-Kreislauf-Apparat diagnostiziert. Anomalien der großen Venen bestehen gelegentlich isoliert, treten aber häufiger im Zusammenhang mit anderen Mißbildungen des Herz-Kreislauf-Apparats auf. Ist ihr Vorhandensein nicht bekannt, können sie bei chirurgischen Eingriffen unter Verwendung eines totalen Herz-Lungen-Bypass zu schwerwiegenden, ja sogar lebensbedrohenden Komplikationen führen.

Linke V. cava superior

Die mit Abstand häufigste, klinisch bedeutsame Anomalie ist eine *persistierende linke V. cava superior*. Die linke V. cava superior entsteht durch Zusammenfließen der linken V. jugularis und V. subclavia, tritt ventral vom linken Lungenhilus zur *rechten V. cava superior* parallel in den Brustraum hinab und mündet stets in den stark erweiterten *Koronarsinus*. Sie folgt dabei dem normalerweise von der Plica v. cavae sinistrae (Lig. Marshalli) und der V. obliqua atrii sinistri (Marshalli) eingenommenen Verlauf. Diese topographische Lage einer persistierenden linken V. cava superior ist von der Entwicklungsgeschichte her zu erwarten, da das Gefäß durch Persistieren der linken V. cardinalis anterior, der V. cardinalis communis und des linken Sinushorns zustande kommt. Die *V. hemiazygos* entspricht anatomisch der *V. azygos* auf der rechten Seite und kann gelegentlich auch deren Größe erreichen.

Meist ist auch eine rechte V. cava superior vorhanden. Sie kann jedoch fehlen. Bestehen 2 Hohlvenen, sind sie entweder gleich groß, oder eine der beiden (meist die linke) ist etwas kleiner. Eine evtl. vorhandene linke V. brachiocephalica (anonyma) ist in der Regel kleiner als normal. Sie kann auch als Plexus vorliegen.

Als Folge des vermehrten Blutstroms ist das Ostium des Koronarsinus stark dilatiert. Gelegentlich findet sich ein Defekt an der Wand zwischen dem Sinus und dem linken Vorhof. Dieser Defekt verursacht im allgemeinen einen Links-rechts-Shunt, d. h., Blut aus dem linken Vorhof strömt in den Koronarsinus und von dort in den rechten Vorhof. Dieses Zustandsbild entspricht hämodynamisch einem Vorhofseptumdefekt. Bei ausgedehntem Defekt und insbesondere bei engem oder atretischem Koronarostium spricht man von einer Einmündung der linken V. cava superior in den linken Vorhof, was jedoch aus entwicklungsgeschichtlicher Sicht nicht stimmt.

Bei Patienten mit dieser Anomalie besteht als typisches *klinisches Bild* eine mäßige zentrale Zyanose. Sonstige Symptome fehlen. Das Herz ist von normaler Größe; Herzgeräusche sind nicht vorhanden. *Elektrokardiographisch* finden sich Zeichen einer Linkshypertrophie. Ähnliche, jedoch weit ausgeprägtere Befunde sind in jenen äußerst seltenen Fällen zu erheben, in denen die V. cava inferior in den linken Vorhof entleert.

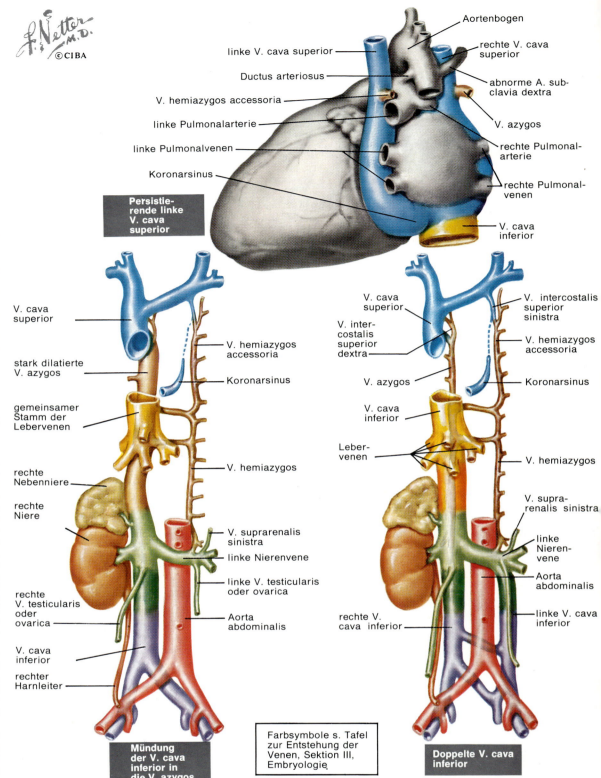

Mündung der V. cava inferior in die V. azygos

Bei den seltenen Anomalien, bei denen das *hepatische Segment der V. cava inferior* fehlt, entleert das prähepatische Segment über eine stark erweiterte V. azygos in den rechten Vorhof *(Mündung der V. cava inferior in die V. azygos)*. Die *Lebervenen* führen über einen kurzen gemeinsamen Stamm, der normalerweise den proximalsten Abschnitt der V. cava inferior bildet, in den rechten Vorhof. Eine Mündung der V. cava inferior in die V. azygos findet sich selten als isolierte Anomalie. Sie tritt meist mit anderen schwerwiegenden Herzfehlern, z. B. bei *Asplenie* (S. 167) oder Polysplenie, auf.

Doppelte V. cava inferior

Sonstige Anomalien der großen Venen, wie z. B. die in der Tafel dargestellte Form der *doppelten V. cava inferior*, betreffen im allgemeinen das gesamte Gefäßbett der unteren Hohlvenen und haben daher in der Allgemeinchirurgie und der Urologie mehr Bedeutung als in der Kardiologie und der Herzchirurgie.

Treten bedeutsame Herzfehler in Kombination mit einer partiellen Inversion der Brust- oder Bauchorgane auf, besteht stets die Möglichkeit einer Lageanomalie der großen Körpervenen. Da derartige Anomalien bei chirurgischen Eingriffen Schwierigkeiten bereiten können, ist ihr präoperativer Nachweis oder Ausschluß unerläßlich. Dazu eignet sich am besten die *Angiokardiographie*.

Fehleinmündung der Lungenvenen

Formen und Pathogenese

Bei einer Fehleinmündung der Lungenvenen fehlt die Verbindung zwischen einigen oder allen *Lungenvenen* und dem *linken Vorhof*. Die betroffenen Gefäße entleeren entweder in eine der großen Körpervenen oder direkt in den *rechten Vorhof*. Hier soll lediglich die isoliert bestehende Form der Lungenvenentransposition behandelt werden. Sie unterscheidet sich von den in Kombination mit anderen Mißbildungen des Herzens auftretenden Formen in ihrem klinischen und hämodynamischen Bild, das bei letzteren im wesentlichen von dem mitbestehenden Defekt bestimmt wird.

Bei *partieller Lungenvenentransposition* entleeren eine oder mehrere Lungenvenen entweder in die proximale *V. cava superior* in der Nähe ihrer Einmündung in den rechten Vorhof oder direkt in den rechten Vorhof, und zwar in dessen Sinusabschnitt. Die betroffenen Venen führen meist Blut aus einem Teil oder der ganzen rechten Lunge ab. Die übrigen Lungenvenen entleeren normal in den linken Vorhof. Meist besteht ein Vorhofseptumdefekt, am häufigsten als *Vorhofseptumdefekt vom Sinus-venosus-Typ*. Das *klinische Bild* entspricht dem anderer Formen des Vorhofseptumdefekts und wird hier nicht näher behandelt (S. 168).

Bei *totaler Lungenvenentransposition* entleeren alle Lungenvenen entweder in die venösen Strombahnen des Körpers oder in den rechten Vorhof. Dabei findet sich stets auch ein Vorhofseptumdefekt oder ein persistierendes Foramen ovale. Je nach der Fehleinmündung der Lungenvenen in den Körperkreislauf unterscheidet man verschiedene Verlaufsformen.

Die Intrapulmonalvenen entstehen beim Embryo aus dem den Vorderdarm umgebenden Venengeflecht und anastomosieren in der frühen Embryonalphase frei mit den Körpervenen. Sobald die embryonale Lungenvene als Aussprossung des primitiven linken Vorhofs in Erscheinung getreten ist und mit dem pulmonalen Venengeflecht Verbindung gewonnen hat, obliterieren die anastomosierenden venösen Strombahnen des embryonalen Körper- und Lungenkreislaufs normalerweise. Unterbleibt die Bildung der embryonalen Lungenvene oder obliteriert diese sekundär, bleiben einige der anastomosierenden Strombahnen erhalten, und es kommt zur totalen Lungenvenentransposition.

Totale Fehleinmündung der Lungenvenen in die linke V. cava superior

Bei der weitaus häufigsten Form der totalen Lungenvenentransposition münden die Lungenvenen in eine *persistierende linke V. cava superior*. Aus den rechten Lungenvenen entsteht bei dieser in der Tafel von dorsal her dargestellten Verlaufsform durch Konvergenz ein einziges Gefäß, das hinter dem kleinen linken Vorhof vorbeizieht und an die linken Lungenvenen Anschluß findet. Von der Anastomosenstelle der linken und rechten Lungenvenen ab strömt das venöse Blut aus der Lunge durch ein großes, einzelständiges Gefäß, den persistierenden distalen Abschnitt der linken V. cava superior, in eine erweiterte *linke V. brachiocephalica (anonyma)* und von dort über die rechte V. cava superior in den rechten Vorhof. Über einen gleichzeitig bestehenden Vorhofseptumdefekt oder, häufiger, über das weit offene Foramen ovale kann ein Teil des Bluts aus dem rechten in den linken Vorhof gelangen. Danach kommt es frühzeitig und rasch zu einer enormen Vergrößerung des rechten Vorhofs und der rechten Herzkammer.

Die *Symptomatik* dieser Verlaufsanomalie der Lungenvenen zeigt sich im allgemeinen bereits kurz nach der Geburt. Sie besteht zunächst in einer raschen Atemfrequenz; darauf folgen Dyspnoe und Trinkschwäche. Die Säuglinge gedeihen schlecht und neigen zu häufigen Atemwegsinfektionen. Eine deutliche Zyanose fehlt in der Regel anfangs, da das Blutgemisch ja aus einer großen Menge sauerstoffreichen Bluts aus den Lungen und einer relativ kleinen Blutmenge aus dem Körperkreislauf besteht. Bei Bronchopneumonien oder Dekompensation mit Stauungserscheinungen wird die Zyanose stärker.

(Fortsetzung auf Seite 166)

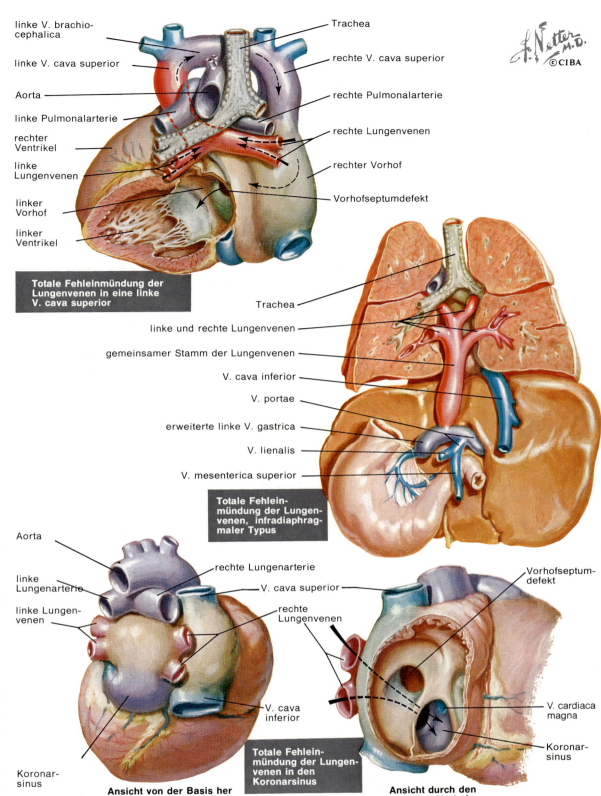

Fehleinmündung der Lungenvenen
(Fortsetzung von Seite 165)

Zur Dekompensation kommt es fast durchweg bereits in den ersten 6 Monaten, und die Mehrzahl der Patienten überlebt das erste Lebensjahr nicht. In manchen Fällen bessert sich die Situation jedoch aus ungeklärten Gründen, und gelegentlich erreicht einer oder der andere das Erwachsenenalter.

Zyanose und Trommelschlegelfinger und -zehen finden sich nur bei größeren Kindern und Erwachsenen. Das Herz ist vergrößert. Ein Schwirren fehlt meist; es besteht jedoch in der Regel ein fühlbares »Heben« im unteren Brustkorbabschnitt links parasternal. Am linken oberen Sternalrand, manchmal auch etwas tiefer findet sich ein schwaches bis mäßiges systolisches Geräusch. Das Pulmonalsegment des 2. Herztons ist meist laut und der 2. Ton gespalten. Am rechten unteren Sternalrand und über dem Processus xiphoideus ist manchmal ein diastolisches Trikuspidalströmungsgeräusch zu hören.

Typisch sind bei größeren Kindern und Erwachsenen die *Röntgenbefunde*. Die dilatierte linke und rechte obere Hohlvene stellen sich als abgerundeter Schatten im oberen Mediastinum dar. Diese Kontur ergibt zusammen mit dem gerundeten Schatten des vergrößerten Herzens eine als »Achterform« oder »Schneemann« bezeichnete Konfiguration. In der Lunge ist die Gefäßzeichnung stark betont.

Das *Elektrokardiogramm* zeigt fast durchweg einen Rechtstyp sowie eine hochgradige Hypertrophie des rechten Vorhofs und des rechten Ventrikels.

Das *Echokardiogramm* zeigt die starke Vergrößerung des rechten Vorhofs und des rechten Ventrikels. Dazu fällt die glatt konfigurierte Hinterwand des linken Vorhofs auf, da die Einmündungsstellen der Lungenvenen fehlen. Im zweidimensionalen Bild ist auch manchmal das Sammelgefäß, in das die Pulmonalvenen münden, darzustellen.

Bei der *Herzkatheterisierung* ist der Sauerstoffgehalt in der rechten V. cava superior extrem hoch, was auf einen massiven suprakardialen Links-rechts-Shunt hinweist. Intrakardial ist die Sauerstoffsättigung in allen Kammern gleich.

Die *Diagnose* läßt sich durch selektives Einbringen eines Kontrastmittels in den Pulmonalishauptstamm leicht erhärten. Nach der Kontrastmittelpassage durch die Lungen stellen sich die fehlmündenden Gefäße in der Regel gut dar.

Totale Fehleinmündung der Lungenvenen in den Koronarsinus

Bei dieser Form der Verlaufsanomalie vereinigen sich die Lungenvenen zu einem sehr kurzen, großkalibrigen, gemeinsamen Gefäß, das in den enorm erweiterten *Koronarsinus* entleert. *Klinisches Bild* und *elektrokardiographische Befunde* entsprechen der im vorstehenden beschriebenen Verlaufsform. Anders ist jedoch das röntgenologische Bild, da die Verbreiterung im oberen Mediastinum fehlt. Der rechte Vorhof ist meist groß. Ferner zeigen sich eine Vergrößerung der Herzkontur und Stauungszeichen in den Lungenfeldern. Die *Herzkatheterisierung* ergibt ähnliche Befunde wie bei der Einmündung der Lungenvenen in die linke V. cava superior; der hohe Sauerstoffgehalt in der V. cava superior fehlt allerdings.

Verlaufsanomalien im Sinne einer Fehleinmündung der Lungenvenen in den rechten Vorhof oder in verschiedene andere Strukturen bestehen selten als isolierte Mißbildungen; sie können jedoch in Kombination mit anderen schweren Herzfehlern auftreten.

Infradiaphragmaler Typus der Fehleinmündung der Lungenvenen

Als ungewöhnliche, aber interessante totale Verlaufsanomalie, die meist isoliert vorkommt, stellt sich die Entleerung der Lungenvenen in den Pfortaderkreislauf dar. Man bezeichnet sie im allgemeinen als totale *Fehleinmündung vom infradiaphragmalen Typus*, die im vorstehenden beschriebenen Formen entsprechend als *supradiaphragmalen Typ*. Bei der infradiaphragmalen Verlaufsform vereinigen sich die Lungenvenen zu einem langen, einzelständigen Gefäß, das ventral vom Ösophagus durch den Hiatus oesophagus abwärts zieht und in den proximalen Abschnitt des Pfortaderkreislaufs, meist in die *linke V. gastrica*, mündet. Die präösophageal liegende Vene zeigt unmittelbar vor ihrer Mündung in das Pfortaderbett einen stenotischen Bereich. Aufgrund dieser Stenose und da das Pulmonalvenenblut das Kapillarbett der Leber durchlaufen muß, bevor es über die Lebervenen in den rechten Vorhof gelangt, kommt es zu einer hochgradigen Drucksteigerung in den Lungenvenen und den charakteristischen *klinischen* und *Laborbefunden*, die den infradiaphragmalen vom supradiaphragmalen Typus deutlich unterscheiden lassen. In der Tafel ist die infradiaphragmale Verlaufsform von dorsal her dargestellt.

Bald nach der Geburt treten schwere *Symptome* auf, die in der Mehrzahl der Fälle bereits in den ersten Lebenstagen oder -wochen zum Tode führen. Die Symptomatik umfaßt eine ausgeprägte, persistierende Zyanose, deutliche Dyspnoe und hochgradige Trinkschwäche. Das Herz dekompensiert früh; eine Rekompensation ist nur selten erforderlich. Obwohl die Säuglinge offenkundig sehr schwer krank sind, sind die Herzbefunde unauffällig. Eine Vergrößerung des Herzens fehlt, und Herzgeräusche sind, wenn überhaupt erhebbar, schwach.

Auch das *Elektrokardiogramm* ist meist recht unauffällig. Die *Röntgenbefunde* sind zwar typisch, aber nicht pathognomonisch, da sie auch bei anderen Anomalien mit einer Obstruktion der Lungenvenen erhoben werden können. Die hochgradige pulmonale venöse Hypertonie zeigt sich anhand der ausgeprägten und regellosen Hiluszeichnung und dem eigenartigen netzartigen Aussehen der Lunge.

Therapeutisch ist eine totale Fehleinmündung der Lungenvenen nur chirurgisch anzugehen, und zwar wird zwischen den Lungenvenen und dem linken Vorhof eine Verbindung geschaffen, ein mitbestehender Vorhofseptumdefekt verschlossen, und alle Verbindungen mit den Körpervenen werden unterbrochen. Während bei Erwachsenen und größeren Kindern ein geringes Operationsrisiko zu erwarten ist, steigt die Mortalität bei einer notwendigen Korrektur im Säuglingsalter bei den dann sehr schwer kranken Kindern auf 25–30 % an. Die Spätergebnisse sind jedoch exzellent. Bei größeren Kindern und Erwachsenen ergibt dieses Vorgehen meist gute Erfolge. Bei kritisch kranken Kleinkindern ist die operative Korrektur oft schwierig und muß meist in zwei Stadien durchgeführt werden. Die Erfolgsquote ist insbesondere beim infradiaphragmalen Typus noch gering.

Bildbeschriftungen (Abbildung oben):

- rechte V. brachiocephalica
- linke V. brachiocephalica
- rechte V. cava superior
- Die linke V. cava superior wird ligiert und durchtrennt
- Nach Verschluß des Vorhofseptumdefekts wird das Septum nach rechts gedrängt, wodurch der linke Vorhof vergrößert wird
- linke Lungenvenen
- rechte Lungenvenen
- Venöse Strombahn aus der Lunge wird mit dem linken Vorhof anastomosiert

Operationstechnik bei totaler Fehleinmündung der Lungenvenen in eine linke V. cava superior

Präoperatives Angiokardiogramm. LBV = linke V. brachiocephalica, SVC = V. cava superior, LSVC = linke V. cava superior, PT = Truncus pulmonalis, RA = rechter Vorhof, RV = rechter Ventrikel

Septum zwischen Koronarsinus und linkem Vorhof abgetragen

Operationstechnik bei Fehleinmündung der Lungenvenen in den Koronarsinus

Anomalien der Vorhöfe

Juxtaposition der Herzohren

Bei der Juxtaposition der Herzohren (Auriculae atriales) sind die Vorhöfe mit ihrer Hauptmasse zwar normal gelagert; das rechte Herzohr ist jedoch lävoponiert. Es liegt also nicht rechts von den Arterienabgängen, sondern zieht hinter diesen vorbei und kommt links zwischen den großen Gefäßen und dem linken Herzohr zu liegen (Lävoposition des rechten Herzohrs).

Die Juxtaposition der Herzohren hat funktionell keine Bedeutung, da sie an sich die Strömungsverhältnisse nicht beeinflußt. Ihr Vorhandensein weist jedoch immer auf andere hochgradige Herzfehler hin. So finden sich stets eine Transposition der großen Gefäße und ein Ventrikelseptumdefekt, häufig eine Atresie der Trikuspidalklappe. In der Tafel ist ferner ein doppelter Aortenbogen dargestellt.

Cor triatriatum

Bei dieser seltenen Mißbildung teilt ein fibromuskuläres Septum den linken Vorhof in einen posterosuperioren Teil, in den die *Lungenvenen* einmünden, und in einen anteroinferioren Teil, der durch die *Mitralklappe* und das linke Herzohr begrenzt wird. Ursache dieser Mißbildung ist wahrscheinlich die unvollständige Einbeziehung der embryonalen Lungenvene in den linken Vorhof. Das ursprüngliche Ostium der Lungenvene stellt sich als Öffnung variabler Größe dar. In seltenen Fällen ist das Septum vollständig undurchgängig; der distale pulmonalvenöse Abschnitt entleert dann über einen Defekt in den rechten Vorhof oder ein anomales Gefäß in das venöse Körperstrombett. Die Fossa ovalis bzw. das Foramen ovale liegt in der Regel zwischen dem anteroinferioren Abschnitt und dem rechten Vorhof.

Der Schweregrad der *Symptome* hängt von der Weite der Öffnung zwischen den beiden Abschnitten des linken Vorhofs ab. Meist bestehen ausgeprägte Atembeschwerden bis zur Dyspnoe, und das Herz dekompensiert frühzeitig. Ist die Öffnung extrem eng, tritt der Tod meist innerhalb des ersten Lebensjahrs ein. Bei größerer Weite des Ostiums treten die Symptome später auf und ähneln dem Beschwerdebild der Mitralstenose, d. h., es bestehen chronischer Husten, Dyspnoe, Ermüdbarkeit, Brustschmerz und Hämoptoe. Die Patienten sind oft zyanotisch, und das Herz ist vergrößert. In der Regel ist ein schwaches systolisches Geräusch zu hören; selten findet sich ein diastolisches Geräusch.

Die *elektrokardiographischen Befunde* sind vom Bild der Rechtsherzhypertrophie meist nicht zu unterscheiden.

Die *Diagnose* ist heute durch die zweidimensionale Echokardiographie auch beim schwerkranken Säugling sicher zu stellen und eventuell durch Angiokardiographie zu bestätigen. Bei der Operation mit Herz-Lungen-Maschine wird die Obstruktion beseitigt. Das Risiko hängt vom Alter bei der Operation und häufigen zusätzlichen Mißbildungen ab.

Aspleniesyndrom

Das *angeborene Fehlen der Milz* tritt selten isoliert auf. Meist sind auch andere Organmißbildungen vorhanden. In zirka 60 % der Aspleniefälle findet sich das typische *Aspleniesyndrom*. Ihr auffälligstes und interessantestes Merkmal besteht darin, daß normalerweise asymmetrisch angelegte Organe,

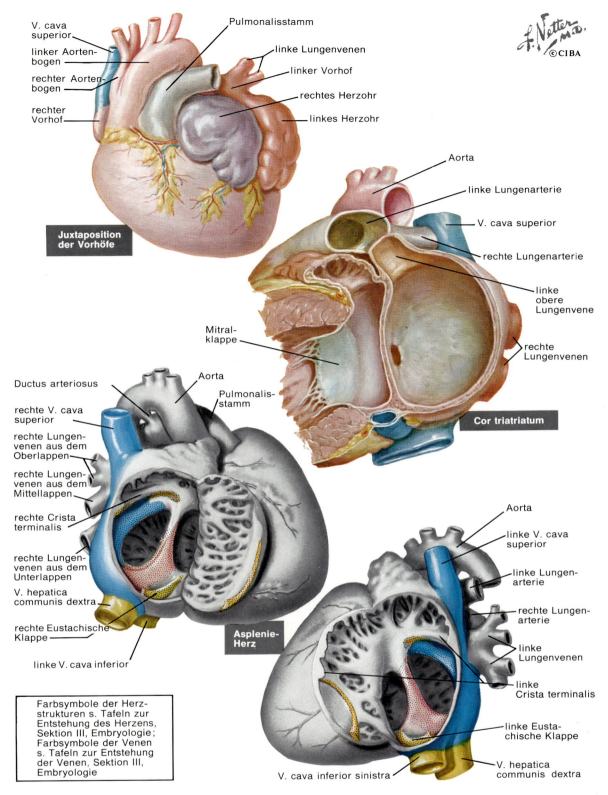

wie Leber und Lunge, die Tendenz zur symmetrischen Ausbildung zeigen. Der Magen kann entweder rechts oder links liegen; selten liegt er in der Körpermittellinie. Beide Lungen sind dreilappig angelegt und entsprechen dem normalen Bild der rechten Lunge. Das Herz zeigt in der Regel hochgradige Mißbildungen. Meist findet sich ein gemeinsamer Ventrikel, häufig auch ein kompletter Endokardkissendefekt. In der Regel besteht eine Transposition der großen Gefäße, meist in Kombination mit einer Pulmonalstenose. Das Vorhofseptum ist im allgemeinen zu einem eigenartigen dreieckigen Muskelstrang zusammengeschmolzen, welcher das gemeinsame Atrioventrikularostium kreuzt. Im typischen Fall entsprechen beide Vorhöfe morphologisch einem normalen rechten Vorhof (Isomerie der Vorhöfe). Das bedeutet, daß beide Sinushörner in den ihnen zugeordneten Vorhof einbezogen worden sind. Infolgedessen fehlt ein Koronarsinus. Eine totale Transposition der Lungenvenen ist die Regel. Die Tendenz zur symmetrischen Anlage findet sich auch an den großen Körpervenen. So besteht gelegentlich bilateral eine V. cava superior und eine große, zu beiden Seiten in den Vorhofboden eintretende Vene. Letztere entspricht den bilateral persistierenden proximalen Dottervenen. Eine dieser Venen führt Blut aus einem Leberlappen ab *(V. hepatica communis)*, die andere aus dem anderen Leberlappen und aus dem restlichen Bett der V. cava inferior. In einem derartigen Fall ist die Lage der Organe nicht eindeutig festzustellen (Situs ambiguus).

Die Vermutungsdiagnose Aspleniesyndrom ist bei jedem Kleinkind zu stellen, bei dem ein kongenitaler Herzfehler in Kombination mit einer partiellen viszeralen Heterotaxie besteht, insbesondere wenn das Kind zyanotisch ist. Im peripheren Blutabstrich finden sich typischerweise Howell-Jolly- und Heinz-Körperchen. Die *Prognose* ist schlecht.

Vorhofseptumdefekte

Formen und Pathogenese

Das Vorhofseptum besteht normalerweise aus zwei einander überlappenden, eng aneinander liegenden Teilen. Keiner der beiden Teile trennt die Vorhöfe vollständig voneinander. Der rechts liegende Teil entspricht dem embryonalen Septum secundum, besteht aus einer dichten Muskelmasse und hat eine ovale posteroinferiore Öffnung, das *Foramen ovale*. Der links liegende Teil stammt vom embryonalen *Septum primum* ab, besteht aus Fasergewebe, ist dünn und hat eine annähernd runde, anterosuperiore Öffnung, das *Ostium secundum*. Beide Teile bilden gemeinsam ein Klappenventil, durch das Blut wohl von rechts nach links (vor der Geburt die physiologische Strömungsrichtung), nicht aber von links nach rechts strömen kann. Nach der Geburt steigt mit dem Einsetzen des Lungenkreislaufs und dem infolgedessen größeren Bluteinstrom in den linken Vorhof der Druck im linken Vorhof an, wodurch die ursprüngliche Klappe verschlossen wird. Dieser funktionelle Verschluß wird meist automatisch nachvollzogen, d. h., die beiden Septumteile verschmelzen miteinander. In jenen wenigen Fällen, in denen die Verschmelzung ausbleibt, kann infolge eines durch einen angeborenen Herzfehler bedingten Druckanstiegs im rechten Vorhof bzw. infolge jeglicher anderer Anomalien, die eine Erhöhung des Drucks im rechten Ventrikel und im rechten Vorhof verursachen, Blut aus dem rechten Vorhof wieder in den linken Vorhof strömen. Eine derartige *Sondendurchgängigkeit des Foramen ovale* gilt jedoch nicht als Vorhofseptumdefekt. Sie hat ja auch an sich keine hämodynamischen Rückwirkungen.

Beim *echten Vorhofseptumdefekt* (ASD) besteht zwischen den beiden Vorhöfen eine pathologische Verbindung, durch die Blut in beiden Richtungen strömen kann. Im allgemeinen dominiert dabei ein Links-rechts-Shunt. Bestehen neben dem Vorhofseptumdefekt andere Mißbildungen oder Defekte, die den rechtsatrialen Druck potentiell erhöhen können, verläuft die Shuntrichtung primär von rechts nach links (wie bei der Trikuspidalklappenatresie), oder es kommt zur Umkehr des ursprünglichen Links-rechts-Shunts (z. B. nach Lungengefäßveränderungen mit pulmonaler Hypertonie).

Ostium-secundum-Defekt

Bei Vorhofseptumdefekten unterscheidet man zwei Formen. Die häufigere der beiden Formen, der sogenannte Ostium-secundum-Defekt, ist zugleich auch einer der häufigsten angeborenen Herzfehler. Er kommt dadurch zustande, daß der beim Embryo zur Bildung des Ostium secundum führende Resorptionsprozeß überschießt, so daß das *Septum primum* vollständig verschwindet. Vorhofseptumdefekte dieses Typs sind im allgemeinen großflächig. Entsprechend groß ist daher auch das Shuntvolumen durch den Links-rechts-Shunt, wodurch der pulmonale Blutfluß auf ein Mehrfaches des Normalwerts gesteigert wird. Sowohl der rechte Vorhof als auch der rechte Ventrikel dilatieren und hypertrophieren, und die Pulmonalarterien werden deutlich weiter. Obwohl der venöse Rückstrom aus der Lunge und damit der Bluteinstrom in den linken Vorhof zunehmen, bleibt eine Vergrößerung des linken Vorhofs aus, da aus diesem durch den Defekt Druck in den elastischeren rechten Vorhof »abgelassen« werden kann. Der Blutfluß im Körperkreislauf liegt im allgemeinen im unteren Normalbereich oder ist gelegentlich vermindert.

Das *klinische Bild* ist in Anbetracht der Aus-

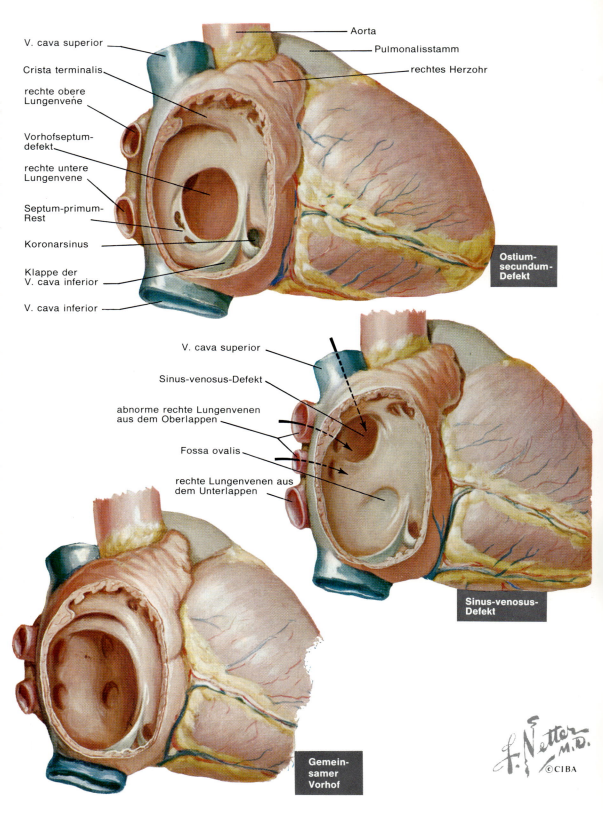

dehnung des Defekts und der Größe des Shuntvolumens eher unauffällig. Kleinkinder mit Vorhofseptumdefekten sind meist überhaupt beschwerdefrei. Ja, der Defekt wird so gut kompensiert, daß echte Beschwerden meist erst im Erwachsenenalter auftreten. Bei Erwachsenen ist der Vorhofseptumdefekt der häufigste angeborene Herzfehler. Bei Kindern und jungen Erwachsenen finden sich als einzige Beschwerden Ermüdbarkeit und Belastungsdyspnoe. Die meisten Patienten werden sich der Bedeutung dieser Beschwerden meist erst im nachhinein, d. h. nach der operativen Korrektur des Defekts, bewußt, wenn Ermüdbarkeit und Atemnot verschwunden sind. Kinder mit Vorhofseptumdefekten wachsen und entwickeln sich im allgemeinen normal. Das Herz ist nur mäßig vergrößert, und ein Schwirren ist bei isoliert bestehenden Vorhofseptumdefekten äußerst selten. Häufig findet sich eine hebende Pulsation links sternal. Eine deutliche Vorwölbung des Präkordiums (Herzbuckel) ist nur bei starker Vergrößerung des Herzens festzustellen.

Das Geräusch des Vorhofseptumdefekts ist eher leise, systolisch, mittelfrequent und vom Austreibungstyp. Das Geräuschmaximum liegt an der Basis links sternal. Es erscheint nicht durch den Links-rechts-Shunt an sich, sondern durch den vermehrten Blutstrom durch die ansonsten unveränderte Pulmonalklappe. Das schwache, kurze diastolische Geräusch im Trikuspidalklappenbereich (Trikuspidalklappenströmungsgeräusch) kommt offenbar auf ähnliche Weise zustande. Als typischer Auskultationsbefund findet sich eine fixierte Spaltung des 2. Herztons am oberen Sternalrand links, d. h., das Spaltungsintervall zwischen Aorten- und Pulmonalanteil bleibt in allen Atemphasen konstant. Es fehlt somit die im Kindesalter physiologische Atemabhängigkeit der Spaltung. Ferner ist der Pulmonalanteil meist lauter als der Aortenanteil. Ein Austreibungsclick ist bei Kindern selten, findet sich jedoch bisweilen bei Erwachsenen als Zeichen einer sekundären pulmonalen Hypertonie.

(Fortsetzung auf Seite 169)

Vorhofseptumdefekte

(Fortsetzung von Seite 168)

Zu den klassischen *Röntgenbefunden* des Vorhofseptumdefekts zählen geringgradige bis mäßige Vergrößerung des Herzschattens mit prominentem Rechtsrand infolge des vergrößerten rechten Vorhofs, Anzeichen der Rechtshypertrophie, Prominenz des Pulmonalissegments am linken oberen Herzrand infolge Dilatation des *Pulmonalisstamms* und verstärkte Gefäßzeichnung in den Lungenfeldern. Auf dem Leuchtschirm sind deutlich Hiluseigenpulsationen zu erkennen. Der linke Vorhof ist nicht vergrößert.

Eindeutig ist meist das *elektrokardiographische Bild*. In der Regel findet sich ein Rechtstyp. Die Herzachse kann aber normal oder, in seltenen Fällen, nach links gerichtet sein. In den Ableitungen II, aVF und in den rechten Brustwandableitungen sind auffällige spitze P-Wellen zu sehen. Meist werden über dem rechten Präkordium rSr'- oder rSR'-Komplexe als Zeichen der geringgradigen bis mäßigen Vergrößerung des rechten Ventrikels registriert. rR'-, Rs- und speziell qR-Komplexe finden sich bei Kindern selten. Sie weisen auf eine bereits hochgradigere rechtsventrikuläre Hypertrophie hin, wie sie im Zusammenhang mit Lungengefäßveränderungen und sekundärer pulmonaler Hypertonie besteht.

Die *Echokardiographie* läßt im zweidimensionalen Bild manchmal den Defekt direkt erkennen. Vor allem können die sekundären Veränderungen, wie die Größe der Herzkammern, in die Beurteilung einbezogen werden. Die Doppler-Untersuchung ist manchmal hilfreich bei der Diagnose und der Bestimmung des Schweregrads eines Vorhofseptumdefekts.

Bei der *Herzkatheterisierung* kann durch den Defekt meist leicht in den linken Vorhof eingegangen werden, besonders wenn der Katheter von »unten«, d.h. über die V. saphena, eingeführt wird. Eine deutliche Erhöhung des Sauerstoffgehalts im rechten Vorhof und ein rascher Kontrastmittelübertritt in den rechten Vorhof bei der selektiven linksatrialen *Angiokardiographie* sind für einen Vorhofseptumdefekt beweisend. Die Drücke im rechten Ventrikel und in der Pulmonalarterie sind bei Kindern und jungen Erwachsenen meist im Normbereich oder nur leicht erhöht. Eine sekundäre pulmonale Hypertonie findet sich gelegentlich im frühkindlichen Stadium oder erst spät im Verlauf der Erkrankung. Meist ist über der Pulmonalklappe ein geringer Druckgradient (10 bis 15 mmHg) zu messen, der nach Beseitigung der Volumenbelastung verschwindet.

In den meisten Fällen sind die klinischen, röntgenologischen und elektrokardiographischen Befunde so eindeutig, daß die Patienten ohne weitere Abklärung durch eine Herzkatheterisierung oder Angiokardiographie an den Chirurgen verwiesen werden können.

Der *medikamentösen Therapie* kommt keine Bedeutung zu. Eine Herzinsuffizienz tritt außer in seltenen Fällen bei Kleinkindern mit extrem ausgedehnten Defekten im Kindesalter nicht auf. Die bei vielen angeborenen Herzkrankheiten so gefürchteten bakteriellen Endokarditiden sind bei unkomplizierten Vorhofseptumdefekten äußerst selten.

Der *operative Defektverschluß* ist ab einer gewissen Shuntgröße von ca. 30% des Kleinkreislaufvolumens indiziert. Bei kleinen und längsovalen Defekten wird der Direktverschluß bevorzugt. Bei größeren Defekten ist der Verschluß durch Einnähen eines Perikardpatches anzustreben, um Spannungen der Naht und im Septum zu vermeiden. Die Kinder werden heute in der Regel im Vorschulalter operiert. Bemühungen, den Defekt durch Einbringen einer Prothese über einen Katheter zu verschließen, befinden sich noch im Experimentalstadium.

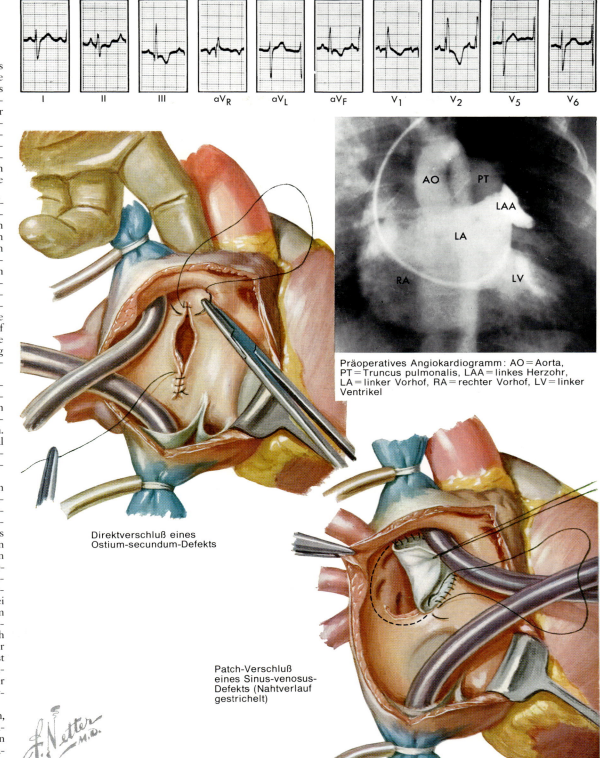

Direktverschluß eines Ostium-secundum-Defekts

Präoperatives Angiokardiogramm: AO = Aorta, PT = Truncus pulmonalis, LAA = linkes Herzohr, LA = linker Vorhof, RA = rechter Vorhof, LV = linker Ventrikel

Patch-Verschluß eines Sinus-venosus-Defekts (Nahtverlauf gestrichelt)

Gemeinsamer Vorhof

Extrem ausgedehnte Ostium-secundum-Defekte, die faktisch das gesamte Septum betreffen und als *gemeinsamer Vorhof* bezeichnet werden, sind selten.

Ihre *Symptomatik* ist meist ausgeprägter, und infolge der leichteren Mischung des Bluts auf der atrialen Ebene findet sich in der Regel eine schwache arterielle Sauerstoffuntersättigung. Zum operativen Defektverschluß ist im allgemeinen ein Transplantat aus dem Perikard erforderlich.

Sinus-venosus-Defekt

Bei Vorhofseptumdefekten vom Sinus-venosus-Typ ist die Region der Fossa ovalis unverändert; der Defekt liegt vielmehr im posterosuperioren Septum an der Mündungsstelle der *V. cava superior*, die oft auf dem Defekt reitet. Fast immer ist eine partielle Lungenvenentransposition vorhanden.

Die fehleinmündenden Venen kommen in der Regel aus dem Ober- und Mittellappen der Lunge. Die embryologische Entstehung dieser wesentlich selteneren Vorhofseptumdefekte ist ungeklärt. Ihrem *klinischen Bild* sowie den Röntgen- und EKG-Befunden nach ähneln sie den Ostiumsecundum-Defekten.

Beim operativen Defektverschluß ist meist ein *Perikardpatch* zur Korrektur der Fehleinmündung der Pulmonalvenen und zum gleichzeitigen Verschluß des Vorhofseptumdefekts ohne Lumeneinengung der V. cava superior oder der Pulmonalvenen erforderlich.

Als dritte Form einer pathologischen Verbindung zwischen den Vorhöfen findet sich der sog. *Ostium-primum-Defekt*. Er entspricht dem klinischen Bild nach den bereits beschriebenen Formen, unterscheidet sich aber in mancher Hinsicht deutlich von diesen und ist genaugenommen eigentlich kein Vorhofseptumdefekt. Seine Ursache ist vielmehr an einer Entwicklungsstörung der embryonalen atrioventrikulären Endokardkissen (S.170) zu suchen.

Endokardkissendefekte

Endokardkissendefekte sind nicht nur für den Kardiologen, sondern auch für den Embryologen, Pathologen und Chirurgen von großem Interesse. Wie der Name sagt, sind diese Anomalien primär auf eine Entwicklungsstörung der Endokardkissen des AV-Kanals zurückzuführen. Normalerweise (S. 151–158) verschmelzen die Endokardkissen miteinander und bilden einen zur Vorhofseite hin konvexen Bogen. Das Vorhofseptum verschmilzt mit der Spitze dieses Bogens und teilt ihn in zwei annähernd gleiche Abschnitte. Aus dem rechten Abschnitt wird ein Teil des Kammerseptums (Septum interventriculare) sowie das mittlere bzw. septale Segel der Trikuspidalklappe. Der linke Abschnitt der verschmolzenen Endokardkissen bildet das aortale oder vordere Segel der Mitralklappe. Bei *Endokardkissendefekten* verschmelzen die Kissen nicht oder nur teilweise, und die Ausbildung der Bogenform unterbleibt meist. Daraus ergeben sich die typischen pathologischen Merkmale der Endokardkissendefekte, die bei allen Formen in unterschiedlichem Maße vorzufinden sind:

1. Das *aortale Segel der Mitralklappe* weist *Spaltbildungen* auf; seine Ansatzlinie ist im Gegensatz zum normalen Herzen konkav.
2. Das *Septum interventriculare* weist eine eigenartige Form auf und sieht wie ausgehöhlt aus.
3. Die linksventrikuläre Ausflußbahn ist schmäler und länger als normal (Schwanenhalskonfiguration).
4. Der superior-inferiore Durchmesser der Ventrikel ist an der Basis verbreitert.
5. Es besteht eine große, typische interatriale und/oder interventrikuläre Kommunikation.

Unterbleibt die Verschmelzung der Endokardkissen ganz, bilden die AV-Ostien einen einzigen großen Kanal *(kompletter Endokardkissendefekt, Canalis atrioventricularis communis)*, und es findet sich ein ausgedehnter zentraler Septumdefekt, wodurch eine Verbindung zwischen allen vier Herzräumen gegeben ist. Die gemeinsame AV-Klappe besteht aus dem normalen hinteren Mitralsegel, dem vorderen und hinteren Trikuspidalsegel und zwei weiteren großen Segeln, die den Defekt kreuzen und aus den nicht verschmolzenen Endokardkissen entstanden sind. Eines, aber auch beide dieser Segel können über *kurze Sehnenfäden* am Septum interventriculare befestigt sein. An dem in der Tafel dargestellten Präparat ist auch eine *persistierende linke V. cava superior* zu sehen.

Verschmelzen die Kissen nur in ihrem zentralen Bereich, wird der AV-Kanal zwar in ein rechtes und linkes AV-Ostium unterteilt; an der *Mitralklappe*, oft auch am *septalen Segel der Trikuspidalklappe* kommt es jedoch zur Spaltbildung *(inkompletter Endokardkissendefekt)*. Je nach dem Vorhandensein oder Fehlen eines Vorhof- oder Ventrikelseptumdefekts unterscheidet man verschiedene Formen von Endokardkissendefekten. Die inkomplette Form mit Vorhofseptum-, jedoch ohne Ventrikelseptumdefekt wird als *Vorhofseptumdefekt vom Ostium-primum-Typ* bezeichnet. Diese Bezeichnung ist jedoch unglücklich gewählt, da der Defekt eigentlich nicht an der Stelle des embryonalen Ostium primum liegt, seine Position vielmehr dem Vorhofkammerseptum des normalen Herzens entspricht. Es soll hier betont werden, daß bei Endokardkissendefekten sich typischerweise ein normal und vollständig ausgebildetes Vorhofseptum findet, obzwar mitbestehende Vorhofseptumdefekte nicht selten sind. Die Mitralklappe ist durch die Spaltbildung in der Regel, jedoch nicht immer insuffizient. Sie kann selbst bei kompletten Endokardkissendefekten funktionstüchtig bleiben.

Das *klinische Erscheinungsbild* des Ostium-primum-Defekts ähnelt in vieler Hinsicht dem Bild des unkomplizierten Vorhofseptumdefekts. Beschwerden treten jedoch bereits früher auf. Wachstumsretardierung, Ermüdbarkeit, Dyspnoe und respiratorische Infekte sind in ausgeprägterem Maße vorhanden. Häufiger und früher als bei Vorhofseptumdefekten treten zur rechtsventrikulären und pulmonalen Hypertonie führende Lungengefäßveränderungen auf. Nicht selten ist ein Schwirrgeräusch zu tasten, und bei der Auskultation findet sich wie bei Vorhofseptumdefekten ein systolisches Geräusch links sternal sowie eine fixierte Spaltung des 2. Herztons. Zusätzlich ist jedoch in mehr als der Hälfte der Fälle das hochfrequente, blasende systolische Geräusch der Mitralinsuffizienz zu hören. Sein Maximum liegt an oder nahe der Herzspitze; es wird zur Axilla fortgeleitet.

Im *Röntgenbild* ist das Herz etwas größer als bei Vorhofseptumdefekten und hat meist die für eine Vergrößerung des linken Ventrikels typische Konfiguration, wobei bei ausgeprägter Mitralinsuffizienz die Herzspitze nach unten und außen gerichtet ist. Das Bild ähnelt dem Vorhofseptumdefekt.

Das *Elektrokardiogramm* zeigt fast durchweg eine Linksstellung der QRS-Achse zwischen 0 und −60°.

(Fortsetzung auf Seite 171)

Endokardkissendefekte

(Fortsetzung von Seite 170)

Gelegentlich ist die Linksdrehung noch ausgeprägter. Bei kompletten Endokardkissendefekten kann die QRS-Achse im rechten oberen Quadranten liegen. Die Brustwandableitungen entsprechen dem Bild der Vorhofseptumdefekte mit Anzeichen einer linksventrikulären Hypertrophie infolge der Inkompetenz der Mitralklappe. Die Linksstellung bei Endokardkissendefekten ist offenbar nicht auf eine evtl. vorhandene linksventrikuläre Hypertrophie zurückzuführen, sondern auf eine Lageanomalie des Reizleitungssystems.

Aufgrund der bei der *Herzkatheterisierung* erhobenen Befunde ist eine sichere Differenzierung zwischen Vorhofseptumdefekten und Endokardkissendefekten in der Regel nicht möglich. Im Gegensatz dazu erweist sich die *Angiokardiographie* als äußerst wertvolles Hilfsmittel, da sich bei der selektiven linksventrikulären Angiokardiographie ein typisches, bei keinem anderen Herzfehler zu beobachtendes Bild ergibt. Während der Diastole erscheint das Kammerseptum ausgehöhlt und die Ausflußbahn des linken Ventrikels lang und schmal; während der Systole sieht man die beiden Hälften des gespaltenen Mitralsegels in den linken Vorhof vorragen, wobei die Spaltlage an einer Einschnürung ersichtlich ist. Eine evtl. bestehende Mitralinsuffizienz läßt sich ebenso deutlich darstellen.

Durch die zweidimensionale *Echokardiographie* sind die verschiedenen Formen der Endokardkissendefekte sicher zu diagnostizieren. Beim inkompletten AV-Kanal ist der Ostium-primum-Defekt des Vorhofseptums gut darzustellen.

Komplette Endokardkissendefekte verursachen bereits bei Säuglingen und Kleinkindern hochgradige Beschwerden (wiederholte respiratorische Infekte, Trinkschwäche, Wachstumsretardierung, schlechtes Gedeihen, Dyspnoe und Herzdekompensation mit Stauungserscheinungen). Die meisten Kinder überleben das 2. Lebensjahr nicht. Eine Zyanose besteht lediglich bei Strömungshindernissen in der Ausflußbahn des rechten Ventrikels, bei respiratorischen Infekten oder bei Herzinsuffizienz. Das Herz nimmt bald nach der Geburt zusehends an Größe zu. Je größer der ventrikuläre Anteil, desto kränker ist das Kind im allgemeinen. Bleibt der ventrikuläre Anteil klein, entspricht das klinische Erscheinungsbild dem partiellen Ostium-primum-Defekt. Zwischen Endokardkissendefekten (insbesondere kompletten Defekten) und Mongolismus (Morbus Down) konnte ein deutlicher Zusammenhang nachgewiesen werden. *Zirka 35 bis 40% der Kinder* mit Endokardkissendefekten sind *mongoloid*.

Die *Therapie* der Endokardkissendefekte besteht in der Korrekturoperation mit Herz-Lungen-Maschine. Eventuell muß beim kompletten AV-Kanal im Säuglingsalter eine Palliativoperation in Form einer *Bändelung der A. pulmonalis* vorgeschaltet werden, um die Lunge vor der pulmonalen Hypertonie durch den großen Linksrechts-Shunt zu schützen. Wenn die Kinder 2–3 Jahre alt geworden sind, haben sie bessere Korrekturchancen, besonders an den mißgebildeten AV-Klappen. Die Bändelung wird unmittelbar über der Klappe vorgenommen, mit der der Gefäßdurchmesser um ⅔ verkleinert und der Druck distal der Stenose auf annähernd normale Werte gesenkt werden kann. Dabei steigt gleichzeitig der Aortendruck, wodurch ein günstigeres Verhältnis von Kleinkreislauf- zu Großkreislaufvolumen geschaffen werden kann. Der Eingriff stellt eine temporäre Maßnahme dar, auf den nach einigen Jahren die operative Korrektur folgen muß.

Beim *inkompletten AV-Kanal* wird zunächst der Spalt im anterioren Segel der Mitralklappe genäht, damit diese wieder schlußfähig wird, wobei eine Einengung des Ostiums der Klappe mit Stenosierung vermieden werden muß. Der Ostium-primum-Defekt wird durch Einnähen eines Perikardpatches verschlossen. Ein Direktverschluß verbietet sich wegen einer höheren Rezidivquote und einer Schädigung des Reizleitungssystems. Das Risiko der Operation ist größer als beim Verschluß eines Ostium-secundum-Defekts, jedoch deutlich niedriger als bei der Korrektur des *kompletten AV-Kanals*. Beim kompletten AV-Kanal muß zusätzlich der unter der gemeinsamen AV-Klappe gelegene Ventrikelseptumdefekt verschlossen und nach Teilung der gemeinsamen AV-Klappe aus den entsprechenden Anteilen eine Mitral- und eine Trikuspidalklappe rekonstruiert werden. Septal werden die Klappenanteile am zum Ventrikelseptumdefekt- und Vorhofseptumdefekt-Verschluß verwendeten Kunststoffpatch (Dacron, PIFE) fixiert. Die Pulmonalstenose nach Bandingoperation muß gegebenenfalls beseitigt werden. Das Risiko der Operation dieses komplexen Herzfehlers ist mit 25% enorm hoch. Die Operationsindikation wird aus ethischen Gründen wegen des häufig gleichzeitig bestehenden Morbus Down bei den schwerkranken und in ihrer Entwicklung zurückgebliebenen Kindern erschwert.

Anomalien der Trikuspidalklappe

Formen

Unter den angeborenen Mißbildungen der Trikuspidalklappe sind nur zwei Formen klinisch bedeutsam, nämlich die *Trikuspidalatresie* und die *Ebstein-Anomalie*. *Trikuspidalinsuffizienz* und *-stenose* treten äußerst selten isoliert auf. Bei gewissen Septumdefekten, z.B. Endokardkissen- oder Ventrikelseptumdefekten, kann das mittlere Trikuspidalsegel mitbetroffen sein, wodurch das Segel insuffizient wird und ein direkter Shunt vom linken Ventrikel in den rechten Vorhof zustande kommen kann. Eine Trikuspidalstenose tritt in der Regel in Begleitung von Pulmonalatresien oder hochgradigen Pulmonalstenosen auf, wenn das Ventrikelseptum intakt ist. Selbst in diesen Fällen ist die Trikuspidalis zwar klein und hat oft verdickte Segel, ist jedoch normal angelegt, so daß die Stenose eigentlich als sekundäre Hypoplasie zu verstehen ist.

Trikuspidalatresie

Die Trikuspidalatresie ist zwar keine häufige Mißbildung, wird aber doch oft genug angetroffen und hat somit klinische Bedeutung. Sie ist nach der Transposition der großen Gefäße häufigste Ursache einer Zyanose im Neugeborenenalter, wobei die Zyanose bei Trikuspidalatresie in der Regel stärker ist als bei der Transposition der großen Gefäße.

Nur selten ist ein kleiner Trikuspidalklappenring zu erkennen, der eine dichte Membran als Rand umgibt. Häufiger stellt sich die Trikuspidalis lediglich als kleines Knötchen am Boden des rechten Vorhofs dar und ist gelegentlich überhaupt nicht aufzufinden. Die Trikuspidalatresie wird je nach Vorhandensein einer Transposition der großen Gefäße (mit oder ohne Pulmonalstenose) und Größe des stets mitbestehenden *Ventrikelseptumdefekts* in verschiedene Formen unterteilt. Die häufigste Form ist die Trikuspidalatresie ohne Transposition mit relativ kleinem Ventrikelseptumdefekt. Leider hat sie auch die schlechteste Prognose und führt in der Mehrzahl der Fälle innerhalb des 1. Lebensjahrs, oft schon während der ersten Wochen oder Monate, zum Tod. Bei dieser Form ist der rechte Vorhof dilatiert und das Foramen ovale offen, oder es besteht ein *Vorhofseptumdefekt*. Die Mitralis ist ebenso wie der linke Ventrikel groß. Eine rechtsventrikuläre Einstrombahn ist meist nicht einmal in Ansatz vorhanden, wohl aber ein dünnwandiges Infundibulum. Gelegentlich, jedoch selten besteht eine Pulmonalstenose.

Klinisch imponiert die frühzeitig auftretende, mäßig bis hochgradig progrediente *Zyanose*, die sich beim Weinen

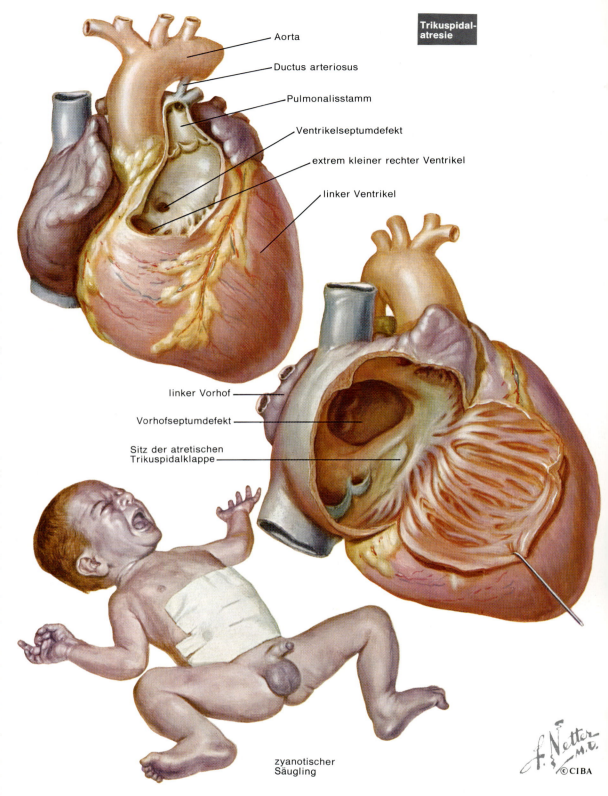

verstärkt. In manchen Fällen tritt anfallsartig eine zerebrale Hypoxämie auf. Sie entspricht den Anfällen bei Fallot-Tetralogie mit plötzlicher Verstärkung der Zyanose, Schreien, Lethargie und bisweilen Bewußtseinsverlust. Diese Anfälle dauern meist nur wenige Minuten, sind jedoch lebensbedrohlich für den Säugling. Ihr Entstehungsmechanismus ist nicht bekannt.

Trommelschlegelfinger und -zehen sind nie von Geburt an vorhanden, sondern entwickeln sich erst im Laufe der Zeit. Sie treten meist erst ab dem 3. Lebensmonat voll in Erscheinung. Bei jenen wenigen Kindern, die die ersten Monate überleben, stellen sich in der Regel Dyspnoe unter Belastung (oft sogar in Ruhe) und leichte Ermüdbarkeit ein. Bisweilen sind die Patienten »Hocker«. Das Hocken ist jedoch im Gegensatz zur Fallot-Tetralogie kein Leitsymptom.

Das Herz ist bei der Trikuspidalatresie typischerweise nicht vergrößert, und der Herzbuckel am Präkordium fehlt. Selten ist ein systolisches Schwirren zu tasten. Die Herztöne sind spitzenwärts unauffällig. An der Basis ist der 2. Herzton zwar normal oder nur geringfügig lauter. Er besteht jedoch nur aus einem Segment, da der Pulmonalanteil infolge des stark verminderten pulmonalen Blutstroms eine sehr kleine Amplitude aufweist oder diese überhaupt fehlt. Typisch ist ein rauhes, mäßig lautes systolisches Geräusch, dessen Maximum ungefähr im 3. ICR links sternal liegt.

Röntgenologisch ist das Herz entweder von normaler Größe oder nur mäßig vergrößert. Der rechte Herz-

(Fortsetzung auf Seite 173)

Anomalien der Trikuspidalklappe
(Fortsetzung von Seite 172)

rand wird infolge des vergrößerten rechten Vorhofs prominent dargestellt. Der linke Herzrand zeigt eine auffällige Winkel- bzw. Quadratform; das Pulmonalissegment ist klein oder fehlt ganz.

Für die Diagnosestellung ist das *Elektrokardiogramm* von größerer Bedeutung als das Röntgenbild. Es zeigt stets einen Linkstyp, Linkshypertrophie und Hypertrophie des rechten Vorhofs. Dieser Befund ist bei der Trikuspidalatresie so typisch und bei anderen angeborenen primär zyanotischen Herzkrankheiten so ungewöhnlich, daß bei jedem zyanotischen Säugling mit einem Linkstyp und einer Linkshypertrophie ohne Anzeichen eines vergrößerten Herzens die Verdachtsdiagnose Trikuspidalatresie zu stellen ist. Die P-Wellen sind in der Regel als Zeichen der rechtsatrialen Hypertrophie hoch (oft sehr hoch) und spitz.

Die *Echokardiographie* läßt sowohl im M-mode-Bild als auch im zweidimensionalen Verfahren die Diagnose stellen. Statt einer Trikuspidalklappe imponiert eine dichte Gewebezone ohne Öffnungsbewegung. Der rechte Ventrikel ist klein und dickwandig. Es muß differentialdiagnostisch ein gemeinsamer Ventrikel in Erwägung gezogen werden. Eine Pulmonalklappenatresie ohne Ventrikelseptumdefekt ist schwer zu unterscheiden, da in diesem Fall auch kein Fluß durch die Trikuspidalklappe zustande kommt.

Die *Diagnose* kann anhand einer einfachen transvenösen *Angiokardiographie* oder einer selektiven rechtsatrialen Angiokardiographie bestätigt werden. Sie zeigt nach der Füllung des rechten Vorhofs einen sofortigen Kontrastmittelübertritt in den *linken Vorhof*, den *linken Ventrikel* und die großen Gefäße. Meist findet sich zwischen dem rechten Vorhof und dem linken Ventrikel typischerweise ein annähernd dreieckiger kontrastmittelfreier Raum. Diese Region entspricht im normalen Herzen der Einstrombahn des rechten Ventrikels.

Die *Therapie* dieser an sich nicht korrekturfähigen Mißbildung besteht im Säuglingsalter in einem palliativen chirurgischen Eingriff. Ziel des Eingriffs ist die Verbesserung der Lungendurchblutung durch eine Anastomose zwischen der *Aorta ascendens* und der *A. pulmonalis (Waterston-Cooley-Anastomose)* oder durch Anlegen eines *Shunts* zwischen der *A. subclavia* und der *A. pulmonalis (Blalock-Taussig-Anastomose)*, häufig unter Zwischenschaltung einer Gefäßprothese (Dacron, PIFE). Selten wird heute bei größeren Kindern einer *Anastomose zwischen der V. cava superior* und *dem distalen Abschnitt der A. pulmonalis (Glenn-Operation)* der Vorzug gegeben. Bei dieser Operationsmethode wird am *proximalen Pulmonalisstumpf* ebenso wie an der *V. cava superior* zwischen der Anastomosenstelle und dem *rechten Vorhof* eine *Ligatur* angelegt. Daraus ergibt sich als wesentlicher Vorteil eine vollständige Umgehung des rechten Herzens, da Blut aus einer großen Körpervene direkt in die *rechte Lunge* geführt wird.

Operationsmethode der Wahl bei 4–5jährigen Kindern ist heute die Fontan-Operation. Dabei wird eine Anastomose zwischen dem rechten Vorhof und der A. pulmonalis, teilweise unter Zwischenschaltung einer Prothese (Dacron, PIFE, Aortenhomograft), oder dem rechten Vorhof und dem rechtsventrikulären Ausflußtrakt bei ausreichender Größe unter Umgehung der obstruierten Trikuspidalklappe hergestellt. Die Lungendurchblutung wird unter Umgehung des rechten Ventrikels bzw. der Trikuspidalklappe erreicht, was mit einer Erhöhung des zentralvenösen Drucks verbunden ist. Ein erhöhter Pulmonalarterienwiderstand ist eine Kontraindikation dieser Operation.

Von den anderen (wesentlich selteneren) Trikuspidalatresien hat die mit einem mäßig großen Ventrikelseptumdefekt und einer normalen bis leicht vermehrten Lungendurchblutung einhergehende Form die wesentlich bessere *Prognose*. Eine *Behandlung* erübrigt sich in derartigen Fällen, da eine Verbesserung der Situation mit dem heutigen Stande des Wissens nicht erzielt werden kann. Eine recht gute Prognose hat auch die Variante mit Transposition der großen Gefäße und geringgradiger bis mäßiger subpulmonaler Stenose. In seltenen Fällen erreichen Patienten mit dieser Mißbildung das Erwachsenenalter.

(Fortsetzung auf Seite 174)

Anomalien der Trikuspidalklappe
(Fortsetzung von Seite 173)

Ebstein-Mißbildung der Trikuspidalklappe

Die Ebstein-Mißbildung der Trikuspidalklappe ist als isolierte Mißbildung seltener anzutreffen als die Trikuspidalatresie. Sie hat aus klinischer Sicht jedoch große Bedeutung, da die Mehrzahl der Patienten das Kindesalter überlebt und relativ lange gut leistungsfähig bleibt. Die Ebstein-Mißbildung wird also offenbar besser vertragen als die Trikuspidalatresie.

Die Ebstein-Mißbildung besteht im wesentlichen in einer *Verlagerung der Trikuspidalklappe in den rechten Ventrikel*, d.h., mit Ausnahme der medialen ⅔ des vorderen Segels setzen die Klappenblätter nicht am Trikuspidalklappenring, sondern an der Wand des rechten Ventrikels, oft sogar an der Verbindungsstelle seiner Einfluß- oder Ausflußbahn an. Das Klappengewebe ist fast durchweg wellig und faltig, und die Sehnenfäden sind nicht vollständig ausgebildet oder fehlen ganz.

Embryologisch ist die Mißbildung auf eine Fehlentwicklung bei der Aushöhlung der Wand des rechten Ventrikels zurückzuführen, durch die normalerweise die Innenschicht des Kammermyokards freigelegt wird. Bei normaler Entwicklung schreitet diese Aushöhlung bis zur *Vorhof-Kammer-Grenze* fort. So entsteht eine Muskelgewebsmasse, die zur Bildung der Klappe herzspitzenwärts weitgehend resorbiert wird, bis nur noch die Papillarmuskeln und dünne Muskelzüge übrigbleiben. Letztere werden zu Fasersträngen (Sehnenfäden, Chordae tendineae) umgebildet. Auch die Klappensegel selbst werden schließlich fibrös. Bei der Ebstein-Mißbildung bleibt die Aushöhlung offenbar unvollständig und schreitet nicht bis zum Klappenring fort. Diesbezüglich zeigen die einzelnen Fälle große Unterschiede. Anstelle der Segel, Sehnenfäden und Papillarmuskeln finden sich häufig Lappen aus Klappengewebe mit wenigen oder gar keinen Sehnenfäden, in die die Papillarmuskeln miteinbezogen sind. Das vordere Trikuspidalsegel wird bereits in der frühen Embryonalphase gebildet. Das mag der Grund dafür sein, daß es stets normal angelegt ist. Die unmittelbar neben der Crista supraventricularis liegende Klappenöffnung ist in der Regel wesentlich kleiner als das normale Trikuspidalostium. Die Trikuspidalis ist fast durchweg insuffizient.

Durch die Verlagerung der Trikuspidalis wird der rechte Ventrikel in 2 Räume unterteilt: 1. in einen »atrialisierten« Raum zwischen dem normalen Klappenring und der abnormen Ansatzstelle der Klappe und 2. in die normale Ausflußbahn des rechten Ventrikels. Die Größe der *atrialisierten Einflußbahn des rechten Ventrikels* variiert.

Sie hat entweder eine hauchdünne, fibröse oder eine muskuläre, relativ normal gebildete Wand. Nur selten ist die Klappe nicht perforiert oder fehlt der freie Teil der Klappe. Die *Pulmonalklappe* ist bisweilen stenotisch, in seltenen Fällen auch atretisch.

Das *klinische Bild* ist sehr unterschiedlich, was sich aus dem Formenreichtum der Mißbildung erklärt. Im allgemeinen gilt folgende Regel: Je größer und dünnwandiger die atrialisierte Einflußbahn des rechten Ventrikels, desto kleiner der verbleibende, normal angelegte rechtsventrikuläre Abschnitt. Je hochgradiger die Trikuspidalinsuffizienz, desto schlechter die Strömungsverhältnisse. In schweren Fällen manifestieren sich die Symptome bereits beim Neugeborenen mit Zyanose, Dyspnoe und Trinkschwäche. Dekompensiert das Herz frühzeitig, ist in wenigen Wochen mit dem Tod des Kinds zu rechnen. Bei leichteren Fällen treten Beschwerden erst im späteren Kindesalter auf. Gelegentlich ist die Mißbildung so geringfügig, daß die Patienten recht lange relativ gut leistungsfähig bleiben. Zyanose und Trommelschlegelfinger finden sich meist erst bei älteren Kindern, die dann unterentwickelt und untergewichtig sind. Eine bei Säuglingen bestehende Zyanose erweist sich oft als passager, tritt aber im späteren Alter wieder auf. Klinisch imponieren Ermüdbarkeit, geringe physische Belastbarkeit und Belastungsdyspnoe. Rhythmusstörungen, meist als supraventrikuläre Tachykardien, stellen einen regelmäßig zu erhebenden Befund dar.

(Fortsetzung auf Seite 175)

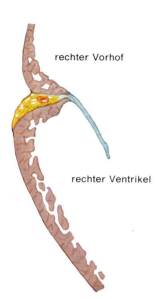

rechter Vorhof

rechter Ventrikel

Schnitt durch die rechte Vorhof-Kammer-Grenze eines normalen Herzens

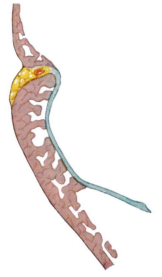

Rechte Vorhof-Kammer-Grenze bei geringgradiger Ebstein-Mißbildung

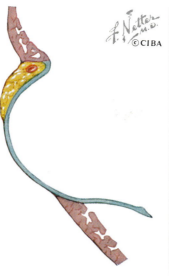

Hochgradige Ebstein-Mißbildung

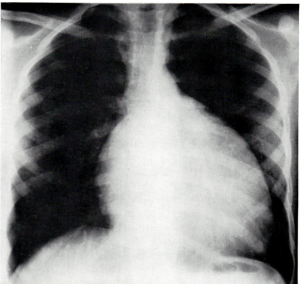

Röntgenbild eines 10jährigen Mädchens mit Ebstein-Mißbildung

Anomalien der Trikuspidalklappe

(Fortsetzung von Seite 174)

Das Herz ist sowohl nach links als auch nach rechts durchweg stark ausgebuchtet (dies ist Folge der Vergrößerung des rechten Vorhofs und des atrialisierten rechten Ventrikels). Der periphere Puls ist klein, der Spitzenstoß diffus und schlecht tastbar. Herzbuckel und Schwirren sind ungewöhnlich. Der 1. Herzton hat meist normale Lautstärke und ist oft gespalten, wobei das Hauptsegment einen eigenartigen, lauten Schall darstellt. Der 2. Herzton ist in der Regel unauffällig. Am unteren Sternalrand links ist ein lauter frühdiastolischer 3. Herzton zu hören, bisweilen auch ein 4. Herzton. Auskultatorisch findet sich ferner ein leises bis mäßig lautes systolisches Geräusch am linken unteren Sternalrand, gelegentlich auch ein diastolisches Geräusch. Das systolische Geräusch hat bisweilen einen eigenartigen kratzenden Klangcharakter und ähnelt dem perikarditischen Reibegeräusch.

Die *Thoraxröntgenaufnahme* zeigt ein mäßig bis stark vergrößertes Herz mit einer plumpen, trichterförmigen Konfiguration, die durch die extreme Vergrößerung des rechten Vorhofs und die Verlagerung und Dilatation der Ausflußbahn des rechten Ventrikels entsteht. Die Lungengefäßzeichnung ist schwach und das Pulmonalissegment klein; bisweilen fehlt es auch ganz. Eine Vergrößerung des linken Vorhofs findet sich bei der Ebstein-Mißbildung nie. In seltenen Fällen sind Herzgröße und -form nahezu normal, was für eine geringgradige Mißbildung spricht.

Das charakteristische *Elektrokardiogramm* zeigt ein Herz vom Rechtstyp, Niederspannungsaktivität und verbreiterte QRS-Komplexe in den Extremitäten- und rechten Brustwandableitungen. In letzteren findet sich ferner ein Schenkelblockbild mit einer Aufsplitterung der QRS-Komplexe. Selten ist das Bild einer Rechtshypertrophie zu sehen, das einer Linkshypertrophie überhaupt nie. In II, aVF und V_1 bis V_3 zeigen sich in der Regel hohe, spitze P-Wellen; die PQ-Dauer ist oft verlängert. Relativ häufig besteht bei der Ebstein-Mißbildung ein Wolff-Parkinson-White-Syndrom (S. 61) vom B-Typ.

Die *Echokardiographie* hat beim Morbus Ebstein die Herzkatheteruntersuchung weitgehend ersetzt. Die Morphologie kann durch das zweidimensionale Echokardiogramm im apikalen Vierkammerblick gut dargestellt werden. Der Trikuspidalring reflektiert den Schall gut, so daß die Verlagerung der Klappensegel in bezug auf den Klappenring sichtbar wird. Die Kontrastechokardiographie gibt Auskunft über die Hämodynamik. Nach intravenöser Injektion des Kontrastmittels ist evtl. ein Rechts-links-Shunt über einen Vorhofseptumdefekt nachzuweisen, und das Ausmaß der Trikuspidalinsuffizienz kann abgeschätzt werden.

Bei der selektiven rechtsatrialen *Angiokardiographie* wird zunächst der glattwandige rechte Vorhof dargestellt, danach der atrialisierte rechte Ventrikel und dann (oft mit einer gewissen Verzögerung) die trabekuläre Ausflußbahn des rechten Ventrikels. Der diaphragmale Rand des rechten Herzens erscheint oft dreilappig und bogenförmig ausgezackt. Die Kontrastmittelinjektion in die Ausflußbahn des rechten Ventrikels zeigt den »inkompletten« Ventrikel und eine Regurgitation an der Trikuspidalklappe.

Eine *medikamentöse Therapie* ist in erster Linie bei Dekompensation mit Stauung oder paroxysmaler supraventrikulärer Tachykardie angezeigt. Sie besteht üblicherweise aus Maßnahmen zum Abbau der Stauung (Digitalis, Diuretika, Sauerstoff, Sedierung, Bettruhe und salzarme Kost) sowie aus einer arrhythmiedämpfenden Medikation (Digitalis, Chinidin oder Verapamil) zur Beherrschung der Tachykardie.

Die *chirurgische Behandlung* ist keineswegs einfach und hat nur palliativen Charakter. Die Wahl der Operationsmethode richtet sich nach der jeweils bestehenden Mißbildungsform. Im allgemeinen ist ein chirurgischer Eingriff nur bei Fällen mit schweren Symptomen und hochgradiger Leistungsminderung angezeigt. Bei älteren Kindern ist eine Fontan-Operation oder, in Zweifelsfällen, eine Glenn-Anastomose wie bei der Trikuspidalatresie zu empfehlen. Manchmal genügt ein Trikuspidalklappenersatz oder eine Plikatur des funktionslosen atrialisierten Ventrikelanteils. Zur Gewährleistung eines optimalen Operationserfolgs ist dabei gleichzeitig auch ein Verschluß eines evtl. mitbestehenden *Vorhofseptumdefekts* erforderlich. Das Risiko dieser Operation ist jedoch auch heute mit 40–60% noch sehr hoch.

Anomalien des Ventrikelseptums

Defekte der membranösen Kammerscheidewand

In der Gruppe der als *Ventrikelseptumdefekte* (VSD) bezeichneten Mißbildungen sind die subaortal, d.h. im membranösen Bereich der Kammerscheidewand gelegen, weitaus am häufigsten. Sie finden sich nicht nur sehr häufig in Kombination mit anderen Herzvitien, sondern treten auch oft als isolierte Mißbildung auf und stellen die wichtigste und häufigste angeborene Herzkrankheit dar. Dies nimmt angesichts der komplizierten Entstehung des subaortalen Abschnitts der Kammerscheidewand auch nicht wunder. Bei der Bildung der Kammerscheidewand wird der subaortale Abschnitt als letzter verschlossen. Der Verschluß erfolgt beim Embryo durch Verschmelzen bestimmter Partien des muskulären Septums, der Endokardkissen und der Konuswülste. Liegt eine Fehlentwicklung einer oder mehrerer dieser Strukturen vor, entsteht ein Ventrikelseptumdefekt. Aus der embryologischen Entwicklung wird verständlich, daß Ventrikelseptumdefekte in der Lokalisation und Größe stark variieren können, obschon sie im großen und ganzen in ein und derselben Region gelegen sind. So finden sich Formen unmittelbar unter dem rechten und dem hinteren Aortensegel. Diese sind wahrscheinlich in erster Linie auf eine mangelhafte Ausbildung des Konusseptums zurückzuführen und können, da den Aortenklappensegeln die Stütze fehlt, zum Prolaps eines oder beider Segel und damit zur Aortenklappeninsuffizienz führen. Ventrikelseptumdefekte können auch durch mangelhafte Ausbildung des rechten Endokardkissenschenkels oder durch Unterbleiben der Verschmelzung an sich normal angelegter Endokardkissen mit dem Kammer- und/oder Konusseptum zustande kommen. Sie liegen dann einige Millimeter von der Aortenklappe entfernt und sind von dieser durch einen muskulären oder fibrösen Gewebssaum getrennt.

Da alle der im vorstehenden beschriebenen Formen in jener Region gelegen sind, die im normalen Herzen der *Pars membranacea* entspricht, werden sie in der Regel lose unter dem Begriff »Defekte des membranösen Anteils der Kammerscheidewand« zusammengefaßt.

Das *klinische Bild* ist, wie angesichts des pathologisch-anatomischen Formenreichtums nicht anders zu erwarten, sehr variabel. Kinder mit *kleinen Defekten* und Shunts sind gut entwickelt und beschwerdefrei. *Elektrokardiogramm* (S. 177) und *Thoraxröntgenaufnahme* (S. 177) sind in der Regel unauffällig. Röntgenologisch finden sich jedoch bisweilen eine stärkere Gefäßzeichnung sowie eine geringfügige Vergrößerung des linken Vorhofs. Derartige Fälle werden üblicherweise als Morbus Roger bezeichnet. Sie zeigen oft ein rauhes, meist umschriebenes, bisweilen lautes systolisches Geräusch mit dem Geräuschmaximum unten links sternal, manchmal auch etwas höher. Gelegentlich kann ein Schwirren vorliegen.

Eine *Behandlung* dieser Fälle ist meist nicht erforderlich, außer in jenen glücklicherweise seltenen Fällen, in denen als Komplikation eine Endokarditis auftritt.

Beim *großen Defekt* ist das Beschwerdebild bereits beim Säugling vorhanden. Die Kinder wachsen schlecht, nehmen ungemein langsam an Gewicht zu, sind blaß, zart und knochig. Trinkschwäche, respiratorische Infekte und Dekompensation mit Stauung sind häufig. Meist verbringen die Kinder mehr Zeit im Krankenhaus als zu Hause. Das Herz ist vergrößert, und über dem unteren Sternalabschnitt links ist ein lautes, rauhes holosystolisches Geräusch zu hören. Stets findet sich auch ein Schwirren. Die Auskultation ergibt darüber hinaus meist auch ein leises diastolisches Rumpelgeräusch über der Herzspitze, das dem vermehrten, die Mitralklappe passierenden Blutfluß zugeschrieben wird.

Im *Röntgenbild* ist das Herz infolge der Hypertrophie beider Ventrikel und des linken Vorhofs vergrößert, die Lungengefäßzeichnung verstärkt. Der Pulmonalisstamm und die großen Lungenarterien werden prominent dargestellt; die Aorta ist hingegen relativ klein.

Elektrokardiographisch finden sich ein Herz vom Rechtstyp sowie die Zeichen einer biventrikulären

(Fortsetzung auf Seite 177)

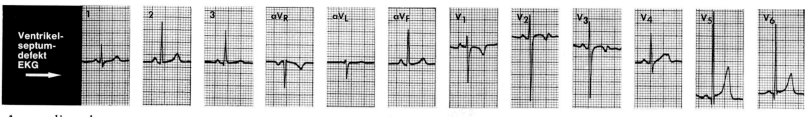

Anomalien des Ventrikelseptums

(Fortsetzung von Seite 176)

Vergrößerung, meist in Form großer biphasischer QRS-Komplexe in den mittleren Brustwandableitungen.

Echokardiographisch kann der Ventrikelseptumdefekt nur im zweidimensionalen Bild mit einiger Sicherheit direkt dargestellt werden. Kleine Defekte können dem Nachweis entgehen. Defekte vom AV-Kanal-Typ sind von apikal und subkostal fast immer gut zu finden.

Mit Hilfe der *Herzkatheterisierung* läßt sich leicht die deutlich erhöhte Sauerstoffsättigung im rechten Ventrikel nachweisen. Der Katheter kann durch den Defekt in den linken Ventrikel oder die Aorta eintreten. Im rechten Ventrikel und in der Pulmonalarterie herrscht ein erhöhter Druck, der Systemdruck erreichen kann. Die pulmonale Hypertonie ist z.T. einer gewissen Erhöhung des Gefäßwiderstands zuzuschreiben, kommt jedoch wahrscheinlich in erster Linie durch den enorm gesteigerten pulmonalen Blutfluß zustande, der den Flow im Körperkreislauf um ein Vielfaches übersteigen kann. Bei selektiver Kontrastmittelinjektion in den Pulmonalisstamm wird der interventrikuläre Shunt nach der Kontrastmittelpassage durch die Lunge deutlich dargestellt. Die selektive linksventrikuläre *Angiographie* ergibt ein noch klareres Bild.

In *therapeutischer* Hinsicht stellen sich die größten Schwierigkeiten bei großen Defekten im Säuglingsalter. Meist gelingt es, die kleinen Patienten über die ersten schwierigen Lebensmonate zu bringen und sie dann am Ende des ersten Lebensjahres einer Korrekturoperation mit Herz-Lungen-Maschine zuzuführen. Die beim kompletten AV-Kanal beschriebene Bändelungsoperation in den ersten Lebensmonaten stellt heute eine Ausnahmesituation dar.

Glücklicherweise verlaufen *Ventrikelseptumdefekte mäßiger Größe* nicht ganz so stürmisch, obschon wiederholt respiratorische Infekte auftreten und die Kinder für ihr Alter ziemlich klein erscheinen. Es besteht auch häufig eine Belastungsdyspnoe; zur Dekompensation mit Stauung kommt es bei größeren Kindern jedoch selten. Ist eine Dekompensation vorhanden, sollte stets an die Möglichkeit komplizierender Defekte, z.B. eines zur Regurgitation an der Aortenklappe führenden Prolaps eines Aortenklappensegels oder einer bakteriellen Endokarditis, gedacht werden. Septumdefekte mittlerer Größe sind auskultatorisch durch ein rauhes, ziemlich lautes holosystolisches Geräusch mit einem tastbaren Schwirren gekennzeichnet. Das Geräusch ist am besten unten links sternal zu hören. Häufig findet sich auch ein mittellautes diastolisches Geräusch (Mitralströmungsgeräusch) an der Herzspitze.

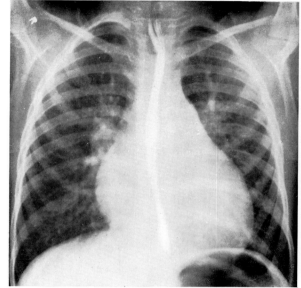

Röntgenbild eines 5jährigen Jungen: Ventrikelseptumdefekt

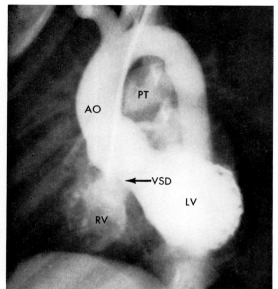

Linksventrikuläres Angiokardiogramm. AO = Aorta, PT = Pulmonalisstamm, LV = linker Ventrikel, RV = rechter Ventrikel, VSD = Ventrikelseptumdefekt

Klinisch und *röntgenologisch* finden sich meist die Zeichen einer mäßigen Herzvergrößerung. Die Pulmonalgefäßzeichnung ist deutlich verstärkt und der linke Vorhof vergrößert.

Das *Elektrokardiogramm* zeigt einen Rechtstyp mit dem Bild der sog. linksventrikulären Volumenüberlastung. Sie manifestiert sich in tiefen Q-Zacken, sehr hohen R-Zacken und (oft) hohen, spitzen T-Wellen in den linken Brustwandableitungen. Häufig sind auch die Zeichen einer biventrikulären Dilatation zu sehen.

Der membranöse Defekt sollte in mehreren Ebenen nachgewiesen werden, da bei verschiedenen Positionen falsch positive Befunde möglich sind.

Bei der *Herzkatheterisierung* sind ähnliche Befunde zu erheben wie bei großen Defekten. Rechtsventrikulärer und pulmonalarterieller Druck sind jedoch in der Regel nur leicht bis mäßig erhöht und steigen im allgemeinen während der Kindheit nur selten an. Die in dieser Altersgruppe leicht durchzuführende linksventrikuläre *Angiographie* zeigt Größe und Lage des Defekts klar auf.

Die *Behandlung* mittelgroßer Septumdefekte besteht im operativen Defektverschluß, entweder mittels direkter Naht oder Einsatz einer Kunststoffprothese unter Anwendung der Herz-Lungen-Maschine. Das Operationsrisiko liegt gegenwärtig unter 5%. Der einst als intraoperative Komplikation so gefürchtete Herzblock infolge einer Schädigung der Leitungsbündel ist mit zunehmender Erfahrung relativ selten geworden.

Bei manchen Ventrikelseptumdefekten besteht eine hochgradige pulmonale Hypertonie infolge von Lungengefäßveränderungen entweder von Anfang an, oder sie tritt später im Verlaufe der Erkrankung bei jüngeren Erwachsenen hinzu. Dabei ist der Lungengengefäßwiderstand gleich hoch oder höher als der Gefäßwiderstand im großen Kreislauf, wodurch der Shunt über den Defekt schon von Anfang an in beiden Richtungen oder vorwiegend von rechts nach links erfolgen kann. Ein derartiger Shuntverlauf kann sich jedoch auch erst später einstellen. Er führt zur Zyanose und zur Ausbildung von Trommelschlegelfingern und -zehen. In manchen dieser Fälle ist ein Geräusch nur schwach wahrnehmbar. Dies spricht für eine Druckgleichheit in beiden Ventrikeln und ein geringes Netto-Shuntvolumen. Der Pulmonalanteil des 2. Herztons ist laut und hat einen schnappenden Klangcharakter. Die Pulmonalklappe kann ihre Funktionsfähigkeit verlieren, wodurch ein diastolisches Geräusch oben links sternal entsteht.

Röntgenologisch ist das Herz kaum oder nicht vergrößert. Der Pulmonalisstamm ist enorm erweitert. Die peripheren Lungenfelder sind klar und erscheinen stärker durchblutet. Die großen Hilusgefäße sind erweitert. Das *Elektrokardiogramm* zeigt in den Brustwandableitungen rechts R- bzw. qR-Komplexe und links rS-Komplexe als Zeichen eines Rechtstyps und einer hochgradigen rechtsventrikulären Hypertrophie.

Mit zunehmendem Pulmonalarteriendruck und beginnender Shuntumkehr steigt das operative Risiko an. Bei fixierter pulmonaler Hypertonie und ausschließlichem Rechts-links-Shunt verbietet sich eine Korrekturoperation.

Aneurysmen der Pars membranacea

Aneurysmen der Pars membranacea (S. 176) werden mit zunehmend routinemäßig durchgeführten selektiven linksventrikulären *Angiokardiographien* immer häufiger diagnostiziert. Man unterscheidet nichtrupturierte und ein- oder mehrfach rupturierte Formen. Sie bleiben an sich ohne *Symptomatik* und verursachen

(Fortsetzung auf Seite 178)

Anomalien des Ventrikelseptums

(Fortsetzung von Seite 177)

nur dann Beschwerden, wenn sie die Ausflußbahn des rechten Ventrikels obstruieren oder ein Aortenklappensegel in sie prolabiert. Beides ist jedoch selten. Dann ist eine Operation mit Resektion des Aneurysmas und Verschluß des entstehenden Ventrikelseptumdefekts angezeigt.

Defekte der muskulären Kammerscheidewand

Defekte der muskulären Kammerscheidewand können an jeglicher Stelle der Kammerscheidewand gelegen sein, solitär oder multipel auftreten und ihrer Größe nach stark variieren. Liegen sie im trabekulären, herzspitzennahen Abschnitt des Septums, bleiben sie oft unbemerkt. Die *Symptomatik* wird von der Gesamtgröße des Defekts bestimmt. Muskuläre Defekte sind echokardiographisch schlecht nachzuweisen, klinisch auch wenig bedeutsam.

Als Sonderform besteht gelegentlich ein Defekt der muskulären Scheidewand unterhalb der Aorten- und Pulmonalklappenebene. Er entsteht durch eine Richtungsabweichung des Trunkus- und des Konusseptums, wodurch die beiden Septen aneinander vorbei wachsen und nicht verschmelzen können. Dabei ist das Trunkusseptum nach links verlagert, und die Pulmonalarterie reitet auf dem anterior gelegenen Defekt.

Gemeinsamer Ventrikel

Bei einem gemeinsamen Ventrikel fehlt die Kammerscheidewand entweder vollständig oder ist lediglich rudimentär in Form einer niedrigen Leiste entlang der posteroinferioren Ventrikelwand angelegt. Beide AV-Klappen führen in die gemeinsame Kammer und entsprechen morphologisch der normalen Mitralklappe. Die beiden hinteren Papillarmuskeln können mit der erwähnten Muskelleiste zu einer einzigen Muskelmasse verschmelzen. Beim gemeinsamen Ventrikel findet sich fast durchweg eine Transposition der großen Gefäße, wobei entweder beide Gefäße von der gemeinsamen Kammer abgehen können oder eines (in der Regel die Aorta) in einer rudimentären, von der Hauptmasse des Ventrikels durch eine septumähnliche Muskelleiste getrennten Auswurfkammer entspringen kann. Häufig besteht eine Pulmonalstenose, die die *Prognose* im allgemeinen verbessert, wenn sie nicht allzu ausgeprägt wird. Die Ventrikel sind meist invers, was auch auf dem in der Tafel abgebildeten Präparat dargestellt ist.

Das *klinische Bild* hängt weitgehend vom Bestehen oder Fehlen einer Pulmonalstenose ab. Ist sie vorhanden, entspricht das Krankheitsbild der Fallot-Tetralogie (S.179). Fehlt sie hingegen, gleicht die *Symptomatik* einem großen Ventrikelseptumdefekt. Es fehlen jedoch das Schwirren und das laute systolische Geräusch. Ein an der Basis zu hörendes leises systolisches Geräusch ist wahrscheinlich auf den großen Bluteinstrom in die Pulmonalis durch die normale Pulmonalklappe zurückzuführen. Wie beim Ventrikelseptumdefekt kann auch hier ein diastolisches Rumpelgeräusch an der Herzspitze zu hören sein. Lungengefäßveränderungen treten frühzeitig auf und führen zu erhöhtem Gefäßwiderstand und pulmonaler Hypertonie.

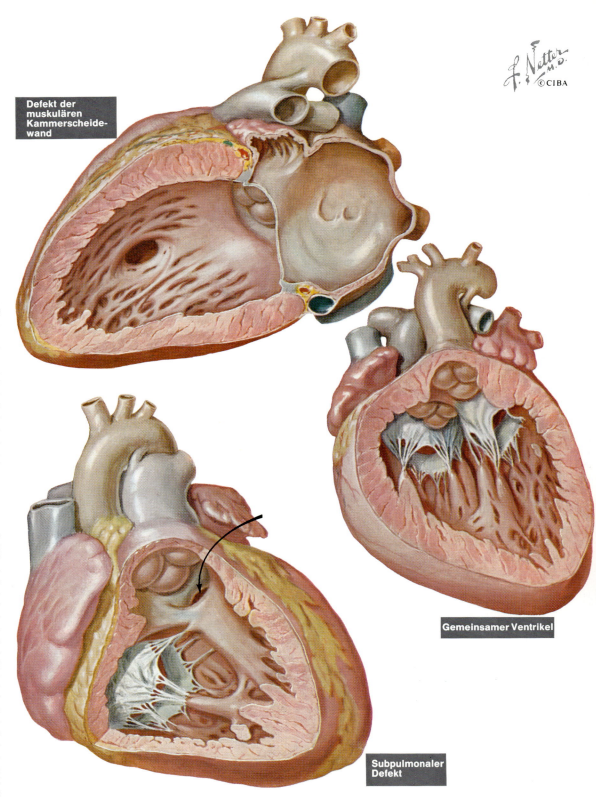

Röntgenologisch sind die Herzen bei Mitbestehen einer Pulmonalstenose normal groß. Die Lungen sind vermindert durchblutet. Fehlt die Pulmonalstenose, sind die Herzen vergrößert und die Lungen vermehrt durchblutet.

Das *Elektrokardiogramm* ist unspezifisch. Lagetypus und präkordiale Ableitungen können stark variieren. Die *Diagnosestellung* erfolgt anhand einer *selektiven Angiokardiographie*.

Im *M-mode-Echokardiogramm* ist das Fehlen des Septums leicht zu erkennen. Die Aufklärung der komplexen Anatomie ist der zweidimensionalen Echokardiographie vorbehalten, die auch der Angiokardiographie überlegen ist.

Die *Therapie* hat mehr oder weniger palliativen Charakter, da die Mißbildung aufgrund der anatomischen und hämodynamischen Gegebenheiten nur eingeschränkt korrekturfähig ist. Eine leichte bis mäßige Pulmonalstenose schützt die Lunge des Säuglings oder Kleinkinds vor der pulmonalen Hypertonie. Sollte diese Pulmonalstenose fehlen, ist im Säuglingsalter eine Bändelung der A. pulmonalis nötig. Ist die Lungendurchblutung durch extreme Pulmonalstenose oder Pulmonalatresie eingeschränkt, ist eine Blalock-Taussig- oder Waterston-Cooley-Anastomose nötig. Haben die Kinder das 5. oder 6. Lebensjahr erreicht, ist eine Fontan-Operation mit Anastomose vom rechten Vorhof zur A. pulmonalis und Verschluß der Trikuspidalklappe und der Pulmonalklappe anzustreben. Der singuläre Ventrikel dient dann ausschließlich als linker Ventrikel, und die Lungendurchblutung erfolgt bei mäßig erhöhtem zentralvenösen Druck bei normalem Lungengefäßwiderstand vom rechten Vorhof aus.

Anomalien der Ausflußbahn des rechten Ventrikels

Fallot-Tetralogie

Die Fallot-Tetralogie ist die weitaus häufigste primärzyanotische Herzmißbildung, bei der die Patienten relativ lange überleben. Ein Erreichen des Erwachsenenalters ist zwar nicht durchweg gegeben, aber keineswegs selten. Das klassische von FALLOT (1888) beschriebene Krankheitsbild besteht aus einer Kombination von 4 Mißbildungen, nämlich *Stenose oder Atresie der Ausflußbahn des rechten Ventrikels, Ventrikelseptumdefekt, Dextroposition der Aorta* (die Aorta reitet auf dem Ventrikelseptumdefekt und entspringt scheinbar biventrikulär) und *Hypertrophie des rechten Ventrikels*. Anatomisch ist der Infundibulumkanal des rechten Ventrikels durchweg eng; die häufig *bikuspidale Pulmonalklappe* ist jedoch nur bei 40% stenotisch. Nichtstenosierte Klappen sind meist entsprechend der generalisierten Hypoplasie des *Pulmonalisstamms* hypoplastisch. Stenosierte Klappen haben entweder 2 oder 3 Taschen. Sie können auch domförmig ohne unterscheidbare Taschen ausgebildet sein. Das Ausmaß der Infundibulumstenose variiert erheblich und reicht von der totalen Atresie bis zur kaum feststellbaren Engerstellung. Der Ventrikelseptumdefekt ist meist groß und bietet dem Blutstrom kein oder nur ein geringes Hindernis. Er reicht häufig über das membranöse Septum hinaus in den angrenzenden vorderen Abschnitt des Ventrikelseptums. Die Dextroposition der Aorta ist zwar variabel, aber stets deutlich erkennbar. Meist entspringt die Aorta überwiegend im rechten Ventrikel. Der rechte Ventrikel ist stets hochgradig hypertrophiert, woran sich zeigt, daß im lebenden Organismus der rechtsventrikuläre Druck ebenso hoch ist wie im linken Ventrikel.

Von ihrer Entstehung her ist die Fallot-Tetralogie eine einfache, durch Fehlentwicklung einer einzigen embryologischen Struktur zustande kommende Mißbildung. Das Konusseptum, insbesondere sein kaudaler Abschnitt, wird nämlich zu weit anterior angelegt und teilt daher den Conus arteriosus in einen kleinen, anterior gelegenen rechtsventrikulären Abschnitt (daher die Infundibulumstenose) und einen größeren, posterior gelegenen Teil. Infolge seiner Lage hat das Konusseptum weder Anteil an der Bildung der *Crista supraventricularis* noch am Verschluß des *Septum interventriculare*, wodurch sich die *Aortenklappe* nicht an der ihr im normalen Herzen zukommenden Stelle bilden kann. Ihr freier Rand ist so weit von der *Trikuspidalklappe* entfernt, daß sie an der Bildung der Trikuspidalis nicht beteiligt ist. Daher fehlt bei der Fallot-Tetralogie der mittlere Papillarmuskel, und die Trikuspidalklappe entspricht nicht der Norm. Auch das Trunkusseptum ist bei der Tetralogie in der Regel nach vorne gelagert, womit der kleine Pulmonalisstamm und die unverhältnismäßig große Aorta ascendens wenigstens zum Teil eine Erklärung finden.

Das *klinische Bild* wird größtenteils durch das Ausmaß der Behinderung des Ausstroms aus dem rechten Ventrikel be-

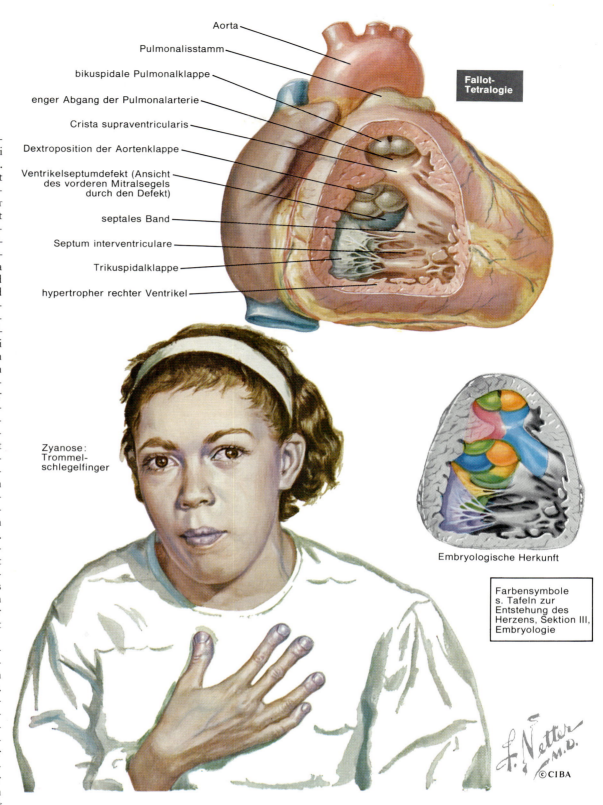

stimmt. Sie ist zumindest anfangs meist gering, und über den Ventrikelseptumdefekt besteht primär ein Links-rechts-Shunt. Daher fehlt bei der Fallot-Tetralogie in den ersten Lebensmonaten vielfach eine klinisch manifeste Zyanose. Sie stellt sich erst mit zunehmendem Wachstum und relativem Engerwerden der Stenose ein. Dadurch tritt mehr venöses Blut direkt aus dem rechten Ventrikel in die Aorta aus, und der Blutfluß durch die Pulmonalis wird relativ geringer. Die *Zyanose* zeigt sich zunächst nur bei Belastung und beim Weinen; bald (meist in den ersten Lebensjahren) sind die Kinder aber auch in Ruhe zyanotisch und bekommen *Trommelschlegelfinger* und *-zehen*. In seltenen Fällen bleibt das Infundibulum weit genug, so daß es nicht zur Zyanose kommt (azyanotische Fallot-Tetralogie). Dabei dominiert das Bild eines Ventrikelseptumdefekts mit großem Links-rechts-Shunt.

Andererseits gibt es Fälle, in denen Infundibulum und/oder Pulmonalklappe atretisch oder hochgradig stenotisch sind. Dabei besteht im allgemeinen von Geburt an eine Zyanose, obwohl der Schweregrad der Mißbildung durch einen für kurze Zeit offenbleibenden Ductus arteriosus maskiert werden kann, über den zumindest vorübergehend eine halbwegs adäquate Lungendurchblutung gewährleistet wird. Der Ductus arteriosus schließt sich (leider) meist in den ersten 2 Lebenswochen, wodurch sich der Zustand des Kinds rapide verschlechtert, so daß ein *chirurgischer Eingriff* zur Erhöhung der Lungendurchblutung dringend geboten erscheint.

Bei Kleinkindern mit Fallot-Tetralogie treten bisweilen besorgniserregende Hypoxämieanfälle auf. Sie manifestieren sich als Weinen mit plötzlicher Vertiefung der

(Fortsetzung auf Seite 180)

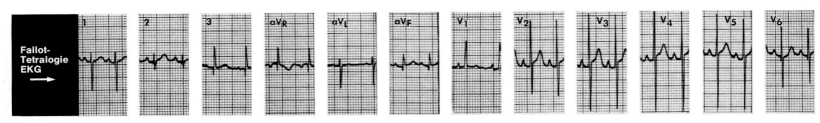

Anomalien der Ausflußbahn des rechten Ventrikels

(Fortsetzung von Seite 179)

Zyanose und Bewußtseinsverlust, gelegentlich mit Konvulsionen. Derartige Anfälle treten entweder nur gelegentlich auf oder aber mehrmals am Tag. Ihre Dauer schwankt zwischen wenigen Minuten und Stunden. Sie stehen offenbar mit dem Stuhlgang oder Füttern in Zusammenhang und fallen häufig in die ersten Stunden des Tags, können jedoch auch ohne erkennbare Ursache zu ganz verschiedenen Zeiten auftreten. Derartige Hypoxämieanfälle stellen ein bedrohliches Ereignis dar und können zum Tod führen. Sie wurden einer plötzlichen spastischen Verengung des Infundibularkanals im rechten Ventrikel und der dadurch ausgelösten akuten Unterdurchblutung der Lunge zugeschrieben. Sie finden sich häufiger bei ausgesprochen zyanotischen Säuglingen, können jedoch auch bei leichteren Tetralogiefällen auftreten.

Kinder mit zyanotischer Fallot-Tetralogie sind, sobald sie gehfähig werden, typische Hocker. Sie hocken sich meist nach körperlicher Belastung, die bereits nach dem Gehen weniger Schritte gegeben ist, hin. Durch das Hocken erhöht sich offenbar die arterielle Sauerstoffsättigung. (Wie dies vor sich geht, ist nicht bekannt.) Belastungsdyspnoe und -hyperpnoe sind wie bei allen primär zyanotischen Herzfehlern häufig. Die Kinder sind meist schlecht entwickelt und haben außer in den ersten Lebensmonaten Trommelschlegelfinger und -zehen. Ein Herzbuckel links präkordial fehlt in der Regel. In den meisten Fällen ist jedoch unten linkssternal ein Schwirren tastbar.

Auskultatorisch ist der 1. Herzton unauffällig. Der Aortenanteil des 2. Herztons ist laut; dagegen hat der Pulmonalanteil eine geringere Lautstärke oder fehlt ganz. Bei der azyanotischen oder schwach zyanotischen Form ist oft ein Pulmonalanteil hörbar. In diesem Fall zeigt der 2. Herzton ein großes Spaltungsintervall. Die Auskultation ergibt ferner ein meist lautes systolisches Stenosegeräusch vom Spindeltyp, das vor oder mit dem Aortenklappenverschluß endet. Die Dauer des Geräuschs nimmt mit zunehmendem Schweregrad der Tetralogie ab. Gelegentlich ist überhaupt kein Geräusch faßbar. Auch während der Hypoxämieanfälle ist das Geräusch weniger auffällig. Es kann sogar ganz verschwinden und erst wieder nach dem Abklingen des Anfalls hörbar sein.

Röntgenologisch ist das Herz typischerweise normal groß. Die Herzspitze ist angehoben, das Pulmonalissegment klein oder konkav (Holzschuhkonfiguration). Der Aortenknopf ist prominent, die Lungengefäßzeichnung schwach. Vielfach (in zirka 25%) liegt der Aortenbogen rechts.

Das *Elektrokardiogramm* zeigt eindeutig einen Rechtstyp und das Bild einer rechtsventrikulären Hypertrophie bei Drucküberlastung mit hohen R-Zacken in den Brustwandableitungen rechts präkordial. Der RS-Übergang erfolgt meist frühzeitig und ziemlich plötzlich in V_2 oder V_3 und ist als Zeichen der kleinen Herzgröße zu werten. Bei den azyanotischen Formen mit primärem oder ausschließlichem Links-rechts-Shunt besteht zusätzlich in den linken Brustwandableitungen das Bild der Linkshypertrophie.

Die *M-mode-Echokardiographie* läßt den Ventrikelseptumdefekt und die reitende Aorta als Verlust der Kontinuität zwischen Ventrikelseptum und Aortenvorderwand erkennen. Mit der zweidimensionalen Technik kann die Diagnose zuverlässig gestellt werden. Differentialdiagnostisch muß die Transposition der großen Gefäße durch Darstellung des Ventrikelseptumdefekts und des Überreitens der großen Aorta abgegrenzt werden.

Bei der *Herzkatheterisierung* herrscht in beiden Ventrikeln Systemdruck. Im rechten und im linken Ventrikel werden identische Druckkurven normaler Konfiguration registriert. Über den Ventrikelseptumdefekt läßt sich ein bidirektionaler Shunt nachweisen, wobei die Strömungsrichtung von rechts nach links dominiert. Die arterielle Sauerstoffsättigung variiert erheblich. In die Aorta kann meist leicht aus dem rechten Ventrikel eingegangen werden. Kann die Pulmonalarterie sondiert werden, wird ein geringer Druck registriert.

Die *Angiokardiographie* ist besonders für den Chirurgen von unschätzbarem Wert, da sich dabei die anatomischen Gegebenheiten in der Ausflußbahn des rechten Ventrikels und die Größe und Lage der Pulmonalarterie darstellen lassen.

Die *Prognose* hängt vom Schweregrad der Ausflußbehinderung im rechten Ventrikel ab. Säuglinge, die bei oder unmittelbar nach der Geburt bereits zyanotisch sind, überleben das 1. Lebensjahr meist nicht. Kinder mit geringgradigeren Mißbildungen leben oft viele Jahre. Sie sind zwar in vieler Hinsicht behindert, jedoch durchaus aufgeweckt und geistig normal. Als häufige, gefürchtete Komplikationen treten bakterielle Endokarditiden, zerebrovaskuläre Insulte infolge Zerebralthrombose oder hochgradiger Hypoxämie und Gehirnabszesse auf. Bei primär zyanotischen Herzfehlern weist eine zentralnervöse Symptomatik nach dem 2. Lebensjahr meist auf das Vorliegen eines Gehirnabszesses hin. Gehirnabszesse bei Säuglingen sind selten. Dagegen treten zerebrovaskuläre Insulte kaum mehr nach dem 2. Lebensjahr auf.

Bei der *Behandlung* wird sowohl *konservativ* als auch *chirurgisch* vorgegangen. Eine im Säuglingsalter selten zu beobachtende Dekompensation ist entsprechend medikamentös zu behandeln. Bei Hypoxämieanfällen läßt sich mit Morphium und Sauerstoff oft eine dramatische Besserung erzielen. Zyanotische Kinder mit normalem oder fast normalem Hämoglobinwert sind meist leicht anämisch.

Mit konservativer Behandlung erreichen die Kinder meist das 2. bis 3. Lebensjahr, wo dann eine Korrekturoperation mit Herz-Lungen-Maschine möglich ist. Der rechtsventrikuläre Ausflußtrakt wird eröffnet. Die hypertrophierte Muskulatur und/oder organische fibröse Stenosen des Infundibulums werden reseziert (Infundibulektomie). Bei valvulärer Pulmonalstenose erfolgt eine Kommissurotomie und bei engem Pulmonalklappenring eine Spaltung des Klappenrings, die bei gleichzeitig engem Pulmonalarterienstamm bis in die Bifurkation reicht. Der Ventrikelseptumdefekt wird durch Einnähen eines Patches (Dacron, PIFE) verschlossen, wobei das Reizleitungssystem und die Aortenklappe bei überreitender Aorta geschont werden müssen. Der Verschluß des rechtsventrikulären Ausflußtrakts erfolgt durch Einnähen eines weiteren Patches zur gleichzeitigen Erweiterung des Infundibulums. Je nach Befund reicht dieser Patch über den Pulmonalklappenring hinaus bis in die Bifurkation, wobei die Pulmonalklappeninsuffizienz in Kauf genommen wird. Nur selten ist ein Ersatz der Pulmonalklappe oder eine Überbrückung einer Pulmonalklappenatresie durch einen klappentragenden Conduit nötig. Das Risiko der Korrekturoperation beträgt heute 5–10%. Bei 20–30% der Kinder sind jedoch im Säuglingsalter wegen der schweren Hypoxie Palliativoperationen notwendig. Das älteste, aber kaum noch genutzte Operationsverfahren ist die Brock-Sprengung, bei der die Pulmonalklappe blind durch eine Inzision am rechten Ventrikel gesprengt wird. Bei hypoplastischem Pulmonalgefäßsystem wählt man die Erweiterungsplastik der Ausflußbahn des rechten Ventrikels mit einem Patch unter Belassung des Ventrikelseptumdefekts mit Herz-Lungen-Maschine, um durch den Druck eine Erweiterung des Pulmonalgefäßsystems zu erreichen. Häu-

(Fortsetzung auf Seite 181)

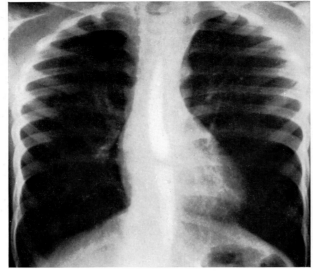

Röntgenbild eines 6jährigen Jungen: Fallot-Tetralogie

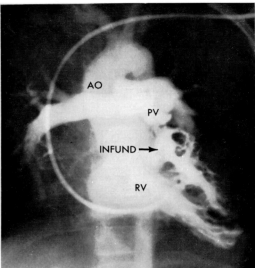

Rechtsventrikuläres Angiokardiogramm. AO = Aorta, PV = Pulmonalklappe, RV = rechter Ventrikel, INFUND = Infundibulum

Anomalien der Ausflußbahn des rechten Ventrikels

(Fortsetzung von Seite 180)

figer werden jedoch durch Operationen ohne Herz-Lungen-Maschine Anastomosen zwischen der Aorta ascendens und der A. pulmonalis (Waterston-Cooley) oder der A. subclavia und der A. pulmonalis (Blalock-Taussig), meist unter Zwischenschaltung einer kleinen Gefäßprothese (Dacron, PIFE), angelegt. Die Anastomose zwischen der Aorta descendens und der A. pulmonalis (Potts) wird wegen ihrer Probleme bei der nachfolgenden Korrekturoperation nicht mehr angelegt.

Eisenmenger-Komplex

Bei dieser Mißbildung besteht wie bei der Fallot-Tetralogie ein großer *Ventrikelseptumdefekt* mit überreitender Aorta. Die *Crista supraventricularis* ist jedoch kaum verlagert, sondern eher hypoplastisch oder fehlt ganz. Wie bei der Fallot-Tetralogie ist auch hier die Trikuspidalklappe nicht normal angelegt. Da die Ausstrombahn des rechten Ventrikels normal weit ist, hat die Pulmonalarterie ein großes Kaliber. Ein Eisenmenger-Komplex wird sehr selten angetroffen. Seine Eigenständigkeit als anatomische Mißbildungsform ist umstritten. Es hat sich denn auch der Begriff Eisenmenger-Syndrom eingebürgert, mit dem ein Krankheitsbild bezeichnet wird, bei dem sich ein ursprünglich von links nach rechts verlaufender Shunt allmählich in einen überwiegenden Rechts-links-Shunt mit hochgradiger pulmonaler Hypertonie infolge von Lungengefäßveränderungen und einem gleichzeitigen Anstieg des Lungengefäßwiderstands umkehrt. Pathologisch-anatomisch läßt sich der Eisenmenger-Komplex von einem unkomplizierten Ventrikelseptumdefekt anhand der fehlgebildeten *Trikuspidalklappe* differenzieren. Beim unkomplizierten Ventrikelseptumdefekt ist die Trikuspidalis nämlich normal angelegt und ein mittlerer Papillarmuskel vorhanden. Die Abgrenzung des Eisenmenger-Komplexes von der azyanotischen Fallot-Tetralogie bereitet bisweilen Schwierigkeiten, da bei dieser wie bei allen anderen Tetralogievarianten die Crista supraventricularis nicht nur verlagert, sondern auch hypoplastisch sein kann. Embryologisch ist die Mißbildung einer Hypoplasie des Konusseptums zuzuschreiben.

Bei kleinen Kindern entspricht das *klinische Bild* dem eines Ventrikelseptumdefekts mit großem Links-rechts-Shunt und rechtsventrikulärer sowie pulmonaler Hypertonie. Dementsprechend hat der 2. Herzton einen sehr lauten Pulmonalanteil. Ferner ist in der Regel ein Austreibungston zu hören. Auch Lungengefäßveränderungen treten frühzeitig auf, und größere Kinder werden zunehmend zyanotischer.

Das *Röntgenbild* zeigt das Herz bei kleinen Kindern vergrößert, und die Lunge erscheint vermehrt durchblutet. Bei größeren Kindern ist das Herz kaum größer als normal oder sogar normal groß und die Gefäßzeichnung in den peripheren Lungenfeldern vermindert. Die großen Pulmonalarterien bleiben weit.

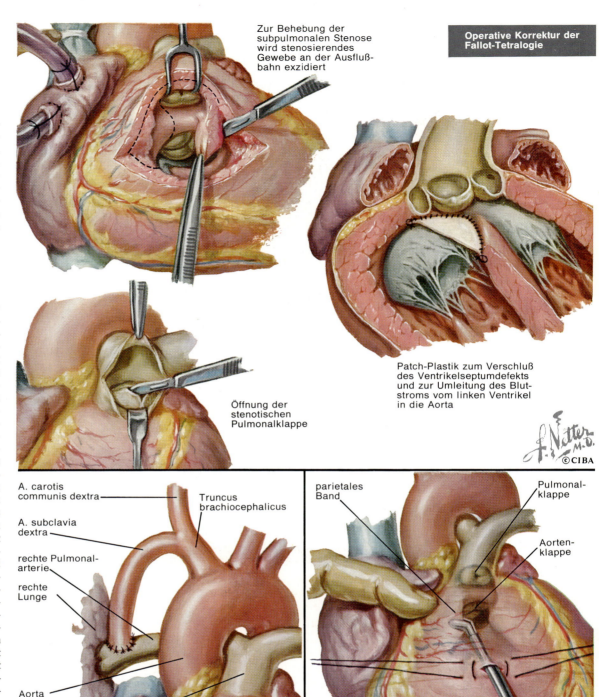

Das *Elektrokardiogramm* zeigt anfangs in der Regel eine biventrikuläre Hypertrophie. Später entspricht das Bild mehr und mehr dem EKG-Befund bei der Fallot-Tetralogie. Bei der *Herzkatheterisierung* herrscht im rechten Ventrikel und in der Pulmonalarterie Systemdruck, und selbst bei azyanotischen Patienten mit einem überwiegenden Links-rechts-Shunt läßt sich oxymetrisch eine leichte Sauerstoffuntersättigung in den Körperarterien nachweisen. Im *Angiokardiogramm* ist bisweilen die hypoplastische Crista supraventricularis darzustellen.

Zur Prophylaxe von Lungengefäßveränderungen ist möglichst frühzeitig die Korrektur des Vitiums anzustreben, evtl. auch nur eine künstliche Pulmonalstenose anzulegen. Hat sich bereits ein Rechts-links-Shunt ausgebildet, ist jeglicher *chirurgische Eingriff* kontraindiziert.

Ursprung beider großer Gefäße aus dem rechten Ventrikel

Bei dieser Mißbildung entspringen sowohl die Aorta als auch die Pulmonalarterie aus dem *rechten Ventrikel*. Die Pulmonalarterie ist normal gelegen, die Aorta geht rechts und posterior von ihr vom rechten Ventrikel ab. Dabei besteht meist eine in der Regel hochgradige Pulmonal- und Infundibulumstenose. *Aortenklappe* und *Mitralklappe* sind durch eine aus der Bulboventrikularfalte (s. unten) entstehende Muskelleiste variabler Breite voneinander getrennt. Die einzige Verbindung zwischen *linkem Ventrikel* und Aorta besteht in dem stets vorhandenen Ventrikelseptumdefekt. Embryologisch ist die Mißbildung wahrscheinlich auf ein Persistieren der Bulbo-

(Fortsetzung auf Seite 182)

Anomalien der Ausflußbahn des rechten Ventrikels

(Fortsetzung von Seite 181)

ventrikularfalte zurückzuführen, wodurch Aorten- und Mitralklappe voneinander getrennt bleiben und die Aorta sich nicht wie im normalen Herzen an den linken Ventrikel verlegen kann. Da sich das Konusseptum nicht entsprechend seiner normalen Lagebeziehung zur rechten AV-Klappe bilden kann, hat es keinen Anteil an der Entstehung dieser Klappe.

Klinisches Bild und *Röntgenbefunde* entsprechen denen des Eisenmenger-Komplexes. *Elektrokardiographisch* zeigt sich eine biventrikuläre oder überwiegend rechtsventrikuläre Vergrößerung. Die elektrische Herzachse weist meist nach rechts oben. Bei mitbestehender Pulmonalstenose wird die Mißbildung häufig als Fallot-Tetralogie fehldiagnostiziert.

Die echokardiographische *Diagnose* erfordert große Erfahrung und ein hochauflösendes zweidimensionales System. Dann ist sie zuverlässig zu stellen. Besonders sorgfältig sind die AV-Klappen zu untersuchen, da Fälle mit Mitralhypoplasie, Mitralatresie oder gleichzeitigem AV-Kanal nicht korrekturfähig sind.

Bei der *Herzkatheterisierung* herrscht im rechten Ventrikel Systemdruck, und selbst bei azyanotischen Kindern ist eine geringgradige arterielle Untersättigung im großen Kreislauf nachweisbar. Die Aorta führt stets sauerstoffreicheres Blut als die Pulmonalarterie. Im *Angiokardiogramm* ist der Abgang der Aorta weit rechts zu erkennen, die Aortenklappe ist zu »hoch«, und Aorta und Pulmonalarterie werden frontal auf einer Ebene dargestellt.

Die chirurgische Behandlung besteht aus einer ersten Palliativoperation mit Bändelung der A. pulmonalis zur Verhinderung von Lungengefäßveränderungen durch eine pulmonale Hypertonie. Im Alter von 5–6 Jahren ist der Herzfehler durch eine zweite Operation mit Herz-Lungen-Maschine mit Schaffung eines Patch-Tunnels zwischen dem Ventrikelseptumdefekt und der rechten Aortenseite und Beseitigung der künstlichen Pulmonalstenose korrekturfähig. In manchen Fällen wird dabei eine Vergrößerung des Ventrikelseptumdefekts nötig sein. Bei mitbestehender Pulmonal- und Infundibulumstenose muß in der Regel auch die Ausflußbahn durch eine Plastik vergrößert werden. Die Notwendigkeit ergibt sich nicht nur aufgrund des Schweregrads der Pulmonalstenose, sondern auch aufgrund der Strömungsbehinderung durch den unter der Ausflußbahn liegenden, sich nach anterior vorwölbenden Patch-Tunnel. Bei der Ventrikulotomie ist eine meist vorhandene große rechte Koronararterie im Konusbereich zu berücksichtigen, die einer operativen Korrektur gewisser Fälle mit Pulmonalstenose im Wege stehen kann.

Als *Taussig-Bing-Transposition* wird eine Sonderform dieser Mißbildung mit einem anterior unterhalb der Pulmonalklappenbasis gelegenen Ventrikelseptumdefekt bezeichnet. Bei dieser Mißbildungsform reitet die Pulmonalklappe über dem Defekt, und das pulmonalarterielle Blut weist bei der *Herzkatheterisierung* eine höhere Sauerstoffsättigung auf als das Aortenblut. Zur *operativen Korrektur* wird die Pulmonalarterie durch Patch-Verschluß des Ventrikelseptumdefekts vollständig in den linken Ventrikel transponiert und eine intraatriale Umkehr nach Mustard oder Senning angeschlossen. Damit können zwar die Strömungsverhältnisse verbessert werden; ob der rechte Ventrikel jedoch den Körperkreislauf lange Zeit hindurch bewältigen kann, ist fraglich. Bei der Indikationsstellung für eine operative Korrektur ist stets das Ausmaß der Lungengefäßveränderungen zu berücksichtigen.

Ausstrombehinderung des rechten Ventrikels bei intaktem Ventrikelseptum

Diese Mißbildungsform ist nicht selten. Ursache ist in der überwiegenden Mehrzahl der Fälle eine *Stenose der Pulmonalklappe*. Eine »reine« subvalvuläre (infundibuläre) Stenose findet sich dabei jedoch nur in wenigen Fällen. Sie ist auf eine Fehlbildung der Muskulatur in der Ausstrombahn des rechten Ventrikels zurückzuführen, kann jedoch auch als Teilbild einer Myokarddysplasie im Zusammenhang mit einer idiopathischen subaortalen Stenose mit Hypertrophie bestehen. Die pathologische Anatomie der Pulmonaliswurzel und der Pulmonalklap-

(Fortsetzung auf Seite 183)

Anomalien der Ausflußbahn des rechten Ventrikels
(Fortsetzung von Seite 182)

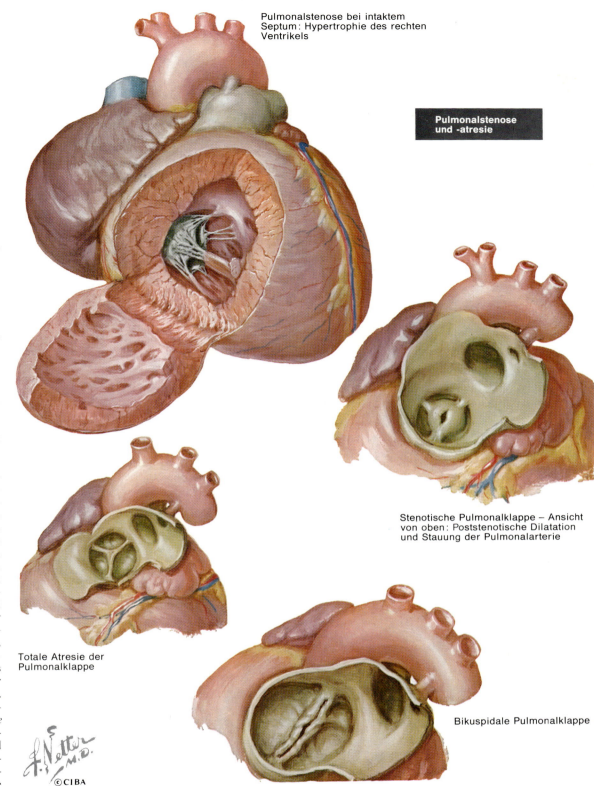

Pulmonalstenose bei intaktem Septum: Hypertrophie des rechten Ventrikels

Pulmonalstenose und -atresie

Stenotische Pulmonalklappe – Ansicht von oben: Poststenotische Dilatation und Stauung der Pulmonalarterie

Totale Atresie der Pulmonalklappe

Bikuspidale Pulmonalklappe

pe variiert bei isolierten bzw. reinen Pulmonalstenosen erheblich. Die Klappe hat meist eine dom- oder konusförmige Gestalt. Das Klappenostium findet sich am Scheitel der Domform. An seiner Basis liegen die rudimentären und verschmolzenen Kommissuren; die Sinus aortae (Valsalvae) sind hypoplastisch. Es gibt auch Formen mit annähernd normal gebildeten, jedoch verdickten Klappentaschen. Die Kommissuren sind dabei über variable Strecken verschmolzen oder vollständig obliteriert *(Pulmonalklappenatresie)*. Die Klappe ist zwei- oder dreizipfelig. Eine *bikuspidale* (jedoch nicht stenotische) *Pulmonalklappe* bleibt funktionell meist unwirksam. Im Gegensatz zur Aortenklappe verkalkt die Pulmonalklappe im späteren Alter nicht. Selbst bei relativ geringer Pulmonalstenose ist stets eine *Hypertrophie des rechten Ventrikels* vorhanden. Bei hochgradigen Stenosen erreicht die Hypertrophie enorme Ausmaße. Die Trikuspidalklappe ist dabei meist etwas hypoplastisch. Sie hat dicke Segel und kann insuffizient sein.

Das *klinische Bild* schwankt je nach dem Ausmaß der Stenose erheblich. Kinder mit geringgradiger oder mäßiger Stenose sind gut entwickelt, sehen in der Regel blühend aus, sind azyanotisch und bis auf eine leichte Ermüdbarkeit und Dyspnoe unter Belastung im großen und ganzen beschwerdefrei. Bei Kindern mit hochgradiger Stenose besteht meist eine Zyanose infolge eines Rechts-links-Shunts auf Vorhofebene durch ein offenes Foramen ovale. In diesen Fällen ist an der Trikuspidalklappe ein Rückströmungsgeräusch zu hören. Am Präkordium ist eine deutlich hebende Pulsation tastbar. An der Herzbasis linkssternal fühlt man an der Incisura jugularis in der Regel ein Schwirren. An diesen Auskultationsstellen ist auch ein typisches lautes, spindelförmiges systolisches Geräusch hörbar. Sind beide Segmente des 2. Herztons hörbar, besteht eine mit dem Ausmaß der Stenose schwankende deutliche Spaltung. Der Schweregrad der Stenose läßt sich anhand der *elektrokardiographischen Befunde* recht gut bestimmen. Bei extrem geringgradiger Stenose ist das EKG in der Regel unauffällig; es finden sich jedoch üblicherweise deutliche Zeichen einer Rechtshypertrophie. Mit zunehmender Stenose entspricht der Hauptvektor von QRS immer mehr dem Rechtstyp, und die R-Zacken werden rechts präkordial immer höher. In den rechten Brustwandableitungen sind die T-Wellen meist negativ. Sie können jedoch selbst bei unauffälligen QRS-Komplexen positiv sein. Bei hochgradigen Stenosen folgt in den Brustwandableitungen die R- auf die S-Zacke.

Echokardiographisch ist der Nachweis mit ein- und zweidimensionaler Technik schwierig. Das entscheidende Kriterium für den Nachweis einer valvulären Pulmonalstenose ist die systolische Domstellung der Pulmonalklappe.

Röntgenologisch ist das Herz normal groß oder nur leicht vergrößert. Erst bei hochgradiger Stenose mit Rechtsherzinsuffizienz tritt eine deutliche Vergrößerung in Erscheinung. Die Gefäßzeichnung ist unauffällig oder etwas reduziert. Außer bei subvalvulären oder extremen Stenosen zeigen *Pulmonalishauptstamm* und linke Pulmonalarterie eine *poststenotische Dilatation*.

Bei der *Herzkatheterisierung* ist im rechten Ventrikel eine Drucksteigerung (bei hochgradigen Stenosen bis auf mehr als 200 mm Hg) anzutreffen. In der Pulmonalarterie herrscht normaler oder verminderter Druck. Bei hochgradigen Stenosen mit Rechts-links-Shunt besteht eine arterielle Sauerstoffuntersättigung. Die selektive rechtsventrikuläre *Angiokardiographie* erlaubt die Beurteilung der jeweiligen Stenoseform.

Bei geringgradigen Pulmonalstenosen erübrigt sich eine *Behandlung*. Bei schweren Stenoseformen ist eine *operative Korrektur* zur Behebung des Strömungshindernisses angezeigt. Sie erfolgt unter Anwendung der extrakorporalen Zirkulation. Eine geschlossene transpulmonale oder – seltener – transventrikuläre Valvulotomie ist als Notmaßnahme bei Säuglingen mit hochgradigen Stenosen indiziert, bei denen Zyanose, synkopale Anfälle oder eine Rechtsherzinsuffizienz bestehen. Es ist auch eine Operation mit Herz-Lungen-Maschine und offener Sprengung zu erwägen, da damit eventuell eine definitive Korrektur erreicht werden kann. Die perkutane Ballonvalvuloplastie gewinnt seit 1982 immer mehr an Boden. Die Methode ist leicht wiederholbar, z.B. wenn die Kinder gewachsen sind. Die Trennung der Kommissuren unterscheidet sich kaum von der scharfen Trennung bei einer Operation. Die Valvuloplastie dürfte bei der valvulären Pulmonalstenose die Methode der Wahl werden.

Anomalien der Ausflußbahn des linken Ventrikels

Bikuspidale Aortenklappe

Anomalien der Aortenklappe kommen häufig vor. Eine bikuspidale (jedoch nichtstenotische) Aortenklappe bleibt bei Kindern und jungen Erwachsenen stets asymptomatisch. Als einziger Befund wird in derartigen Fällen ein systolisches Geräusch über der Aortenauskultationsstelle erhoben. Mit zunehmendem Alter kommt es jedoch fast durchweg zur Verdickung und Verkalkung der Klappe mit wirksamer Stenose. Zweizipfelige Aortenklappen haben nahezu immer ungleich große Klappentaschen, wobei die größere durch eine Leiste in zwei annähernd gleich große Teile unterteilt wird. Eine echte zweizipfelige Klappe findet sich nur selten.

Aortenstenose

Stenotische Aortenklappen sind in der Regel auch zweizipfelig. Nur selten findet sich eine annähernd normal entwickelte dreizipfelige Klappe mit teilweise verwachsenen Kommissuren. Häufig imponiert eine poststenotische Dilatation der Aorta ascendens. Mit zunehmendem Alter kommt es fast durchweg zur Verkalkung der stenotischen Klappe.

Das *klinische Bild* schwankt mit dem Schweregrad der Stenose. Hochgradige Aortenstenosen können schon beim Säugling zu Herzinsuffizienz und Tod führen. In den meisten Fällen wird die Aortenstenose jedoch gut vertragen. Kinder und junge Erwachsene sind meist beschwerdefrei und gut entwickelt. An Symptomen finden sich Ermüdbarkeit, Brustschmerzen und synkopale Anfälle. Eine Herzinsuffizienz ist im Kindesalter selten zu beobachten. Das Herz ist in der Regel nicht vergrößert. Das laute typische Stenosegeräusch mit vorangehendem Austreibungston und tastbarem Schwirren wird entlang der zervikalen Gefäße fortgeleitet. Suprasternal ist stets ein Schwirren tastbar.

Im *Röntgenbild* erscheint das Herz normal groß oder etwas vergrößert, der linke Herzrand stärker gerundet. Die Aorta ascendens ist poststenotisch dilatiert. Bei geringgradigen, ja selbst bei mittelschweren Stenosen bleibt das *Elektrokardiogramm* unauffällig. *Unauffällige Röntgen- und EKG-Befunde sind jedoch nicht unbedingt Ausdruck einer geringgradigen Stenose.* Deutliche elektrokardiographische Zeichen einer Linkshypertrophie sprechen allerdings im allgemeinen für eine hochgradige Obstruktion.

Die zweidimensionale *Echokardiographie* erlaubt eine zuverlässige Diagnose. Sie wird qualitativ gestellt durch Darstellung verdickter Klappen, Domstellung in Systole und multipler Echobanden in Diastole. Quantitativ läßt sich der Gradient mit der Doppler-Technik berechnen.

Zur exakten Beurteilung des Schweregrads von Aortenstenosen sind *Herzkatheterisierung* und Bestimmung des Druckgradienten an der Aortenklappe erforderlich. Die *Angiokardiographie* erlaubt eine Abgrenzung der Aortenklappenstenosen von anderen Ausstromhindernissen des linken Ventrikels. Dabei ist auch zu erkennen, ob die Aortenwurzel hypoplastisch ist, wodurch eine operative Korrektur erschwert bzw. von vornherein aussichtslos wird.

Die *Prognose* ist bei Kindern und Jugendlichen günstig. Als einzige ernsthafte Komplikation ist neben der bakteriellen Endokarditis ein plötzlicher Tod zu befürchten, der jedoch keineswegs so oft eintritt, wie man früher angenommen hatte, und kaum jemals bei unauffälligem EKG. Nichtsdestoweniger ist die Aortenstenose außer bei leichtem Schweregrad der einzige angeborene Herzfehler, bei dem die körperliche Aktivität des Patienten, insbesondere die leistungssportliche Tätigkeit, eingeschränkt werden sollte.

Die *operative Therapie* durch Kommissurotomie muß auch im Säuglingsalter bei einem Druckgradienten von 60–70 mmHg, einer Linksherzinsuffizienz oder Schädigungszeichen im EKG durchgeführt werden, wobei eine Insuffizienz der Klappe möglichst vermieden werden muß. Wenn die Stenose zufriedenstellend korrigiert werden kann, wird die an sich günstige Prognose durch die Wahrscheinlichkeit einer späteren Verkalkung oder Restenosierung der Klappe beeinträchtigt. Daher sind spätere Klappenersatzoperationen einzukalkulieren. Darüber hinaus bleibt stets das Risiko eines bakteriellen Infekts bestehen.

Aortenatresie

Die Aortenatresie ist gar nicht so selten, wie ursprünglich angenommen wurde. Sie ist gekennzeichnet durch eine vollständig atretische und hochgradig stenotische Aortenklappe und eine *ausgeprägte Hypoplasie der Aorta ascendens*, über die lediglich die Koronararterien versorgt werden können. Der einzige Zugang zur Aorta besteht über einen großen offenen *Ductus arteriosus*. Das Ventrikelseptum ist im allgemeinen intakt. Der *linke Ventrikel* ist hypoplastisch und dünnwandig oder überhaupt nicht vorhanden. Seine Endokardauskleidung zeigt eine deutliche Fibroelastose mit Verdickung und hat ein perlweißes, emailähnliches Aussehen. Die Mitralklappe ist in der Regel extrem klein, jedoch normal ausgebildet. Sie ist nur selten atretisch oder fehlt ganz. Über einen Vorhofseptumdefekt oder, häufiger, über ein Foramen ovale, dessen Klappe nach rechts prolabiert ist, besteht ein Links-rechts-Shunt.

Die *Prognose* ist äußerst ungünstig. Bei den meist gut entwickelten Säuglingen dekompensiert das Herz in der Regel bereits innerhalb weniger Tage oder bestenfalls Wochen nach der Geburt. Die Kinder zeigen eine hochgradige Dyspnoe und eine graublaue Zyanose. Alle peripheren Pulse sind von Anfang an oder sehr bald schwach oder überhaupt nicht tastbar. Schon wenige Tage nach der Geburt ist eine erhebliche Herzvergrößerung zu erkennen, die bereits bei der ersten *Röntgenaufnahme*, bei der auch eine deutliche Vermehrung der Lungendurchblutung feststellbar ist, auffällt. Es findet sich *elektrokardiographisch* eine erhebliche Hypertrophie des rechten Herzens. Die meisten Säuglinge überleben die ersten 2 Lebenswochen nicht. Versuche mit Anastomosen mit der proximalen A.pulmonalis als Palliativmaßnahme. Insgesamt sind diese Operationsverfahren jedoch noch der experimentellen Chirurgie zuzuordnen.

(Fortsetzung auf Seite 185)

Anomalien der Ausflußbahn des linken Ventrikels

(Fortsetzung von Seite 184)

Subvalvuläre Aortenstenose

Diese seltene Stenoseform weist eine partielle oder vollständige *ringförmige* Einengung unmittelbar unterhalb der Aortenklappe auf, die Fasergewebe enthält. Das Fasergewebe greift bisweilen bis in die Basis der Sinus aortae (Valsalvae) über; an den Taschenklappen zeigen sich manchmal Mißbildungen. Die Klappe an sich ist nur gelegentlich stenotisch oder *inkompetent*. Der Faserring bewirkt eine subvalvuläre Stenose unterschiedlichen Ausmaßes. Das Zustandekommen dieser Stenoseform ist ungeklärt. Ursache ist jedoch wahrscheinlich eine Entwicklungsstörung der proximalen Ausläufer des Trunkusseptums an der Stelle der Verschmelzung mit dem Konusseptum.

Klinisches Bild, Röntgenbild und *Elektrokardiogramm* entsprechen den Befunden bei der weit häufigeren valvulären Aortenstenose (s. unten).

Im zweidimensionalen *Echokardiogramm* können die verschiedenen Formen ebensogut wie durch Angiographie diagnostiziert werden. Dazu sind Längsachsenschnitte besonders geeignet.

Bei der *Herzkatheterisierung* kann in der Regel retrograd über die Aorta in den linken Ventrikel eingegangen werden. Der Ventrikeldruck ist je nach dem Ausmaß der Stenose unterschiedlich erhöht. Wird der Katheter in die Aorta zurückgezogen, fällt der systolische Ventrikeldruck unmittelbar nach Passieren der subvalvulären Einengung abrupt ab, bleibt jedoch meist bei weiterer Zurücknahme des Katheters unverändert. Dies gilt als Nachweis der infundibulären Lage der Stenose. Mit Hilfe der selektiven linksventrikulären *Angiokardiographie* gelingt manchmal die Darstellung des stenosierenden Rings.

Als *Therapie* bietet sich die *operative Korrektur* an, wobei auf transaortalem Weg der Ring unter Anwendung eines Herz-Lungen-Bypass entfernt wird. Bei subvalvulären Stenosen sind die Langzeitergebnisse der operativen Korrektur meist günstiger als bei valvulären Stenoseformen, da die Klappentaschen in der Regel normal ausgebildet sind. Die seltenen tunnelförmigen Stenosen werden durch eine Ventrikuloaortoplastik korrigiert, bei der jedoch meist die Aortenklappe mit ersetzt werden muß.

Idiopathisch-hypertrophe subvalvuläre Stenose

Bei dieser Stenoseform läßt sich eine umschriebene Stenose der Ausflußbahn des linken Ventrikels anatomisch nicht nachweisen. Es handelt sich vielmehr um ein Zustandsbild, das infolge einer enormen Hypertrophie der Ventrikelmuskulatur zustande kommt. In den meisten Fällen ist die Wand des linken Ventrikels, insbesondere das *Ventrikelseptum*, verdickt; es kann aber auch der rechte Ventrikel betroffen sein, wie im Bild dargestellt wurde. In der Abbildung ist die anterosuperiore Herzhälfte von unten und hinten zu sehen. Warum der Ventrikel so stark hypertrophieren bzw. ob diese Hypertrophie überhaupt eine echte anatomische Mißbildung darstellt, ist nicht bekannt. Vielfach ist eine familiäre Häufung nachgewiesen worden.

Klinisch sind die Patienten zunächst beschwerdefrei und erreichen meist das späte Kindes- bzw. frühe Erwachsenenalter. Der Tod tritt oft plötzlich ein. In der Regel besteht ein systolisches Geräusch, das aber nicht an der Aortenauskultationsstelle, sondern unten linkssternal zu hören ist. Gleichzeitig findet sich oft eine Mitralinsuffizienz, die erst spätsystolisch voll wirksam wird. Mit zunehmender Kontraktion wird die Ausflußbahn des linken Ventrikels plötzlich stark eingeengt, und der Arteriendruck sinkt bei gleichzeitigem Anstieg des proximalen Ventrikeldrucks. Erschlafft schließlich die Ausflußbahn des linken Ventrikels wieder, kann das restliche Blut in die Aorta ausgeworfen werden. Dadurch kommt in der Arteriendruckkurve der zweite Buckel zustande.

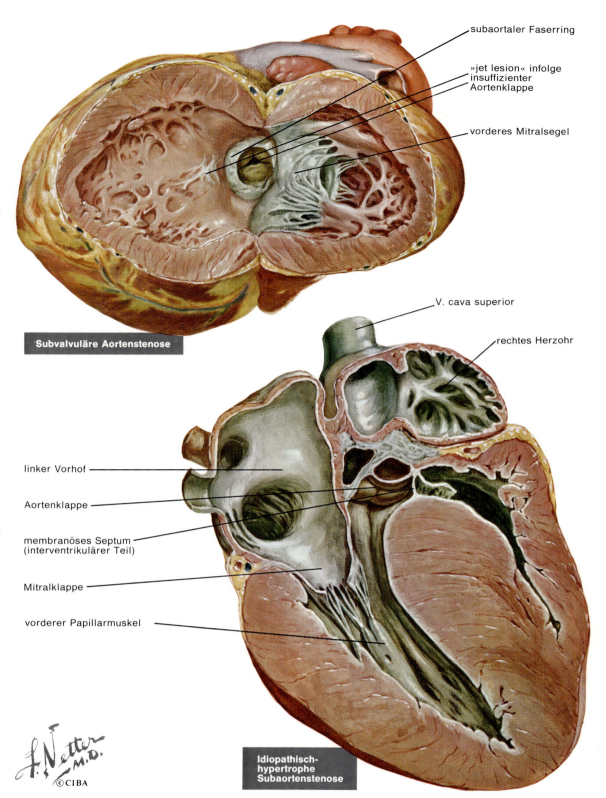

Im *Echokardiogramm* ist im M-mode- und zweidimensionalen Verfahren die Diagnose eindeutig zu stellen. Über den Schweregrad des Druckgradienten sind Aussagen nicht zuverlässig.

Röntgenologisch findet sich ein leicht bis mäßig vergrößertes Herz. Der linke Herzrand ist stärker gerundet, die Lungengefäßzeichnung normal. Im *Elektrokardiogramm* zeigt sich selbst bei geringem oder fehlendem Druckgradienten eine Hypertrophie des linken Ventrikels. Ist bei der *Herzkatheterisierung* ein Druckgradient nachweisbar, liegt er entweder in der Hauptmasse des Ventrikels, an den Kuppen der hypertrophen Papillarmuskeln oder im subaortalen Bereich. Er kann von einem Tag zum anderen erheblich schwanken und wird durch Belastung oder Isoproterenolinfusion verstärkt bzw. erst ausgelöst. Im *Angiokardiogramm* ist der linke Ventrikel dickwandig und zeigt während der Systole eine typische Form. Die *Mitralklappe* ist meist insuffizient.

Die *operative Behandlung* mit Resektion der hypertrophen septalen Muskelmasse sollte eine Senkung des Druckgradienten in der Ausflußbahn des linken Ventrikels bewirken. Die operative Behandlung ist nicht befriedigend; statt dessen wird die langfristige Behandlung mit β-Rezeptorenblockern oder Verapamil vorgezogen. Die Operation ist jedoch bei Therapieresistenz zu erwägen, wobei auch an einen Mitralklappenersatz in Verbindung mit der Resektion der subvalvulären Muskelmassen oder eine Herztransplantation gedacht werden muß.

Supravalvuläre Aortenstenosen stellen eine interessante Obstruktionsform der Ausflußbahn des linken Ventrikels dar. Dabei ist die Aorta ascendens unmittelbar oberhalb der Aortenklappe ring- oder röhrenförmig eingeengt. Häufig finden sich Koarktation und Hypoplasie der Lungenarterien. Supravalvuläre Stenosen sind oft Teil eines Krankheitsbilds, bei dem in früher Kindheit ferner eine geistige Retardierung, eine eigenartige Gesichtsform mit verbreitertem Nasenrücken, abnorm geformten Ohren und fliehendem Kinn mit schmalem Kiefer und unregelmäßiger Zahnformel sowie eine Hyperkalzämie beobachtet werden kann.

Bei der *operativen Korrektur* wird die Aorta ascendens im eingeengten Bereich in Längsrichtung Y-förmig bis zur Kommissur zwischen links- und rechtskoronarer bzw. zwischen rechts- und nichtkoronarer Tasche inzidiert und ihr Lumen durch Einsetzen eines Teflonpatches erweitert.

Transposition der großen Gefäße

Eine abnorme anteroposteriore Lagebeziehung der beiden großen Arterienstämme, wobei einer davon im falschen Ventrikel entspringt, ist äußerst häufig anzutreffen und stellt oft eine Komponente bei komplexen Herzmißbildungen dar. Bei der unkomplizierten kompletten *Transposition der großen Gefäße* entspringt die *Aorta* anterior aus dem *rechten Ventrikel* und der *Pulmonalishauptstamm* posterior aus dem *linken Ventrikel*. Aorta und Pulmonalis laufen dabei parallel. Auf diese Transpositionsform ohne andere Begleitmißbildungen außer einem Septumdefekt, einem offenen Ductus arteriosus oder einer Pulmonalstenose soll hier eingegangen werden.

Die Ursprungs- und Stellungsanomalie von Aorta und Pulmonalarterie kann unterschiedliche Formen aufweisen; meist liegt die Pulmonalarterie jedoch posterior links von der Aorta. In unkomplizierten Fällen sind die Ventrikel normal ausgebildet. Allerdings liegt die *Aortenklappe* gegenüber dem normalen Herzen etwas mehr rechts von der *Pulmonalklappe*. In knapp der Hälfte der Fälle ist das Ventrikelseptum intakt, und sonstige Mißbildungen fehlen.

Die auffällige morphologische Ähnlichkeit von Herzen mit einer Transposition der großen Gefäße weist darauf hin, daß es sich um eine einfache Mißbildung handeln muß, d.h. um eine Mißbildung, die auf die Fehlentwicklung einer einzigen embryologischen Struktur zurückzuführen ist. Da die Ventrikel normal ausgebildet sind, ist ferner anzunehmen, daß die Fehlentwicklung den *Truncus arteriosus* betrifft. Normalerweise werden die Trunkuswülste in 2 Paaren ausgebildet. Eines davon, nämlich das größere, teilt den Trunkus in 2 Hälften. Das andere (aortikopulmonale Teilungssporne) bildet lediglich paarig angeordnete Arterienansätze (S. 151 ff.). Möglicherweise kommt die Transposition durch einen Funktionsaustausch der Trunkuswülste zustande. In diesem Fall würden die Pulmonal- und Aortenklappenwülste das Trunkusseptum bilden und mit dem linken ventralen und rechten dorsalen Konuswulst verwachsen. Infolgedessen entspringt die Aorta vorn aus dem rechten Ventrikel und die Pulmonalarterie hinten aus dem linken Ventrikel. Das Konusseptum entwickelt sich normal. Daher sind die von ihm stammenden Gebilde (Crista supraventricularis, medialer Teil der Trikuspidalklappe und mittlerer Papillarmuskel) normal geformt.

Die Transposition der großen Gefäße ist häufigste Ursache einer Herzinsuffizienz im frühen Säuglingsalter (insbesondere bei intaktem Ventrikelseptum) und bietet folgendes *klinisches Bild:* Bei Ventrikelseptumdefekt kommt es in der Regel bereits innerhalb weniger Wochen oder Monate zur Dekompensation. Besteht zusätzlich eine Pulmonalstenose, tritt die Dekompensation erst wesentlich später, oft als terminales Ereignis, ein. Bei der Geburt ist das Herz normal groß, vergrößert sich aber schon in den ersten 2 Lebenswochen erheblich. Der anteroposteriore Thoraxdurchmesser ist vergrößert, das Präkordium häufig vorgewölbt. Eine Zyanose besteht entweder schon von Geburt an oder stellt sich im Laufe der ersten Lebenstage oder -wochen ein. Bei Fehlen von Begleitmißbildungen, die eine Verbindung zwischen dem Körper- und dem Lungenkreislauf schaffen, tritt die Zyanose früher auf, ist stärker und schreitet rascher fort. Umgekehrt werden Kinder mit ausgedehnten Vorhof- und Ventrikelseptumdefekten erst nach Monaten, in Ausnahmefällen auch erst nach Jahren zyanotisch. Weinen verstärkt die Zyanose, jedoch nicht im gleichen Ausmaß wie bei Herzmißbildungen, bei denen ein venoarterieller Shunt mit vermindertem pulmonalem Blutfluß besteht (z.B. Fallot-Tetralogie). Das Geburtsgewicht ist zwar meist normal; die Säuglinge nehmen aber nur wenig an Gewicht zu und werden, wenn sie am Leben bleiben, zunehmend untergewichtig. Dyspnoe und eine rasche, flache Atmung vervollständigen das Bild.

Der 2. Herzton ist an der Basis infolge der verringerten Distanz zwischen der Aortenklappe und der Thoraxwand laut. Da der Pulmonalanteil infolge der weit posterioren Lage der Pulmonalklappe schlecht fortgeleitet wird, fehlt die Spaltung. Bei intaktem Ventrikelseptum ist meist kein oder nur ein leises Geräusch zu hören. Bei Vorliegen eines Ventrikelsep-

(Fortsetzung auf Seite 187)

Transposition der großen Gefäße

(Fortsetzung von Seite 186)

tumdefekts ist fast immer ein Geräusch wahrzunehmen. Es ist oft sogar ziemlich laut und holosystolisch, hat aber keinen rauhen Klangcharakter. Manchmal ist ein diastolisches Mitralströmungsgeräusch vorhanden. Bei Patienten mit gleichzeitiger Pulmonalstenose findet sich an der Basis ein mäßig lautes systolisches Geräusch, das meist mit einem Schwirren einhergeht.

Der *Röntgenbefund* ist in der Regel typisch. Das Herz ist vergrößert und hat eine charakteristische Eiform; das obere Mediastinum erscheint eng, da Aorta und Pulmonalarterie nahezu in derselben Sagittalebene zu liegen kommen. Die Lungendurchblutung ist vermehrt und der linke Vorhof entsprechend vergrößert. Bei gleichzeitiger Pulmonalstenose ist das Herz kaum oder gar nicht vergrößert, die Lungengefäßzeichnung normal oder etwas vermindert.

Elektrokardiographisch finden sich typischerweise die Zeichen eines Rechtstyps, einer Hypertrophie des rechten Vorhofs und der rechten Kammer. Beim Neugeborenen lassen sich Abweichungen vom normalen elektrokardiographischen Befund kaum feststellen, außer es sind in den rechten Brustwandableitungen qR-Komplexe vorhanden. Bei ausgedehnten Ventrikelseptumdefekten oder einem Ductus arteriosus apertus finden sich zusätzlich Zeichen einer linksventrikulären Hypertrophie.

Im zweidimensionalen *Echokardiogramm* ist die Diagnose durch Darstellung der basalen Abschnitte der großen Gefäße und durch das Fehlen der Umwindung der Aorta durch die Pulmonalarterie gut zu stellen. Auch begleitende Anomalien können diagnostiziert sowie der Erfolg therapeutischer Eingriffe wie der der Rashkind-Atrioseptostomie festgestellt werden.

Bei der unkomplizierten Transposition der großen Gefäße ist die *Prognose* ohne Eingriff äußerst ungünstig, und die Mehrzahl der Säuglinge überlebt die ersten 3 Lebensmonate nicht. Gleichzeitig bestehende Vorhof- oder Ventrikelseptumdefekte mit Pulmonalstenose erhöhen die Überlebenschancen.

Die *konservative Therapie* dient ausschließlich zur Bekämpfung einer Herzinsuffizienz. Bei ungenügender Mischung auf Vorhofebene wegen eines zu kleinen offenen Foramen ovale wird bereits bei der Herzkatheteruntersuchung ein künstlicher Vorhofseptumdefekt »konservativ« angelegt (Rashkind-Methode). Dabei wird ein Ballonkatheter über die V. femoralis durch das Foramen ovale in den linken Vorhof eingeführt und mit verdünntem Kontrastmittel gefüllt. Der Katheter wird dann mit Gewalt zurückgezogen, wodurch die dünne Klappe des Foramen ovale gesprengt wird. Die Ballonsprengung nach Rashkind eignet sich selbst für kleine, kritisch kranke Säuglinge und kann lebensrettend sein. Wenn das keine Besserung bringt, wird ein künstlicher Vorhofseptumdefekt nach Blalock-Hanlon operativ angelegt. Als funktionelle Korrekturmethoden haben sich die *Operationen nach Mustard* und *Senning* bewährt und ältere Techniken verdrängt. Unter Anwendung der Herz-Lungen-Maschine wird bei der Operation nach Mustard das Vorhofseptum exzidiert und durch Einsetzen eines *Perikardtransplantats* oder Goretex-Patches in den Vorhof das *Lungenvenenblut* in den *rechten Ventrikel* und das *Körpervenenblut* in den *linken Ventrikel* umgeleitet. Bei der Methode nach Senning wird durch entsprechende Schnittführung und Verlagerung des Vorhofseptums und der Vorhofwand das gleiche Prinzip unter ausschließlicher Verwendung von Vorhofgewebe angewandt. Diese Operationen erfolgen am Ende des ersten Lebensjahrs. Bei gleichzeitigem großen Ventrikelseptumdefekt muß zunächst eine Bändelung der A. pulmonalis vorgenommen werden. Der hohe Druck im linken Ventrikel ermöglicht dann später eine anatomische Korrektur nach Jatene. Bei ausgeprägter zusätzlicher Pulmonalstenose erfolgt bei größeren Kindern eine Korrektur wie beim Double outlet right ventricle, wobei die Kontinuität vom rechten Ventrikel zur Pulmonalarterie durch einen Conduit hergestellt wird (Rastelli). Wegen hochgradiger Zyanosen benötigen diese Kinder vor Erreichen eines korrekturfähigen Alters jedoch eine aortopulmonale Anastomose zur Verbesserung der Lungendurchblutung.

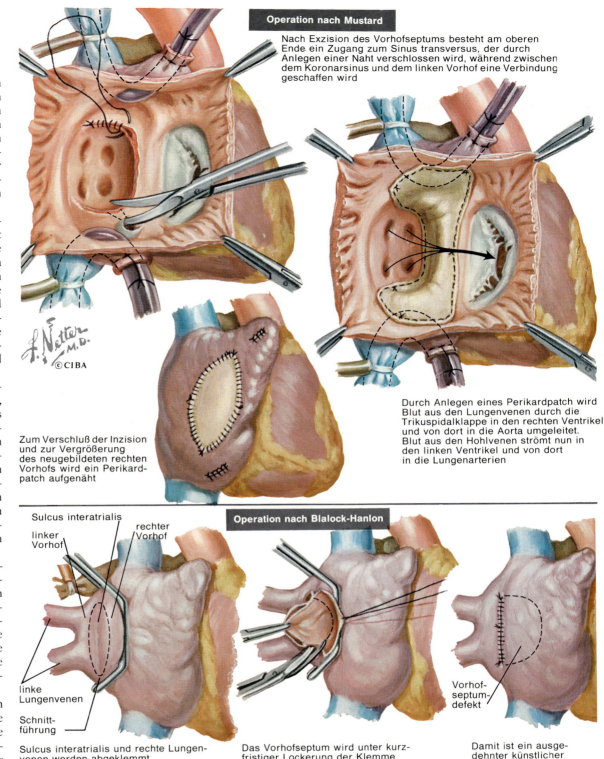

Transposition der großen Gefäße mit Inversusstellung der Ventrikel (korrigierte Transposition der großen Gefäße)

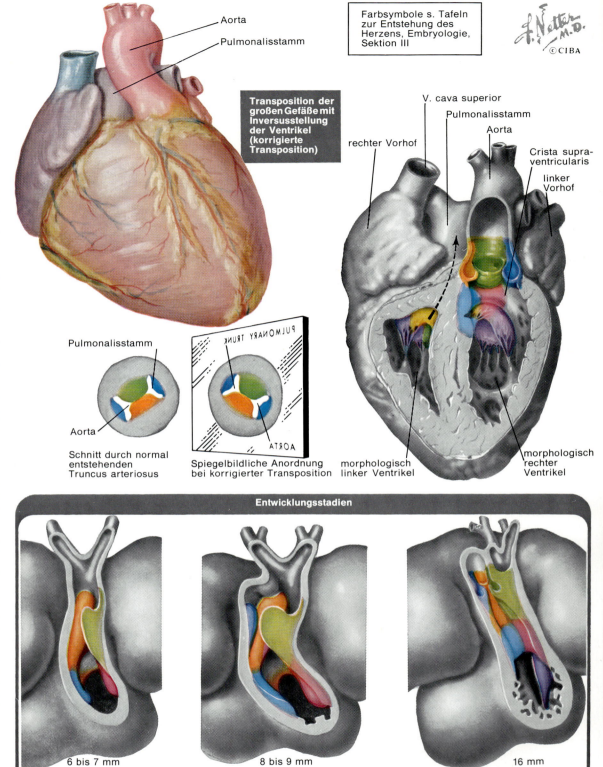

Wie bei der unkomplizierten kompletten Transposition der großen Gefäße liegt die *Aorta ascendens* anterior und verläuft parallel zum Pulmonalisstamm. Sie entspringt jedoch anterior vom linksseitigen Ventrikel, während die Pulmonalarterie posterior vom rechtsseitigen Ventrikel abgeht. Dadurch ist die Transposition zumindest funktionell korrigiert, d.h., die Aorta erhält arterielles Blut und die Pulmonalis venöses Blut. Zusätzlich zur anteroposterioren Lagebeziehung der beiden großen Gefäße ist auch die Lagebeziehung der beiden Ventrikel zueinander umgekehrt. Der rechtsseitige Ventrikel entspringt morphologisch dem linken Ventrikel, seine AV-Klappe der Mitralklappe. Der linksseitige Ventrikel ist morphologisch eigentlich ein rechter Ventrikel und enthält eine Trikuspidalklappe. Die Vorhöfe sind morphologisch und topographisch normal.

Die linke AV-Klappe ist in der Regel abnorm gebildet und insuffizient. Oft besteht eine Ebstein-Mißbildung der linksseitigen Trikuspidalklappe. Als häufige Begleitdefekte finden sich ferner Ventrikelseptumdefekte, Pulmonalstenosen und gemeinsamer (rechtsseitiger) linker Ventrikel (double inlet ventricle) mit rudimentärer linksseitiger (rechtsventrikulärer) Auswurfkammer, an der die Aorta entspringt.

Die korrigierte Transposition läßt sich auf einen einzigen embryologischen Entwicklungsfehler zurückführen. Wenn sich der Herzschlauch in einem sehr frühen Entwicklungsstadium nicht nach rechts, sondern nach links biegt und die Entwicklung im Innern der Bulboventrikularschleife normal, aber *spiegelbildlich* verkehrt abläuft, kommt es zur Lageumkehr aller vom Bulboventrikularabschnitt des Herzens abstammender Strukturen (z.B. der AV-Klappen, der Ventrikel und der proximalen großen Arterien). An dieser Inversion haben jedoch nur die intraperikardialen, frei beweglichen Teile des embryonalen Herzens Anteil. Die fest verankerten extraperikardialen Strukturen (Vorhöfe, Sinus venosus und Trunkus- und Aortenwurzel) sind davon nicht betroffen. Daher werden die Vorhöfe in der ihnen normalerweise entsprechenden Lage normal ausgebildet. Die Trunkus- und Aortenwurzel selbst entwickelt sich auch normal; da aber die Unterteilung des inversen *Truncus arteriosus* der spiegelbildlichen Anordnung entsprechend seitenverkehrt erfolgt, sind die großen Gefäße transponiert, und die Aorta entspringt anterior aus dem linksseitigen Ventrikel, während die Pulmonalis posterior vom rechtsseitigen Ventrikel abgeht.

Das *klinische Bild* wird weitgehend von Art und Schweregrad der Begleitmißbildungen bestimmt. Störungen der Erregungsleitung mit Blockbildern unterschiedlichen Grads sind häufig und können auch ohne Ventrikelseptumdefekt oder sonstige ausgedehnte Mißbildungen auftreten. In den seltenen unkomplizierten Fällen findet sich infolge der anterioren Lage der Aortenklappe an der Basis linkssternal ein lauter 2. Herzton. An der Basis ist ferner manchmal ein leises systolisches Geräusch unbekannter Herkunft zu hören. Im übrigen können die Auskultationsbefunde erheblich variieren.

Aus dem *Thoraxröntgenbild* lassen sich oft Hinweise auf die korrigierte Transposition beziehen. Das Gefäßband ist wie bei der unkomplizierten kompletten Transposition meist schmal. Auffälliger ist eine Eindellung an der linken Seite des bariumgefüllten Ösophagus, die durch den posterior liegenden vergrößerten Pulmonalisstamm verursacht wird. Infolge der anterior und nach links verlagerten Aorta ascendens verläuft der linke obere Herzrand oft ungewöhnlich geradlinig und kann sogar eine konvexe Form zeigen. Im übrigen variiert der röntgenologische Befund erheblich und wird weitgehend von anderen, jeweils gleichzeitig bestehenden Mißbildungen beherrscht.

Elektrokardiographisch finden sich Zeichen eines Herzblocks unterschiedlichen Grads. Das Vorhandensein eines kongenitalen kompletten Herzblocks bei einem ansonsten beschwerdefreien Kind sollte stets an die Möglichkeit einer korrigierten Transposition denken lassen. Die Umkehr der initialen Ventrikelerregung zeigt sich im EKG anhand des Fehlens einer Q-Zacke in Ableitung I, aVL und den linken Brustwandableitungen sowie in qR- oder QS-Komplexen in den rechten Präkordialableitungen. Begleitdefekte beeinflussen das elektrokardiographische Bild natürlich in unterschiedlichem Maß.

Die zweidimensionale *Echokardiographie* bildet eine wertvolle Ergänzung der Angiokardiographie zur Aufklärung der komplizierten anatomischen Struktur.

Bei der *Herzkatheterisierung* kann die *Diagnose* vermutet werden, wenn der Venenkatheter bei freiem Zugang in den Pulmonalisstamm ungewöhnlich weit median und posterior dargestellt wird und der in die Aorta ascendens eingeführte Arterienkatheter anterior und weit links zu liegen kommt. Aufschlußreicher ist jedoch die *Angiokardiographie*, mit der sich die Diagnose ohne weiteres stellen läßt.

In den äußerst seltenen unkomplizierten Fällen ohne Störung der Erregungsleitung ist die *Prognose* eigentlich gut. Zur Vermeidung rhythmusbedingter plötzlicher Herztodesfälle ist die Indikation zur Schrittmacherimplantation großzügig zu stellen. Bei komplizierten Fällen hängt die Prognose vom Schweregrad der Begleitmißbildungen ab. Nach den Begleitmißbildungen richtet sich auch ein evtl. indizierter *chirurgischer Eingriff*.

Anomalien des Trunkusseptums

Truncus arteriosus communis

Bei diesem Defekt entspringt aus dem Herzen ein einziges großes Gefäß, von dem die Koronar- und Lungenarterien sowie der Aortenbogen mit seinen Ästen abgehen. Die Trunkusklappe hat in der Regel drei Taschen, kann jedoch auch *vier* oder zwei Taschen aufweisen. Durchweg ist ein großer, anterior gelegener *Ventrikelseptumdefekt* vorhanden. Entsprechend dem unterschiedlichen Ursprung der Lungendurchblutung werden verschiedene Formen unterschieden. Bei der häufigsten Form teilt sich der gemeinsame Stamm nach einer kurzen Strecke in eine *rechte* und eine *linke Lungenarterie*. Selten entspringen die beiden Lungenarterien getrennt oder fehlen überhaupt.

Bei der häufigeren Form wird das *klinische Bild* weitgehend von der Lungendurchblutung bestimmt. Bei hohem Gefäßwiderstand in der Lunge ist die Lungendurchblutung gleich groß wie der Körpervenenflow oder geringer. Dementsprechend besteht eine erhebliche Zyanose mit Polyzythämie, Trommelschlegelfingern, Belastungsdyspnoe und leichter Ermüdbarkeit. Bei noch relativ geringem Lungengefäßwiderstand (z.B. bei Säuglingen und Kleinkindern) ist die Lungendurchblutung erheblich vermindert. Infolgedessen bleibt die Zyanose gering oder fehlt; es bestehen jedoch Dyspnoe und Trinkschwäche, Neigung zu häufigen respiratorischen Infekten und Wachstumsrückstand. Oft kommt es zur Herzinsuffizienz. Mit steigendem Lungengefäßwiderstand wird der Links-rechts-Shunt bei den wenigen überlebenden Kindern allmählich geringer, und das Herz wird kleiner. Dabei bessert sich zwar der Allgemeinzustand; die Patienten werden jedoch zunehmend zyanotisch. In manchen Fällen besteht oft jahrelang faktisch keine Zyanose; in anderen hingegen ist die Zyanose wesentlich stärker als bei anderen Herzkrankheiten.

Im 4. oder 5. ICR linkssternal ist ein systolisches Geräusch zu hören, dem ein Austreibungsclick vorangeht. Der 1. Herzton ist normal. Der 2. Herzton ist extrem laut, und ein diastolisches Geräusch kann auf ihn folgen. Dieses diastolische Geräusch ist in der Regel der Insuffizienz der Trunkusklappe zuzuschreiben. Ein kontinuierliches Maschinengeräusch wie bei Ductus arteriosus apertus ist ungewöhnlich.

Röntgenologisch finden sich unterschiedliche Befunde. Bei massiven Links-rechts-Shunts ist das Herz vergrößert (die Herzspitze ist gelegentlich angehoben) und die Gefäßzeichnung verstärkt. Der linke Oberrand des Herzens ist meist konkav und der Aortenknopf größer als normal. Mit Sinken des Shuntvolumens steigt der Lungengefäßwiderstand, und Herzgröße sowie Lungenstauung nehmen ab.

Das *Elektrokardiogramm* zeigt gelegentlich ein Herz in normaler Lage, häufig jedoch einen Rechtstyp und Zeichen der Rechtshypertrophie. Bei ausgedehnten Shunts kann eine biventrikuläre Hypertrophie oder, selten, auch eine ausschließlich auf den linken Ventrikel beschränkte Hypertrophie bestehen. Hohe, spitze P-Wellen finden sich häufig im EKG.

Im zweidimensionalen *Echokardiogramm* kann der Abgang der A. pulmonalis aus der hinteren Trunkuswand nachzuweisen sein. Vor der Aorta fehlt die A. pulmonalis. Eine Katheteruntersuchung kann nicht ersetzt werden.

Die *Herzkatheterisierung* ist weniger aufschlußreich und ergibt gelegentlich widersprüchliche Befunde. Die *Diagnose* wird anhand der *Angiokardiographie*, genauer gesagt durch die retrograde *Aortographie*, gestellt.

Aufgrund der schlechten Prognose bei symptomatischer Behandlung oder nach Bändelung der A. pulmonalis (Mortalität bis 50%) wird heute die Korrektur im Säuglingsalter, bei unbeherrschbarer Herzinsuffizienz im Neugeborenenalter angestrebt. Die Operation hat 3 Aufgaben. Unter Zuhilfenahme der Herz-Lungen-Maschine werden die A. pulmonalis oder ihre Äste vom Trunkus abgelöst und damit nach Verschluß der entstandenen Defekte der Trunkus als Aorta ascendens genutzt. Als zweiter Schritt wird der Ventrikelseptumdefekt verschlossen und durch einen Conduit (Gefäßprothese mit oder ohne Klappe) oder ein Aortenhomograft die Kontinuität zwischen dem rechten Ventrikel und der A. pulmonalis hergestellt. Die Letalität bei diesem Verfahren liegt bei 20–30%.

Aortopulmonales Fenster

Diese seltene kongenitale Mißbildung besteht in einem großen Fenster zwischen der Aorta ascendens und dem Pulmonalisstamm.

Das *klinische Bild* entspricht zunächst dem eines massiven Links-rechts-Shunts auf Ventrikelebene. Dem Schweregrad der Symptome nach rangiert das aortopulmonale Fenster zwischen dem Truncus arteriosus communis und dem Ductus arteriosus apertus.

Elektrokardiographisch findet sich zumindest im Kindesalter das Bild der biventrikulären Hypertrophie. Im *Röntgenbild* ist ein ähnlicher Befund zu sehen wie beim offenen Ductus arteriosus. Diagnostisch gibt die retrograde *Aortographie* den Ausschlag. Das aortopulmonale Fenster gleicht im Echokardiogramm etwa dem offenen Ductus arteriosus.

Ohne operative Behandlung ist die *Prognose* zwar günstiger als beim Truncus arteriosus communis. Es ist eine frühzeitige Korrektur mit Herz-Lungen-Maschine anzustreben, um einer Erhöhung des Lungengefäßwiderstands vorzubeugen. Dabei werden die Verbindung zwischen Aorta und A. pulmonalis durchtrennt und die Defekte in der Gefäßwand durch direkte Naht oder Einnähen eines Patches verschlossen. Auch hier liegt die Mortalität zwischen 20 und 30%.

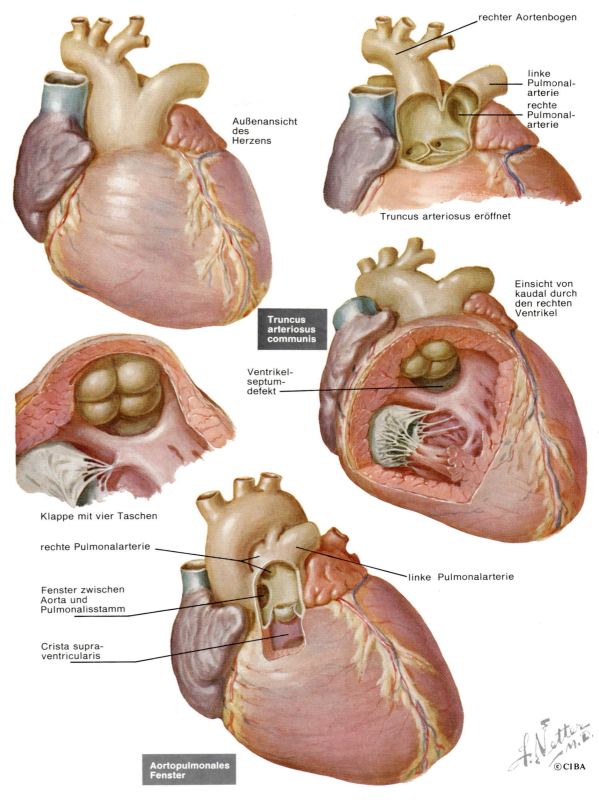

Fehlabgang der linken Koronararterie und Aneurysma des Sinus aortae (Valsalvae)

Ein Fehlabgang beider Koronararterien aus der Pulmonalarterie tritt äußerst selten auf und führt bereits bei der Geburt zum Tod. Ebenso selten ist die Ursprungsanomalie der rechten Koronararterie, bei der die Patienten symptomfrei bleiben.

Fehlabgang der linken Koronararterie

Relativ häufiger, aber doch sehr selten entspringt die *linke Koronararterie aus der Pulmonalarterie*. Da in Aorta und Pulmonalis vor der Geburt gleiche Drücke herrschen und die Sauerstoffsättigung in beiden Gefäßen annähernd gleich hoch ist, hat diese Ursprungsanomalie pränatal keine Bedeutung.

Nach der Geburt fällt der pulmonalarterielle Druck jedoch normalerweise, so daß die Durchblutung der fehlentspringenden linken Koronararterie stark herabgesetzt wird und es als Folge zur Myokardischämie kommt. Im Laufe der Zeit erweitern sich die normalerweise vorhandenen, jedoch kleinen interkoronaren Anastomosen. Die normal entspringende rechte Koronararterie und ihre Äste werden zunehmend weiter und stärker geschlängelt; die linke Koronararterie bleibt hingegen klein und dünnwandig. Durch die Ausbildung großer interkoronarer Anastomosen könnte das Myokard des linken Ventrikels zwar besser durchblutet werden; dieser Kompensationsmechanismus geht jedoch weitgehend infolge des Abflusses (runoff) in ein Niederdruckgefäß, nämlich die Pulmonalarterie, verloren, so daß das Myokard nur wenig Blut erhält. Dadurch wird der linke Ventrikel erheblich erweitert, und das Myokard wird besonders im anterolateralen und apikalen Abschnitt fibrotisch. Endokardial kommt es zu Verdickung und Fibroelastose und gelegentlich zu Verkalkung.

Bei Säuglingen besteht das *klinische Bild* aus einer Herzinsuffizienz mit Stauungszeichen und akuten Anfällen mit Blässe, gesteigerter Unruhe, leichter Zyanose, Dyspnoe und Schweißausbrüchen. Manchmal werden die Beine so angezogen, als ob die Kinder Schmerzen hätten. Charakteristisch ist auch das hohe Wimmern der Säuglinge. Die offenbar anginösen Anfälle können durch Füttern oder Pressen ausgelöst werden. Zwischen den einzelnen Anfällen bleiben die Kinder, solange sie nicht dekompensieren, munter und beschwerdefrei. Sie haben zwar große Herzen, aber die Herzgeräusche sind unbedeutend. Die ersten Symptome treten meist erst 4 bis 6 Wochen nach der Geburt in Erscheinung. In der Mehrzahl der Fälle tritt darauf schon nach wenigen Wochen der Tod ein. Gelegentlich bessert sich der Zustand jedoch, und das Herz wird kleiner. In wenigen Fällen sind die Kinder zunächst vollständig beschwerdefrei und zeigen erst später Anzeichen einer Mitralinsuffizienz. Häufig tritt unerwartet der Tod ein.

Die *Röntgenbefunde* sind unspezifisch. Säuglinge haben ein erheblich vergrößertes Herz mit normaler Lungengefäßzeichnung oder Anzeichen einer pulmonalvenösen Stauung. Bei älteren Patienten ist das Herz normal groß oder nur mäßig vergrößert. Liegt bei Säuglingen bereits eine Symptomatik vor, zeigt das *Elektrokardiogramm* das typische Bild eines anterolateralen Myokardinfarkts und meist auch Zeichen einer Linkshypertrophie. Bei größeren Kindern und Erwachsenen ist in der Regel nur eine Linkshypertrophie festzustellen. Die *Herzkatheterisierung* gibt keinerlei Aufschluß. Die *Diagnose* wird anhand einer *retrograden Aortographie* gestellt. Die *Therapie* erfolgt auf *operativem* Weg durch Anlegen einer Ligatur am Abgang des betroffenen Gefäßes, wodurch der »runoff« verhindert wird, einer Ligatur der linken Koronararterie mit Anlage einer Anastomose zwischen der Koronararterie und der A. subclavia links, eines aortokoronaren Saphenainterponats oder der intrapulmonalen Tunnelung zur Aorta unter Zuhilfenahme der Herz-Lungen-Maschine.

Aneurysma eines Sinus aortae (Valsalvae)

Dieses Krankheitsbild ist auf eine angeborene Schwäche im Boden des rechten koronaren oder – seltener – des nichtkoronaren Sinus zurückzuführen. Dadurch entstehen an sich keine Beschwerden. Nur selten kommt es zu Leitungsstörungen bis zum kompletten Herzblock. Angeborene Aneurysmen des Sinus aortae rupturieren meist erst im frühen Erwachsenenalter, und zwar fast durchweg in einen der Herzräume, meist den rechten Ventrikel oder den rechten Vorhof. Das plötzliche Auftreten eines oft massiven aortokardialen Shunts kann eine Stauungsinsuffizienz auslösen oder rasch zum Tod führen. Dem entspricht das oft dramatische *klinische Bild* mit Dyspnoe, Brustschmerz, schnellendem Puls, Maschinengeräusch und Schwirren im unteren Abschnitt des Präkordiums.

Das *Thoraxröntgenbild* ist bei intakten Aneurysmen unverändert. Nach der Ruptur eines Aneurysmas nimmt das Herz rasch an Größe zu, und die Gefäßzeichnung erscheint verstärkt. Das zurückfließende Blut bei Ruptur kann *Doppler-echokardiographisch* erkannt und lokalisiert werden. Der *elektrokardiographische Befund* ist unspezifisch. Die Diagnose wird anhand der *retrograden Aortographie* gestellt.

Die *Behandlung* erfolgt *chirurgisch* und besteht in der Resektion des Aneurysmas und im transaortalen Verschluß der Aneurysmenöffnung unter Anwendung des extrakorporalen Kreislaufs.

Anomalien des Aortenbogensystems

Ductus arteriosus apertus

In seiner isolierten Form ist der offene Ductus arteriosus (Botalli) einer der häufigsten und auch einer der gutartigsten angeborenen Herzfehler. Er entsteht durch das Persistieren einer embryologisch obligaten Strombahn – dem Ductus arteriosus – zwischen dem Ursprung der *linken Pulmonalarterie* und der *Aorta*, über die ein Großteil des Bluts aus dem rechten Ventrikel unter Umgehung der noch nicht funktionstüchtigen Lungen geführt wird. Diese Strombahn wird mit Einsetzen der Atmung überflüssig und schließt sich funktionell normalerweise wenige Stunden nach der Geburt. Warum bei manchen Neugeborenen der Ductus arteriosus offenbleibt, ist nicht bekannt. Ein offener Ductus arteriosus findet sich häufig als Herzmißbildung bei der Rötelnembryopathie, die bei Kindern auftritt, deren Mütter während der ersten 2 Schwangerschaftsmonate Röteln hatten. Oft besteht ein offener Ductus arteriosus auch in Kombination mit anderen Herzfehlern und ist bei einigen Mißbildungskomplexen stets als Begleitmißbildung vorhanden (z.B. Aortenatresie).

In der Mehrzahl der Fälle bietet sich bei unkompliziertem Ductus arteriosus apertus ein spezifisches *klinisches Bild*. In der Regel ist der Duktus ziemlich kleinlumig und verursacht im frühen Kindesalter kaum Beschwerden. Das Herz hat normale Größe, kann jedoch auch je nach dem Shuntvolumen über den offenen Ductus arteriosus leicht bis mäßig vergrößert sein. Wachstum und Entwicklung verlaufen unauffällig. Oben linkssternal ist oft ein Schwirren palpierbar, das meist mit der Systole zusammenfällt, jedoch auch in die Diastole hineinreichen kann. Typisch ist das kontinuierliche Maschinengeräusch. Es setzt kurz nach dem 1. Herzton ein, gewinnt an Intensität und schwillt nach Ende der Systole wieder ab. Die charakteristische Form bezieht das Geräusch aus dem während der gesamten Herzaktion über dem pulmonalarteriellen Druck liegenden Aortendruck, der durch den weit unter dem Gefäßwiderstand im Großkreislauf liegenden Lungengefäßwiderstand zustande kommt. Der dadurch ermöglichte rasche Abfluß von Blut in das Niederdrucksystem des Lungengefäßbetts während der Diastole bewirkt eine große Blutdruckamplitude und macht verständlich, warum bei Kindern mit einem offenen Ductus arteriosus typischerweise ein schnellender peripherer Puls vorhanden ist.

Bei manchen Säuglingen verursacht ein extrem weiter Ductus arteriosus bereits frühzeitig Beschwerden, die bis zur Stauungsinsuffizienz reichen können. Subjektive Beschwerden und objektive Befunde entsprechen dem Bild eines ausgedehnten Ventrikelseptumdefekts und eines massiven Links-rechts-Shunts.

Röntgenologisch findet sich ein ähnliches Bild wie bei Ventrikelseptumdefekten. Der Aortenknopf ist jedoch im allgemeinen groß. Das *Elektrokardiogramm* ist bei nahezu der Hälfte der Fälle unauffällig. Bei den übrigen 50% bestehen Anzeichen für eine linksventrikuläre Volumenhypertrophie. Gelegentlich betrifft die Hypertrophie beide Ventrikel.

Echokardiographische Kriterien sind vor allem sekundärer Art: Vergrößerung des linken Vorhofs und Ventrikels. Mit der Doppler-Echographie kann der Shunt in der A. pulmonalis direkt dargestellt werden.

Zur *Behandlung* steht als einfache Methode die *operative* Durchtrennung des offenen Ductus arteriosus zur Verfügung. Bei ursprünglich von links nach rechts verlaufendem Shunt ist der chirurgische Eingriff wie bei allen Herzfehlern kontraindiziert, sobald sich infolge der Shuntumkehr eine Zyanose einstellt. Der Duktus kann jetzt auch durch Einbringen eines Verschlußstücks über einen Katheter ohne Operation verschlossen werden.

Fehlabgang der rechten A. subclavia

Eine fehlabgehende rechte A. subclavia, die als letzter Ast am absteigenden *Aortenbogen* entspringt und hinter dem Ösophagus zum rechten Arm zieht, ist sowohl als isolierte Fehlbildung als auch in Kombination mit anderen Defekten sehr häufig anzutreffen. Sie entsteht durch Obliterieren des rechten IV. Aortenbogens, der normalerweise den proximalsten Abschnitt der rechten A. subclavia bildet, und durch Persistieren der normalerweise obliterierenden rechten dorsalen Aorta.

Diese Fehlbildung läßt sich *röntgenologisch* anhand der schrägen posterioren Eindellung des Ösophagus nach Bariumfüllung in der Höhe des 4. Thorakalwirbels nachweisen.

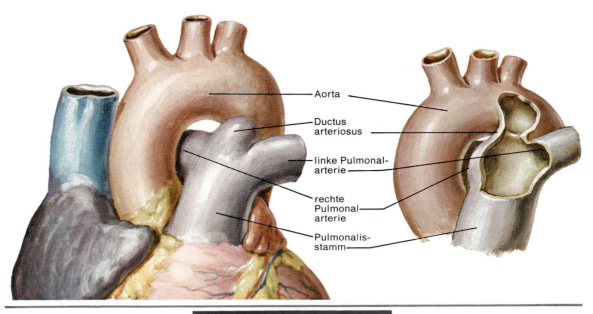
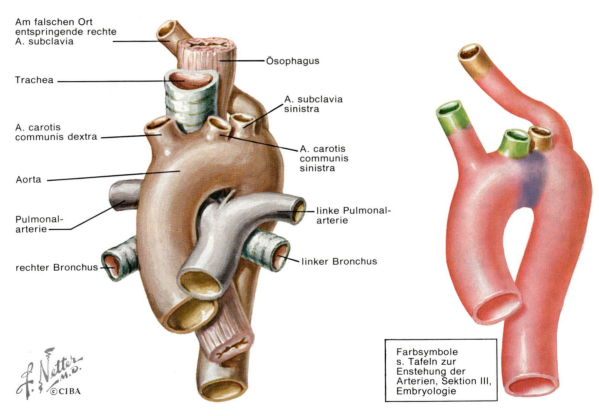

Sie wird immer wieder für das Auftreten einer Dysphagie (Dysphagia lusoria) verantwortlich gemacht, kommt aber selten tatsächlich als Ursache in Betracht. Eine fehlabgehende rechte A. subclavia wird oft als Zufallsbefund entdeckt. Die alte Vorstellung, sie verliefe bisweilen zwischen *Trachea* und *Ösophagus*, ist mit großer Wahrscheinlichkeit falsch.

Beim Embryo mit einer Scheitel-Steiß-Länge von 7 bis 8 mm sind die ersten beiden *Aortenbogenpaare* bereits zurückgebildet worden. Das 5. Paar wird beim Menschen nie voll ausgebildet und tritt nur vorübergehend in Erscheinung. Aortenbogen III, IV und VI werden hingegen voll ausgebildet. Nach ihrem Abgang von der Trunkus- und Aortenwurzel ziehen sie im Bogen um den Ösophagus und den Tracheobronchialbaum und vereinigen sich mit der rechten und der linken dorsalen Aorta. Während der weiteren Entwicklung bleiben sie normalerweise erhalten. Eine Ausnahme bildet lediglich der distale Abschnitt des rechten VI. Aortenbogens, der bereits im 14-mm-Stadium obli-

(Fortsetzung auf Seite 192)

Anomalien des Aortenbogensystems

(Fortsetzung von Seite 191)

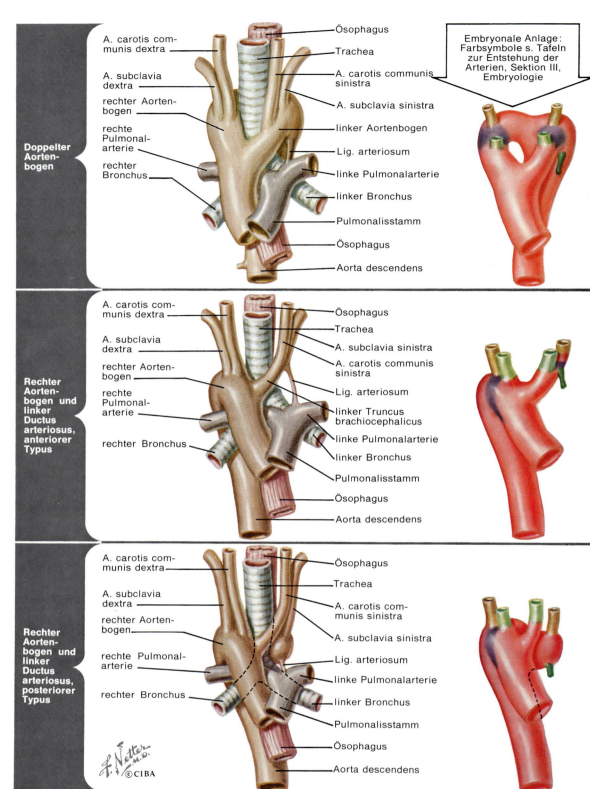

teriert. Zur Entstehung des normalen Aortenbogensystems müssen drei weitere Gefäßabschnitte rückgebildet werden (S. 159 f.).

In der frühen Embryonalphase werden Trachea und Ösophagus zwar vom Aortenbogensystem ringförmig umschlungen, aber nicht komprimiert. Im Verlaufe der weiteren Entwicklung wird jedoch der Gefäßring durch Verkürzung und Weiterstellung der Gefäße enger, was notgedrungen zur Kompression von Ösophagus und Trachea führt, wenn der Gefäßring geschlossen bleibt. Dies wird einfach dadurch vermieden, daß der distale Abschnitt einer der beiden dorsalen Aorten (der rechten bei Säugern, der linken bei Vögeln) verschwindet. Wenn der distale Abschnitt der rechten dorsalen Aorta als Hauptstrombahn bestehenbleibt, kann die Kompression durch den Gefäßring nur dann verhindert werden, wenn sowohl der distale Abschnitt des rechten VI. Aortenbogens als auch der rechte dorsale Aortenabschnitt zwischen dem rechten IV. und VI. Aortenbogens obliterieren. Dadurch entsteht eine *fehlentspringende rechte A. subclavia*, wie sie in Tafel 28 abgebildet ist. Obliteriert nur der distale Abschnitt des rechten VI. Aortenbogens, entsteht ein *doppelter Aortenbogen*. Wird nur der Abschnitt der dorsalen Aorta zwischen dem IV. und VI. Aortenbogen entfernt, entsteht ein *rechtsseitiger Ductus arteriosus vom posterioren Typus*.

Doppelter Aortenbogen

Bestehen zwei Aortenbögen, sind sie in der Regel ungleich groß. Meist dominiert der rechte, gleichgültig ob die *Aorta descendens* rechts von der Wirbelsäule oder (was häufiger vorkommt) links davon zieht. Bisweilen ist der linke Aortenbogen atretisch. Der *Ductus arteriosus (Lig. arteriosum)* liegt meist links, kann aber auch rechts gelegen sein. Selten findet sich ein Ductus arteriosus auf beiden Seiten. *Linke* und *rechte A. carotis communis* sowie die *A. subclavia* entspringen an den ihnen zugeordneten Bögen.

Das *Beschwerdebild* wird von der Kompression von Trachea und Ösophagus bestimmt. Der Schweregrad hängt von der Enge des Gefäßrings ab. Beschwerden sind bereits in der Kindheit, oft schon im Säuglingsalter vorhanden. Gelegentlich bleiben die Patienten jedoch beschwerdefrei, und der Gefäßring wird zufällig entdeckt. Pfeifendes Atmen, Husten, inspiratorischer Stridor, Neigung zu wiederholten respiratorischen Infekten und Aspirationspneumonie sind die häufigsten Beschwerden. Überstrecken von Kopf und Rücken lindert die Atembeschwerden; die Säuglinge nehmen dann auch oft spontan eine Hyperextensionslage ein. Der Schweregrad der Schluckbeschwerden ist unterschiedlich. Dysphagien treten oft erst auf, wenn die Kinder beginnen, feste Nahrung zu sich zu nehmen. Sind sie bereits vorher vorhanden gewesen, werden sie durch die Festnahrung verstärkt.

Zur Diagnosestellung ist die *Röntgenuntersuchung* mit Füllung des Ösophagus (*Ösophagographie*) ausschlaggebend. Sie erlaubt die Darstellung des den Ösophagus und die Trachea einengenden Gefäßrings.

Eine *operative Korrektur* ist stets angezeigt, wenn Beschwerden bestehen, und muß gelegentlich als Notmaßnahme durchgeführt werden. Dabei wird der kleinere oder atretische Aortenbogen durchtrennt. Gleichzeitig ist der evtl. auf derselben Seite vorhandene Ductus arteriosus (Lig. arteriosum) zu durchtrennen, da sonst ein Gefäßring aus dem rechten Aortenbogen, dem linken Ductus arteriosus und der Pulmonalarterie bestehenbleibt (s. unten).

Rechter Aortenbogen mit linkem kontralateralem Ductus arteriosus

Diese Fehlbildung muß nicht unbedingt Beschwerden verursachen. Entspringt der Ductus arteriosus an der Bifurkation des (in diesem Falle links liegenden) Truncus brachiocephalicus, entsteht kein Gefäßring. Geht der Ductus arteriosus jedoch posterior von einem (der linken dorsalen Aorta entsprechenden) Divertikel des absteigenden Aortenbogens ab, bilden der *rechte Aortenbogen*, der *linke Ductus arteriosus* und die *Pulmonalarterie* einen geschlossenen Gefäßring.

Die *Symptomatik* dieser Fehlbildung entspricht dem im vorstehenden beschriebenen Beschwerdebild, tritt jedoch später in Erscheinung und ist weniger ausgeprägt. Die Fehlbildung kann bei Vorliegen eines linken Aortenbogens natürlich auch seitenverkehrt auftreten.

Die *Behandlung* dieser Fehlbildung ist relativ einfach und besteht in der Durchtrennung des Ductus arteriosus oder des Lig. arteriosum.

Neben den bereits erwähnten Fehlbildungen des Aortenbogensystems sind Mißbildungsvarianten des III. und IV. Aortenbogens bekannt, die jedoch kaum Beschwerden verursachen, solange sie keinen geschlossenen Ring bilden, und daher auch keine klinische Bedeutung haben.

Fehlbildungen, die ausschließlich den VI. Aortenbogen betreffen, sind relativ selten. Sie werden oft als Fehlen der linken oder der rechten Pulmonalarterie bezeichnet, was jedoch irreführend ist.

Wie bereits in Sektion III, Embryologie, dargestellt, entstehen die eigentlichen embryonalen Lungenarterien als Äste des VI. Aortenbogenpaars und treten bereits in Erscheinung, bevor sich die ventrale und die dorsale Anlage des VI. Aortenbogenpaars zu einer geschlossenen Bogenform vereinigen. Bei fehlender Pulmonalarterie sind die

(Fortsetzung auf Seite 193)

Anomalien des Aortenbogensystems

(Fortsetzung von Seite 192)

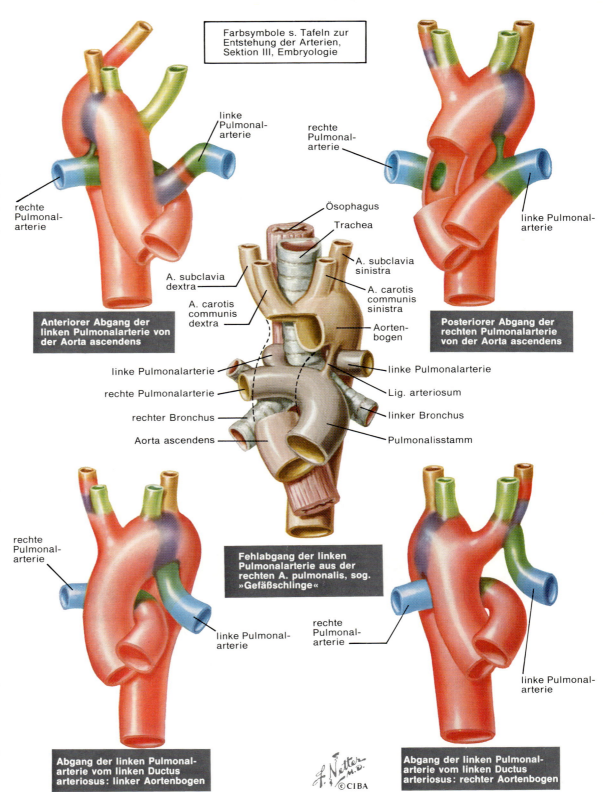

von den embryonalen (intrapulmonalen) Lungenarterien abstammenden Strukturen zwar meist vorhanden, haben aber keine Verbindung mehr zum Pulmonalisstamm und beziehen Blut aus dem Großkreislauf. Selten fehlen die Pulmonalis und ihre terminalen Äste ganz, und die Lunge wird ausschließlich über abnorme Systemarterien, die nach dem Aortenbogen aus der Aorta entspringen, versorgt. Auf diese Fehlbildung soll deshalb hier auch nicht eingegangen werden.

Bei fehlender Pulmonalarterie werden zwei Formen unterschieden: Der distale Abschnitt der Pulmonalis auf der betroffenen Seite enthält entweder Blut aus einer großen Arterie, die von der Aorta ascendens abgeht, oder wird über einen Ductus arteriosus versorgt.

Abgang der A. pulmonalis von der Aorta ascendens

Bei dieser Fehlbildung kann die Pulmonalis entweder *anterior* oder *posterior* von der Aorta ascendens abgehen. Diesen beiden Ursprungsanomalien liegt eine völlig verschiedene Pathogenese zugrunde. Wie aus der Tafel ersichtlich, entsteht das Gefäß bei *anteriorem Abgang* aus dem linken IV. Aortenbogen, einem Segment der dorsalen Aorta, dem distalen Abschnitt des linken VI. Aortenbogens und der linken embryonalen Lungenarterie. Es liegt durchweg kontralateral zum Aortenbogen, wobei der Aortenbogen rechts oder links angelegt sein kann, und die zum Aortenbogen kontralaterale A. subclavia entspringt meist normwidrig aus dem deszendierenden Abschnitt des Aortenbogens.

Bei *posteriorem Abgang* entsteht das Gefäß aus dem proximalen Abschnitt des VI. Aortenbogens und der embryonalen Lungenarterie. Es ist offenbar bei der Teilung des Trunkus und der Trunkus- und Aortenwurzel »vergessen« worden. Die posterior entspringende A. pulmonalis liegt bei Situs solitus fast stets rechts, der *Aortenbogen* kann *rechts oder links* angelegt sein, und die vom Aortenbogen abgehenden Gefäße entspringen normal, außer es besteht unabhängig davon eine Mißbildung dieser Strombahnen.

Die von der Aorta ascendens abgehende Pulmonalarterie ist meist großlumig. Das *klinische Bild* entspricht der allgemein bei abnormen arteriellen Shunts auftretenden Symptomatik und hängt vom Shuntvolumen ab. Die *Diagnose* wird anhand einer *Angiokardiographie* gestellt.

Abgang der A. pulmonalis vom Ductus arteriosus

Obliteriert der proximale Abschnitt eines der beiden VI. Aortenbögen frühzeitig, wird die zugehörige embryonale Lungenarterie über das *distale* Segment, d. h. den *Ductus arteriosus*, versorgt. In diesem Fall entspringt der Ductus arteriosus vom Aortenbogen, sofern dieser auf derselben Seite angelegt ist. Liegt der Aortenbogen kontralateral, geht der Ductus arteriosus vom Truncus brachiocephalicus ab. Der Ductus arteriosus schließt sich meist, so daß kein ausgedehnter Links-rechts-Shunt vorhanden ist. In der Regel obliteriert er sogar vollständig, und die Lunge wird über Kollateralen der Bronchialarterie versorgt.

Fehlabgang der linken A. pulmonalis aus der rechten Pulmonalarterie (sog. »Gefäßschlinge«)

Der Fehlabgang der linken Pulmonalis aus der rechten Pulmonalarterie stellt eine interessante Mißbildungsform dar. Die linke A. pulmonalis entspringt dabei durchweg posterior auf der Höhe des *rechten Hauptbronchus* und der Carina tracheae und zieht zwischen Trachea und Ösophagus zur linken Lunge. Der Ductus arteriosus liegt normal auf der linken Seite. Die »Gefäßschlinge« tritt häufig in Kombination mit anderen Herzmißbildungen auf. Mißbildungen des Tracheobronchialbaums, wie z. B. geschlossene Trachealringe oder ein getrennt von der Trachea etwas oberhalb der Carina tracheae abgehender Bronchus im rechten Oberlappen (»Bronchus suis«), wurden in diesem Zusammenhang beschrieben.

Die »Gefäßschlinge« verursacht keine Schluckbeschwerden; jedoch sind meist schon frühzeitig hochgradige Atembeschwerden vorhanden. In der Regel tritt ein ausgeprägter inspiratorischer und exspiratorischer Stridor auf, und Emphyseme oder Atelektasen sowie Pneumonitiden des rechten Oberlappens, häufig sogar der ganzen rechten Lunge charakterisieren das *klinische Bild*.

Röntgenologisch findet sich im Seitenbild nach Bariumfüllung ein länglich-ovaler Schatten zwischen Ösophagus und Trachea. Dieses Zeichen ist zwar nicht pathognomonisch, sollte aber stets an eine sog. »Gefäßschlinge« denken lassen. Die Diagnose wird anhand einer *Pulmonalisangiographie* gestellt.

Die *Behandlung* besteht in der Ablösung des abnormen Gefäßes von der rechten Lungenarterie und Reimplantation in die Pulmonalishauptstrombahn. In unbehandelten Fällen ist die *Prognose* ungünstig, und die Mehrzahl der Säuglinge überlebt das erste Lebensjahr nicht.

(Fortsetzung auf Seite 194)

Anomalien des Aortenbogensystems
(Fortsetzung von Seite 193)

Aortenisthmusstenose (Koarktation)

Eine angeborene Verengung der deszendierenden Aorta tritt meist in unmittelbarer Nähe des Ductus ateriosus auf, der offenbleiben kann. Je nach der Lage der Stenosezone, proximal oder distal vom Ductus arteriosus, unterscheidet man zwischen einer *präduktalen* und einer *postduktalen* Koarktation. Die *präduktale* Koarktation geht meist mit anderen Herzmißbildungen einher, und es besteht oft ein offener Ductus arteriosus. Sie findet sich am häufigsten im *Säuglingsalter*. Bei der *postduktalen* Koarktation fehlen in der Regel andere Herzmißbildungen (mit Ausnahme von Aortenklappenfehlern, s. unten). Sie tritt vorwiegend bei größeren Kindern und *Erwachsenen* auf. Aufgrund dieser Altersverteilung wurde früher zwischen einer infantilen und einer Erwachsenenform der Aortenisthmusstenose unterschieden.

Der Aortenisthmus ist bisweilen nur geringgradig eingeengt. Meist besteht jedoch eine hochgradige Stenose, oft sogar eine Atresie, und die distale Aorta wird weitgehend über Kollateralen versorgt. Besonders bei größeren Kindern und Erwachsenen ist im allgemeinen ein ausgedehnter Kollateralkreislauf vorhanden. Er umfaßt in der Regel die Äste der *A. subclavia* (*A. thoracica interna, R. profundus* und *R. superficialis a. transversae cervicis*) und die *Interkostalarterien*. Auch die Zervikalgefäße an der oberen Brustkorböffnung, die *A. vertebralis* und die *A. spinalis anterior*, können in den Kollateralbereich miteinbezogen sein. Aortenklappenfehler sind eine häufige Begleiterscheinung der Aortenisthmusstenose. Sie treten bei mehr als 80% der Fälle auf. Wie die eigenartige Kombination zustande kommt, ist nicht bekannt.

Bei der Aortenisthmusstenose zeigt sich in der Regel ein charakteristisches *Krankheitsbild*. Kinder sind meist beschwerdefrei; Wachstum und Entwicklung verlaufen normal. Aortenisthmusstenosen werden vielfach indirekt oder als Zufallsbefund *diagnostiziert*, entweder aufgrund von schwachen oder fehlenden Femoralispulsen und Rippenusuren im *Thoraxröntgenbild* oder aufgrund einer Hypertonie. Häufig wird über kalte Beine und Kopfschmerzen geklagt. Bei älteren Patienten ist die Symptomatik weitgehend der schon lange bestehenden Hypertonie zuzuschreiben. Außer im frühen Kindesalter kann jederzeit eine bakterielle Endokarditis (S. 213) auftreten, die jedoch nicht an der Stenosestelle, sondern meist an der abnormen Aortenklappe lokalisiert ist. Aortenrupturen und intrakranielle Blutungen sind vorwiegend bei jungen Erwachsenen zu beobachten. Manchmal stellt sich bereits im Säuglingsalter eine Krise ein, und es kommt zur Stauungsinsuffizienz. Eine frühzeitige Dekompensation kann zwar Folge der sehr häufig bestehenden Begleitmißbildungen des Herzens sein; dies ist jedoch keineswegs immer der Fall. Wichtigstes Zeichen sind fehlende oder extrem schwache Femoralispulse. Sie sind bei Kindern und jungen Erwachsenen als pathognomonisch anzusehen, da in diesen Altersgruppen sonstige Krankheitsbilder, die zu einer Obstruktion der Aorta im unteren Abschnitt führen, äußerst selten anzutreffen sind. Eine Hypertonie im proximalen Aortenbereich fehlt bei kleinen Kindern meist, wird jedoch mit zunehmendem Alter immer häufiger und ausgeprägter. An sonstigen Befunden sind ein systolisches Geräusch sowie sichtbare oder palpierbare Pulsationen im Skapulabereich, in den Achseln und den Interkostalräumen zu erheben.

Das *Thoraxröntgenbild* zeigt ein normal großes oder etwas vergrößertes Herz (falls keine wirksamen Aortenklappendefekte vorhanden sind), ferner (bei größeren Kindern und Erwachsenen) Rippenusuren infolge einer *Erosion der Rippen* durch die stark *geschlängelten und dilatierten Interkostalarterien* sowie eine Impression am Linksrand der deszendierenden Aorta im oberen Abschnitt, die den Sitz der Aortenisthmusstenose angibt. Im *Ösophagogramm* kann auch auf der gegenüberliegenden Seite eine Impression zur Darstellung kommen, die der Einengung des Aortensegments entspricht. Bei unkomplizierten Fällen ist das *Elektrokardiogramm* bisweilen unauffällig. Häufiger finden sich jedoch Zeichen einer linksventrikulären Hypertrophie. Eine *Herzkatheterisierung* mit Angiographie der Aorta ist zur Abklärung von Begleitmißbildungen zu empfehlen. Die Echokardiographie erfordert den suprasternalen Zugang und ist bei den oft schon erwachsenen Patienten nicht immer erfolgreich.

Die Koarktation ist einer *chirurgischen Behandlung* zugänglich, die in der Resektion des stenotischen Aortensegments und einer End-zu-End-Anastomose der Aorta besteht. Zur Überbrückung des Defekts bei längeren Stenosen ist bei älteren Kindern oder Erwachsenen eine Längsinzision und Erweiterung der Stenose durch Einnähen eines Dacron-Patches oder der heruntergeschlagenen A. subclavia bei Säuglingen (subclavian flap plastic) notwendig. Nur gelegentlich ist bei älteren Kindern oder Erwachsenen die Überbrückung der Stenose durch Zwischenschaltung eines Kunststofftransplantats erforderlich. Zu einem späteren Zeitpunkt besteht aus technischen Gründen im Zusammenhang mit der Qualität der Aortenwand ein höheres Operationsrisiko. Verursacht die Aortenisthmusstenose bereits im Säuglingsalter Beschwerden, ist eine massive *medikamentöse Therapie* einzuleiten, um den Operationszeitpunkt möglichst lange hinauszuschieben. Bleibt die konservative Therapie erfolglos, ist die operative Korrektur nicht zu vermeiden, selbst wenn sie mit einem großen Risiko verbunden ist. Optimaler Operationszeitpunkt ist das 3.–4. Lebensjahr. Neuerdings wird auch eine Erweiterung der Stenose durch die Ballonangioplastie versucht; die Komplikationen wie Aneurysmen sind jedoch nicht zu vernachlässigen. Es muß sorgfältig zwischen den verschiedenen Methoden abgewogen werden.

Endokardfibroelastose und Glykogenspeicherkrankheit

Endokardfibroelastose

Die Ätiologie dieser leider gar nicht so seltenen schweren Herzkrankheit ist nicht bekannt. Sie tritt typischerweise im frühen Kindesalter auf, obschon auch ein Vorkommen bei größeren Kindern und jungen Erwachsenen beschrieben wurde. Ob es sich bei diesen wenigen Fällen jedoch um dieselbe Krankheit gehandelt hat, ist nicht sicher. Es wird zwar zwischen Endokardfibroelastose mit Dilatation und Endokardfibroelastose mit Kontraktion unterschieden; die erstgenannte Form ist jedoch wesentlich häufiger und hat daher mehr Bedeutung. Typisch ist das pathologische Bild. Der linke Ventrikel ist immens, gelegentlich bis zur Kugelform, dilatiert. An seiner Innenseite stellt sich das enorm verdickte Endokard als glänzende, weißliche Schicht dar, und die wenigen Trabekel bilden dicke Züge. Mitral- und Aortenklappe sind häufig verdickt, versteift und gelegentlich insuffizient. Eine Endokardfibroelastose kann auch in Kombination mit anderen hochgradigen Herzmißbildungen auftreten, z.B. bei Aortenstenose oder -atresie, angeborener Mitralstenose und Aortenisthmusstenose. Als vermutlich sekundäre Läsion wurde sie auch bei verschiedenen erworbenen Klappenfehlern beschrieben. Ihr Auftreten im Zusammenhang mit erworbenen Klappenfehlern ist jedoch sehr unterschiedlich, und das klinische Erscheinungsbild zeigt so viele Verschiedenheiten von der Primärform, daß letztere meist als eigenes Zustandsbild betrachtet wird. Hier soll denn auch die Primärform behandelt werden.

Das *klinische Bild* bietet einige charakteristische Anhaltspunkte. Die Krankheit tritt im allgemeinen zwischen dem 2. und 7. Lebensmonat auf. Sie manifestiert sich gelegentlich jedoch auch schon früher oder aber erst später. Vor Krankheitsbeginn zeigt sich bei an sich beschwerdefreien und völlig gesunden Säuglingen meist das Bild einer Erkältung, auf die erhöhte Reizbarkeit, Nahrungsverweigerung, Tachypnoe, Dyspnoe, Fieber und Husten folgen. Es wird daher auch häufig die *Diagnose* Pneumonie gestellt. Bei entsprechender Behandlung tritt jedoch keine Besserung ein. Der Zustand der Kinder wird vielmehr immer ernster, und bisweilen tritt sogar der Tod ein. Hepatomegalie, Bauchschmerzen, generalisierte Ödeme und Schwellung der Augenlider und (oft auch) das Auftreten eines systolischen Geräuschs als Zeichen einer Herzinsuffizienz legen dann erst den Schluß nahe, daß es sich um eine ernstere Erkrankung handeln muß. Das Herz ist hochgradig vergrößert, und Mehrfachrhythmen und Tachykardie runden das Bild ab.

Die enorme Herzgröße wird im *Thoraxröntgenbild* bestätigt, das darüber hinaus Zeichen einer venösen Lungenstauung mit oder ohne Pneumonitis bietet. Infolge der Kompression des linken Hauptbronchus kann der linke Oberlappen übermäßig ausgedehnt sein. *Elektrokardiographisch* findet sich ein Linkstyp, häufiger jedoch ein Indifferenztyp sowie eine linksventrikuläre Hypertrophie mit hohen qR-Komplexen und negativen T-Wellen in den linken Brustwandableitungen. Bei hochgradig dekompensierten Säuglingen kann zusätzlich eine rechtsventrikuläre Hypertrophie bestehen, die jedoch nach erfolgreicher Behandlung der Stauung verschwindet. Häufig sind Arrhythmien und Leitungsstörungen vorhanden. *Herzkatheterisierung* und *Angiokardiographie* erübrigen sich im allgemeinen, außer wenn der Verdacht auf Begleitdefekte besteht.

Die Endokardfibroelastose wird *konservativ behandelt*. Die Digitalisierung bringt anfangs meist eine dramatische Besserung. Nach einigen Wochen bis Monaten verschlechtert sich das Zustandsbild jedoch wieder. Rezidive sind allerdings weit weniger gut beeinflußbar. Die Säuglinge erreichen meist nicht das 2. Lebensjahr.

Glykogenspeicherkrankheit

Bei dieser Krankheit wird in den Geweben zuviel Glykogen abgelagert. Sie ist auf einen hereditären Fehler im Kohlenhydratstoffwechsel zurückzuführen, wird autosomal rezessiv vererbt und tritt meist unter Geschwistern auf. Es werden verschiedene Formen unterschieden, deren enzymatische Ursachen weitgehend bekannt sind. Bei der erstmals von Pompe beschriebenen kardialen Form werden in allen Geweben, aber insbesondere im Herzen, abnorm große Mengen Glykogen abgelagert. Das Herz ist dementsprechend vergrößert, kugelförmig und hat eine dicke, starre Wandung. Mikroskopisch finden sich in den Myokardfasern große, zentral gelagerte Vakuolen, die eine dünne Zytoplasmaschale umgibt. So entsteht eine spitzenähnliche Struktur. Der Glykogennachweis kann mit verschiedenen histochemischen Färbemethoden erbracht werden.

Klinisch findet sich eine hochgradige Vergrößerung des Herzens und eine Muskelschwäche. Eine Stauungsinsuffizienz tritt bereits im frühen Säuglingsalter auf. Infolge von Glykogenablagerungen im Zungengewebe kann auch die Zunge erheblich vergrößert sein.

Im *Thoraxröntgenbild* ist das Herz hochgradig vergrößert. Das EKG zeigt typischerweise eine Verkürzung der PQ-Dauer, mit oder ohne WPW-Syndrom, sowie eine linksventrikuläre Hypertrophie.

Die *Prognose* ist äußerst ungünstig; der Tod tritt meist im ersten Lebensjahr ein.

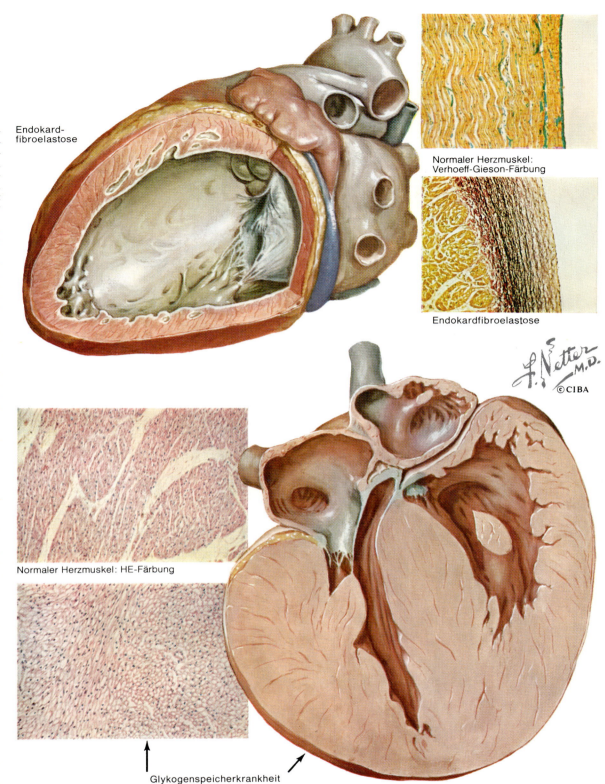

Endokardfibroelastose

Normaler Herzmuskel: Verhoeff-Gieson-Färbung

Endokardfibroelastose

Normaler Herzmuskel: HE-Färbung

Glykogenspeicherkrankheit

Sektion V

Erworbene Herzkrankheiten

von

Frank H. Netter, M.D.

unter Mitarbeit von

Aldo R. Castaneda, M.D., PH.D. und Richard L. Varco, M.D.   Tafeln 26–31

J. N. P. Davies, M.D., SC.D., F.C. PATH.   Tafeln 42–46 und 78

Arthur C. DeGraff, M.D.   Tafeln 90–92

Thomas A. Doxiadis, M.D.   Tafel 79

Jesse E. Edwards, M.D.   Tafeln 3–14, 16–25

Donald B. Effler, M.D.   Tafeln 69–72

Leonard E. Glynn, M.D., F.R.C.P., F.C. PATH.   Tafeln 1 und 2

S. E. Gould, M.D.   Tafel 77

Charles A. Hufnagel, M.D.   Tafeln 32 und 33

David Koffler, M.D. und Hans Popper, M.D.   Tafel 15

George Kurland, M.D. und A. Stone Freedberg, M.D.   Tafeln 75 und 76

James R. Malm, M.D.

Aubre de L. Maynard, M.D., F.A.C.S.   Tafeln 88 und 89

Lawrence J. McCormack, M.D., M.S. (PATH.)   Tafeln 49, 52–56, 61–63

Hubert Meessen, PROF. DR. DR. H.C.   Tafeln 37–41, 81 und 82

Emil A. Naclerio, M.D., F.A.C.S., F.C.C.P., F.A.C.C.   Tafeln 83–87

Irvine H. Page, M.D.   Tafeln 50 und 51, 58–60

Abel Lazzarini Robertson jr., M.D., PH.D.   Tafeln 47 und 48

Norman E. Shumway, M.D., PH.D.   Tafeln 93–96

Ch. Stathatos, M.D.   Tafel 80

Martin Stauch, PROF. DR.   Tafeln 30, 32, 34–36, 71–74

Richard N. Westcott, M.D., F.A.C.C.   Tafeln 64–68

Paul Dudley White, M.D.   Tafel 57

Rheumatisches Fieber, Sydenham-Chorea

Rheumatisches Fieber

Das rheumatische Fieber tritt altersunabhängig auf. Ausgenommen sind lediglich die ersten Lebensjahre. Es beginnt typisch mit Fieber und einer schweren, jedoch passageren Arthritis. Daneben besteht häufig eine Karditis, die meist alle drei Schichten des Herzmuskels umfaßt. Auf einen ätiologischen Zusammenhang mit *β-hämolytischen Streptokokken* wird anhand folgender Beobachtungen geschlossen:

1. In den meisten Fällen ist 2 bis 3 Wochen vor Beginn des polyarthritischen Stadiums anamnestisch ein *akuter Streptokokkeninfekt im Pharynx* zu erheben.

2. Epidemiologisch findet sich eine auffällige Parallelität im Auftreten von rheumatischem Fieber und Streptokokkeninfekten im Rachen. Auf epidemisch auftretende Streptokokkeninfektionen folgt stets eine epidemische Häufung von rheumatischem Fieber. Auch hier beträgt die Latenzzeit 2 bis 3 Wochen.

3. Hohe oder steigende streptokokkenspezifische Antikörpertiter können als Hinweis für eine kurz vorher durchgemachte Streptokokkeninfektion gewertet werden. Bei der Bestimmung der Reaktion auf ein einziges Antigen, z.B. bei Bestimmung des Antistreptolysin-O-Titers, lassen sich derartige vorhergehende Infekte in ca. 70% der Fälle nachweisen. Wird die Bestimmung auf mehrere Antikörper ausgedehnt, erhöht sich dieser Prozentsatz entsprechend und erreicht bei Einbeziehung von 4 Antikörpern faktisch 100%.

Die Häufigkeit, mit der auf Streptokokkeninfekte rheumatisches Fieber folgt, schwankt zwischen 3% bei epidemischen Infekten und 0,3% bei sporadischen Infekten. Diese Diskrepanz ist größtenteils auf den größeren Schweregrad von epidemisch auftretenden Infekten zurückzuführen, der sich in der klinischen Symptomatik und den Antikörpertitern manifestiert. Werden nur Streptokokkeninfekte mit vergleichbarem Schweregrad berücksichtigt, tritt das rheumatische Fieber auch nach sporadischen Infekten mit einer Häufigkeit von ca. 3% auf.

Die mit dem rheumatischen Fieber einhergehenden Veränderungen werden nicht unmittelbar durch Streptokokken verursacht. Werden entsprechende Vorsichtsmaßnahmen gegen eine Kontamination beachtet, lassen sich Streptokokken weder aus den Gelenken noch aus dem Herzmuskel isolieren. Die pathogenetischen Zusammenhänge zwischen dem Erstinfekt und den rheumatischen Manifestationen sind noch nicht eindeutig geklärt. Aus den Erregern freigesetzte, zirkulierende Toxine kommen aller Wahrscheinlichkeit nach nicht als auslösendes Moment in Betracht, da in diesem Falle die klinischen Manifestationen des rheumatischen Fiebers wie die Toxizitätssymptome bei der Diphtherie gleichzeitig mit dem Rachenninfekt auftreten müßten. Übrigens verursacht im Tierversuch keines der vielen bekannten Streptokokkentoxine vergleichbare Reaktionen.

Der pathogenetische Zusammenhang zwischen Streptokokkeninfekten und rheumatischem Fieber wird daher allgemein in einem *immunologischen* Geschehen gesucht, wobei eine *Antigen-Antikörper-Reaktion* im betroffenen Gewebe die rheumatischen Manifestationen auslöst. Diese Annahme fand weitgehend Bestätigung durch die Beobachtung von Rich (1947), daß massive Fremdserumdosen bei Kaninchen Läsionen hervorrufen, die zumindest oberflächlich dem Erscheinungsbild der rheumatischen Karditis entsprechen.

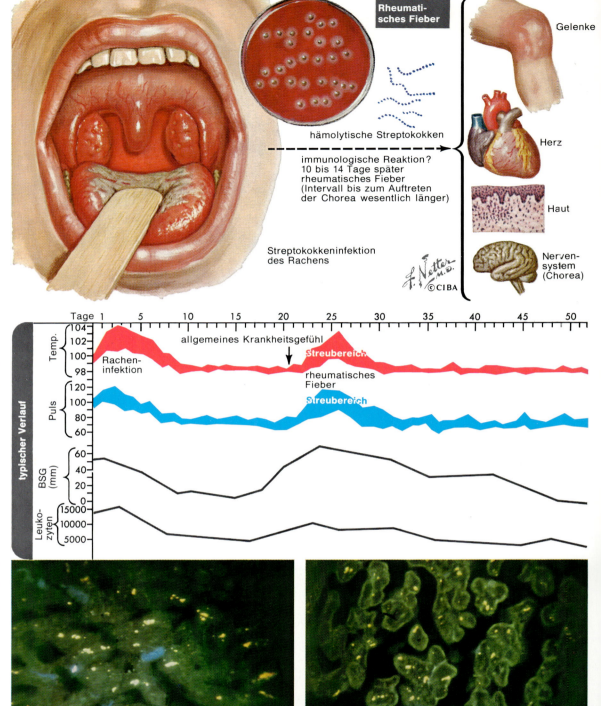

Eine natürliche Situation, bei der der Mensch einer vergleichbar massiven Antigenexposition ausgesetzt wäre, ist schwer vorstellbar. Es scheint daher wahrscheinlicher, als pathogenetischen Prozeß eine spezifischere *immunologische Reaktion* anzunehmen, an der ein oder mehrere dem betroffenen Gewebe eigene Antigene unmittelbar beteiligt sind. Diese Annahme konnten Kaplan u. Meyeserian (1962) insofern bestätigen, als sie bei *β-hämolytischen Streptokokken* in vielen Stämmen in der Zellwand ein Antigen fanden, das mit einer antigen wirksamen Substanz im Säugetier- und auch im menschlichen Herzen in Kreuzreaktion tritt. Wenn man derartige Streptokokkenstämme im Tierversuch injiziert, werden Antikörper produziert, die nachweislich mit den körpereigenen kardialen Antigenen des Versuchstiers reagieren. Ähnliche Antikörper wurden auch bei vielen Patienten mit aktivem rheumatischem Fieber nachgewiesen. Damit ist jedoch noch kein endgültiger Beweis für die Richtigkeit dieser Annahme erbracht.

Obwohl in den Herzen vieler Patienten mit rheumatischem Fieber γ-Globulin in fest gebundener Form offenbar als Antikörper vorhanden ist, besteht zwischen den zirkulierenden Antikörpern und dem klinischen Schweregrad keine enge Korrelation. Auch die bei experimentell immunisierten Versuchstieren auftretenden Veränderungen im Herzen sind nicht überzeugend. Dennoch ist das von Murphy u. Swift (1950) bei Kaninchen durch wiederholte Infektion mit verschiedenen *β-hämolytischen Streptokokken* erzeugte Zustandsbild der beim Menschen vorkommenden rheumatischen Karditis am ähnlichsten. Der eigentliche pathogenetische Mechanismus ist zwar noch unklar; vieles spricht jedoch für die immunologische Kreuzreaktion mit myokardialen und sonstigen Antigenen.

Das *klinische Bild* während der akuten Phase variiert erheblich. Es reicht von leicht zu übersehender Blässe und Müdigkeit bis zur äußerst schmerzhaften Arthritis mit

(Fortsetzung auf Seite 199)

Rheumatisches Fieber, Sydenham-Chorea

(Fortsetzung von Seite 198)

Fieber, Ausschlag und einer Karditis, die so hochgradig sein kann, daß das Herz dekompensiert. Aus der *Fieberkurve* ist eine gleichmäßig erhöhte *Temperatur* mit unverhältnismäßig hoch *ansteigender Pulsfrequenz* zu ersehen.

Die *arthritischen Beschwerden wandern* und bleiben kaum jemals länger als 1 oder 2 Tage in einem Gelenk lokalisiert.

Die Gelenke sind leicht geschwollen und gerötet. In erster Linie werden die großen Gelenke befallen. Aber auch die kleinen Gelenke können betroffen sein, wodurch das Bild einer primär-chronischen Polyarthritis entsteht.

Trotz der vielen Gemeinsamkeiten (polyarthritische Veränderungen und subkutane Knötchen) handelt es sich beim rheumatischen Fieber und der primär-chronischen Polyarthritis zweifellos um nosologisch eigenständige Krankheitsbilder. Sie lassen sich zwar im frühen Stadium schwer gegeneinander abgrenzen, entwickeln sich aber im weiteren Verlauf bald zu gut unterscheidbaren Formen. Selbst im Frühstadium ist eine *histologische* Unterscheidung anhand eines Synovialpräparats oder einer *Knötchenbiopsie* möglich. Die Gelenkveränderungen sind nicht in der Synovia, sondern in der Gelenkkapsel lokalisiert. Im histologischen Bild finden sich fibrinoidnekrotische Bezirke mit herdförmigen Histiozyten- und Lymphozyteninfiltrationen.

Die *Gelenkveränderungen* sind durchweg reversibel. Selbst hochgradige Veränderungen verursachen keine bleibenden Schäden. Im Gegensatz dazu können die *kardialen Veränderungen*, selbst wenn die Schädigung zunächst geringgradig erscheint, gelegentlich zu Mitralstenose und ihren Folgen führen.

Hautausschläge sind zwar relativ selten, können aber charakteristisch sein, insbesondere wenn sie als *Erythema anulare marginatum* vorliegen, eine flüchtige anuläre, meist flache, am Rumpf auftretende Effloreszenz. Die einzelnen Effloreszenzen breiten sich zentrifugal aus und haben in der Mitte eine schwach verfärbte Stelle.

Als weiterer typischer Befund des rheumatischen Fiebers finden sich besonders bei schweren Fällen *subkutane Knötchen*. Sie entstehen offenbar durch Reibung und Druck über vorspringenden Knochenkanten und treten 2 bis 3 Wochen nach Krankheitsbeginn am auffälligsten zutage. Bereits vorher ist jedoch an den befallenen Stellen eine diffuse Verdickung feststellbar. Histologisch bestehen die Knötchen typischerweise aus parallel oder netzartig angeordneten fibrinoiden Strängen, in die spärlich Histiozyten und Fibroblasten infiltrieren. Das umgebende Gewebe ist ödematös und enthält kleine Gefäße, um die ähnliche Zellen angeordnet sind. Das Fasergewebe ist unauffällig.

Da ein bleibender Herzschaden weitgehend vom Persistieren oder Rezidivieren des aktiven Krankheitsgeschehens bestimmt wird, kommt den diagnostischen Hilfsmitteln zu dessen Nachweis wesentliche Bedeutung zu. An erster Stelle steht dabei die *Blutkörperchensenkungsgeschwindigkeit*, die außer bei dekompensierten Patienten während des aktiven Krankheitsverlaufs faktisch nie innerhalb der Norm liegt. Aus einer unverändert erhöhten BSG kann jedoch besonders bei Mädchen auf das Fortbestehen des aktiven Krankheitsprozesses geschlossen werden.

Reinfekte mit β-hämolytischen Streptokokken stellen für Patienten mit vorangegangenem rheumatischem Fieber die größte Gefahr dar, da die Rezidivwahrscheinlichkeit dabei wesentlich größer ist als nach dem Erstinfekt.

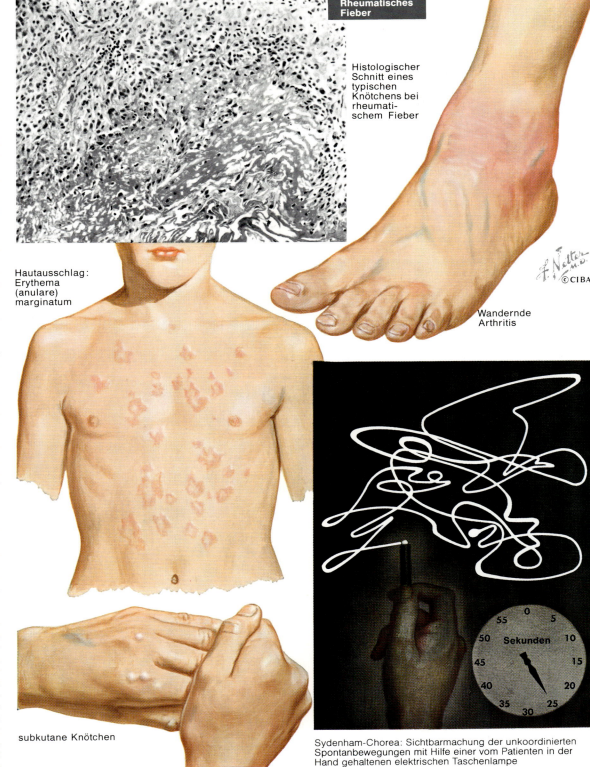

Mit dem unbestreitbaren Erfolg der Chemoprophylaxe konnte nicht nur die Bedeutung der Reinfekte für das Zustandekommen von Rezidiven nachgewiesen, sondern auch die Rolle der Streptokokken in der Pathogenese des rheumatischen Fiebers bestätigt werden.

Zur Klärung der erheblichen geographischen Streuung in der Häufigkeit des rheumatischen Fiebers wurde der Einfluß von Umwelt- und genetischen Faktoren eingehend untersucht. Am aufschlußreichsten erwies sich dabei die von MILLS (1939) erarbeitete Landkarte, aus der hervorgeht, daß die Sterblichkeit bei rheumatischem Fieber in den Vereinigten Staaten von Norden nach Süden sinkt. Außer einer Bevorzugung des weiblichen Geschlechts konnte ein genetischer Einfluß bisher nicht gesichert werden. Eine gewisse, wenn auch geringe genetische Determiniertheit läßt sich jedoch aus der Tatsache ableiten, daß sich unter den Patienten mit rheumatischem Fieber eine größere Häufung von Personen befindet, die keine Blutgruppensubstanzen ausscheiden. Ausschlaggebend sind offenbar Umweltfaktoren, die mit der Häufigkeit und Virulenz des lokal vorkommenden Streptokokkenstamms in Zusammenhang stehen.

Sydenham-Chorea

Die rheumatische Genese der Sydenham-Chorea wurde bereits vor etwas mehr als 100 Jahren erkannt. Sie ist inzwischen gesichert worden, so daß die Sydenham-Chorea heute wie das rheumatische Fieber als Folgeerscheinung eines Streptokokkeninfekts gilt. Die Bestätigung dieses Zusammenhangs ist in der auch ohne klinische Anzeichen eines rheumatischen Fiebers häufig im Gefolge auftretenden rheumatischen Herzkrankheit zu sehen. Die auffälligsten *klinischen Manifestationen* der Sydenham-Chorea sind *Ataxie, Koordinationsstörungen* und *Schwäche* sowie *Spontanbewegungen*, die sich am deutlichsten durch *Photographien* der Leuchtspur darstellen lassen, die der Patient mit einer *elektrischen Taschenlampe in der Hand* zieht.

Rheumatische Herzkrankheit

Überblick über Ätiologie, Pathogenese und Klinik

Die rheumatische Herzkrankheit gilt als Komplikation rezidivierender Streptokokkeninfektionen der oberen Luftwege. Der Erreger ist ein *β-hämolytischer Streptokokkus* der Gruppe A. Seine Abbauprodukte zirkulieren im Körper und lösen im Bindegewebe eine als rheumatische Entzündung bezeichnete Reaktion aus. Diese tritt bevorzugt im Herz, an der Haut und an den Gelenkflächen auf. An den beiden letztgenannten Prädilektionsstellen heilt die Entzündung meist durch Resolution ohne Residuen ab. Im Herzen hingegen können rekurrente Luftweginfekte zu hochgradigen Veränderungen führen, von denen insbesondere die Herzklappen betroffen sind.

Für das Zustandekommen einer chronischen rheumatischen Herzkrankheit sind rekurrente Infekte Voraussetzung. Jeder rheumatisch-entzündliche Schub durchläuft ein aktives Stadium und heilt dann ab. An den Gelenken manifestiert er sich in einer wandernden Arthritis. An der Haut verursacht er passagere subkutane Knötchen. Am Herzen kann jede größere anatomische Struktur, also Perikard, Myokard, Endokard und besonders die Herzklappen, betroffen sein.

Akute Perikarditis

Die akute rheumatische Perikarditis ist durch eine serofibrinöse Insudation unterschiedlichen Ausmaßes in die Perikardhöhle gekennzeichnet. Ausgedehnte Ergüsse sind *röntgenologisch* an einer gleichmäßigen Vergrößerung des Herzens zu erkennen. Bei der *physikalischen* Untersuchung findet sich ein Perikarderguß. Die Füllungsbehinderung des Herzens und der dadurch entstehende erhöhte Venendruck sind an der Erweiterung der Halsvenen zu sehen.

Die fibrinöse Komponente der akuten rheumatischen Perikarditis zeigt sich anhand der in der Ergußflüssigkeit schwimmenden Fibrinteilchen und anhand der gehäuften Fibrinablagerung am viszeralen (epikardialen) und parietalen Blatt. Das zottige Aussehen nach Abziehen des Perikards hat dazu geführt, daß man bei rheumatischer Perikarditis vom »Butterbrotherz« spricht. Dieser makroskopische Befund ist allerdings unspezifisch, da er sich bei allen *fibrinösen Perikarditiden* findet.

Aus dem *histologischen Bild* geht hervor, daß sich während des aktiven Krankheitsgeschehens Fibrin an den Perikardflächen anlagert. Darunter werden Kapillaren und Fibroblasten mobilisiert und wachsen nach und nach als Granulationsgewebe in die Fibrinschicht ein.

Im ödematösen Perikard ist eine schwache Leukozyteninfiltration zu beobachten. Die für die akute rheumatische Myokarditis typischen, spezifischen *Aschoff-Knötchen* fehlen im Perikard meist.

Akute Myokarditis

Bei der akuten rheumatischen Karditis ist die spezifische *histologische Veränderung* in der Regel auf das Myokard beschränkt und manifestiert sich in der Form von *Aschoff-Knötchen*. Es handelt sich dabei um reaktive Knötchen im Bindegewebe, die dementsprechend überwiegend um myokardiale Blutgefäße und in den die *Myokardfaszikel* voneinander trennenden Bindegewebsformationen liegen. Die Primärläsion scheint in einer Substanzveränderung von *Kollagen* zu liegen, das offenbar im Sinne einer Koagulation mit *Eosinophilie* umgebaut wird, ein üblicherweise als Fibrinoidnekrose bezeichneter Prozeß. Die Knötchen entstehen durch sekundäre Reaktion der Zellen auf den im Kollagengewebe ablaufenden Primärprozeß. An Zellformen finden sich Phagozyten, myokardiale Histiozyten und *mehrkernige Zellen* (Aschoff-Riesenzellen). An den Aschoff-Knötchen ist zunächst nur eine geringe Fibroblastenproliferation festzustellen. Mit zunehmendem Alter der Knötchen finden sich jedoch immer weniger Phagozyten. An ihre Stelle treten Fibroblasten. Am Ende der aktiven Phase bestehen die Knötchen nur noch aus Fasermaterial und enthalten keine Zellen mehr. Der typisch geringe *Muskel*substanzverlust bei der akuten rheumatischen Karditis steht im Gegensatz zu der während dieses Krankheitsstadiums häufig auftretenden Myokardinsuffizienz.

Im Zusammenhang mit einer *primär-chronischen Polyarthritis* (rheumatoide Arthritis) ist zwischen drei möglichen Herzaffektionen zu unterscheiden: Die *erste* Form umfaßt alle für die rheumatische Karditis typischen *Veränderungen*, darunter auch den typischen Klappenbefall. Die *zweite* stellt sich als *rheumatoide Granulomatose* des Herzmuskels und/oder der Herzklappen dar. Es handelt sich dabei um herdförmige Läsionen mit einer zentralen käsigen Nekrose, um die radial Fibroblasten angeordnet sind. Sie sind den subkutanen rheumatoiden Granulomen ähnlich und verursachen meist keine Herzinsuffizienz. Als *dritte* Form findet sich eine *Amyloidose* des Myokards. Sie kann zur Herzinsuffizienz führen und ist Teilbild einer systemischen Amyloidose als möglicher Komplikation des Krankheitsverlaufs bei der primär-chronischen Polyarthritis.

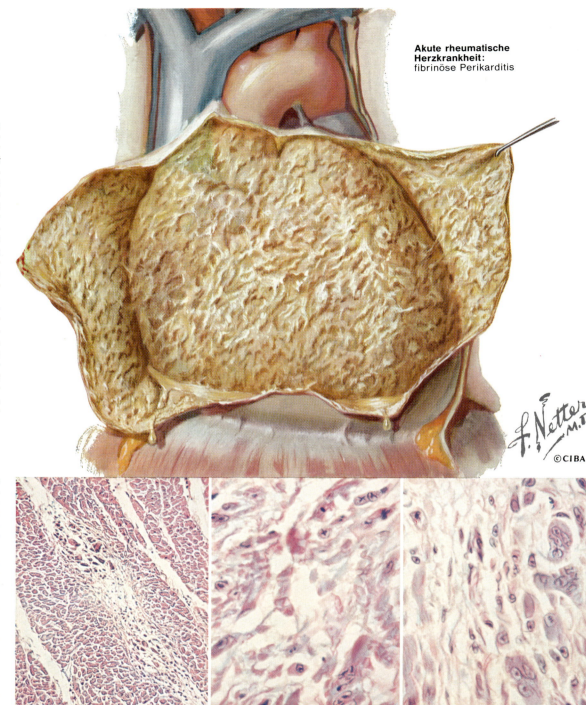

Akute rheumatische Herzkrankheit: fibrinöse Perikarditis

Charakteristische Verteilung von myokardialen Aschoff-Knötchen im interstitiellen Gewebe zwischen Muskelfaszikeln

Frühe Veränderungen in Aschoff-Knötchen: Schwellung und Eosinophilie von Kollagen im myokardialen Interstitium

Vollentwickeltes Aschoff-Knötchen: es besteht aus verschiedenen Zellen, darunter Aschoff-Riesenzellen

Rheumatische Herzkrankheit
(Fortsetzung von Seite 200)

Akuter Klappenbefall

Als Ausdruck eines akuten *rheumatischen* Befalls der Herzklappen treten sehr charakteristische makroskopische Veränderungen auf. Davon sind meist die *Mitral-* und die *Aortenklappe* betroffen; die Trikuspidalis ist hingegen nur selten in Mitleidenschaft gezogen und die Pulmonalklappe beim klassischen Bild des rheumatischen Klappenbefalls überhaupt nicht. Als Primärveränderung findet sich offenbar ein Ödem mit geringer leukozytärer Infiltration. Sekundär kommt es infolge des dauernden Insults des ödematösen *Segels* beim Klappenschluß zur Erosion *entlang dem Klappenschlußrand*. Im erodierten Bereich werden dann Fibrin und Thrombozyten abgelagert, wodurch zarte, gelblichbraune, durchscheinende, perlschnurartig angeordnete *Vegetationen* entstehen, die meist auf den Klappenrand beschränkt sind. Sie können von den AV-Klappen auch auf die Sehnenfäden übergreifen. Charakteristisch für die makroskopischen Veränderungen bei der rheumatischen Endokarditis ist ferner, daß das Klappengewebe und die Sehnenfäden während des akuten Stadiums an sich intakt bleiben und der Klappenapparat kaum verformt wird.

Da die *akute rheumatische Endokarditis* fast durchweg zusammen mit einer akuten rheumatischen Myokarditis abläuft, findet sich häufig die für die rheumatische Myokarditis typische Ventrikeldilatation.

Während des akuten Stadiums kann neben der rheumatischen Karditis vorübergehend eine Mitralinsuffizienz bestehen. Sie ist eher auf die Myokarditis und die damit zusammenhängende Ventrikeldilatation als auf eine eigentliche Klappenerkrankung zurückzuführen. Ein Befall der Aortenklappe bleibt funktionell wenig wirksam.

Tritt während akuter rheumatischer Karditiden eine Mitralinsuffizienz auf, finden sich an der Hinterwand des linken Vorhofs sog. »jet lesions«. Sie werden auch als MacCallun-Plaques bezeichnet. Man war früher der Auffassung, sie entsprächen der spezifischen Prädilektionsstelle für rheumatisch bedingte entzündliche Prozesse im linken Vorhof. Von dieser Ansicht, daß nämlich die MacCallun-Plaques primäre rheumatisch bedingte Endokarditisherde darstellen, ist man inzwischen abgegangen. Sie gelten heute als reaktiv infolge der Klappenregurgitation zustande kommende »jet lesions«.

Eine akute rheumatische Endokarditis kann entweder das Primärereignis oder einen akut entzündlichen Schub im Rahmen des rezidivierenden Verlaufs darstellen. Davon hängt auch ab, welche strukturellen Veränderungen vorliegen. Selbst beim ersten entzündlichen Schub können bereits Anzeichen eines Heilungsprozesses gegeben sein. In diesem Fall finden sich außer den Vegetationen und den dadurch entstehenden Gewebsreaktionen makroskopisch kaum Veränderungen.

Die Gewebsreaktion auf den ersten Schub zeigt bestimmte charakteristische Merkmale: In den unterhalb der Vegetationen liegenden Klappensegelbereichen werden verschiedene Zellen, darunter Fibroblasten und Makrophagen, palisadenartig aufgetürmt. In das vegetative Material wachsen Fibroblasten und Kapillaren ein und verdrängen die Fibrinmasse. Damit ist das inaktive Stadium erreicht, wo an der Stelle der Vegetationen nun fibröse Knötchen sitzen. Haben die Vegetationen auch auf die Sehnenfäden übergegriffen, *heilt* der entzündliche Prozeß unter Verdickung und gelegentlich Verklebung der Sehnenfäden ab.

Handelt es sich um einen rekurrenten akut entzündlichen Schub, werden die im vorstehenden beschriebenen charakteristischen Veränderungen auf die Residuen vorangegangener Schübe aufgepfropft. An Residuen finden sich folgende Veränderungen: Verkürzung der Klappensegel, fibröse Verdickung am Klappenschlußrand, Verklebung der Sehnenfäden unterschiedlichen Ausmaßes, Verkürzung der Sehnenfäden und Vaskularisierung der Klappensegel.

Ist ein vorangegangener akut entzündlicher Schub Ursache der Klappeninsuffizienz, findet sich eine der jeweiligen Insuffizienzformen entsprechende Vergrößerung der Herzkammern.

(Fortsetzung auf Seite 202)

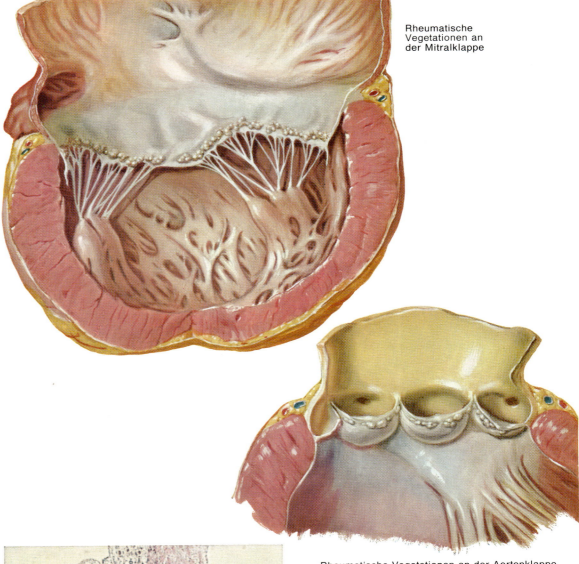

Rheumatische Vegetationen an der Mitralklappe

Rheumatische Vegetationen an der Aortenklappe

Mikrophotogramm der Mitralklappe bei akuter rheumatischer Endokarditis: Schwellung entlang des Klappenschlußrandes als Ausdruck der abheilenden Vegetationen. Am Scheitelpunkt der Schwellung sitzt noch vegetatives Material auf

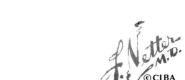

Rheumatische Herzkrankheit
(Fortsetzung von Seite 201)

Residuen nach akuter rheumatischer Karditis

Bei einer rezidivierenden akuten rheumatischen Karditis können schwere Residuen zurückbleiben. Sie manifestieren sich in einer Stenose oder Insuffizienz einer oder mehrerer Herzklappen. Manchmal ist der Schaden nur gering; manchmal sind zwar alle Klappen beteiligt, aber nur wenig verändert; manchmal sind ein oder zwei Klappen erheblich verformt. Unabhängig von der spezifischen Klappenschädigung bleiben auch im Myokard und Perikard geringe Veränderungen bestehen.

An der *Mitralklappe* findet sich eine *fibröse Verdickung* entlang des Klappenschlußrands an jener Stelle, an der die Vegetationen der akuten rheumatischen Endokarditis abgeheilt sind. Am freien Klappenrand ist das Klappensegel oft geringfügig verkürzt, wodurch der Eindruck entsteht, als inserierten die *Sehnenfäden* unmittelbar am freien Klappenrand. Als Zeichen eines abgeheilten rheumatisch-entzündlichen Prozesses wachsen oft *Blutgefäße* in die Mitralklappe, im typischen Fall in das vordere Segel, ein. Von der Klappenbasis zieht das Gefäß gegen den freien Klappenrand zu, wo es sich verzweigt. Die Sehnenfäden sind bei erhaltener Klappenfunktion oft geringfügig verkürzt, verdickt und verklebt. Die Klappensegel können entlang den Kommissuren teilweise verschmelzen.

An der Trikuspidalklappe bleiben ähnliche geringfügige Veränderungen bestehen wie an der Mitralklappe.

An der *Aortenklappe* finden sich als unbedeutende Restzustände eine leichte fibröse Verdickung entlang dem Klappenschlußrand, eine Verkürzung der *Klappentaschen* und eine *Verschmelzung* der Kommissuren. Die Verkürzung der Taschenklappen läßt sich daran erkennen, daß bei konventioneller Einsicht in die geöffnete Aortenklappe ein größerer Abschnitt der Sinus aortae (Valsalvae) sichtbar wird als bei normaler Klappe. Eine Verschmelzung der Aortenklappenkommissuren, bei der noch eine annähernd normale Klappenfunktion gewährleistet ist, bleibt meist auf eine Kommissur begrenzt. Dabei entsteht ein Doppelsegel, das ca. zweimal so breit ist wie das zweite, nicht verwachsene Segel. Bei einer derartig veränderten Aortenklappe spricht man manchmal von einer *erworbenen bikuspidalen Klappe*. Sie kann zwar an sich *funktionstüchtig* bleiben und nicht stenosieren; die Klappenöffnung ist jedoch gegenüber der normalen trikuspidalen Aortenklappe behindert. Im späteren Verlauf verkalkt eine derartig veränderte Aortenklappe meist und wird stenotisch.

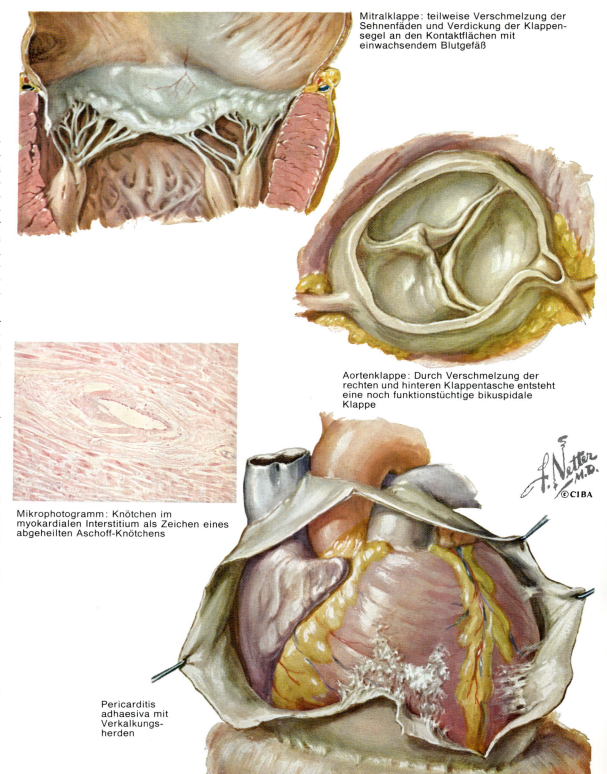

Mitralklappe: teilweise Verschmelzung der Sehnenfäden und Verdickung der Klappensegel an den Kontaktflächen mit einwachsendem Blutgefäß

Aortenklappe: Durch Verschmelzung der rechten und hinteren Klappentasche entsteht eine noch funktionstüchtige bikuspidale Klappe

Mikrophotogramm: Knötchen im myokardialen Interstitium als Zeichen eines abgeheilten Aschoff-Knötchens

Pericarditis adhaesiva mit Verkalkungsherden

Als weitere Komplikation bei geringfügigen Residuen nach rheumatischen Klappenfehlern kommen bakterielle Endokarditiden in Betracht, die meist die Mitral- und die Aortenklappe befallen.

Bleiben nach rheumatischen Endokarditiden nur geringfügige residuale Klappenveränderungen bestehen, ist meist auch das *Myokard* im großen und ganzen unverändert und zeigt keine Anzeichen einer Hypertrophie. Lediglich kleine myokardiale Narben weisen auf die Existenz von Aschoff-Knötchen hin. Sie stellen sich als gefäß- und zellfreie Bereiche in perivaskulärer Lage dar. Oftmals *heilen die Aschoff-Knötchen* vollständig ab. In diesem Fall ist schwer zu entscheiden, ob es sich bei bindegewebigen Arealen im Herzmuskel einfach um normales Stützgewebe oder um residuale Narben handelt.

Die Residuen nach abgeheilten akuten rheumatischen Perikarditiden führen kaum jemals zu erheblichen Zirkulationsstörungen, gleichgültig wie die Heilung erfolgt. Meist heilen akute rheumatische *Perikarditiden* durch Auflösung der Fibrinablagerungen. Zurück bleibt in diesem Fall ein glattes Perikard ohne Verschwartung. Manchmal bilden sich anstelle des fibrinösen Exsudats entweder fokal oder diffus fibrinöse *Schwarten*. Selbst in den relativ seltenen Fällen, in denen das gesamte Perikard verschwartet ist, bleiben die Schwarten verhältnismäßig dünn und beengen das Herz nicht. Gelegentlich lagern sich bei fibröser Obliteration des Perikardsacks *fokal Kalkplättchen* in die Schwarten ein. Auch dadurch entsteht jedoch für das Herz keine Beengung.

(Fortsetzung auf Seite 203)

Rheumatische Herzkrankheit

(Fortsetzung von Seite 202)

Mitralstenose: pathologische Anatomie

Die Mitralstenose ist die häufigste nach wiederholten Schüben von *rheumatischem Fieber* auftretende Schädigung des Herzens. Sie stellt anatomisch den Kulminationspunkt rekurrenter Schübe dar, der mit einer hochgradigen Verformung und Obstruktion der *Klappe* erreicht ist. Durch das Abheilen der rheumatischen Vegetationen am Klappenrand kommt es nicht nur zur fibrösen *Verdickung* der Klappensegel, sondern auch zur Verklebung der Segel an den Kommissuren und zu Veränderungen an den Sehnenfäden. Die Sehnenfäden verschmelzen nach Abheilen der an ihrer Oberfläche sitzenden Vegetationen, wodurch die zwischen ihnen bestehenden Durchgänge obliterieren. Bei intakter Mitralklappe strömt Blut nicht nur durch die Durchgänge zwischen den Papillarmuskeln, sondern auch zwischen den seitlich von den Papillarmuskeln angeordneten Sehnenfäden. Verschmelzen nun die Sehnenfäden, gehen diese sekundären Durchgänge verloren.

Die Sehnenfäden werden durch rekurrente entzündliche Schübe überdies verkürzt. Dadurch entsteht an den Klappensegeln ein starker Zug nach unten. Die jeder Kommissur zugeordneten Sehnenfäden sind fächerförmig angeordnet und inserieren an ihrem unteren, also der Basis des Fächers entsprechenden Ende an den Klappensegeln, an ihrem oberen Ende an den Papillarmuskeln. Wenn nun die Sehnenfäden kürzer werden und die Klappensegel nach unten ziehen, verringert sich die Distanz zwischen dem Klappenrand und den Kuppen der Papillarmuskeln. Dabei treten die Segel näher aneinander, so daß beim Abheilen der rheumatischen Vegetationen ein Verschmelzen an den Kommissuren begünstigt wird. Die Verkürzung der Sehnenfäden und die dadurch entstehende Fixierung der Klappensegel spielt wahrscheinlich bei der Restenosierung der Klappe nach einer Kommissurotomie eine ausschlaggebende Rolle.

Neben den bereits beschriebenen Veränderungen findet sich an der *stenotischen Mitralklappe* als typische Schädigung ferner eine Verformung des *vorderen Segels*. Sie manifestiert sich in einer gegen den Vorhof gerichteten *Konvexität*. Bei nicht verkalkter Klappe wölbt sich das Segel an der konvexen Stelle während der linksventrikulären Diastole durch den über dem linksventrikulären Druck liegenden Vorhofdruck wahrscheinlich gegen den Ventrikel vor. Dies könnte die Grundlage für den Mitralöffnungston sein, der zu Beginn der Diastole auftritt und als klassisches Zeichen der Mitralstenose gilt. Während der Ventrikelsystole wird das deformierte Segel gegen den Vorhof gedrückt und legt sich an die Basis des hinteren Mitralsegels an. Dadurch wird eine Regurgitation durch die Klappe verhindert.

Die Mitralstenose wird funktionell primär als Strömungsbehinderung an der Klappe wirksam.

Dadurch steigen die Drücke im linken Vorhof, im gesamten Lungenstrombett und im rechten Ventrikel. Diese funktionellen Veränderungen führen sekundär zu strukturellen Veränderungen, die die *klinische Diagnose* erleichtern. Zu diesen sekundären Veränderungen zählen die *Vergrößerung des linken Vorhofs* und der großen *Pulmonalarterien* sowie die Hypertrophie des *rechten Ventrikels*.

Der Druck im linken Vorhof übersteigt den enddiastolischen Druck im linken Ventrikel. Dadurch und infolge des engen Mitralostiums strömt das Blut wie ein Preßstrahl durch die Mitralklappe. An jenen Stellen, wo der Preßstrahl auf die *Wand des linken Ventrikels* auftrifft, können sogenannte »jet lesions« entstehen.

Bei einer wirksamen Mitralstenose ist das Herzminutenvolumen verringert und bei erhöhtem Sauerstoffbedarf des Gewebes nicht steigerungsfähig. Die Sauerstoffausschöpfung aus dem Kapillarblut ist bei Belastung und in schweren Fällen selbst in Ruhe gesteigert. Dadurch entsteht die für Mitralstenosekranke typische erhöhte arteriovenöse Sauerstoffdifferenz.

Das geringe Herzzeitvolumen bei Mitralstenosekranken zeigt sich in der Größe des linken Ventrikels und der Aorta. Die Höhle des linken Ventrikels ist kleiner als normal, die Wandung dünner, das Aortenlumen enger.

(Fortsetzung auf Seite 204)

Mitralstenose: Ansicht von unten links. Geringfügige rheumatische Veränderungen an der Aortenklappe

Verdickte stenotische Mitralklappe: typische Konvexität des vorderen Segels, Vergrößerung des linken Vorhofs, »jet lesions« an der Wand des linken Ventrikels

Vergrößerung und Hypertrophie des rechten Ventrikels infolge einer Mitralstenose; Weiterstellung und Wandverdickung der Pulmonalarterie, eingestreute atheromatöse Plaques

Rheumatische Herzkrankheit
(Fortsetzung von Seite 203)

Mitralstenose: sekundäre anatomische Veränderungen

Die primäre Auswirkung der Mitralstenose besteht in einer Strömungsbehinderung an der Klappe. Dadurch steigt der Druck im *linken Vorhof*, im gesamten Lungenstrombett und im rechten Ventrikel. Dies verursacht verschiedene sekundäre anatomische Veränderungen. An erster Stelle stehen dabei eine *Hypertrophie* und eine *Vergrößerung des linken Vorhofs*. Auch der rechte Ventrikel hypertrophiert; er bleibt jedoch meist normal groß. Ist der rechte Ventrikel vergrößert, liegt die Ursache wahrscheinlich in einer Stauungsinsuffizienz. Eine Vergrößerung des rechten Ventrikels kann zur Dilatation des Trikuspidalostiums und zur sekundären Tikuspidalinsuffizienz führen.

Als weitere bedeutsame sekundäre Veränderung findet sich eine *Dilatation der größeren Lungenarterien*. Sie kommt infolge der pulmonalen Hypertonie zustande, die auch Ursache für die Verstärkung des 2. Herztons im Pulmonalareal und für die Arteriosklerose der Lungenarterien ist.

Der linke Vorhof liegt unterhalb der *Bifurkation der Trachea*. Sein superiorer Abschnitt ist von den inferioren Anteilen der beiden Hauptbronchi daher nur durch zwei Strukturen getrennt, nämlich die tracheobronchialen Lymphknoten und das Perikard. Die Bifurkation der Trachea liegt im Bogen über dem linken Vorhof. Kommt es nun aus irgendeiner Ursache, z. B. infolge einer Mitralstenose, zur Dilatation des linken Vorhofs, wird der Gabelungswinkel der Trachea größer.

Ursache dafür ist in erster Linie eine Verlagerung des *linken Hauptbronchus* nach oben. Seine Verdrängung wird durch die enge anatomische Beziehung zur *linken oberen Pulmonalvene* begünstigt. Die *Vergrößerung des Gabelungswinkels* der Trachea kommt im *Röntgenbild* zur Darstellung. Sie dient als Maß für die Beurteilung der *Größenzunahme des linken Vorhofs*.

Im Gefolge einer Mitralstenose kann es auch zur *Kompression der Bronchi* kommen. Auch hiervon ist der linke Hauptbronchus stärker betroffen als der rechte. Bei extremer Kompression stellt sich der normalerweise gerundete untere Rand des linken Hauptbronchus als scharfe Kante dar. Die kompressionsbedingte Behinderung der Luftwege führt zu wiederholt auftretenden pulmonalen Infekten. Diese Begleiterscheinung der Mitralstenose ist mitverantwortlich für die Dyspnoe, ein häufig bei Kranken mit Herzklappenfehlern auftretendes *Symptom*.

Infolge der Lähmung des linken Stimmbands kommt es bei Mitralstenosepatienten gelegentlich zu Heiserkeit. Sie ist als *Zeichen* einer infolge der mitbestehenden pulmonalen Hypertonie zustande kommenden Komplikation zu werten, da sie auch in Zusammenhang mit anderen Herzkrankheiten auftritt, bei denen eine pulmonale Hypertonie besteht. Die Stimmbandlähmung links ist eigentlich Folge der Weiterstellung der arteriellen Strombahnen in der Lunge. Aortenbogen und *linke Pulmonalarterie* liegen in einem C-förmigen Raum, der in der Mitte von der linken Seite der *Trachea*, nach unten zu vom linken Hauptbronchus und nach lateral vom *Bronchus des linken Oberlappens* begrenzt wird. Wenn in diesem begrenzten Raum die linke Pulmonalarterie weiter wird, drückt sie den Aortenbogen gegen die linke Seite der Trachea. In diesem Bereich zieht der *linke N. laryngeus recurrens* um den unteren *Aortenabschnitt* herum nach kranial. Die Kompression dieses Nerven zwischen Trachea und Aortenbogen ist offenbar Ursache der Stimmbandlähmung.

Die Vergrößerung des linken Vorhofs ist ein wichtiges diagnostisches *Zeichen* für die Mitralstenose. Der linke Vorhof kann dabei weiter nach rechts reichen als der rechte. Das ist klinisch im *Röntgenbild* an zwei Befunden zu ersehen, nämlich der *Verdrängung des Ösophagus* und der Darstellung einer den beiden Vorhöfen entsprechenden Doppelkontur. Da der linke Vorhof dem Ösophagus nahe anliegt, verdrängt er bei einer Größenzunahme den Ösophagus nach hinten, bei extremer Vergrößerung auch nach lateral, und zwar meist nach rechts.

(Fortsetzung auf Seite 205)

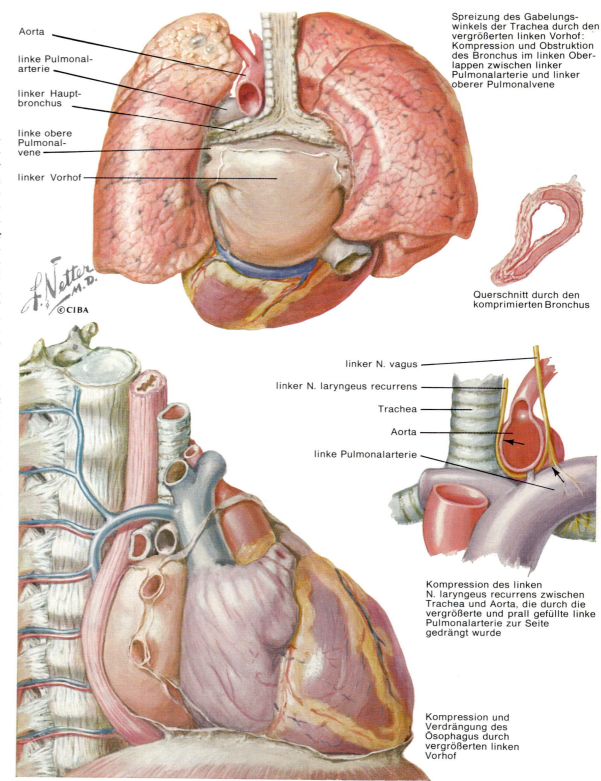

Rheumatische Herzkrankheit
(Fortsetzung von Seite 204)

Mitralstenose: sekundäre Veränderungen in der Lunge

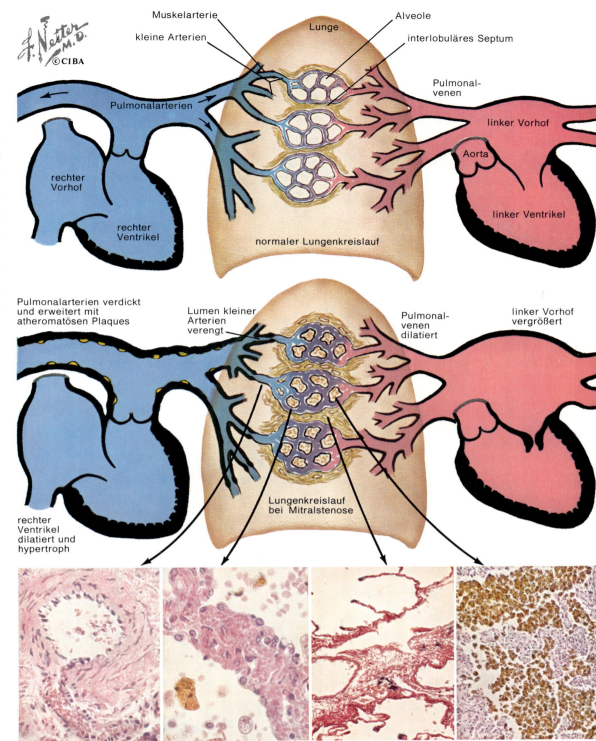

Hypertrophe Muskelarterie und Arteriole mit Sphinkter dazwischen (270fache Vergr.)

Alveolarwandung dilatiert, Kapillarschlängelung, kubisches Epithel (400fache Vergr.)

Interlobuläres Septum verdickt, mit dilatierten Lymphgefäßen (75fache Vergr.)

Alveolarräume mit hämosiderotischen Einlagerungen (90fache Vergr.)

Das durch die *Stenose* gegebene Strömungshindernis an der *Mitralklappe* bewirkt einen Druckanstieg im gesamten Lungenstrombett und im *rechten Ventrikel*.

Normalerweise herrscht im Lungenstrombett ein geringer Druckabfall im Gebiet der Arteriolen. Die kleinkalibrigen und dünnwandigen *Arterien und Arteriolen der Lunge* sind nicht imstande, einen starken Gefäßtonus zu erzeugen. Bei Mitralstenose kommt es jedoch in den kleineren arteriellen Gefäßen zu einer *Mediahypertrophie*, und die Gefäße können in größerem Maße den erhöhten Druck abfangen. Dadurch stellt sich in der Lunge eine größere arteriovenöse Druckdifferenz ein.

Der Lungenkapillardruck wird durch den Widerstand bestimmt, der sich dem aus dem Lungenstrombett ausströmenden Blut entgegenstellt (stenotische Mitralklappe), und durch das in das Lungenstrombett einströmende Blutvolumen. Wird im Lungenkapillarbett ein bestimmter hydrostatischer Druck erreicht, kann es zur Ödembildung in der Lunge kommen.

Wahrscheinlich wird das in die Lunge fließende Blutvolumen durch die Weite der Arteriolen bestimmt. Eine pulmonale Vasokonstriktion bei Mitralstenose kann als Schutzmechanismus gegen die Entwicklung eines Lungenödems gewertet werden.

Welcher Mechanismus die Gefäßweite der kleinen Lungenarterien reguliert, ist nicht bekannt. Möglicherweise wird in Abhängigkeit vom Lungenkapillardruck in den kleinen Lungenarterien eine sich dauernd ändernde Gefäßverengung bewirkt.

Die Tonuserhöhung der Gefäße spielt bei einer Tachykardie eine wichtige Rolle. Die Tachykardie verkürzt die diastolische Füllungsphase und bewirkt bei Vorliegen einer Mitralstenose eine Retention von Blut im *linken Vorhof* sowie im *Lungenvenen-* und Lungenkapillarbett. Strömt weniger Blut in das Kapillarbett ein, sinkt der Kapillardruck unter jenen Wert, der sich ohne Regulation einstellen würde. Bei Vorliegen einer Tachykardie kann das Zustandekommen eines Lungenödems also einem Ausfall der Schutzfunktion der kleinen Lungenarterien zugeschrieben werden.

An Strukturveränderungen findet sich im Lungenstrombett in erster Linie eine *Mediaverdickung*, die in allen Gefäßen, auch in den größeren Arterien und Venen, auftreten kann. In den kleinen Venen, Arterien und Arteriolen kann es zu einer fibrösen Intimaverdickung kommen. Diese Veränderungen sind jedoch unspezifisch und stehen nicht mit den charakteristischen arteriosklerotischen Veränderungen in den großen Lungenarterien in Zusammenhang. Die fibröse Intimahypertrophie bewirkt eine unterschiedliche *Lumenverengung* der kleinen Lungenarterien. Hochgradige Veränderungen sind meist auf wenige Gefäße beschränkt. Dies erklärt, warum bei Lungengefäßveränderungen im Zusammenhang mit einer Mitralstenose ein Sinken des pulmonalarteriellen Drucks nach Behebung der Stenose nicht ausgeschlossen ist.

Bei Mitralstenosen finden sich neben der Weiterstellung der *Lungenkapillaren* auch bedeutsame Veränderungen im Lungenparenchym, z.B. *kubische Zellen* in der Epithelauskleidung der *Alveolen*, Fibrose der *Alveolenwandung*, Organisation eines fibrinösen Exsudats in den Alveolarräumen, gelegentliche Spiculae in den Alveolarräumen, Dilatation der pulmonalen *Lymphgefäße* und *Hämosiderose*.

Die Dilatation der pulmonalen Lymphgefäße zeigt sich besonders in der viszeralen Pleura und in den *interlobulären Septen*. Sie verursacht wahrscheinlich die im *Röntgenbild* von Mitralstenosekranken sichtbaren Kerley-Linien im Unterlappen. Möglicherweise ist sie Ausdruck der für die Mitralstenose postulierten Umleitung von Blut aus den Lungen in das rechte Herz über Lymphgefäße.

Die Hämosiderose ist offenbar Folge eines wiederholten Blutaustritts aus den alveolären Kapillaren. Sie entsteht durch Akkumulation von Makrophagen mit eisenhaltigem Pigment in den Alveolen. Die Makrophagenanhäufung verleiht der Lunge im *Röntgenbild* ein fleckiges Aussehen und gilt als weiteres *klinisches Zeichen* der Mitralstenose.

(Fortsetzung auf Seite 206)

Rheumatische Herzkrankheit
(Fortsetzung von Seite 205)

Mitralstenose: thromboembolische Komplikationen

Thromboembolische Komplikationen zählen zu den schwerwiegendsten Folgeerscheinungen einer Mitralstenose. Sie beginnen mit einer Thrombosierung im *linken Vorhof*, die häufig sekundär zur systemischen Embolie führt. Bei der Mitralstenose ist der linke Vorhof besonders anfällig gegenüber einer Thrombosierung, da er während der Herzaktion nicht vollständig entleert wird. Dies gilt besonders bei Vorhofflimmern. In diesem Fall kommt es wesentlich häufiger zur Thrombosierung und zur Embolie in den Körpergefäßen als bei Mitralstenosen mit intaktem Sinusrhythmus.

Bei Mitralstenosen bilden sich Thromben bevorzugt an zwei Stellen im *linken Vorhof*, und zwar im linken Herzohr und an der *Hinterwand* unmittelbar oberhalb des *hinteren Mitralsegels*. Bei aurikulärer Lokalisation bleibt der Thrombus entweder auf das Herzohr beschränkt oder *breitet sich* in den eigentlichen Vorhofinnenraum *aus*. In letzterem Fall kann es zur Organisation des Thrombus kommen, der sich dann an der Vorhofwand *festsetzt*. Häufiger ragt jedoch der Thrombus aus dem Herzohr in den Vorhofinnenraum vor und kann sich nicht an die Vorhofwand anheften. Dabei können leicht Teile abreißen, so daß in diesem Fall eine erhöhte Emboliegefahr besteht.

An der Hinterwand des linken Vorhofs setzen sich Thromben nicht so häufig ab wie im Herzohr. Ursache für die Bevorzugung des posterioren Wandabschnitts ist offenbar eine lokale Schädigung durch den bei mitbestehender geringgradiger Mitralinsuffizienz als Preßstrahl gegen die Vorhofwand aufprallenden Blutstrom.

Es sind Mitralstenosefälle bekannt, bei denen der linke Vorhof nahezu vollständig von Thromben ausgefüllt wurde. Aber selbst bei massiver Thrombosierung bleiben Durchgänge offen, denn das thrombotische Material setzt sich an bestimmten charakteristischen Orten an. Bei erhaltenem Einstrom von den *Pulmonalvenen* in den linken Vorhof blieben jene Wandbezirke ausgespart, entlang welchen Blut aus den Pulmonalvenen zur Mitralklappe strömt. Für eine massive Thrombosierung des linken Vorhofs sind verschiedene Faktoren maßgebend: 1. eine hochgradige Mitralstenose, 2. ein über dem Durchschnitt liegendes Alter, 3. die Wahrscheinlichkeit einer Verkalkung der Wand des linken Vorhofs, 4. das Vorliegen einer unbeeinflußbaren Stauungsinsuffizienz.

Bei hochgradigen Mitralstenosen und im fortgeschrittenen Alter können Veränderungen an der Wand des linken Vorhofs auftreten, die zu einer massiven Thrombusbildung prädisponieren. Dazu zählen fibröse Verdickung des Endokards und Wandverkalkung. Bei *röntgenologischen* Anzeichen einer Verkalkung des linken Vorhofs ist eine massive Thrombosierung zu erwarten.

Bei der häufig in Kombination mit einer massiven Thrombosierung des linken Vorhofs bestehenden unbeeinflußbaren Stauungsinsuffizienz wirken wahrscheinlich mehrere Faktoren zusammen, z.B. der Schweregrad der Mitralstenose und das fortgeschrittene Alter des Patienten. Letzteres kann insofern für das Zustandekommen einer Myokardinsuffizienz eine Rolle spielen, als die Grundkrankheit ja schon lange Zeit bestehen kann. Massive Thromben füllen einen Großteil des linken Vorhofs aus und schaffen so neben dem primären Hindernis an der stenotischen Mitralklappe ein weiteres Strömungshindernis.

Aus dem Herzohr in den Vorhofinnenraum ragender Thrombus

An der Hinterwand des linken Vorhofs haftender und an der posteromedialen Mitralkommissur anliegender Thrombus

Den linken Vorhof fast vollständig ausfüllender Thrombus. Durchgängige Bereiche von den Pulmonalvenen zur Mitralklappe (Sonden)

Intermittierend das Mitralostium blockierender Kugelventilthrombus

(Fortsetzung auf Seite 207)

Rheumatische Herzkrankheit
(Fortsetzung von Seite 206)

Als weitere *thromboembolische Streuquelle* kommt die *Thrombusbildung* an der Mitralklappe in Betracht. Davon sind bei verkalkter Klappe eine oder aber auch beide *Kommissuren* betroffen (S. 206). Aus diesen Prädilektionsstellen ist zu schließen, daß bei der Thrombosierung der Mitralklappe die Absprengung von verkalktem Klappenmaterial eine Rolle spielt. Dadurch wird die veränderte, nicht endothelialisierte Klappensubstanz dem Blutstrom ausgesetzt, so daß sich daran bevorzugt ein Thrombus absetzen kann. Durch eine Thrombusbildung an der Mitralklappe wird der Schweregrad der Mitralstenose verstärkt.

Als Sonderform ist im *linken Vorhof* ein *Thrombus* bekannt, der sich von seiner Entstehungsstelle (meist dem linken Herzohr) abgelöst hat und nun frei im linken Vorhof schwebt. Dabei nimmt er mehr und mehr eine gerundete bis ovale Form an. Ein derartiger Thrombus kann in das *Mitralostium* eintreten, ist aber infolge seiner Größe nicht imstande, die stenotische Klappe zu passieren, sondern blockiert sie als Kugelventil (S. 206). Dadurch kommt es zu Bewußtseinsverlust und gelegentlich zum Tod. In der Regel wird der Thrombus jedoch durch die Lageveränderung des Patienten bei Eintritt des Bewußtseinsverlusts aus seiner Verankerung im Mitralostium gerissen. Dadurch wird die Zirkulation wieder in Gang gesetzt, und der Patient erlangt das Bewußtsein wieder. Sind bei Mitralstenosekranken *klinisch* wiederholt Ohnmachtsanfälle zu beobachten, besteht begründeter Verdacht auf das Vorhandensein eines Kugelthrombus. Ein klinisch ähnliches Bild findet sich bei einem primären Myxom des linken Vorhofs.

Bei Mitralstenosekranken können Emboli in den Klein- oder Großkreislauf verstreut werden. Die Lungenembolie tritt im allgemeinen als Komplikation bei Herzinsuffizienz auf. Als embolische Streuquelle kommen meist die Beinvenen in Betracht, obschon gleichzeitig ein Thrombus im rechten Herzohr vorliegen kann.

Eine Embolie der Körperarterien in Zusammenhang mit einer Mitralstenose tritt meist als Komplikation eines Thrombus im linken Vorhof auf. Selten ist die Streuquelle ein Thrombus an der stenotischen Mitralklappe. Die Embolie kann das gesamte Versorgungsgebiet des Gefäßes betreffen. Das Bild einer Embolie der Hirnarterien ist unterschiedlich und reicht von einzelständigen bis multiplen kleinen *Infarkten* in nicht dominierenden *Hirnarealen* über zerebrale Infarkte, Infarkte der Capsula interna und ihrer Anhangsgebilde (führt zum typischen Bild der Apoplexie) bis zum Infarkt eines Großteils einer Hirnhemisphäre. Bei zerebralen Infarkten kann es sekundär zu Blutungen kommen, wodurch eine Unterscheidung zwischen einer primären Hirnblutung und einem Infarkt erschwert wird.

Je nach der Größe des betroffenen Gefäßes führt ein embolischer Verschluß einer *Koronararterie* entweder plötzlich zum Tod, zu klinischen Zeichen eines typischen *Myokardinfarkts* oder zu einem stummen Infarkt mit entsprechend unspezifischen *elektrokardiographischen* Befunden.

Milzinfarkte finden sich bei Mitralstenosekranken häufig. Sie verlaufen manchmal stumm, können aber auch akute Oberbauchschmerzen und eine Leukozytose verursachen.

Häufig findet sich auch eine Embolie der *Nierengefäße* mit *Niereninfarkt*. Wie bei den Milzinfarkten treten in manchen Fällen akute Oberbauchschmerzen auf, die gelegentlich Anlaß zur Diagnose »akutes Abdomen« geben. In derartigen Fällen ist für die *Differentialdiagnose* das häufige Auftreten von Hämaturien in Zusammenhang mit Niereninfarkten zu bedenken.

Im Magen-Darm-Trakt werden Emboli meist in die *A. mesenterica superior* getragen, wogegen der Truncus coeliacus und die A. mesenterica inferior nur selten in Mitleidenschaft gezogen werden. Ein Verschluß der A. mesenterica superior führt zum Infarkt des gesamten Dünndarms (mit Ausnahme des Duodenums) und des rechten Kolonabschnitts.

Beschwerden verursachende Embolien der die Extremitäten versorgenden Arterienäste sind relativ selten. Häufiger findet sich ein Verschluß der Aorta, wobei der Embolus typischerweise über der Aortenbifurkation reitet (»reitender Embolus«).

(Fortsetzung auf Seite 208)

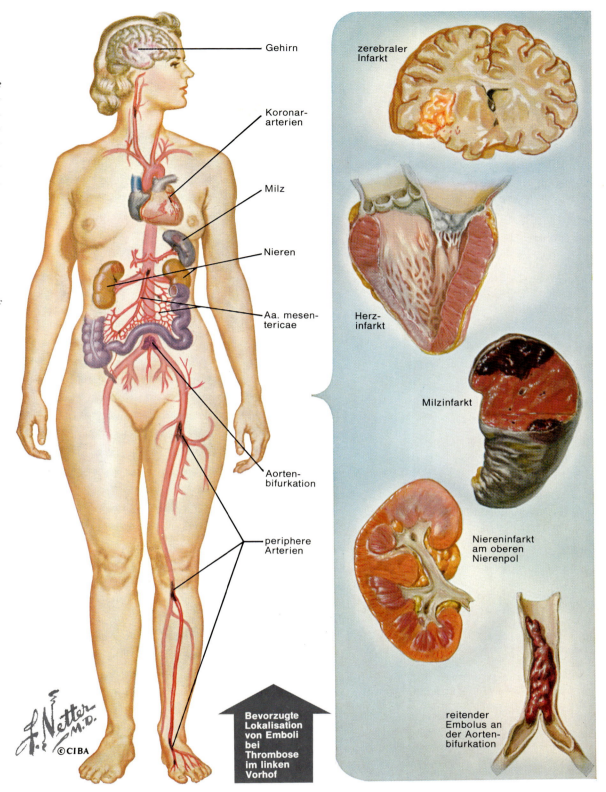

Rheumatische Herzkrankheit

(Fortsetzung von Seite 207)

Mitralinsuffizienz

Rekurrente rheumatische Endokarditiden mit Befall der Mitralklappe führen meist zur Verkürzung der Sehnenfäden und zur *Verschmelzung* der Klappensegel an den *Kommissuren*. Dadurch wird die Klappe zwar stenotisch, bleibt aber funktionstüchtig. Es gibt jedoch auch Fälle, bei denen rekurrente entzündliche Schübe zu einem Funktionsverlust der *Mitralklappe* führen. Eine Mitralinsuffizienz entsteht infolge 1. *Verkürzung der Klappensegel*, 2. *Verkalkung an den Kommissuren* und 3. *Vergrößerung des linken Vorhofs*. Bei der rheumatisch bedingten Mitralinsuffizienz sind die *Sehnenfäden* typischerweise nur wenig verändert. Sie sind zwar etwas verdickt, aber nicht erheblich *verkürzt*.

Die *Verkürzung der Mitralsegel* ist am *hinteren Segel* auffälliger als am vorderen. Ist das vordere Segel geschrumpft, geht sein freier Rand von einer konvexen Form in eine konkave über. Bei der Kontraktion eines Klappensegels wird das unmittelbar am freien Klappenrand anliegende Gewebe retrahiert, so daß der Eindruck entsteht, als ob die Sehnenfäden direkt am freien Klappenrand inserierten. Wenn die Verkürzung der Klappensegel Ursache einer Mitralinsuffizienz ist, beruht die funktionelle Störung auf einem den adäquaten Klappenverschluß nicht mehr gewährleistenden Gewebsverlust.

Bekanntlich findet sich bei manchen hämodynamisch unwirksamen Mitralstenosen (S. 203) eine Verkalkung an den Klappenkommissuren. Dabei werden die betroffenen Kommissuren durch die anderen der Mitralstenose zugrundeliegenden Veränderungen faktisch in Schlußstellung gehalten. Bei Mitralklappenverkalkung mit hämodynamisch wirksamer Stenose werden die Kommissuren hingegen in Öffnungsstellung fixiert. Durch die die Fixierung bewirkenden Kalkspangen können die Segel entlang der Kommissuren nicht mehr miteinander in Kontakt treten. Die Verkalkung kann auf eine Kommissur beschränkt bleiben, aber auch beide Kommissuren betreffen. In letzterem Fall bleibt die Mitralklappe während der gesamten Herzaktion in Öffnungsstellung fixiert.

Die Mitralinsuffizienz bewirkt primär eine Dilatation des linken Vorhofs, die jedoch ihrerseits wieder auf die Schlußunfähigkeit der Mitralklappe rückwirken kann, und zwar dann, wenn nur eine oder keine der beiden Kommissuren *verschmolzen* ist. Eine Verschlechterung der Mitralinsuffizienz durch die Vergrößerung des linken Vorhofs tritt primär dann ein, wenn sich Vorhofwand und Mitralsegel als kontinuierliche anatomische Struktur darstellen. Erweitert sich der linke Vorhof, dehnt sich seine Hinterwand nach hinten und unten. Dadurch wird das hintere Segel nach hinten gezogen und vom vorderen weg verlagert, wodurch die Schlußunfähigkeit der Klappe verstärkt wird. Im Extremfall wird das hintere Segel so weit verlagert, daß es *über* der Basis des *linken Ventrikels* zu liegen kommt. In dieser Lage wird es nicht nur vom linken Vorhof nach hinten und unten gezogen, sondern gleichzeitig am anderen Ende von den zugehörigen Sehnenfäden festgehalten. Dadurch wird das hintere Segel über der Basis des linken Ventrikels »ausgespannt« und in dieser Lage fixiert.

Bei Mitralinsuffizienz ist der linke Ventrikel vergrößert und seine Wandung mäßig hypertroph. Der linke Vorhof ist durchweg vergrößert, meist stärker als bei der Mitralstenose. Liegt also bei einem Mitralvitium ein enorm vergrößerter linker Vorhof vor, ist daraus eher auf eine Mitralinsuffizienz als auf eine Mitralstenose zu schließen.

Im linken Vorhof siedelt sich bei Mitralinsuffizienzen wesentlich seltener ein Thrombus ab als bei Mitralstenosen. Dies hat offenbar seine Ursache darin, daß bei der Mitralinsuffizienz im linken Vorhof ständig Blut in Bewegung ist und im Gegensatz zur Mitralstenose weniger Blut zurückgehalten wird.

Die sekundären Veränderungen an Ösophagus, Bifurkation der Trachea, rechtem Ventrikel und Lungenstrombahnen entsprechen dem Bild der Mitralstenose.

Mitralinsuffizienz (Mitralklappe von unten): hochgradige Verkürzung des hinteren Segels bei unbedeutender Verschmelzung an den Kommissuren; geringe Verklebung und Verkürzung der Sehnenfäden

Hochgradige Vergrößerung des linken Vorhofs infolge einer Mitralinsuffizienz

Kalkspange an anterolateraler Kommissur der Mitralklappe als Teilursache der Klappenschlußunfähigkeit

Verdickung und Schrumpfung der Mitralsegel. Hinteres Segel durch Zug des vergrößerten linken Vorhofs über linksventrikulärem Myokard »ausgespannt«

(Fortsetzung auf Seite 209)

Rheumatische Herzkrankheit
(Fortsetzung von Seite 208)

Aortenstenose

Beim Erwachsenen ist die Obstruktion der *Aortenklappe* entweder unmittelbar Folge rekurrenter rheumatisch-endokarditischer Schübe oder Ausdruck einer Verkalkung einer *bikuspidalen* Klappe.

An der Aortenklappe sind verschiedene Restzustände nach rheumatischen Endokarditiden zu beobachten, die die Klappenöffnung teilweise einengen. Als einfachste Form findet sich eine *Verschmelzung* zweier Segel an einer *Kommissur*. Dadurch entsteht das Bild einer *erworbenen bikuspidalen Aortenklappe*. In diesem Fall ist die Klappenöffnung zwar kleiner als normal, bleibt aber weit genug, so daß sich dem aus dem linken *Ventrikel* ausströmenden Blut kein nennenswertes Hindernis in den Weg stellt. Dem Schweregrad nach an nächster Stelle steht die Stenoseform, bei der die *Klappensegel an 2 Kommissuren verschmolzen* sind. Durch die durch die Verwachsungen bedingte Bewegungseinschränkung der Segel kann die Klappenöffnung so stark verkleinert werden, daß es zu einer wirksamen Aortenstenose kommt. Ein voller Verlust der Klappenöffnung tritt dann ein, wenn die Segel an *allen Kommissuren verschmelzen*. Eine derartige Veränderung am Klappenapparat geht fast durchweg mit einer Schrumpfung der Klappensegel einher. Durch die Fixierung der Segel wird die Klappe hochgradig *stenotisch*. Durch ihre Schrumpfung wird eine *Aorteninsuffizienz* bewirkt, deren Schweregrad vom Ausmaß der Schrumpfung abhängt.

Der zweite Entstehungsmechanismus einer rheumatisch bedingten Aortenstenose wirkt indirekt, d.h., es wird zunächst eine bikuspidale Klappe erworben, die dann nach und nach verkalkt. Die dadurch verursachte Starre der Klappensegel führt zur Stenose.

Häufigste Form der Aortenstenose ist die *Klappenverkalkung*. Wie bereits erwähnt, kann die Verkalkung an einer erworbenen biskupidalen Klappe auftreten. Aber auch *angeborene bikuspidale Klappen* können verkalken. Bei einer Untersuchung stenotischer Aortenklappen mit Verkalkung wird deutlich, daß derartige Klappen fast durchweg nur 2 Klappentaschen besitzen. Ob dies ein erworbener oder angeborener Zustand ist, läßt sich jedoch angesichts der auffälligen Veränderungen an der Klappe nicht in jedem Fall feststellen. Mit zunehmender Erfahrung häufen sich die Anzeichen dafür, daß eine angeborene bikuspidale Klappe oft Ausgangspunkt für eine verkalkte Aortenstenose ist. Dies läßt sich nicht nur aus den charakteristischen Merkmalen der Klappe selbst ableiten, sondern auch aus dem Umstand, daß bei einigen verkalkten Aortenstenosen als Begleiterscheinung eine Mißbildung vorhanden ist, die bekanntermaßen häufig in Kombination mit einer angeborenen bikuspidalen Aortenklappe auftritt, nämlich die Aortenisthmusstenose.

Im Alter ist eine leichte Verkalkung der Aortensegel nichts Ungewöhnliches. Sie kann in manchen Fällen einen Grad erreichen, der zu einem Aortenstenosegeräusch Anlaß gibt. Im Gegensatz zur echten Aortenstenose fehlen jedoch in der Regel die Zeichen einer Linkshypertrophie. Derartige Zustandsbilder sind nicht als Aortenstenosen anzusprechen. Bei Aortenstenose steigt der systolische Druck im linken Ventrikel über den systolischen Aortendruck an. Dies führt zur *linksventrikulären Hypertrophie*, wobei der linke Ventrikel die Gestalt eines Kegels annimmt, dessen Kontur über den Rand des rechten Ventrikels hinausragt.

Die Häufigkeit von koronaren Arteriosklerosen bei Aortenstenosekranken entspricht dem Durchschnitt der Bevölkerung. Myokardinfarkte sind bei Aortenstenosen nicht selten. Sie bleiben meist auf einen kleinen Myokardbezirk beschränkt und treten mit oder ohne wirksame Koronarsklerose auf. Bei ausgedehnten Myokardinfarkten liegt meist auch eine erhebliche Obstruktion der Koronararterien vor. Sie ist in der Regel arteriosklerotischen Ursprungs. Gelegentlich kommt als Ursache für den Koronarverschluß jedoch auch ein Embolus in Betracht. Die Streuquelle ist in diesem Fall in den Kalkspangen an der Aortenklappe zu suchen.

(Fortsetzung auf Seite 210)

Rheumatische Herzkrankheit
(Fortsetzung von Seite 209)

Aorteninsuffizienz

Wenn rekurrente rheumatisch-endokarditische Schübe nur an den Aortensegeln wirksam werden, die Kommissuren jedoch aussparen, ist eine isolierte Aorteninsuffizienz die Folge. Grundlage für diese funktionelle Veränderung ist eine *Schrumpfung der narbigen Segel.* Durch die Schrumpfung geht die »Überweite« der Segel, die im normalen Herzen den *Klappenschluß* gewährleistet, teilweise verloren. Manchmal sind die Segel so stark verkürzt, daß sie die Klappenöffnung nicht mehr bedecken können. Die auf diese Weise schlußunfähig gewordene Klappe besitzt eine von den geschrumpften Segeln gesäumte *dreieckige Öffnung.*

Die Aortensegel schrumpfen nicht nur in der Breite, sondern auch in der Länge. Werden der *linke Ventrikel* und die schlußunfähige *Aortenklappe* in der herkömmlichen Weise seziert, kommt daher ein größerer Ausschnitt der *Sinus aortae* zur Ansicht als bei intakter Klappe.

An sekundären Manifestationen verursacht die Aorteninsuffizienz eine Weiterstellung bzw. *Dilatation* der *Aorta ascendens* sowie Veränderungen im linken Ventrikel. Letztere äußern sich in einer Hypertrophie und in regurgitationsbedingten »jet lesions« im subaortalen Wandbereich. Die »jet lesions« entstehen durch den Aufprall des Regurgitationsstrahls an der Ventrikelwand. Sie finden sich entweder im *septalen Wandabschnitt* der Ausflußbahn oder an der dem Ventrikel zugewandten Seite des vorderen Mitralsegels. Das Fasergewebe der »jet lesions« ist typischerweise in kuspidaler Form angeordnet, wobei die freien Teile dem Ausgangspunkt des Regurgitationsstrahls zugewendet sind. Das Vorhandensein von »jet lesions« im subaortalen Wandbereich ergibt einen wichtigen anatomischen Anhaltspunkt für eine Aorteninsuffizienz. Ihre Lokalisation entspricht möglicherweise dem Entstehungsort des diastolischen Aorteninsuffizienzgeräuschs.

Bei einer Aorteninsuffizienz ist der linke Ventrikel meist hochgradig hypertrophiert. Bei autoptisch untersuchten Herzen mit besonders hohem Gewicht hatte häufig eine Aorteninsuffizienz bestanden. Neben der Wandhypertrophie findet sich auch eine Vergrößerung *(Dilatation)* des Ventrikels nach lateral und kaudal. Die Veränderungen im linken Ventrikel können über folgende Mechanismen sekundär zur *Mitralinsuffizienz* führen.

1. Bei Aorteninsuffizienz und -stenose weitet sich der linke Ventrikel nach kaudal. Dabei kommen auch die Papillarmuskeln weiter kaudal zu liegen. Durch die so entstehende größere Spannung der Sehnenfäden werden die Mitralsegel weit ausgespannt. Damit wird eine Annäherung der Segel aneinander und daher auch ein *Schluß der Mitralklappe* verhindert (S. 209). Die Folge ist eine Mitralinsuffizienz.

2. Bei der Aorteninsuffizienz werden die Papillarmuskeln infolge der Vergrößerung des linksventrikulären Innenraums nach lateral verlagert. Dadurch verschiebt sich die Längsachse der Papillarmuskeln und Sehnenfäden von der auf die Längsachse des linken Ventrikels bezogenen Vertikalen mehr zur *Horizontalen.* Die infolgedessen geänderte Zugrichtung der Papillarmuskeln führt zum teilweisen Funktionsverlust der Sehnenfäden und somit zur Mitralinsuffizienz.

In der Linkshypertrophie der Aorteninsuffizienz und -stenose ist auch eine Füllungsbehinderung des linken Ventrikels zu sehen. Diese manifestiert sich funktionell in einem Anstieg des linksventrikulären enddiastolischen Drucks. Der Druckanstieg wiederum blockiert den venösen Lungenflow, was dem Bild der Mitralstenose gleichkommt. Im linken Vorhof, in den Lungenkapillaren und den Lungenarterien herrscht ein erhöhter Druck. Auch das Lungenparenchym zeigt qualitative Ähnlichkeiten mit dem Bild der Mitralstenose, obschon die Veränderungen bei Aortenklappenkranken nicht so stark ausgeprägt sind. Die Rechtshypertrophie der Aortenstenose und -insuffizienz kann auf ähnliche Weise zustande kommen wie bei der Mitralstenose.

Aorteninsuffizienz (Ansicht der Klappe von oben): verdickte, kurze Segel mit dreieckiger Klappenöffnung

Verkürzte Aortenklappensegel mit freigelegtem Sinus und Dilatation der Aorta: »jet lesions« im septalen Wandabschnitt des linken Ventrikels

Konzentrische Hypertrophie und Dilatation des linken Ventrikels infolge Aorteninsuffizienz: Sehnenfäden gespannt. Annähernd horizontale Zugrichtung behindert den Mitralklappenschluß und bewirkt sekundäre Mitralinsuffizienz

(Fortsetzung auf Seite 211)

Rheumatische Herzkrankheit
(Fortsetzung von Seite 210)

Trikuspidalstenose und -insuffizienz

Charakteristisches Merkmal einer rheumatisch bedingten Verformung der *Trikuspidalklappe* sind in erster Linie die *Verschmelzung aller Kommissuren* und die *Verkürzung der Trikuspidalsegel*. Die *Sehnenfäden* sind nur geringfügig verändert. Dadurch kommt es zur Verkleinerung der Klappenöffnung und Schlußunfähigkeit der Klappe. Das üblicherweise gleichzeitige Vorhandensein von *Stenose* und *Insuffizienz* unterscheidet die rheumatisch veränderte Trikuspidalklappe von der Mitralklappe. Bei letzterer manifestiert sich die rheumatische Grundkrankheit in der Regel entweder als Stenose *oder* als Insuffizienz. Bei der rheumatischen Trikuspidalklappenerkrankung ist der *rechte Vorhof* typisch *vergrößert*. Eine chronische rheumatisch bedingte Verformung der Trikuspidalklappe tritt selten isoliert auf. Meist ist auch die *Mitralklappe* und manchmal die *Aortenklappe* in Mitleidenschaft gezogen.

Tritt eine Mitralstenose in Kombination mit einer Trikuspidalinsuffizienz auf, bleibt zu entscheiden, ob die Trikuspidalinsuffizienz unmittelbare Folge des rheumatischen Prozesses ist oder sekundär durch eine Rechtsherzinsuffizienz im Gefolge der Mitralstenose zustande kommt. Gewisse Anzeichen sprechen für die zweite Hypothese. Es besteht in der Regel eine Stauungsinsuffizienz. Als weiteres Argument läßt sich anführen, daß bei unmittelbar rheumatisch bedingten Trikuspidalklappenerkrankungen ein kombiniertes Trikuspidalvitium besteht, wogegen bei der sekundären Trikuspidalinsuffizienz die Stenose fehlt. Bei Trikuspidalinsuffizienz ohne Anzeichen einer Stenose ist daher ein sekundärer Trikuspidalprozeß zu diskutieren.

Multivalvuläre Erkrankung

Beim rheumatisch bedingten multivalvulären *Klappenbefall* sind im allgemeinen die *Mitral- und die Aortenklappe* verformt, während die Trikuspidalklappe im großen und ganzen unverändert bleibt. Bei der Kombination von Mitral- und Aortenvitium dominiert in der Regel die Mitralstenose und die (fibröse) Aortenstenose. Dazu kommt eine Aorteninsuffizienz unterschiedlichen Ausmaßes. Eine hochgradige primäre Aorteninsuffizienz in Kombination mit einer hochgradig primären Mitralinsuffizienz findet sich selten, möglicherweise weil diese Kombination nicht mit dem Leben vereinbar ist.

Sind 3 Klappen betroffen, bleibt die Pulmonalklappe meist von hochgradigen Veränderungen verschont, wohingegen die Trikuspidalklappe erkrankt ist. Die Veränderungen der Aorten- und der Mitralklappe zeigen in diesem Fall meist das gleiche Bild, als wenn nur die linksseitigen Klappen befallen wären. Die Trikuspidalklappe weist die charakteristischen Merkmale des unmittelbar rheumatisch bedingten Klappenbefalls auf, wie bereits dargestellt.

Bei multivalvulären Zustandsbildern werden die Rückwirkungen auf die Herzkammern vom jeweiligen Kompensationsgrad und vom dominierenden Vitium an den einzelnen Klappen bestimmt. Eine Veränderung der Trikuspidalklappe geht durchweg mit einer Vergrößerung des rechten Vorhofs einher. Folge eines Mitralvitiums ist die *Hypertrophie des rechten Ventrikels*. Bei Stauungsinsuffizienz ist unabhängig vom Zustand der Trikuspidalklappe der rechte Ventrikel vergrößert. Ist bei erkrankter Mitralklappe und intakter Trikuspidalklappe das Herz kompensiert, kann der rechte Ventrikel normal groß sein. Pulmonalishauptstamm und linker Vorhof sind bei Mitralklappenbefall vergrößert.

Bei Kombination von Aorten- und Mitralklappenbefall ist die Wand des linken Ventrikels hypertrophiert, allerdings keineswegs im gleichen Ausmaß wie bei isolierten Aortenklappenvitien. Ursache dafür ist das geringere Herzzeitvolumen bei der Mitralklappenaffektion. Dadurch wird die Wirksamkeit des Aortenklappenfehlers, insbesondere der Aortenstenose, abgeschwächt.

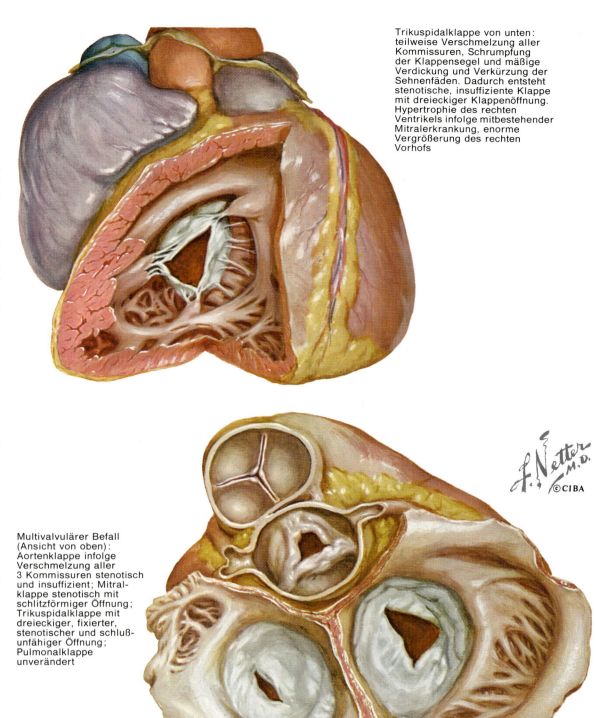

Trikuspidalklappe von unten: teilweise Verschmelzung aller Kommissuren, Schrumpfung der Klappensegel und mäßige Verdickung und Verkürzung der Sehnenfäden. Dadurch entsteht stenotische, insuffiziente Klappe mit dreieckiger Klappenöffnung. Hypertrophie des rechten Ventrikels infolge mitbestehender Mitralerkrankung, enorme Vergrößerung des rechten Vorhofs

Multivalvulärer Befall (Ansicht von oben): Aortenklappe infolge Verschmelzung aller 3 Kommissuren stenotisch und insuffizient; Mitralklappe stenotisch mit schlitzförmiger Öffnung; Trikuspidalklappe mit dreieckiger, fixierter, stenotischer und schlußunfähiger Öffnung; Pulmonalklappe unverändert

Lupus erythematodes

Der Lupus erythematodes disseminatus ist eine Krankheit, die bevorzugt am Gefäßsystem auftritt. Dementsprechend werden *klinisches* und pathologisches *Bild* auch von der Gefäßschädigung bestimmt. Am häufigsten betroffen sind die Nierenglomeruli, die gegenüber dem zirkulierenden Agens am vulnerabelsten sind. Daneben werden bei vielen Patienten jedoch auch entzündlich-nekrotisierende Prozesse an den kleinen und mittleren Blutgefäßen beobachtet. Oft liegt eine *multiple Beteiligung der viszeralen Organe*, darunter vor allem des *Herzens*, vor.

Am Herzen sind besonders die Klappen, das *Endokard*, die Blutgefäße und das myokardiale und perikardiale Bindegewebe betroffen. Eine Beteiligung von Herzstrukturen gehört bei der Mehrzahl der Erythematodeskranken zum *klinischen Bild*. Die Unterscheidung zwischen primären Krankheitszeichen als Ausdruck der Endo- und Myokarditis und sekundären Beschwerden im Gefolge von Fieber, Hypertonie, Anämie sowie mitbestehenden Nieren- und Lungenaffektionen bereitet in der Regel Schwierigkeiten. Häufigste und eine der ersten Manifestationen des Lupus erythematodes disseminatus ist die *Perikarditis*. Daneben kann eine *Endokarditis* mit allerdings unspezifischen systolischen und diastolischen Geräuschen bestehen. Die *Vegetationen* zeigen keine Embolisierungstendenz. Besondere diagnostische Schwierigkeiten bereitet die *Myokarditis*. Sie ist meist nur geringgradig und verursacht weder eine Dilatation noch eine Dekompensation des Herzens.

Die nichtbakterielle Endokarditis Libman-Sacks fand sich früher bei 50 bis 60% der Erythematodeskranken. Seit der Einführung der Steroidtherapie konnte jedoch die autoptisch beobachtete Häufigkeit einer Herzbeteiligung radikal gesenkt werden. Am häufigsten betroffen sind immer noch die *Mitral-* und die *Trikuspidalklappe*. An ihnen finden sich solitäre oder maulbeerähnliche, 1 bis 4 Nanometer große Effloreszenzen. Sie sind unregelmäßig am Klappenschlußrand und am übrigen Klappengewebe zu *beiden Seiten* der Klappe angeordnet. *Vegetationen* finden sich auch an den *Sehnenfäden*, den Papillarmuskeln und am *wandständigen Endokard*, meist an der Ventrikelbasis. *Mikroskopisch* bestehen die Effloreszenzen oberflächlich aus teilweise hyalinisierten Plättchen- und Fibrinthromben. In den tieferen Schichten zeigt sich eine *eosinophile* Kollagendegeneration und -nekrose mit Infiltraten neutrophiler und einkerniger Zellen unterschiedlichen Ausmaßes (A). Ein Nachweis von Bakterien konnte nicht erbracht werden. Gelegentlich besteht eine fibröse Verdickung der Klappe, die auf vorangegangene endokarditische Schübe hinweist. Am Klappenring, an der Klappenbasis und an der Klappentasche imponieren oft Endothelzellen- und Myozytenproliferationen. In den entzündlich veränderten Endokardbezirken finden sich manchmal Hämatoxylinkörperchen.

Im Zusammenhang mit der Erythematodesmyokarditis besteht eine fibrinoide Nekrose der kleinen und mittelkalibrigen Arterien. Die kleinen Gefäße zeigen eine *Wandnekrose*; ihre Lumina sind mit einem Pfropfen aus proliferierendem Endothel und granulärem Fibrin verschlossen. Während des akuten Stadiums dominieren Infiltrate von Neutrophilen. In älteren Läsionen finden sich vorzugsweise solche von mononuklearen Zellen. Mit Hilfe der *Fluoreszenz-Antikörpermethode* lassen sich in akuten Gefäßveränderungen (B) *γ-Globuline* und C3-Komplement nachweisen. Im Spätstadium manifestiert sich die Gefäßbeteiligung in Endothelproliferation, Verdickung und partiellem Verschluß des betroffenen Gefäßes.

Im *Myokard* imponieren *entzündliche* Herde mit *interstitiellen Ödemen* und eosinophilem Kollagenabbau (C). Lymphozyten, Plasmazellen und große Histiozyten bilden das Infiltrat. Im *entzündlich* veränderten Interstitium finden sich Hämatoxylinkörperchen. Degenerative Veränderungen der Myokardfasern fehlen in der Regel, und die Erythematodesmyokarditis ist meist geringen Grads, obschon *fibrotische* Areale entstehen können.

Häufig tritt eine fibrinöse Perikarditis mit Organisation, jedoch ohne Urämie auf. Auch auf eine fibrinoide Nekrose des perikardialen Bindegewebes ist hingewiesen worden. Gelegentlich kommt es zu blutig-serösen Perikardergüssen. Trotz fibröser Verschwartungen bleibt eine konstriktive Perikarditis aus.

Die Klappenbeteiligung beim Lupus erythematodes disseminatus ist gegenüber den Klappenveränderungen bei rheumatischem Fieber *abzugrenzen*. Rheumatische Vegetationen treten an der dem Vorhof zugewandten Klappenseite auf und zeigen eine geringere Nekroseneigung. Beim Erythematodes fehlen die charakteristischen Aschoff-Knötchen.

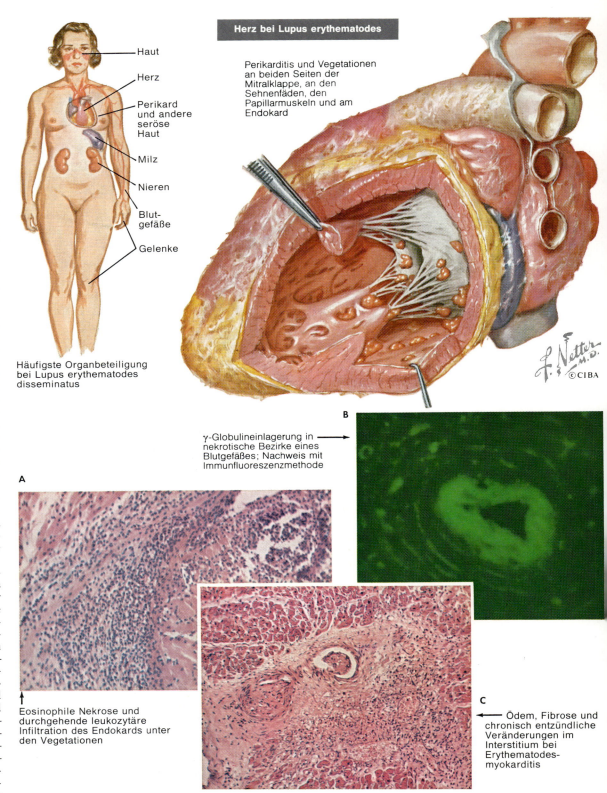

Häufigste Organbeteiligung bei Lupus erythematodes disseminatus

Herz bei Lupus erythematodes

Perikarditis und Vegetationen an beiden Seiten der Mitralklappe, an den Sehnenfäden, den Papillarmuskeln und am Endokard

γ-Globulineinlagerung in nekrotische Bezirke eines Blutgefäßes; Nachweis mit Immunfluoreszenzmethode

A — Eosinophile Nekrose und durchgehende leukozytäre Infiltration des Endokards unter den Vegetationen

C — Ödem, Fibrose und chronisch entzündliche Veränderungen im Interstitium bei Erythematodesmyokarditis

Bakterielle Endokarditis

Eintrittspforten und prädisponierende Vorschädigungen

Bei der bakteriellen Endokarditis handelt es sich um eine bakterielle Infektion des Endokards. Davon sind in erster Linie die Herzklappen betroffen; jedoch können auch das wandständige Endokard einer Herzkammer und die Intima der großen Gefäße in Mitleidenschaft gezogen sein. Daraus ergibt sich das klassische klinische Bild der bakteriellen Endokarditis der Herzklappen.

Voraussetzung für das Zustandekommen einer bakteriellen Endokarditis ist 1. das Vorhandensein einer *Eintrittspforte*, durch die der Erreger in den *Blutstrom* gelangen kann, wo er dann eine Bakteriämie auslöst, und 2. das Vorhandensein von vorgeschädigten Stellen, an denen sich der Erreger ansiedeln kann. Bei hochvirulenten Bakterien kann eine Vorschädigung auch fehlen bzw. nicht nachweisbar sein.

Die Eintrittspforte ist nicht in jedem Fall zu erkennen. Am häufigsten kommt der Mundraum in Betracht. *Zahnfleisch- und Zahninfektionen* sind oft Primärherd, von dem *Streptococcus viridans* in den Blutstrom gelangen kann. *Streptococcus faecalis*, ein Erreger mit einer relativ geringen Virulenz, stammt oft aus dem männlichen Genitale und gelangt in der Regel durch Eingriffe an der Harnröhre, z.B. eine Prostatektomie, in den Blutstrom. Auch eine *Gonokokkenurethritis* kann eine Bakteriämie mit nachfolgender bakterieller Endokarditis auslösen. Über die Haut können besonders bei Kleinkindern mit ekzematösen Veränderungen hochvirulente Staphylokokken in den Kreislauf gelangen. Gelegentlich kommen Infektionen der oberen Luftwege als Streuquelle für *β-hämolytische Streptokokken* in Betracht. Oft entstehen Bakteriämien in Zusammenhang mit *Lungeninfekten*. In diesem Fall sind *Pneumokokken* die Erreger einer bakteriellen Endokarditis.

Ebenso wie die Eintrittspforte läßt sich auch nicht immer eine prädisponierende Vorschädigung nachweisen. Dies gilt in erster Linie bei fulminanten Infekten. Ist eine *prädisponierende Vorschädigung* nachweisbar, begünstigt oder verursacht sie in der Regel einen Defekt an der Klappen- oder Gefäßauskleidung. Durch fibröse Verdickung der frei beweglichen Klappensegel kommt z.B. ein Defekt am Klappengefüge zustande. Auch das im Preßstrahl mit einem großen Druckgradienten durch eine enge Öffnung strömende Blut verursacht einen Defekt an der Aufprallstelle und prädisponiert so die Gefäßauskleidung bzw. das Endokard zur Ansiedlung von infektiösen Erregern.

Bakterielle Endokarditiden entstehen bevorzugt an der *Mitral- und/oder der Aortenklappe*. Prädisponierende Vorschädigungen an der *Mitralklappe* sind fast immer *rheumatischer* Genese. Im typischen Fall bleibt die rheumatische Grundkrankheit hämodynamisch unwirksam, so daß das Vorliegen einer Herzaffektion dem Patienten meist nicht bekannt ist. Die rheumatischen Veränderungen manifestieren sich in einer geringgradigen fibrösen Verdickung der Klappensegel am Klappenschlußrand. Die Sehnenfäden sind kaum betroffen, und eine etwaige Verschmelzung der Kommissuren bleibt unbedeutend. Häufig ist das vordere Mitralsegel als Zeichen einer vorangegangenen rheumatischen Karditis vaskularisiert. An einer derartigen Klappe bleibt die freie Beweglichkeit der Klappensegel zwar erhalten, an den fibrös verdickten Bezirken ist das Endothel jedoch abgetragen. Diese Bezirke sind besonders gefährdet, wenn infektiöse Erreger im Blutstrom zirkulieren.

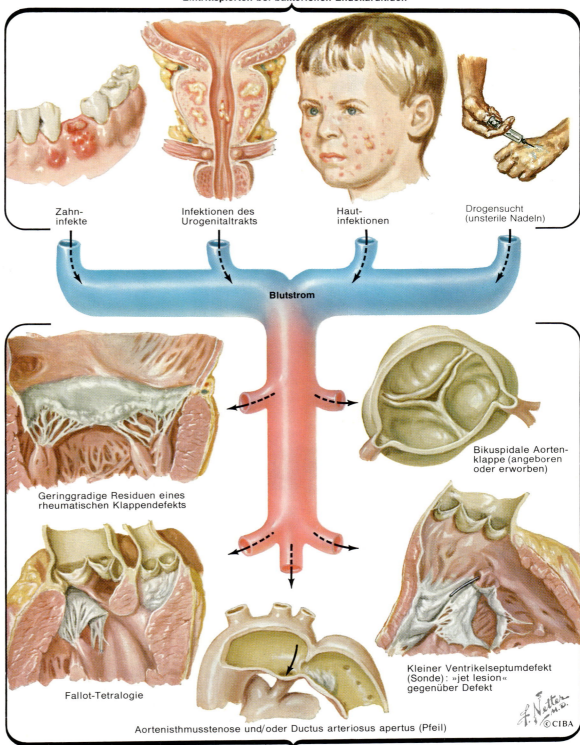

Eintrittspforten bei bakteriellen Endokarditiden

Zahninfekte — Infektionen des Urogenitaltrakts — Hautinfektionen — Drogensucht (unsterile Nadeln)

Blutstrom

Geringgradige Residuen eines rheumatischen Klappendefekts

Bikuspidale Aortenklappe (angeboren oder erworben)

Fallot-Tetralogie

Kleiner Ventrikelseptumdefekt (Sonde): »jet lesion« gegenüber Defekt

Aortenisthmusstenose und/oder Ductus arteriosus apertus (Pfeil)

Häufige prädisponierende Vorschädigungen

Prädisponierend an der *Aortenklappe* ist das Vorhandensein einer *bikuspidalen Klappenform*. Bikuspidale Klappen sind in ungefähr 50% der Fälle *angeboren*. In den restlichen 50% sind sie als Folge einer rheumatischen Endokarditis *erworben*. Gelegentlich kann auch bei hämodynamisch wirksamen Aortenstenosen eine Voraussetzung für das Zustandekommen einer bakteriellen Endokarditis gegeben sein.

In der rechten Herzhälfte treten bakterielle Endokarditiden auf, wenn 1. *hochvirulente Erreger*, z.B. *Staphylokokken, β-hämolytische Streptokokken* oder *Pneumokokken*, sich an sich normalen Klappen ansiedeln, häufiger jedoch, wenn 2. eine – meist angeborene – Grundkrankheit vorliegt. Bei dieser Grundkrankheit besteht in der Regel ein Defekt, der Blut im Preßstrahl durch eine enge Öffnung zwingt. Daher ist bei der *Fallot-Tetralogie* das Infundibulum des rechten Ventrikels besonders gefährdet, bei *kleinen Ventrikelseptumdefek-* *ten* die Trikuspidalklappe oder die Wand des rechten Ventrikels (»*jet lesions*«). Bei *Ductus arteriosus apertus* liegen ähnliche Gegebenheiten vor, da ein Teil der Pulmonaliswandung gegenüber dem offenen Duktus direkt von dem durch den persistierenden Durchgang strömenden Blut getroffen wird und daher einen »fruchtbaren Boden« für Infektionen abgibt.

Auch periphere Gefäße können Ansiedlungsort für infektiöse Erreger sein. Dazu zählt die *Aorta*, an der folgende Bereiche in Betracht kommen: 1. hinter einer eventuellen Aortenisthmusstenose, 2. an atheromatös veränderten Stellen oder 3. im Bereich eines sackförmigen Aneurysmas, das in der Regel im abdominalen Abschnitt der Aorta auftritt. An den weit in der Peripherie liegenden Gefäßen prädisponieren arteriovenöse Fisteln zur Infektion.

(Fortsetzung auf Seite 214)

Bakterielle Endokarditis
(Fortsetzung von Seite 213)

Frühstadium

Aus der Tafel wird deutlich, daß Klappen und Gefäßbezirke, an denen sich infektiöse Erreger ansiedeln, bereits vorgeschädigt und daher gegenüber weiteren Insulten anfälliger sein können. Durch derartige Insulte kommt es zur Abtragung von Endothel und *Anlagerung von Fibrin und Plättchen* an den denudierten Stellen. Diese Ablagerungen besitzen eine besondere Affinität gegenüber zirkulierenden Bakterien und dienen den sich darin fangenden *Erregern* als Nährboden. Die sich zwischen Fibrin und Plättchen ansiedelnden Erreger vermehren sich und dringen in das darunterliegende Gewebe ein.

Die Rolle prädisponierender Vorschädigungen bei der Ansiedlung von Erregern ist bekannt. Nicht vollständig geklärt ist hingegen die Bevorzugung bestimmter Ansiedlungsorte bei Fehlen einer nachweislichen Vorschädigung. In manchen Fällen läßt sich nicht mit Bestimmtheit feststellen, ob eine Vorschädigung vorhanden war, da nicht immer entschieden werden kann, ob ein fibröser Defekt Folge einer bakteriellen Endokarditis oder Ausdruck einer Vorschädigung ist. Die Tatsache, daß eine Vorschädigung vorhanden ist oder nicht, wirkt sich nicht auf das Aussehen des endokarditischen Primärherds aus. Er zeigt durchweg die Merkmale eines Bakterienbefalls und im weiteren Verlauf parallel dazu ablaufende reaktive Heilungsprozesse.

An der Stelle des *Primärherds* dringen die Erreger in das Gewebe ein. Gleichzeitig laufen an der Oberfläche verschiedene Reaktionen ab. Im Gewebe kommt es zur Vermehrung der Erreger, zu *Ödem*, Gewebszerfall und *leukozytärer Infiltration*. Im weiteren Verlauf bildet sich ein Granulationsgewebe, wie sich an der Proliferation von Kapillaren und Fibroblasten erkennen läßt. An der Oberfläche des infizierten Bezirks bilden sich gleichzeitig *Vegetationen*. Sie entstehen durch Anlagerung von Plättchen und Fibrin und Proliferation von Bakterien. Die Erreger können so stark wuchern, daß sie innerhalb und an der Oberfläche der Vegetationen Kolonien bilden. Von diesem Besatz werden sie ausgestreut, wodurch die Bakteriämie aufrechterhalten wird und es sekundär im peripheren Kreislauf zu Gefäßverschlüssen kommt.

Auffälligstes *makroskopisches Merkmal* des Frühstadiums ist die Vegetation an der Stelle des Primärinfekts. Die Vegetationen sind aufgrund ihres Gefüges in der Regel gelblich-braun, können jedoch eine bläulich-rote Färbung annehmen, wenn sich im Fibrinnetz Erythrozyten verfangen. Ein weiteres wichtiges makroskopisches Kennzeichen ist ihre brüchige Konsistenz. Im übrigen variiert das makroskopische Aussehen der Vegetationen erheblich. Ihre Größe reicht von kaum sichtbaren flachen Plaques bis zu verrukösen Knötchen.

Die Vegetationen setzen sich typisch herdförmig an. Bei einem Herd im Frühstadium können sich eine oder mehrere Vegetationen bilden. Unabhängig davon sind beim klassischen Bild die Klappensegel nur teilweise mit Vegetationen bedeckt.

An der meist *bikuspidalen Aortenklappe* setzen sich die *frühen Vegetationen* sowohl bei der erworbenen als auch bei der angeborenen Form in der Regel an der verschmolzenen Kommissur an.

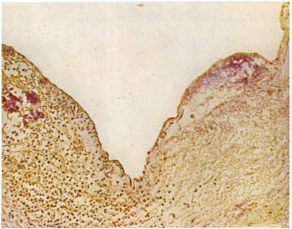

Ablagerung von Plättchen und Besiedlung mit Erregern (sich dunkel anfärbend), Ödem und leukozytäre Infiltration bei beginnender bakterieller Endokarditis der Aortenklappe

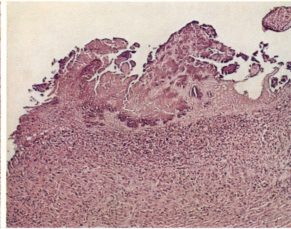

Bildung von Vegetationen mit klumpenförmigem Bakterienbesatz an der Trikuspidalklappe

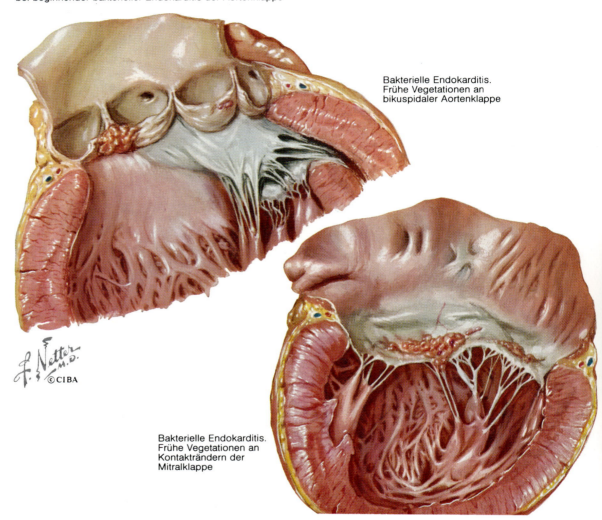

Bakterielle Endokarditis. Frühe Vegetationen an bikuspidaler Aortenklappe

Bakterielle Endokarditis. Frühe Vegetationen an Kontakträndern der Mitralklappe

An der *Mitralklappe* wird zunächst die dem Vorhof zugekehrte Seite entlang dem *Klappenschlußrand* besiedelt.

Kurz nachdem sich ein Primärherd gebildet hat, finden sich oft bereits Anzeichen eines sekundären Befalls an derselben Klappe. Dieser entsteht durch Kontamination ursprünglich nicht beteiligter Klappenabschnitte, die mit dem Primärherd in Kontakt kommen. Man spricht daher von »Kontaktherden« (»kissing lesions«). Sekundär- und Primärherde sind einander ähnlich, so daß eine Unterscheidung nicht immer möglich ist.

Primärherde setzen nicht nur Sekundärherde, sondern können sich auch selbst ausbreiten. Dies zeigt sich daran, daß Vegetationen bereits früh von ihrem ursprünglichen Sitz an der dem Vorhof zugekehrten Seite der AV-Klappen auf die darunterliegenden Sehnenfäden übergreifen.

Die Vegetationen der bakteriellen Endokarditis müssen von anderen Krankheitsbildern abgegrenzt werden, bei denen ebenso Vegetationen an den Herzklappen gebildet werden. Darunter fallen die aktive rheumatische Endokarditis, die endokardialen Läsionen bei Lupus erythematodes und die marantischen Vegetationen. Die Abgrenzung gegenüber der rheumatischen Endokarditis gelingt ohne Schwierigkeiten: Die rheumatischen Vegetationen sind klein und gleichmäßig; bei der bakteriellen Endokarditis setzen sie sich herdförmig an. Bei den anderen genannten Krankheitsbildern sind die Vegetationen auch herdförmig verteilt, wodurch die Unterscheidung erschwert wird. Hier hilft das allgemeine Krankheitsbild. Der Nachweis von Erregern, die nur in den Vegetationen der bakteriellen Endokarditis vorhanden sind, ergibt die spezifische *Diagnose*.

(Fortsetzung auf Seite 215)

Bakterielle Endokarditis
(Fortsetzung von Seite 214)

Spätstadium

Bei Fortschreiten des Krankheitsprozesses kommt es zu generalisierten Formen, bei denen alle Körperorgane betroffen sein können. Wird das Fortschreiten des Krankheitsprozesses nicht bereits im Frühstadium unterbunden, greift das Geschehen auch im Herz an den bereits betroffenen Klappen weiter aus und dehnt sich auf die anderen Klappen aus. Das Übergreifen von einer Klappe auf die andere kann in der Richtung des Blutstroms erfolgen, also von einem Primärherd an der *Mitralklappe* zur *Aortenklappe*. Die umgekehrte Ausbreitungsrichtung im Sinne einer Regurgitationsinfektion ist jedoch auch beschrieben worden.

Eine Regurgitationsinfektion kommt erst zustande, wenn die primär erkrankte Klappe schlußunfähig geworden ist. Die Schlußunfähigkeit kann mehrere Ursachen haben. Erstens können sich der vollständigen Apposition der Klappensegel massive Vegetationen entgegenstellen. Als zweite, weit schwerwiegendere Ursache kommt eine *Zerstörung* der Klappensubstanz (bei der Mitralklappe auch der *Sehnenfäden*) in Betracht, wodurch am *Klappensegelgewebe Durchbrüche* oder Erosionsbezirke entstehen. Die Infektion kann sich auch durch einfaches Übergreifen von einer auf die andere Klappe ausbreiten.

Bei primärer Beteiligung der Aortenklappe führt deren Schlußunfähigkeit während des aktiven infektiösen Prozesses zur Ansiedlung von Erregern an jenen Stellen, auf die der Regurgitationsstrom auftrifft. Davon sind entweder Wandbezirke der Ausflußbahn des linken Ventrikels oder Abschnitte der Mitralklappe betroffen.

Das vordere Mitralsegel ist aufgrund seiner subaortalen Lage gegenüber Sekundärinfekten wesentlich gefährdeter als das hintere. Die Sekundärinfektion manifestiert sich zunächst in Vegetationen an der dem Ventrikel zugekehrten Seite des Segels. Durch den Gewebsuntergang unterhalb der Vegetationen entstehen entweder schwache Stellen (mit Aneurysmenbildung) oder Perforationen (mit oder ohne Aneurysmenbildung als Zwischenstufe). Perforationen eines Mitralsegels verursachen eine Mitralinsuffizienz, an deren Zustandekommen auch eine Sehnenfädenruptur beteiligt ist. Ist der Regurgitationsstrahl aus der schlußunfähigen Aortenklappe nach unten gerichtet, entsteht an den Sehnenfäden der Mitralklappe eine Regurgitationsinfektion. Aufgrund ihrer anatomischen Beziehung sind die am vorderen Mitralsegel inserierenden Sehnenfäden gefährdeter. Die am hinteren Segel inserierenden sind jedoch keinesfalls von einer möglichen Besiedlung ausgenommen. Infizierte Sehnenfäden reißen häufig. Dadurch verliert das betroffene Segel seinen Halt, und die Mitralklappe wird schließlich insuffizient.

Von einer direkten Ausbreitung eines Primärherds an der Aortenklappe muß nicht immer nur die Mitralklappe betroffen sein. Die Infektion vermag sich auch nach inferior entlang dem Kontaktrand des erkrankten Segels auf das Ventrikelseptum auszubreiten. Von diesem Herd aus kann am Ventrikelseptum ein Aneurysma entstehen, das entweder in den rechten Ventrikel oder den rechten Vorhof vorragt.

Von einem Aortensegel aus kann der Erreger einen Sinus aortae besiedeln, an dem auf diese Weise ein Aneurysma entstehen kann. Wenn der sekundäre Infektionsherd sich an der Aortenklappe oberhalb des Sinus ausbreitet und dort in die Aortenwand eindringt, kann als seltene Komplikation eine eitrige Perikarditis auftreten.

Sitzt der Primärherd an der Mitralklappe, verursacht das Pendelblut an jenen Bezirken der Wand des linken Vorhofs, an denen es auftrifft, sekundäre Herde.

Im weiteren Verlauf treten auch an der Berührungsstelle zwischen hinterem Mitralsegel und angrenzendem wandbildenden Endokard des linken Ventrikels Sekundärherde auf. Der infektiöse Prozeß beginnt zwar typischerweise an der Kontaktfläche der Segel, breitet sich jedoch rasch im gesamten Klappengewebe aus. Am hinteren Mitralsegel entstehen daher auch an der *Unterseite* bzw. der dem Ventrikel zugekehrten Fläche Vegetationen. Von dort kann wiederum eine Besiedlung angrenzender Strukturen, z.B. der Wand des linken Ventrikels und des Epikardkeils, der zum nahen Mitralklappenring zieht, erfolgen.

Unbeschadet der unterschiedlichen Entstehungsmechanismen intrakardialer Sekundärherde verläuft der infektiös-destruktive Prozeß stets gleich. Durch Aushöhlung des Klappengewebes geht der Klappenstützapparat verloren, und das Klappengewebe prolabiert. Dazu kommt als weitere Ursache für den Verlust der Klappenfunktion die Perforation der Klappensegel und die *Ruptur* der Sehnenfäden.

(Fortsetzung auf Seite 216)

Bakterielle Endokarditis
(Fortsetzung von Seite 215)

Beteiligung des rechten Herzens

Die rechtsseitige bakterielle Endokarditis unter Mitbeteiligung der Lungenarterien ist wesentlich seltener anzutreffen als der primäre Befall der linken Herzhälfte.

Am häufigsten tritt eine rechtsseitige bakterielle Endokarditis wahrscheinlich als Komplikation beim klassischen Bild des *Ductus arteriosus apertus* auf. Dabei herrschen in Aorta und Lungenarterien infolge des relativ engen Durchgangs durch den Ductus arteriosus keine gleichen Drücke. Der durch den Shunt in das arterielle Lungengefäßsystem eintretende Blutstrom trifft an der dem Duktus gegenüberliegenden Pulmonalarterienwand auf. An dieser Stelle entstehen »*jet lesions*«, die zur Ansiedlung von Erregern prädisponieren. Beim klinischen Krankheitsbild des Ductus arteriosus mit bakterieller Endokarditis ist der Duktus selbst selten primär beteiligt. Meist liegt der Primärherd im *Pulmonalishauptstamm* oder in der linken Pulmonalarterie. Sekundär kann dann auch der Duktus besiedelt werden.

Auch Ventrikelseptumdefekte prädisponieren zu rechtsseitigen bakteriellen Endokarditiden. Wie beim offenen Ductus arteriosus entsteht der Infektionsherd auch hier, wenn der Körperarteriendruck nicht über den Defekt weitergeleitet werden kann. Dementsprechend sind bakterielle Endokarditiden bei ausgedehnten Ventrikelseptumdefekten, also bei Defekten mit rechtsventrikulärer und pulmonaler Hypertonie, auch selten zu finden. Bei kleinen Ventrikelseptumdefekten hingegen, bei denen der Druck im rechten Ventrikel annähernd normal ist, besteht die Gefahr einer infektiösen Komplikation.

Wie beim Ductus arteriosus apertus deckt sich der Primärherd mit der Aufprallstelle des Shunt-Stroms. Er sitzt also entweder an der Vorderwand des *rechten Ventrikels* oder am septalen Trikuspidalsegel, da diese beiden Bereiche dem Shunt unmittelbar gegenüberliegen. Gelegentlich wird auch der Defektrand besiedelt. Ist eine Struktur in der linken Herzhälfte mitbeteiligt, wurde die Infektion von der rechten Seite durch den Defekt dorthin übertragen.

Bakterielle Endokarditiden entstehen auch bei verschiedenen Formen der angeborenen Pulmonalstenose, darunter beim klassischen Bild der Fallot-Tetralogie, bei der isolierten rechtsventrikulären Infundibulumstenose und bei der Pulmonalklappenstenose. Bei allen diesen Defekten ist der Druck im rechten Ventrikel erhöht, wodurch die Trikuspidalklappe belastet wird. Dementsprechend kann bei allen diesen Defekten primär eine bakterielle Endokarditis der Trikuspidalklappe auftreten. Häufiger wird jedoch der über der Stenose gelegene Bereich betroffen. Bei der Fallot-Tetralogie und bei der isolierten Infundibulumstenose ist also die Ausflußbahn des rechten Ventrikels besonders gefährdet, bei der Pulmonalklappenstenose die Klappe selbst und die Bifurkation des Pulmonalishauptstamms, also jener Bezirk, auf den der Blutstrom nach Passieren der stenotischen Klappe auftrifft.

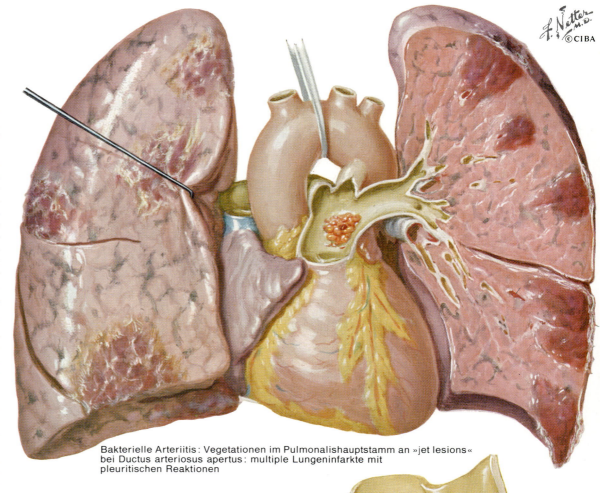

Bakterielle Arteriitis: Vegetationen im Pulmonalishauptstamm an »jet lesions« bei Ductus arteriosus apertus: multiple Lungeninfarkte mit pleuritischen Reaktionen

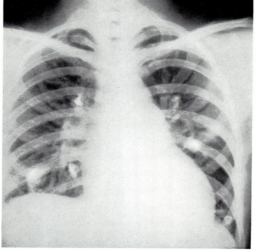

Röntgenbild: multiple Lungeninfarkte infolge einer Arteriitis der Lungengefäße bei Ductus arteriosus apertus

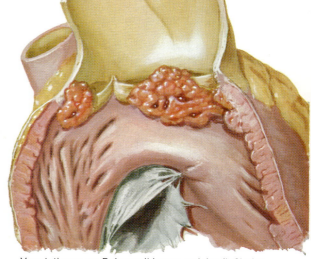

Vegetationen an Pulmonalklappe und Ausflußbahn des rechten Ventrikels

Das *makroskopische Aussehen* der Herde entspricht im großen und ganzen dem Bild der linksseitigen bakteriellen Endokarditis. Die Vegetationen des Primärinfekts zeigen erhebliche Unterschiede. Es finden sich flache, kaum wahrnehmbare bis sperrige Formen. Bei Beteiligung einer größeren Pulmonalarterie kann sich ein mykotisches Aneurysma bilden. Mehr als die Hälfte der in der Literatur beschriebenen lokalisierten sackförmigen Aneurysmen größerer Pulmonalarterien ist mykotischen Ursprungs.

Ob nun die rechtsseitige bakterielle Endokarditis bei Herzgesunden oder als Komplikation bei angeborenen Herzfehlern auftritt: Ihr *klinisches Bild* unterscheidet sich in mancher Hinsicht von der linksseitigen Form. Petechiale Blutungen an Haut und Schleimhäuten fehlen ebenso wie Embolien in den vom Körperkreislauf versorgten Organen. Die Manifestationen konzentrieren sich vielmehr in der Lunge, da embolisches Material aus den Vegetationen des Primärherds in erster Linie in die kleinen Äste der Pulmonalarterien ausgeschwemmt wird. Dies führt zum klassischen Bild multipler peripherer *Lungeninfarkte*. Über den infarzierten Arealen tritt häufig eine fibrinöse Pleurareaktion auf, die sich klinisch als Pleuritis manifestiert. Bei virulenten Erregern kommt es an den infarzierten Lungenarealen zu suppurativen Reaktionen. Klinisch und *röntgenologisch* imponieren in diesem Fall multiple *Lungeninfiltrate*.

Bei protrahierten bakteriellen Endokarditiden mit pulmonalen Komplikationen werden Erreger in großer Zahl über die Lungenvenen in die linke Herzhälfte eingeschwemmt. Dadurch siedeln sich an einer oder beiden linksseitigen Klappen Sekundärherde an.

(Fortsetzung auf Seite 217)

Bakterielle Endokarditis
(Fortsetzung von Seite 216)

Kardiale Folgen

Kardiale Folgen nach bakteriellen Endokarditiden lassen sich in zwei Gruppen unterteilen: 1. Residuen, die die Klappenfunktion nicht wesentlich beeinflussen, und 2. Residuen, die zu einer hochgradigen Veränderung des Klappengefüges und damit letztlich zur Klappeninsuffizienz führen.

Bakterielle Endokarditiden können, selbst wenn sie klinisch nicht erkannt werden, heilen. Gelegentlich heilen sie spontan ab. In manchen Fällen bringen Antibiotika bei nicht gesichert diagnostizierten Beschwerden eine gar nicht vermutete bakterielle Endokarditis zum Heilen.

Abgeheilte, funktionell kaum wirksam werdende Herde sind das Endresultat eines entzündlichen Prozesses an der Klappe. An den von der Valvulitis betroffenen Stellen kommt es zur Vaskularisation und zu unterschiedlicher fibröser *Verdickung*. An die Stelle der Vegetationen tritt Fasergewebe mit Verkalkungsherden. An den Kontaktflächen der Klappensegel treten als Folge der Primärvegetation und sekundärer Kontaktherde (S. 214) fokal Verdickungen zutage.

Im linken Vorhof und Ventrikel sind wandständige fibröse Plaques als Reste einer herdförmigen Endokarditis zu beobachten, die während der aktiven Infektion an der Wandung der beiden Herzkammern abgelaufen ist.

Funktionell wirksam werdende abgeheilte Herde gehen in der Regel mit einem Gewebeuntergang einher. Dabei finden sich verschiedene Formen: Hämodynamisch wirksam werdende endokarditische Herde an der *Aortenklappe* werden charakterisiert durch 1. fokale *Erosion*, wodurch der Rand der erkrankten *Klappensegel* ein sägezahnähnliches Aussehen erhält, 2. *Durchbrüche der Klappensegel* und 3. Gewebeverlust an dem an der Aortenwand anliegenden Klappenabschnitt, wodurch das betroffene Segel prolabiert. Aufgrund dieser Veränderungen wird die Aortenklappe insuffizient. Gelegentlich wird auch die Mitralklappe schlußunfähig. Infolge der Aorteninsuffizienz kommt es sekundär zu Veränderungen im *linken Ventrikel*, wie sie auch bei Schlußunfähigkeit der Aortenklappe anderer Ätiologie auftreten. An erster Stelle stehen dabei eine hochgradige Dilatation und Hypertrophie. Die *Hypertrophie* bewirkt eine Vergrößerung des Herzens in einem Ausmaß, das nur bei Aorteninsuffizienzen erreicht wird.

Durch den Aufprall des Regurgitationsstroms entstehende «jet lesions» sind entweder am Endokard der linksventrikulären Ausflußbahn oder an der dem Ventrikel zugekehrten Seite des vorderen Mitralsegels vorhanden.

Für das Zustandekommen einer Mitralinsuffizienz nach einer bakteriellen Endokarditis der Aortenklappe gibt es mehrere Möglichkeiten. Wenn die Schlußunfähigkeit der Aortenklappe zu einer erheblichen Vergrößerung des linken Ventrikels führt, wird der Klappenapparat mechanisch behindert, und die Mitralklappe wird in der Folge insuffizient.

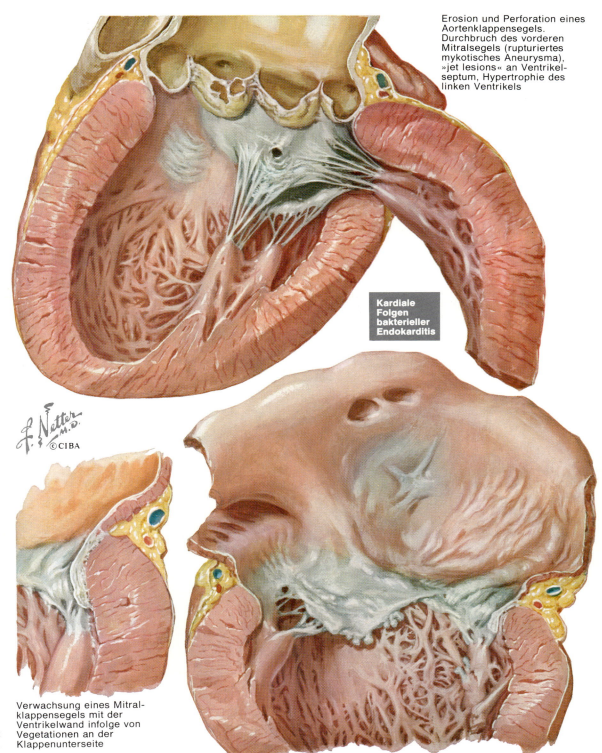

Erosion und Perforation eines Aortenklappensegels. Durchbruch des vorderen Mitralsegels (rupturiertes mykotisches Aneurysma), »jet lesions« an Ventrikelseptum, Hypertrophie des linken Ventrikels

Kardiale Folgen bakterieller Endokarditis

Verwachsung eines Mitralklappensegels mit der Ventrikelwand infolge von Vegetationen an der Klappenunterseite

Verdickung und Erosion der Mitralklappe mit Stümpfen rupturierter Sehnenfäden. Vergrößerung des linken Vorhofs

Als weitere mögliche Ursache kommt eine Zerstörung von Klappengewebe oder von Sehnenfäden an der Mitralklappe infolge der Regurgitation während des aktiven endokarditischen Prozesses an der Aortenklappe in Betracht.

An früherer Stelle (S. 215) wurde bereits dargelegt, daß eine aktive Aortenklappenendokarditis bei mitbestehender Aortenklappenendokarditis einen infektiösen Prozeß am vorderen Segel oder an den Sehnenfäden der Mitralklappe auslösen kann. Dieser führt zur Mitralinsuffizienz infolge 1. von Durchbrüchen des vorderen Segels oder 2. einer Ruptur der Sehnenfäden, wodurch der Stützapparat der Segel verlorengeht.

Ein zur Mitralinsuffizienz führender primärer endokarditischer Prozeß an der Mitralklappe ist Folge von 1. einem Untergang von Klappengewebe, 2. einer *Ruptur der Sehnenfäden* oder 3. einer *Verwachsung* zwischen dem *hinteren Mitralsegel* und der *Wand des linken Ventrikels*. Die Verwachsung entsteht durch fibrösen Ersatz der während des aktiven endokarditischen Prozesses zwischen dem hinteren Mitralsegel und der linken Ventrikelwand (S. 215) gebildeten Vegetationen. Aufgrund dieser Verwachsung geht die freie Beweglichkeit des hinteren Mitralsegels verloren.

Bei einer endokarditisch bedingten Schlußunfähigkeit der Mitralklappe sind die normalerweise bei einer Mitralinsuffizienz zu beobachtenden Sekundärveränderungen vorhanden, und zwar eine *Vergrößerung des linken Vorhofs* und eine Hypertrophie des rechten Ventrikels. Daneben kann auch der linke Ventrikel hypertrophieren, jedoch in geringerem Ausmaß als bei einer Aorteninsuffizienz.

(Fortsetzung auf Seite 218)

Bakterielle Endokarditis
(Fortsetzung von Seite 217)

Mykotische Aneurysmen und Emboli

Das Erscheinungsbild der bakteriellen Endokarditis ist nicht auf Veränderungen an den Herzklappen beschränkt, sondern umfaßt auch Veränderungen an anderen Strukturen. Im Rahmen dieses Bilds finden sich z.B. sekundäre Veränderungen am Abgang der *Aorta* und eine Reihe embolischer Veränderungen im *Myokard*.

Eine Beteiligung des Aortenabgangs ist mitunter Folge eines Primärherds an der Mitralklappe, häufiger jedoch an der *Aortenklappe*. In letzterem Fall sind 3 mögliche Infektionswege zu diskutieren. Erstens die direkte Ausbreitung des Primärherds in den *Aortensinus* und die angrenzende Aortenwand. Zweitens kann während der Systole eine bakterielle Vegetation an einem Aortensegel mit der Aortenwand in Berührung kommen, wobei an letzterer Erreger haftenbleiben. Als dritte Möglichkeit kommt der hämatogene Infektionsweg mit Verschleppung von Erregern durch den entlang der Aortenwand fließenden Blutstrom in Betracht.

Der infektiöse Prozeß am Aortenabgang beginnt an der Intima und schreitet in die Tiefe der Aortenwand fort. Wie an den Herzklappen wird dabei auch an der Aorta Gewebe zerstört. Die dadurch entstehende Wandschwäche der Aorta begünstigt das Zustandekommen von Aneurysmen am Infektionsherd. Derartige Aneurysmen werden in der Regel unabhängig vom jeweiligen spezifischen Erreger als *mykotische Aneurysmen* bezeichnet.

Die Folgen mykotischer Aneurysmen hängen in erster Linie davon ab, ob das Aneurysma *rupturiert*. Intakt bleibende Aneurysmen verlaufen meist stumm. Da der Aortenabgang zum Großteil intrakardial gelegen ist, sind sie *röntgenologisch* nicht darstellbar, denn sie verändern die Kontur des Herzschattens nicht. Eine Ausnahme bilden Aortenaneurysmen in unmittelbarer Nähe des *Abgangs der linken Koronararterie*. Hier liegt die Aorta dem Epikard an, so daß sich Aneurysmen in dieser Lokalisation unmittelbar über dem linken Herzohr als Verschattung darstellen können.

Bei Ruptur eines mykotischen Aneurysmas am Aortenabgang hängen die Folgen in erster Linie von der Lokalisation ab. In der oberen Abbildung der Tafel sind die vielfältigen anatomischen Beziehungen des Aortenabgangs sowie jene Strukturen dargestellt, in die ein Aneurysma unter Umständen einbrechen kann. Dabei ist jedoch zu bedenken, daß mykotische Aneurysmen Folge eines infektiös-destruktiven Prozesses sind. Bei einer eventuellen Ruptur gelten zwar gewisse anatomische Grundregeln; infolge der vielfältigen Infektionswege sind jedoch Variationen möglich. Ferner können auch angeborene Aortensinusaneurysmen nach ihrer Ruptur in eine Herzkammer infiziert werden. Dabei ist autoptisch nicht immer mit Sicherheit festzustellen, ob ein Aneurysma sekundär besiedelt wurde oder primär mykotischen Ursprungs war.

Mykotische Aneurysmen des *hinteren* (nichtkoronaren) *Aortensinus* rupturieren meist in den *rechten*, selten in den *linken Vorhof*. Da der rechte Aortensinus in enger anatomischer Beziehung zur Ausflußbahn des *rechten Ventrikels* steht, schaffen Aneurysmenrupturen in dieser Lokalisation in der Regel einen Durchbruch in den rechten Ventrikel, selten jedoch durch das *Ventrikelseptum* in den linken. Der linke Aortensinus wiederum steht in Beziehung zum Epikard und zum *Pulmonalishauptstamm*. Daher führen Aneurysmen in dieser Lokalisation entweder zu einer suppurativen Perikarditis oder brechen in den Pulmonalishauptstamm ein.

Bei linksseitiger bakterieller Endokarditis werden häufig *Emboli in die Koronararterien* eingeschwemmt. Meist werden dabei multiple kleine Partikel in eine Vielzahl intramyokardialer Ästchen der Koronararterien befördert. Die Folgen dieser hämatogenen Aussaat hängen von der Virulenz des an der Klappe wirksamen Erregers ab. Meist hat der Erreger nur eine relativ geringe Virulenz, so daß multiple kleine, scheinbar blande *Mikroinfarkte im Myokard* entstehen. Hochvirulente Erreger, wie *β-hämolytische Streptokokken* oder *Staphylokokken*, verursachen hingegen *myokardiale Mikroabszesse*.

Die *Embolusbildung* in einem epikardialen Ast einer *Koronararterie* stellt eine ernsthafte Komplikation dar, bei der nach kurzer Zeit infolge einer akuten ausgedehnten Myokardischämie der Tod eintreten kann. Wird die akute Ischämie überlebt, stellen sich Folgen an der betroffenen Arterie und in ihrem myokardialen Versorgungsgebiet ein. In letzterem kommt es typischerweise zum *ausgedehnten Myokardinfarkt;* am Gefäß selbst bildet sich ein mykotisches Aneurysma. Als seltene Komplikation tritt eine Ruptur eines mykotischen Aneurysmas an einer Koronararterie mit nachfolgendem Hämoperikard auf.

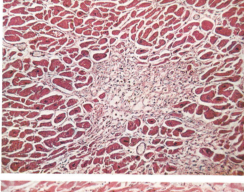

Mykotisches Aneurysma an hinterem Aortensinus: Vorwölbung und Ruptur in rechten Vorhof. Weitere Ausdehnungs- und Rupturmöglichkeiten durch Pfeile angegeben

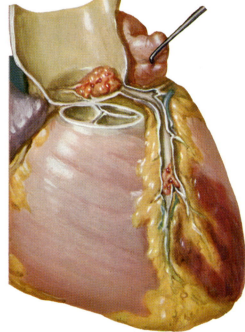

Embolus in Koronararterie mit ausgedehntem Myokardinfarkt. Streuquelle: bakteriell-endokarditische Vegetationen an Aortenklappe

myokardialer Mikroinfarkt

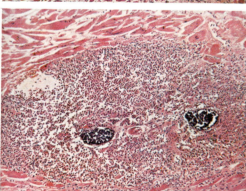

myokardialer Mikroabszeß

(Fortsetzung auf Seite 219)

Bakterielle Endokarditis
(Fortsetzung von Seite 218)

Embolisch bedingte Folgen

Auffälliges Merkmal bakterieller Endokarditiden ist ihre Embolisierungstendenz. Sie ist Grundlage der vielfältigen Auswirkungen dieser Krankheit. Der embolische Prozeß ist weitgehend von der Lokalisation des Primärherds in einer der beiden Herzhälften abhängig. Bei primär rechtsseitiger bakterieller Endokarditis wird das *klinische Bild* in erster Linie von der Mitbeteiligung der Lunge bestimmt, wie bereits gezeigt wurde (S. 216). Bei primär linksseitiger bakterieller Endokarditis können generalisiert Emboli auftreten, da ja alle vom arteriellen Körperkreislauf versorgten Organe und Gewebe in Mitleidenschaft gezogen werden können. Am häufigsten und schwersten sind *Gehirn, Herzmuskel* und *Nieren* betroffen. Eine Beteiligung *anderer Körperbereiche* kann auffällige Folgeerscheinungen hervorrufen, die für die Diagnose der Grundkrankheit wichtige klinische Verdachtsmomente liefern.

Wie im Myokard manifestiert sich eine Embolusabsiedlung im Gehirn in unterschiedlicher Weise, je nach der Größe des betroffenen Gefäßes und der Virulenz des Erregers. Ist der Circulus arteriosus cerebri (Willisi) oder einer seiner Äste verschlossen, kommt es zu dramatischen Veränderungen, die typischerweise zum zerebralen Infarkt führen. Der *zerebrale Infarkt* stellt sich zunächst als blasser, gefäßfreier Bezirk dar, der später *hämorrhagisch* werden kann. Ob es sich bei der Hämorrhagie um eine primäre Hirnblutung oder ein sekundäres, infarktbedingtes Ereignis handelt, kann nicht immer mit Sicherheit festgestellt werden. Primäre Hirnblutungen sind Folge einer Ruptur arterieller Gefäße, die mit Erregern aus einem Embolus besiedelt sind. Derartige Hirnblutungen betreffen entweder einen einzigen, ausgedehnten Bereich oder treten multipel in kleinen Arealen auf.

Häufiger als ausgedehnte Infarkte oder Hirnblutungen finden sich jedoch multiple Mikroinfarkte. Sie verlaufen oft stumm, können aber auch – allerdings meist passagere – Beschwerden verursachen, wie z.B. Kopfschmerzen, fokale Paresen, Aphasien, Gedächtnisverlust und Bewußtseinstrübung.

Wie in anderen Organen können hochvirulente Erreger auch im Gehirn multiple Mikroabszesse hervorrufen. Sie verursachen ähnliche zerebrale Ausfälle wie die disseminierten Mikroinfarkte.

Petechiale Blutungen können in allen vom Körperkreislauf versorgten Organen und Geweben auftreten. Ob sie durch Infektion und Ruptur kleiner arterieller Gefäße oder Mikroinfarkte mit sekundären Blutungen zustande kommen, ist umstritten. *Petechiale Blutungen* sind jedenfalls in der Mehrzahl der Fälle vorhanden und stellen ein wichtiges Warnsymptom für das eventuelle Vorliegen einer bakteriellen Endokarditis dar. Sie sind am leichtesten an der *Netzhaut,* der *Haut* und den *Schleimhäuten* festzustellen und finden sich auch häufig *unter den Fingernägeln.*

Trommelschlegelfinger und -zehen sind besonders bei protrahiertem Verlauf der bakteriellen Endokarditis häufig.

An den *Nieren* findet sich entweder eine Schädigung der größeren Nierengefäße oder des Nierenparenchyms. Klassische Folge einer bakteriellen Endokarditis ist eine *fokale, embolisch bedingte Glomerulonephritis*. Die Niere erscheint infolge der multiplen petechialen Blutungen im Kortex makroskopisch getüpfelt. Histologisch finden sich fokale Glomerulusinfarkte sowie Blutungen in Glomeruli und Tubuli. Als seltene Parenchymschädigung liegt bisweilen eine diffuse Glomerulonephritis vor. Disseminierte Mikroabszesse treten in der Regel nur bei hochvirulenten Erregern auf. Häufig kommt es zum Verschluß von Nierenarterien mit Infarzierung der betreffenden Nierenbezirke und Hämaturie. Daß Verschlüsse in Schüben auftreten können, zeigt sich am Vorhandensein von *Niereninfarkten* verschiedenen Alters. Mykotische Aneurysmen einer Nierenarterie oder einer ihrer kleineren Äste sollen als Beispiel für die Beteiligung des arteriellen Versorgungssystems der Niere genannt werden.

Die *Milz* spielt bei bakteriellen Endokarditiden eine bedeutende Rolle. Dementsprechend gilt die *Splenomegalie* als wichtiges klinisches Zeichen. Sie ist ferner häufig Sitz *mykotischer Aneurysmen.* Wie bei der Niere kommt es auch in der Milz oft zur *Infarktbildung.* Sie manifestiert sich gelegentlich in Schmerzen im linken Oberbauch. Die Infarkte verlaufen meist blande. In Ausnahmefällen kann es jedoch zur Suppuration und Ruptur und damit zur Bildung eines subdiaphragmalen Abszesses kommen.

Auch im Gastrointestinaltrakt können bakterielle Endokarditiden Veränderungen hervorrufen. Darunter finden sich am häufigsten petechiale Blutungen. Seltener kommt es infolge einer Embolusbildung aus vegetativem Material zu Darminfarkten und mykotischen Aneurysmen an den Aa. mesentericae.

In Ausnahmefällen wurden an den Extremitäten mykotische Aneurysmen mit oder ohne Zellulitis oder Abszeßbildung beschrieben.

(Fortsetzung auf Seite 220)

Abakterielle (marantische) Endokarditis

Zu den verschiedenen Formen der sog. verrukösen Endokarditis zählt die abakterielle marantische Endokarditis. Mit der rheumatischen Endokarditis und der Erythematodesendokarditis hat sie gemeinsam, daß sie abakteriellen Ursprungs ist. Die Bezeichnung »marantisch« leitet sich von Marasmus her und wurde ursprünglich auf endokardiale Veränderungen im Rahmen auszehrender Krankheiten angewendet. Dies gilt zwar auch heute noch, nur wurde die Bezeichnung in neuerer Zeit auch auf Formen ausgedehnt, die nicht mit einer auszehrenden Krankheit, sondern mit *malignen Tumoren* in Zusammenhang stehen. Auf diese weist ein klinisch bedeutsames Kennzeichen der abakteriellen marantischen Endokarditis auch hin. In manchen Fällen stellt nämlich die marantische Endokarditis im Sinne einer Embolisierung der Körperarterien das erste Anzeichen eines malignen Tumors dar, noch bevor sich spezifische Manifestationen bemerkbar machen. Dies gilt besonders bei relativ okkulten Tumoren, z.B. bei *primärem Tumorsitz in Korpus oder Kauda des Pankreas*.

Marantische Vegetationen können an allen Herzklappen aufgelagert werden. Meist sind jedoch die Klappen der linken Herzhälfte betroffen. Nicht selten finden sich Verrucae sowohl an der *Mitral-* als auch an der *Aortenklappe*. Makroskopisch stellen sich die marantischen Vegetationen als zarte, bräunlich-graue Warzen dar, die herdförmig an der Kontaktfläche der Klappensegel aufgelagert werden. Infolge ihrer herdförmigen Anordnung und unterschiedlichen Größe unterscheiden sie sich von den kleinen, regelmäßigen Auflagerungen der akuten rheumatischen Endokarditis. Von den Vegetationen bei bakterieller oder Erythematodesendokarditis können sie zwar nicht ohne weiteres differenziert werden. Es gibt jedoch auch hier Unterscheidungsmerkmale.

Im Gegensatz zur bakteriellen Endokarditis bleiben bei der abakteriellen Form die Klappensegel und die Sehnenfäden intakt. Ferner sind marantische Auflagerungen keimfrei; ein Bakterienbesatz läßt sich histologisch nicht nachweisen.

Bei der Erythematodesendokarditis werden Vegetationen nicht nur an den Kontaktflächen der Klappensegel aufgelagert, wie dies bei der marantischen Form der Fall ist, sondern auch am Wandendokard der Herzkammern. Sie sind in der Regel auch in dem vom hinteren Mitralsegel und der Wand des linken Ventrikels gebildeten Winkel vorhanden. Histologisch läuft die Erythematodesendokarditis als abakterielle Entzündung der Klappensegel mit einer massiven leukozytären Infiltration ab. Bei der marantischen Form ist unterhalb der Klappensegel meist keine leukozytäre Infiltration nachweisbar.

Ob die abakterielle marantische Endokarditis eine primäre Klappenerkrankung darstellt oder ob es sich dabei lediglich um Auflagerungen von vegetativem Material an einem intakten Segel handelt, ist umstritten. Aus der eingehenden Untersuchung von ALLEN u. SIROTA (1944) geht hervor, daß der primäre Krankheitsprozeß in der Klappensubstanz abläuft. Dort kommt es nämlich zur fokalen Kollagenschwellung und sekundär zu Mikrorupturen in den darüberliegenden Segelbezirken. An diesen Stellen werden Blutprodukte, Plättchen und Fibrin aufgelagert, wodurch die marantischen Vegetationen entstehen.

Marantische Vegetationen verursachen keine auffällige Verformung des Klappengefüges. Einzige ernstzunehmende Folge ist die Embolie. Da die Vegetationen zum Großteil auf die Klappen der linken Herzhälfte beschränkt bleiben, werden Emboli in alle Körperorgane mit Ausnahme der Lunge getragen. Je nach dem Sitz der marantischen Vegetationen kann die Aussaat von *Emboli* zur *Infarktbildung* im *Gehirn*, in den *Nieren*, der *Milz* usw. führen.

Embolien infolge marantischer Vegetationen gelten bei malignen Tumoren allgemein als Ursache von Arterienverschlüssen im Körperkreislauf. Daneben kommen jedoch auch noch andere ursächliche Momente in Betracht. Bei malignen Tumoren können in seltenen Fällen auch Metastasen in der linken Herzhälfte gesetzt werden. Diese siedeln sich entweder am Wandendokard oder an den Klappen an. In letzterer Lokalisation ist eine Differenzierung gegenüber marantischen Vegetationen nur histologisch möglich. Sind Metastasen in der linken Herzhälfte vorhanden, können durch Abspaltung von neoplastischen Knötchen oder von thrombotischem Material, das an intrakavitären sekundären Tumorherden aufgelagert wurde, Emboli in den Körperkreislauf getragen werden.

Bei malignen Tumoren tritt häufiger eine Körpervenenthrombose auf als eine marantische Endokarditis. Sie bewirkt in erster Linie eine Lungenembolie, deren klinisches und pathologisches Bild sich grundlegend von den Manifestationen marantischer Vegetationen unterscheidet. In ungewöhnlichen Fällen kann es jedoch bei Lungenembolien zu einer paradoxen Embolisierung in der linken Herzhälfte kommen (in der Regel durch ein offenes Foramen ovale). Diese paradoxe Embolie kann ihrerseits Gefäßverschlüsse im Körperkreislauf und Organinfarkte verursachen. Diesbezüglich zeigen Körpervenenthrombose und abakterielle marantische Endokarditis also gewisse Ähnlichkeiten.

Ausgedehntes Pankreaskarzinom, Primärsitz am Pankreasschwanz, Mitbeteiligung der Milz (maligne Tumoren prädisponieren zu abakterieller marantischer Endokarditis)

Vegetationen an der Mitralklappe

Embolus in A. cerebri media mit zerebralem Infarkt

Zystische Medianekrose der Aorta

Die zystische Medianekrose der Aorta stellt eine weitere Ursache für die Aorteninsuffizienz dar. Nicht immer führt sie jedoch zur Schlußunfähigkeit der Aortenklappe; sie kann sich auch in einer Mitralinsuffizienz oder in einem dissezierenden Aortenaneurysma manifestieren.

Die zystische Medianekrose tritt an dehnbaren Arterien auf. Histologisch stellt sie sich als amorphe, basophile Einlagerungen in der Media dar. Diese Einlagerungen sind eigentlich Mikrozysten, was auch in der Bezeichnung dieses Krankheitsprozesses zum Ausdruck kommt. Die anfangs kleinen und einzelständigen Mikrozysten fließen im weiteren Verlauf zusammen und verdrängen in Extremfällen über weite Strecken die normale Mediastruktur. Solange die Mikrozysten klein sind, bleiben die elastischen Schichten der Media intakt. Fließen die Mikrozysten jedoch zu größeren Formationen zusammen, werden die elastischen Schichten der Media in dem betroffenen Bezirk unterbrochen, und die Fasern rollen sich ein. Histologisch ist dieser Prozeß am Fehlen von elastischen Fasern in mehreren Mediaabschnitten zu erkennen. Makroskopisch äußert er sich in einer Größenzunahme des Aortendurchmessers in den betroffenen Abschnitten.

An der Aorta zeigt sich eine zystische Medianekrose am deutlichsten distal von der Aortenwurzel entlang der gesamten Aorta ascendens und über variable Strecken des Aortenbogens.

Bei Patienten mit erheblichen zystischen Medianekrosen der Aorta sind Abweichungen vom normalen Körperbau bekannt. Ist bei einer Weiterstellung der Aorta der Körperbau normal, spricht man von einer *idiopathischen Dilatation der Aorta*. Ist hingegen der Körperbau verändert und zeigen sich zusätzlich Symptome, spricht man von Arachnodaktylie oder *Marfan-Syndrom.* Patienten mit einem Marfan-Syndrom sind ungewöhnlich groß. Sie haben entsprechend lange Arm-, Bein-, Hand- und Fußknochen. Die Spannweite der Arme übersteigt meist die Körpergröße. An sonstigen Zeichen finden sich eine hohe Gaumenplatte, eine Linsenektopie sowie eine erhöhte Emphysemneigung. Hohe Hydroxyprolinkonzentrationen im Harn weisen auf eine biochemische Störung hin.

Bei hochgradiger zystischer Medianekrose der Aorta mit oder ohne Arachnodaktylie sind kardiovaskuläre Affektionen die Regel. Ein Zusammenhang mit gewissen angeborenen Herzfehlern ist zwar diskutiert worden, konnte jedoch nur mit wenigen Beispielen belegt werden. Veränderungen an der Aorta, der *Aortenklappe*, den AV-Klappen und dem Pulmonalishauptstamm scheinen jedoch in direkter Beziehung zu einer zystischen Medianekrose zu stehen.

Am häufigsten ist die Aortenklappe beteiligt. Die Folge ist eine Aorteninsuffizienz. Sie kann auf unterschiedliche Weise zustande kommen. Als einfachste Möglichkeit kommt eine *starke Dilatation der Aortenwurzel* und der Sinus in Betracht. Diese kann allein eine Schlußunfähigkeit der Aortenklappe bewirken. In manchen Fällen *prolabieren* bei extremer Lumenvergrößerung die Aortenklappensegel, wodurch der zur *Aorteninsuffizienz* führende Dilatationseffekt noch potenziert wird.

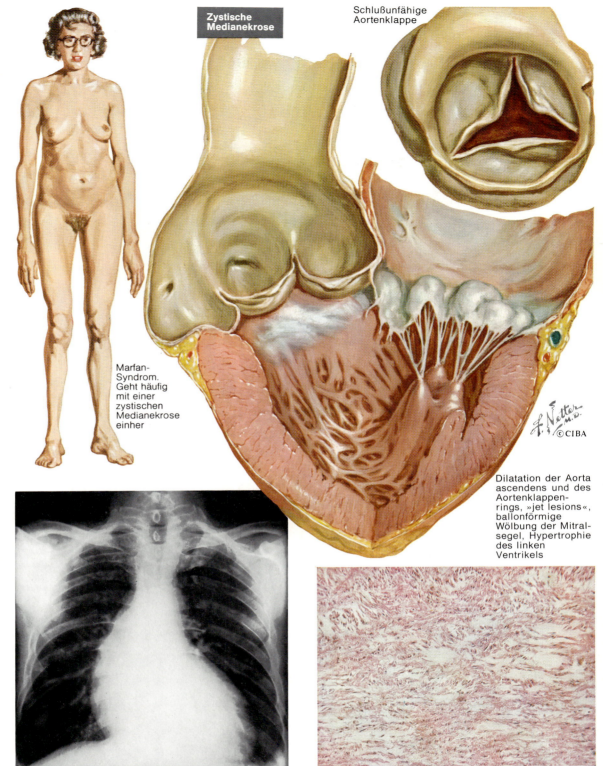

Bei erheblichen zystischen Medianekrosen an der Aorta besteht eine deutliche Neigung zu Aortenrupturen, die verschieden erfolgen können. Erstens kann es sich um eine einfache Hämorrhagie mit Blutaustritt oder Herztamponade infolge Hämoperikard handeln. Zweitens kann ein klassisches dissezierendes Aneurysma mit den entsprechenden Komplikationen entstehen. Drittens kann ein nicht dissezierendes Aneurysma auftreten, wenn die Ruptur nicht alle Wandschichten der Aorta umfaßt. Bestehen derartige lokale Aneurysmen an der Aorta ascendens, können sie durch mechanische Behinderung der Aortenklappe eine Aorteninsuffizienz auslösen oder eine bereits bestehende verschlimmern.

Eine infolge einer zystischen Medianekrose *dilatierte Aorta ascendens* kann zwar an sich die Kontur des Herzschattens im *Thoraxröntgenbild* verändern. Da der Aortenabgang jedoch innerhalb des Herzschattens liegt, kann selbst eine erhebliche Aortendilatation unbemerkt bleiben. An den AV-Klappen kann es bei einer zystischen Medianekrose der Aorta zu einer Bindegewebsschwäche kommen. Ein typischer Befund ist die gegen den Vorhof gerichtete ballonförmige Wölbung der Klappenfläche zwischen den Insertionsstellen der Sehnenfäden. Die Sehnenfäden selbst können verlängert sein. Dadurch kann es zur Insuffizienz der AV-Klappen kommen, wovon die *Mitralklappe* häufiger betroffen ist als die Trikuspidalklappe. In den Lungenarterien manifestiert sich die zystische Medianekrose in einer Dilatation der beteiligten Gefäße. Manches spricht auch dafür, daß die idiopathische Dilatation des Pulmonalishauptstamms Folge einer zystischen Medianekrose sein könnte.

Aneurysma dissecans der Aorta thoracica

Das Aneurysma dissecans ist meist ein akutes Ereignis mit einem ganz plötzlich auftretenden, schweren Schmerz. Anders als beim Infarkt wird der maximale Schmerz sehr schnell erreicht; beim Infarkt steigert sich der Schmerz selbst bei einem sehr akuten Ereignis wenigstens über 10 oder mehr Minuten noch deutlich.

Das Aneurysma entsteht durch eine Aufsplitterung der Schichten der Arterienwand, wodurch ein Hämatom im Bereich der Media durch Zerreißung der Vasa vasorum entsteht. Der Intimaeinriß ist wahrscheinlich ein sekundäres Phänomen. Es kommt 2 bis 3mal häufiger bei Männern als bei Frauen vor und betrifft überwiegend die Altersgruppe zwischen 50 und 70 Jahren.

Kommt es zum Intimaeinriß, lösen sich die Schichten der Arterienwand teilweise oder vollständig zirkulär von der Außenschicht. Am häufigsten ist die aufsteigende Aorta betroffen; die Dissektion kann sich verschieden weit distal ausdehnen. Das Aneurysma bricht von der Aorta ascendens aber auch häufig in den Herzbeutel ein und führt somit zur Perikardtamponade. In diesem Bereich wird auch häufig die Funktion der Aortenklappe beeinträchtigt; es kommt zur Aorteninsuffizienz. Es kann auch durch die Außenwand der Aorta perforieren. Auch kann das falsche Lumen zur Verlegung oder Abklemmung wichtiger Arterienabgänge, z.B. der hirnversorgenden Arterien, führen. Der Verlauf kann auch relativ gutartig sein, wenn eine distale Perforation auftritt und sich die Intima sich mit einer mehr oder weniger starken Schicht einer Thrombosierung wieder mit der Außenwand verbindet.

Je nach der Lokalisation des Aneurysmas werden verschiedene Typen unterschieden: Beim Typ I reicht die Dissektion von der Aorta ascendens bis unter das Zwerchfell. Beim Typ II bleibt das Aneurysma auf die Aorta ascendens beschränkt. Beim selteneren Typ III beginnt es im Bereich des Aortenisthmus direkt distal des Abgangs der A. subclavia sinistra. Die Dissektion kann in diesem Bereich lokalisiert bleiben oder sich nach kaudal ausdehnen. Typ I und II werden auch als Typ A zusammengefaßt, der Typ III als Typ B bezeichnet.

Die Prognose ist den Komplikationsmöglichkeiten entsprechend schlecht. 3–5% der Patienten sterben plötzlich. Ohne Behandlung sterben 90% innerhalb der ersten 3 Monate. Zur Behandlung werden zwei Operationsmethoden angewendet: die vollständige oder teilweise Resektion des dissezierten Aortenabschnitts mit Verschluß des Intimaeinrisses oder der -einrisse und evtl. der Korrektur oder dem Ersatz der Aortenklappe. Als zweite Methode kann eine Fensterung im distalen Bereich der Dissektion in Betracht gezogen werden. Dieser Methode kommt dann Bedeutung zu, wenn die erste Methode aus verschiedenen Gründen ein zu hohes Risiko darstellt.

Syphilitische Herzkrankheit

Die Aortensyphilis ist eine der klassischen Ursachen der Aortenklappeninsuffizienz. Bei der rheumatischen Herzkrankheit oder der bakteriellen Endokarditis sind für die »Klappenschlußunfähigkeit in erster Linie Veränderungen an den Klappensegeln verantwortlich. Bei der Syphilis ist die Aorteninsuffizienz primär auf Veränderungen an der Aortenwand zurückzuführen. Überdies hat die syphilitische Herzkrankheit auch noch andere Folgen, und zwar eine Obstruktion der Koronararterien. Neben sekundären Veränderungen innerhalb des Herzens verursacht die Aortensyphilis auch direkte Schäden an der Aorta, z.B. Arteriosklerose, Aneurysmen und Rupturen.

Primärer Angriffspunkt ist die *Media der thorakalen Aorta*. Makroskopisch zeigt sich ferner eine deutliche Neigung zur *diffusen Arteriosklerose* des betroffenen Aortenabschnitts.

Neben den sekundären arteriosklerotischen Veränderungen und der gleichförmigen Aortendilatation kann die Aortensyphilis auch noch andere Mediaveränderungen hervorrufen. Zum Beispiel kann sie zur Bildung sackförmiger Aneurysmen entlang dem gesamten thorakalen Aortenabschnitt führen. Ausgenommen sind lediglich die Sinus aortae (Valsalvae), die offenbar überhaupt verschont bleiben. Sowohl bei sackförmigen Aneurysmen als auch bei simpler Dilatation kann es als Komplikation zur Ruptur der thorakalen Aorta in einen serösen Raum oder in ein angrenzendes Gefäß, z.B. die obere Hohlvene oder die Pulmonalarterie, kommen.

Betrifft die Dilatation die aszendierende Aorta, kann sie eine Aorteninsuffizienz auslösen. Mit zunehmender Lumenweitung werden die *Aortenklappensegel* nämlich an den Kommissuren immer weiter auseinander gezogen, bis schließlich das klassische Bild der *Kommissurenspreizung* entsteht. Ist die Klappe einmal insuffizient, treten an den freien Klappenrändern fibrotische Veränderungen auf. Die Schlußunfähigkeit der Aortenklappe verursacht eine *Hypertrophie des linken Ventrikels*. An der Aufprallstelle des Regurgitationsstroms bilden sich in der Ausflußbahn des linken Ventrikels »jet lesions«.

Operative Behandlung erworbener Herzkrankheiten (Klappenersatz)

Technische Entwicklung

Der Beginn der erfolgreichen Herzchirurgie bei erworbenen Herzkrankheiten ist wahrscheinlich mit dem Jahr 1896 anzusetzen, als REHN zum ersten Mal erfolgreich eine Wunde am Herzen schließen konnte. Für die operative Korrektur erworbener Klappenfehler leistete CUTLER 1923 bahnbrechende Arbeit, als es ihm gelang, eine Mitralstenose mit Hilfe eines transventrikulär eingeführten Valvulotoms durch künstliche Schaffung einer Mitralinsuffizienz zu beheben. Auf SOUTTAR (1925) geht die erste erfolgreiche *Mitralkommissurotomie* durch den Vorhof hindurch zurück. BAILEY u. Mitarb. (1950) und HARKEN u. Mitarb. (1950) trugen entscheidend zur Technik der geschlossenen Mitralkommissurotomie und damit zum meteorhaften Aufstieg der Herzchirurgie in den letzten Jahrzehnten bei. Die mit der geschlossenen Kommissurotomie an der Mitralklappe erzielten Erfolge konnten jedoch an der Aortenklappe nicht wiederholt werden. Damit wurden die Grenzen der geschlossenen Klappenrekonstruktion deutlich, die sich ja schon abzuzeichnen begannen, als TUFFIER 1913 versuchte, eine Aortenstenose durch Invagination der Aortenwand zu beheben, und damit nur einen Teilerfolg erringen konnte.

Ein echter Durchbruch bahnte sich erst mit der Einführung der Herz-Lungen-Maschine (S. 225) im Jahre 1953 durch GIBBON (mit Erfolg, 1952 durch DENNIS ohne Erfolg) an. Damit wurde zum ersten Mal ein direktes operatives Eingehen in alle Herzklappen möglich. Die Vorteile liegen auf der Hand, so daß Eingriffe am offenen Herzen in der Mehrzahl der Fälle bei jeglichen Klappenfehlern vorzuziehen sind, obschon die geschlossene Mitralkommissurotomie bei kritischer Indikation (reine, nicht verkalkte Stenose ohne Insuffizienz) noch immer ihren berechtigten Platz hat.

Unter Ausnützung der Vorteile der direkten Sicht hoffte man, die Klappenfunktion ohne Zuhilfenahme von künstlichem Klappenmaterial wiederherstellen zu können. Daher war es naheliegend, bei verkalkten Aorten- und Mitralstenosen eine Abtragung der Kalkspangen und eine Mobilisierung der fixierten Klappensegel zu versuchen. Leider blieb der Erfolg begrenzt und war nicht von Dauer. Erfolgversprechender waren die Ergebnisse, die mit der Plikatur eines dilatierten und insuffizienten Klappenrings bei manchen Mitral- und Trikuspidalinsuffizienzen erzielt werden konnten. Auch die Plikatur von Klappensegeln zur Behebung von Sehnenfädenrupturen hat sich funktionell als gangbar erwiesen.

Kurz- und Langzeitergebnisse bei der operativen Korrektur erworbener Klappenfehler konnten dann mit der Einführung und allgemeinen Verfügbarkeit von mechanischen Klappenprothesen und später Bioprothesen zum totalen Klappenersatz entscheidend verbessert werden. Will man realistisch sein, muß man allerdings zugeben, daß keine der gegenwärtig in Verwendung stehenden Klappenprothesen physiologisch und mechanisch voll und ganz der normalen menschlichen Herzklappe entspricht. Daher wird es in der nächsten Zeit vordringliche Aufgabe sein, eine verbesserte Klappenkonstruktion zu finden, die entsprechende Strömungscharakteristika aufweist, deren Material von Weichteilen und Blutbestandteilen besser vertragen wird und deren mechanisches Funktionieren auf lange Sicht erhalten bleibt.

Zur Illustration der Klappenersatztechnik an der Aorten-, Mitral- und Trikuspidalklappe wurde in den Abbildungen eine Kugelventilklappe (Starr-Edwards-Prothese) verwendet.

Mitralklappe

Erworbene Mitralstenose: Die erworbene Mitralstenose mit Verkalkung ist der häufigste infolge eines rheumatischen Fiebers auftretende Klappenfehler. Bei zirka ⅔ der Mitralklappenfehler liegt eine isolierte Mitralstenose vor. Frauen erkranken viermal so oft wie Männer. Ein rheumatisches Fieber ist in 50% der Fälle anamnestisch nachzuweisen.

(Fortsetzung auf Seite 224)

Operative Behandlung erworbener Herzkrankheiten (Klappenersatz)
(Fortsetzung von Seite 223)

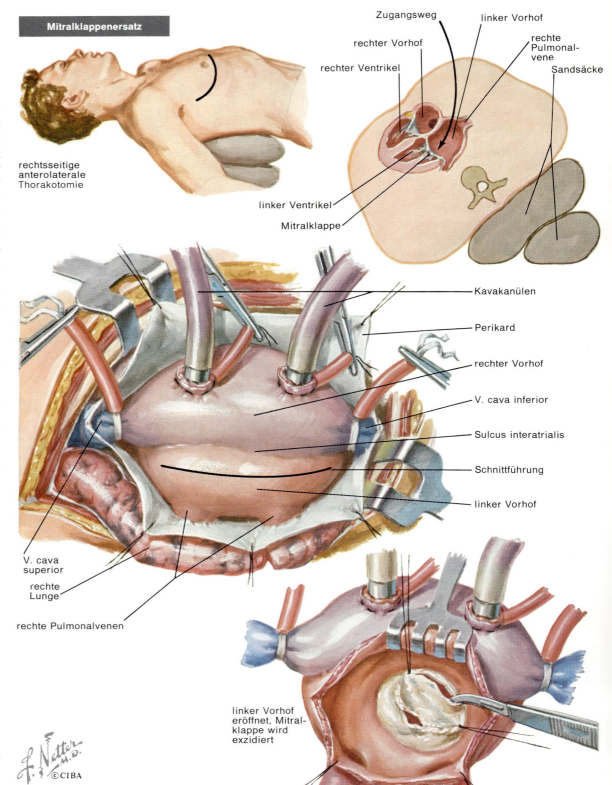

Eine klinisch manifeste Verengung der Klappenöffnung (auf weniger als 1 cm²) tritt spätestens 2 Jahre nach einem akuten rheumatischen Schub auf. Dadurch steigt der Druck im linken Vorhof, und der Druck in der Pulmonalarterie wird passiv zur Erhaltung einer Druckdifferenz in den Lungenarterien und -venen miterhöht. Dieser Druckanstieg bedeutet für den *rechten Ventrikel* eine Mehrarbeit, die ihrerseits in fortgeschrittenen Fällen zur Rechtsinsuffizienz und sekundär zur Trikuspidalinsuffizienz führen kann. Als häufige Komplikationen der Mitralstenose finden sich Vorhofflimmern, Hämoptoe, bakterielle Endokarditis und Embolisierung von einem im linken Vorhof abgelagerten Thrombus.

Operationsindikation: Für die operative Behebung von Mitralstenosen kommen Fälle in den Stadien II und III (Einteilung der New York Heart Association) in Betracht. Auch im Stadium IV sind Mitralstenosen operabel; der Eingriff ist jedoch mit einem größeren Risiko behaftet. Bei isolierten Mitralstenosen, bei denen auf dem Leuchtschirm keine oder nur eine minimale Verkalkung festzustellen ist, ist nach wie vor eine geschlossene Mitralkommissurotomie in Erwägung zu ziehen. Vorbereitend muß eine mitbestehende Herzinsuffizienz medikamentös behandelt werden. Ziel der medikamentösen Vorbereitung ist möglichst die volle Rekompensation. Bei hochgradiger Rechtsinsuffizienz, akutem Lungenödem oder schwerer Hämoptoe bleibt die medikamentöse Vorbehandlung jedoch oft erfolglos. In diesem Fall muß eine Valvulotomie als Notmaßnahme durchgeführt werden. Ein aktiver rheumatischer Prozeß sowie eine bakterielle Endokarditis stellen eine relative, wenn auch zeitlich begrenzte Kontraindikation dar. In keinem Fall ist jedoch durch Schwangerschaften oder durch ein hohes Alter eine absolute Kontraindikation gegeben.

Geschlossene Mitralkommissurotomie: Die linksseitige *anterolaterale Thorakotomielage* mit Zugang in den Brustraum durch das Bett der resezierten 5. Rippe wurde früher häufig angewendet. An der Basis des *linken Herzohrs* wird mit einem dicken, nicht resorbierbaren Nahtmaterial eine Tabaksbeutelnaht angelegt, deren nicht verknüpfte Enden durch eine Rumel-Manschette gezogen werden. Vor dem Abklemmen der Herzohrbasis unmittelbar distal von der Tabaksbeutelnaht wird das Herzohr palpiert. Wenn kein Thrombus tastbar ist, wird die Klemme angelegt, das Herzohr inzidiert, sorgfältig gespült und zur Auffindung evtl. zurückgebliebener Thromben exakt exploriert. Durch Durchtrennen der Trabekel wird Raum für den rechten *Zeigefinger* des Operateurs geschaffen.

Durch exakte Exploration der *Mitralklappe* werden Lage und Ausmaß der Verschmelzung an den Klappensegeln, Größe der *Klappenöffnung* sowie Insuffizienzgrad und Verkalkung beurteilt. Die Sprengung der Kommissuren erfolgt heute überwiegend instrumentell mit Hilfe eines *Metalldilatators (Logan-Tubbs)*. Eine scharfe Trennung mit dem *Valvulotom* ist nur selten erforderlich. Zum Einführen des Dilatators wird ein gefäßarmer Bezirk des linken Ventrikels im spitzennahen Bereich gewählt und mit zwei nicht resorbierbaren Matratzennähten gesichert. Durch einen kleinen Einstich kann das Instrument dann in den *linken Ventrikel* eingebracht werden. Es wird *unter Führung des* in der Mitralklappe steckenden *Fingers* bis in das *Mitralostium* vorgeschoben. Dabei ist mit großer Vorsicht vorzugehen, um eine Beschädigung bzw. Ruptur von Sehnenfäden oder Papillarmuskeln zu vermeiden. Nach exakter Positionierung wird der Dilatator langsam auf eine vorgegebene Weite geöffnet, wodurch die Klappenränder an der Verschmelzungsstelle auseinandergezogen werden. Dabei ist stets zu bedenken, daß nicht bei jeder Klappe eine Dilatation bis zur vollen Öffnungsweite des Dilatators möglich ist. Es muß in jedem Fall auf die anatomischen Gegebenheiten Rücksicht genommen werden. Bei hochgradiger Verkalkung kann die Klappe manchmal nicht gleichmäßig gesprengt werden. Wird in derartigen Fällen der Dilatator zu weit geöffnet, kann der Klappenring reißen, wodurch die Mitralklappe schlußunfähig wird.

(Fortsetzung auf Seite 225)

Operative Behandlung erworbener Herzkrankheiten (Klappenersatz)
(Fortsetzung von Seite 224)

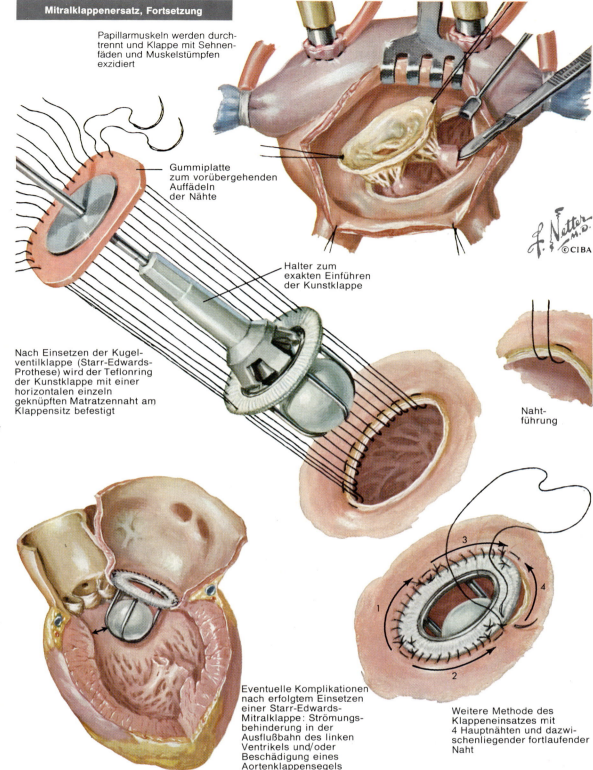

Mitralklappenersatz, Fortsetzung

Papillarmuskeln werden durchtrennt und Klappe mit Sehnenfäden und Muskelstümpfen exzidiert

Gummiplatte zum vorübergehenden Auffädeln der Nähte

Halter zum exakten Einführen der Kunstklappe

Nach Einsetzen der Kugelventilklappe (Starr-Edwards-Prothese) wird der Teflonring der Kunstklappe mit einer horizontalen einzeln geknüpften Matratzennaht am Klappensitz befestigt

Nahtführung

Eventuelle Komplikationen nach erfolgtem Einsetzen einer Starr-Edwards-Mitralklappe: Strömungsbehinderung in der Ausflußbahn des linken Ventrikels und/oder Beschädigung eines Aortenklappensegels

Weitere Methode des Klappeneinsatzes mit 4 Hauptnähten und dazwischenliegender fortlaufender Naht

---

Sobald eine möglichst große Klappenöffnung geschaffen wurde, wird das Instrument entfernt und die *Ventrikulotomie* durch Verknüpfen der anfangs angelegten Matratzennähte sorgfältig verschlossen. Der Verschluß der Vorhofbasis erfolgt mit einer Tabaksbeutelnaht. Überflüssiges Gewebe wird exzidiert, und die Schnittränder werden mit nicht resorbierbarem Material übernäht. Der Perikardsack wird mit Einzelknopfnähten verschlossen, wobei die Stiche so zu legen sind, daß dazwischen eine Drainage der sich evtl. ansammelnden Flüssigkeit möglich bleibt.

Wird bei der Mitralkommissurotomie ein bisher unbemerkt gebliebener Thrombus oder Vorhoftumor vorgefunden, muß der Eingriff unter Zuhilfenahme des extrakorporalen Kreislaufs am offenen Herzen fortgesetzt werden. Ist dieser bereit, wird zunächst eine Kanüle in die linke A. femoralis communis eingeführt. Darauf wird ein großlumiger Katheter entweder in den *rechten Vorhof* oder die Ausflußbahn des rechten Ventrikels eingelegt. Nun kann ohne Gefahr eine partielle extrakorporale Zirkulation eingeleitet werden (S. 128). Dadurch wird das rechte Herz entlastet, so daß die Pulmonalarterie kreuzweise abgeklemmt werden kann. Damit ist ein totaler kardiopulmonaler Bypass erreicht. Nun wird das Herz elektrisch zum Flimmern gebracht und erst dann der *linke Vorhof* so weit eröffnet, daß im Innenraum und an der Mitralklappe ungehindert hantiert werden kann.

Mitralklappenoperationen unter direkter Sicht. Bei erheblicher Mitralinsuffizienz mit oder ohne Mitralstenose, bei der die Indikation zur operativen Korrektur gegeben ist, ist ein Eingriff unter direkter Sicht die Methode der Wahl. Auch bei hochgradiger Verkalkung der Mitralklappe oder bei gleichzeitig bestehenden Aorten- oder Trikuspidalklappenaffektionen wird am besten am blutleeren Herzen operiert. Die Bypass-Technik ist ferner in allen jenen Fällen primär indiziert, in denen sich anamnestisch eine periphere Embolisierung nachweisen läßt. In Frage kommen daher gewisse Fälle im Stadium II sowie nahezu alle Fälle in den Stadien III und IV (New York Heart Association). In den Stadien II und III besteht naturgemäß ein geringeres Operationsrisiko. Vor dem Eingriff ist eine möglichst vollständige kardiale Rekompensation durch entsprechend lange medikamentöse Vorbereitung mit Digitalis und Diuretika herbeizuführen. Bei der medizinischen Vorbereitung ist auch darauf zu achten, daß kein Kaliummangel besteht. In Einzelfällen ist im Stadium IV der Klappenersatz manchmal die letzte Chance für den Patienten, so daß man sich zur Operation entschließen muß, selbst wenn sich die Dekompensation präoperativ nicht beseitigen läßt.

Der Mitralklappenersatz ist bei nahezu allen Mitralstenosen mit hochgradiger Verkalkung unumgänglich. Dies gilt auch für die Mehrzahl der erworbenen Mitralinsuffizienzen. In Ausnahmefällen kann eine Papillarmuskel- oder Sehnenfädenruptur mit relativ gutem Erfolg durch Approximation der Klappensegel mittels Naht behandelt werden. Kann ein endokarditisch bedingter Durchbruch eines Klappensegels mit einem Perikard-Patch verschlossen werden, ist der Klappenersatz überflüssig. Die Plikatur des Klappenrings zur Verkleinerung der Klappenöffnung und besseren Approximation der Klappensegel wurde faktisch aufgegeben, da die Langzeitergebnisse nicht befriedigen konnten.

Bessere Ergebnisse werden bei dilatiertem Klappenring durch eine Anuloplastik mit Aufnähen eines Kunststoffrings auf den Anulus nach vorheriger sektorförmiger Exzision überschüssigen Klappengewebes oder der Anteile mit abgerissenen Sehnenfäden erzielt.

Neben der (oben abgebildeten) Starr-Edwards-Kugelprothese haben sich heute als mechanische Klappenprothesen solche mit besserem Strömungsprofil in Form von Kippscheibenprothesen *(Björk-Shiley, Medtronic)* oder Türflügelprothesen *(St. Jude Medical)* durchgesetzt. Patienten mit diesen Prothesen müssen wegen der Thrombosegefahr lebenslang mit Antikoagulantien behandelt werden. Will man die Antikoagulation vermeiden, muß man Bioprothe-

(Fortsetzung auf Seite 226)

Operative Behandlung erworbener Herzkrankheiten (Klappenersatz)

(Fortsetzung von Seite 225)

sen in Form konservierter Schweineaortenklappen *(Hancock, Carpentier-Edwards)*, Rinderperikardklappen *(Ionescu-Shiley, Carpentier-Edwards)* oder *Aortenhomografts* (menschliche Leichenaortenklappen) verwenden (S. 229).

Mitralklappenersatz. Zugang der Wahl bei Operationen mit der Herz-Lungen-Maschine ist heute die mediane Sternotomie, nur ausnahmsweise bei einem isolierten Mitralklappeneingriff die rechtsseitige anterolaterale Thorakotomie (S. 224). In die *obere und die untere Hohlvene* werden nach Eröffnung des rechten Vorhofs Kanülen eingeführt und mit einer Tabaksbeutelnaht gesichert. Für den arteriellen Rückstrom wird ein weiterer Katheter in die Aorta ascendens und nur ausnahmsweise in die A. femoralis eingebracht. Das Herz wird nach Abklemmen der Aorta ascendens durch Infusion einer kardioplegischen Lösung in die Aortenwurzel stillgelegt.

Ein (vertikal angelegter) Längsschnitt durch die Vorhofwand bringt den Innenraum des linken Vorhofs und den Mitralklappenbereich besonders nach Retraktion des *rechten Vorhofs* gut zur Darstellung. Muß eine prothetische Klappe eingesetzt werden, wird die *Mitralklappe mit den Sehnenfäden und Papillarmuskeln* üblicherweise exzidiert. Danach wird eine *einzeln geknüpfte Matratzennaht* mit 2/0 Tefdek exakt am Klappenrand gelegt, wobei die freien Fadenenden durch den *Teflonring der Kugelventilprothese* gefädelt werden.

Bei manchen Mitralinsuffizienzen und/oder -stenosen erweist sich auch eine andere *Methode* als brauchbar. Es können *4 Hauptnähte* in der 12-, 3-, 6- und 9-Uhr-Stellung angelegt werden. Nach Verknüpfen des ersten Stichs wird der Teflonring mit fortlaufender Naht im Uhrzeigersinn am Klappensitz befestigt. Die fortlaufende Naht wird dabei nur an den vorgegebenen Stellen unterbrochen und die Prothese dergestalt fest in den Klappensitz eingenäht. Während der linke Vorhof verschlossen wird, wird das Herz wieder erwärmt. Wenn die spontane Defibrillation ausbleibt, muß mit einem Gleichstromdefibrillator nachgeholfen werden.

Aortenklappe

Eine rheumatische Endokarditis ist in zirka 2/3 der Fälle Ursache einer Aortenstenose und/oder -insuffizienz. Wird die Aortenstenose *klinisch* manifest, sind die Klappensegel meist bereits verschmolzen, verdickt und verzogen und zeigen hochgradige Kalkeinlagerungen. Dadurch wird das Herz bei jedem Herzschlag überlastet. Die Folge ist eine zur

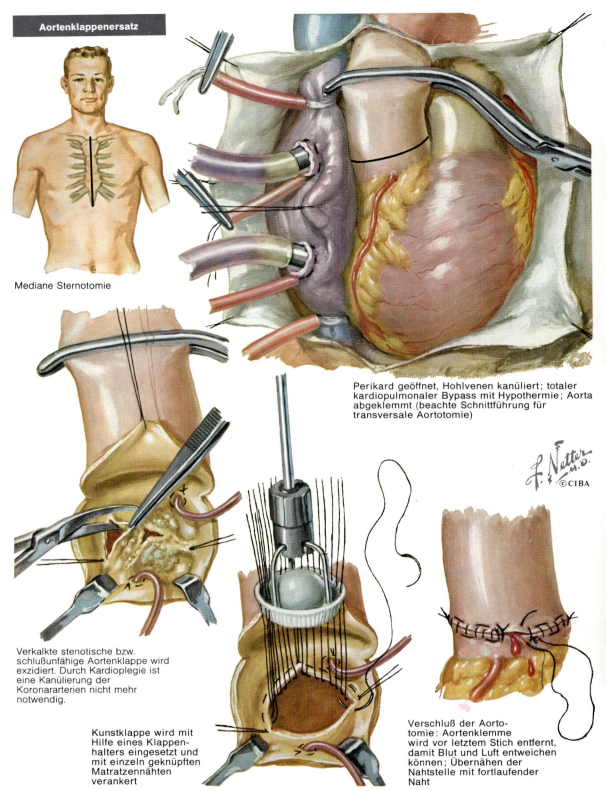

Linksinsuffizienz führende Hypertrophie des linken Ventrikels mit Rhythmusstörungen. In der Regel ist der Innenraum des linken Ventrikels klein und seine Dehnbarkeit gering. Bei einem Reflux durch die Aortenklappe wird jedoch der linke Ventrikel während der Diastole infolge des Pendelblutvolumens vermehrt gefüllt. Dadurch wird er vergrößert und dilatiert. Eine Linksinsuffizienz stellt sich zwar erst nach und nach ein, ist aber bei massiver Regurgitation unvermeidbar.

Der prothetische *Ersatz der Aortenklappe* hat zur Behandlung von Aortenstenose- oder -insuffizienzkranken, deren Leistungsvermögen infolge der klinischen Symptomatik (kardiale Dekompensation, synkopale Anfälle und/oder anginöse Beschwerden) ständig herabgemindert ist, zunehmend an Bedeutung gewonnen. Dies ist auch durchaus verständlich, da Patienten mit hämodynamisch wirksamen Aortenstenosen und -insuffizienzen auf lange Sicht kaum mit anderen Methoden geholfen werden kann. Bei allen für einen Aortenklappenersatz in Frage kommenden Fällen ist eine präoperative Herzkatheterisierung mit Aortographie zur Darstellung der Aorta und der Aortenbogengefäße notwendig. Vor allem muß durch eine Koronarographie eine Koronarsklerose ausgeschlossen werden. Die Angina pectoris durch Aortenstenose kann kaum anders von einer zusätzlichen, evtl. einen Bypass erfordernden Koronarstenose unterschieden werden. Der Druckgradient über der Klappe kann schon recht zuverlässig durch die Doppler-Echokardiographie ermittelt werden. In

(Fortsetzung auf Seite 227)

Operative Behandlung erworbener Herzkrankheiten (Klappenersatz)
(Fortsetzung von Seite 226)

schweren Fällen von Herzinsuffizienz, meist durch bakterielle Endokarditis, muß evtl. auf eine Herzkatheteruntersuchung verzichtet werden.

Aortenklappenersatz. Die Aorta wird durch eine *mediane Sternotomie* dargestellt. Das *Perikard* wird mit einem *Längsschnitt eröffnet; Hohlvenen* (durch den rechten Vorhof) und Aorta ascendens werden in der üblichen Weise mit *Kanülen* versorgt. Nach Anschließen des *totalen kardiopulmonalen Bypass* wird die Ösophagustemperatur durch *hypotherme Perfusion* auf 25–28 °C gesenkt. Proximal der Aortenkanüle bzw. des Truncus brachiocephalicus wird die Aorta ascendens abgeklemmt und bei einer Stenose das Herz durch Infusion einer kardioplegischen Lösung (S. 129) in die Aortenwurzel bzw. bei einer Aorteninsuffizienz über Koronarperfusoren in beide Koronarostien nach schräger Aortotomie über dem Bulbus aortae stillgelegt. Nun können die *erkrankten Klappensegel* exzidiert werden. Kalkspangen am Klappenring und selbst an der Ausflußbahn des linken Ventrikels werden abgetragen; an der Wand wird jedoch ein kleiner Klappenrest übriggelassen. In diesen Klappenrest werden *umgekehrte und einzeln geknüpfte Matratzennähte* mit 2/0 Tefdek gelegt.

Vor Fixieren der *Aortenklappenprothese* werden die Fadenenden durch den Teflonring der Kunstklappe gefädelt. Beim Festnähen der Kunstklappe ist besonders darauf zu achten, daß ihr *Oberrand* ein gutes Stück *unterhalb der Koronarostien* zu liegen kommt. Dies läßt sich durch entsprechendes Ansetzen der einzelnen Nähte ohne weiteres *gewährleisten*. Nach Wiedererwärmen kommt es meist spontan zur Defibrillation.

Die *Aortotomie* läßt sich mit einer *fortlaufenden horizontalen Matratzennaht*, die zur *Festigung* nachher mit einer *kontinuierlichen Naht* übernäht wird, sicher schließen. Vor dem letzten Stich wird die *Aortenklemme entfernt*, damit die evtl. *in der Aorta befindliche Luft entweichen* kann. Dann erst wird die Naht fest verknüpft. Die Kanülen werden erst entfernt, wenn das Herz imstande ist, den ganzen Körper hämodynamisch zu versorgen. Zur Erleichterung des Übergangs bewährt sich kurzfristig der partielle Bypass.

Aorteninsuffizienz. Sie kann nicht nur Folge einer eigenständigen Aortenklappenaffektion, sondern auch einer Läsion der aszendierenden Aorta sein. In Betracht kommen dabei luische Aortitis, dissezierende Aneurysmen, Mediaschwäche beim Marfan-Syndrom, idiopathische Dilatation der Aorta, senile Dilatation der Aorta sowie traumatische und unspezifische entzündliche Prozesse an der Aorta. Im Gefolge aller dieser Läsionen kommt es durch Dehnung des Aortenklappen-

(Fortsetzung auf Seite 228)

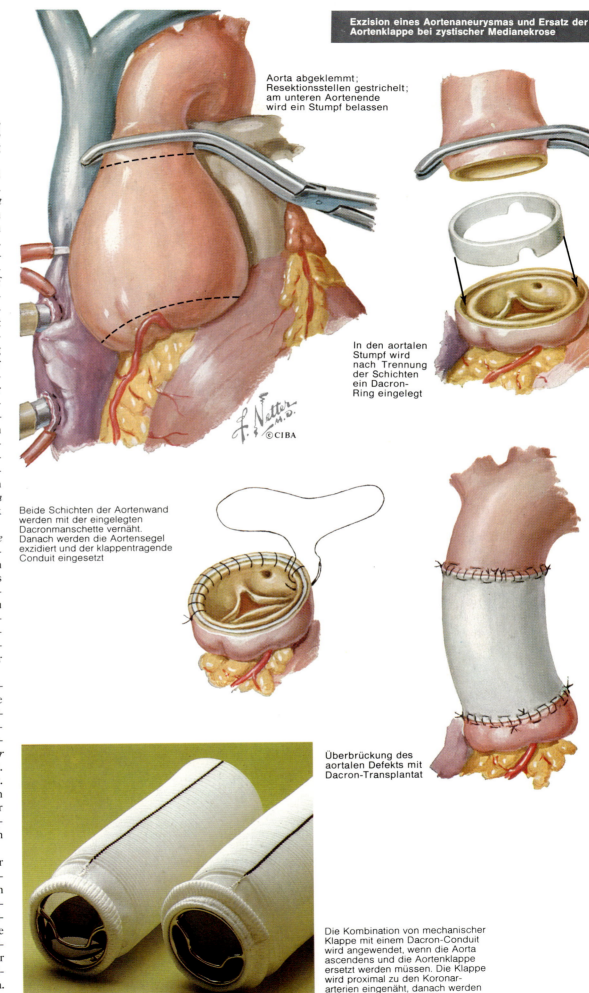

Exzision eines Aortenaneurysmas und Ersatz der Aortenklappe bei zystischer Medianekrose

Aorta abgeklemmt; Resektionsstellen gestrichelt; am unteren Aortenende wird ein Stumpf belassen

In den aortalen Stumpf wird nach Trennung der Schichten ein Dacron-Ring eingelegt

Beide Schichten der Aortenwand werden mit der eingelegten Dacronmanschette vernäht. Danach werden die Aortensegel exzidiert und der klappentragende Conduit eingesetzt

Überbrückung des aortalen Defekts mit Dacron-Transplantat

Klappentragender Conduit

Die Kombination von mechanischer Klappe mit einem Dacron-Conduit wird angewendet, wenn die Aorta ascendens und die Aortenklappe ersetzt werden müssen. Die Klappe wird proximal zu den Koronararterien eingenäht, danach werden die Koronarien in den Dacron-Conduit implantiert

Operative Behandlung erworbener Herzkrankheiten (Klappenersatz)

(Fortsetzung von Seite 227)

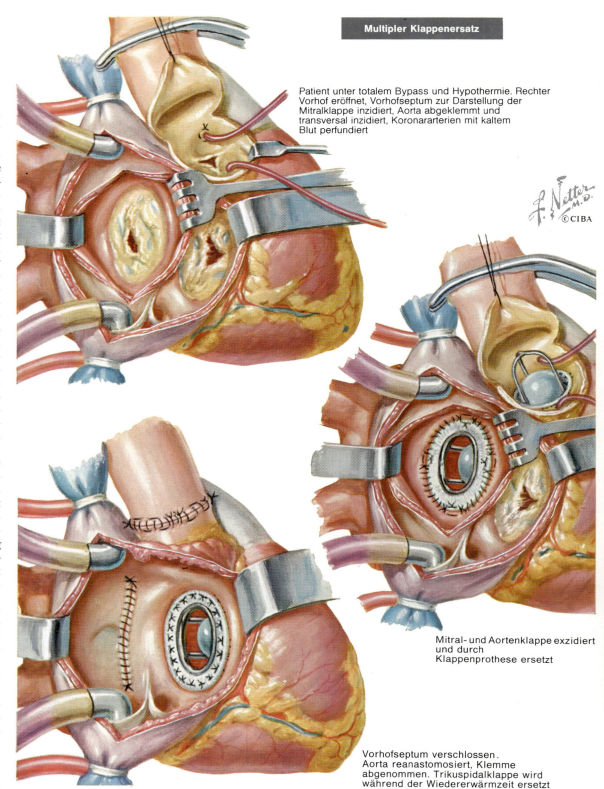

Patient unter totalem Bypass und Hypothermie. Rechter Vorhof eröffnet, Vorhofseptum zur Darstellung der Mitralklappe inzidiert, Aorta abgeklemmt und transversal inzidiert, Koronararterien mit kaltem Blut perfundiert

Mitral- und Aortenklappe exzidiert und durch Klappenprothese ersetzt

Vorhofseptum verschlossen. Aorta reanastomosiert, Klemme abgenommen. Trikuspidalklappe wird während der Wiedererwärmzeit ersetzt

Multipler Klappenersatz

rings und/oder infolge einer Strukturschwäche des Klappenstützgewebes zur Aorteninsuffizienz.

Die Aorteninsuffizienz in Zusammenhang mit einer idiopathischen *zystischen Medianekrose der Aorta*, die zur *aneurysmatischen Dilatation* im aszendierenden Abschnitt führt, tritt häufig genug auf, so daß ihre Behandlung hier gerechtfertigt erscheint. Bei diesem Krankheitsbild ist die *Aortenklappe* in der Regel trikuspidal und nicht verkalkt. Sie wird infolge der Dehnung des Klappenrings und der daraus resultierenden größeren Klappenöffnungsfläche schlußunfähig. Die Klappensegel werden dünn und rollen sich manchmal an den freien Rändern ein. Die aszendierende Aorta selbst ist dilatiert und dünnwandig und zeigt mikroskopisch basophile Areale in der Media, die überwiegend aus sauren Mukopolysacchariden bestehen. Die elastischen Fasern sind ungeordnet und zum Teil gerissen. Gelegentlich sind kleine dissezierende Aneurysmen mit lokal begrenzten Extravasaten in der Media feststellbar.

Klinisch findet sich in diesen Fällen die klassische *Symptomatik* der Aorteninsuffizienz mit Herzleistungsminderung in den Stadien III und IV. *Röntgenologisch* zeigt sich im a.-p. und Seitenbild eine erhebliche Dilatation der Aorta ascendens. *Echokardiogramm*, Linksherz*katheterisierung* und *Angiokardiogramm* bestätigen die *Diagnose* massive Aorteninsuffizienz mit hochgradiger Dilatation der Aorta ascendens.

Operationstechnik. Die nach eingehender klinisch-röntgenologischer Untersuchung und Abklärung der Strömungsverhältnisse durchzuführende operative Korrektur besteht 1. in der Resektion des Aneurysmas, 2. im Ersatz der Aorta ascendens und 3. bei Mitbefall der Aortenklappe im Ersatz der Klappe. Nach *medianer Sternotomie* werden ein *totaler kardiopulmonaler Bypass* und eine geringe systemische *Hypothermie* herbeigeführt. Die *Aorta* wird distal von der dilatierten Stelle – sie liegt in der Regel unmittelbar proximal vom Abgang des Truncus brachiocephalicus – *abgeklemmt*. An der proximalen Seite wird sie bei intaktem Bulbus aortae zirka 1 cm oberhalb der Abgänge der Koronararterien reseziert. Das *Aneurysma* wird *in toto exzidiert*. Nicht selten ist am *proximalen Aortenstumpf* eine durch Hämatombildung entstehende Dissektion festzustellen. Zur Überbrückung dieses Defekts und zur Stärkung der schwachen und dünnen Aortenwand, die das Transplantat aufnehmen soll, wird ein *Dacron-Ring* zurechtgeschnitten und in den dissezierten Aortenwurzelstumpf *eingelegt*. Mit einer *fortlaufenden Naht* wird die proximale Aorta gefestigt. Nun kann die *Aortenklappe* reseziert und durch eine *Kunstklappe* ersetzt werden.

Heute ist in solch ausgeprägten Formen die Resektion des Aneurysmas und der Aortenklappe und die Implantation eines klappentragenden Conduits am Aortenklappenring mit Reimplantation der Koronararterien in die Aorta-ascendens-Prothese die Methode der Wahl. Der suprakoronare Aorta-ascendens-Ersatz ist nur bei intaktem Bulbus aortae durch End-zu-End-Anastomose zu empfehlen.

Die Wiederherstellung der Aortenkontinuität erfolgt durch End-zu-End-Anastomose zwischen Prothese und distaler Aorta. Durch Abnahme der Aortenklemme wird die Koronarperfusion wiederhergestellt. Meist ist zur Herstellung eines normalen Rhythmus bei Kammerflimmern eine Gleichstromdefibrillation erforderlich, und die Patienten bleiben bis zur Wiederherstellung einer ausreichenden Herzfunktion an einen partiellen Bypass angeschlossen.

Multipler Klappenersatz. Eine erhebliche Beteiligung mehrerer Herzklappen ist quantitativ schwerer zu beurteilen und chirurgisch schwerer anzugehen. Der Häufigkeit nach stehen Kombinationen von Aorten- und Mitralvitien an erster Stelle. Diese Kombination erfordert auch die sorgfältigste Abklärung. In komplizierten Fällen wird tunlichst erst nach eingehender physikalischer Untersuchung, einer Links- und Rechtsherzkatheterisierung und einer detaillierten Analyse der *angiokardiographischen Befunde* entschieden. Diese Untersuchungsmethoden erlauben eine verläßliche qualitative und quantitative Beurteilung des Klappenstatus.

Die Indikation zum Klappenersatz bei Trikuspidal-

(Fortsetzung auf Seite 229)

Operative Behandlung erworbener Herzkrankheiten (Klappenersatz)

(Fortsetzung von Seite 228)

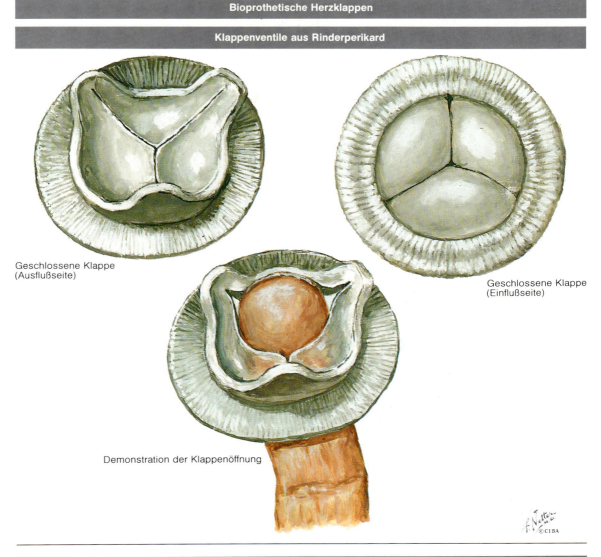

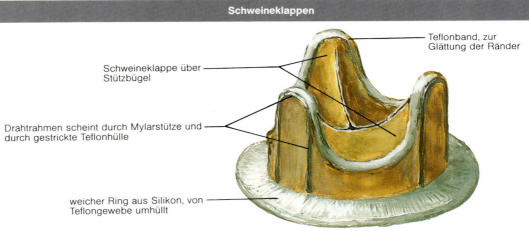

klappendefekten läßt sich nicht so exakt aufgrund der erhebbaren Befunde stellen. Im allgemeinen ist bei einer erheblichen organischen Schädigung der Trikuspidalklappe ein Klappenersatz erforderlich. Eine funktionelle Trikuspidalinsuffizienz (sie tritt am häufigsten im Zusammenhang mit einer Mitralstenose auf) bessert sich hingegen meist, sobald die Grundkrankheit behoben ist. Die Entscheidung für oder gegen den Klappenersatz stellt daher für den Chirurgen ein heikles Problem dar, bei dessen Lösung ihm selbst eine reiche Erfahrung nur wenig hilft. Bei unbeeinflußbarer Herzinsuffizienz wird eine Klappenoperation notwendig sein. Dies gilt auch für jene Fälle, bei denen bei normalem oder fast normalem Pulmonalarteriendruck (Katheterisierung) eine erhebliche Trikuspidalinsuffizienz vorliegt. Schließlich besteht intraoperativ immer noch die Möglichkeit zur Beurteilung der Trikuspidalklappenfunktion, und zwar digital am schlagenden Herzen durch Einführen eines Fingers in den rechten Vorhof und durch direkte Inspektion vom Vorhof aus bei Anwendung eines kardiopulmonalen Bypass. In jenen Fällen, in denen die Trikuspidalis organisch verändert erschien, hat es sich im allgemeinen als vernünftiger erwiesen, sie durch eine Kunstklappe zu ersetzen. Der Rekonstruktion der Trikuspidalklappe ist jedoch immer der Vorzug zu geben, wenn dies möglich ist.

Operationstechnik. Zum *multiplen Klappenersatz* unter Einschluß der Aortenklappe wird *median* über eine *Sternotomie* in den Brustraum eingegangen. Wie bereits erwähnt, wird der Eingriff unter *totalem kardiopulmonalem Bypass* und *moderater systemischer Hypothermie* durchgeführt. Zunächst wird die *Aorta ascendens abgeklemmt*. Es folgt die Infusion einer kardioplegischen Lösung in die Aortenwurzel zur Stillegung des Herzens. Nach tief angesetzter transversaler Aortotomie wird die *Aortenklappe reseziert*. Wenn nur die Aorten- und die Mitralklappe ersetzt werden sollen, wird der linke Vorhof anterior der rechten Lungenvenen eröffnet. Soll jedoch auch die Trikuspidalklappe ersetzt oder rekonstruiert werden, wird zunächst der *rechte Vorhof* eröffnet und darauf in den linken durch das *Vorhofseptum* eingegangen. Damit läßt sich die *Mitralklappe* außer bei massiven Verwachsungen zwischen Perikard und Epikard gut darstellen. Nach Exzision der Mitralklappe wird die Kunstklappe eingesetzt. Danach wird die Aortenklappe ersetzt. Im Anschluß daran werden *Vorhofseptum* und *Aortotomie* fachgerecht verschlossen, wobei dafür Sorge zu tragen ist, daß im linken Herzen keine Luft verbleibt.

Durch Abnehmen der Aortenklemme wird die Koronarzirkulation wieder hergestellt und das Herz wieder erwärmt. *Während der zum Wiedererwärmen erforderlichen* *Zeit kann die Trikuspidalklappe reseziert und durch eine Kunstklappe ersetzt oder rekonstruiert werden.* Das Einsetzen und Verankern der Trikuspidalprothese erfolgt mit einer der beiden für die Mitralklappe angegebenen Techniken. Da die Trikuspidalklappe leicht zugänglich ist und nur selten verkalkt, bietet ihr Ersatz kaum Schwierigkeiten. Der partielle Bypass bleibt bis zur Wiederaufnahme einer ausreichenden Herztätigkeit bestehen.

Bioprothetischer Klappenersatz mit xenogenem Gewebe

Historisches. Ein künstlicher Klappenapparat, der sich im menschlichen Körper auf Dauer ohne Ausfall bewähren sollte, wurde zum ersten Mal im Jahre 1952 in eine deszendierende Aorta implantiert (HUFNAGEL). 1960 wurde das erste Kugelventil als Herzklappenersatz von HARKEN in Aortenposition, von STARR als Mitralklappe implantiert. Obschon mit den verschiedenen Änderungen die Ergebnisse nach und nach verbessert werden konnten, blieb doch ein allen frühen Klappenkonstruktionen gemeinsames Problem ungelöst: Der zentrale Raum wurde bei allen konventionellen Klappenkonstruktionen vom Verschlußmechanismus ausgefüllt. Dadurch entstand 1. eine Umleitung des Blutstroms, 2. ein durch die Kugel oder die Scheibe gegebener Widerstand in jenem Bereich, durch den der Blutstrom unter hohem Druck und mit großer

(Fortsetzung auf Seite 230)

Operative Behandlung erworbener Herzkrankheiten (Klappenersatz)
(Fortsetzung von Seite 229)

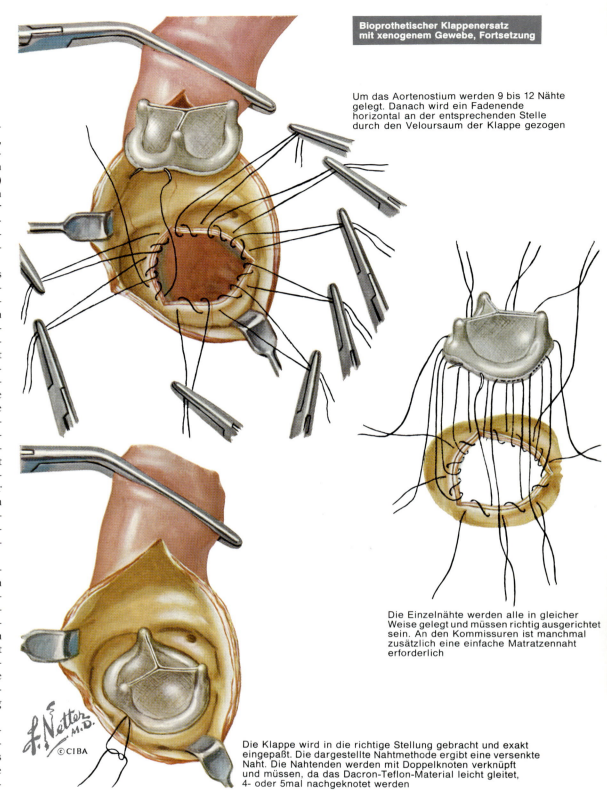

Bioprothetischer Klappenersatz mit xenogenem Gewebe, Fortsetzung

Um das Aortenostium werden 9 bis 12 Nähte gelegt. Danach wird ein Fadenende horizontal an der entsprechenden Stelle durch den Veloursaum der Klappe gezogen

Die Einzelnähte werden alle in gleicher Weise gelegt und müssen richtig ausgerichtet sein. An den Kommissuren ist manchmal zusätzlich eine einfache Matratzennaht erforderlich

Die Klappe wird in die richtige Stellung gebracht und exakt eingepaßt. Die dargestellte Nahtmethode ergibt eine versenkte Naht. Die Nahtenden werden mit Doppelknoten verknüpft und müssen, da das Dacron-Teflon-Material leicht gleitet, 4- oder 5mal nachgeknotet werden

Geschwindigkeit fließt, und 3. eine Abhängigkeit von jenem begrenzten Raum, den der Verschlußmechanismus am Rande freiläßt. Bei den später entwickelten Kippdeckelklappen (BJÖRK-SHILEY 1969) und noch mehr bei den Türflügelklappen (St. Jude Medical 1978) (S. 231) ist zwar das Strömungshindernis des Verschlußapparats deutlich geringer als bei den Kugel- oder Scheibenprothesen; das Thromboserisiko bleibt aber bestehen.

Schweineklappen. Das Problem des Strömungshindernisses durch den Verschlußapparat und die notwendige Antikoagulation bei mechanischen Klappen legte es nahe, eine natürliche Aortenklappe zu versuchen oder eine solche nachzuahmen. Der Einsatz von Kunststoff hat sich nicht bewährt. 1968 führte CARPENTIER eine Bioprothese von speziell gezüchteten Schweinen ein. Sie hat eine weite Verbreitung gefunden. Die Aortenklappe des Schweins wird unter sterilen Bedingungen entnommen; die Sterilisation erfolgt durch Einlegen in verschiedene Antibiotika-Nährlösungen. Sie werden mit Glutaraldehyd unter niedrigem Druck fixiert bzw. gegerbt, damit die Struktur der Kollagen- und elastischen Fasern erhalten bleibt. Sie werden auf einen Stützring aufgenäht und mit einem Teflonring umgeben, durch den die Nähte bei der Implantation gelegt werden.

Eine Einschränkung in der Anwendbarkeit besteht in der Größe. Kleine Klappen haben einen beträchtlichen Druckgradienten, besonders in Aortenposition. Er entsteht durch den starren Ansatz der rechten Taschenklappe. Sie ist beim Schwein nicht frei beweglich, sondern sitzt zu fast ⅔ dem Ventrikelseptum auf. Neuere Modelle werden oberhalb des Anulus aortae implantiert, so daß die Öffnung des Anulus nicht noch durch den Klappenring verkleinert wird.

Neuerdings gibt es Berichte, nach denen Aortenklappen vom *Känguruh* bezüglich Haltbarkeit mehr versprechen als Schweineklappen. Außerdem haben sie nicht die Einschränkung der Beweglichkeit des rechten Segels.

Perikardklappen. Parallel zur Entwicklung der Schweineklappe experimentierte IONESCU mit einer trikuspidalen Klappe, deren Segel aus Rinderperikard hergestellt wurden. Sie werden seit 1971 eingesetzt. Das Gewebe wird mit Glutaraldehyd vorbehandelt. Das Stützgerüst bestand zuerst aus Titan. Seit 1981 bewährte sich ein biegsamer Kunststoff, Delrin, wobei die Klappe ein niedrigeres Profil erhielt. Der Stützring wird mit einem doppelten Dacronvelour ummantelt. Er bildet die Unterlage für die Epithelialisierung. Bei den Hancock-Klappen wird ebenfalls Perikardgewebe für das Ventil verwandt, jedoch statt Elgiloydraht Polypropylen oder Delrin für den Stützring.

Patienten mit alleinigem bioprothetischem Aortenklappenersatz erhalten häufig überhaupt keine Antikoagulantien mehr, Patienten mit Mitral- und Aortenklappenersatz 6–12 Wochen lang. Für den *Trikuspidalklappenersatz* werden Gewebeprothesen allgemein vorgezogen, da mechanische Klappen in dieser Position eine besonders große Thrombogenität aufweisen.

Die Ergebnisse mit der Perikardklappe zeigen in den ersten Jahren eine Klappenfehlfunktion von unter 1% pro Jahr. Nach den ersten 4–5 Jahren treten eher Probleme auf. Das Rinderperikard enthält mehr Kollagenfasern als die Schweineklappe. Dies soll eine größere Festigkeit des Gewebes versprechen. Die dynamischen Eigenschaften sind gegenüber der Schweineklappe besser, da die Perikardklappe in der Größe keinen Einschränkungen unterliegt. Die Schnittflächen an den Klappenrändern lassen jedoch Plasmabestandteile eintreten. Dies ist vielleicht ein Grund dafür, daß Verkalkungen vorzugsweise an diesen Rändern aufzutreten scheinen. Die frühen Modelle der Perikardklappen – und nur diese lassen sich mit ausreichend langer Beobachtungszeit beurteilen – wiesen als häufigsten Schwachpunkt einen Einriß am freien Rand des Klappensegels nahe den Stützposten auf. Alle xenogenen Gewebeklappen degenerieren und verkalken bei Kindern und jungen Patienten wesentlich schneller als bei älteren.

Bezüglich der Haltbarkeit können Gewebeklappen mit mechanischen Klappen noch nicht konkurrieren. Der Vorteil der geringen Thromboembolierate und

(Fortsetzung auf Seite 231)

Operative Behandlung erworbener Herzkrankheiten (Klappenersatz)

(Fortsetzung von Seite 230)

Mechanische Herzklappenprothesen

Kippscheiben-(Björk-Shiley-)Klappe

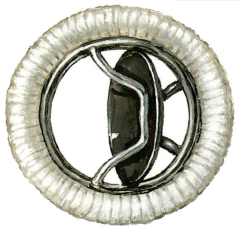 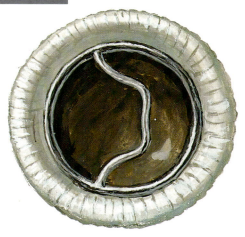

Björk-Shiley-Klappenprothese in geöffnetem (links) und geschlossenem Zustand (rechts). Zwei Metallbügel halten die gewölbte Kippscheibe aus Karbon. Der Öffnungswinkel beträgt 60°.

Der Klappenring ist mit Kunststoffgewebe umhüllt zum Einnähen in das Herz. Dieser Typ ist eine der am meisten verwendeten Kunstklappen.

Doppelflügel-(St.-Jude-)Klappe

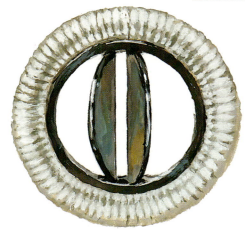 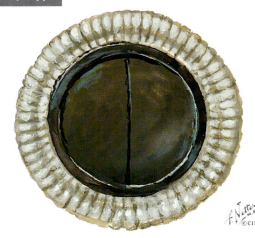

Doppelflügelklappe (St. Jude-Medical). Durch Verwendung von 2 Flügeln, die in geöffnetem Zustand einen Winkel von 85° gegenüber der Klappenringebene und einen zentralen Blutdurchfluß aufweisen, haben diese Klappen ein günstiges Strömungsprofil mit geringem Strömungswiderstand.

des günstigen Strömungsprofils ist aber so groß, daß die Versuche zur Verwendung biologischen Materials immer weitergeführt werden.

Die zu wählende Klappengröße richtet sich nach der Größe des Klappenrings. In Anbetracht der weiten Klappenöffnung und des geringen Strömungswiderstands soll keine zu große Klappe gewählt werden. Die Wahl der richtigen Klappengröße spielt eine wichtige Rolle und erleichtert das Einsetzen der Prothese.

Mechanische Klappenprothesen

Die Starr-Edwards-Kugelklappe hat eine über 20jährige Geschichte und bildete damit den Standard für die Entwicklung weiterer Modelle. Sie hat eine hohe Thromboembolierate und ein ungünstiges hämodynamisches Profil, weshalb sie jetzt kaum noch eingesetzt wird. Einen großen Fortschritt im hämodynamischen Profil brachte die Kippscheibenprothese von Björk und Shiley. Die Delrinscheibe wurde inzwischen durch Pyrrolitkarbon ersetzt. Die Form der Scheibe wurde konvex-konkav. In der Öffnungsphase bewegt sie sich 2,5 mm in Richtung des Blutstroms und vergrößert so die Öffnungsfläche. Andere Scheibenklappen sind von Lillehei und Kaster und Medtronic und Hall entwickelt worden.

Einen neuen Ansatz zeigten die Doppelkippventile. Der Klappenverschluß besteht aus zwei Teilen, die sich türflügelähnlich öffnen. Der Öffnungswinkel beträgt 85°, so daß die Behinderung der Strömung gering ist. Diese St.-Jude-Medical-Klappe, seit 1977 in Gebrauch, erlaubt den Fluß des Blutstroms durch das Zentrum des Klappenrings im Gegensatz zu den Kippscheiben- oder Kugelventilen, bei denen der Blutstrom seitlich passieren muß. Die St.-Jude-Klappe eignet sich daher auch für Klappenringe mit kleinem Durchmesser.

Gemeinsam bleibt allen mechanischen Kunstklappen das erhöhte Thromboembolierisiko, das zu lebenslänglicher Antikoagulation zwingt. Die Gefahr einer Thromboembolie bzw. einer Klappendysfunktion durch Thrombose ist zwar je nach Klappenposition, Klappentyp und hämodynamischen Befunden des Patienten verschieden groß. Bei gut einstellbarer Antikoagulation wird man auch bei kleinem Embolierisiko diese immer empfehlen.

Der Ersatz der Mitral- und der Trikuspidalklappe bereitet aus folgenden Gründen mehr Schwierigkeiten als der Ersatz der Aortenklappe: 1. Geringer Druck im Vorhof, wodurch die Gefahr der Thrombusbildung und Embolusaussaat in den Körperkreislauf besteht. 2. Überwachsen der Metall- und Kunststoffteile mit Gewebe. Als Folge kommt es zur Klappendysfunktion, Gewebsnekrose und Embolisierung. 3. Trägheit des Klappenmechanismus. 4. Teilweiser Verschluß des Klappenapparats mit Regurgitation vor dem vollständigen Klappenschluß und Ausreißen der Naht infolge der großen auf die Nahtfläche auftreffenden Masse. 5. Unvollständige Ventrikelfüllung infolge der Größe des verschließenden Teils des Klappenmechanismus, wodurch die Verwendung einer Klappe mit kleiner Öffnungsfläche erforderlich wird. Die neuen Klappen mit niedrigem Profil lassen auch Klappen mit größerem Durchmesser zu. 6. Obstruktion der Ausflußbahn des linken Ventrikels infolge der bei jedem Mechanismus mit langem Weg erforderlichen Winkelung.

Die Haltbarkeit der mechanischen Klappen ist der der Gewebeklappen überlegen. Allerdings ist bei Gewebeklappen meist noch Zeit, rechtzeitig eine Operation einzuleiten. Wenn bei mechanischen Klappen ein Materialbruch eintritt, kommt operative Hilfe in der Regel zu spät.

Für statistische Vergleiche kann die *Güte* der verschiedenen *Klappentypen* nach dem Stanford-Schema klassifiziert werden: 1. Auftreten eines neuen Klappengeräuschs (sofern es nicht perivalvulär ist); 2. hämodynamische Fehlfunktion, die zur Operation zwingt oder zum Tod führt; 3. thrombotischer Verschluß der Klappe; 4. multiple Embolien; 5. schwere Blutungen, die auf die Antikoagulation zurückzuführen sind; 6. valvuläre Stenose. Das für die Konstruktion der Klappe verwendete Gewebe kann defekt werden, z.B. einreißen, kalzifizieren und fibrosieren. Perivalvuläre Lecks werden nicht gezählt, da sie bei richtiger Operationstechnik vor allem vom Gewebe an der Implantationsstelle abhängen. Auch die Endokarditis wird als allgemeines Problem nicht berücksichtigt.

Die *Ergebnisse von Langzeitbeobachtungen* können nach verschiedenen Methoden klassifiziert werden. So kann man für einen Klappentyp die Wahrscheinlichkeit angeben, nach einem gegebenen Zeitraum noch fehlerfrei zu funktionieren. Diese Wahrscheinlichkeit liegt für mechanische Klappen nach 8 Jahren zwischen 94% für die Mitralklappe und 97% für die Aortenklappe. Bei Bioprothesen lagen die Zahlen nach 5 Jahren für die Mitralposition bei 92% und für die Aortenposition bei 96%; nach weiteren 2,5 Jahren fielen sie aber auf 86% bzw. 84% ab. Für die Carpentier-Edwards-Schweineklappe war Fehlerfreiheit nach 7 Jahren bei 68% der Patienten beobachtet worden. Nach 10 Jahren wird für die Hancock-Klappe Fehlerfreiheit bei 74% und für die Ionescu-Shiley-Klappe für 85% berichtet.

(Fortsetzung auf Seite 232)

Operative Behandlung erworbener Herzkrankheiten (Klappenersatz)
(Fortsetzung von Seite 231)

Man muß bei Gewebeklappen nach 10 Jahren damit rechnen, bei 20% der Patienten Reoperationen durchführen zu müssen.

Wenn man den Verlauf bei allen in einem bestimmten Zeitraum operierten Patienten beobachtet (wobei dann kürzere und längere Beobachtungsdauern der einzelnen Patienten gemischt sind), kann man *linearisierte Ereignishäufigkeiten* berechnen. So wurden in einer Klinik über 10 Jahre Carpentier-Edwards-Schweineklappen implantiert und der Verlauf ausgewertet. Die Häufigkeit von Thromboembolien betrug 1,3% pro Patientenjahr für den Aortenklappen- und 2,2% für den Mitralklappenersatz. Die Häufigkeit der Prothesenendokarditis liegt mit 0,5% pro Patientenjahr ähnlich wie bei mechanischen Klappen. Primäres Gewebeversagen der Klappe kam in 0,4% bei Mitralklappenersatz, 0,8% bei Aortenklappenersatz und 2,1% bei Doppelklappenersatz pro Patientenjahr vor. Die Reoperationsrate lag bei 0,8%, 1,03% bzw. 2,7% pro Patientenjahr (JAMIESON).

Die *Wahl eines Klappentyps* unterliegt nicht allein den speziellen Ansichten des Chirurgen, sondern es müssen verschiedene allgemeine Gesichtspunkte in Erwägung gezogen werden: Wie hoch ist das Risiko einer Antikoagulation? Ist das Risiko einer Reoperation vertretbar? Ist eine Schwangerschaft geplant? Ist die Lebenserwartung des Patienten kürzer als die Haltbarkeit einer Bioprothese? Für welchen Klappentyp ist die bei der Operation vorgefundene Situation (Weite des Klappenrings, Zustand des Gewebes) am besten geeignet? In Mitralposition wird verschiedentlich nur bei günstigen Umständen, wie Sinusrhythmus, niedriges Stadium der Herzinsuffizienz (unter Stadium III der New York Heart Association), eine Bioprothese empfohlen, da die Mitralklappe mechanisch stärker belastet ist.

Bei einem *Zweiklappenersatz* werden in der Regel mechanische Klappen bevorzugt. Eine Bioprothese kommt für die Aortenposition nur in Frage, wenn die Mitralklappe rekonstruiert werden kann, ein Ersatz also nicht zu erfolgen braucht.

Komplikationen bei Klappenträgern beschränken sich nicht nur auf Thromboembolien. Bei der Bioprothese kann die Degeneration mit Verminderung der Beweglichkeit und Verkalkung im Echokardiogramm verfolgt werden. Gelegentlich kann es zu plötzlicher Perforation oder zum Einriß eines Klappensegels kommen, wodurch der Patient in eine akute Herzinsuffizienz geraten kann und schnell operiert werden muß, mit entsprechend erhöhtem Risiko. Sonst sollte bei einer selektiven Zweitoperation das Risiko das der Erstoperation nicht wesentlich übersteigen. Die Änderung des Klappengeräuschs bei der Entwicklung einer Thrombose kann vom Patienten bemerkt werden. Dieser ist über diese Möglichkeit der Beobachtung aufzuklären. Die Echokardiographie kann den Verdacht bestätigen. Herzgeräusche wecken den Verdacht auf Klappendefekte oder paravalvuläre Lecks. Die Doppler-Echokardiographie kann diese Befunde objektivieren. Diese Beobachtungsmöglichkeiten machen verständlich, warum Patienten mit künstlichen Herzklappen regelmäßig einer sorgfältigen Kontrolle bedürfen.

Klappenhomotransplantate

Homotransplantate von Leichenherzen sind von den Pionieren der Herzchirurgie schon früh verwendet worden. 1966 berichteten Ross und SOMMERVILLE über die Verwendung einer Leichenaortenklappe zur Korrektur einer Pulmonalatresie. Anfang der siebziger Jahre wurde diese Methode weitgehend aufgegeben, da sich Obstruktionen durch starke Verkalkungen zeigten. In der Zwischenzeit stellte sich heraus, daß Sterilisation durch Bestrahlung die Verkalkung stark fördert, wohingegen die Behandlung in einer Antibiotikalösung keine solchen Obstruktionen nach sich zieht. Die Lagerung erfolgt jetzt bei −196 °C, wodurch die Haltbarkeit über mehrere Jahre gegeben ist.

Homografts werden teilweise unter Belassung eines Teils der Aorta ascendens als Conduits implantiert, wenn bei angeborenen Herzfehlern die Herstellung besonderer Verbindungen notwendig ist. Solche Verbindungen werden häufig bei Trikuspidalklappenatresie und Pulmonalklappenatresie bzw. extremer Fallot-Te-

(Fortsetzung auf Seite 233)

Aortenklappenhomotransplantat

Untere Anastomose wird mit einzeln geknüpfter Naht um das Transplantat geschlossen. Sobald das Homotransplantat in der richtigen Lage sitzt, ist die Naht zwischen dem Implantat und der Aortenwand versenkt

Oberrand des Transplantats und Aortenwandstreifen werden mit 2 Nadeln in fortlaufender Naht an der Aortenwand des Empfängers befestigt. Aortenwandstreifen werden mit Kürschner-Stichen an der mit kleinen Teflonauflagen an der Innen- und Außenseite gefestigten Aortenwand des Empfängers gesichert. Überschüssige Aortenwandstreifen werden (an der gestrichelten Linie) reseziert, die Fadenenden der fortlaufenden Naht durch die Aortenwand geführt und mit den Enden der Matratzennaht verknüpft

Phantombild eines Homotransplantats

Operative Behandlung erworbener Herzkrankheiten (Klappenersatz)
(Fortsetzung von Seite 232)

Perkutane Ballonvalvuloplastie

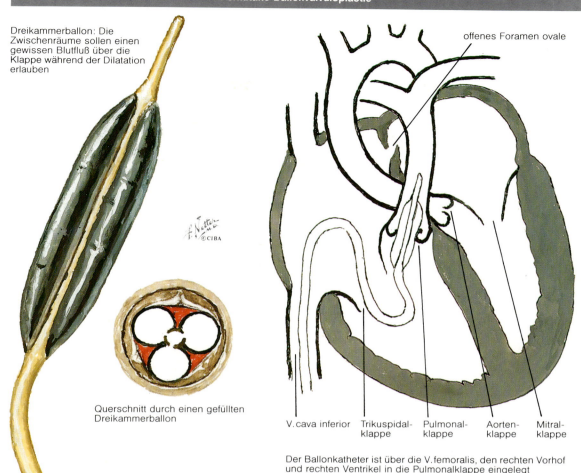

tralogie geschaffen. Die Implantation bei Säuglingen und Kleinkindern bringt das Problem mit sich, daß mit dem Wachstum des Kinds das Implantat nicht mitwächst. Dies kann dadurch teilweise gelöst werden, daß man ein so großes Implantat einsetzt, wie es bei einem durch einen kongenitalen Herzfehler vergrößerten Herzen unterzubringen ist. Eine Reoperation braucht dann erst nach ca. 10 Jahren durchgeführt zu werden.

Ballonvalvuloplastie

Kommissurotomie und Klappenersatz bei Klappenstenosen erfordern die Öffnung des Thorax. Im Gefolge der koronaren Angioplastie sind Katheterballons entwickelt worden, die eine perkutane Erweiterung ohne Thoraxoperation erlauben. Am günstigsten ist die Methode für die Sprengung von Pulmonalstenosen. Die Methode ist an dieser Klappe äußerst risikoarm. Es wurden nur wenige Komplikationen berichtet. Bei der Aortenisthmusstenose wird die Methode nur zurückhaltend eingesetzt, häufiger dagegen nach einer Restenosierung im Gefolge einer Operation.

An der Mitralklappe kann die Ballonvalvuloplastie ebenfalls eingesetzt werden. Die Sprengung der Mitralklappe bei Mitralstenose erfolgt über den rechten Vorhof nach transseptaler Punktion des Vorhofseptums oder durch ein evtl. offenes Foramen ovale. Auch der retrograde Zugang über A. femoralis, Aortenklappe und linken Ventrikel ist möglich. Für die Mitralklappe scheint sich die Methode dann zu eignen, wenn der Klappenapparat selbst wenig verändert ist. Anderenfalls muß man nach der Sprengung eher mit der Möglichkeit einer starken Mitralinsuffizienz rechnen, die einen Klappenersatz notwendig machen kann. Auch embolische Ereignisse können auftreten.

Die Aortenklappe kann ebenfalls durch eine Valvuloplastie angegangen werden. Die Indikation wird überwiegend nur dann gestellt, wenn die Patienten inoperabel sind oder ein unvertretbar hohes Risiko für einen Klappenersatz haben. Daraus resultiert, daß vor allem bei sehr alten Patienten diese Methode eingesetzt wird. Das Ergebnis wird nach klinischen Gesichtspunkten beurteilt. Der Druckgradient sollte sinken. Wichtiger ist die Vergrößerung der Klappenöffnungsfläche, die möglichst 50% betragen sollte. Komplikationen sind embolische Ereignisse wie Apoplexie, Blutungen in den Herzbeutel und Probleme an der Punktions-

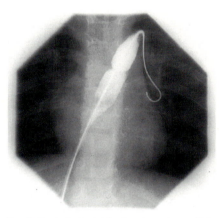

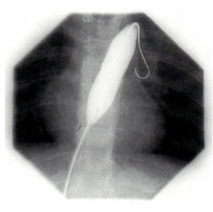

stelle der A. femoralis, die evtl. chirurgisch versorgt werden müssen. Das Auftreten oder die Verschlimmerung einer geringen Aorteninsuffizienz scheint relativ selten vorzukommen. Bei hochgradigen Stenosen und schlechtem Zustand des Patienten kann die Valvuloplastie evtl. dazu führen, den Patienten in einen operablen Zustand zu bringen. Der Klappenersatz kann dann als zweite Behandlungsstufe angeschlossen werden.

Langzeitergebnisse liegen für die Methode der Valvuloplastie noch nicht vor. Sie hat aber schon jetzt einen festen Platz im Methodenreservoir für die Behandlung von angeborenen und erworbenen Herzfehlern, auch wenn die Regeln für die verschiedenen Indikationen sich noch ändern werden.

Amyloidose

Unter den durch Paraproteinosen zustande kommenden Kardiomyopathien steht die Amyloidose an erster Stelle. Amyloid wird im Herzen unter folgenden Voraussetzungen abgelagert: 1. im Rahmen einer primären generalisierten Amyloidose, 2. im Rahmen einer bei multiplen Myelomen als Komplikation auftretenden Amyloidose, 3. als Teilbild einer sekundären generalisierten Amyloidose und 4. in lokalisierter Form im Alter. Bei der seltenen *primären generalisierten Amyloidose*, auch als atypische Amyloidose oder Paraamyloidose bezeichnet, ist manchmal nur das Herz beteiligt, manchmal wird Amyloid auch in den Lungen, der Haut, der Schilddrüse, dem Magen-Darm-Trakt und den Arterienwänden im gesamten arteriellen Kreislauf abgelagert. Leber, Milz und Nieren bleiben in der Regel, jedoch keineswegs immer verschont. Bei 99 primären Amyloidosen war das Herz 92mal hochgradig verändert. Die Ätiologie der primären generalisierten Amyloidose mit Herzbeteiligung ist nicht bekannt.

Die klinische Diagnose Amyloidose mit Herzbeteiligung ist immer dann zu vermuten, wenn nach dem 50. Lebensjahr eine chronische, nicht beeinflußbare Herzinsuffizienz besteht, deren Ursache sich trotz der üblichen Symptomatik nicht klären läßt. In nahezu allen Fällen ist das Herz vergrößert; eine Hypertonie fehlt jedoch. Die Herzwandexkursionen sind träge, und es sind unspezifische Geräusche zu hören. Typische Klappengeräusche sind nur dann feststellbar, wenn Amyloid an den Klappen abgelagert wird. *Elektrokardiographisch* finden sich *Niederspannungspotentiale*. Durch Amyloidablagerungen im His-Bündel und in den Tawara-Schenkeln können Leitungsstörungen auftreten. Bei der Amyloidose mit Herzbeteiligung fällt die Kongorotprobe selten positiv aus. Haut-, Darmschleimhaut- und Herzmuskelbiopsien führen jedoch meist zur richtigen Diagnose.

Makroskopisch finden sich besonders im Endokard des linken Vorhofs Amyloidplaques, häufiger winzige, grau-gelbliche Amyloidknötchen. Das Myokard weist eine erheblich gröbere Konsistenz und an den Schnittflächen eine eigenartige fahlgelbe, wächserne Farbe auf. Auch im epikardialen Fettgewebe lagern sich manchmal graue, gelatineartige Amyloidperlchen ab. Das Herzgewicht liegt meist um oder über 500 g.

Im *mikroskopischen Bild* stellen sich die Amyloidablagerungen als homogene, durchscheinende und stark lichtbrechende Zonen dar. Mit Kongorot angefärbte Myokardschnitte zeigen ein Netz homogener Stränge um und zwischen den Myokardfaserbündeln. Die Myokardfasern erscheinen atrophisch und zu ganz flachen Gebilden mit stecknadelkopfgroßen Kernen komprimiert. Die Interstitien sind diffus verbreitert; Entzündungszellen fehlen jedoch. Diese myokardiale Pseudohypertrophie ist Grundlage für die Insuffizienz beider Kammern. Selten kommt es im Gefolge eines Koronararterienverschlusses durch noduläre Amyloidablagerungen zu Infarkten oder ausgedehnten Myokardnekrosen. Bei der als Komplikation bei multiplen Myelomen auftretenden Amyloidose (20% der Fälle) verteilen sich die Amyloidablagerungen in ähnlicher Weise wie bei der primären generalisierten Form. Eine Beteiligung des Herzens ist die Regel.

Zur sekundären typischen bzw. generalisierten Amyloidose kommt es bei chronischen suppurativen Prozessen und hochgradiger Gewebsnekrose. Häufigste Ursache ist die chronische Tuberkulose der Lunge und anderer Organe. Als Grundkrankheit kommen ferner Bronchiektasen, Pleuraempyeme, chronische Osteomyelitis, Tumoren sowie Lepra, Syphilis oder Echinokokkosen in Betracht. Durch die Antibiotikatherapie ist die sekundäre Amyloidose in den letzten 20 Jahren stark zurückgegangen. Sie manifestiert sich in erster Linie an der Leber, der Milz und den Nieren; in einem Drittel der Fälle ist jedoch auch das Herz beteiligt. Bei der sekundären Form wird Amyloid in geringerem Umfang und in anderer Verteilung abgelagert als bei der primären generalisierten Amyloidose. Es findet sich meist in der Media von Arterien und Venen sowie in den Kapillaren zwischen Endothelzellen und Grundmembran. Kapillaren sowie arterielle und venöse Gefäße bleiben durchgängig, so daß keine so schweren Folgen auftreten wie bei der primären generalisierten Amyloidose mit Herzbeteiligung.

Im Alter kann auch ohne prädisponierende Grundkrankheit *Amyloid* in den Blutgefäßen und im *Herzmuskel* um die Myokardfasern *abgelagert* werden. Präsenile oder senile Amyloidosen (bei denen auch das Gehirn beteiligt ist) treten vor dem 60. Lebensjahr nicht sehr häufig auf. Bei Amyloidosekranken über 80 Jahren liegt jedoch in 25% eine Herzbeteiligung vor.

Unter dem *Elektronenmikroskop* stellt sich das homogene Amyloid in Form zarter Fasern dar, die offenbar für die Doppelbrechung verantwortlich sind.

Hochgradige primäre Amyloidose des Herzens

Elektrokardiogramm bei primärer Amyloidose des Herzens zeigt Niederspannungspotentiale

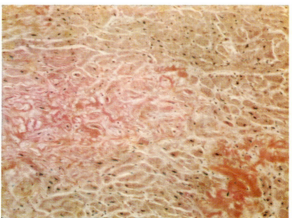

Herdförmige Amyloidablagerung um Herzmuskelzellen mit untergegangenen Myokardfasern

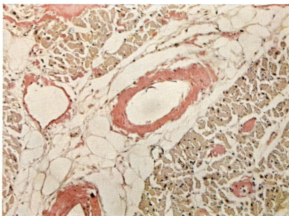

Perivaskuläre Amyloidablagerung im Myokard (40fache Vergr.)

Septische Myokarditis

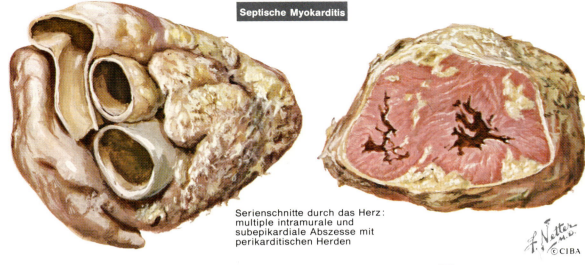

Serienschnitte durch das Herz: multiple intramurale und subepikardiale Abszesse mit perikarditischen Herden

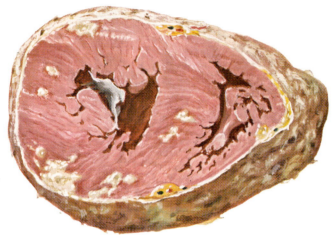

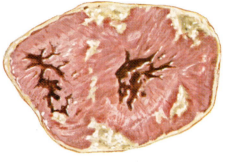

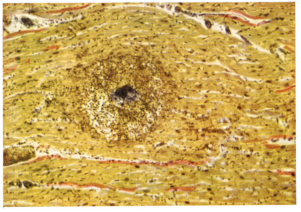

Herzmuskelabszeß. Leukozyten, untergegangenes Muskelgewebe und dilatierte Blutgefäße um zentralen Bakterienherd

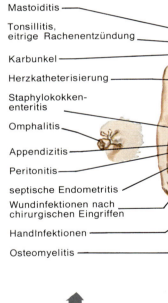

- Mastoiditis
- Tonsillitis, eitrige Rachenentzündung
- Karbunkel
- Herzkatheterisierung
- Staphylokokkenenteritis
- Omphalitis
- Appendizitis
- Peritonitis
- septische Endometritis
- Wundinfektionen nach chirurgischen Eingriffen
- HandInfektionen
- Osteomyelitis

Ausgangsherde

Septische bzw. eitrige Myokarditiden, die im Myokard zur Abszeßbildung und zu anderen Komplikationen führen können, sind seit der Einführung der Antibiotika selten geworden, aber keineswegs ganz verschwunden, da manche Bakterienstämme eine Antibiotikaresistenz erworben haben. Mit der Verwendung neuer diagnostischer und therapeutischer Methoden, z.B. der intravaskulären Verweilkatheter, sind die möglichen Herde, von denen über die stets vorangehende Septikämie eine eitrige Myokarditis ausgehen kann, zahlreicher geworden.

Zu den häufigsten Erregern gehören bestimmte Stämme von Staphylokokken, *Pseudomonas, Proteus, Aerobacter-Klebsiella* und (selten) Pneumokokken. Besonders gefährdet sind Neugeborene, Stillende und Patienten mit vorangegangenen Virusinfektionen. Prädisponierend wirken ferner Diabetes und schwere Verbrennungen. Manchmal besteht ein Zusammenhang mit einer bakteriellen Endokarditis; manchmal sind die Herzklappen nicht beteiligt.

Auf das Vorhandensein myokarditischer Herde bei einer Sepsis weisen zunächst nur *unspezifische Zeichen*, wie Fieber, Leukozytose und Schock, hin. Das *Elektrokardiogramm* kann infolge umschriebener nekrotischer Bezirke im Myokard verändert erscheinen. Herzgeräusche sind nur bei Endo- oder Perikarditis zu hören.

Bei akuten *eitrigen Prozessen* ist das Herz makroskopisch häufig unverändert, da der rasche Verlauf der Septikämie eine Gewebsreaktion auf die eindringenden Erreger nicht zustande kommen läßt. *Klinisch* dominieren die Zeichen der Sepsis.

Die spezifische *Diagnose* und *Therapie* der eitrigen Myokarditis stützen sich auf den Erregernachweis in einem myokardialen Kulturpräparat. Als erstes Zeichen finden sich *mikroskopisch* in Schnittpräparaten dicht besiedelte Bakterienkolonien in den *dilatierten Kapillaren und Venen* des Myokards. An ihre Stelle treten im weiteren Verlauf *kleine Abszesse*, in deren *zentralem Raum* in einer ringförmigen Umrandung aus zahlreichen *polymorphkernigen Leukozyten* reichlich Bakterien vorhanden sind. An den umliegenden Myokardfasern imponiert ein homogenes Zytoplasma mit sich nicht färbenden oder pyknotischen Kernen. Den Rand des Herds säumt eine hämorrhagische Zone.

Myokardabszesse stellen sich oft als kleine, 1 bis 2 mm große gelbliche Punkte oder Streifen unterhalb des dünnen Endokards im rechten Ventrikel dar. Ihre unregelmäßige, bizarre Form entspricht in der Regel dem anatomischen Verlauf der Muskelbündel. Subendokardial gelegene Abszesse können in das Ventrikellumen rupturieren und eine bakterielle Endokarditis verursachen. Subepikardiale Abszesse können auf das Perikard übergreifen. Meist lassen sich die Herde leicht auffinden, z.B. nach einer Ruptur in den Perikardsack. In einigen wenigen Fällen ist der Herd jedoch nicht feststellbar. Daher kann eine primäre hämatogene Aussaat nicht immer mit Sicherheit ausgeschlossen werden.

Diphtherie- und Virusmyokarditis

Mikroorganismen (Viren, Rickettsien, Bakterien und Protozoen) sowie deren Toxine sind imstande, myokarditische Veränderungen hervorzurufen. Aufgrund des morphologischen Befunds allein kann die Ätiologie einer Myokarditis nicht geklärt werden. Auch das klinische Bild ist nicht immer beweisend, da sowohl herdförmige als auch diffuse Myokarditiden klinisch stumm verlaufen können. Also kann die *Diagnose* Myokarditis erst gesichert werden, wenn die klinischen Daten durch bakteriologische und virologische Befunde ergänzt werden.

Diphtheriemyokarditis

Bei einer Diphtherie der oberen Luftwege oder infolge einer Wunddiphtherie wird die Myokarditis durch die hochtoxischen Exotoxine des *Corynebacterium diphtheriae* (Klebs-Löffler) verursacht. Derartige toxische Myokarditiden sind vor der Einführung der aktiven Immunisierung sehr häufig aufgetreten; aber auch heute kommen gelegentlich noch kleine Epidemien vor.

Während des akuten Diphtheriestadiums ist das Herz weich und schlaff; die Herzmuskelfasern erscheinen glasig (wie gekocht). Die Ventrikel sind *dilatiert*, und zwischen den Trabekeln finden sich *wandständige Thromben*. Im spitzennahen Bereich des linken Ventrikels liegt manchmal ein großer Kugelthrombus. Blutdruckabfall, Arrhythmien und kompletter Herzblock sind die Regel, bevor das Herz akut dekompensiert.

Mikroskopisch erscheinen die Myokardfasern bei akuten Diphtheriemyokarditiden gequollen und fettig degeneriert. Das Interstitium ist ödematös. In subakuten Fällen besteht eine granuläre oder hyaline Nekrose der Herzmuskelfasern. Im interstitiellen Bindegewebe liegen polymorphkernige Leukozyten und mobilisierte Histiozyten verstreut.

Sekundäre entzündliche Reaktionen sind meist herdförmig umschrieben, können jedoch auch diffus auftreten. Im Umkreis *toxisch-nekrotischer Areale* ist die Zirkulation gestört, wodurch es zu weiteren Nekrosen kommt. Der *lang anhaltende Schock* wirkt schließlich auf die Koronardurchblutung, so daß zusätzlich disseminierte *hypoxämische Nekrosen* auftreten. Nach einigen Wochen kommt es zur Organisation und zum Ersatz der nekrotischen Myokardfasern durch eine feine, retikuläre Fibrose. Das Ausmaß einer derartigen diffusen Fibrose läßt sich meist nur quantitativ durch Messen der Bindegewebs- und Myokardfaseranteile bestimmen. Fibrose und selbst Vernarbungen erreichen bisweilen Ausmaße, die zum Tod durch chronische Herzinsuffizienz führen.

Virusmyokarditis

Virusmyokarditiden sind in den letzten Jahren häufiger geworden. Als Erreger der Virusmyokarditis beim Menschen sind die *Coxsackie-B-Viren*, bestimmte kardiotrope Poliovirusstämme und bestimmte Influenzavirusstämme bekannt. Das Krankheitsbild läßt sich ätiologisch nur

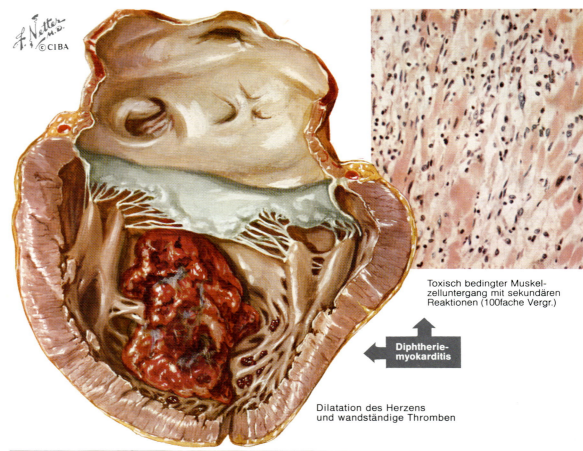

Toxisch bedingter Muskelzelluntergang mit sekundären Reaktionen (100fache Vergr.)

Diphtheriemyokarditis

Dilatation des Herzens und wandständige Thromben

Virusmyokarditis

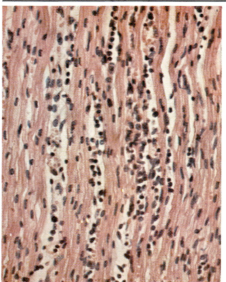

Coxsackie-B-Virusinfektion. Diffus-fleckige interstitielle Ödeme, Zellinfiltration mit nur mäßigem Muskelfaserzerfall (100fache Vergr.)

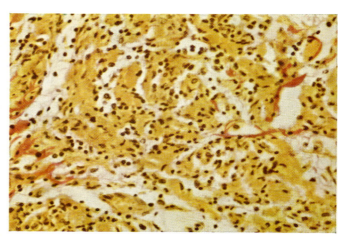

Diffuse Zellinfiltration im His-Bündel und rechten und linken Leitungsschenkel (100fache Vergr.)

abklären, wenn die virologischen Untersuchungen positive Befunde ergeben. Epidemiologische Untersuchungen können bei der Auffindung des Erregers kaum mehr als einen Anhaltspunkt liefern. Neugeborene, Säuglinge, Kinder und Jugendliche sind besonders gefährdet.

Der Myokarditis gehen oft Meningitis, Enzephalitis, Pleuritis und Perikarditis sowie eine Magen-Darm-Symptomatik voran. Nach 3 bis 10 Tagen stellen sich Fieber, Tachykardie, Zyanose und Zeichen der Dekompensation ein. Die ausgeprägten *elektrokardiographischen* Veränderungen weisen Erregungsrückbildungsstörungen oder eine *Störung des Leitungssystems* auf. Im *Röntgenbild* zeigt sich das Herz vergrößert.

Im Herzmuskel fehlen außer den Zeichen der Ventrikeldilatation *makroskopische* Veränderungen. Für die *mikroskopische* Untersuchung empfiehlt sich eine Biopsie an mehreren Stellen, da die Virusmyokarditis herdförmig auftritt und große Myokardareale verschont bleiben. Das histologische Bild variiert erheblich, je nach dem Stadium des entzündlichen Prozesses. Das erste Stadium, also das Eindringen des Virus in die Myokardfaser, ist nur experimentell faßbar. Im darauffolgenden Stadium (Störung des Zellstoffwechsels) werden einige *Myokardfasern nekrotisch*. Im dritten Stadium dominieren Lymphozyten-, Plasmazell- und Histiozytenansammlungen im *Interstitium*. Derartige im dritten Stadium auftretende Veränderungen stellen den häufigsten Autopsiebefund dar. Die diffuse interstitielle Fibrose des vierten Stadiums gleicht der Fibrose bei toxischen Myokarditiden. Infolge der ausgedehnten Vernarbungen kann es zur chronischen Stauungsinsuffizienz kommen.

Myokarditis bei Sarkoidose und Sklerodermie

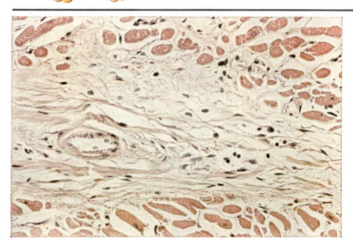

Sarkoidose

- Gehirn + (15%)
- Augen ++ (20%)
- Nasen- und Rachenschleimhaut, Tonsillen + (10%)
- Speicheldrüsen + (1%)
- Lymphknoten ++++ (80%)
- Lunge ++++ (80%)
- Herz ++ (20%)
- Leber ++++ (70%)
- Milz ++++ (70%)
- Haut ++ (30%)
- Knochen ++ (30%)

Organbeteiligung bei Sarkoidose: relative Häufigkeit

Perivaskuläre Infiltration (meist Histiozyten) im kardialen Interstitium

Granulome mit Riesenzellen in der Herzwand

Sklerodermie

Ausgedehnte Fibrose zwischen und um Herzmuskelfasern und in Arterienwänden mit nur mäßiger Lymphozyten- und Histiozyteninfiltration

Sarkoidose

Die Sarkoidose (Morbus Besnier-Boeck-Schaumann) ist nach dem rheumatischen Fieber die zweithäufigste Ursache einer interstitiellen Myokarditis. *Lunge, Leber, Milz* und *Lymphknoten* sind häufiger und weit schwerer betroffen als das *Herz*. Eine Herzbeteiligung findet sich jedoch in 20% der Fälle. In 6% ist die Myokarditis die Todesursache. Die Lungensarkoidose verursacht eine pulmonale Hypertonie und führt infolgedessen zu Rechtsinsuffizienz und Cor pulmonale, ohne myokarditische Veränderungen hervorzurufen.

Die miliaren *Granulome* der Myokardsarkoidose bilden sich vorwiegend in der *Wand des linken Ventrikels*, können aber auch in anderen Herzstrukturen vorhanden sein. Sie erreichen in manchen Fällen einen Durchmesser von 4 mm und sind makroskopisch erkennbar. Granulome im rechten Vorhof verursachen meist Arrhythmien und eine Sinustachykardie. Bei Beteiligung des His-Bündels treten Störungen der AV-Überleitung bis zum kompletten AV-Block auf. Diese können unter dem Bild von Morgagni-Stokes-Adams-Anfällen zum Tod führen.

Zu Beginn bestehen die myokarditischen Herde aus *perivaskulären Histiozytenansammlungen*. Später bilden sich Granulome mit Langhans-*Riesenzellen*. Schließlich kommt es zur Hyalinisierung und Vernarbung. Infolge des rezidivierenden Verlaufs der Sarkoidose wird das Myokard diffus fibrotisch. Die granulomatösen Veränderungen sind allerdings nicht sarkoidosespezifisch. Sie finden sich auch bei Tuberkulose, Brucellose und Tularämie. Die histologischen Befunde sind daher nur im Rahmen des Gesamtbilds beurteilbar.

Die *Ätiologie* der Sarkoidose ist ungewiß. Sie wird einerseits einem einzigen spezifischen Agens, z.B. einem Virus, Pilz oder noch nicht identifizierten säurefesten Erreger, zugeschrieben. Andererseits hält man sie für eine polyätiologische Reaktion auf Fichtenpollen und *Mycobacterium tuberculosis*. Neger sind besonders prädisponiert. Warum eine familiäre Häufung und gleichartige Entwicklung bei Geschwistern auftritt, ist nicht bekannt.

Sklerodermie

Zu einer *interstitiellen Myokarditis* kann es auch bei der *Sklerodermie* kommen. Dabei bestehen die herdförmigen myokardialen Veränderungen in der Hauptsache aus *Lymphozyten* und *Histiozyten*. Im weiteren Verlauf tritt eine interstitielle Fibrosierung mit ausgedehnter *diffuser Vernarbung* im Myokard auf. Bei Lupus erythematodes disseminatus und Dermatomyositis sind ähnliche Veränderungen bekannt. Die *Diagnose* kann daher nur aufgrund der klinischen Befunde gestellt werden.

Die *Ätiologie* der Sklerodermie ist unbekannt. Zu Beginn stehen Ödem- und Erythembildung an der Haut im Vordergrund. Darauf folgt eine Verhärtung und Atrophie der betroffenen Hautbezirke. Neben dem Herz sind häufig auch andere innere Organe, z.B. Lunge, Nieren und schließlich auch der Magen-Darm-Trakt, beteiligt.

Idiopathische Myokarditis

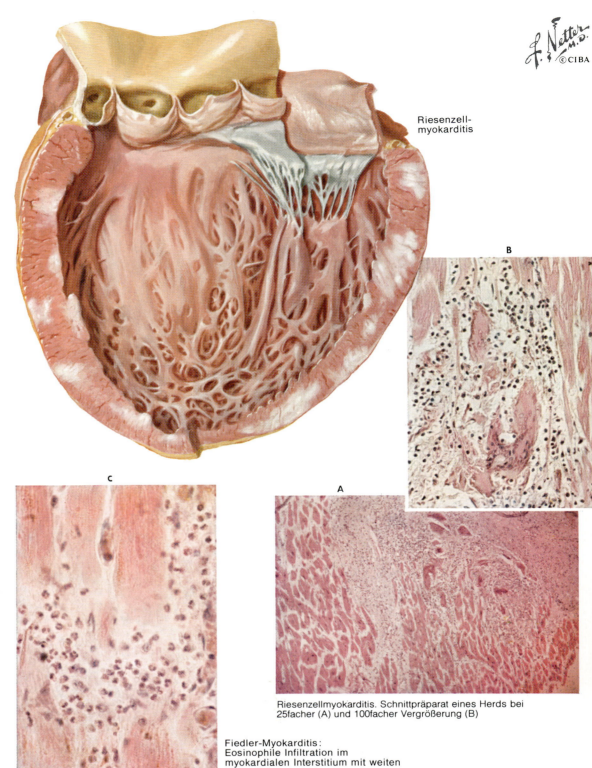

Riesenzellmyokarditis

Riesenzellmyokarditis. Schnittpräparat eines Herds bei 25facher (A) und 100facher Vergrößerung (B)

Fiedler-Myokarditis: Eosinophile Infiltration im myokardialen Interstitium mit weiten Blutgefäßen, jedoch nur geringem Muskelfaserzerfall

Riesenzellmyokarditis

In der Gruppe der isoliert bestehenden Myokarditiden ungeklärter Ätiologie (sog. *primäre idiopathische Myokarditiden*) ist die *Riesenzellmyokarditis mit Granulombildung* gesondert zu betrachten.

Sie geht mit einer Vergrößerung des Herzens im Sinne einer Dilatation der Ventrikel und Vorhöfe einher. Das Herzgewicht liegt um oder über 500 g. Der Herzmuskel zeigt an der Schnittfläche ein fleckiges, fahlgraues Aussehen. An den herdförmigen Veränderungen fehlt der hämorrhagische Saum. Die Koronararterien sind zart. Die Diagnose wird meist durch die typischen makroskopischen Befunde erleichtert.

Mikroskopisch bestehen die herdförmigen granulomatösen Veränderungen aus dichten Infiltraten mit Lymphozyten, Plasmazellen, Histiozyten und Langhans-Riesenzellen. Riesenzellen mit zahlreichen Kernen finden sich auch als Reste myokardialer Fasern. Daneben zeigen sich im Myokard fibrotische Bezirke.

Da bei manchen *Riesenzellmyokarditiden* auch eine Granulombildung in anderen Organen zu beobachten ist, wurde ein Zusammenhang mit der Sarkoidose diskutiert. Solange allerdings die Ätiologie der Riesenzellmyokarditis mit Granulombildung nicht geklärt ist, ist eine endgültige Zuordnung nicht möglich.

Riesenzellmyokarditiden werden oft erst autoptisch *diagnostiziert*. Im *klinischen Bild* imponiert eine Vergrößerung des Herzens mit einer passiven Stauung der Lunge und der Bauchorgane. Die Körpertemperatur bleibt in der Regel normal, steigt jedoch gelegentlich bis auf die bei einer Sepsis zu beobachtenden Werte. *Elektrokardiographisch* finden sich die Zeichen eines *Myokardschadens* oder einer Leitungsstörung. Die Diagnose Riesenzellmyokarditis ist nur dann berechtigt, wenn andere Insuffizienzursachen (rheumatische Herzkrankheit, idiopathische Hypertrophie des Herzens, Amyloidose usw.) ausgeschlossen werden können.

Fiedler-Myokarditis

Bei der isolierten *eosinophilen Myokarditis (Fiedler)* bestehen Myokardfasernekrosen mit dichten *interstitiellen Infiltraten aus eosinophilen Leukozyten* und spärlich Lymphozyten sowie Plasmazellen. An unmittelbar subendokardial gelegenen Herden bilden sich wandständige Thromben. Die Thrombosierung erreicht gelegentlich die gleichen Ausmaße wie bei der parietalen fibroplastischen Endokarditis (Löffler) (S. 240). Manchmal liegt wie bei Perikarditiden eine Gefäßbeteiligung vor.

Die idiopathische Myokarditis nimmt in der Regel einen rasch zum Tod führenden Verlauf und wird daher auch als perniziöse Myokarditis bezeichnet.

Als Ursache sind Viren diskutiert worden. Andererseits sprechen gewisse morphologische Merkmale für eine allergische Genese. Trotz dieser Anhaltspunkte konnten Ätiologie und Pathogenese bisher nicht eindeutig geklärt werden.

Endomyokardfibrose

Die Endomyokardfibrose tritt zwar meist in tropischen Ländern auf; typische Fälle sind jedoch auch in gemäßigten Klimazonen beobachtet worden. Als pathologisches Kennzeichen findet sich ein narbiger Ersatz des Endokards und des subendokardialen Myokards. Die Veränderung ist durchweg auf die Einflußbahn der Ventrikel beschränkt. Am *Übergang von der Einfluß- in die Ausflußbahn* besteht eine starre, *harte Leiste*, die besonders im *linken Ventrikel* zu sehen ist. Vom narbigen Ersatz ausgesparte Endokardbezirke erscheinen infolge einer elastischen Muskelfibrose mitunter glanzlos-trüb. Die herdförmig angeordneten Vernarbungen in der Einflußbahn bevorzugen den spitzennahen Bereich und den Wandbezirk unmittelbar hinter dem *hinteren Segel* der AV-Klappe, wobei das hintere Segel *mit dem Wandendokard verwächst*. In schwereren Fällen geht das hintere Segel vollends in einer fibrösen Gewebsmasse unter, die vom Vorhof zur Spitze reicht, einen Teil der Septum- und Vorderwand bedeckt, die Papillarmuskeln miteinschließt und die AV-Klappen vollständig schlußunfähig macht. An den AV-Klappen selbst zeigen sich keine spezifischen Veränderungen; die Semilunarklappen bleiben verschont.

An der rechten Seite wird der Ventrikelinnenraum von einem massiven Thrombus und organisiertem *Bindegewebe obliteriert*. Dies ist von *außen* an einer deutlichen *Einschnürung an der Herzspitze rechts*, mitunter auch etwas höher zu erkennen. Der frei bleibende Innenraum hat letztlich die Form einer flachen Schale, an deren Wand bindegewebige Formationen weit hinauf bis zur Pulmonalklappe reichen. Das unmittelbar unterhalb der Pulmonalklappe liegende Endokard bleibt jedoch weitgehend frei oder ist bestenfalls von einer elastischen Muskelfibrose betroffen. Der *rechte Vorhof* erscheint *ballonförmig aufgetrieben*.

Am Endokard beider Ventrikel bilden sich *Thromben*. Sie lösen sich nur selten ab, so daß eine massive Embolisierung meist ausbleibt. Das Endokard haftet in der Regel fest am Herzmuskel; eine Infarktbildung ist daher äußerst selten. Unterhalb des verdickten Endokards sammelt sich venöses Blut in dilatierten Thebesius-Gefäßen. Von diesen ebenso wie vom endokardialen Narbengewebe reichen bindegewebige Ausläufer in das Myokard. Sie dringen jedoch höchstens bis zur Hälfte des Myokardmantels vor, erfassen aber nie alle Muskelschichten. Die großen Koronargefäße bleiben unverändert. Auch die kleinen Gefäße bleiben bis auf verstreute kleine entzündliche Zellherde frei. Erst im Spätstadium kommt es bei hochgradiger Fibrose zu einer Arteriitis obliterans. An den Klappen und am Wandendokard können sich ausgedehnte *Kalkspangen* anlagern. Sie gelten als wichtiges *radiologisches Zeichen*, weisen sie doch darauf hin, daß nicht das Perikard, sondern das Endokard Ausgangspunkt der Raumbeengung ist, obschon ausgedehnte Perikardergüsse vorkommen. Die extrakardialen Veränderungen variieren. Stauungszeichen sind jedoch durchweg vorhanden. Das Herz hat meist ein geringeres, nur selten ein größeres Gewicht als normal. Trotz der aufgeblähten Vorhöfe sind die Ventrikel in der Regel klein und geschrumpft.

Die Ätiologie der Endomyokardfibrose ist unbekannt. Sie konnte im Frühstadium bisher nie beobachtet werden, da die meisten Fälle erst bekannt werden, wenn die Endokardvernarbung bereits weit fortgeschritten ist. Auch eine Beteiligung beider Ventrikel ist möglich. Dabei schwankt die *klinische Symptomatik* je nach dem stärker belasteten

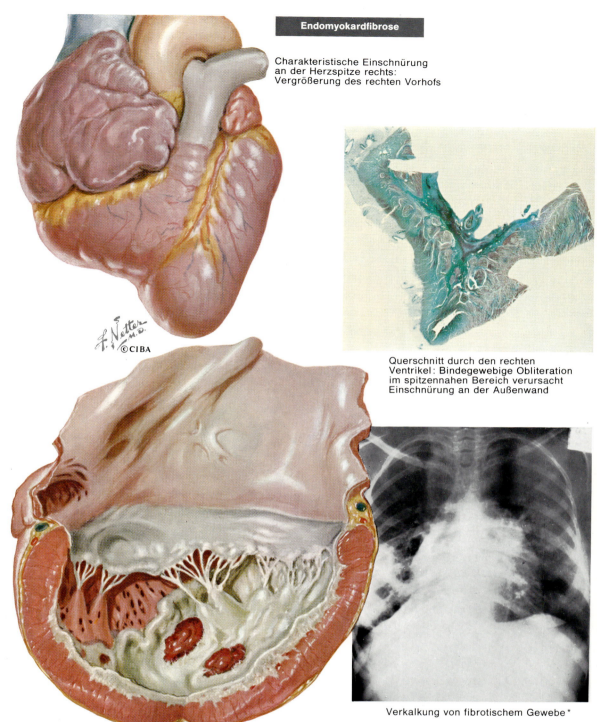

Endomyokardfibrose

Charakteristische Einschnürung an der Herzspitze rechts: Vergrößerung des rechten Vorhofs

Querschnitt durch den rechten Ventrikel: Bindegewebige Obliteration im spitzennahen Bereich verursacht Einschnürung an der Außenwand

Verkalkung von fibrotischem Gewebe*

Linker Ventrikel mit einer dichten Kollagenschicht ausgekleidet; sie umfaßt den hinteren Papillarmuskel und die Sehnenfäden, endet in einer scharfen Leiste und läßt die Ausflußbahn frei. Hinteres Mitralsegel mit Ventrikelwand verwachsen; wandständige Thromben

Ventrikel. Bei der ausschließlich linksventrikulären Form nimmt die Endomyokardfibrose einen rasch progredienten Verlauf und führt zu einer hochgradigen pulmonalen Hypertonie. Ist nur die rechte Seite betroffen, schreitet die Krankheit wesentlich langsamer fort. Der zentralvenöse Druck ist erhöht; oft besteht ein Exophthalmus. Periphere Ödeme fehlen; dafür kommt es zu einem hochgradigen prallen Aszites mit hohem Eiweißgehalt. Die Leber ist ungewöhnlich groß. Offenbar wird die Funktionsunfähigkeit des rechten Ventrikels durch den hohen Venendruck kompensiert.

Die *differentialdiagnostische Abgrenzung* gegenüber einer Pericarditis constrictiva bereitet oft große Schwierigkeiten. Die Diagnose der Endomyokardfibrose wurde jedoch durch die *Angiokardiographie* wesentlich erleichtert.

Unabhängig davon, welcher Ventrikel betroffen ist, besteht durchweg eine hochgradige Schädigung der hinteren AV-Klappensegel mit Mitral- und Trikuspidalinsuffizienz, selten auch mit Stenose. Manches spricht dafür, daß die Endomyokardfibrose über eine febrile Karditis zustande kommt, auf die nach kurzem Intervall Zeichen einer progredienten Herzschädigung folgen.

Wenn auch die Ätiologie noch ungewiß ist, pathogenetisch handelt es sich jedenfalls um einen destruktiven Prozeß im Endokard und subendokardialen Myokard der ventrikulären Einflußbahnen, der zur Bildung von narbigem Gewebe führt. In den betroffenen Bezirken geht das elastische Gewebe fast vollständig unter. Eine Elastose findet sich lediglich an den Rändern des Narbengewebes. Diagnostisch bedeutsame Blutveränderungen konnten nicht nachgewiesen werden.

* Das Röntgenbild wurde mit freundlicher Genehmigung von Dr. P. Hutton, Makerere College, Kampala, Uganda, und dem Wellcome Museum of Medical Science reproduziert.

Endocarditis parietalis fibroplastica (Löffler)

Die von LÖFFLER beschriebene Endocarditis parietalis fibroplastica ist zwar ein seltenes, jedoch eigenständiges Krankheitsbild, das sich vorwiegend am Herzen als *eosinophile Arteriitis* wahrscheinlich allergischer Genese manifestiert. In den bisher erfaßten Kollektiven dominiert das männliche Geschlecht. Die Krankheit tritt zwischen dem 7. und 65. Lebensjahr auf.

Autoptisch sind die Zeichen einer Stauungsinsuffizienz vorhanden. Meist bestehen massive Ergüsse in seröse Körperhöhlen. In *Gehirn, Nieren* und anderen Organen finden sich frische und ältere *Infarkte*. Das *Herz* ist nur selten normal groß. In der Regel ist es global oder nur nach einer Seite, meist links, *vergrößert*. In akuten Fällen sind makroskopisch außer einem blaß erscheinenden *Endokard* und *subendokardialen Myokard* kaum Veränderungen festzustellen. Mikroskopisch finden sich jedoch Schwellung und Nekrose der Endothelzellen, *eosinophile Infiltration* des Endokards und der Thebesius-Venen, herdförmige Nekrose der Myokardfasern mit eosinophilen Infiltraten und eine eosinophile Arteriitis der kleinen Koronargefäße mit spärlichen fibrinoid-nekrotischen Herden. Eine ähnliche eosinophile Arteriitis besteht auch in den kleinen Arterien in *Gehirn, Nieren, Lunge* und quergestreifter *Muskulatur*. Die großen Koronararterien bleiben verschont.

In fortgeschritteneren Fällen ist das *Endokard narbig verdickt* und von grauweißlicher Färbung. In den Vorhöfen und Ventrikeln liegen zahlreiche *wandständige Thromben* unterschiedlichen Organisationsgrads, die mehr oder minder fest an der Wand haften. Narbiges Gewebe bedeckt meist auch die *Papillarmuskeln* und verkürzt und verdickt die *Sehnenfäden*, so daß die AV-Klappe verzogen ist. An der Klappe selbst tritt meist eine Valvulitis mit Vegetationen auf. Derartige Veränderungen finden sich manchmal auch an den *Semilunarklappen*. Im Myokard sind nekrotische, mitunter nekrotisch-hämorrhagische Bezirke mit Organisation und Vernarbung feststellbar, die häufig die gesamte Dicke des ventrikulären Myokardmantels umfassen. Zwischen Myokard und verdicktem Endokard staut sich mitunter venöses Blut in dilatierten Thebesius-Gefäßen. In den nekrotischen und fibrosierenden Myokardbezirken dominieren ausgedehnte eosinophile Infiltrate. Auch im verdickten Endokard sind reichlich Zellen vorhanden. Das weitgehend zerstörte Endokardgewebe wird durch narbiges Gewebe mit vermehrten elastischen Fasern ersetzt. Bei chronischen Fällen wird die Gewebseosinophilie geringer oder verschwindet überhaupt. Es besteht dann nur noch eine Arteriitis obliterans und eine hochgradige endomyokardiale Vernarbung, die an der Herzspitze am stärksten ausgeprägt ist und sich von dort über das Endokard der Ein- und Ausflußbahn ausbreitet.

Infolge der arteriitischen Grundkrankheit kommt es zunächst entweder zu zerebralen, abdominellen und renalen Manifestationen oder zu Gelenk- und Muskelschmerzen und mitunter polyneuritischen Beschwerden. Sowohl ein akuter Krankheitsbeginn mit fulminantem Verlauf als auch ein langsam progredientes Bild sind beschrieben worden. Als eigene Verlaufsform ist ein Krankheitsbild bekannt, das nach jahrelangen schubweise auftretenden respiratorischen Beschwerden mit Bronchospasmen zustande kommt. In der Regel dekompensiert das Herz. Häufig ist eine Embolisierung zu beobachten. Meist ist die Temperatur erhöht. *Röntgenologisch* erscheint das Herz vergrößert. Das *Elektrokardiogramm* weist auf eine besonders das subendokardiale Myokard betreffende Nekrotisierung hin. Die Mitralklappe kann insuffizient werden. Als verläßliches *diagnostisches* Zeichen gilt die absolut erhöhte *Eosinophilenzahl* im Blutbild. Werte bis zu 130 000/mm³ sind nicht ungewöhnlich. Eine Eosinophilie dieses Ausmaßes ist nicht immer von Anfang an vorhanden. Oft fehlt sie zunächst ganz und verschwindet auch wieder im terminalen Stadium sowie bei chronisch Kranken, bei denen die Symptomatik einer Pericarditis constrictiva ähnelt.

Die spezifische Ursache der Endocarditis parietalis fibroplastica (Löffler) ist ungewiß. Eine Bevorzugung bestimmter geographischer Bereiche konnte nicht nachgewiesen werden. Kennzeichen des Krankheitsbilds sind die Blut- und Gewebseosinophilie (insbesondere im Endokard und Myokard), eine eosinophile Arteriitis, eine Vernarbung des Endokards in der Einfluß- und Ausflußbahn der Ventrikel, Valvulitis sowie eine Beteiligung aller Schichten des ventrikulären Myokardmantels.

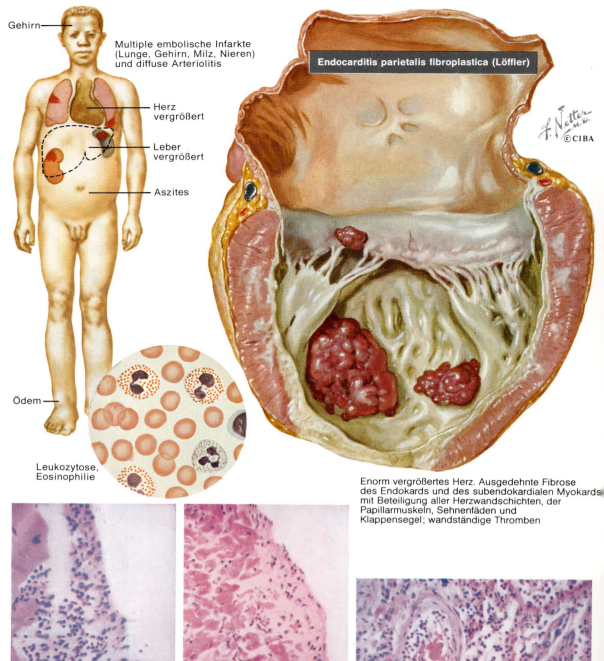

Enorm vergrößertes Herz. Ausgedehnte Fibrose des Endokards und des subendokardialen Myokards mit Beteiligung aller Herzwandschichten, der Papillarmuskeln, Sehnenfäden und Klappensegel; wandständige Thromben

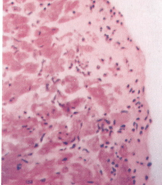

Leukozytose, Eosinophilie

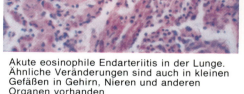

Akute subendokardiale eosinophile und neutrophile Infiltration

Eosinophile Infiltration mit früher Myokardschädigung

Akute eosinophile Endarteriitis in der Lunge. Ähnliche Veränderungen sind auch in kleinen Gefäßen in Gehirn, Nieren und anderen Organen vorhanden

---

Die mikroskopischen Bilder wurden freundlicherweise von Horst W. Weber, M.D., Professor für Pathologie, Universität Stellenbosch, Südafrika, zur Verfügung gestellt.

Morbus Becker

Bei dem bei allen Rassen in Südafrika, aber auch in anderen Gebieten auftretenden Morbus Becker handelt es sich offenbar um eine spezifische Herzkrankheit, bei der eine *verruköse Angiitis* der *subendokardialen* Blutgefäße im Vordergrund steht. Aus autoptischen Befunden kann auf ein akutes und ein chronisches Stadium geschlossen werden. In beiden bestehen hochgradige Veränderungen im Sinne einer *Stauungsinsuffizienz* mit *Ergüssen* in seröse Räume und *multiple Infarkte*. Letztere sind in allen Fällen in der *Lunge* nachzuweisen, manchmal auch in *Gehirn, Milz, Nieren* und anderen Organen. *Herzgröße* und -gewicht liegen weit *über der Norm*. In beiden *Ventrikeln* finden sich manchmal kleine, manchmal 2 Drittel des Wandendokards bedeckende *wandständige Thromben*, die die AV-Klappenfunktion mechanisch behindern.

Spezifische Veränderungen an den Herzklappen fehlen, und die großen Koronararterien sind normal. In akuten Fällen erscheinen die thrombenfreien Endokardbezirke weder verdickt noch glanzlos-trüb, obschon sich an der Oberfläche eine dünne Fibrinschicht auflagern kann. Die an der *Endokardoberfläche* festzustellenden kleinen dunklen Punkte entsprechen *hämorrhagischen Polypen*. Unter den wandständigen Thromben ist das Myokard im akuten Stadium weißlich verfärbt. Im weiteren Verlauf finden sich im inneren Drittel des Myokards kleine Areale mit Granulationsgewebe und bindegewebigen Strängen.

In den chronisch verlaufenden Fällen steht in der Ein- und Ausflußbahn, besonders im spitzennahen Bereich, eine unregelmäßige, fleckige fibroelastotische Endokardverdickung im Vordergrund. Das Herz fühlt sich wie harter Gummi an und hat eine eigenartige *bräunlich-gelbe* Farbe.

Mikroskopisch sind progrediente Veränderungen erkennbar. Im akuten Stadium zeigt das verdickte Endokard ein seröses und mukoides Ödem mit oder ohne Zellinfiltration. Die Infiltrate bestehen entweder ausschließlich aus polymorphkernigen Zellen oder sind Mischinfiltrationen. An der Endokardoberfläche ist diffus oder herdförmig Fibrin aufgelagert. An Stellen mit hochgradigen Veränderungen bilden sich Thromben. Aus den herdförmigen Fibrinauflagerungen können Polypen entstehen. Hämorrhagien in diesen polypoiden Formationen lassen die bereits erwähnten dunklen Punkte in Erscheinung treten. Durch Organisation der Fibrinauflagerungen und Proliferation von elastischem Gewebe kommt es in den späteren Stadien zur Bildung der fibroelastotischen Plaques. Die verruköse Angiitis der subendokardialen Gefäße beginnt mit ektatischer Dilatation und Fibrinauflagerung an den Gefäßwänden. Aus den Fibrinauflagerungen entstehen schmalstielige Polypen, die sich ablösen und Mikroemboli verursachen können. Oft findet sich jedoch durch Organisation ein kapillarreiches fibrinofibröses Polster, das sich an einer Seite der Gefäßwand ansetzt oder das Gefäßlumen verschließt. Analoge Veränderungen treten auch an den Lungengefäßen auf.

Im akuten Stadium bleiben die Muskelfasern bis auf den offenbar anoxischen Verlust der Querstreifung und die Kernhyperchromie und -fragmentation mehr oder minder

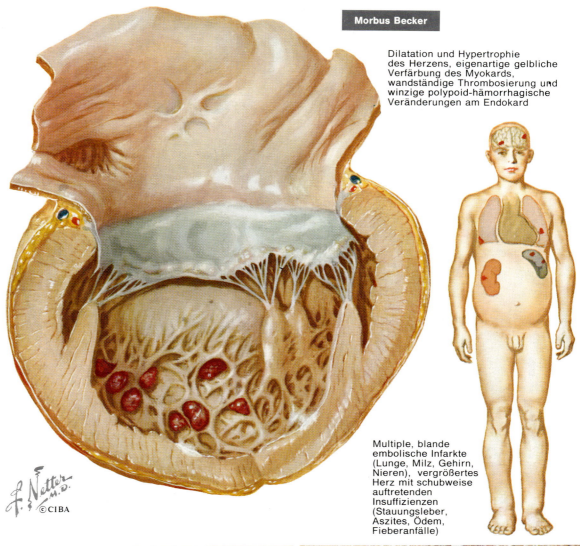

Dilatation und Hypertrophie des Herzens, eigenartige gelbliche Verfärbung des Myokards, wandständige Thrombosierung und winzige polypoid-hämorrhagische Veränderungen am Endokard

Multiple, blande embolische Infarkte (Lunge, Milz, Gehirn, Nieren), vergrößertes Herz mit schubweise auftretenden Insuffizienzen (Stauungsleber, Aszites, Ödem, Fieberanfälle)

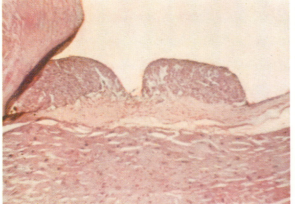

Verruköse Läsionen am verdickten, ödematösen Endokard

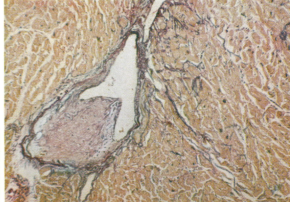

Hyalinisierte polypoide Formation ragt in das Lumen eines subendokardialen Gefäßes vor

unverändert. Die Interstitien sind ödematös gequollen. Die Veränderungen bleiben jedoch auf das innere Drittel des Myokards beschränkt. Im chronischen Stadium tritt eine geringe interstitielle Fibrose auf. Mitunter sind perivaskulär kleine entzündliche Zellinfiltrate vorhanden. Im großen und ganzen bleibt das Myokard aber von Entzündungszellen frei.

Die Ätiologie ist unbekannt. Die Krankheit kann akut mit hochgradiger Stauungsinsuffizienz einsetzen, wobei die serösen Ergüsse nicht dem Insuffizienzgrad entsprechen. Infolge der *Stauungsleber* wird in der Regel über starke Bauchschmerzen geklagt. Fieber mit einer neutrophilen polymorphkernigen Leukozytose ohne Eosinophilie sowie Tachykardie und Kardiomegalie bestimmen den klinischen Verlauf. *Röntgenologisch* läßt sich als einziger Befund ein *vergrößertes, schlaffes Herz* erheben. Das *Elektrokardiogramm* weist meist Niederspannungspotentiale auf, ist jedoch unspezifisch. Häufig findet sich eine geringgradige bis massive *Embolisierung*. Die Krankheit ist therapierefraktär und führt oft unter dem Bild der Herzinsuffizienz zum Tod. Auch eine Remission ist möglich. Nach unterschiedlich langen Remissionsphasen kommt es jedoch zum Rezidiv mit meist letalem Ausgang. Werden Rezidive überlebt, treten zunehmend länger anhaltende Insuffizienzen in immer kürzer werdenden Abständen auf. Eine Therapie ist in allen Stadien enttäuschend. Schließlich tritt oft plötzlich während einer Insuffizienzphase der Tod ein.

Pathologisch kennzeichnet sich die Herzbeteiligung durch Vergrößerung und Starre des Herzens, fibroelastotische Plaques und die auffällige verruköse Angiitis der subendokardialen Blutgefäße.

Beriberi

Die Bezeichnung Beriberi gilt ausschließlich für ein Krankheitsbild, das durch einen Vitamin-B$_1$-(Thiamin)-Mangel zustande kommt. Unter Beriberiherz versteht man ein fulminant verlaufendes Krankheitsbild bei an der Brust gestillten Säuglingen, deren Mütter an hochgradigem Thiaminmangel leiden. Wie die Erwachsenenform tritt das Beriberiherz bei Säuglingen jahreszeitlich auf und ist auf Gegenden beschränkt, in denen als Hauptnahrungsmittel polierter Reis gegessen wird. Auch in Gefängnissen, Lagern und auf Fischkuttern sind kleine Epidemien vorgekommen. Ein akutes Beriberiherz findet sich gelegentlich bei Alkoholikern, die sich mangelhaft ernähren. Kardinales Zeichen aller dieser Formen ist ihr unerhört rasches *Ansprechen auf eine ausreichende Thiaminzufuhr*. Damit ist außer in schwersten terminalen Fällen eine rasche und dramatische Reaktion zu erzielen.

Beim Beriberiherz steht klinisch eine extrem *rasche* Zirkulation mit Pulsus celer et altus und *erhöhtem Blutdruck* im Vordergrund. An den Extremitäten sind »Pistolenschußgeräusche« wahrnehmbar. Hände und Füße bleiben trotz der rasch einsetzenden peripheren Ödeme warm. Zusätzlich bestehen *Aszites* und evtl. polyneuritische Beschwerden.

Infolge der hyperkinetischen Zirkulation muß das Herz vermehrte Arbeit leisten, und der rasche Rückstrom von Blut in das Herz bewirkt eine unverhältnismäßig starke *Rechtshypertrophie* und *-dilatation*. Ursache der Hyperzirkulation ist wahrscheinlich eine enorme Weiterstellung der arteriovenösen Anastomosen im peripheren Kreislauf, insbesondere in der quergestreiften Muskulatur. Der Ansatzpunkt der Thiaminwirkung ist offenbar in der peripheren Zirkulation zu suchen. Thiamingaben senken sofort die Arbeitsbelastung des Herzens; Herzgröße und Zirkulationsgeschwindigkeit kehren rasch in den normalen Bereich zurück. Diese Reaktion tritt so prompt ein, daß Thiamingaben beim Beriberiherz als *therapeutischer Test* verwendet werden können. In den wenigen Todesfällen ist das Herz nicht mehr imstande, das erforderliche *hohe Minutenvolumen* zu fördern. Die terminale Insuffizienz tritt meist unvermutet mit hochgradigem *Lungenödem* ein.

Spezifische durch Thiaminmangel verursachte kardiale Veränderungen konnten beim Beriberiherz beim Menschen nicht nachgewiesen werden. Die rechte Herzhälfte ist durchweg *vergrößert* und *hypertrophiert*. Mikroskopisch findet sich jedoch lediglich eine Muskelfaserhypertrophie mit vergrößerten und hyperchromen, länglichen oder gerundeten Kernen. Häufig sind wäßrige *Vakuolenbildung* in den *Muskelfasern* und interstitielle Ödeme sowie Fettinfiltration und Myokardfibrose unterschiedlichen Ausmaßes beobachtet worden. Diese Veränderungen sind offenbar eher Folge des allgemeinen Ernährungszustands als spezifische Manifestationen des Thiaminmangels. Eine Ähnlichkeit mit den an Versuchstieren experimentell durch Thiaminmangel erzeugten Läsionen besteht nicht. Im Tierversuch tritt plötzlich der Tod ein. Die Muskelzellen zeigen eine herdförmig-fleckige Nekrose mit entzündlichen Infiltraten. Derartige histologische Veränderungen sind beim Menschen nicht bekannt. Sie ähneln dem histologischen Bild bei extremem Kaliummangel, können jedoch durch Kombination von Thiamin- und Kaliummangel nicht experimentell reproduziert werden.

In den Ländern der westlichen Welt tritt bei Alkoholikern mitunter eine Kardiopathie mit hohem Minutenvolumen auf, die nach Thiamingaben völlig verschwindet. Gelegentlich kommt nach Thiamingaben jedoch anstelle der Plusdekompensation eine Minusdekompensation zustande. Dabei handelt es sich aller Wahrscheinlichkeit nach um eine alkoholische Kardiomyopathie.

Mangelernährungszustände beim Menschen treten nur selten als Folge des Fehlens einer einzigen Substanz auf. So kann zwar eine B$_1$-Avitaminose isoliert bestehen, meist liegt aber gleichzeitig ein Eiweiß- und Lipidmangel bei kohlenhydratreicher Nahrung vor. Das Bild wird also meist von einem multiplen Mangelsyndrom geprägt. Da sich Thiamin beim Beriberiherz so ausgezeichnet bewährt, soll es so rasch wie möglich in entsprechender Dosierung und in optimaler Darbietungsform verabreicht werden. Wenn damit keine Besserung erzielt werden kann oder sich die kardiovaskulären Veränderungen nur zum Teil beeinflussen lassen, ist an die Möglichkeit anderer gleichzeitig bestehender Avitaminosen zu denken. Nach dem gegenwärtigen Stand des Wissens über Stoffwechselstörungen bei Thiaminmangel erscheint die Annahme einer chronischen Beriberikrankheit nicht fundiert.

Kardiomyopathien

An jeder Herzklinik bekommt man gelegentlich einen Patienten mit Anzeichen einer Herzkrankheit und fast immer *enorm vergrößertem Herzen* zu sehen, bei dem sich weder ein Klappenfehler noch eine Koronarerkrankung noch auch eine Hypertonie feststellen lassen. Manchmal gibt die Familienanamnese Aufschluß über Ursache und Art der Erkrankung. Mitunter kann aufgrund früherer Infektionen, mitbestehender endokriner Störungen, einer generalisierten Vaskulitis oder irgendeiner systemischen Erkrankung auf die Ursache geschlossen werden. Nach Ausschluß von Hämochromatose, Amyloidose, Glykogenose und zentralnervösen Störungen sowie von persistierenden oder abgeschlossenen bakteriell, viral oder protozoenbedingten Zustandsbildern bleibt schließlich eine Gruppe übrig, bei der sich die Ursache der Kardiomegalie nicht klären läßt. Diese Gruppe von Patienten mit dilatativer Kardiomyopathie ist in den meisten Teilen der Welt recht groß und umfaßt u.a. Frauen in den letzten Schwangerschaftsmonaten und post partum. Manchmal besteht Verdacht auf Mangelernährung und evtl. Alkoholismus (letzteres läßt sich anamnestisch oft schwer sichern), so daß Anlaß zu der Vermutung besteht, es handle sich um einen Thiaminmangel. Thiamingaben bleiben jedoch wirkungslos. Manchmal klingt die Kardiomegalie spontan und vollständig ab. Ein späteres Rezidiv ist jedoch häufig. In der Regel schreitet die Kardiomegalie jedoch rasch und unaufhaltsam fort oder verschlechtert sich allmählich.

Die *röntgenologische Untersuchung* gibt außer dem Nachweis des sich progredient vergrößernden Herzens keinen Aufschluß. *Elektrokardiographisch* findet sich kein typischer Befund. Im *Echokardiogramm* ist die erhebliche Dilatation der Herzkammern zu erfassen. Die verminderte systolische Exkursion und die verminderte Dickenzunahme von Septum und freier Wand weisen auf die eingeschränkte Globalfunktion hin. Aorten- und Mitralklappe zeigen eine verminderte Öffnungsweite. Ventrikuläre Thromben sind nicht selten im zweidimensionalen Echokardiogramm zu finden.

Mehr als eine symptomatische Erleichterung ist nicht zu erzielen. Und dem Kliniker bleibt letzten Endes nur die – oft enttäuschte – Hoffnung, daß die Ursache der Kardiomegalie bei der Autopsie geklärt wird.

Stauungsinsuffizienz ist die Folge des vergrößerten Herzens, das durch *Hypertrophie und Dilatation* unterschiedlichen Ausmaßes zusätzlich belastet wird. Das Myokard hat oft eine weiche, schlaffe Konsistenz, ist gelegentlich aber auch fester als normal, von weißlicher Farbe und weist eine geringgradige *Fibrose* auf. Das *Endokard* ist entweder unverändert, teilweise von *muralen Thromben* bedeckt oder fleckig verdickt und glanzlos-trüb.

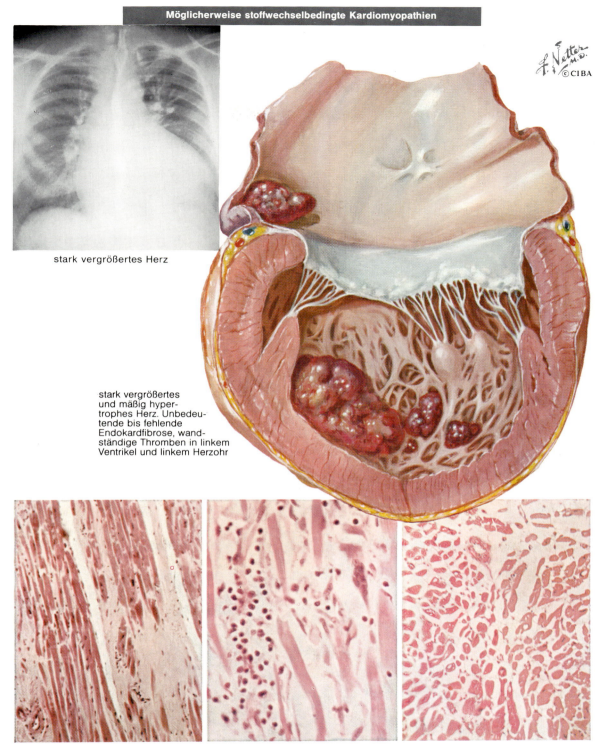

Ebenso wenig aufschlußreich ist das histologische Bild. Mitunter beschränken sich die histologischen Veränderungen auf eine Hypertrophie der Herzmuskelfasern mit vergrößerten, hyperchromen, gerundeten oder länglichen Kernen. An den *Muskelfasern* bilden sich gelegentlich wäßrige Vakuolen, manchmal Fetttröpfchen. Dazwischen finden sich *interstitielle Ödeme*. Mitunter kommt es zur *diffusen Fibrosierung* oder *herdförmigen Vernarbung*. Die Zellinfiltrationen sind von unterschiedlicher Intensität und Zusammensetzung. Meist finden sich *Lymphozyten* und *Monozyten, gelegentlich eine Riesenzelle*. Histochemisch finden sich die oxydativen Enzyme stark vermindert.

Aus der eingehenden Untersuchung der Endokardveränderungen, insbesondere an verdickten Endokardbezirken, lassen sich Schlüsse auf die Pathogenese ableiten. Die erhebliche Hypertrophie von glatten Muskelzellen im Endokard weist z.B. darauf hin, daß sich das Herz in einem früheren Stadium akut erweitert hat. Von der Analyse sorgfältig ausgewählter Gewebsblöcke und der Registrierung der exakten Lokalisation der Veränderungen sowie von deren Korrelation mit extrakardialen Symptomen ist ein besseres Verständnis wahrscheinlich nicht mehr zu erwarten. Nichts ist in diesen Fällen jedoch wichtiger als eine bis ins kleinste Detail gehende klinische Anamnese, die sorgfältige Durchleuchtung der Umgebung und der Lebensumstände des Patienten sowie der Umstände zu Krankheitsbeginn.

Aufbau der Koronararterien

Die Koronararterien sind beim Menschen gegenüber einer Atherosklerose und ihren Komplikationen, in erster Linie intravaskuläre Thrombosen mit nachfolgendem Myokardinfarkt, besonders anfällig. Bei der Atheromatose handelt es sich um eine Form der Arteriosklerose, bei der zunächst die innere Schicht der Gefäßwand bzw. Intima betroffen ist. Dadurch unterscheidet sie sich von anderen arteriosklerotischen Zustandsbildern, z.B. der Mönckeberg-Mediasklerose oder der Periarteriitis nodosa, bei denen primär die Media oder die Adventitia in Mitleidenschaft gezogen werden.

Durch neuere histochemische und elektronenmikroskopische Untersuchungen sowie in Organkulturen konnten entscheidende neue Erkenntnisse über den komplexen Aufbau der Arterienwand gewonnen werden. Wie in der Tafel dargestellt ist, besteht eine Muskelarterie mittleren Kalibers, also auch ein größeres Kranzgefäß, aus drei ineinandersteckenden konzentrischen Rohren oder übereinanderliegenden koaxialen Schichten mit verschiedenen zellulären und extrazellulären Bestandteilen: der Tunica intima oder *Intima*, der Tunica *media* oder *muscularis* und der Tunica *adventitia*. In der Intima besteht die innerste, mit dem Blutstrom in Berührung kommende Zellschicht aus einer Lage polygonaler *Endothelzellen*, die außen um den Zellkern dünner sind als 1 μm und reichlich Fenster enthält. Die Lamina elastica interna erscheint im Querschnitt meist wellig und besitzt an der Oberfläche zahlreiche ovale oder rundliche Öffnungen, Fenster.

Viele dieser Endothelzellen besitzen im Zytoplasma pinozytotische Bläschen, reichlich Mitochondrien, gut entwickeltes granuläres endoplasmatisches *Retikulum* und Golgi-Komplexe. Die Kontaktflächen zwischen den Endothelzellen zeigen elektronenmikroskopisch unterschiedliche Formen vom einfachen Aneinanderliegen der Zellmembranen bis zu komplexen interzellulären Brücken oder *Desmosomen*, die den früher in lichtoptischen Untersuchungen beobachteten interzellulären Zementlinien entsprechen. Eine deutlich ausgebildete *Grundmembran* trennt die Endothelzellen vom subendothelialen Raum, dessen Größe nicht nur vom Kaliber des Gefäßes, sondern auch vom Alter abhängt. Beim Fetus und unmittelbar nach der Geburt liegt das Endothel der Koronararterien der *Lamina elastica interna unmittelbar an* und wird erst am Ende des ersten Lebensjahrzehnts von dieser durch den *subendothelialen Raum* getrennt. Beim Erwachsenen besteht die Intima aus einer Matrix aus Grundsubstanz, die wenig saure Mukopolysaccharide und elastische sowie *kollagene* Fasern enthält, zwischen denen die *Intimazellen* verstreut liegen.

Da Intimazellen morphologisch und zytochemisch schwer einzureihen sind, wurde versucht, sie mit Hilfe des In-vitro-Einbaus von Serumlipiden zu differenzieren. Die *atherophilen* Intimazellen bauen Lipide rasch ein und besitzen in etwas abgewandelter Form die ultrastrukturellen Merkmale der glatten Muskelzellen mit typischen in Bündeln angeordneten Myofilamenten im Zytoplasma, pinozytotischen Bläschen und einer als Grenzmembran teilweise an der Zelloberfläche liegenden Grundmembran. Die *fibrophilen* Intimazellen sind hingegen spindelförmig, weisen Zytoplasmafortsätze auf, besitzen keine Grundmembran und nur wenige pinozytotische Bläschen. Gelegentlich finden sich große ovale, einkernige Zellen. Sie enthalten Zytoplasmaeinschlüsse mit auf saure Phosphatase positiv reagierenden Granula oder Lysosomen und ähneln Makrophagen. Die *Lamina propria* und die darunterliegenden *glatten Muskelzellen* der Media werden in der Regel durch die gut ausgebildete *Lamina elastica interna* voneinander geschieden. Letztere besteht aus einer zähen Matrix, die Fibrillen mit einem Durchmesser von zirka 50 nm und reichlich Fenster enthält. Die Lamina elastica interna erscheint im Querschnitt meist wellig und besitzt an der Oberfläche zahlreiche ovale oder rundliche Öffnungen, Fenster.

Darunter liegt die Tunica media. Sie besteht aus konzentrischen Lagen glatter Muskelzellen mit einer Länge von 10 bis 25 μm, die quer zur Gefäßachse angeordnet sind.

Die einzelnen glatten Muskelzellen sind von einem Netz aus kollagenen und elastischen Fasern umgeben, die sich übergangslos in der Lamina elastica interna und externa fortsetzen. Die *Lamina elastica externa* grenzt die Media von der Adventitia ab. Sie setzt sich aus locker geschichteten kollagenen und elastischen Fasern zusammen. In ihr finden sich auch kleine Blutgefäße, *Vasa vasorum*, und *sympathische* sowie *parasympathische Nervenfasern* des autonomen Nervensystems.

Diese morphologischen und funktionellen Merkmale der Koronararterien gehen bei Vorhandensein der für die *Atherosklerose* typischen Veränderungen schon früh verloren (S. 245).

Bedeutendster *klinischer Unterschied* zwischen einer Arteriosklerose der Koronararterien und der Aorta ist die große Häufigkeit von akuten Thrombosen in den Kranzgefäßen, die über eine Infarktbildung zur irreversiblen Schädigung des betroffenen Myokardbezirks führen.

Pathogenese der Arteriosklerose

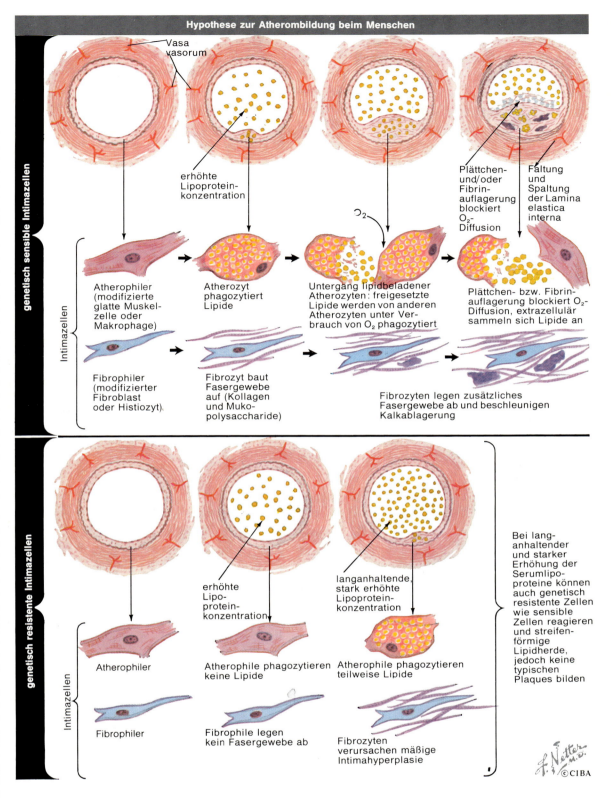

Die histologischen und funktionellen Merkmale der Intimaauskleidung von Arterien, insbesondere das Vorhandensein von verschiedenen Zelltypen in einer Grundsubstanzmatrix und das Fehlen einer direkten Blutzufuhr (S. 244), tragen zum Verständnis der histogenetischen Prozesse bei, die beim Menschen oft schon kurz nach der Geburt zur spontanen Atherombildung führen.

Die voll ausgebildeten arteriosklerotischen Herde (Plaques) sind komplexe Gebilde, die durch das Zusammenwirken entzündlicher und reparativer Prozesse entstehen und *extrazellulär abgelagerte Kaliumsalze*, Blutbestandteile, Cholesterinkristalle und saure *Mukopolysaccharide* enthalten. Ihren Ausgang nehmen sie aber offenbar auf zellulärer Ebene. Elektronenmikroskopisch konnte nämlich eine gestörte Speicherung von *Lipiden*, in erster Linie von Cholesterinestern, Fettsäuren und *Lipoproteinkomplexen*, in der Zelle nachgewiesen werden. Dies erhärtet die Hypothese, daß eine Infiltration von Lipiden aus dem Blutstrom beim Zustandekommen von atheromatösen Plaques eine Rolle spielen könnte. Da Lipide zytochemisch darstellbar sind, werden sie darüber hinaus unabhängig von ihrer Rolle bei der Bildung von Atheromen als wertvolle Indikatoren für ein abnormes Zellverhalten verwendet.

Angesichts des Schweregrads und der Häufigkeit der Arteriosklerose wurde versucht, *Intimazellen* aus arteriellem Gewebe des Menschen mit Hilfe von Kurzzeit-Organkulturen zu isolieren und sensible Zellpopulationen aufgrund ihres In-vitro-Einbaus von homologen Serumlipiden aufzufinden. Dabei hat sich gezeigt, daß Intimazellen von Arterien mit und ohne histologische Zeichen einer Arteriosklerose sich in zwei Zelltypen unterteilen lassen, nämlich in *genetisch sensible atherophile Zellen* mit einer *ausgeprägten Neigung zur Ansammlung von Lipiden* und in *genetisch resistente Zellen*.

Aufgrund dieser Ergebnisse ist folgende Hypothese zu diskutieren: Bei einer erhöhten Perfusionsrate von Plasmalipoproteinen infolge lokaler hämodynamischer Störungen, Hypertonie, erhöhtem Serumlipidspiegel oder Änderung der Permeabilität der Endotheloberfläche (Trauma, *Fibrinauflagerung, Aggregation von Plättchen*) werden sensible Atherophile in lipidbeladene Atherozyten umgewandelt. Aus diesen werden intrazelluläre Lipide sekundär freigesetzt und den umliegenden Atherophilen zum Einbau angeboten. So kommt es zu einem sich selbst perpetuierenden Prozeß mit zytologischen Veränderungen, die den Stoffwechselbedarf, darunter auch den *Sauerstoffverbrauch*, steigern, der wiederum, falls er nicht gedeckt werden kann, die Permeabilität der Zellmembran gegenüber Lipiden erhöht.

Damit schließt sich ein Circulus vitiosus, der die weitere Ausbreitung der arteriosklerotischen Veränderungen begünstigt. Die *Fibrophilen* lagern Kollagenfasern ab und werden in *Fibrozyten* umgewandelt, um die sich saure Mukopolysaccharide ansammeln. Schließlich kommt es zu den typischen Intimahyperplasie mit einer Veränderung der Grundsubstanz. Im Verlaufe dieser sich selbst perpetuierenden histologischen Vorgänge werden die Intimazellen durch zellfreie Areale ersetzt, wodurch eine Beteiligung weiterer Gefäßwandflächen begünstigt wird, an denen Ablagerungen, entzündliche Reaktionen und reparative Prozesse ablaufen, die schließlich zur Bildung der *typischen* arteriosklerotischen *Plaques* führen.

Die genetisch resistenten Atherophilen reagieren hingegen selbst bei *erhöhten Serumlipidkonzentrationen* nicht oder jedenfalls nur wenig auf eine vermehrte Plasmalipidperfusion. Selbst wenn Atherozyten gebildet werden, bleiben sie zahlenmäßig beschränkt; *streifenförmige Fettherde* sammeln sich lediglich an der Oberfläche an. Dies führt zu einer nur minimalen Verdickung der Intima mit spärlichen Fibrophilen und fehlender Plaquebildung. Bei einer derartigen Zellreaktion ist offenbar auch die Gefahr von klinischen Komplikationen der Arteriosklerose (besonders Thrombosen und Ruptur) infolge des begrenzten Gefäßwandbefalls geringer.

Legt man der Pathogenese der Arteriosklerose beim Menschen diese Hypothese zugrunde, wird klar, daß dem möglichst frühzeitigen Erkennen einer Atherombgefährdung der Arterien besondere klinische Bedeutung beikommt, da nur so die für die Intimazellen der Arterien schädlichen Umweltfaktoren geändert bzw. ausgeschaltet werden können, die das Zustandekommen von Arteriosklerosen fördern und beschleunigen. Ferner unterstreicht diese Hypothese die Bedeutung von lokalen Faktoren für die Lokalisation der Herde und weist damit den Weg für das therapeutische Vorgehen zur Unterbindung bzw. Hemmung des Prozesses.

Pathologische Veränderungen bei Koronarerkrankungen

Läßt man die verschiedenen Hypothesen zur Ätiologie und Pathogenese der *Arteriosklerose* (und der damit in direktem Zusammenhang stehenden *Koronarkrankheit*) beiseite und wendet sich den pathologischen Veränderungen zu, die diese in der heutigen Zeit größte Geißel der westlichen Welt verursacht, steht man beeindruckt vor einer unerhörten Vielfalt von strukturellen Veränderungen, die den Versuch einer geordneten und übersichtlichen Darstellung zum Scheitern bringen muß. Daher wurden über die an der Koronararterie abzulesenden Stadien auch so viele verschiedene Vermutungen angestellt. Als früheste erkennbare atheromatöse Veränderung findet sich offenbar eine Ansammlung von fettbeladenen Makrophagen in der Intima (S. 245). Sie entspricht in ihrem Aussehen den experimentellen Gefäßveränderungen. Ferner kommt es anscheinend früh zu einer schwer einzuordnenden und möglicherweise mit der Lipidanhäufung nicht in Zusammenhang stehenden Ablagerung von Kollagen im Subintimabereich. Dieses kollagene Gewebe ist meist wenig differenziert und daher reich an sauren Mukopolysacchariden. Derartige Veränderungen kündigen eine Arteriosklerose in jeglicher Lokalisation an. Wie bereits ausgeführt wurde, können auch periphere Arterien betroffen sein. Ein Zusammenhang mit den bei den orientalischen Rassen beobachteten Gefäßveränderungen ist nicht gesichert; allerdings ist auch dort die Krankheit anzutreffen. Im Innern oder an der Oberflächenschicht der Herde wird überdies Fibrin angelagert. Daher wird in vielen Hypothesen zur Ätiologie und Pathogenese eine Thrombose als zusätzlicher Faktor angeschuldigt. Eine Einordnung dieser Kollagenose in den arteriosklerotischen Prozeß bereitet jedoch Schwierigkeiten.

Mit zunehmender Ansammlung von Lipiden bildet sich ein aus vielen Bestandteilen bestehender atheromatöser Herd (Plaque). Er bleibt entweder auf einen Teilabschnitt der Arterie beschränkt oder breitet sich über die ganze Zirkumferenz aus. (Die im Französischen übliche Beschreibung »bouillie« erscheint uns für die breiige Herdmasse besonders glücklich gewählt.) Beim Untergang der Makrophagen werden Lipide freigesetzt und wirken als Reizstoffe. Es sammeln sich Fibrin und andere Blutbestandteile an, und schließlich werden *Verkalkung* und Fibroblastenproliferation ausgelöst. Wie diese Veränderungen an Höhe gewinnen, ist umstritten; jedenfalls lagert sich an vielen stenosierenden Herden offenbar thrombotisches Material an der Oberfläche an. Daß sich derartige Herde selbst bei großer Ausdehnung zurückbilden können, zeigt sich bei Leberzirrhosen und beim Hungertod.

Die unterhalb eines *atheromatösen Herds* liegende Gefäßwand atrophiert bereits bei geringer Ausdehnung der Plaques. Bei konzentrischen Herden kommt es zu einer ausgedehnten Zerstörung der Lamina elastica interna und der angrenzenden Mediaabschnitte. Derartige Veränderungen treten offenbar sekundär als Folge der beeinträchtigten Ernährung der Intima auf. Eine eingehende Analyse der verschiedenen Stadien der Atherombildung legt den Schluß nahe, daß atheromatöse Herde immer dann entstehen, wenn die Fähigkeit, in die Media eingeschwemmte Blutbestandteile abzubauen, verlorengeht. Daß es sich dabei um einen dynamischen Vorgang handelt, läßt sich leicht nachweisen, wenn man isolierte Arteriensegmente lebender Kaninchen perfundiert und die jeweils in den Vasa vasorum der Adventitia befindliche Lipidmenge verfolgt.

Es ist schwer vorstellbar, daß diese dynamischen Vorgänge auch noch bei Atheromen wirksam sind, die bereits das im vorstehenden

Arteriosklerotische Lumeneinengung und Okklusion der Koronararterien nach Formen und Schweregrad

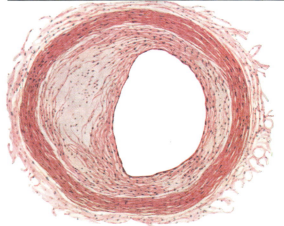

Mäßige arteriosklerotisch bedingte Lumeneinengung

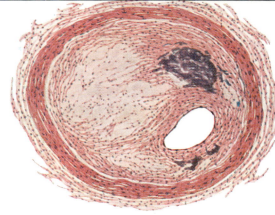

Nahezu vollständiger Verschluß bei Intima-Arteriosklerose mit Kalkeinlagerung

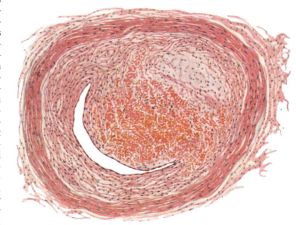

Durch Blutung in ein Atherom zu einem schmalen Schlitz verengtes Koronarlumen

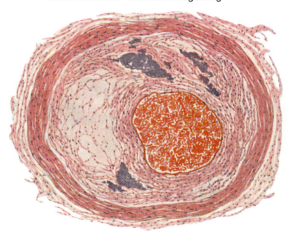

Vollständiger Verschluß des durch Atherombildung eingeengten Koronarlumens infolge Thrombusbildung

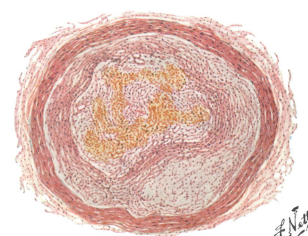

Organisation eines Thrombus

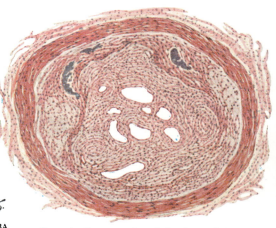

Organisationsgewebe wird gelegentlich rekanalisiert

beschriebene Stadium erreicht haben, und daß sich die atheromatösen Herde auch dann noch in mancherlei Hinsicht verändern können. Sie können z.B. in toto aus ihrer Verankerung gerissen und als Embolus ausgestreut werden oder teilweise abbröckeln und eine Embolisierung verursachen. Auch *Hämorrhagien* in derartige Herde sind beschrieben worden. Es ist jedoch unklar, ob Blut von der Gefäßoberfläche in die Plaques eindringt oder aus den Vasa vasorum austritt. Wahrscheinlich wirkt beides zusammen. Wie zu erwarten, bildet sich eine Thrombose, die das *Gefäßlumen vollständig verschließen kann*. Wird ein derartiger Gefäßverschluß überlebt, kommt es zur fortschreitenden *Organisation* der Fibringerinnsel und zur *Rekanalisation* des Organisationsgewebes durch Neubildung kleiner Blutgefäße. Das Gefäß wird häufig auch spontan durch Auflösung des Thrombus rekanalisiert.

Neben einem atheromatösen und thrombotischen Verschluß der Kranzarterien sind auch in an sich normalen Koronargefäßen verschiedene Emboli beobachtet worden. Sie bestehen aus thrombotischem Material, aus abgesprengten Kalkspangen an Herzklappen, aus Tumorgewebe und gelegentlich aus kleinen entzündlichen Aortitis verändert. Ein Verschluß der Koronarostien kann z.B. bei einer Aortensyphilis auftreten oder iatrogen bei chirurgischen Eingriffen verursacht werden. Alle diese Ereignisse führen zu einer hochgradigen Myokardschädigung.

Das Atherom ist jedoch stets vorrangig. Allerdings wäre seine Bedeutung wahrscheinlich bei anderer Verteilung geringer. An den Koronararterien läßt sich zu dem Zeitpunkt, zu dem eine anatomische Untersuchung durchgeführt wird, meist bereits eine diffuse Beteiligung feststellen. Offenbar werden die epikardialen Abschnitte vor dem Abgang der in den Herzmuskel einstrahlenden Äste bevorzugt. Am häufigsten finden sich arteriosklerotische Herde in den proximalen Gefäßabschnitten. Diese gelten auch als besonders alarmierend, ist doch bei dieser Lokalisation die Beeinträchtigung der Herzmuskelversorgung am größten.

Arteriosklerosegefährdete Körperregionen

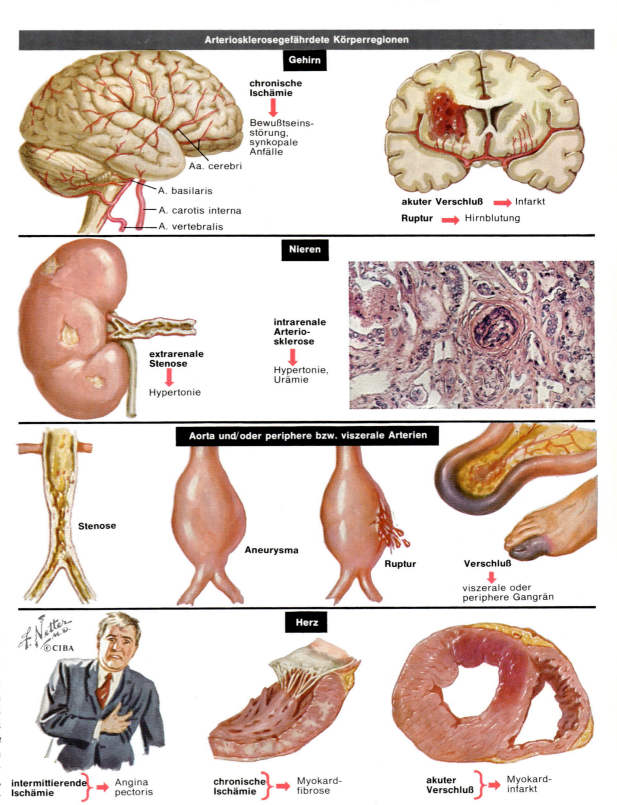

Gefäßkrankheiten im allgemeinen und hypertonische Vaskulopathien im besonderen sind eigentlich ohne fundierte Begründung auf verschiedene medizinische Disziplinen aufgeteilt. Aufgrund dieses Umstands wird nicht immer erkannt, daß es sich dabei im Grunde genommen stets um ein und dasselbe *Krankheitsgeschehen* handelt. Dies kommt u. a. in einem in den Vereinigten Staaten verabschiedeten Gesetz zur Erfassung von Herzkrankheiten, Krebs *und* Schlaganfällen zum Ausdruck; wird doch bereits aus der Wortwahl deutlich, daß der Gesetzgeber Schlaganfälle nicht mit Herzkrankheiten in Verbindung bringt und die gemeinsame Ursache beider Krankheitsbilder, nämlich ein vaskuläres Geschehen, unberücksichtigt läßt. Diese willkürliche Unterscheidung hat dazu geführt, daß *Schlaganfälle* von Neurologen, *Herzanfälle* von Kardiologen und Durchblutungsstörungen der *Nieren* von Nephrologen behandelt werden. Schließlich muß aber doch eine Disziplin da sein, in der die gesamte Kreislaufproblematik überblickt wird.

Der *Hirnkreislauf* ist bei Hypertonikern besonders gefährdet. Schlaganfälle sind die häufigste Todesursache. Bei den hypertonischen Gefäßkrankheiten handelt es sich in der Regel um eine Kombination von spezifischen durch die *Hypertonie* verursachten Veränderungen in den kleinen Arterien und *arteriosklerotischen Prozessen*. Letztere werden offenbar durch einen erhöhten Blutdruck beschleunigt. Diese Kombination führt häufiger zu *zerebralen Infarkten* als zu *Hirnblutungen*, die in erster Linie durch eine Ruptur von Mikroaneurysmen in kleinen Arterien zustande kommen.

An nächster Stelle stehen die Koronararterien. *Angina pectoris* und *Myokardinfarkt* sind die häufigsten Folgen eines beschleunigt ablaufenden arteriosklerotischen Prozesses. Dieser Umstand unterstreicht die Notwendigkeit einer *gleichzeitigen Behandlung* der Hypertonie und des arteriosklerotischen Prozesses. Wie oft kommt es vor, daß sich der Blutdruck normalisieren läßt, die unbehandelt gebliebene Arteriosklerose jedoch letztlich zum Tod führt.

Die Konsequenzen eines beschleunigt ablaufenden arteriosklerotischen Prozesses manifestieren sich nicht nur an den Koronararterien, sondern auch an den *großen Körperarterien*. So kommt es an der *Aorta* und den *Nierenarterien* zu dissezierenden und schließlich rupturierenden Aneurysmen. Eine Senkung des Blutdrucks wirkt sich offenbar auf diese Veränderungen günstig aus.

Es soll nochmals betont werden, daß die Atherombildung am Entstehen einer arteriellen Hypertonie beteiligt ist. Daher muß beides behandelt werden. Bei der Arteriosklerosebehandlung müßte die Prävention gegenüber den korrigierenden Maßnahmen größeres Gewicht erhalten.

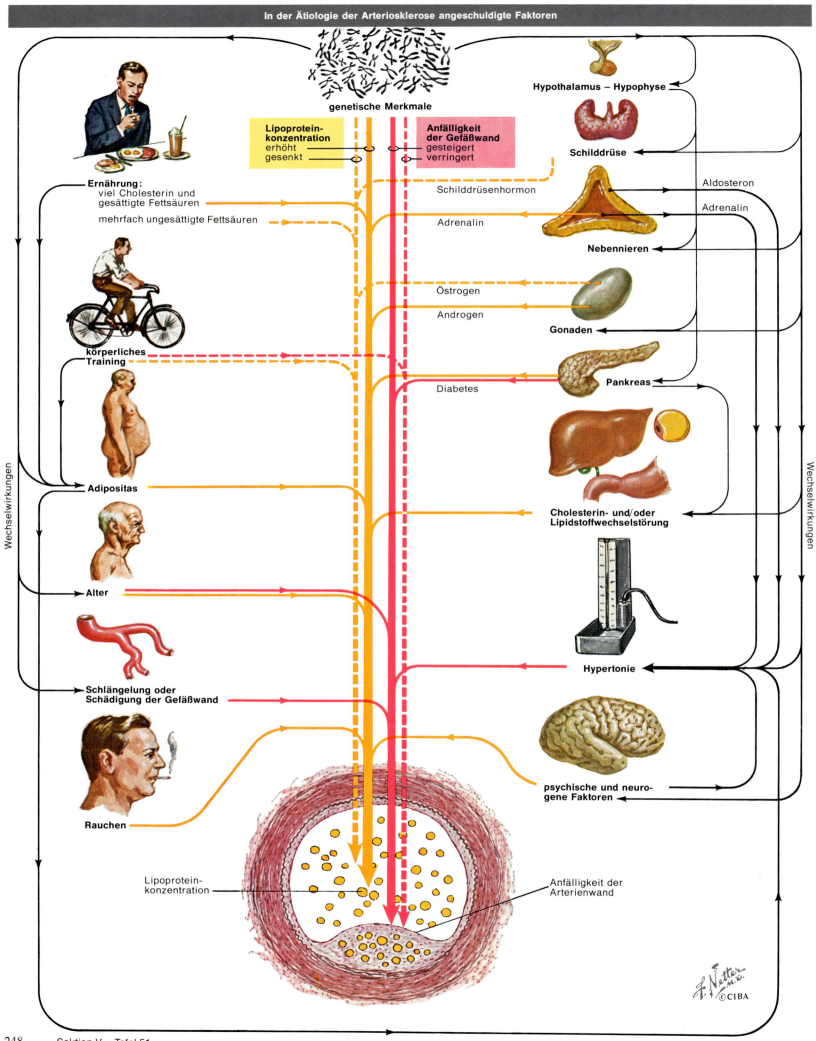

Ätiologische Faktoren der Arteriosklerose

Die Arteriosklerose der kardialen und der zerebralen Blutgefäße ist heute in den höher entwickelten Ländern häufigste Todesursache. In den letzten zwei Jahrzehnten wurde immer deutlicher erkannt, daß arteriosklerotische Prozesse mehr als eine Ursache haben müssen. Daher sprach PAGE schon vor Jahren von einer »multifaceted disease« und einer »disease of regulation«. Offenbar stellt die Arteriosklerose den Kulminationspunkt vieler *Faktoren* dar, die im Laufe des Lebens zur Auswirkung kommen. Klinisch manifest wird sie meist erst, wenn Komplikationen, wie Thrombosen oder Aneurysmen, auftreten.

Es herrscht allgemein Einhelligkeit darüber, daß an der Ätiologie der Arteriosklerose eine starke *hereditäre* Komponente beteiligt ist. Diese zu beeinflussen ist noch nicht möglich geworden. Auch die Umwelt spielt offenbar eine wichtige Rolle; allerdings konnten spezifische Umweltfaktoren bisher nicht nachgewiesen werden. Manche Autoren haben die Härte des Wassers angeschuldigt. Diese Hypothese hat sich jedoch nicht durchsetzen können.

In neuerer Zeit wurde das *Zigarettenrauchen* mit der Arteriosklerose der Herzkranzgefäße in Verbindung gebracht und infolgedessen – wenn auch nicht allzu erfolgreich – untersagt. Mangelnde *körperliche Betätigung* gilt als begünstigende Ursache von Myokardinfarkten und Koronarsklerosen. Die körperliche Betätigung vermindert den Sauerstoffbedarf der Peripherie und scheint einen günstigen Einfluß auf den Verlauf der Erkrankung zu haben.

Ferner wurde eine an *gesättigten Fetten reiche Ernährung* angeschuldigt. In Ländern, in denen bis zu 40% des Kalorienbedarfs aus Fetten gedeckt wird, sind arteriosklerotische Herzkrankheiten ungewöhnlich häufig vorzufinden. Die Entgleisung des Fettstoffwechsels durch exogene Faktoren, wie Überernährung und Fehlernährung, ist für die große Verbreitung der Arteriosklerose sicher wichtig. Bedeutsam für die Forschung sind vor allem die familiären Fettstoffwechselstörungen geworden, auf deren Grundlage eine genetische Klassifikation der Hyper- und Hypolipidämien versucht wird. Bisher und für den klinischen Alltag gut brauchbar wird die rein deskriptive Nomenklatur nach FREDERICKSON nach Anteilen von Hypercholesterinämie und Hypertriglyzeridämie und deren Kombinationen am meisten verwendet. Neuerdings gewinnt die Bestimmung der Lipoproteinfraktionen auch für die Routinekontrolle von Patienten mit Manifestationen einer Arteriosklerose immer mehr an Bedeutung.

Die Lipoproteine transportieren die Lipide Cholesterin und Triglyzeride. Die Chylomikronen werden von den Zellen des Jejunums synthetisiert und transportieren die Neutralfette der Nahrung. Die Lipoproteine von sehr niedriger Dichte (VLDL – very low density lipoproteins) werden vor allem in der Leber synthetisiert. Sie transportieren ebenfalls Neutralfette, die in der Leber aus Fettsäuren und Kohlenhydraten hergestellt werden. Durch eine komplexe Reaktionsreihe werden die VLDL schließlich in Lipoproteine niedriger Dichte, die LDL, umgewandelt. Sie befördern den größten Teil des Gesamtcholesterins im Plasma. An verschiedenen Zellen befinden sich LDL-Rezeptoren, die den Cholesteringehalt der Zellen kontrollieren. Bei familiären Hypercholesterinämien besteht ein Rezeptordefekt oder kompletter LDL-Rezeptormangel. Epidemiologische Argumente stützen die These, daß höhere Konzentrationen von LDL die Entwicklung einer koronaren und zerebralen Arteriosklerose fördern. Lipoproteine mit hoher Dichte (HDL) bestehen vorwiegend aus Proteinen und Phospholipiden. Sie werden vorwiegend in der Leber synthetisiert und greifen u.a. in die Cholesterinmobilisierung aus den peripheren Geweben ein. Hohe Konzentrationen von HDL scheinen einen Schutz vor der Arteriosklerose zu bieten.

Wahrscheinlich ist eine Abnahme der HDL-Lipoproteine für die Pathogenese der Arteriosklerose bedeutender als die Erhöhung des Plasmaspiegels der LDL-Lipoproteine oder des Gesamtcholesterinwerts. Verminderung der HDL führt zu einem Ungleichgewicht zwischen Synthese und Abtransport und damit zur Ablagerung von Cholesterin im Gefäßgewebe.

Bezüglich der Pathogenese der Arteriosklerose stehen einander gegenwärtig zwei Hypothesen gegenüber: 1. wird angenommen, daß Lipide aus dem Blutstrom in das Blutgefäß infiltrieren, und 2. wird behauptet, daß Fibrin- und/oder Thrombozytenagglutinate am Oberflächenendothel abgelegt und endothelialisiert werden, wodurch ein atheromatöser Herd (Plaque) entsteht. Die Lipidinfiltration tritt nach dieser Hypothese erst sekundär auf. An beiden Hypothesen ist zweifellos manches richtig, aber bei beiden wird allzu sehr vereinfacht. Die erstgenannte Hypothese hat eine Welle von Untersuchungen über den Stoffwechsel von Cholesterin und anderen Lipiden ausgelöst, die mit arteriosklerotischen Herden in Verbindung gebracht worden sind. Darüber hinaus wurde eifrig nach Substanzen gesucht, die den Serumlipidspiegel zu senken imstande sind, wurde doch wiederholt eine enge Beziehung zwischen Cholesterinspiegel und Herzanfällen nachgewiesen.

Auch die zweite Hypothese hat ihre Verfechter. Sie behaupten, daß die »Klebrigkeit« von Thrombozyten für ihre Agglutination ebenso wie für die Schädigung des gefäßauskleidenden Endothels verantwortlich sei. Auch die Umwandlung von Fibrinogen in nicht lösliches Fibrin soll bei der Oberflächenthrombosierung eine Rolle spielen. Blutungen aus Kapillaren der Gefäßwand werden in der Regel als sekundäres Ereignis gewertet. Wenn sie zu einer Lumeneinengung einer Koronararterie führen, sind sie in jedem Fall potentiell gefährlich.

Auch die endokrinen Drüsen wirken in vielerlei Hinsicht an der Pathogenese der Koronarsklerose mit. Die *Hypophyse* scheint die Entstehung der Arteriosklerose indirekt über die anderen endokrinen Drüsen zu beeinflussen. *Hypothyreosen* sollen den arteriosklerotischen Prozeß beschleunigen. Die Nebennierenrinde ist anscheinend nicht direkt beteiligt; die *Katecholamine* wurden jedoch immer wieder angeschuldigt. Einerseits wird angenommen, sie beeinflußten in erster Linie die Sauerstoffversorgung des Herzmuskels; andererseits sollen sie die Wirkung von emotionalen Belastungen und Tabak übertragen. In welcher Weise Katecholamine wirklich wirksam werden, konnte bisher nicht eindeutig geklärt werden. Das *Pankreas* käme aufgrund seiner Rolle beim Kohlenhydratstoffwechsel und beim *Diabetes* in Betracht, um so mehr, als eine Arteriosklerose nachweislich als Komplikation bei Zuckerkranken auftritt. Sie beginnt im Vergleich zu Gesunden früher und erreicht einen höheren Schweregrad.

Adipositas muß nicht immer mit einer endokrinen Störung in Zusammenhang stehen. Ein gewisser Zusammenhang besteht jedoch mit der Arteriosklerose, obschon die pathogenetische Bedeutung wahrscheinlich geringer ist, als man früher angenommen hat.

Die klinischen Manifestationen der Arteriosklerose werden meist durch sekundäre Faktoren bestimmt. Darunter spielt die *Anatomie der Organdurchblutung*, insbesondere der *Verlauf der Koronargefäße*, eine wesentliche Rolle. Ein einziger arteriosklerotischer Herd in einer kritischen Lokalisation kann viel mehr Schaden anrichten als eine ausgedehnte diffuse Arteriosklerose. Häufig ist die Thrombusbildung entweder an der Oberfläche eines Herds oder durch Ruptur eines atheromatösen Geschwürs erstes klinisches Zeichen eines arteriosklerotischen Prozesses. Letzteres manifestiert sich mitunter sogar im Auftreten von Cholesterinkristallen in den Fundusgefäßen.

In der letzten Zeit war man bemüht, den sog. »Koronarrisikotypus« zu definieren. Es handelt sich dabei um Menschen, die eine besondere Anfälligkeit für Koronarsklerosen und Myokardinfarkten besitzen. Der »Koronarrisikotypus« ist männlichen Geschlechts, klein, untersetzt und kräftig, sehr aggressiv, ein starker Raucher, übergewichtig, untrainiert, *psychisch belastet* und hat einen erhöhten Cholesterin- und Triglyzeridspiegel, oft auch eine pathologische Glukosetoleranz. FRIEDMANN und BYERS legen mehr Gewicht auf die psychologische »Risikopersönlichkeit«. Der »Risikotypus« ist als Verallgemeinerung zwar klinisch ganz brauchbar, erlaubt jedoch keine exakten Voraussagen.

Zusammenfassend ist festzuhalten, daß die Arteriosklerose einer Schädigung von Intima- und Mediazellen zugeschrieben werden kann, die durch die Wechselwirkung von genetisch determinierten Zelleigenschaften und von exogenen sowie endogenen Umweltfaktoren über längere Zeiträume zustande kommt. In diesem Sinne ist sie eine »multifaceted disease of regulation« (PAGE).

Koronare Herzkrankheit

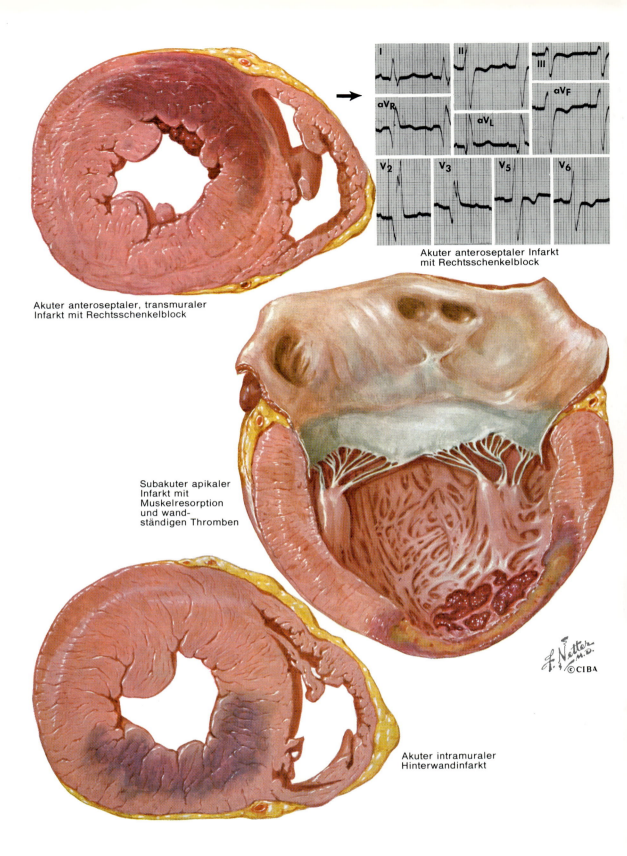

Akuter anteroseptaler, transmuraler Infarkt mit Rechtsschenkelblock

Akuter anteroseptaler Infarkt mit Rechtsschenkelblock

Subakuter apikaler Infarkt mit Muskelresorption und wandständigen Thromben

Akuter intramuraler Hinterwandinfarkt

Myokardinfarkte sind bei Koronarkrankheiten sozusagen die Kehrseite der Medaille. Auch sie bieten ein vielfältiges Bild. Der Herzmuskel kann entweder in einem bestimmten Abschnitt oder an diffus über den ganzen Muskel verstreuten Herden untergehen. Eine diffuse Infarzierung mit vielen kleinen nekrotischen Herden gleichen Alters findet sich mitunter nach suboptimaler Perfusion mit einem Pumpenoxygenator. Meist haben multiple kleine Infarktherde jedoch ein unterschiedliches Alter. Im akuten Stadium lassen sich derartige Mikroinfarkte oft sehr schwer feststellen. Sie sind in der Regel nur mikroskopisch als Myokardbezirke mit unterschiedlichem Myofibrillenzerfall und -ersatz durch kollagene Fasern erkennbar. Im chronischen Stadium stellen sich Mikroinfarkte als kleine im Myokard verstreut liegende weißliche Flecken dar.

Bei größeren Infarkten bietet sich ein vielfältigeres Bild, das u.a. von der Überlebensdauer nach dem akuten Infarktereignis bestimmt wird. Zunächst sind Lähmung der Gefäßwände, Stauung der Kapillaren und Einwanderung von polymorphkernigen Leukozyten festzustellen. Darauf folgen autolytische Veränderungen. Die untergegangenen Muskelfasern erkennt man am Verlust der Querstreifung, an verstärkter Eosinophilie, Fragmentation und allmählichem Verschwinden der Zellkerne. Der nekrotische Muskel wirkt während dieses Stadiums als Gewebereiz; um ihn sammelt sich eine große Anzahl polymorphkerniger Leukozyten an. Schließlich kommt es während des reparativen Stadiums zur Infiltration von Makrophagen und zum fibrotischen Gewebeersatz. Bei kleinen *Infarkten* laufen diese Prozesse relativ rasch ab; bei ausgedehnten Infarkten finden sich oft noch Jahre später nekrotische Muskelreste. Ein derartiges nekrotisches Gewebe wird offenbar erfolgreich vom physiologischen Geschehen abgeschirmt.

Infarkte werden nach der betroffenen Herzregion eingeteilt.

(Fortsetzung auf Seite 251)

Koronare Herzkrankheit

(Fortsetzung von Seite 250)

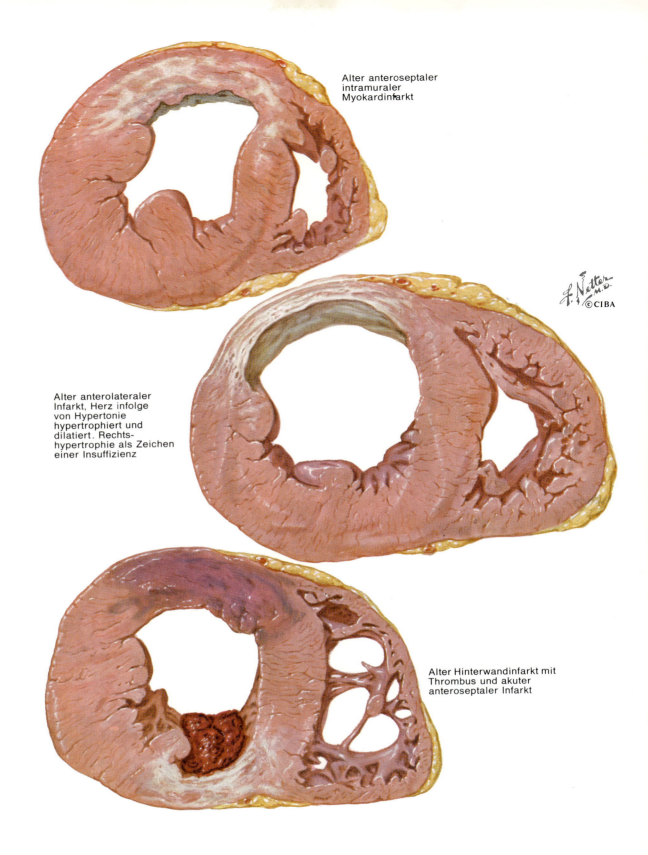

Alter anteroseptaler intramuraler Myokardinfarkt

Alter anterolateraler Infarkt, Herz infolge von Hypertonie hypertrophiert und dilatiert. Rechtshypertrophie als Zeichen einer Insuffizienz

Alter Hinterwandinfarkt mit Thrombus und akuter anteroseptaler Infarkt

Bei den meisten Hinterwandinfarkten wird auch das Septum miteinbezogen, und bei vielen Vorderwandinfarkten sind die anterioren Abschnitte der Septumwand beteiligt. Daher die Bezeichnung *anteroseptaler* und *posteroseptaler Infarkt*. Mitunter liegt auch ein *lateraler Infarkt* vor. Im Verlaufe der im vorstehenden beschriebenen Ereignisse – Gewebetod, autolytische und reparative Phase – kann der Herzmuskel an Dicke verlieren.

Myokardinfarkte können auch nach dem Ausmaß der Ventrikelwandbeteiligung eingeteilt werden. Sind alle Schichten der Ventrikelwand betroffen, spricht man von *transmuralen* Infarkten. Sie werden in der überwiegenden Mehrzahl der Fälle von einem vollständigen Verschluß einer Koronararterie hervorgerufen, der in 90% nachweisbar ist.

Ein vollständiger Gefäßverschluß liegt dem als *subendokardialen* Infarkt bezeichneten Bild weit weniger häufig zugrunde. Bei diesem Infarktbild bleibt ein schmaler Muskelstreifen zwischen Endokard und Infarktzone ausgespart. Der Infarkt bleibt also offenbar auf das tiefe Bulbospiralbündel beschränkt. Daß sich wandständige Thromben häufiger bei transmuralen Infarkten bilden, ist zu erwarten. Eine Endokardsklerose mit massiver Ablagerung elastischer Fasern während des chronischen Stadiums findet sich jedoch bei beiden Formen.

Zu den vielen Rätseln der koronaren Herzkrankheit zählt, daß bei Autopsien Koronarsklerose und Myokardinfarkt in vieler Hinsicht nicht korrelieren. Obzwar beim akuten Herztod meist eine Läsion im R. interventricularis anterior oder im Stamm der linken Koronararterie – oft als einzige Veränderung – festzustellen ist, wissen wir nichts über den Zustand des von ihr versorgten Herzmuskels, da ein Myokardinfarkt morphologisch nicht nachweisbar ist. Bei zirka 25% der autoptisch diagnostizierten Moykardinfarkte läßt sich in akuten, besonders aber in chroni-

(Fortsetzung auf Seite 252)

Koronare Herzkrankheit
(Fortsetzung von Seite 251)

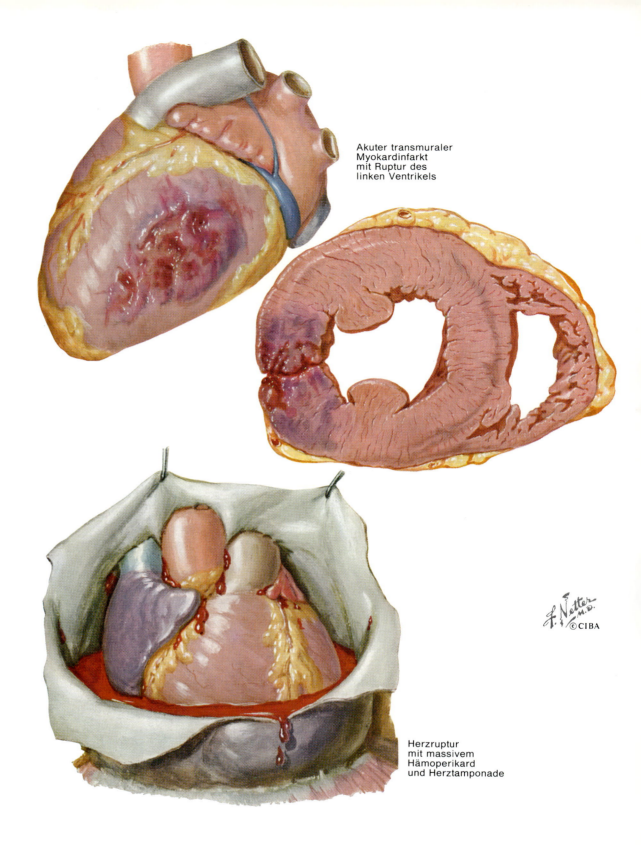

Akuter transmuraler Myokardinfarkt mit Ruptur des linken Ventrikels

Herzruptur mit massivem Hämoperikard und Herztamponade

schen Fällen anamnestisch nicht nachweisen, wann der Infarkt eingetreten ist. Bei akuten Moykardinfarkten findet sich lediglich in ungefähr 50% ein vollständiger Koronarverschluß, obschon in allen Fällen eine erhebliche bis hochgradige Lumeneinengung besteht.

Der *plötzliche Herztod* wurde meist als akuter Infarkt angesehen. Wie aus klinischen Beobachtungen unter Monitorkontrolle und aus dem Langzeit-EKG hervorgeht, tritt der plötzliche Herztod auch ohne akute Ischämie häufig bei »elektrischer Instabilität« durch Kammerflimmern ein. Diese Instabilität findet sich auch ohne akuten Koronargefäßverschluß bei hochgradiger Koronarsklerose, aber auch bei anderen Zuständen, z. B. bei der dilatativen Kardiomyopathie.

Eine akute Schädigung des Erregungsleitungssystems durch Hämorrhagien oder Infarkte läßt sich nur in wenigen letal ausgehenden Fällen nachweisen. Dafür treten häufig andere Komplikationen auf. Die geänderte Kreislaufsituation und die modifizierten Blutbestandteile können offenbar verschiedene thrombotische Prozesse in Gang setzen. Sie führen zur Fibrinablagerung an verschiedenen Stellen, u. a. auch in den Koronararterien, wodurch der Myokardinfarkt sich ausdehnen kann.

Am Endokard, in den Herzohren (häufiger links als rechts) und evtl. an allen atheromatös veränderten Stellen bilden sich wandständige Thromben. Dementsprechend kann es nicht nur infolge der verlangsamten Zirkulation, sondern auch infolge der schon während der Frühstadien hinzutretenden Thrombosierung zur zerebralen Anoxie kommen. Auch in den Körpervenen ist häufig eine Thrombose zu beobachten.

Die Thrombose kann zur Embolie führen. In vielen Fällen mit Thrombenbildung im linken Herzen treten denn auch Embolien im Körperkreislauf auf. Den größten Schaden richtet eine zerebrale Embolie

(Fortsetzung auf Seite 253)

Koronare Herzkrankheit
(Fortsetzung von Seite 252)

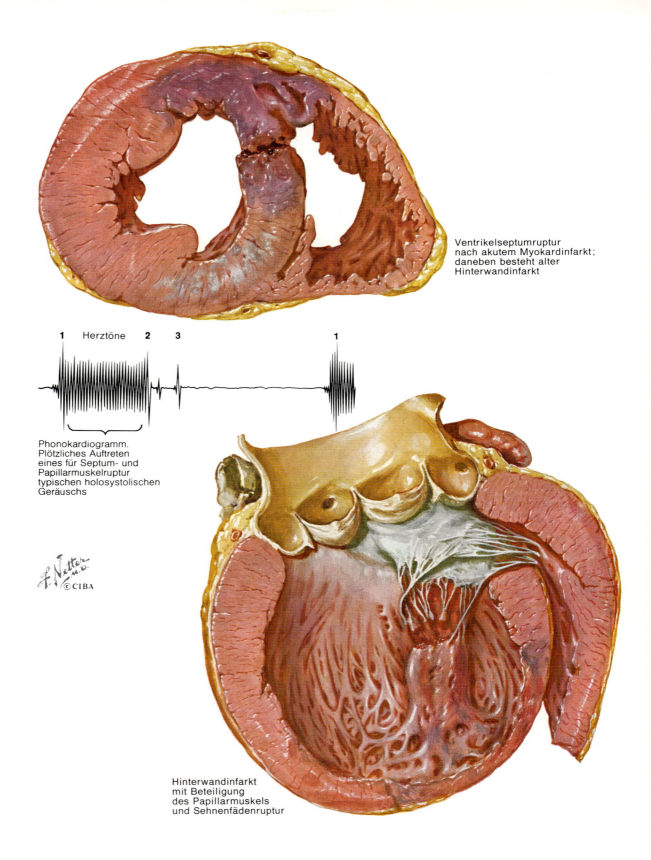

Ventrikelseptumruptur nach akutem Myokardinfarkt; daneben besteht alter Hinterwandinfarkt

Phonokardiogramm. Plötzliches Auftreten eines für Septum- und Papillarmuskelruptur typischen holosystolischen Geräuschs

Hinterwandinfarkt mit Beteiligung des Papillarmuskels und Sehnenfädenruptur

an; aber auch ein auf der Aortenbifurkation reitender Embolus ebenso wie eine Embolie in einer Extremität sind äußerst gefährlich. Kleinere Emboli verursachen herdförmige Milz- und Niereninfarkte. Im Mesenterium ist eine Embolisierung ein zwar seltenes, allerdings katastrophales Ereignis. Leider persistieren wandständige Thromben über lange Zeit, so daß eine Embolisierung auch noch auftreten kann, nachdem der akute Infarkt bereits ausgeheilt ist. Die wandständigen Thromben können im linken Ventrikel mit der zweidimensionalen Echokardiographie gut dargestellt werden. Die zunehmende Anwendung dieser Methode zeigt erst die Häufigkeit von Thromben, die im Laufe der Behandlung mit Heparin oder Antikoagulantien wieder verschwinden. Sie können wahrscheinlich auch spontan verschwinden, was aber durch die allgemein übliche Heparintherapie in der akuten Phase nur vereinzelt nachweisbar ist. Sicher scheint zu sein, daß nur ein relativ kleiner Teil von Thrombosen im Herzen zur Embolie führt.

Ebenso wie das dekompensierte Herz bei Hypertonikern kann auch das hypoxische Herz sich dilatieren. Es kommt dann zu Klappeninsuffizienz und Regurgitation. Beim chronisch dekompensierten Herzen der Hypertoniker entstehen am Endokard oft »jet lesions«, die bei einer Dekompensation infolge einer Koronarsklerose relativ selten anzutreffen sind. Zur Erhaltung des aus kollagenen Fasern bestehenden Klappenrings ist offenbar Sauerstoff nötig. Wird kein Sauerstoff angeboten, dehnen sich die Fasern und machen die Klappe schlußunfähig.

Erhebliche Unterschiede zeigen auch die autoptisch beobachteten *Herzrupturen*. Ihre Häufigkeit schwankt zwischen 1% und 10% des Sektionsguts nach akuten Myokardinfarkten. Ein Zusammenhang mit dem Ausmaß der körperlichen Betätigung im Frühstadium des Myokardinfarkts ist nicht von der

(Fortsetzung auf Seite 254)

Koronare Herzkrankheit
(Fortsetzung von Seite 253)

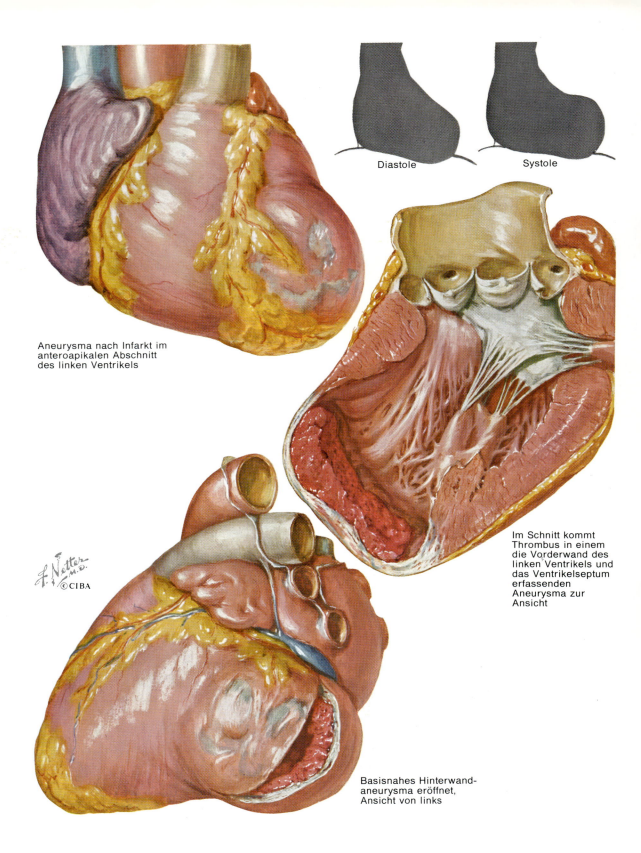

Aneurysma nach Infarkt im anteroapikalen Abschnitt des linken Ventrikels

Diastole Systole

Im Schnitt kommt Thrombus in einem die Vorderwand des linken Ventrikels und das Ventrikelseptum erfassenden Aneurysma zur Ansicht

Basisnahes Hinterwandaneurysma eröffnet, Ansicht von links

Hand zu weisen. Warum im rupturierten Bereich schon wesentlich früher als gewöhnlich (Herzrupturen treten meist in der ersten Woche auf) morphologische Zeichen einer erheblichen polymorphkernigen Leukozytose zu finden sind, ist nicht geklärt. Eine Erhöhung der für die Myokardiolyse erforderlichen proteolytischen Enzyme wurde als mögliche Ursache einer Herzruptur angeschuldigt.

Neben der freien Ruptur des Herzens in den Perikardraum mit *Herztamponade* findet sich mitunter auch eine *Ruptur des Ventrikelseptums*. *Papillarmuskeln* rupturieren selten. Warum der *hintere* mehr zur Ruptur neigt als der vordere, ist nicht bekannt.

Auf *Aneurysmen an der Vorderwand und an der Herzspitze* als chronische klinische Komplikation wurde bereits hingewiesen. Sie bieten jedoch auch aus pathologischer Sicht einige interessante Aspekte. In den Aneurysmen liegen häufig wandständige Thromben, so daß dauernd eine Emboliegefahr besteht. Warum die Papillarmuskeln von einer Aneurysmenbildung verschont bleiben, läßt sich schwer begründen. Offenbar ist dies jedoch die Regel.

Schließlich muß zur koronaren Herzkrankheit noch festgestellt werden, daß sie leider nie zu Ende geht. Neben den bereits genannten Komplikationen, also Embolisierung, Aneurysmenbildung, akuter Herztod und Herzruptur, besteht stets die Gefahr der Reinfarzierung. In einer erheblichen Anzahl der Fälle sind nicht nur alte, sondern auch frische Infarkte festzustellen. Frische Infarkte entstehen entweder unmittelbar neben dem alten Infarkt oder betreffen einen ganz anderen Myokardabschnitt, der von einer anderen Koronararterie versorgt wird. So können in Extremfällen neben einem *alten* Hinterwand- ein *alter* Vorderwandinfarkt und ein *frischer* lateraler Infarkt bestehen.

Angina pectoris

Die Angina pectoris, eigentlich »Brustenge«, gilt seit der Erstbeschreibung durch HEBERDEN im Jahre 1768 als ernstes Symptom. HEBERDENS Beschreibung ist bis heute unübertroffen geblieben, obwohl er den Zusammenhang mit einer Koronarerkrankung nicht erkannte. Auf diesen wurde erst später von JENNER hingewiesen. Eine weitere eminent wichtige Entdeckung im Zusammenhang mit der Koronarerkrankung wurde 1912 von HERRICK gemacht, der als erster das klinische Beschwerdebild der akuten Koronarthrombose beschrieb, dessen Schmerzsymptomatik der Angina pectoris ähnelt, obwohl der Schmerz meist mehrere Stunden anhält, intensiver ist, in der Regel nicht durch physische oder psychische Belastung ausgelöst wird und *nicht* auf Nitroglyzerin anspricht. Bei Angina pectoris dauert der Schmerz meist nur wenige Minuten und vergeht fast immer 1 bis 2 Minuten nach Nitroglyzerineinnahme.

Die Schmerz*symptomatik* der Angina pectoris variiert zwar von Fall zu Fall, läßt sich jedoch allgemein als beklemmendes Gefühl einer drückenden Last unterhalb des Brustbeins darstellen, wobei der *Schmerz* einige Zentimeter parasternal und mitunter in die *Arme* (besonders links) ausstrahlt. Selten wird er auch im Rücken, im Hals und in den Kiefern gespürt. Die Schmerzqualität ähnelt dem Muskelschmerz nach Anlegen einer engen Blutdruckmanschette. Ausgelöst wird der Schmerz in der Regel durch *physische* oder psychische Belastung, durch *Kälte*, Hast oder Aufregungen und insbesondere *nach Mahlzeiten* und durch *Rauchen*. Er dauert selten länger als 2 bis 3 Minuten und *verschwindet rasch*, wenn man eine Nitroglyzerintablette unter der Zunge zergehen läßt. (Dadurch kann der Schmerz auch von vornherein verhindert werden.) Der anginöse Schmerz muß gegenüber anderen Schmerzsymptomen abgegrenzt werden, die insbesondere bei Ösophagus- und Kardiaspasmen auftreten können. Hier fehlt die Belastung als auslösendes Moment. Auszuschließen sind ferner Schmerzen bei Gallenblasenleiden, Arthritis oder Bursitis in der linken Schulter, Neuritis und Herzschmerzen bei nervösen Erschöpfungszuständen und neurozirkulatorischer Asthenie.

Als *Schmerzursache* bei der Angina pectoris gilt die Myokardischämie. Sie wird durch die verminderte Koronardurchblutung infolge des »Rostens« der Auskleidung der Koronararterien (Arteriosklerose) verursacht.

Zwischen der Angina pectoris und dem Schmerz der Koronarthrombose besteht ein gesicherter Zusammenhang. Beide Beschwerdebilder beruhen ja auf demselben Krankheitsgeschehen. Der beim Gerinnen von Blut in den Arterien, also bei der Koronarthrombose, länger andauernde Schmerz ist auf die längere Unterbrechung der Durchblutung zurückzuführen. Während dieses Zeitraums kann ein Teil des Herzmuskelgewebes untergehen und narbig ersetzt werden. Das heißt, es kommt zum *Myokardinfarkt*, der erst nach einigen Wochen abheilt.

Die *Prognose* der Angina pectoris schwankt erheblich. Bei vernünftiger Lebensführung, Beachtung diätetischer Maßnahmen, Vermeidung von Gewichtszunahme und unnötiger Belastung bleibt die normale Leistungsfähigkeit erhalten. Im Laufe von Monaten bis Jahren bildet sich ein adäquater Kollateralkreislauf aus, und die Angina pectoris verschwindet nach und nach. Treten die Beschwerden mit großer Häufigkeit auch nachts im Schlaf auf (Angina decubitus), ist der Patient viel stärker gefährdet und braucht mehr Ruhe. Während des Schlafs auftretende Anginapectoris-Anfälle sind stets lebensbedrohend, obwohl sie hunderte Male überlebt werden. Der Tod tritt wahrscheinlich durch Kammerflimmern ein. Mit Hilfe der Elektroschocktherapie kann jedoch das Flimmern unter Kontrolle gebracht und der normale Herzschlag wiederhergestellt werden. Bei intensiver Überwachung und ständiger Einsatzbereitschaft entsprechender Geräte konnten auf diese Weise bereits viele Patienten gerettet werden.

Die Angina pectoris wird zuerst *konservativ* (S. 132) behandelt. Läßt sich durch Langzeitnitrate, β-Blocker und/oder Kalziumantagonisten keine ausreichende Beschwerdefreiheit erzielen, muß zur Abklärung der Indikation chirurgischer (S. 270) oder anderer invasiver Maßnahmen (Dilatation S. 276) koronarangiographiert werden. Bei *atypischer Angina* kann auch ohne große Wahrscheinlichkeit für eine invasive Therapie nach meist langen, erfolglosen medikamentösen Versuchen zum endgültigen Ausschluß einer koronaren Herzkrankheit angiographiert werden.

Bei der hochgradigen Ruheangina, die nicht ausreichend auf Pharmaka anspricht, aber noch keine sicheren Infarktzeichen erkennen läßt, handelt es sich um eine unstabile Form, die klinischer Überwachung bedarf.

Am wichtigsten sind jedoch *Präventivmaßnahmen*, die der Grundkrankheit Einhalt gebieten. Derartige Maßnahmen werden gegenwärtig intensiv erforscht und bestehen, soweit man dies heute schon sagen kann, insbesondere für die aufgrund der Familienanamnese und eines hohen Serumcholesterinspiegels Gefährdeten im Vermeiden eines Übergewichtigkeit, in einer vernünftigen, an tierischen Fetten armen Ernährung, intensiver körperlicher Betätigung, sofern keine Herzkrankheit vorliegt, und Rauchverbot. Derartige Präventivmaßnahmen stehen in jedem Therapieprogramm an vorrangiger Stelle und müssen bereits in früher Jugend einsetzen.

Häufige auslösende Ursachen der Angina pectoris: schweres Essen, Erschöpfung, Kälte, Rauchen

Charakteristische Schmerzausstrahlung bei Angina pectoris

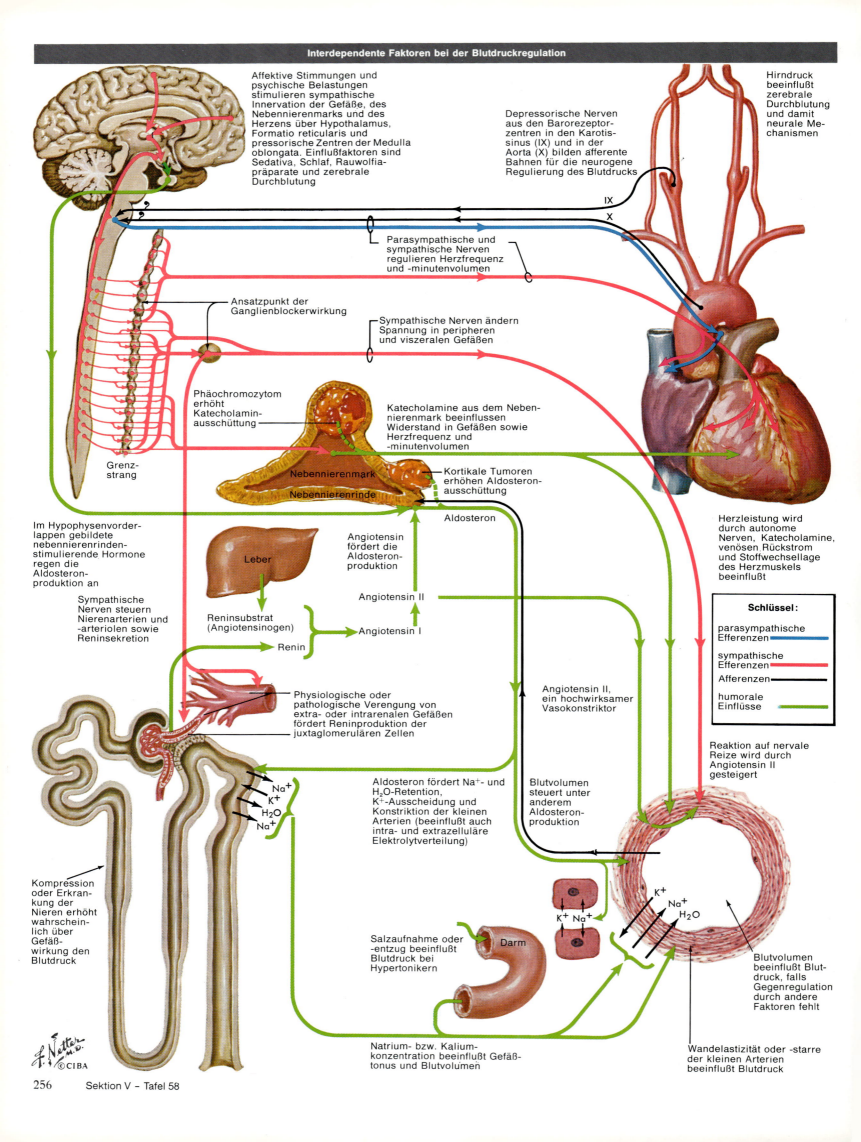

Hypertonie – eine Regulationsstörung

Überblick über die blutdruckregelnden Mechanismen

Der *arterielle Blutdruck* ist einer von vielen Faktoren, die die Perfusion der Gewebe gewährleisten. Da die Organe nicht zur gleichen Zeit gleich viel Blut brauchen, muß Blut aus einer Körperregion abgezogen und in entsprechender Menge zur rechten Zeit in kritische Bereiche gebracht werden. Dies ist ein höchst komplexer hämodynamischer Vorgang, der nur mit Hilfe einer Reihe aufeinander abgestimmter Regelmechanismen bewältigt werden kann. Auf dem Gleichgewichtszustand dieser einander beeinflussenden Mechanismen baut die sog. »Mosaiktheorie« der Hypertonie auf.

Für das Verständnis der vielen den arteriellen Blutdruck regelnden Faktoren ist die Kenntnis der physiologischen und biochemischen Grundlagen Voraussetzung. Dabei geht es nicht um eine bloß akademische Frage, sondern vielmehr um die Grundlagen von Diagnose, Therapie und Prognose. Die vielfältigen Einflußfaktoren dieser Regelmechanismen lassen sich in vier Gruppen teilen, nämlich in 1. renale, 2. endokrine, 3. neurogene und 4. kardiovaskuläre Faktoren.

Diese Einteilung ist jedoch ganz und gar willkürlich, da die Faktoren in Wirklichkeit voneinander abhängen und einander im Gleichgewicht halten. Manche der Regelmechanismen arbeiten nach dem Feedback-Prinzip, d.h., es gibt Mechanismen, die einen Blutbedarf erkennen, und Mechanismen, die für die Blutzufuhr verantwortlich sind. All dies läuft in geordneten Bahnen ab, um zu vermeiden, daß ein weniger wichtiges Gewebe auf Kosten eines kritischen, z.B. des Gehirns, vorrangig durchblutet wird.

Chemische Mechanismen

Renale Faktoren. Die juxtaglomerulären Zellen enthalten ein Enzym, *Renin*, dessen Sekretion vom *mittleren Arteriolendruck*, vom *Natrium*gehalt der tubulären Flüssigkeit und von der *neuralen Innervation* der juxtaglomerulären Zellen beeinflußt wird. Renin wird in den Blutstrom freigesetzt und spaltet das *Reninsubstrat (Angiotensinogen)* unter Bildung von Angiotensin I, welches wiederum enzymatisch in *Angiotensin II* aufgespalten wird. Angiotensin II ist ein Polypeptid mit 8 Aminosäuren. Es besitzt die stärkste vasopressorische Wirkung aller bisher bekannten Substanzen, beeinflußt nachhaltig die *Aldosteronsekretion* und ist aktiv am Zustandekommen der renovaskulären Hypertonie beteiligt.

In dem bei der Ätiologie der renalen Hypertonie angeschuldigten Mechanismus spielt das Angiotensin eine zentrale Rolle. Es herrscht die Auffassung, daß eine obliterierende Läsion der Nierenarterien durch Freisetzung großer Reninmengen und Bildung von Angiotensin eine Hypertonie verursacht. Schon allein aus diesem Grund wurden in neuerer Zeit verschiedene Methoden zur klinischen Bestimmung des Angiotensin- und Reninspiegels im Blut angegeben. Bisher erwies sich jedoch keine als praktikabel.

Angiotensin besitzt eine komplexe pharmakologische Wirkungsweise. Ob es auch in den im normalen Blut vorhandenen kleinen, gerade noch meßbaren Mengen eine signifikante Wirkung entfaltet, ist ungewiß. In diesen Konzentrationen wird ihm heute vielfach eine Bedeutung für die *Salzausscheidung in der Niere* zugeschrieben. Steigt die Konzentration auf leicht meßbare Werte, kommt es offenbar zur manifesten arteriellen *Hypertonie*. Angiotensin besitzt eine Reihe von Wirkungen, die zwar noch nicht vollständig geklärt werden konnten, aber anscheinend im Verein mit anderen humoralen Substanzen die Gewebeperfusion steuern. Zum Beispiel bewirkt eine geringe in das Nebennierenperfundat injizierte Angiotensinmenge eine unverhältnismäßig starke Katecholaminausschüttung. Der Blutdruck steigt nicht, wie bei einer derart niedrigen Angiotensinkonzentration zu erwarten, unerheblich an, sondern schnellt geradezu in die Höhe. Versuche, analog zur Noradrenalinblockierung einen Angiotensinantagonisten zu finden, blieben bisher erfolglos.

Angiotensin ist nicht der einzige Mechanismus, über den die Niere zur Regulierung des Blutdrucks verfügt. Auch der Regelung des *Salz- und Wasserhaushalts* kommt eine bedeutende Rolle zu. Es ist seit langem bekannt, daß eine salzarme Kost den Blutdruck zu senken vermag. Darauf beruht u.a. die Verwendung von Diuretika in der Behandlung der Hypertonie. Salz bewirkt eine *Wasserretention*. Dadurch wird das *Blutvolumen* vermehrt, und der *Blutdruck steigt*. Dieses Phänomen tritt besonders deutlich zutage, wenn vor einer Nierentransplantation beide Nieren entfernt werden. Durch Salz- und Wasserretention steigt das Blutvolumen und damit der arterielle Druck. Wird Salz abdialysiert, normalisiert sich der Druck in der Regel. Daß Salz auch noch über andere Mechanismen eine Hypertonie auslösen kann, zeigt sich bei Ratten, die eigens auf Salzempfindlichkeit gezüchtet wurden.

In der letzten Zeit haben sich die Anzeichen dafür gemehrt, daß in der Niere auch phospholipidartige Substanzen vorhanden sind, die die Wirkung des Enzyms Renin beeinflussen. Eine Beteiligung dieser Substanzen an der Pathogenese der Hypertonie ist jedoch nicht gesichert.

Zum Studium der renalen Hypertonie wurden verschiedene experimentelle Modelle entwickelt. Darunter fanden die verstellbare Nierenarterienklemme und die durch Applikation von Zellophan auf das Nierenparenchym entstehende fibröse Kapsel weiteste Verbreitung. Mit Hilfe dieser experimentellen Systeme konnten umfassende Kenntnisse über den Auslösemechanismus der Hypertonie beim Menschen gewonnen werden.

Die renale Hypertonie hat viele Ursachen, die teilweise operativ oder medikamentös behoben werden können. Durch die renale Angiographie ist die operative Korrektur von obliterierenden Veränderungen an den Nierenarterien erleichtert und damit die Heilungsquote erhöht worden. Auch durch adäquate Therapie einer Pyelonephritis kann der Blutdruck gesenkt werden, vorausgesetzt, daß das Nierenparenchym keine allzu ausgedehnte Vernarbung aufweist.

Endokrine Faktoren. Tumoren des *Nebennierenmarks* verursachen paroxysmale Hypertonieanfälle. Bei kortikaler Tumorlokalisation steigt der Blutdruck weniger stark, bleibt aber erhöht. Als Beispiele seien Phäochromozytom und primärer Hyperaldosteronismus genannt. Da *Angiotensin* die *Aldosteronsekretion beeinflußt* und Aldosteron eine Salzretention bewirkt, ist der Salz- und Wasserretention eine hypertonische Wirkung zugeschrieben worden. Die Stimulierung der Katecholaminausschüttung aus dem Nebennierenmark durch Angiotensin wäre eine weitere Möglichkeit.

In neuerer Zeit wurde vielfach der primäre Hyperaldosteronismus bei normalen Kaliumwerten als Ursache einer essentiellen Hypertonie diskutiert. Typisches Merkmal dabei soll die verminderte Kohlenhydrattoleranz sein. Auch das Vorkommen von *Nebennierenrindenadenomen* wurde zur Stützung dieser Hypothese angeführt. Die meisten Autoren halten diese Hypothese jedoch für unbegründet, da das Syndrom an sich selten vorzufinden und ein Zusammenhang mit einer gesicherten essentiellen Hypertonie kaum jemals nachzuweisen ist.

Aldosteronantagonisten haben in der Therapie der suprarenalen ebenso wie der essentiellen Hypertonie im Frühstadium begrenzte Anwendung gefunden. Sie bewähren sich insbesondere dann, wenn im Rahmen eines sekundären Hyperaldosteronismus eine erhebliche Hypokaliämie besteht.

Sonstige Mechanismen

Neurale Faktoren. Der Blutdruck wird von einem höchst komplexen Nervennetz geregelt. Bei der Pathogenese der Hypertonie spielen offenbar auch *psychische Komponenten*, meist *depressive Stimmungslagen*, eine Rolle. Die Gefäßregulation erfolgt größtenteils über das *sympathische Nervensystem;* aber auch der Parasympathikus ist daran beteiligt. Als wahrscheinlich wirksamster *Regler* besteht das *Barorezeptorzentrum im Karotissinus* zur Verfügung. Die vasomotorischen Regelzentren liegen im Gehirn, insbesondere im Mittelhirn und in der Medulla oblongata. Von dort führen efferente Bahnen zu den Blutgefäßen, dem Herz, dem Nebennierenmark und den juxtaglomerulären Zellen.

Die neurale Blutdruckregelung erfolgt nach dem Prinzip des negativen Feedback und der Sollwertverstellung der Barorezeptoren. Steigt der arterielle Druck im Karotissinus, wird die vasomotorische Aktivität insbesondere in der Medulla oblongata gehemmt, und der periphere Widerstand sinkt, und umgekehrt. So wird ein normaler Blutdruck aufrechterhalten. Bleibt der arterielle Druck jedoch konstant erhöht, wird der Barorezeptor nachgestellt, und der Blutdruck pendelt sich mit Hilfe des Reglers im Karotissinus auf den höheren Wert ein. Mit anderen Worten, die Hemmung tritt erst ein, wenn der Druck auf einen Wert gestiegen ist, der über dem an sich schon erhöhten, nunmehr jedoch »normalen« Niveau liegt. Daraus wird verständlich, warum der Blutdruck konstant mit Hilfe von Medikamenten auf einen niedrigen Wert eingestellt werden muß, wenn eine Therapie maximal wirksam sein soll. Ein ähnliches »Nachstellphänomen« ist offenbar auch in der Niere bezüglich der Reninausschüttung vorhanden.

Kardiovaskuläre Faktoren. Arterien und Arteriolen reagieren aufgrund ihres *Eigentonus* im Sinne einer Selbstregelung auf den sich ändernden Perfusionsbedarf der Gewebe. Darüber hinaus sind die Blutgefäße anatomisch auf den Perfusionsbedarf eines Organs abgestimmt und regeln damit die Organdurchblutung. Und schließlich reagieren die Blutgefäße nicht immer gleich auf die verschiedenen Reize. Zum Beispiel kann sich ein Gefäß bei ein und demselben Reiz unter bestimmten Umständen zehnmal stärker kontrahieren. Dieses Phänomen ist als »kardiovaskuläre Reaktivität« bezeichnet worden. Durch die Hypertonie wird u.a. eine Arteriosklerose beschleunigt.

Blutgefäße unterliegen im wahrsten Sinn des Worts einer Selbststeuerung. Sie vermögen nämlich ihr Kaliber dem Perfusionsbedarf der Gewebe bei geändertem Blutdruck anzupassen. Daher tritt bei sinkendem arteriellem Druck nicht unbedingt eine Nierenischämie ein. Wie diese Autoregulation funktioniert, ist nicht bekannt, obzwar gerade auf diesem Gebiet eingehende Untersuchungen durchgeführt worden sind. Es handelt sich offenbar um eine der glatten Muskulatur von Blutgefäßen eigene starke Regelkraft. Damit ist allerdings das Phänomen zugegebenermaßen nicht erschöpfend erklärt.

Chirurgisch beeinflußbare Ursachen der sekundären Hypertonie

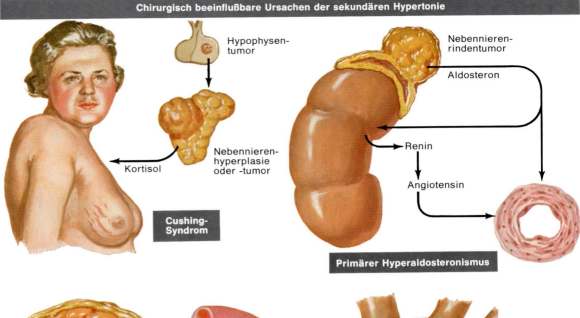

Die *Behinderung der Nierendurchblutung* ist zweifellos häufigste chirurgisch beeinflußbare Ursache einer *sekundären arteriellen Hypertonie*. Sie wird in der Regel durch angiographische Darstellung der großen und kleinen Nierengefäße als renovaskuläre Hypertonieform erkannt. Ursache des Strömungshindernisses ist meist eine Arteriosklerose. Zur Hypertonie kommt es jedoch erst, wenn der mittlere Druck in den *Nierenarterien* erheblich abfällt. Arteriosklerotisch bedingte Stenosen sind mit gutem Erfolg operativ korrigiert worden, wodurch sich der Blutdruck normalisieren ließ. Weit weniger häufig liegt der sekundären Hypertonie eine *Kompression des Nierenparenchyms* durch eine bindegewebige Schale oder durch Thrombose innerhalb der Nierenkapsel zugrunde. Dabei kann es zur malignen Hypertonie kommen. Durch operative Korrektur der Kompressionsursache ist jedoch eine Heilung möglich. Daher ist stets an eine (allerdings seltene) Kompression als Hypertonieursache zu denken.

Der *primäre Hyperaldosteronismus* gilt heute allgemein als eine Ursache einer (meist geringgradigen) arteriellen Hypertonie. Der Hochdruck verschwindet in derartigen Fällen, sobald der *Tumor an der Nebennierenrinde* operativ entfernt wird. Da die *Aldosteronsekretion* weitgehend von dem in der Niere gebildeten *Angiotensin* abhängt, ist bei primär renalen Hypertonien die Aldosteronausschüttung oft erhöht. Dies mag der Grund dafür sein, daß mit salzarmer Kost und Aldosteronantagonisten in der Therapie der renovaskulären Hypertonie häufig so gute Erfolge erzielt werden können.

Auch *Pyelonephritiden*, besonders in fortgeschrittenen Stadien, kommen relativ häufig als Ursache einer arteriellen Hypertonie in Betracht. Sie bleiben manchmal auf eine Niere beschränkt, so daß die Hypertonie chirurgisch durch eine Nephrektomie behoben werden kann. Meist sind jedoch beide Nieren beteiligt. In diesem Fall ist eine Nephrektomie nur dann zu erwägen, wenn sie aus anderen Gründen als wegen einer Hypertonie geboten erscheint. Der Hypertonie liegt mitunter auch eine *Zystenniere* (polyzystische Degeneration der Niere) zugrunde, insbesondere, wenn das Nierenparenchym durch ausgedehnte Vernarbungen druckbelastet ist. Von einer Drainage der Zysten ist in derartigen Fällen nur selten ein Erfolg zu erwarten.

Phäochromozytome treten zwar selten auf, verursachen jedoch eine ausgeprägte klinische Symptomatik. Zum Nachweis dieser Tumoren des Nebennierenmarks steht eine Reihe diagnostischer Provokationstests zur Verfügung. Der Blutdruck kann meist, jedoch keinesfalls immer durch operative Entfernung des Tumors normalisiert werden. Mitunter bleibt er hoch, da weitere kleine Tumoren nicht erkannt und entfernt worden sind oder die Hypertonie auf andere Ursachen zurückzuführen ist.

Mit der operativen Korrektur einer *Aortenisthmusstenose* kann die Hypertonie sowohl proximal als auch distal der Stenosestelle in der Regel erfolgreich behoben werden. Die Korrekturoperation für Aortenisthmusstenosen war eigentlich der erste der heute so zahlreich gewordenen herzchirurgischen Eingriffe.

Als seltene Form findet sich eine Hypertonie beim *Cushing-Syndrom*. Sie soll primär mit den Nebennieren in Zusammenhang stehen, obschon Cushing selbst sie auf eine *hypophysäre* Ursache zurückgeführt hat. Angeblich kann sie durch Resektion des *Hypophysentumors* beeinflußt werden, was allerdings nicht gesichert ist.

Augenhintergrund bei Hypertonie

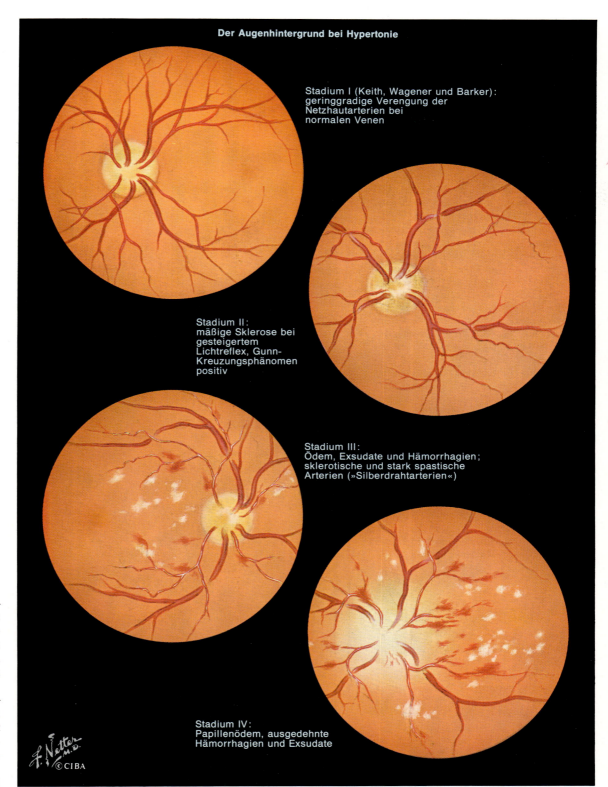

Die direkte Beurteilung des *Augenhintergrunds* ergibt wichtige Hinweise auf das Stadium der Hochdruckkrankheit. Nirgends sonst im Körper können nämlich die *Arteriolen* optisch dargestellt werden, und gerade sie setzen dem Blutstrom den größten Widerstand entgegen.

Zur *Beurteilung der Augenhintergrundbefunde* sind verschiedene Einteilungen herangezogen worden. Darunter hat zweifellos die *Stadieneinteilung* nach WAGENER und KEITH (1939) weiteste Verbreitung gefunden:

Stadium I: geringgradige Verengung und *Sklerose der Netzhautarteriolen.* Stadium I beeinträchtigt oft auf Jahre hinaus nicht die Gesundheit. Der Blutdruck ist nicht übermäßig erhöht und sinkt bei Ruhe.

Stadium II: Netzhautveränderungen wie in Stadium I, jedoch *stärker ausgeprägt,* keine Retinitis. Im Stadium II nimmt die Hochdruckkrankheit bereits einen rascher progredienten Verlauf; der Blutdruck ist höher und kehrt auch bei Ruhe nicht auf den Normalwert zurück. Allgemeiner Gesundheitszustand, Herz- und Nierenfunktion sind jedoch immer noch zufriedenstellend.

Stadium III. Retinitis angiospastica bei eindeutig *sklerotischen* Arteriolen, jedoch kein Papillenödem. Der Blutdruck ist konstant hoch. Herz- und Nierenfunktion sind zwar häufig noch unverändert; mitunter finden sich jedoch bereits Belastungsdyspnoe, elektrokardiographische Veränderungen und Nykturie. Oft wird über Nervosität, Kopfschmerzen, Schwindelanfälle und Sehstörungen geklagt. Proteinurie und Hämaturie sind häufige Begleitsymptome.

Stadium IV: Als auffälligste Netzhautveränderung besteht nun ein *Papillenödem* neben *erheblicher* spastisch oder organisch bedingter *Arteriolenverengung* bei *diffuser Retinitis.* Als charakteristische Beschwerden werden Nervosität, Schwäche, Gewichtsverlust, Kopfschmerzen, Sehstörungen, Belastungsdyspnoe und Nykturie angegeben. Im Harn finden sich Eiweiß, Zylinder und Erythrozyten. Die Prognose ist schlecht.

Mit dem Bild der Netzhautarteriolen *während der einzelnen Hypertoniestadien* muß jeder Arzt vertraut sein. Daher wird er gut daran tun, Fundusuntersuchungen wiederholt selbst durchzuführen und sich nicht auf den Befund des beigezogenen Augenarztes zu verlassen. Oft ist das linke Auge stärker verändert als das rechte. Die normale Konfiguration des Optikuseintritts ist genau festzuhalten, damit ein *Papillenödem* nicht übersehen werden kann. Papillenödeme können auch bei normalem oder leicht erhöhtem Liquordruck auftreten. Bei *Netzhautblutungen* ist ein Diabetes auszuschließen. Exsudative Veränderungen können entweder auf frische oder alte *Exsudate* zurückzuführen sein.

Bei *entsprechender Behandlung* sind selbst die hochgradigen Veränderungen im malignen Hypertoniestadium *reversibel.*

Obliterierende Angiopathien der Nierenarterien

Historisches

Der Gedanke, daß beim Menschen eine renovaskuläre Hypertonieform vorkommt, die dem von GOLDBLATT (1947) experimentell durch Konstriktion der A. renalis provozierten Zustandsbild entspricht, hat sich immer mehr durchgesetzt. Eine Stenose im arteriellen Nierenstrombett wird schon deshalb gern als Ursache einer Hypertonie in Erwägung gezogen, da dabei in den meisten Fällen chirurgisch wieder eine Normotonie hergestellt werden kann. Zweifellos hat die Fehldeutung einer Nierenischämie als Pyelonephritis dazu geführt, daß die Existenz einer *renovaskulär bedingten Hypertonie* lange Zeit negiert wurde. Trotz mancher für das Gegenteil sprechender Anzeichen konnte sich diese Meinung bis in die späten dreißiger Jahre halten.

Die frühen Arbeiten von HOWARD und POUTASSE gaben den Anstoß zu einer intensiven Suche nach einer anatomischen Grundlage der Hypertonie. Mit der Einführung der *Aortographie* und später der selektiven *Nierenangiographie* ist für die Diagnostik der Gefäßverschlüsse im Nierenstrombett Entscheidendes geleistet worden. Damit ist nicht nur der allgemeine Nachweis einer Obliteration der Nierenarterien möglich geworden. Die Verfeinerung der Methode hat schließlich in vielen Fällen sogar eine Differenzierung zwar gleich aussehender, jedoch klinisch, anatomisch und symptomatisch verschiedener Veränderungen erlaubt.

Arteriosklerose

Die Arteriosklerose ist häufigste Ursache obliterierender Arteriopathien. Auch bei Stenosierungen im arteriellen Nierenstrombett steht sie ursächlich an erster Stelle. Sie bevorzugt meist Männer im höheren Alter, tritt jedoch auch bei Frauen auf. Der arteriosklerotische Prozeß bleibt in der Regel auf den Abgang und den Anfangsteil der Nierenarterie beschränkt; mitunter finden sich aber auch distal in einem *Renalisast* arteriosklerotische Herde.

Arteriographisch stellen sich die Herde als exzentrische *Plaques* an einem Teilabschnitt der Arterienwand dar. Meist ist vorwiegend die Intima beteiligt. Aus diesen Gründen bietet sich als Therapie eine Endarteriektomie an, da damit die Höhe des betroffenen Wandabschnitts der übrigen Arterienwand angeglichen werden kann. (Dies ist bei anderen renalen Arteriopathien nicht möglich.) Mitunter sind die Herde *konzentrisch* und bedecken die ganze Zirkumferenz des Gefäßes. In diesem Fall sind sowohl die *Intima* als auch die *Media* beteiligt.

Neben Hypertonie und Nierenschädigung treten zwei weitere Komplikationen auf. Wie bei jeder Arteriosklerose kann es zur *Thrombosierung* an der Herdstelle kommen. Ferner findet sich mitunter eine morphologisch recht ungewöhnliche Komplikation in Form eines *dissezierenden Aneurys-*

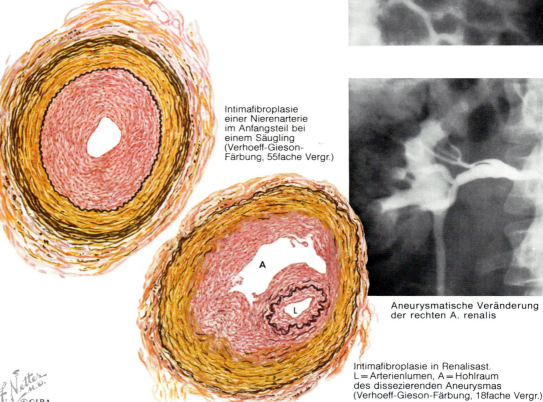

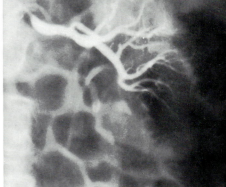

Obliterierende Angiopathien der Nierenarterien als mögliche Hypertonieursache

Hochgradige konzentrische Arteriosklerose der A. renalis mit Lipid- und Kalkablagerung und Thrombose (Photomontage, 12fache Vergr.)

Translumbale Aortographie und renale Arteriographie. Arteriosklerotisch und thrombotisch bedingter Verschluß der rechten A. renalis

Selektive Arteriographie. Asymmetrische Verengung der proximalen linken A. renalis durch arteriosklerotischen Herd

Intimafibroplasie einer Nierenarterie im Anfangsteil bei einem Säugling (Verhoeff-Gieson-Färbung, 55fache Vergr.)

Aneurysmatische Veränderung der rechten A. renalis

Intimafibroplasie in Renalisast. L = Arterienlumen, A = Hohlraum des dissezierenden Aneurysmas (Verhoeff-Gieson-Färbung, 18fache Vergr.)

mas. Wenn Blut in ungewöhnlicher Weise auf die Endothelauskleidung eines Gefäßes trifft, was ja distal von den arteriosklerotischen Herden der Fall ist, entstehen in der Intima Risse, und es kommt zur Dissektion in die Arterienwand. Meist reicht die Dissektion nur über kurze Strecken, so daß man eigentlich richtiger von einem intramuralen Hämatom sprechen müßte. Mitunter ist jedoch eine größere Strecke entlang der Nierenarterie betroffen. Der Druck distal des Herds ist jedoch offenbar um vieles geringer, so daß eine Dissektion in die Aorta ausbleibt. Sobald das Blut die Verschlußstelle passiert hat, scheint distal der Druck zu sinken, und es kommt zu keiner Dissektion mehr.

Fibrotische Veränderungen

Als zweite große Gruppe imponieren fibrotische (nichtatheromatöse) Veränderungen der Nierenarterien. Manche fibromuskulären Hyperplasien lassen sich unter einem gemeinsamen Oberbegriff zusammenfassen. Es gibt jedoch eine Vielzahl klinisch und pathologisch verschiedener Läsionen, für die mangels einer gesicherten Ätiologie deskriptive Bezeichnungen gewählt wurden, die sich in erster Linie auf die Lokalisation der Arterienschädigung beziehen.

Intimafibroplasie. Die Intimafibroplasie findet sich sowohl an der A. renalis als auch an ihren Ästen und tritt häufig bei jungen Männern auf. Eine ausgesprochene Geschlechts- und Altersprädilektion besteht allerdings

(Fortsetzung auf Seite 261)

Obliterierende Angiopathien der Nierenarterien

(Fortsetzung von Seite 260)

nicht. Ohne Dissektion führt die Fibroplasie zu einer fadenförmigen Verengung der Nierenarterie. Intimafibroplasien wurden nicht nur an arteriellen Nierengefäßen, sondern auch in anderen Lokalisationen beschrieben. Sie ähneln morphologisch dem Bild der Endarteriitis obliterans kleiner Arterien, aber selbst bei Kindern sind auch andere, größere Gefäße beteiligt. *Mikroskopisch* findet sich in der Regel eine diffuse, konzentrische Verdickung der Media. Mitunter liegt eine dünne Kollagenschicht auf einer stark faltigen *Elastica interna.* Bei Kindern und Jugendlichen zeigen die befallenen Arterien zusätzlich erhebliche Veränderungen der Lamina elastica interna (meist im Sinne einer Faltung).

Mediafibroplasie mit Aneurysmen. Die aneurysmatische Mediafibroplasie der Nierenarterien wurde ursprünglich aufgrund der Röntgenbefunde als fibromuskuläre Hyperplasie gedeutet. *Röntgenologisch* findet sich stets eine »perlschnurartige« Konfiguration mit unregelmäßigen Ausbauchungen des Gefäßes. An den ausgebauchten Stellen erscheint der Gefäßdurchmesser größer als am Abgang der Nierenarterie, der in der Regel verschont bleibt. Die aneurysmatische Mediafibroplasie tritt primär bei Frauen auf und ist leider meist doppelseitig. Sie ist nicht auf die Nierengefäße beschränkt, sondern wurde auch in anderen Lokalisationen beschrieben.

Morphologisch bietet sich ein höchst ungewöhnliches Bild. Wird die betroffene Arterie der Länge nach gespalten, zeigt sie ein der Divertikulose (im Kleinformat) ähnliches Aussehen. An der Arterienwand finden sich zahlreiche kleine taschenartige Ausstülpungen. Auch das *mikroskopische Bild* ist recht bizarr. Die *Gefäßwand weist an verschiedenen Stellen eine unterschiedliche Dicke auf.* Einerseits finden sich an einer intakten Lamina elastica interna fibröse Auflagerungen, andererseits ist an manchen Stellen nur die Lamina elastica externa erhalten. An der noch verbleibenden, erkennbaren Media ist an vielen Stellen Muskelgewebe verlorengegangen und das kollagene Gewebe vermehrt. Das vermehrte Kollagen soll das Gefäß angeblich segmental an die Lamina elastica externa binden und so eine längs verlaufende Dissektion verhindern.

Subadventitielle Fibroplasie. Sie kommt in der Regel bei jungen Frauen vor und ist mitunter doppelseitig. Eine Doppelseitigkeit fand sich bei 25% des einzigen in der Literatur angegebenen Kollektivs.

Wie bei den bereits erwähnten Formen ist häufig die rechte A. renalis nach ihrem Abgang über variable Strecken betroffen. Selten sind jedoch die Renalisäste primär oder durch Ausbreitung beteiligt. *Mikroskopisch* zeigt sich als Besonderheit an der Nierenarterie ein *dichter konzentrischer Kollagenring,* der stellenweise auf der *Media* aufsitzt oder die Media ganz oder zum Teil ersetzt. Das elastische Gewebe der *Adventitia* bleibt weitgehend erhalten, ebenso die elastischen Lamellen der Lamina elastica externa, daher die Bezeichnung *subadventitielle Fibroplasie.* Das Kollagen erscheint sehr dicht und bei spezieller Färbung im

Obliterierende Angiopathien der Nierenarterien als mögliche Hypertonieursache (Fortsetzung)

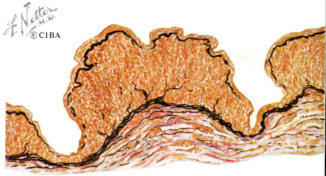

Längsschnitt durch Nierenarterie mit Mediafibroplasie. Stark unterschiedliche Dicke der Gefäßwand, vornehmlich der Media, mit aneurysmatischen Ausstülpungen (Verhoeff-Gieson-Färbung, 20fache Vergr.)

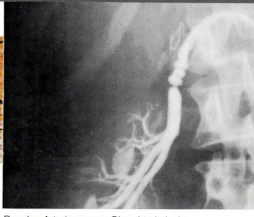

Renales Arteriogramm: Charakteristische »Perlschnurkonfiguration« durch abwechselnde Stenosen und aneurysmatische Ausbuchtungen

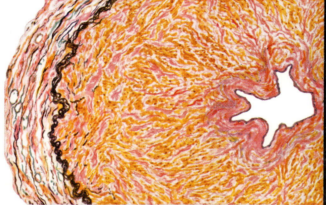

Fibromuskuläre Hyperplasie. Mediaverdickung durch fibröse und muskuläre Gewebsauflagerung. Lamina elastica interna fehlt (Verhoeff-Gieson-Färbung, 100fache Vergr.)

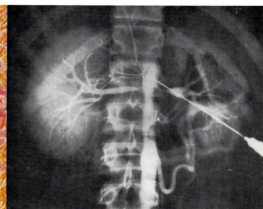

Arteriogramm: Stenose am Abgang beider Nierenarterien mit poststenotischer Dilatation links

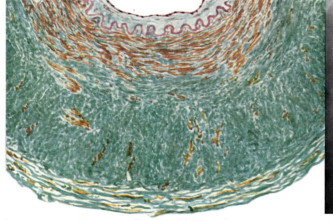

Subadventitielle Fibroplasie. Zwischen Media und Adventitia liegt ein dichter konzentrischer Kollagenring (Masson-Trichromfärbung, 80fache Vergr.)

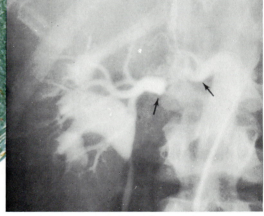

Ausgedehnte unregelmäßige Stenose der rechten A. renalis bei subadventitieller Fibroplasie; Arteriogramm

Gegensatz zur Intimafibroplasie gut differenziert. Dieser Unterschied läßt sich am besten mit den Methoden zum Nachweis von sauren Mukopolysacchariden darstellen. Im Längsschnitt weist die Kollagenschicht eine unterschiedliche Dicke auf. Daher ist bei der *Nierenarteriographie* auch eine unregelmäßige Konfiguration des Gefäßlumens zu sehen. Im Gegensatz zur aneurysmatischen Mediafibroplasie ist der Gefäßdurchmesser an der betroffenen Stelle geringer als am frei bleibenden proximalen Renalisabschnitt. Dissezierende Hämatome treten auch hier nicht auf, sekundäre Thrombosen nur äußerst selten.

Fibromuskuläre Hyperplasie. Im engeren Sinn handelt es sich auch bei der fibromuskulären Hyperplasie zumindest teilweise um eine fibrotische, stenosierende Veränderung an der A. renalis. Sie tritt im Vergleich zu allen anderen fibrotischen Arteriopathien der Nierengefäße am seltensten auf und ist daher schwer statistisch zu beurteilen. Auch hier sehen die Läsionen offenbar bei Kindern und bei Erwachsenen anders aus. In der Jugend bestehen sie vorwiegend aus *Muskelgewebe,* obschon konzentrisch obliterierende Formen ein homogenes Gewebegemisch aufweisen können. Ein doppelseitiges Auftreten ist selten. Bei Erwachsenen wird das männliche Geschlecht bevorzugt, und es kommt als Komplikation zu distalen dissezierenden Hämatomen. *Arteriographisch* entspricht das Bild bei Kindern einer Intimafibroplasie mit einer glatten, regelmäßigen *Stenose.* Bei älteren Männern wird eine eventuelle Verengung durch die Kontrastmittelfüllung der *aneurysmatischen* Ausbuchtungen verdeckt. Bei Kindern besteht offenbar dazu eine Aortenanomalie mit unregelmäßiger Stenosierung der Aorta. Sie reicht vom Abgang der Nierenarterien nahezu bis zur Aortengabelung.

Sonstige Veränderungen

Neben den bereits beschriebenen charakteristischen Läsionen haben im arteriellen Gefäßbett der Niere noch andere Läsionen pathogenetische Bedeutung für die Hypertonie. Infolge *primärer dissezierender Aneurysmen* kann es zum partiellen bis totalen Verschluß der A. renalis und zur Hypertonie kommen. Wie derartige Aneurysmen entstehen, ist ungewiß; offenbar kann aber durch einen Kontinuitätsverlust der Lamina elastica interna Blut in die Gefäßwand dissezieren. Solche Veränderungen sind selbst bei Kindern aufgetreten. Ein Zusammenhang mit dem sog. Aneurysma der A. renalis ist nicht gesichert; es könnte sich jedoch in beiden Fällen ursächlich um eine Unterbrechung der Kontinuität des elastischen Gewebes handeln. Ob eine Dissektion eintritt oder nicht, wird jeweils davon abhängen, ob die Kräfte in der Längsrichtung durch das Gefäß verlaufen können oder ob ihnen durch eine Tasche Grenzen gesetzt sind, so daß sie zur Bildung eines Aneurysmas führen müssen. Als Teilbild einer *retroperitonealen Fibrose* ist eine *periarterielle Fibroplasie* bekannt, die zur Hypertonie führen kann. Auch *perirenale Hämatome* vermögen offenbar die großen, evtl. auch die kleinen Nierenarterien zu beeinträchtigen und eine Art kompensatorischen Blutdruckanstieg zu verursachen.

Nierenveränderungen bei Hypertonie

Nicht alle Läsionen, sei es der großen oder der kleinen Nierengefäße, müssen unbedingt zu einer Hypertonie Anlaß geben. Ebensowenig brauchen alle Veränderungen an den Nieren selbst einen Hochdruck zu verursachen. Zwischen Nephropathien und Hypertonie besteht zwar unleugbar ein Zusammenhang; es muß aber auch noch andere pathogenetische Mechanismen geben. Bei der Angiographie zum Nachweis eines Aortendefekts ist z. B. mitunter ein renovaskuläres Krankheitsgeschehen festzustellen, ohne daß dabei eine Hypertonie bestünde. Man wird also stets daran denken müssen, daß Angiopathien, Nephropathien und erhöhter Blutdruck nicht unbedingt in Zusammenhang stehen müssen.

Bei der Beurteilung von Nierenveränderungen und ihren Beziehungen zu einer Hypertonie sind stets gewisse Faktoren zu berücksichtigen. Die morphologischen Alterationen in der Niere werden weitgehend davon bestimmt, ob die Niere vor einem Hochdruck »geschützt« wird. Die »geschützte« Niere (also eine Niere, die teilweise oder vollständig durch Veränderungen der Nierendurchblutung gegen den Körperkreislauf abgeschirmt wird) zeigt oft keinerlei morphologische Veränderungen, weist jedoch im Vergleich zur normalen Niere gewisse durch die Minderdurchblutung bedingte Unterschiede auf. Untersucht man eine »geschützte« Niere nur auf ihren Gehalt an alkalischer Phosphatase, wird man beobachten können, daß die morphologische Struktur zwar offenbar intakt geblieben, das Enzym aber vermindert ist. Voll »geschützte« Nieren zeigen jedoch bereits eine erhebliche Atrophie der Nierenkanälchen; spezifische Zelltypen sind nicht mehr nachzuweisen. Die tubuläre Auskleidung besteht aus einem dünnen, nicht differenzierten Epithel mit zytoplasmaarmen Zellen. Infolge dieses Parenchymverlusts erscheinen die Glomeruli dicht gedrängt; ihre morphologische Struktur ist jedoch unverändert. Da dieses Bild selbst bei totalen Verschlüssen der A. renalis vorliegt, muß wohl ein Kollateralkreislauf über kapsuläre Äste, die weit in das Nierenparenchym einstrahlen, dafür sorgen, daß es nicht zur Infarzierung kommt. Die wenigen alten Infarkte stehen in der Regel mit Läsionen an den Ästen der A. renalis in Zusammenhang. Morphologische Gefäßveränderungen sind bei derartigen Nieren ungewöhnlich.

Anders sieht das Bild bei einer Arteriosklerose aus. Hier treten Veränderungen auf, derer man sich bewußt sein muß, will man nicht Gefahr laufen, bioptische Nierenbefunde fehlzudeuten. Man muß sich stets vor Augen halten, daß die Arteriosklerose ein dynamischer Krankheitsprozeß ist und daß sich in einer der größeren Nierenarterien nach Eintritt einer Gefäßveränderung ein obliterierender Herd bilden kann.

Derartige schon vorher bestehende Veränderun-

(Fortsetzung auf Seite 263)

Nierenveränderungen bei Hypertonie
(Fortsetzung von Seite 262)

gen schließen nicht die Möglichkeit aus, daß der Blutdruck durch Entfernen des arteriosklerotischen Herds normalisiert wird. In einer Niere, die teilweise oder vollständig vom Hauptblutstrom ausgeschlossen worden ist, finden sich erhebliche Veränderungen in den Parenchymgefäßen. Die kleineren Arterien und Arteriolen zeigen eine *Arteriosklerose*, die mittel- und großkalibrigen Gefäße obliterierende fibrotische und arteriosklerotische Veränderungen. Keine dieser Veränderungen hat jedoch besondere Bedeutung.

Die Veränderungen in der dem ungemilderten Einfluß der Hypertonie ausgesetzten Niere (bei der *essentiellen Hypertonie* sind beide Nieren beteiligt) hängen z.T. von der Dauer der Hochdruckkrankheit ab. Bei vielen z.B. anläßlich einer Sympathektomie entnommenen Nierenbiopsien bestanden keine signifikanten morphologischen Nierengefäßveränderungen. Als erste Läsion zeigt sich meist eine Verdickung der Muskelschicht kleiner Arteriolen. Wie diese zu deuten ist, ist ungewiß. Bei der chronischen Hochdruckkrankheit ist häufig eine *hyaline Arteriosklerose* zu beobachten, wobei zunächst nur vereinzelt hyaline Bezirke an der Arteriolenwand auftreten, im weiteren Verlauf und in schweren Fällen die arteriosklerotischen Herde aber an Höhe und Ausdehnung gewinnen. Das eigenartig wächserne Material setzt sich aus verschiedenartigen Bestandteilen zusammen, und man kann sich des Eindrucks nicht erwehren, daß es sich dabei lediglich um Konglomerate aus Blutbestandteilen handelt, die fokal durch die Gefäßwand eingesickert sind. Ob diese Läsionen die Strömungsverhältnisse in der Niere erheblich zu beeinflussen vermögen, ist nicht geklärt.

Den häufig in den größeren arteriellen Strombahnen der Niere anzutreffenden Veränderungen ist mehr Bedeutung zuzuschreiben. Für sie ist noch keine gültige Bezeichnung gefunden worden; möglicherweise reicht aber der alte Begriff »Endarteriitis obliterans« aus. Kennzeichen dieser Veränderungen ist eine erhebliche Intimaverdikkung der Aa.arcuatae, interlobares und interlobulares. Sie besteht überwiegend aus Kollagen mit spärlichen atheromatösen Anteilen. Derartige Veränderungen kommen nicht nur in der Niere vor, sondern sind mitunter auch an anderen kleinkalibrigen arteriellen Gefäßen zu beobachten. In der Niere sind sie von Bedeutung, weil sie offenbar einen Parenchymverlust bewirken, zeigt eine genaue Analyse doch, daß diese Veränderungen wesentlichen Anteil an den *granulären* Vernarbungen und den größeren keilförmigen Narben haben, die die Niere bei der Hochdruckkrankheit oft auszeichnen. Aufgrund dieser Gefäßveränderungen kann sich ein physiologischer Circulus vitiosus entwickeln. Wenn man von der Annahme ausgeht, daß die Hypertonie Ursache der Intimaverdickung ist, muß man weiter folgern, daß diese Intimaverdickung eine Mangeldurchblutung der Niere bewirkt. Diese wiederum löst einen vasopressorischen Mechanismus aus, über den Substanzen freigesetzt werden, die den Blutdruck entweder auf gleicher Höhe halten oder weiter in die Höhe treiben. Unter diesen Umständen ist es durchaus denkbar, daß diese fibrotischen Veränderungen in den mittel- und kleinkalibrigen Arterien bei der Umstellung der physiologischen Abläufe in der Niere des Hypertonikers eine besondere Rolle spielen. Sie sind zwar bei der essentiellen Hypertonie über weite Abschnitte der Nieren verstreut, lassen aber genug funktionstüchtiges Nierenparenchym ausgespart. Daher tritt bei der essentiellen Hypertonie der Tod meist nicht infolge einer Niereninsuffizienz ein.

Bei der *malignen Hypertonie* sind die renalen Veränderungen hingegen so ausgedehnt, daß die Niereninsuffizienz in unbehandelten Fällen zu den häufigen Todesursachen zählt. Sie finden sich im gesamten Nierenstromgebiet, besonders an den Arteriolen. Die Arteriolenwand wird nekrotisch; auf den nekrotischen Arealen wird Fibrin aufgelagert und bildet kleinste Thromben. Dieses Bild ist als »Nekrose« oder »Thrombonekrose« bezeichnet worden. Daneben findet sich eine eigenartige *lamelläre* Hyperplasie, die offenbar durch abwechselnde Aufeinanderschichtung von Kollagen und elastischem Gewebe zustande kommt. Sie verursacht das für die Nephrosklerose charakteristische »zwiebelschalenähnliche« Aussehen der Arteriolenwand und darf nicht mit den Veränderungen im Subintimabereich der mittel- bis kleinkalibrigen Arterien bei der Hypertonie verwechselt werden.

Die lamelläre Hyperplasie kann sowohl bei der Nephrosklerose als auch bei der Hypertonie eine partielle bis komplette *Glomerulonekrose* verursachen. Bei dieser besteht stets die Gefahr einer *Hämorrhagie* in den Glomerulus oder die Arterienwand. Daher finden sich häufig im Harn verschiedenste Zellelemente.

Neben den Arteriolenveränderungen können auch erhebliche Veränderungen an den Arterien vorkommen. Durch den extrem hohen Druck werden Blutbestandteile in die Arterienwand eingeschwemmt und bilden dort große aus fibrotischem und nekrotischem Muskelmaterial bestehende Herde. Auf diese kann sich eine Thrombose aufpfropfen und den Blutstrom behindern. Dabei kann es zu kleinen infarzierten Bezirken kommen, die schließlich atrophieren. Das Einschwemmen von Blutbestandteilen in die Arterien- und Arteriolenwände zeigt sich auch an den Lipidansammlungen (Mikroatheromen) im Wandgefüge. Damit ist ein weiterer Beweis dafür erbracht, daß es sich bei der Arteriosklerose pathogenetisch um das Eindringen von Bestandteilen in die Gefäßwand handeln muß. An den Arterien zeigt sich auch die bei der essentiellen Hypertonie beobachtete Intimafibroplasie. In manchen Fällen hat die Zeit für das Zustandekommen einer Intimafibroplasie nicht gereicht, in anderen, besonders in jenen, wo die Progredienz durch massive antihypertonische Therapie gemildert werden konnte, finden sich ausgedehnte obliterierende Veränderungen. Sie erreichen oft derartige Ausmaße, daß Hypertonie und Niereninsuffizienz mitunter rezidivieren. In solchen Fällen findet sich autoptisch lediglich eine Atrophie der Niere. Offenbar haben die Intimaveränderungen in den mittel- und kleinkalibrigen Arterien also eine »Schutzwirkung« ausgeübt.

Veränderungen des Herzens bei Hypertonie

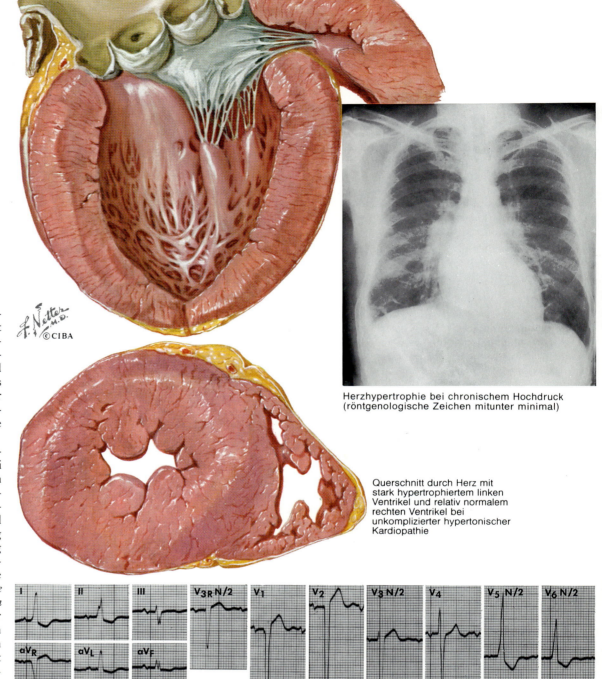

Kompensierte konzentrische Hypertrophie des linken Ventrikels bei Hypertonie

Herzhypertrophie bei chronischem Hochdruck (röntgenologische Zeichen mitunter minimal)

Querschnitt durch Herz mit stark hypertrophiertem linken Ventrikel und relativ normalem rechten Ventrikel bei unkomplizierter hypertonischer Kardiopathie

Elektrokardiographische Zeichen der Linkshypertrophie (nicht immer vorhanden): hohe R-Zacken in V_4, V_5 und V_6; tiefe S-Zacken in V_{3r}, V_1, V_2, III und aVR; ST-Senkung und T-Negativierung in V_5, V_6, I, II, aVL und aVF

Bei den verschiedenen Hochdruckkrankheiten bleibt das Herz zwar meist nicht verschont; die am Herzen nachweisbaren Veränderungen korrelieren jedoch nicht immer mit dem Schweregrad und der Dauer der Hypertonie. 60 bis 75% der Hypertoniker sterben an einer kardialen Komplikation; Beginn, Häufigkeit und Schweregrad der Kardiopathie schwanken allerdings erheblich.

Zahlreiche Forscher konnten nachweisen, daß die Blutdruckerhöhung bei Hypertonikern auf einen bei erhaltenem Schlag- und Minutenvolumen gesteigerten peripheren Gefäßwiderstand zurückzuführen ist. Dieser Mechanismus soll aber erst nach einer Phase der Erhöhung des Herzminutenvolumens zur Wirkung kommen. Daraus läßt sich die einleuchtende Hypothese ableiten, daß durch die vermehrte Herzarbeit eine *konzentrische Hypertrophie des Herzmuskels im linken Ventrikel* verursacht wird. Nach einiger Zeit kommt es zur kompensatorischen Verdickung der Herzwand, wodurch ein normales Herzzeitvolumen gefördert werden kann, obwohl der periphere Gefäßwiderstand infolge einer aus verschiedenen Ursachen (sie hängen von der Ätiologie der Hypertonie ab, s. S.256) zustande kommenden Konstriktion der Arteriolen erhöht ist.

Während des Stadiums der konzentrischen Linkshypertrophie besteht klinisch der Verdacht auf eine *hypertonische Kardiopathie* bei einem hebenden Spitzenstoß links präkordial und bei Betonung der Aortenkomponente des 2.Herztons sowie deutlicherer Pulsation der großen Gefäße am Halsansatz.

Mitunter sind *röntgenologische* Zeichen einer Vergrößerung des linken Ventrikels vorhanden, besonders in der linken vorderen schrägen Projektion, in der der gerundete Hinterrand des linken Ventrikels über dem Vorderrand der Wirbelsäule zu liegen kommt.

Einen *Hinweis* auf eine Linkshypertrophie gibt in diesem Stadium die *Elektrokardiographie*, die einen Linkstyp, eine *Amplitudenerhöhung der R-Zacke* in I, V_5 und V_6 sowie der S-Zacke in III, V_2 und V_3 zeigt. (Die dargestellten elektrokardiographischen Veränderungen sprechen für ein *fortgeschrittenes Hypertrophiestadium*.) In letzter Zeit konnte nachgewiesen werden, daß elektrokardiographisch bereits Zeichen einer Vergrößerung des linken Vorhofs bestehen, bevor der linke Ventrikeldurchmesser meßbar vergrößert ist. Sie korrelieren häufig mit einem 4.Herzton oder Vorhofgalopp. Wenn der systemische Blutdruck wirksam gesenkt werden kann, verschwinden sie in der Regel.

Die *Echokardiographie* gibt mit der Messung der Wanddicke einen morphologischen Parameter für das Ausmaß der Hypertrophie.

Während dieses Stadiums der kompensierten hypertonischen Kardiopathie bestehen außer einer leichten Ermüdbarkeit und einem besonders bei Aufregungen und körperlicher Belastung stärker empfundenen Herzschlag keine besonderen kardialen *Beschwerden*. Unabhängig von der Meßmethode (Farbstoffverdünnung oder Katheterisierung) sind Zirkulationszeit, Blutvolumen und Venendruck meist normal.

Bei hypertonischen Kardiopathien treten Koronarsklerosen etwas häufiger auf als im Bevölkerungsdurchschnitt; daher kommt es auch häufiger zu Angina pectoris, Koronarinsuffizienz und Myokardinfarkt.

Während des progredienten Verlaufs einer hyper-

(Fortsetzung auf Seite 265)

Veränderungen des Herzens bei Hypertonie
(Fortsetzung von Seite 264)

Dekompensierte hypertonische Kardiopathie. Hypertrophie und Dilatation des linken Ventrikels, sekundäre Aorteninsuffizienz (»jet lesions«), Wandthrombose

Thrombus im linken Herzohr nach Vorhofflimmern bei Hypertonie

Röntgenbild: Herzvergrößerung und Pleuraerguß rechts

Hypertrophie des rechten und linken Ventrikels bei Linksinsuffizienz infolge einer Hypertonie; anteroseptaler Infarkt

tonischen Kardiopathie versagt zu einem bestimmten Zeitpunkt, der sich weder aufgrund des Schweregrads noch aufgrund der Dauer der Hochdruckkrankheit genau vorhersagen läßt, der Kompensationsmechanismus des konzentrisch hypertrophierten Myokards. Es treten Zeichen einer Dekompensation und *Stauungsinsuffizienz* auf. Meist beginnt dieses Stadium jedoch mit Koronarsklerose, maligner Hypertonie oder Natrium- und Wasserretention infolge der in der Regel mitbestehenden Nierenfunktionsstörung.

Als erstes Zeichen einer beginnenden Stauungsinsuffizienz steigt der enddiastolische Druck im *linken Ventrikel*, der neben der ohnehin bereits bestehenden Hypertrophie nun auch noch einer *Dilatation* unterliegt. Das *Herz* wird immer *größer*, und durch Dehnung des Mitralklappenrings kann es an der Mitralis zu einer funktionellen Insuffizienz mit einem charakteristischen blasenden holosystolischen Geräusch an der Herzspitze kommen. Bei der physikalischen Untersuchung finden sich ferner ein Galopprhythmus, ein Pulsus alternans oder ein betonter Pulmonalanteil des 2. Herztons. Bei zirka 25% tritt je nach Dauer und Schweregrad der Koronarsklerose *Vorhofflimmern* auf. In diesem Stadium besteht bereits die eindeutige Symptomatik der Lungenstauung mit Belastungsdyspnoe, Orthopnoe und ohne erkennbare Ursache nachts auftretender paroxysmaler Dyspnoe. Mitunter kommt es zum Vollbild des Lungenödems, wobei als Notmaßnahmen Sauerstoffbeatmung, rasche Digitalisierung, massive Diuretikatherapie und wirksame Senkung des systemischen Hochdrucks sowie der Vorlast durch Nitroglyzerin erforderlich werden.

Der weitere Verlauf der Hochdruckkrankheit hängt weitgehend von Auftreten und Schweregrad einer Koronarsklerose, von der Güte der Blutdruckeinstellung und vom Auftreten von Niereninsuffizienz ab. Bei entsprechend langer Überlebensdauer steigt der Pumonalisdruck infolge von Lungengefäßveränderungen, wie sie sich auch bei der rheumatisch bedingten Mitralstenose finden. Mitunter *hypertrophiert der rechte Ventrikel* und dekompensiert in der Folge, wobei die Ödeme an den abhängigen Körperpartien und die Leberstauung mehr Beschwerden verursachen als die Linksinsuffizienz.

Zu weiteren Komplikationen kommt es besonders bei Myokardinfarkten und chronischem Vorhofflimmern infolge einer peripheren *Embolisierung*. Treten Niereninsuffizienz und Azotämie auf, sind mitunter eine fibrinöse Perikarditis (mit den charakteristischen präkordialen Reibegeräuschen) sowie elektrokardiographische Veränderungen zu beobachten. Wenn sich in derartigen Fällen der Elektrolythaushalt nicht einstellen läßt, müssen Diuretika oder Hypotonika ebenso wie Digitalispräparate mit Vorsicht gegeben werden.

Die *Therapie* der hypertonischen Kardiopathien, insbesondere im sog. dekompensierten Stadium, konnte in den letzten Jahren eindeutig verbessert werden, da heute wirksamere Hypotonika und empfindlichere Diuretika zur Verfügung stehen. Zum Therapieplan bei hypertonischen Kardiopathien gehören neben der medikamentösen Therapie eine ständige Gewichtskontrolle, die Behandlung komplizierender Zustandsbilder, wie Diabetes mellitus, eine adäquate Ernährung und körperliche Betätigung zum Ausgleich. Die Prognose bleibt relativ günstig, es sei denn, die Grundkrankheit wird durch Myokardinfarkt, zerebrovaskuläre Veränderungen, maligne Hypertonie oder Niereninsuffizienz kompliziert.

Akutes Cor pulmonale

In dem weiten Gebiet der kardiovaskulären Krankheiten zeigt sich die Funktionseinheit von Herz und Lunge nirgends so deutlich wie bei einem Cor pulmonale – einer Kardiopathie infolge einer pulmonalen Hypertonie, die ihrerseits von einer pulmonalen Strömungsbehinderung und somit einer Mangeldurchblutung der Lunge durch den rechten Ventrikel verursacht wird.

Ein akutes Cor pulmonale ist meist Folge einer *Lungenembolie*, die durch Ablösen eines Thrombus in einer venösen Strombahn oder durch einen wandständigen Thrombus in der rechten Herzhälfte zustande kommt. Tritt der Embolus im Zusammenhang mit einer manifesten Thrombophlebitis auf, sind meist schon vorher Warnzeichen vorhanden. Häufiger ist jedoch eine stumme venöse Thrombose der großen *Bein- oder Beckenvenen* für die Lungenembolie verantwortlich, wobei das klinische Syndrom in erster Linie von der Größe und der Anzahl der obliterierten Lungenarterien bestimmt wird.

Ein Zusammenhang zwischen Lungenembolie und anderen Kardiopathien besteht insofern, als durch das Strömungshindernis in der Lunge eine schon vorher bestehende Stauungsinsuffizienz ausgelöst oder verschlechtert und ein dem akuten Myokardinfarkt ähnliches klinisches Bild hervorgerufen werden kann. Bettlägerigkeit bei Herzinsuffizienz, malignen Erkrankungen oder Polyzythämie, Adipositas oder fortgeschrittenem Alter, besonders bei Vorliegen von Krampfadern, und nach Operationen im *Becken oder an der Prostata* prädisponieren zur Lungenembolie. Als Entstehungsort der Lungenembolie kommt gelegentlich auch eine Wandthrombose in der rechten Herzhälfte auf dem Boden eines *transseptalen Infarkts* in Betracht. Weitere prädisponierende Faktoren sind protrahierte Rechtsinsuffizienz und *Vorhofflimmern*.

Lungenemboli bestehen manchmal auch aus *Tumormaterial*, das von einem in die großen Bauchvenen invasiv einwachsenden Karzinom abgesprengt wurde; bisweilen stammen sie von einer *Fettembolie* infolge einer Weichteilverletzung. Eine Verlegung der *Lungenarterien* oder des rechten Ventrikels kann auch nach Geburten durch Fruchtwasseremboli oder nach gewissen *operativen Eingriffen* durch Eindringen von *Luftbläschen* in die Venen entstehen.

Obzwar der pulmonale arterielle Druck bei Ruhe bekanntlich durch eine 50prozentige Reduktion des Gesamtquerschnitts der Lungenstrombahn (z.B. nach Pneumonektomien) nicht gesteigert wird, tritt nach einer Lungenembolie oft eine erhebliche pulmonale Hypertonie auf. Dabei zeigt sich später häufig, daß lediglich ein geringer Anteil des pulmonalen Arteriennetzes obliteriert war. Aufgrund dieser (tierexperimentell und klinisch gestützten) Beobachtung wurde lange Zeit diskutiert, ob die reflektorische Verengung und die mechanische Verlegung der Lungenstrombahnen am Zustandekommen des erhöhten Drucks in den Pulmonalarterien einen Anteil haben könnten und wie groß dieser sein könnte. In neueren Untersuchungen am Menschen konnte nachgewiesen werden, daß die Gabe von 100% Sauerstoff bei akuter Lungenembolie den Lungenarteriendruck signifikant senkt, woraus sich das Vorhandensein eines wirksamen, reflektorisch bedingten vasokonstriktorischen Mechanismus ableiten läßt.

Allgemeine Einigkeit besteht darüber, daß bei der Lungenembolie infolge der pulmonalen Widerstandserhöhung das Herzzeitvolumen und damit der Systemdruck erheblich vermindert sind. Gleichzeitig steigt der Lungenarteriendruck, was auf die Funktion des rechten Ventrikels rückwirkt.

Das *klinische Beschwerdebild* einer massiven Lungenembolie resultiert u.a. aus einer Myokardischämie infolge der koronaren Minderdurchblutung, die durch eine reflektorisch über den Parasympathikus ausgelöste koronare Vasokonstriktion noch verstärkt wird. Bei erheblichem Druckanstieg im rechten Ventrikel wäre zumindest theoretisch dazu eine beeinträchtigte venöse Drainage über die Thebesius-Gefäße zu diskutieren.

Klinisch finden sich die Manifestationen eines Bronchospasmus, der möglicherweise durch eine Serotoninfreisetzung aus den Thrombozyten im oder um den Thrombus hervorgerufen wird. Tierexperi-

(Fortsetzung auf Seite 267)

Akutes Cor pulmonale

(Fortsetzung von Seite 266)

mentell und klinisch gesichert sind Hyperventilation, Tachypnoe, verminderte Compliance, gesteigerte Resistance, verminderter arterieller Sauerstoffgehalt durch Beimischung von Venenblut und eine verminderte alveoloarterielle pCO_2-Differenz, möglicherweise infolge einer Minderdurchblutung von Lungensegmenten bei noch erhaltener Ventilation.

Die subjektiven Beschwerden bei *massiver Lungenembolie* sind charakterisiert durch plötzlich einsetzende Dyspnoe, Tachykardie, substernale Schmerzen, schwerste Todesangst und systemische Hypotonie. Meist sind sehr bald klinische Zeichen einer Überlastung und Dekompensation des rechten Ventrikels vorhanden. An eine Ventrikelüberlastung und -dekompensation ist stets zu denken, wenn der Pulmonalanteil des 2. Herztons im Phonokardiogramm betont erscheint, rechtssternal ein Kammergalopp festzustellen ist und die Halsvenen erweitert sind. Die Unbeeinflußbarkeit dieser Symptomatik mit vasopressorischen Substanzen, Sauerstoff und Digitalis deutet auf eine ungünstige Prognose hin.

In diesem Stadium liefert die *Elektrokardiographie* als einfaches diagnostisches Verfahren meist die brauchbarsten Hinweise. Sie zeigt typischerweise eine prominente S-Zacke mit ST-Senkung in Ableitung I, evtl. auch in II, sowie ein tiefes Q und eine terminale T-Negativierung in Ableitung III. In der Regel finden sich auch prominente P-Wellen, eine Verschiebung des R/S-Umschlags nach links und eine unterschiedliche Inversion der T-Welle in den Präkordialableitungen. Bei fulminanten Lungenembolien muß mitunter akut entschieden werden, ob eine pulmonale Embolektomien indiziert oder eine spontane Besserung zu erwarten ist. Die Operationsindikation muß ohne Laborkontrollen gestellt werden und wird sich in kritischen Fällen nach der Einsatzbereitschaft eines kardiopulmonalen Bypass, eines erfahrenen Chirurgen und der Möglichkeit einer selektiven pulmonalen Angiographie richten müssen; Berichte über erfolgreiche pulmonale Embolektomien sind in der Literatur spärlich. Mit der Verfügbarkeit der digitalen Subtraktionsangiographie (DSA) kann die Diagnose schnell gesichert werden. Die spezielle Therapie schließt heute die Thrombolyse mit Streptokinase oder Urokinase als eine der ersten Maßnahmen ein. Dabei wird gelegentlich versucht, durch einen Pulmonaliskatheter den Thrombus nicht nur aufzubrechen, sondern das Medikament in dann lokal hoher Dosierung auf die vorwiegend betroffene Seite der Lunge zu leiten.

Weniger fulminante Lungenembolien treten mit Dyspnoe, Hyperventilation, Zyanose, gesteigerter Unruhe, pleuritischen Brustschmerzen und (gelegentlich) synkopalen Anfällen auf. Wie erwähnt, finden sich bisweilen Zeichen einer Überlastung des rechten Ventrikels, auf die im weiteren Verlauf Hämoptoe, Fieber, eine röntgenologisch feststellbare Konsolidation in der Lunge, ein pleurales Reibegeräusch und Ikterus folgen.

In diesen Fällen bleibt meist Zeit für Laboruntersuchungen. Eine erhöhte Laktatdehydrogenase bei normaler GOT und später steigendem Bilirubin im Serum bestätigt die klinische Diagnose.

Bei vor der Lungenembolie normaler Herz- und Lungenfunktion werden Emboli meist vollständig reabsorbiert, so daß sich selbst mit einer Pulmonalisangiographie und durch Lungenfunktionsprüfungen keine abnormen Druckverhältnisse im rechten Herzen mehr nachweisen lassen. In derartigen Fällen ist eine Prophylaxe neuerlicher thromboembolischer Schübe unbedingt angezeigt. Dazu sind meist eine Plikatur der V. cava inferior und eine Antikoagulation erforderlich.

Während des akuten Stadiums der Lungenembolie empfiehlt sich Heparin sowohl zur Antikoagulation als auch als Antiserotoninfaktor zur Milderung der Bronchospasmen und der dadurch entstehenden respiratorischen Beschwerden. Zur symptomatischen Behandlung sind Morphinum hydrochloricum und Atropin sowie pressorisch wirksame Substanzen je nach den Gegebenheiten in Erwägung zu ziehen.

Rezidivierende kleine Lungenembolien laufen oft unbemerkt ab. Bei Fieber ungeklärter Ursache, passager erhöhter Puls- und Atemfrequenz, chronischer Müdigkeit und (insbesondere) bei rechtsventrikulärer Hypertrophie ungeklärter Ursache ohne Zeichen eines pulmonalen Krankheitsgeschehens (S. 269) ist jedoch stets an die Möglichkeit einer Lungenembolie zu denken. Das klinische Syndrom der Lungenembolie läßt sich weitgehend durch frühzeitige postoperative Mobilisierung, subkutane Heparingabe in niedriger Dosierung, Wickelung der Beine bei Bettlägerigen und Erkennen der Emboliegefährdung bei malignen Krankheiten, Stauungsinsuffizienz, Polyzythämie, Varizen der unteren Extremitäten, rezenten Beckentraumen oder Splenektomie verhüten.

Chronisches Cor pulmonale

Obzwar die chronische pulmonale Hypertonie bei Erkrankungen des linken Herzabschnitts auftritt, z.B. bei Linksinsuffizienz und Mitralstenose oder bei Links-rechts-Shunts im Zusammenhang mit angeborenen Herzfehlern, spricht man von Cor pulmonale nur bei einer Kardiopathie, die primär durch Erkrankungen zustande kommt, welche auf die Struktur und die Durchblutung der Lunge einwirken.

Kennzeichen eines normalen Lungenkreislaufs sind Niederdruck, ein geringer Gefäßwiderstand und ein aufnahmefähiges, dehnbares Gefäßbett. Diese Kennzeichen ändern sich bei einer Reihe von Lungenkrankheiten, bei denen entweder eine anatomisch bedingte restriktive Veränderung des Lungenparenchyms oder der Gefäßstrukturen oder eine funktionell bedingte konstriktive Veränderung des Gefäßbetts besteht. Bei den verschiedenen eine pulmonale Hypertonie auslösenden Krankheitsbildern zeigen Lungenfunktionsprüfungen entweder eine Ventilationsstörung (wie bei chronischen obstruktiven Lungenkrankheiten) oder primär ein gestörtes Ventilations-Perfusions-Verhältnis oder eine Reduktion der Diffusionskapazität (wie z.B. bei alveolokapillaren Blockbildern). Gemeinsam ist allen diesen Funktionsstörungen eine Hypoxie des Lungenkapillar- und Venenbluts oder des alveolären Gasgemisches. Diese Hypoxie vermag eine vasokonstriktorische Wirkung auf die Lungenstrombahn auszuüben und trägt damit zur Erhöhung des Lungengefäßwiderstands bei, wie mehrfach nachgewiesen werden konnte.

Die ein Cor pulmonale auslösenden Lungenkrankheiten lassen sich klinisch in 4 Hauptgruppen zusammenfassen:

1. *Chronische obstruktive Lungenkrankheiten* verursachen 85 bis 90% der Cor-pulmonale-Fälle in der heute fast auf der ganzen Welt zu beobachtenden Form. In diese Gruppe fällt das Asthma bronchiale, bei dem eine generalisierte intermittierende Verengung der Luftwege besteht, sowie *Emphyseme* mit Obstruktion der Luftwege, bei denen es zu Elastizitätsverlust, Erhöhung des Residualvolumens, verminderter Lungencompliance und insbesondere zur Reduktion des Alveolarkapillarbetts kommt. Meist ist auch eine chronische Bronchitis unterschiedlichen Ausmaßes vorhanden. Dies kommt in der in Großbritannien üblichen Bezeichnung »chronic bronchitis-emphysema« zum Ausdruck. Die Lungenfunktion ist in mancherlei Hinsicht beeinträchtigt. Primär besteht jedoch eine ventilatorische Insuffizienz mit Dyspnoe.

2. *Lungenfibrosen*, gelegentlich sekundär bei Emphysem, stellen die zweite Hauptgruppe von Lungenkrankheiten dar, die häufig zu pulmonaler Hypertonie und Cor pulmonale führen. *Tuberkulose*, Bronchiektasen und andere Lungeninfekte waren in der letzten Zeit wahrscheinlich dank der verbreiteten Anwendung von Antibiotika und chemotherapeutischen Maßnahmen weniger oft Ursache eines Cor pulmonale. Staublungenerkrankungen nach Inhalation von Quarzstaub, Bauxit, Kieselgur und Beryllium spielen offenbar nur bei einer Hypersensibilität auf die betreffenden Substanzen eine ursächliche Rolle. Auch Sarkoidose, Sklerodermie und diffuse interstitielle Fibrosen (Hamman-Rich-Syndrom) führen zu einer hochgradigen Reduktion des Gesamtquerschnitts der Lungenstrombahn mit Alteration der alveolokapillaren Membran, verminderter Sauerstoffdiffusion und Compliance und Verschiebung des Ventilations-Perfusions-Verhältnisses. In dieser Gruppe steht die Hypoxie mit Hyperventilation und Zyanose im Vordergrund; die Dyspnoe hingegen ist klinisch weniger bedeutsam.

3. Eine Einschränkung der Beweglichkeit des Thorax durch *Veränderungen am Stützapparat oder mechanische Behinderung*, z.B. bei *Kyphoskoliose*, Thorakoplastik, Poliomyelitis und Muskeldystrophie, kann mitunter die Lungenfunktion so weit beeinträchtigen, daß ein Cor pulmonale zustande kommt. Grundlage des pulmonalen Hochdrucks ist in diesen Fällen eine ungleich-

(Fortsetzung auf Seite 268)

Chronisches Cor pulmonale
(Fortsetzung von Seite 267)

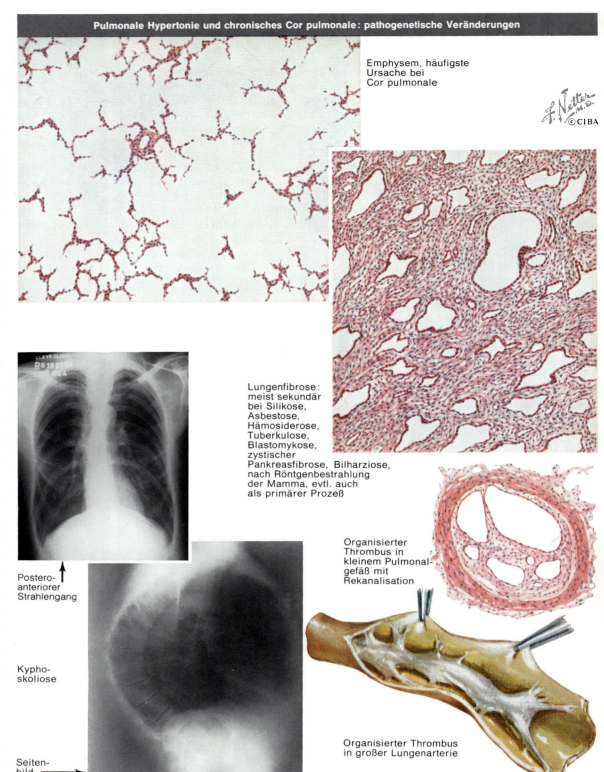

Emphysem, häufigste Ursache bei Cor pulmonale

Lungenfibrose: meist sekundär bei Silikose, Asbestose, Hämosiderose, Tuberkulose, Blastomykose, zystischer Pankreasfibrose, Bilharziose, nach Röntgenbestrahlung der Mamma, evtl. auch als primärer Prozeß

Postero-anteriorer Strahlengang

Kyphoskoliose

Seitenbild

Organisierter Thrombus in kleinem Pulmonalgefäß mit Rekanalisation

Organisierter Thrombus in großer Lungenarterie

mäßige Verteilung des Verhältnisses von alveolärer Ventilation zu Perfusion der Lunge mit regionalem Emphysem und fibrotischen Lungenarealen. Es kommt zur regionalen alveolären Hypoventilation mit Rechts-links-Shunt von nicht belüftetem Blut, woraus sowohl eine hypoxisch bedingte Konstriktion der Lungengefäße als auch eine anatomisch bedingte Restriktion des Kapillarbetts resultieren. In seltenen Fällen bewirkt eine alveoläre Hypoventilation infolge einer hochgradigen Adipositas oder mitunter auch infolge einer Hyposensibilität der respiratorischen Zentren gegenüber Kohlendioxyd eine hypoxisch bedingte pulmonale Gefäßkonstriktion und damit ein funktionelles Cor pulmonale, das bei Erkennen und entsprechender Behandlung der Grundkrankheit vollständig reversibel ist.

4. *Primäre Erkrankungen des Lungengefäßsystems* bilden die 4. Hauptgruppe. Kommen derartige Erkrankungen ursächlich für ein Cor pulmonale chronicum in Betracht, fehlen spezifische Lungenerkrankungen und andere ätiologische Faktoren. Mitunter können bei der Obduktion ohne katamnestischen Hinweis auf eine Lungenembolie organisierte *Emboli* und *Thromben* unterschiedlichen Alters in der Lunge gefunden werden. Die Veränderungen im Arteriolen- und Kapillarbett sind oft nicht von der sog. primären pulmonalen Hypertonie, bei der kein Verdacht auf multiple Emboli besteht, zu unterscheiden. In beiden Fällen liegen Intimahyperplasie, Gefäßverschlüsse und Rekanalisation mit einer Mediahypertrophie der Muskelarterien und *Arteriosklerose* der größeren Gefäße vor. Diese mikroskopischen Veränderungen können sowohl Ursache als auch Folge der pulmonalen Hypertonie sein. Der entsprechende pathogenetische Mechanismus ist ungeklärt. Mitunter tritt dieses Zustandsbild offenbar in familiärer Häufung und öfter bei Frauen als bei Männern auf. Es wurde die Möglichkeit einer Fruchtwasserembolisierung nach komplizierten Schwangerschaften diskutiert.

Verdachtsmomente für die klinische Diagnose Cor pulmonale ergeben sich stets bei chronischen Lungenerkrankungen, bei denen eine pulmonale Widerstandserhöhung in Betracht gezogen werden muß. Das Beschwerdebild entspricht zunächst der Grundkrankheit. Dementsprechend stehen Husten und Dyspnoe im Vordergrund, noch bevor eine Herzbeteiligung nachgewiesen werden kann. Auf eine Herzbeteiligung weist eine Betonung des Pulmonalanteils des 2. Herztons mit Zyanose, Trommelschlegelfingern, erhöhtem Jugularvenendruck oder verstärkt hebender Pulsation über der linken parasternalen Thoraxpartie hin. Vielfach fehlt diese jedoch bei obstruktiven Lungenerkrankungen, bei denen der anteroposteriore Thoraxdurchmesser vergrößert ist. In diesem Fall tritt eine vermehrte Pulsation im Epigastrium in Erscheinung. Neben Vorhof- und Kammergalopprhythmen sind Trikuspidal- und Pulmonalinsuffizienzgeräusche zu hören, die im Gegensatz zu ähnlichen physikalischen Zeichen der Linksinsuffizienz ateminkonstant erscheinen.

Mit fortschreitender Dekompensation vervollständigen Ödeme an abhängigen Körperpartien, Aszites, Zyanose und Hepatomegalie das klinische Bild. Die Lebervergrößerung muß mit Vorsicht beurteilt werden, liegt doch häufig ein rechtsseitiger Zwerchfelltiefstand vor.

Die *Röntgenuntersuchung* ist oft unergiebig und zeigt meist eine unveränderte Herzsilhouette oder die der primären Lungenerkrankung entsprechenden Veränderungen. Mitunter kann man eine *Dilatation der Pulmonalarterie und ihrer Äste* sehen; die Vergrößerung des rechten Ventrikels ist jedoch besonders bei Zwerchfelltiefstand oder faßförmigem Thorax schwer zu erkennen. Im rechten vorderen schrägen Strahlengang erscheint die Ausflußbahn des rechten Ventrikels manchmal prominent bzw. stärker konvex. Kommt eine Stauungsinsuffizienz dazu, gewinnt bisweilen der untere rechte Herzrand an Prominenz, und der transversale Durchmesser erscheint im posteroanterioren Strahlengang vergrößert.

Das *elektrokardiographische Bild* beim chronischen Cor pulmonale weicht meist erst von der Norm ab, wenn der mittlere Pulmonalisdruck konstant über

(Fortsetzung auf Seite 269)

Chronisches Cor pulmonale

(Fortsetzung von Seite 268)

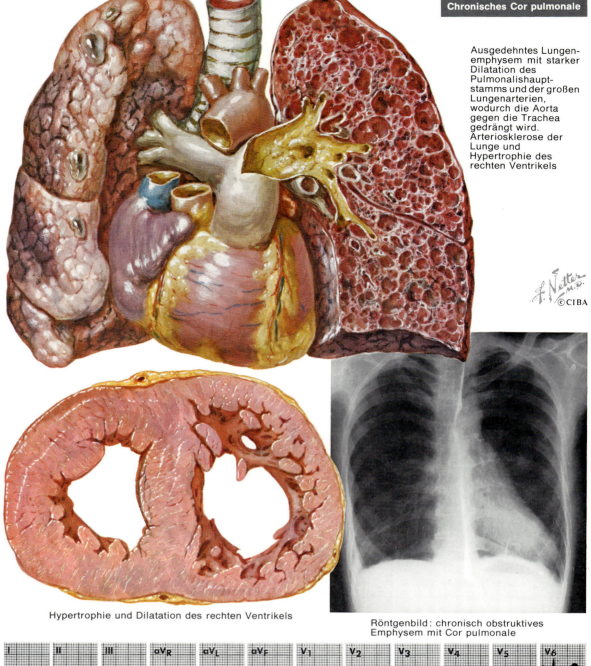

Ausgedehntes Lungenemphysem mit starker Dilatation des Pulmonalishauptstamms und der großen Lungenarterien, wodurch die Aorta gegen die Trachea gedrängt wird. Arteriosklerose der Lunge und Hypertrophie des rechten Ventrikels

Hypertrophie und Dilatation des rechten Ventrikels

Röntgenbild: chronisch obstruktives Emphysem mit Cor pulmonale

R-Zacken in Ableitung V_1 und V_2 sowie S-Zacken in I, V_4, V_5 und V_6 sprechen für Hypertrophie des rechten Ventrikels. Prominente P-Wellen in II, III, aVF, V_1 und V_2 weisen auf Vergrößerung des rechten Vorhofs hin

dem zweifachen Ausgangswert liegt. Bei chronischen Lungenkrankheiten besteht oft ein Steiltyp mit Drehung im Uhrzeigersinn. Diese elektrokardiographischen Veränderungen werden z.T. einer *rechtsventrikulären Hypertrophie* zugeschrieben.

Als verläßliche Frühzeichen bei Cor pulmonale finden sich entsprechend der *Vergrößerung des rechten Vorhofs hohe*, spitze *P-Wellen* in Ableitung II und III und eine relative Verstärkung im Anfangsteil von P in den rechten Brustwandableitungen. Mit der Hypertrophie des rechten Ventrikels kommt es zur Rechtsdrehung der elektrischen Herzachse in der frontalen Ebene, zu einer Amplitudenerhöhung der *R-Zacke* in den rechtspräkordialen Ableitungen und zu tiefen S-Zacken links, so daß das Verhältnis R:S über dem rechten Ventrikel größer wird als 1. Die Übergangszone verschiebt sich nach links. In den rechtsventrikulären Komplexen tritt eine Verspätung der Negativitätsbewegung um 0,035 Sekunden und darüber ein; mitunter findet sich der typische rSR-Komplex des partiellen oder kompletten Rechtsschenkelblocks. Bei fortgeschrittener Rechtshypertrophie kann die T-Welle in II, III und aVF sowie in den rechten Brustwandableitungen negativieren. Es ist jedoch stets daran zu denken, daß im Frühstadium des Cor pulmonale ein normales elektrokardiographisches Bild eine pulmonale Hypertonie nicht unbedingt ausschließen muß.

Im *Echokardiogramm* findet sich eine Hypertrophie der rechten Ventrikelwand, evtl. mit Erweiterung des Cavums. Das Septum zeigt bisweilen eine paradoxe Bewegung. Patienten mit chronischer obstruktiver Lungenerkrankung sind aber wegen des meist vorhandenen Emphysems häufig schlecht zu echokardiographieren.

Die Rechtsherzkatheterisierung ist die verläßlichste Methode zur Abklärung der Druckverhältnisse in Pulmonalis und rechtem Ventrikel, in denen gelegentlich Systemdruck herrschen kann. Bei Rechtsinsuffizienz ist der enddiastolische Druck im rechten Ventrikel erhöht. Das Herzzeitvolumen liegt unter der Norm, ist jedoch weniger stark vermindert als bei anderen Insuffizienzformen. Mit der Herzkatheterisierung konnte auch nachgewiesen werden, daß die pulmonale Hypertonie reversibel sein kann. Dabei kommt es auf die Grundkrankheit an. Jedenfalls erscheint eine konsequente Therapie des Cor pulmonale berechtigt. Damit hat sich auch die früher so ungünstige Prognose gebessert.

Die *Behandlung* des chronischen Cor pulmonale hängt in erster Linie von der Beeinflußbarkeit der Grundkrankheit ab. Die meisten bronchopulmonalen Krankheitsbilder mit pulmonaler Obstruktion verlangen eine Therapie zur Bekämpfung der Infektion sowie eine Bronchodilatation. Mitunter sind Kortikosteroide angezeigt. Ihre Anwendung im Rahmen einer intermittierenden Überdruckbeatmung hat die therapeutischen Möglichkeiten entscheidend erweitert. Die intermittierende Überdruckbeatmung erlaubt auch eine relativ risikolose Sauerstofftherapie, da damit gleichzeitig die Ventilation verbessert und die paradoxe Atemdepression mit Kohlendioxydretention bei Emphysemen verhütet werden kann.

Zur Verbesserung der alveolären Ventilation erweist sich eine Tracheotomie, mitunter als Dauermaßnahme, besonders bei hochgradiger Hyperkapnie als günstig. Als Notmaßnahme muß zuerst die therapeutische Bronchoskopie mit Spülung der durch Schleim verlegten Luftwege eingesetzt werden.

Die Behandlung des Herzens bei dekompensiertem Cor pulmonale erfolgt durch Vorlastsenker, Diuretika und vorsichtige Digitalisierung. Verminderte Natriumzufuhr und diuretische Maßnahmen sind bei Cor pulmonale ebenso indiziert wie bei anderen Stauungsinsuffizienzen. Häufig empfehlen sich wiederholte kleine Aderlasse, wenn der Hämatokritwert über 55% liegt. Damit kann dem vermehrten Blutvolumen, der erhöhten Blutviskosität und der zusätzlichen Thromboemboliegefährdung entgegengewirkt werden. An allgemeinen Maßnahmen sind wie bei allen Insuffizienzen Ruhe und die Vermeidung von übermäßiger körperlicher Belastung anzuraten. Damit ist eine befriedigende Besserung des Beschwerdebilds zu erzielen.

Chirurgische Behandlungsmöglichkeiten bei Koronarerkrankungen

Myokardrevaskularisation (nicht mehr angewendet)

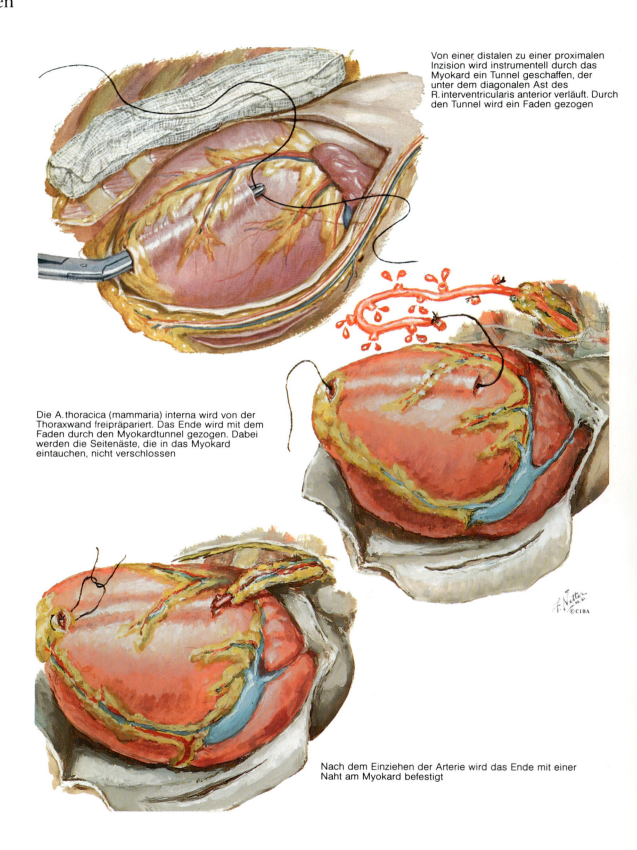

Von einer distalen zu einer proximalen Inzision wird instrumentell durch das Myokard ein Tunnel geschaffen, der unter dem diagonalen Ast des R. interventricularis anterior verläuft. Durch den Tunnel wird ein Faden gezogen

Die A. thoracica (mammaria) interna wird von der Thoraxwand freipräpariert. Das Ende wird mit dem Faden durch den Myokardtunnel gezogen. Dabei werden die Seitenäste, die in das Myokard eintauchen, nicht verschlossen

Nach dem Einziehen der Arterie wird das Ende mit einer Naht am Myokard befestigt

Historische Entwicklung und Überblick über die verschiedenen Methoden

1958 begann in der Chirurgie der Koronarerkrankungen eine neue Ära, als Sones eine Methode zur selektiven Koronarographie vorstellte. Diese revolutionierende Methode erlaubte zum ersten Mal eine realistische Beurteilung des Koronarstatus bei Verdacht auf eine Koronarerkrankung. Bei fachgerechter Ausführung kann mit Hilfe der Koronarographie eine Koronarerkrankung nachgewiesen oder ausgeschlossen, eine Mangeldurchblutung des Herzmuskels lokalisiert und der Funktionszustand des linksventrikulären Myokards beurteilt werden. Postoperativ ermöglicht die selektive Koronarographie nicht nur die Beurteilung einer eventuellen Progredienz der Grundkrankheit, sondern auch eine Aussage über Erfolg oder Mißerfolg des chirurgischen Eingriffs.

(Fortsetzung auf Seite 271)

Chirurgische Behandlungsmöglichkeiten bei Koronarerkrankungen
(Fortsetzung von Seite 270)

Seit 1958 wurden in der Herzstation der Cleveland Clinic selektive Koronarographien durchgeführt. Viele Patienten unterzogen sich dort in den ersten Jahren einer Koronarographie, ohne daß eine chirurgische Intervention folgte. Diese Gruppe stellte bei späterer Auswertung quasi die Kontrollgruppe für die erst später in größerem Umfang eingeführte Bypass-Koronarchirurgie dar. Mit der Koronarographie und der dadurch geschaffenen Möglichkeit einer exakten Diagnose von Koronarerkrankungen hatte die chirurgische Behandlung neue Dimensionen gewonnen.

Zur operativen Behandlung von Koronarerkrankungen wurden bis Anfang der siebziger Jahre im Cleveland Clinic Hospital 4 Methoden mit verschiedenen Modifikationen verwendet, und zwar 1. die segmentale Erweiterungs- und später Ersatzplastik, 2. die direkte Desobliteration (Koronararteriotomie), 3. die sog. Revaskularisation des Myokards in der Form der Implantation der A. thoracica interna in den Herzmuskel und 4. die Aneurysmaresektion. Von diesen Methoden wird nur noch die Endarteriektomie in beschränktem Ausmaß und die Aneurysmaresektion angewendet. 1964 legten Garret u. de Bakey den ersten V.-saphena-Bypass von der Aorta zur Vorderwandarterie an, noch ohne Stillegung des Herzens. Die Methode nach Vineberg (1945) wurde ganz verlassen. Dafür wird die A. thoracica interna als Bypass-Gefäß vor allem zur Anastomose mit dem R. interventricularis anterior mehr und mehr verwendet.

Aneurysmenresektion am linken Ventrikel

Ventrikuläre Aneurysmen bilden sich bei massiver Infarzierung des Myokards. Als seltene Ausnahmefälle sind Aneurysmen bei Jugendlichen bekannt, bei denen eine ungewöhnliche Myopathie besteht. Postmyokardinfarkt-Aneurysmen sind in der Regel an der Vorderwand und an der Spitze des linken Ventrikels lokalisiert. Dieser Abschnitt wird bei Koronargesunden vom R. interventricularis anterior der linken Koronararterie versorgt. An der Hinterwand des linken Ventrikels kommt es selten zur Aneurysmenbildung, obwohl gerade in diesem Bereich häufig eine massive Infarzierung vorliegt. Die Hinterwand des linken Ventrikels trägt die Papillarmuskeln und Sehnenfäden der Mitralklappe. Tritt an ihr ein Infarkt auf, der infolge seiner Größe zur Bildung eines Aneurysmas Anlaß geben könnte, wird das ohnehin schon aktiv geschädigte Herz durch die zusätzliche Mitralinsuffizienz überfordert.

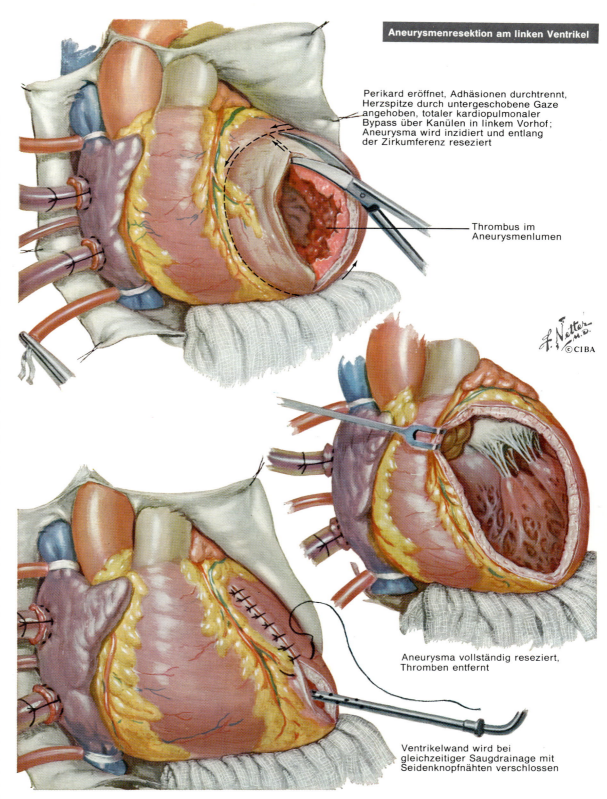

Verdacht auf ein Ventrikelaneurysma ist immer dann gegeben, wenn bei einem massiven Myokardinfarkt das Herz konstant vergrößert bleibt und eine Neigung zu ventrikulärer Arrhythmie oder Stauungsinsuffizienz besteht. Eine Angina pectoris, die das Beschwerdebild vor der Infarzierung kennzeichnet, ist meist nicht mehr erhebbar, da die Schmerzrezeptoren an der Vorderwand zusammen mit dem Myokard untergehen. Mitunter kann die Diagnose allein anhand des Röntgenbefunds gestellt werden.

Die zweidimensionale Echokardiographie gibt heute den entscheidenden Hinweis. Mit ihr kann man Thromben im Ventrikel nachweisen und außerdem ein »echtes« von einem »falschen« Aneurysma abgrenzen. Falsche Aneurysmen entstehen bei einer infarktbedingten, gedeckten Ruptur des Myokards (S. 93). Sie stellen immer eine Indikation zur Operation dar. Die Radionuklidventrikulographie läßt durch die Phasenanalyse die Dyskinesie und die Restfunktion des Myokards gut erkennen. Koronarographie und Ventrikulographie geben Auskunft über Größe und Kontraktilität des Restmyokards sowie über eventuelle Bypass-Möglichkeiten.

Die *Aneurysmenresektion* wird in der Regel elektiv und erst 4 bis 6 Monate nach dem akuten Infarktereignis durchgeführt. Ein verfrühter Eingriff erhöht das Operationsrisiko. Außerdem kann die Grenze zwischen dem untergegangenen Gewebsbezirk und dem gesunden Myokard erst mit Sicherheit gezogen

(Fortsetzung auf Seite 272)

Chirurgische Behandlungsmöglichkeiten bei Koronarerkrankungen
(Fortsetzung von Seite 271)

Koronararterien: segmentale Exzision und Bypass

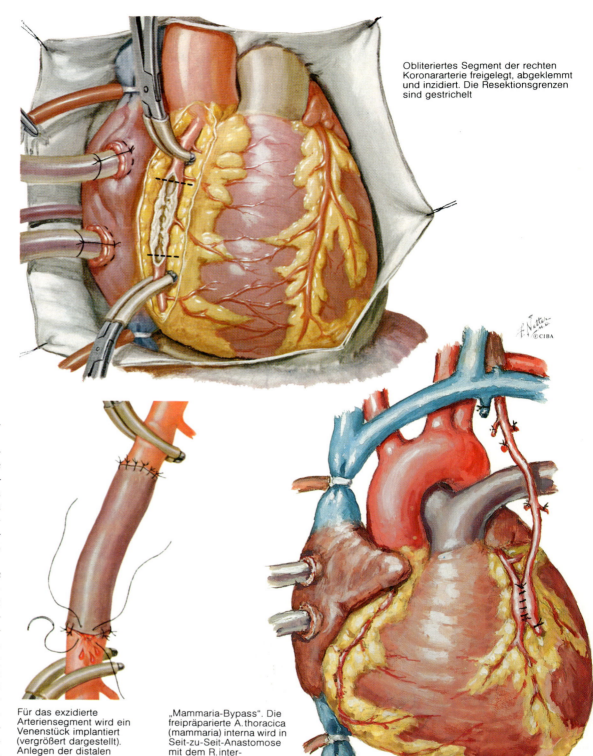

Obliteriertes Segment der rechten Koronararterie freigelegt, abgeklemmt und inzidiert. Die Resektionsgrenzen sind gestrichelt

Für das exzidierte Arteriensegment wird ein Venenstück implantiert (vergrößert dargestellt). Anlegen der distalen Anastomose. Blut und Luft läßt man vor Abschluß der Anastomose durch Abheben der distalen Klemme entweichen

„Mammaria-Bypass". Die freipräparierte A. thoracica (mammaria) interna wird in Seit-zu-Seit-Anastomose mit dem R. interventricularis anterior verbunden

werden, wenn die Fibrosierung abgeschlossen ist.

Die Aneurysmenresektion stellt technisch ein einfaches Verfahren dar. Die Operation wird unter *totalem kardiopulmonalem Bypass* bei stillgelegtem Herzen durchgeführt. Ein Lösen von Thromben vor Abklemmen der Aorta muß vermieden werden. In der Regel *haftet das Perikard* an der Aneurysmenwand und muß *scharf abpräpariert* werden.

Das Herz wird durch *Unterschieben von Gaze* angehoben. Dadurch wird der Zugang zum linken Ventrikel erleichtert und die *Gefahr einer Luftembolie vermindert*. Das *Aneurysma wird im mittleren Abschnitt inzidiert* und nach oben und unten zu bis an den Ansatz gespalten. Es enthält meist einen aus mehreren Schichten bestehenden *Thrombus*. Thrombotisches Material muß vorsichtig geborgen werden, damit es nicht in die Ventrikellichtung fallen kann. Danach kann das *Aneurysma unter direkter Sicht mit dem Thrombus* reseziert werden. Die Grenze zwischen dem fibrösen Aneurysma und dem intakten Myokard ist klar ersichtlich (gestrichelte Linie in Tafel 70).

Nach Abtragung des Aneurysmas kann der linke Ventrikel ohne weiteres durch den bei der Resektion geschaffenen Defekt exploriert werden. Auch die intakte Aortenklappe und die Unterseite der Mitralklappe können dabei eingesehen werden. Auf jeder Seite des eröffneten Aneurysmas werden zur Armierung der Naht 2 breite Teflonstreifen gelegt. Durch die Filzstreifen und die fibrotischen Ränder des Aneurysmas werden starke Nähte gestochen. Dabei wird der Ventrikel durch *sterile Aspiration* von Blut und retinierter Luft *entlastet*.

Endarteriektomie

Die Endarteriektomie von Koronargefäßen, d.h. die Desobliteration einer Koronararterie mit Eröffnung und Ausschälung des Gefäßes an der erkrankten

(Fortsetzung auf Seite 273)

Chirurgische Behandlungsmöglichkeiten bei Koronarerkrankungen

(Fortsetzung von Seite 272)

Stelle, gehörte zu den ersten direkten Revaskularisationsversuchen in der Koronarchirurgie. Sie wurde vor allem an dominierenden rechten Koronararterien (RCA), also Gefäßen mit großem Durchmesser, vorgenommen. Zwischen Intima und Media besteht meist eine geeignete Trennebene, um die arteriosklerotischen Plaques auszuschälen. Diese Standardmethode zur Desobliteration peripherer Gefäße konnte sich in der Koronarchirurgie nicht in großem Umfang durchsetzen, da die Verschlußrate deutlich höher als beim Venen-Bypass lag.

Endarteriektomien werden aber auch heute noch in ausgewählten Fällen durchgeführt, wenn eine Bypass-Operation infolge ausgedehnter sklerotischer Veränderungen und Verkalkungen nicht möglich oder ein Bypass-Verschluß eingetreten ist und die Angina pectoris einen hohen Schweregrad aufweist. Vorzugsweise wird die rechte Koronararterie im Bereich der Crux cordis eröffnet, nach proximal endarteriektomiert und die Inzision für den Anschluß eines Venentransplantats genutzt. Auch der R. interventricularis anterior (RIVA) wird bei ausgedehnter Arteriosklerose diesem Verfahren unterzogen.

Anastomose der A. thoracica interna (»Mammaria-Bypass«)

Zur Überbrückung von Stenosen im Bereich des R. interventricularis anterior und seines Seitenasts, des R. lateralis, kann außer einem V.-saphena-Transplantat auch eine Anastomose der A. thoracia interna zu diesen Gefäßen hergestellt werden. Dieser zuerst 1968 von Green beschrittene Weg wurde viele Jahre wenig angewendet. Inzwischen zeigte sich, daß der »Mammaria-Bypass« den Vorteil einer geringeren Verschlußrate hat. Die Durchflußrate kann jedoch manchmal nicht ausreichend sein, wenn das anastomosierte Koronargefäß einen großen Abfluß besitzt. Vor allem handelt es sich um eine technisch schwierigere und damit länger dauernde Operation. Auch ist eine eventuelle Reoperation schwieriger durchzuführen. In den letzten Jahren wurde diese Methode wieder häufiger angewendet. Dabei hatten die Patienten mit Mammaria-Bypass eine bessere kumulative Überlebensrate und weniger Angina pectoris, Myokardinfarkte und Reoperationen. Erst in den letzten Jahren wurden auch beide Aa. thoracicae internae für einen Bypass eingesetzt; in der Cleveland Clinic waren z.B. 1984 schon 25% aller primären Bypass-Operationen bilaterale Mammariaoperationen. Die Hospitalmortalität

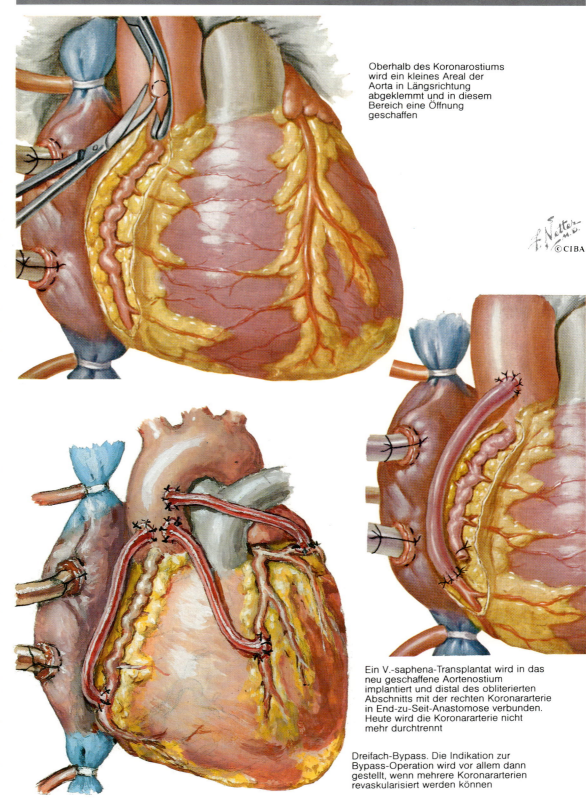

Aortokoronarer Bypass

Oberhalb des Koronarostiums wird ein kleines Areal der Aorta in Längsrichtung abgeklemmt und in diesem Bereich eine Öffnung geschaffen

Ein V.-saphena-Transplantat wird in das neu geschaffene Aortenostium implantiert und distal des obliterierten Abschnitts mit der rechten Koronararterie in End-zu-Seit-Anastomose verbunden. Heute wird die Koronararterie nicht mehr durchtrennt

Dreifach-Bypass. Die Indikation zur Bypass-Operation wird vor allem dann gestellt, wenn mehrere Koronararterien revaskularisiert werden können

lag dort in den letzten Jahren bei 1,3%, die gesamte perioperative Morbidität (Tod, Apoplex, Nierenversagen, Reoperation wegen Blutung usw.) bei 13,1%. Andere Zentren berichten allerdings von einer erhöhten perioperativen Morbidität und Mortalität, wobei besonders Blutungen, aber auch sternale Wundkomplikationen postoperativ häufiger auftreten als nach Venen-Bypass.

Die Verwendung dieser Arterien schließt das zusätzliche Anlegen eines Venen-Bypass nicht aus. Es wird aber auch versucht, mehrere Anastomosen aus einer Bypass-Arterie zu gewinnen. Die präparierte Arterie wird sowohl als Transplantat in situ, also mit der natürlichen proximalen Verbindung, als auch als freies Transplantat benutzt, wobei die Arterie proximal an der Aorta ascendens wie ein Venentransplantat neu angeschlossen wird.

Aortokoronarer Venen-Bypass

Die Umgehungsplastik einer verengten Koronararterie mit einem Stück einer kurz vorher beim selben Patienten entnommenen V. saphena ist die Standardmethode der Koronarchirurgie. Dabei wird an der Vene umgekehrt zur ursprünglichen Richtung hinter

(Fortsetzung auf Seite 274)

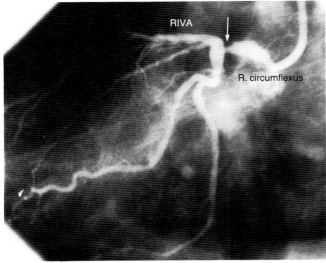

Angiographie der linken Koronararterie mit einer Stenose des Hauptstamms (Pfeil). Die Vorderwandarterien (links oben) sind nur schwach, vorwiegend über Kollateralen, gefüllt. Ein zum R. interventricularis anterior (RIVA) führender Bypass ist verschlossen. Kein Vorderwandinfarkt, hochgradige Angina pectoris

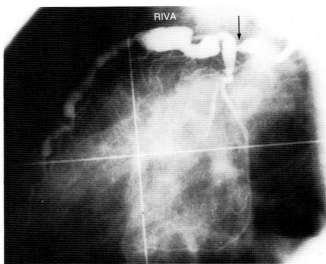

Patient wie nebenstehendes Bild nach Endarteriektomie des RIVA. Grobe Erweiterung im Anfangsteil des RIVA. Die Hauptstammstenose besteht noch. Die Angina pectoris ist deutlich gebessert

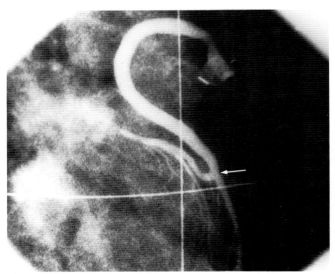

Aortokoronarer Bypass zum RIVA. Die Anastomose von der implantierten Vene zur Koronararterie (Pfeil) ist weit offen

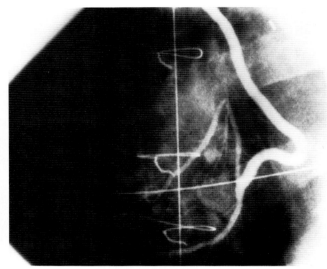

Venen-Bypass zu einem Marginalast des R. circumflexus. Das Kontrastmittel fließt sowohl nach distal in die Peripherie als auch nach proximal und füllt dann noch einen weiteren Marginalast

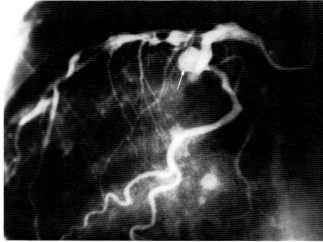

Diffuse Sklerose der Äste der linken Koronararterie. Am R. circumflexus ist proximal ein Aneurysma (Pfeil) entstanden

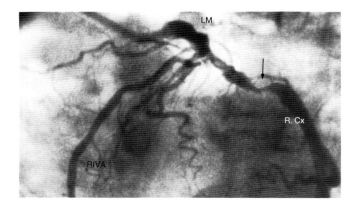

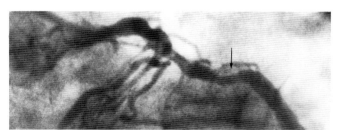

Stenose des R. circumflexus (R. Cx) der linken Koronararterie vor (oben) und nach (unten) einer perkutanen transluminalen Koronardilatation. LM = Stamm der linken Koronararterie, RIVA = R. interventricularis anterior

Chirurgische Behandlungsmöglichkeiten bei Koronarerkrankungen
(Fortsetzung von Seite 273)

der Stenose der erkrankten Koronararterie eine End-zu-Seit-Anastomose angebracht, und das proximale Ende wird an die Aorta ascendens angenäht, in die ein entsprechend großes Ostium geschnitten wird. Liegen Arterien und Stenosen in entsprechender Lage zueinander – was relativ häufig der Fall ist –, kann ein Venentransplantat an mehreren Koronararterien angeschlossen werden *(sequentieller Bypass)*. Dies hat theoretisch den Vorteil eines größeren Abflußgebiets; dafür sind aber bei proximalen Durchflußstörungen auch größere Myokardbezirke gefährdet; auch ist die Technik (z.B. Gefahr von Abknickungen) schwieriger. Da der Innendurchmesser einer Koronararterie an der zum Bypass vorgesehenen Stelle möglichst 1,5 mm betragen sollte, ist die Zahl der möglichen distalen Anastomosen schon durch die Zahl der erreichbaren Gefäße begrenzt. In seltenen Fällen bei hintereinandergeschalteten Stenosen an einem großen Gefäß können mehrere Anastomosen an einem Gefäß angebracht werden. Die vertretbare Höchstzahl distaler Anastomosen liegt etwa bei 7. Möglich sind Anastomosen bis zu Innendurchmessern von 1 mm.

Die *Ergebnisse* der Bypass-Operation können nach technischen und klinischen Gesichtspunkten beurteilt werden. Für die *technische Beurteilung* ist die *Verschlußrate* der entscheidende Parameter. Bei guter Technik und richtiger Indikationsstellung liegt die Verschlußrate 6 Monate nach einer Operation unter *20%*. Bei den früh verschlossenen Anastomosen handelt es sich entweder um zu kleine Arterien, ein zu kleines Abflußgebiet oder um arteriosklerotische Veränderungen im Bereich der Anastomose. Wenn ein Venen-Bypass die ersten 6 Monate offengeblieben ist, so ist mit einer 5jährigen Funktionsfähigkeit zu rechnen. Die mittlere jährliche Verschlußrate liegt bei 2%.

Die *klinische Beurteilung* des Erfolgs einer Bypass-Operation läßt sich aus der Beseitigung oder Verringerung von Angina pectoris und von pathologischen Befunden im Belastungs-EKG, einer erhöhten Belastbarkeit sowie mit szintigraphischen Methoden aus Befunden erhöhter Durchblutung und funktioneller Verbesserung herleiten. Aus zahlreichen Untersuchungen ist sicher abzuleiten, daß das Befinden der Patienten nach einer Bypass-Operation in der Mehrzahl deutlich gebessert ist. Je nach anatomischer Ausgangslage ist bei der Möglichkeit einer *kompletten Revaskularisation* – d.h., alle von der Krankheit betroffenen Gefäße konnten überbrückt werden – in einem großen Prozentsatz mit Beschwerdefreiheit zu rechnen. Häufig müssen jedoch einige kleinere Verengungen unberücksichtigt bleiben, so daß eine Besserung, aber keine Beschwerdefreiheit erreicht wird.

Der *Langzeiterfolg* der Bypass-Operation wird vor allem an der *Überlebensrate* gemessen. Diese Frage ist sehr schwierig zu beantworten, da echte randomisierte Studien zum Vergleich mit dem natürlichen Verlauf, nur unter medikamentöser Therapie unter Einschluß von Patienten aller Schweregrade, nicht möglich sind. Verschiedene Studien lassen aber den Schluß zu, daß der Erfolg der Bypass-Operation in bezug auf die Überlebenszeit desto größer ist, je höher der Schweregrad der Erkrankung ist.

Für die Beurteilung des *Schweregrads* und die Stellung der Operationsindikation hat sich die relativ einfache *Einteilung nach der Zahl* der von signifikanten Stenosen (über 50%) betroffen *großen Gefäße* bewährt, obwohl sie über die Zahl, den Grad und die Ausdehnung von Stenosen nichts aussagt. Stenosen des Hauptstamms der linken Koronararterie werden dabei besonders berücksichtigt. Des weiteren ist der Grad der erhaltenen Ventrikelfunktion für die Prognose von eminenter Bedeutung. Allgemein hat sich die Ansicht durchgesetzt, daß bei richtiger Indikationsstellung und guter Operationstechnik bei Patienten mit Stenose am Hauptstamm der linken Koronararterie und bei Erkrankungen von 3 und 2 Gefäßen eine Verlängerung der Lebenserwartung zu erzielen ist.

Kontrolluntersuchungen. Angiographische Kontrolluntersuchungen nach Bypass-Operation werden nicht mehr routinemäßig durchgeführt. Die Beurteilung des Operationserfolgs beschränkt sich auf die Erhebung der Symptomatik, das Belastungs-EKG und echokardiographische Methoden zur Beurteilung der Ventrikelfunktion in Ruhe. Dazu können bei fraglichen Befunden Thalliumszintigraphie und Radionuklidventrikulographie eingesetzt werden. Geben diese Methoden einen Anhalt, daß noch eine erhebliche Ischämie unter Belastung besteht, die nach dem Operationsprotokoll eigentlich nicht mehr erwartet werden kann, muß eine Reangiographie mit Darstellung der Venenbrücken erfolgen. Die Koronararterien selbst müssen auch noch einmal gefüllt werden, da die Symptomatik von neuen Stenosen herrühren kann. Bei funktionierendem Bypass findet sich häufig ein Verschluß an einer vorher nur stenosierten Koronararterie.

Perkutane, transluminale koronare Angioplastie (PTCA)

Die perkutane, transluminale Angioplastie wurde 1977 von GRÜNTZIG in die Therapie der symptomatischen koronaren Herzkrankheit eingeführt. Die Vorteile der geringen Belastung für den Patienten, des kurzen Krankenhausaufenthalts und der relativ geringen Kosten haben für eine schnelle Verbreitung der Methode gesorgt. Anfänglich wurde die Indikation für isolierte, proximale, nichtverkalkte Stenosen an möglichst gerade verlaufenden Stellen ohne direkte Nähe des Abgangs eines Seitenasts gestellt. Inzwischen ist die Indikation stark erweitert worden, die Komplikationsrate niedriger und die Erfolgsquote höher geworden. Es werden Dilatationen bei Patienten mit unstabiler Angina, Mehrgefäßerkrankungen und Stenosen im Venen-Bypass durchgeführt. Dazu kommen Dilatationen im Anschluß an eine thrombolytische Behandlung des akuten Myokardinfarkts mit Reperfusion, wobei die Gefahr des Infarktrezidivs durch die Erweiterung der Stenose im Infarktgefäß verringert werden soll.

Die ideale *Indikation* ist immer noch der Patient mit Eingefäßerkrankung, der trotz medikamentöser Therapie an starker Angina pectoris leidet. Die Stenose sollte weniger als 10 mm lang sein, keinen Thrombus vermuten lassen (durch Füllungsdefekte) und nicht in der Nähe einer größeren Bifurkation liegen. Objektive Ischämiezeichen im EKG und/oder im Perfusionsszintigramm sollten vorhanden sein. Dilatationen von Bypass-Stenosen haben zwar im Aortenanschluß eine hohe Rezidivrate, sind aber wegen der Probleme einer Reoperation auch dann lohnend, wenn sie mehrmals durchgeführt werden müssen.

Die Erfolgsrate lag anfangs bei 60%. Sie ist inzwischen auf 80–90% gestiegen. Dazu hat vor allem die Weiterentwicklung der Materialien beigetragen. Die Führungsdrähte, die zuerst durch die Stenose in den peripheren Anteil des Gefäßes gelegt werden müssen, wurden steuerbar. Allein dadurch stieg die Zahl der Stenosen, die mit dem Ballon überhaupt erreicht werden konnten, erheblich. Der Querschnitt des ballontragenden Teils des Katheters, das »Profil«, wurde kleiner und ließ die Stenose besser passieren. Dazu kommt natürlich die zunehmende Erfahrung der Beteiligten, sowohl in der Technik als auch in der Beurteilung der Anatomie der Koronargefäße. Auch die Verbesserung der Röntgen- und Vi-

(Fortsetzung auf Seite 276)

Chirurgische Behandlungsmöglichkeiten bei Koronarerkrankungen
(Fortsetzung von Seite 275)

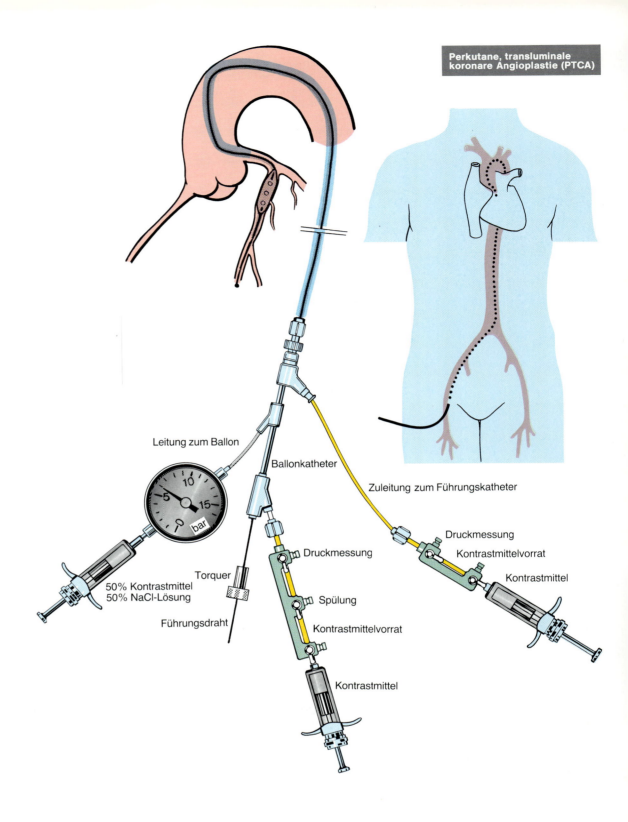

Perkutane, transluminale koronare Angioplastie (PTCA)

deotechnik hat einen starken Anteil an dem zunehmenden Erfolg dieser Methode. Ohne optimale Ausrüstung sollte sie nicht angewendet werden.

Ein Nachteil ist die relativ hohe Rezidivrate, die zwischen 25 und 35% liegt. Eine Restenose wird definiert als eine Zunahme der Verengung von mehr als 30% oder ein Verlust von mehr als 50% des Gewinns an intraluminalem Durchmesser, der bei der Angioplastie erzielt wurde. Eine Restenose wird meist von einer Zunahme der Beschwerden begleitet. Auch ohne Beschwerden wird angestrebt, alle Patienten zwischen 4 und 6 Monaten nach PTCA erneut zu angiographieren. Danach kommt es kaum noch zu schnellen Veränderungen an der Dilatationsstelle. Bei einem Rezidiv kann dann über das weitere Vorgehen, Redilatation oder Operation, entschieden werden. Die Redilatation hat eine bessere Erfolgsrate als die primäre Dilatation und wenig Komplikationen.

Als *Kontraindikation* gilt vor allem die Stenose am Hauptstamm der linken Koronararterie. Auch wenn im Bereich der Bifurkation sowohl an der Vorderwandarterie als auch der A. circumflexa eine kritische Stenose besteht, wird ein Bypass vorgezogen.

Die *Komplikationen* bestehen vor allem in dem akuten Koronarverschluß an der Dilatationsstelle. Zu einer Dissektion kommt es relativ häufig, ohne daß dies zu einem Verschluß führen muß. Durch den Verschluß kann es zum Myokardinfarkt kommen, der in ca. 5% der Fälle auftritt. Da vor allem proximale Stenosen nur in Operationsbereitschaft dilatiert werden sollen, muß bei einem Koronarverschluß eine Notfalloperation mit Anlegen eines Bypass erfolgen. Der Infarkt läßt sich häufig trotzdem nicht verhindern. Mit verschiedenen Techniken wird versucht, eine Perfusion über einen Katheter in den peripheren Anteil des Gefäßes bis zur Operation aufrechtzuerhalten, um eine Nekrose zu verhindern. Weitere Komplikationen kommen meist aus dem peripheren Gefäßbereich. Die Mortalität der PTCA sollte unter 1% liegen.

Herz bei Hyperthyreose

Bereits 1786 stellte Parry einen auffälligen Zusammenhang zwischen Thyreotoxikosen und Kreislaufbefunden fest, als er von einer »Vergrößerung der Schilddrüse mit Vergrößerung oder Palpitieren des Herzens« berichtete. Der *Kreislauf* reagiert auf den *Hypermetabolismus* der Hyperthyreose mit einer gesteigerten *Kreislaufdynamik*. Die Haut ist infolge der *Weiterstellung* der Gefäße feuchtwarm und gerötet. Oft *steigt* der *systolische Blutdruck* bei *sinkenden diastolischen* Blutdruckwerten, und die *Blutdruckamplitude ist erhöht*. Es besteht ein Pulsus celer et altus, der gelegentlich unregelmäßig ist. Der Spitzenstoß ist verstärkt und mitunter nach links verlagert. Die Herztöne erscheinen betont, die *Blutströmungsgeschwindigkeit gesteigert*. Häufig hört man *systolische Strömungsgeräusche*. An den unteren Extremitäten bestehen meist Ödeme. Dyspnoe, Tachykardie, Arrhythmie, Geräuschsymptomatik und Ödeme sprechen zwar an sich für eine Dekompensation, sind jedoch auch regelmäßig bei der Hyperthyreose vorhanden. *Elektrokardiographisch* finden sich Sinustachykardie, *Vorhofflimmern*, Verlängerung der PQ-Zeit, generalisierte ST-T-Veränderungen und Verkürzung der QTc-Zeit. Die meist *paroxysmal* auftretenden *Flimmerarrhythmien* finden sich in der Regel erst nach dem 40. Lebensjahr. Im *Thoraxröntgenbild* erscheint das *Herz etwas vergrößert*; die *Pulmonalarterie* wird prominent dargestellt. Die hämodynamischen Veränderungen bei der Hyperthyreose werden einerseits einer allgemeinen Beschleunigung des Stoffwechselgeschehens und einer verstärkten Empfindlichkeit gegenüber Katecholaminen, andererseits einem direkten kardialen Effekt der Schilddrüsenhormone zugeschrieben. Verkürzung der Muskelfasern und Spannungsentwicklung laufen rascher ab; die aktive bzw. kontraktile Phase des Herzmuskels ist verkürzt.

Bereits im Frühstadium *steigt* bei noch voll kompensiertem Herzen das *Herzminutenvolumen*, und zwar stärker als der Sauerstoffverbrauch des Organismus. Die arteriovenöse Sauerstoffdifferenz ist meist vermindert. Infolge der beschleunigten Herzfrequenz und in geringerem Ausmaß auch infolge des vermehrten Schlagvolumens wird der Herzindex größer. Unter Belastung nehmen Herzfrequenz und -minutenvolumen weiter zu. Bei nur unbedeutender Abweichung der Drücke in rechtem Vorhof und Pulmonalis ändern sich die Strömungsverhältnisse. In erster Linie kommt es zur *Neuverteilung* des erhöhten Herzzeitvolumens. Haut und Muskeln werden stärker durchblutet, während der Flow im Gehirn und Splanchnikusbett unverändert bleibt. Die vermehrte Nierendurchblutung entspricht dem allgemein gesteigerten Sauerstoffverbrauch. Der Koronarflow ist zwar absolut erhöht, bleibt aber, bezogen auf das vermehrte Herzzeitvolumen, innerhalb der Norm.

Bei Vorschädigung der Koronararterien kann die Kreislaufbelastung durch die Hyperthyreose Angina-pectoris-Anfälle auslösen. Liegen rheumatische Klappendefekte vor, dekompensiert das Hyperthyreoseherz in der Regel. Daraus ergibt sich die interessante Frage, ob ein nicht vorgeschädigtes Herz bei anhaltender Mehrbelastung durch

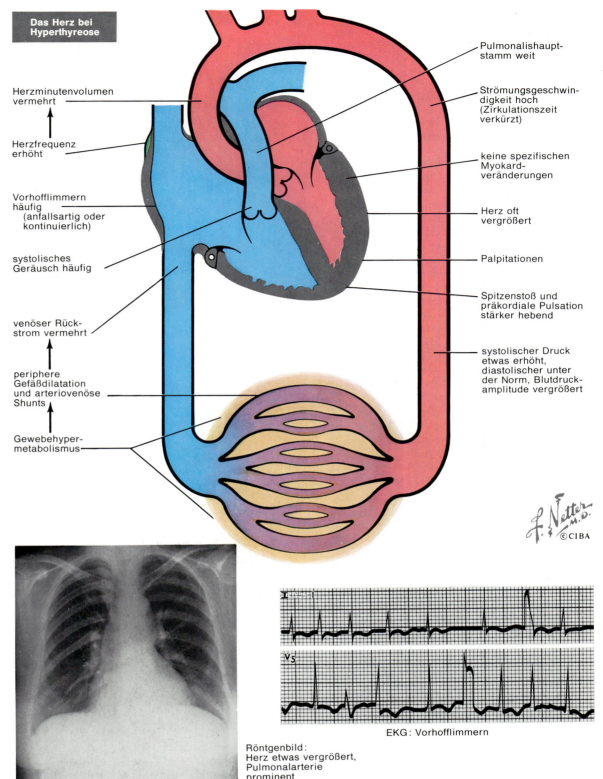

die Hyperthyreose im Laufe der Zeit dekompensieren kann. Bei pathologischen Untersuchungen konnte zwar keine spezifische Veränderung nachgewiesen werden; es ist jedoch bekannt, daß sowohl im Tierversuch als auch beim Menschen das Herz bei protrahiertem Verlauf der Hyperthyreose hypertrophiert.

Wenn das Hyperthyreoseherz dekompensiert, kommt es zwar nicht zu einer absoluten, aber zu einer auf den Sauerstoffverbrauch des Organismus bezogenen relativen Verringerung des Herzzeitvolumens. Das Schlagvolumen sinkt und reagiert kaum auf einen Belastungsversuch; die Drücke im rechten Vorhof und in der Pulmonalarterie steigen.

Das Hyperthyreoseherz spricht rasch und gut auf die *Therapie* an. Die Strömungsgeschwindigkeit sinkt prompt; der Widerstand in den peripheren Gefäßen steigt. Mit der Senkung der Herzfrequenz sinkt auch das Herzzeitvolumen. Die Arbeit des rechten und des linken Ventrikels wird geringer, und der Sauerstoffverbrauch des Herzmuskels normalisiert sich. Besonders auffällig ist der Therapieerfolg, wenn bereits Angina pectoris und Stauungsinsuffizienz bestanden haben. Die Stauungsinsuffizienz kann jedoch trotz der Euthyreose selbst ohne Anzeichen einer Herzkrankheit bestehenbleiben oder wieder auftreten. Das gilt auch für die Flimmerarrhythmie. Meist stellt sich zwar nach Normalisierung der Schilddrüsenfunktion entweder spontan oder nach antiarrhythmischer Therapie der Sinusrhythmus wieder ein; in einer nicht unbedeutenden Zahl von Fällen bleibt jedoch besonders bei Stauungsinsuffizienzen das Vorhofflimmern bestehen.

Herz bei Myxödem

Bei *Hypothyreosen* besteht zwar an sich eine *Hypozirkulation;* der Kreislauf wird jedoch dem gleichzeitig verminderten Durchblutungsbedarf und Sauerstoffverbrauch des Organismus gerecht. Die Haut fühlt sich als Zeichen von Alterationen in der Hautbeschaffenheit, aber auch infolge der *peripheren* Vasokonstriktion und der *verlangsamten Strömungsgeschwindigkeit* kühl und teigig an. Die Halsvenen erscheinen normal weit. Der *Spitzenstoß* ist *träge* und schwach, die *Pulsfrequenz niedrig*, die Herztöne sind gedämpft. Der *Blutdruck bleibt in der Regel innerhalb der Norm*, kann aber auch erhöht sein. *Elektrokardiographisch* finden sich oft charakteristische, allerdings nicht diagnostisch beweisende Veränderungen im Sinne einer *Niederspannung*, Abflachung oder *Negativierung der T-Wellen* und Verlängerung der PQ-Zeit. Auf dem Röntgenbild ist die *Herzsilhouette vergrößert*. Ursache dafür ist meist ein Perikarderguß. Zieht man diesen ab, ist das Herz meist von *normaler Größe*.

Die Schilddrüsenfunktion beeinflußt nachhaltig den Kontraktionszustand des Herzmuskels. Im Tierversuch erscheint bei hypothyreoten Tieren die Anspannungszeit verlängert, was jedoch durch eine längere Kontraktionsperiode kompensiert wird.

Das *Herzzeitvolumen sinkt* nicht nur infolge der verlangsamten Herzfrequenz, sondern auch aufgrund des geringeren Schlagvolumens. Andererseits bleibt das Verhältnis Herzzeitvolumen zu Gesamtsauerstoffverbrauch normal. Auch die Drücke im rechten Vorhof und in der Pulmonalarterie liegen innerhalb der Norm. Herzzeitvolumen, Frequenz und Schlagvolumen sind bei Belastung steigerungsfähig.

Das geringe Auswurfvolumen des Myxödemherzens ist vom verminderten Herzzeitvolumen bei Herzinsuffizienzen zu unterscheiden. Bei Insuffizienz kann es den Sauerstoffbedarf des Organismus nicht mehr decken; der Druck im rechten Vorhof steigt. Ferner ist das Herzzeitvolumen bei Belastung nur wenig und unter weiterer Erhöhung des Vorhofdrucks steigerungsfähig.

Über das Myxödemherz bei unbehandelter Hypothyreose liegen nur spärliche pathologische Angaben vor. Das Herz wird meist als weich, blaß und dilatiert beschrieben. Auch bindegewebiger Ersatz und Infiltration sind erwähnt worden. *Mikroskopisch* finden sich Schwellung der Muskelzellen, Degeneration der Muskelfasern, *fettige Infiltration* und *interstitielle Ödeme* mit Ansammlung *muzinöser,* eiweiß- und stickstoffreicher Flüssigkeit. Eine Beurteilung dieser Veränderungen ist insofern schwierig, als sie auch im Alter auftreten. Auf eine Häufung *arteriosklerotischer Prozesse* infolge der Hypercholesterinämie bei Hypothyreosen ist immer wieder hingewiesen worden. Eine kritische Beurteilung der Angaben läßt allerdings viele Fragen offen, so daß ein Zusammenhang zwischen Serumcholesterin, Hypothyreose und Arteriosklerose erst zu klären sein wird.

Die *Kreislaufveränderungen* der Hypothyreose sind durch *Substitution von Schilddrüsenhormonen* ohne weiteres reversibel. Das Herz wird kleiner, das Herzzeitvolumen steigt, das EKG normalisiert sich, die Strömungsgeschwindigkeit wird beschleunigt, die periphere Durchblutung bessert sich, und ein evtl. erhöhter Blutdruck sinkt. Da die erworbene primäre Hypothyreose erst im späteren Alter auftritt, wo bereits eine Koronarerkrankung vorliegen kann, ist bei der Substitutionstherapie Vorsicht geboten; sonst werden u.U. Angina pectoris oder gar ein Herzinfarkt ausgelöst.

Röntgenbild vor Behandlung. Stark vergrößerter Herzschatten infolge Perikarderguß

Nach Substitutionstherapie: Erguß resorbiert, Herz infolge mitbestehender Hypertonie vergrößert

EKG bei Hypothyreose: Niederspannung und Senkung der ST-Strecke

Trichinose

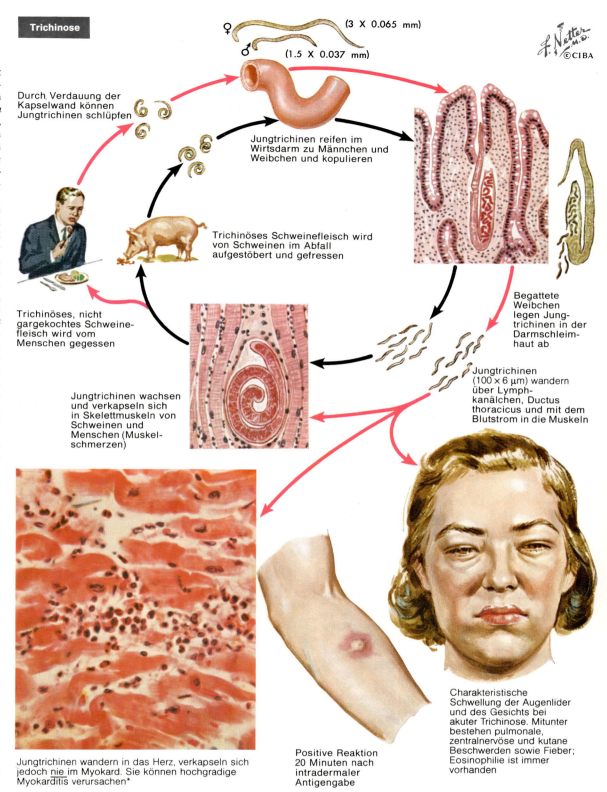

Die Trichinose wird durch die Nematodenart *Trichinella spiralis* verursacht. Der Lebenszyklus der Trichinen verläuft wie folgt: Wenn *rohes* oder nicht gargekochtes *Schweinefleisch* oder ein *Schweinefleischprodukt* gegessen wird, das lebende Jungtrichinen enthält, gelangen die eingekapselten Jungtrichinen in den Darm, die *Kapseln* werden verdaut, und die Jungtrichinen *schlüpfen*. Die mikroskopisch kleinen geschlüpften Jungtrichinen reifen im Dünndarm des Wirts innerhalb von 2 Tagen zu (1 bis 3 mm langen) *Männchen* und (2 bis 4 mm langen) *Weibchen* und *kopulieren*. Ab dem 5. Tag nach der Aufnahme von trichinösem Fleisch gebärt die *begattete Weibchen*, das teilweise in die *Dünndarmschleimhaut* einwandert, die 2. *Jungtrichinengeneration*. Die (80 bis 120 × 6 µm großen) Jungtrichinen wandern dann in die *Lymphkanälchen der Darmzotten*, den Innenraum des rechten Ventrikels, die Lungenkapillaren und die *Körperstrombahnen* ein. Es können zwar auch andere Organe besiedelt werden; Prädilektionsstelle sind jedoch die *Skelettmuskelfasern*. In diesen beginnen die Jungtrichinen zu wachsen, bewirken dabei eine Degeneration der Muskelfasern und lösen eine durch Ödem, Hyperämie und granulomatöse oder *eosinophile* Entzündung gekennzeichnete Reaktion aus. Ungefähr 30 Tage nach der Einwanderung in die Muskelfaser erreichen die Trichinen, die sich inzwischen spiralig eingerollt haben, ihre maximale Größe und werden *eingekapselt*. Währenddessen gebären die begatteten Weibchen weiter, so daß immer mehr Muskelfasern von Jungtrichinen besetzt werden. Der Lebenszyklus der Parasiten schließt sich, wenn ein fleischfressendes Säugetier trichinöses Fleisch ißt und sich damit infiziert.

Das *Inkubationsstadium* dauert in der Regel 7 bis 10 Tage. Inkubationszeiten von nur 1 bis zu 28 Tagen sind jedoch auch schon vorgekommen. Als erste *Symptome* treten meist *Darmbeschwerden* auf, da die Dünndarmschleimhaut durch die partielle Einwanderung der während der Verdauung *geschlüpften* und nun reifenden *Jungtrichinen* aus dem *trichinösen Fleisch* irritiert wird. Sie manifestieren sich als Übelkeit, Erbrechen, Bauchkrämpfe und Durchfall oder Obstipation und bleiben meist eine Woche lang bestehen. Die Symptomatik des *Einwanderungsstadiums* beginnt zirka 1 Woche nach der Infektion. Als erstes wird während dieses Stadiums in der Regel die *Schwellung der Augenlider* bemerkt. Später kommen Schmerzen, Druckempfindlichkeit und *Schwellung des Gesichts* sowie *Muskelschmerzen bei Willkürbewegungen* hinzu. Intensität und Dauer dieses Stadiums hängen davon ab, wie viele Trichinen der zweiten Generation in das Wirtsgewebe einwandern. Bei schweren bis mittelschweren Infektionen dauert das Einwanderungsstadium im allgemeinen 4 bis 8 Wochen und geht mit *Fieber* (bis zu 40 Grad) und Schwäche einher. Durch Besiedlung anderer Organe kann es zu *Bronchitis* oder *Bronchopneumonie*, *Enzephalitis* oder *Meningismus*, *Hautausschlägen*, einem Kribbeln unter der Haut, so als ob Insekten oder Würmer unter der Haut kriechen würden, zu *Myokarditis* oder *arteriellen Thrombosen* kommen. Bei den stationär behandelten Trichinosefällen liegt die Mortalität zirka bei 5%. Die Rekonvaleszenz ist in der Regel kurz.

Als häufigste ernsthafte Komplikation tritt bei Trichinosen eine granulomatöse *Myokarditis* entweder mit Stauungsinsuffizienz oder plötzlichem, unerwartetem Tod 6 bis 8 Wochen nach der Infektion auf. Eine Herzbeteiligung ist die Regel, wobei die Jungtrichinen in das Myokard einwandern. Eine *Verkapselung* der Jungtrichinen im Myokard *unterbleibt* jedoch stets. In der Regel zeigt das *Elektrokardiogramm* 2 Monate nach der Infektion beginnende Veränderungen. Mitunter thrombosieren die großen Hirn- oder Extremitätenarterien. Ursache dafür ist offenbar die Hyperkoagulabilität des Bluts. Nach der Myokarditis ist eine Heilung möglich.

Die *Eosinophilie* beginnt ungefähr 10 Tage nach der Infektion, erreicht während der dritten Woche ihren Höhepunkt und verschwindet in der Regel nach 6 Monaten. Bei mittelschweren Infektionen sind oft Werte über 35%, nicht selten sogar bis zu 70% zu beobachten; diese korrelieren jedoch nicht mit dem Schweregrad der Infektion. Ein plötzlicher Abfall von hohen Werten auf 1 oder 0 gilt als bedenklich. Die *Diagnosestellung* erfolgt durch *intradermale Injektion eines Antigens*, das aus einem Extrakt zerriebener Jungtrichinen gewonnen wird. Eine *positive Sofortreaktion* tritt ab dem 17. Tag nach der Infektion innerhalb von *15 bis 20 Minuten* in Form einer weichen Quaddel mit einem Durchmesser von 7 bis 10 mm auf. Sie ist ringförmig von einem hellroten Erythem umgeben und verschwindet innerhalb einer Stunde. Zur Diagnose stehen ferner Präzipitin- und Flockungsreaktionen, Hämagglutinations-, Komplementbindungs- und Fluoreszenz-Antikörpertests zur Verfügung, bei denen positive Reaktionen ab dem 17. bis 30. Tag nach der Infektion zu erwarten sind. Biopsien sind beweisend, wenn verkapselte Jungtrichinen und die charakteristische Myositis vorliegen. Die Behandlung ist symptomatisch mit Bettruhe und Steroiden.

---

* Der mikroskopische Befund wurde freundlicherweise von JOHN G. BATSAKIS, M.D., zur Verfügung gestellt

Chagas-Krankheit

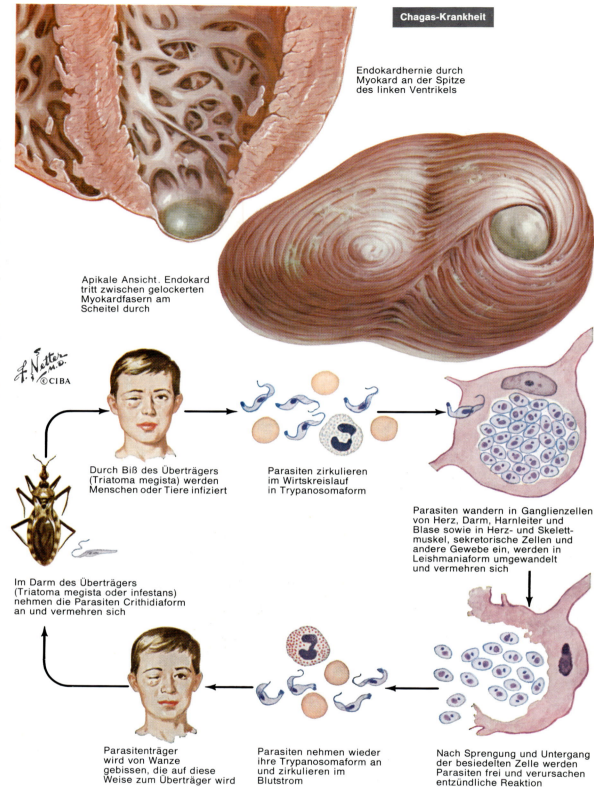

Endokardhernie durch Myokard an der Spitze des linken Ventrikels

Apikale Ansicht. Endokard tritt zwischen gelockerten Myokardfasern am Scheitel durch

Durch Biß des Überträgers (Triatoma megista) werden Menschen oder Tiere infiziert

Parasiten zirkulieren im Wirtskreislauf in Trypanosomaform

Parasiten wandern in Ganglienzellen von Herz, Darm, Harnleiter und Blase sowie in Herz- und Skelettmuskel, sekretorische Zellen und andere Gewebe ein, werden in Leishmaniaform umgewandelt und vermehren sich

Im Darm des Überträgers (Triatoma megista oder infestans) nehmen die Parasiten Crithidiaform an und vermehren sich

Parasitenträger wird von Wanze gebissen, die auf diese Weise zum Überträger wird

Parasiten nehmen wieder ihre Trypanosomaform an und zirkulieren im Blutstrom

Nach Sprengung und Untergang der besiedelten Zelle werden Parasiten frei und verursachen entzündliche Reaktion

Von der Chagas-Krankheit sind Millionen Menschen in Süd- und Mittelamerika bedroht. Sie wird durch einen *Parasiten*, *Trypanosoma cruzi*, verursacht, der meist durch einen *Wanzenbiß* oder durch Transfusion oder Inokulation kontaminierten Bluts übertragen wird. Im *Blutstrom* tritt der Parasit nur in seiner *Trypanosomaform* auf. Nach *Einwanderung in eine Zelle* verwandelt er sich in eine *Leishmaniaform* und *vermehrt* sich unter Bildung einer Kapsel, die die besiedelte Zelle sprengt. In diesem Stadium werden die Parasiten aus der Zelle frei, nehmen wieder Trypanosoma-Form an, zirkulieren mit dem Blutstrom und wandern in weitere Zellen ein. Damit ist der Zyklus geschlossen. In der Mehrzahl der Fälle wird der *Herzmuskel* bevorzugt besiedelt. Manche in bestimmten Gegenden beheimateten Stämme zeigen aber eine ebenso große oder noch größere Vorliebe für periphere *Ganglienzellen*, die sie besetzen und zerstören. In den selteneren akuten Fällen sind alle Gewebe und Zellen betroffen. Meist werden jedoch in erster Linie Herzmuskel- und periphere Ganglienzellen angegriffen.

Im *Myokard* kommt es zu einer parasitären Myokarditis. Der Erregernachweis gelingt allerdings meist erst nach längerer Suche. Der Herzmuskel weist eine herdförmige Zellnekrose mit Entzündungszellinfiltraten auf; im Frühstadium finden sich zahlreiche Eosinophile. Die Faserruptur kann wahrscheinlich z. T. ausgeglichen werden. Meist kommt es jedoch zu Gewebsuntergang und bindegewebigem Ersatz.

Die Einwanderung der Parasiten wird wahrscheinlich eingeschränkt, wenn sich im Wirtsgewebe eine Immunität entwickelt, was sich u. a. an der *diagnostisch* so bedeutsamen Komplementbindungsreaktion zeigt. Eine positive Komplementbindungsreaktion gilt allgemein als Nachweis lebender Parasiten im Organismus. Da die Serumreaktion meist das ganze Leben lang positiv bleibt, ist anzunehmen, daß die Körperzellschädigung dauernd vor sich geht. Das Herz nimmt bei schwacher Leistung enorm an Größe und Gewicht zu. Bei Dekompensation und Stauung kann jederzeit der Tod eintreten. Die Chagas-Krankheit ist deshalb auch besonders gefürchtet, weil es selbst bei offenbar Gesunden, die sich einer Infektion nicht bewußt sind, unerwartet zum Tod kommen kann. Meist sind davon junge Männer betroffen. Mitunter, jedoch keineswegs immer liegt eine körperliche Belastung als auslösendes Moment vor. Die genaue Ursache ist unbekannt.

In manchen Gegenden verläuft die Chagas-Krankheit primär als parasitäre Myokarditis variabler Progredienz. In anderen treten eine Reihe von Begleitveränderungen in anderen Organen auf, die offenbar auf die Besiedlung und Zerstörung peripherer Ganglienzellen zurückzuführen sind. Sie manifestieren sich an Hohlorganen als röhrenförmige Dilatation. So finden sich z. B. Megaösophagus, Megakolon oder ähnliche Veränderungen im Magen-Darm-Trakt, u. a. auch in der Gallenblase oder im Gallengang. Auch *Harnblase* und *Harnleiter* sind mitunter betroffen. Zur Ganglienzellbeteiligung kommt es weitgehend schon im Frühstadium der Parasitenbesiedlung. Die Erweiterung der Hohlorgane folgt darauf in unterschiedlichen Intervallen.

Wie Untersuchungen erwiesen haben, können auch die Ganglienzellen des Herzens besiedelt werden. Ihr Zugrundegehen bewirkt einen Verlust an parasympathischen Impulsen, dessen Auswirkungen noch ungewiß sind. Nachgewiesen werden konnte bisher eine Lockerung und Schlaffheit der Muskelbündel im Herzmuskel, wodurch der Pulmonalkonus erweitert wird und die den Ventrikel versorgenden Gefäße an der Herzspitze weiter auseinandertreten. Infolgedessen kann das *Endokard* durch eine *Hernie* brechen und dem Epikard anliegen. Derartige *apikale Hernien* finden sich an einem oder beiden Ventrikeln und variieren von einer tiefen, schmalen Spalte bis zu einer glatten, kuppelförmigen Vorwölbung mit einem Durchmesser von 2 bis 3 cm, in der häufig ein Thrombus liegt. Paradoxerweise rupturieren derartige Aneurysmen nur selten, wahrscheinlich weil der Herzmuskel während der Systole an Spannung gewinnt und die Aneurysmen gegen den – wenn auch schwachen – Druck während der Austreibungsphase schützt.

Vieles bleibt an der Chagas-Krankheit umstritten und noch zu klären. Unbestreitbar ist allerdings, daß sie die häufigste parasitäre Myokarditisform darstellt. Ein anamnestisch erhobener Hinweis auf eine Infektion, der Wohnsitz in einem Siedlungsgebiet des Parasiten, Kardiomegalie und eine positive Komplementbindungsreaktion liefern wichtige Anhaltspunkte für die *klinische Diagnose*. Bei chronischer Myokarditis, erhöhtem Herzgewicht, vergrößertem Herzen und unterschiedlicher Fibrose muß der Parasitennachweis versucht werden. Apikale Aneurysmen treten bei keinem anderen Krankheitsbild auf. Bei Organvergrößerung und möglicher vorangegangener Infektion ist stets auch an die Möglichkeit einer Herzbeteiligung zu denken.

Amöbenperikarditis

Die von der Protozoenart *Entamoeba histolytica* übertragene Amöbiasis (Amöbendysenterie) ist zwar primär und vorwiegend als Darmkrankheit zu verstehen, manifestiert sich jedoch auch in einer ganzen Reihe von Fällen an der Leber.

Die infektionstüchtige Dauerform des Parasiten (Zyste) wird ohne Zwischenwirt von Mensch zu Mensch durch Wasser, Nahrungsmittel usw., die mit menschlichen Fäkalien verunreinigt wurden, übertragen und gelangt über den Mund in den Gastrointestinaltrakt, passiert den Magen und wirft im Dünndarm die Zystenhülle ab. Im Darmlumen setzt die (im Durchmesser 5 bis 20 μm große) *Zyste*, die inzwischen reif geworden ist, 1 bis 4 *Trophozoiten* (vegetative Magnaform) frei, die im Gegensatz zur Zyste zwar mobil sind, aber außerhalb des Wirtsorganismus zugrunde gehen. Die Amöben setzten sich an der Kolonwand fest, wandern in die Krypten und dringen in die Epithel- und Muskelschicht ein. Von der Submukosa aus besiedeln sie andere Organe, in erster Linie die Leber, wo sie entweder eine chronische nichtsuppurative Amöbenhepatitis oder einen Leberabszeß verursachen. Ein Teil der Trophozoiten wird in Zystenform ausgeschieden, so daß der Lebenszyklus des Parasiten nicht unterbrochen wird.

Diese Vorgänge laufen meist mit nur geringen (oft nicht auf den Darm bezüglichen) *Beschwerden* ab und entsprechen dem »Trägerstadium«. Eine sorgfältige Untersuchung des Stuhls weist 10% der Bevölkerung in endemischen Gebieten der Vereinigten Staaten als Amöbenträger aus. Durch eine Störung des Wirt-Parasiten-Verhältnisses wird die nicht infektionstüchtige Amöbenform aktiviert, und es kommt zu Kolitis, Dysenterie oder Leberabszessen.

Als äußerst seltene Erscheinungsform der Amöbiasis gilt die *Amöbenperikarditis*. Bis 1964 fanden sich in der gesamten medizinischen Literatur lediglich 65 Fälle. Seither sind 25 weitere in Südafrika dazugekommen. Zur Beteiligung des Perikards kommt es fast durchweg durch direkte Ausbreitung eines Amöbenabszesses im linken *Leber*lappen. In Ausnahmefällen kommt ein Lungenabszeß oder ein Abszeß im rechten Leberlappen in Betracht.

Oberbauchschmerzen, eine palpierbare Masse im Epigastrium oder im linken Hypochondrium, Druckschmerzempfindlichkeit der Leber, Dyspnoe, perikarditisches Reiben und hohes Fieber *kennzeichnen* die Amöbenperikarditis. *Röntgenologisch* finden sich in der Regel ein *Zwerchfellhochstand* links und eine Vergrößerung des Herzschattens. Meist bestehen leichte Anämie und polymorphkernige Leukozytose. *Diagnostisch aufschlußreich* ist das Elektrokardiogramm. Es zeigt das übliche Perikarditisbild mit generalisierter Hebung der ST-Strecke, Negativierung der T-Welle oder Niederspannung.

Metronidazol und Chloroquin sind die *Therapie* der Wahl. Allerdings ist in der Regel eine mehrmals zu wiederholende Aspiration von Ergußflüssigkeit aus dem Perikard erforderlich. Die Amöbenperikarditis führt in 50% der Fälle zum Tod. Bei den Überlebenden besteht stets die Gefahr einer Pericarditis constrictiva, die eine Perikardektomie notwendig macht.

Ein weiterer *Zusammenhang* besteht zumindest in *diagnostischer* Hinsicht zwischen Amöbiasis und dem Herzen insofern, als in chronischen Fällen oft ein stechender Brustschmerz auftritt, der häufig auf eine Kardiopathie bezogen wird. Dabei zeigt sich im *Röntgenbild* eine *charakteristische Konfiguration der Leber*. Der *rechte Leberlappen* ist nach kaudal *zungenförmig vergrößert*, der Oberrand mitunter angehoben und/oder gegen den Herzschatten *vorgewölbt*. Diese Vorwölbung ist wahrscheinlich Ursache der *fälschlich* auf das Herz bezogenen Beschwerden, die eigentlich durch den Zwerchfellhochstand infolge der bei der Amöbiasis sehr häufigen Lebervergrößerung zustande kommen.

Das Herz bei Amöbeninfektionen

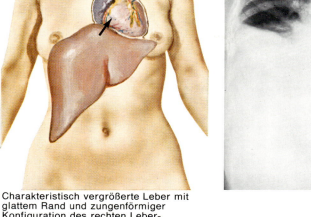

Charakteristisch vergrößerte Leber mit glattem Rand und zungenförmiger Konfiguration des rechten Leberlappens; die mediane Vorwölbung nach kranial drückt gegen das Herz

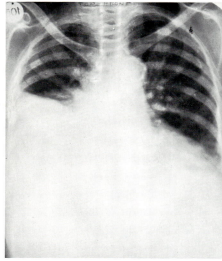

Massiver Pleuraerguß infolge eines Leberabszesses bei Amöbiasis mit Zwerchfelldurchbruch

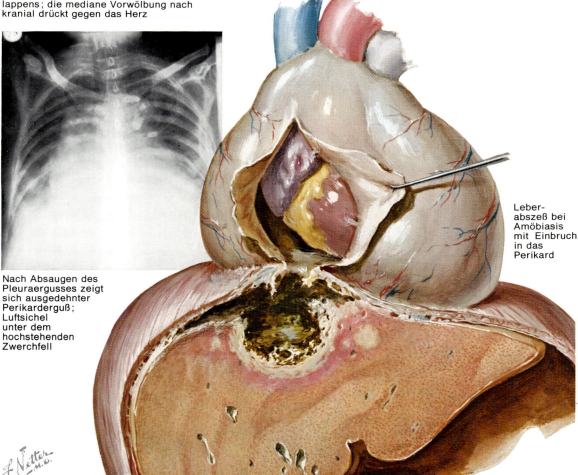

Nach Absaugen des Pleuraergusses zeigt sich ausgedehnter Perikarderguß; Luftsichel unter dem hochstehenden Zwerchfell

Leberabszeß bei Amöbiasis mit Einbruch in das Perikard

Echinokokkose

Selbst in endemischen Gebieten ist bei Echinokokkosen das Herz nur selten beteiligt. Die primäre Myokardbeteiligung liegt bei Echinokokken beim Menschen unter 2%. Der mit 6 Haken versehene Parasitenembryo bohrt sich durch die Magen- und Darmschleimhaut, gelangt in den Pfortaderkreislauf, zieht durch das Kapillarbett der Leber und der Lunge in den Koronarkreislauf und erreicht so das Myokard. Er kann sich an jeder Stelle des *Herzmuskels* festsetzen und eine Echinokokkuszyste bilden. Meist bevorzugt er jedoch die *Wandung der Ventrikel.* Der linke Ventrikel wird aufgrund seines Gefäßreichtums häufiger besiedelt. Im Myokard bildet sich eine Echinokokkusblase, die von einer Faser*kapsel* (Adventitia) umgeben ist. Mit zunehmender Größe ragt die Blase in eine Herzkammer und/oder den Perikardraum. Der größere und prominentere Blasenteil ist in der Regel gegen das Perikard gerichtet.

Bei der primärkardialen Echinokokkose besteht meist eine solitäre, langsam wachsende Echinokokkusblase. Mitunter bilden sich jedoch mehrere Blasen, und in Ausnahmefällen liegt eine *multiple* Blasenverteilung vor. Solitäre Blasen enthalten in der Regel Bruchstücke der rupturierten Mutterblase, eine Vielzahl – oft Hunderte – von intakten und rupturierten Tochterblasen unterschiedlicher Größe sowie Hydatidenwasser.

Die Rupturierung der Echinokokkenblasen wird durch die ständige Belastung bei der Herztätigkeit erheblich gefördert. Rupturierte Blasen zerfallen; ihr Inhalt wird käsig verdickt. In der Blasenwand lagert sich mitunter Kalk ein.

Während des progredienten Wachstums der Blase können verheerende Komplikationen auftreten. Zum Beispiel können Echinokokkusblasen in eine Herzkammer oder in den Perikardraum einbrechen. Dabei tritt oft plötzlich infolge eines anaphylaktischen Schocks oder der Aussaat von Echinokokkusemboli in das Gehirn (seltener auch in die Lunge) der Tod ein. Wird die Ruptur überlebt, kommt es zur hämatogenen Aussaat (meist im Zentralnervensystem) von Echinokokken und schließlich zur Bildung von multiplen metastatischen bzw. sekundären Echinokokkusblasen im Gehirn, die meist tödlich endet. Die Ruptur einer Echinokokkusblase in den Perikardraum verursacht eine akute Echinokokkenperikarditis. Durch die Implantation von Brutkapseln und Finnen im Perikard wird eine chronische Echinokokkenperikarditis mit Bindegewebsreaktion und sekundärer Blasenbildung bewirkt.

Klinisch verlaufen unkomplizierte solitäre Zysten kleiner Größe ohne lebende Finnen meist stumm. Mit zunehmender Größe tritt eine atypische, meist sogar unbestimmte *Symptomatik* in Erscheinung, die jedoch keinen Anhaltspunkt für die *Diagnose* liefert. Das Röntgenbild zeigt eine exzentrische Verformung des Herzschattens, die als kreisförmige bis ovale, gut abgegrenzte homogene Verschattung an der Herzsilhouette herausragt. Eine eventuelle Verkalkung tritt bei der *Tomographie* besser zutage. Auf dem *Leuchtschirm* sind an der Verschattung Randpulsationen zu sehen. Die *Elektrokardiographie* gibt brauchbare Hinweise für die Diagnose und die exaktere Lokalisierung der Echinokokkusblase. Sie zeigt öfter eine Myokardischämie sowie Leitungsstörungen an. Die *Angiokardiographie* erweist sich als ergänzende radiologische Untersuchungsmethode als recht brauchbar; die *Herzkatheterisierung* ist hingegen unergiebig. Eine wesentliche Hilfe für die Diagnose bieten die Casoni-Hautprobe und die Weinberg-Ghedini-Reaktion. Die Diagnose kardiale Echinokokkose ergibt sich aufgrund übereinstimmender radiologischer, angiokardiographischer und elektrokardiographischer Befunde, positiver biologischer Reaktionen und Eosinophilie bei in endemischen Gebieten Wohnenden.

Therapeutisch ist die *Entfernung der Blase* anzustreben. In bestimmten Fällen erfolgt die operative Entfernung unter kardiopulmonalem Bypass. Wenn keine Ruptur in eine Herzkammer besteht, ist mit einer Heilung zu rechnen.

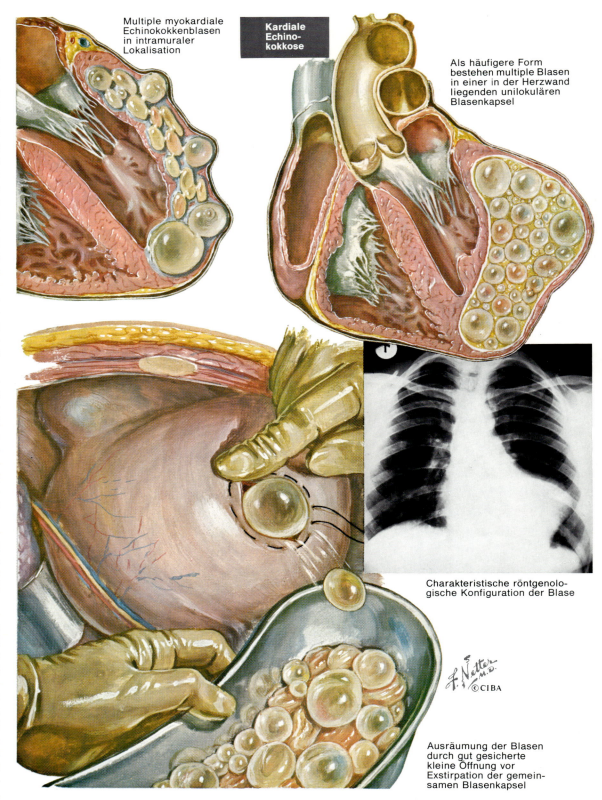

Kardiale Echinokokkose

Multiple myokardiale Echinokokkenblasen in intramuraler Lokalisation

Als häufigere Form bestehen multiple Blasen in einer in der Herzwand liegenden unilokulären Blasenkapsel

Charakteristische röntgenologische Konfiguration der Blase

Ausräumung der Blasen durch gut gesicherte kleine Öffnung vor Exstirpation der gemeinsamen Blasenkapsel

Herztumoren

Myxome

Primäre, im Herzen selbst entstehende Tumoren sind selten. Sie können als Fibrome, Lipome, Angiome und Sarkome vorliegen; in mehr als 50% der beobachteten Fälle handelt es sich jedoch um *Myxome*, die im Endokard des linken (selten des rechten) *Vorhofs* entstehen. Sie treten meist zwischen dem 30. und 60. Lebensjahr und häufiger bei Frauen auf. Meist nehmen sie in der Gegend der Fossa ovalis ihren Ausgang und sind gestielt. Die Myxome werden mitunter nicht größer als eine Bohne, können aber auch zu einem großen, glatten, kugelförmigen oder villösen Gebilde wachsen, das die *Vorhöfe vollständig* ausfüllt, das übrige Endo- und Myokard aber verschont. An der Schnittfläche erscheinen Myxome gallertig und zeigen oft fleckig-hämorrhagische Anteile.

Mikroskopisch finden sich bei Vorhofmyxomen große sternförmige Zellen, die in einer myxomatösen, der Wharton-Sulze nicht unähnlichen Grundsubstanz eingebettet sind. Daneben bestehen kollagene und elastische Faseranteile und zahlreiche kleine Blutgefäße. Daher lassen sich die Myxome in Myxofibrome, Elastomyxome oder Fibroangiomyxome unterteilen. Aus den zarten Tumorgefäßen kommt es leicht zu Blutungen, die sich anhand der Eisenablagerungen darstellen lassen. Sekundär entstehen mitunter Wandthrombosen, die organisiert und mit dem umliegenden Endokard verschmolzen sein können. Bei Vorliegen derartiger thrombosierter und organisierter Gebilde ist der Primärtumor meist schwer beurteilbar.

Bei Lokalisation im linken Vorhof stehen *klinisch* Ohnmachtsanfälle bei abruptem Aufstehen im Vordergrund. Sie werden durch Obliteration der Mitralklappe durch den Tumor verursacht. Mitunter fallen periphere Gefäßstörungen auf, die mit trophischen Veränderungen an Nägeln und Haut einhergehen. Tumoren im *linken* Vorhof können wie die Mitralstenose eine chronische passive Lungenstauung auslösen. Bei Lokalisation des Tumors im *rechten* Vorhof kommt es frühzeitig zur Stauung der Bauchorgane. Der Tod kann entweder plötzlich oder als Folge einer chronischen Stauungsinsuffizienz eintreten.

Echokardiographisch ist das Vorhofmyxom gut zu lokalisieren. Vor allem im zweidimensionalen Bild kann die Bewegung des Tumors in bezug auf die Mitralklappen gut beurteilt werden (S. 95). Eine Angiokardiographie ist zur Operationsindikation nur dann nötig, wenn andere Herzerkrankungen, z.B. eine Koronarsklerose, beurteilt oder ausgeschlossen werden müssen.

Da derartige Myxome operabel sind, ist ihre operative Exstirpation am offenen Herzen unter Anwendung eines kardiopulmonalen Bypass indiziert.

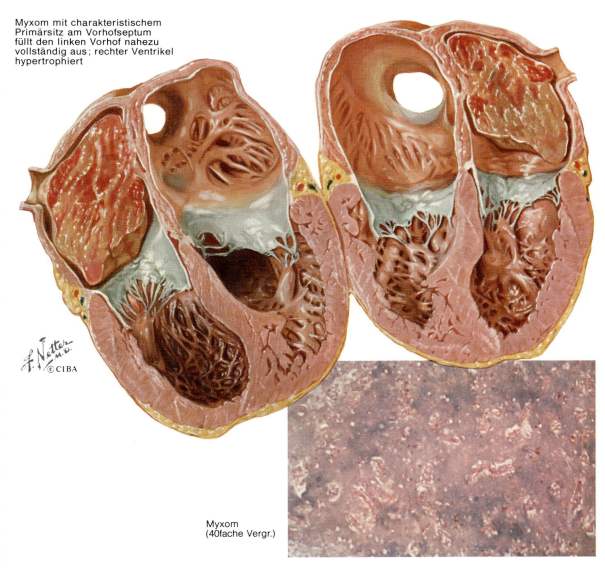

Myxom mit charakteristischem Primärsitz am Vorhofseptum füllt den linken Vorhof nahezu vollständig aus; rechter Ventrikel hypertrophiert

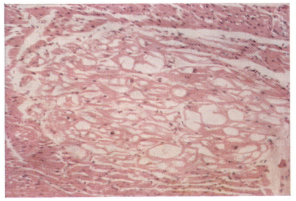

Myxom (40fache Vergr.)

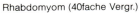

Rhabdomyom (40fache Vergr.)

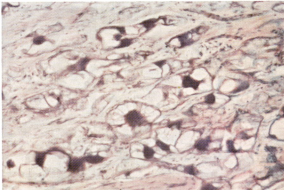

Rhabdomyosarkom (40fache Vergr.)

Rhabdomyome

Bei Rhabdomyomen handelt es sich um eine angeborene, knotige, glykogene Degeneration von Myokardfasern. Sie treten als solitäre oder multiple Knötchen auf und finden sich besonders in den Herzen von Säuglingen und Kindern. Rhabdomyome werden häufig in Zusammenhang mit einer tuberösen Sklerose oder anderen Mißbildungen des Herzens, der Blutgefäße und der Nieren beobachtet. Die Knötchen können mitunter infolge ihrer geringen Größe nur *mikroskopisch* nachgewiesen werden. Gelegentlich erreichen sie jedoch Kastaniengröße.

Rhabdomyome sind umschrieben und vom intakten Myokard gut abgegrenzt. Bisweilen sind sie von einer Kapsel umgeben. Die Rhabdomyomzellen sind unregelmäßig angeordnet und haben annähernd gleich große Kerne. Im Zytoplasma findet sich reichlich *Glykogen*.

Die bösartige Variante des Rhabdomyoms, das Rhabdomyosarkom, wächst invasiv. Es kann in das Lumen der Herzhöhlen eindringen und metastasieren. Im Gegensatz zu den Rhabdomyomen variiert die Zellkerngröße der Rhabdomyosarkome erheblich. Riesenkerne mit großen Nukleiden finden sich neben sog. »spider cells« mit vermindertem, fadenförmigem Zytoplasma. Die freien Zellräume werden von Glykogen ausgefüllt.

Rhabdomyosarkome gelten als Gewebemißbildung infolge einer lokalisierten Störung des Glykogenstoffwechsels. Letzterer liegt ein Enzymdefekt zugrunde. Die *klinische Erscheinungsform* hängt von der Größe und Lokalisation der Tumorknoten ab.

Sekundäre Herztumoren

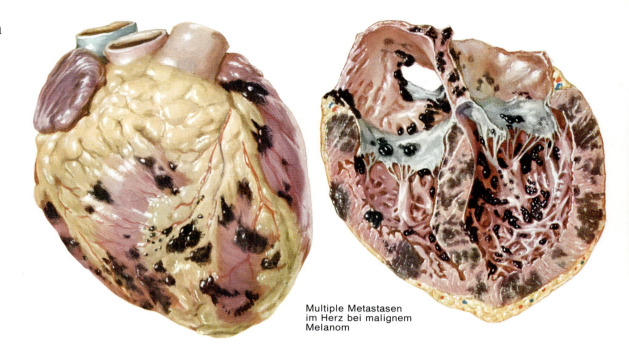

Multiple Metastasen im Herz bei malignem Melanom

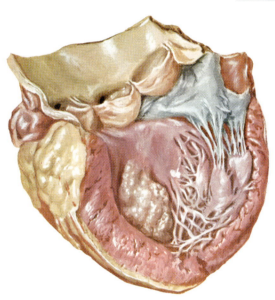

Metastasierung der Herzwand bei Bronchialkarzinom

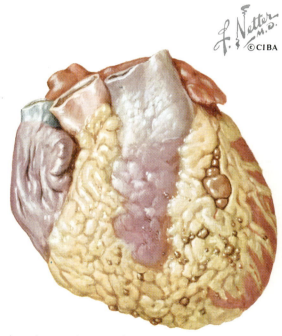

Lymphogene Aussaat eines metastasierenden Bronchialkarzinoms

Sekundäre Herztumoren finden sich in 6% des Obduktionsguts nach malignen Neoplasmen. Metastasen im Herzen werden am häufigsten von *bronchiogenen Karzinomen* gesetzt.

Die Metastasen sind mitunter nur *mikroskopisch* feststellbar, erreichen bisweilen aber eine derartige Ausdehnung, daß die *gesamte Wand* einer Herzkammer oder das gesamte Septum betroffen ist. Die Aussaat von Lungenkarzinomen kann hämatogen oder lymphogen erfolgen. Auch eine direkte Ausbreitung des Tumorgewebes ist möglich. Metastasen werden meist im Perikard und im Myokard gesetzt. Eine Beteiligung des Endokards ist selten zu beobachten.

Neben bronchiogenen Karzinomen kommen auch Mammakarzinome sowie Schilddrüsenkarzinome als Primärtumoren in Betracht. Eine metastatische Besiedlung des Herzens kann jedoch auch bei allen anderen Karzinomarten erfolgen.

Maligne Melanome setzen z.B. in 44% Metastasen im Herzen und im Perikard. Die pigmentierten Melanommetastasen durchziehen mitunter Epikard, Myokard und Endokard.

Selbst bei ausgedehnter Myokardbeteiligung fehlt oft eine *klinische Symptomatik*. Bei der retrospektiven Aufarbeitung klinischer und autoptischer Befunde korrelieren klinische Zeichen und anatomische Veränderungen lediglich in 10%.

Das Herz dekompensiert infolge von Metastasen nur selten. Befallen die sekundären Tumorknoten das Erregungsleitungssystem, kommt es zu *elektrokardiographisch* nachweisbaren AV-Leitungsstörungen. Bei Beteiligung des Perikards tritt eine Einflußstauung entweder infolge eines (mitunter hämorrhagischen) Perikardergusses oder – weniger häufig – infolge der Ummauerung des Herzens durch den Tumor auf.

Wachsen Metastasen in das Ventrikel- oder Vorhofendokard ein, können sie wandständige Thromben verursachen. Im embolischen Material derartiger Thromben finden sich bisweilen Tumorzellen.

Penetrierende Herztraumen

Einteilung und Beurteilung

Penetrierende Herzverletzungen lassen sich in 3 Gruppen einteilen:

1. Großflächige Einrisse oder Einschüsse mit großkalibrigen Waffen. Bei derartigen Traumen tritt fast immer sofort der Tod infolge der raschen und massiven Blutung ein.

2. Kleine Verletzungen, die mit Eispikkeln, Messern oder sonstigen kleinen Gegenständen (Länge mehrere Millimeter bis 2,5 cm) zugefügt wurden. Bei derartigen Traumen wird infolge der Herztamponade der Transport ins Krankenhaus überlebt.

Die Herztamponade kommt durch das Vorhandensein des festen, nicht dehnbaren, fibrösen Herzbeutels zustande, der das Herz und die Abgänge der großen Gefäße umschließt, und ist an sich eine tödliche Komplikation. Gäbe es diesen Beutel allerdings nicht, wäre die Situation bei faktisch allen Herzverletzungen von vornherein hoffnungslos, da es wie bei Verletzungen der extraperikardialen großen Gefäße zu einer massiven Hämorrhagie käme. Durch die Herztamponade wird auf die blutende Herzwand Druck ausgeübt, durch den die Blutung weitgehend in Schranken gehalten wird.

3. Herztraumen mit schweren Begleitverletzungen an Thorax und/oder anderen Körperregionen, die auch ohne Beteiligung des Herzens zum Tod führen können.

Daß penetrierende Herzverletzungen zu den schwersten Traumen zählen, zeigt sich aus einer Studie des Harlem Hospital Center und des gerichtsmedizinischen Instituts der Stadt New York. Daraus geht hervor, daß weniger als 40% der Verletzten mit penetrierenden Herztraumen den Transport ins Krankenhaus überleben. Wenn sie jedoch rechtzeitig ins Krankenhaus gebracht und sofort fachgerecht versorgt werden können, sind die Überlebenschancen mit 80 bis 95% sehr gut.

Bei Herztraumen ist stets daran zu denken, daß der Schweregrad der Verletzung nicht nach dem Zustand des Verletzten bei der Einlieferung ins Krankenhaus beurteilt werden kann. Moribund, ohne *meßbaren Blutdruck* und ohne *fühlbaren Puls* Eingelieferte überleben oft die Operation und werden wieder völlig gesund. Andererseits kommt es immer wieder vor, daß Verletzte in relativ gutem Zustand mit einem Blutdruck über 80 mm Hg und mit mäßigem bis gutem Puls eingeliefert werden und sterben, noch bevor sie in den Operationssaal gebracht werden können. Bei Schwerverletzten muß also die Situation nicht unbedingt hoffnungslos sein; andererseits darf ein klinisch scheinbar stabilisiertes Zustandsbild nicht ohne weiteres als günstiges Zeichen gewertet werden.

Das Herz wird in der überwiegenden Mehrzahl der Fälle durch Stich- oder Schußverletzungen oder durch sonstige penetrierende Gewalteinwirkung betroffen. Stichverletzungen werden meist mit Springmessern mit einer zirka 15 cm langen Klinge zugefügt.

Über die »Gefahrenzonen« am Thorax und die *ungefähre relative Verteilung penetrierender Herztraumen* gibt Tafel 84 (S. 286) Aufschluß. Die Art der Verletzungen variiert und reicht von einfachen Einrissen der Herzwand über (intramurale) Penetrationen ohne Eröffnung der Herzkammer und (intraluminale) Penetrationen mit Eröffnung der Herzkammer bis zur Perforation einer oder mehrerer Herzkammern. In der Mehrzahl der Fälle wird durch die Stich- oder Schußverletzung eine Herzkammer eröffnet. Isolierte Perikardverletzungen ohne Herzbeteiligung finden sich nur selten.

Todesursachen

Tritt der Tod sofort ein, kommen als Ursachen Verbluten, Herzbeuteltamponade oder Schädigung des Erregungsleitungssystems in Betracht.

Zu den Spätursachen zählen Sepsis, massive Hirnembolie mit Infarkt infolge eines Wandthrombus im linken Ventrikel, Herzdekompensation bei Klappen- oder Ventrikelseptumverletzungen und Pericarditis constrictiva.

Herztamponade. Sowohl bei penetrierenden als

(Fortsetzung auf Seite 286)

Penetrierende Herztraumen
(Fortsetzung von Seite 285)

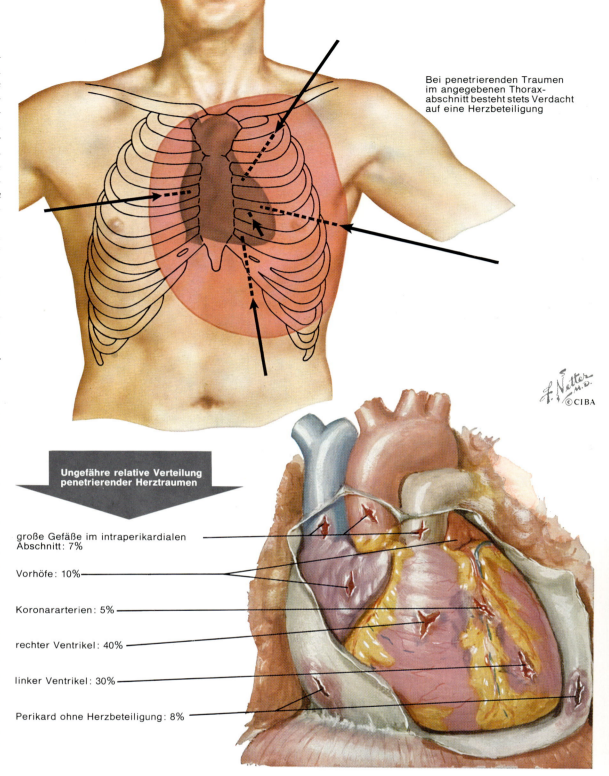

Bei penetrierenden Traumen im angegebenen Thoraxabschnitt besteht stets Verdacht auf eine Herzbeteiligung

Ungefähre relative Verteilung penetrierender Herztraumen

- große Gefäße im intraperikardialen Abschnitt: 7%
- Vorhöfe: 10%
- Koronararterien: 5%
- rechter Ventrikel: 40%
- linker Ventrikel: 30%
- Perikard ohne Herzbeteiligung: 8%

auch bei nichtpenetrierenden Herzverletzungen ist ein akutes Hämoperikard mit Tamponade primäre pathologische Folge. Die Tamponade ist ein zweischneidiges Schwert, ist sie doch zugleich tödlich und lebensrettend. Bis zu einem gewissen Punkt hemmt oder stoppt sie zweifellos eine Blutung aus einer Herzwunde; darüber hinaus führt sie jedoch bei längerem Bestehen unweigerlich zu *schweren Schockbildern, die tödlich verlaufen*, wenn sie nicht prompt behandelt werden.

Die akute Herztamponade greift in dreifacher Hinsicht in das physiologische Geschehen ein:

1. Auf der *venösen Seite* wird der venöse Rückstrom während der Diastole durch den erhöhten intraperikardialen Druck eingeschränkt. Dadurch steigt der enddiastolische Druck im rechten Ventrikel, was auf den rechten Vorhof im Sinne eines *erhöhten zentralen Venendrucks* rückwirkt.

2. Auf der *arteriellen Seite* wird durch die Herzkompression die Auswurfleistung vermindert. Dadurch *sinkt der Blutdruck*, und die Koronarfüllung ist vermindert, was zu Myokardhypoxie und Dekompensation prädisponiert.

3. Im *Körperkreislauf* bewirkt das verminderte Herzzeitvolumen eine generalisierte Vasokonstriktion, wodurch der periphere Gefäßwiderstand steigt. Dadurch bleibt während des Frühstadiums trotz kontinuierlich sinkender Herzleistung und trotz *progredient steigendem Venendruck* (S. 285) der *Blutdruck* mitunter *annähernd normal oder steigt.*

Klinischer Verlauf der Herztamponade. Ein geringes Blutvolumen im Herzbeutel bleibt klinisch unwirksam; wenn es jedoch auf 150 bis 200 ml ansteigt, kommt es meist abrupt zum hochgradigen Schock, da das *Perikard* nicht dehnbar ist. In dieser kritischen Phase entscheiden 10 bis 20 ml oft über Leben und Tod. Manchmal kommt infolge des geringen Blutvolumens im Perikardraum keine nachweisbare Tamponade zustande; in diesem Fall heilen Herz- und Perikardverletzung spontan ab.

Der klinische Verlauf wird letztlich von 3 wichtigen Variablen bestimmt, nämlich Herzverletzung, Perikardverletzung und Hämoperikard.

Diagnostik

Sofern bei jedem Thoraxtrauma an die Möglichkeit einer Herzverletzung gedacht wird, bereitet die Diagnose im allgemeinen keine Schwierigkeiten. Eine Herzbeteiligung ist auch bei Verletzungen in der Oberbauch- und Axillarregion, an der dorsalen Thoraxwand und am Halsansatz in Erwägung zu ziehen. Am leichtesten übersehen werden Herzverletzungen durch Eispickel oder sonstige Gegenstände.

Mitunter kann man einen progredienten Blutdruckanstieg auf mehr als 160 mm Hg über mehrere Stunden beobachten. Im eigenen Krankengut war dies bei 3 Patienten der Fall, bei denen intraoperativ nicht nur eine blutende Herzwunde, sondern auch ein erhebliches Hämoperikard und eine intraperikardiale Thrombosierung festzustellen waren.

Schockbilder, deren Schweregrad sich mit dem Ausmaß der Verletzung und der Hämorrhagie nicht hinlänglich erklären lassen, weisen unbedingt auf ein Herztrauma hin. Mitunter ist ein Minuten bis Stunden dauerndes asymptomatisches Stadium zu beobachten, wonach die Verletzten in tiefen Schock fallen. Dabei läßt sich nicht immer mit Sicherheit feststellen, ob der Schock auf eine Herztamponade oder eine Hämorrhagie zurückzuführen ist.

Der Verdacht auf Tamponade ergibt sich ohne weiteres aus dem Unfallhergang und aufgrund der physikalischen Untersuchung. Als klassische *klinische Zeichen* gelten dumpfe, leise Töne, sinkender oder fehlender arterieller Druck und erhöhter Venendruck. Der Kreislaufkollaps steht meist in keinem Verhältnis zum Blutverlust. Bei persistierender Tamponade erscheinen die *Halsvenen*, besonders die Vv. jugularis externae, *prall gestaut*.

Die *positive Perikardpunktion* ist für die *Diagnose* Hämoperikard beweisend (S. 285).

Meist liegt eine seufzende, tiefe Atmung bei unregelmäßigen Atemexkursionen vor. Dyspnoe, Lufthunger und gesteigertes Durstgefühl sind häufige Beschwerden.

(Fortsetzung auf Seite 287)

Penetrierende Herztraumen
(Fortsetzung von Seite 286)

Röntgenaufnahmen, Durchleuchtung und Venendruckmessungen ergeben zwar wertvolle Hinweise, sind aber nicht unbedingt beweisend. Auf dem *Röntgenbild* zeigt sich meist eine Verbreiterung des Herzschattens; auf dem *Leuchtschirm* erscheinen die Randpulsationen vermindert. Die Röntgenuntersuchung ist allerdings nicht immer zielführend. Sie wird durch die Unruhe des Verletzten erschwert, ergibt aber wichtige differentialdiagnostische Hinweise für den Ausschluß eines Hämo- oder Pneumothorax.

Beweisend ist die *Echokardiographie*. Das Blut im Herzbeutel führt zu einer Auftrennung von viszeralem und parietalem Perikard durch einen echofreien oder echoarmen Raum. Bei großen Flüssigkeitsmengen kann das »swinging heart« beobachtet werden. Aus der Schichtdicke läßt sich weniger auf die Menge der Flüssigkeit schließen als auf die Punktierbarkeit.

Ein erhöhter Venendruck gilt als *pathognomonisch* (S. 285). Bei mäßigen bis hochgradigen intrathorakalen Blutungen kann er allerdings auch innerhalb, ja sogar unter der Norm liegen. Venendruckmessungen sind differentialdiagnostisch zur Unterscheidung zwischen Herztamponade und Hämorrhagie als Schockursache von großer Bedeutung. Ein Körpervenendruck über 12 cm H_2O spricht für eine Tamponade. Bei Druckwerten unter 5 cm H_2O liegt dem Schock eine hochgradige Hämorrhagie zugrunde.

Die *Elektrokardiographie* ist unergiebig, da das elektrokardiographische Bild mitunter noch Stunden nach der Verletzung kaum von der Norm abweicht.

Therapeutische Sofortmaßnahmen

Bei Herztraumen ist eine sofort einsetzende, definitive Versorgung des Verletzten entscheidend. An Sofortmaßnahmen sind 1. Schocktherapie, 2. Perikardpunktion und 3. Thorakotomie mit Perikardiotomie und Verschluß der Herzwunde durchzuführen.

Schocktherapie. Bei Trendelenburg-Lagerung wird sofort Sauerstoff gegeben und rasch Volumenersatzlösungen und/oder Humanalbumin infundiert. Sobald Blut verfügbar ist, wird eine Bluttransfusion angeschlossen.

Wenn sich Blutgruppenbestimmung und Kreuzprobe verzögern, nimmt man eine Blutkonserve der Blutgruppe 0 negativ. Mitunter erweist sich die Autotransfusion als lebensrettend. Sie ist in bestimmten Fällen indiziert, während mit Fremdblut die Kreuzprobe gemacht wird. Bei evtl. notwendiger Sedierung sind Narkotika mit Vorsicht zu geben, da die Unruhe des Verletzten in der Regel auf eine zerebrale Hypoxie zurückzuführen ist und eine zusätzliche Dämpfung der kardiorespiratorischen Zentren tödlich sein kann.

Perikardpunktion. Bei Tamponaden ist eine sofortige Beseitigung des Hämoperikards obligat und erweist sich oft als lebensrettend. Die Perikardpunktion wird vielfach als einzige Behandlungsmethode empfohlen und der Direktverschluß der Ruptur nur dann durchgeführt, wenn 1. die Tamponade selbst durch wiederholte Punktion nicht beseitigt werden kann, 2. nach der Punktion rasch wieder eine Tamponade auftritt und 3. die Hämorrhagie persistiert.

Thorakotomie mit Perikardiotomie und operativem Verschluß der Herzruptur. Wenn bei einem Herztrauma eine persistierende massive Blutung besteht, wird von allen Autoren als obligate Maßnahme eine sofortige Thorakotomie mit Perikardiotomie und direktem Verschluß der Herzwunde angegeben.

Auch Begleittraumen der Lunge sowie der Aa. thoracicae internae, der Interkostalgefäße und der großen Gefäße, die zu Pneumothorax, Hämothorax oder Hämopneumothorax Anlaß geben können, müssen ebenso wie lebensbedrohende Verletzungen herzferner Strukturen mit entsprechenden Sofortmaßnahmen versorgt werden.

Die Wahl des Anästhetikums und der Operationstechnik wird von Fall zu Fall verschieden ausfallen. Bei Koma erübrigt sich zunächst ein Anästhetikum. Bei hochgradiger Hypotonie wird eine Anästhesie mit Ketamin vorgezogen, da es den peripheren Widerstand erhöht.

(Fortsetzung auf Seite 288)

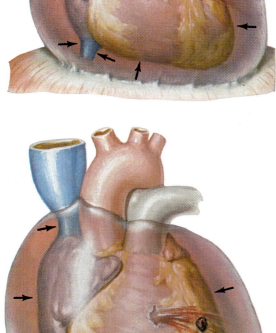

Verlaufsformen penetrierender Herztraumen

Massive Blutung: Bleiben große Myokard- und Perikardverletzungen offen, führt die massive Hämorrhagie meist rasch zum Tod. Ein sofortiger Verschluß kann lebensrettend sein

Akute Tamponade: Bleibt die Myokardwunde offen, während sich die Perikardwunde schließt, kommt es zur Herztamponade, die akut tödlich verläuft, wenn sie nicht rasch durch eine Perikardpunktion beseitigt wird. Die Perikardpunktion kann auch als endgültige Maßnahme wirksam sein, ein Direktverschluß ist jedoch vorzuziehen

Frühzeitige Stabilisierung: Wird die Myokardwunde durch ein Koagulum verschlossen, entsteht ein Hämoperikard unterschiedlichen Ausmaßes, das abpunktiert oder resorbiert werden kann. Dadurch bleibt die Herztätigkeit erhalten, und der Verletzte überlebt

Spättamponade: Nach Stunden, Tagen oder Wochen kann sich das Koagulum losreißen, und es kommt zu einer tödlichen Tamponade. Dieses Ereignis macht verständlich, warum ein sofortiger Direktverschluß anzustreben ist

Penetrierende Herztraumen
(Fortsetzung von Seite 287)

Am besten bewährt sich die Intubationsnarkose mit assistierter Atmung. Sie wird allerdings sehr oft erst eingeleitet, wenn das Perikard bereits eröffnet und die Herzruptur verschlossen ist. Das hat seinen guten Grund: ein Überdruck in den Luftwegen erhöht den intrathorakalen Druck und verstärkt die Herz- und Hohlvenentamponade. Dadurch kann die ohnehin bereits stark verminderte Herzleistung ganz ausfallen.

Operative Maßnahmen: Thorakotomie

Durchführung. Unabhängig von der Lokalisation einer Herzverletzung geht man am besten durch eine mediane Sternotomie zur ausgiebigen Freilegung der intrathorakalen Strukturen in den Thorax ein. Wenn die Zufallsverletzung in der rechten Thoraxhälfte liegt, muß mitunter von der rechten Seite vorgegangen werden.

Trotz des Zeitmangels muß die Operation systematisch nach einer exakt festgelegten Routine rasch, jedoch nicht überstürzt und unter strenger Beachtung operationstechnischer Grundsätze durchgeführt werden.

Die kritischste Phase der Operation wird mit der Dekompression eingeleitet. Gerade in jenem Augenblick, in dem der Herzbeutel eröffnet wird, quillt einem meist unkontrolliert frisches und koaguliertes Blut aus der Herzwunde entgegen und spritzt in alle Richtungen oft bis zur Decke. Daher muß man vor Eröffnen des Perikards stets folgendes bedenken:

1. Eine adäquate Freilegung der intraperikardialen Strukturen durch den *begrenzten* Thorakotomieschnitt ist faktisch unmöglich. Eine Rippenspaltung zur besseren Darstellung des Operationsfelds kann sich bei einem Eingriff, bei dem es auf Sekunden ankommt, als Katastrophe erweisen.

2. Die Operation muß unbedingt nach einem genau festgelegten Plan ausgeführt werden. Aufgabe des Operateurs muß es sein, dafür Sorge zu tragen, daß das erforderliche Instrumentarium (insbesondere *Haken, Kocher-Klemmen, aseptische Spritzen mit Kochsalzlösung* und geeignetes, bereits vorgefädeltes Nahtmaterial) bereitliegt. Darüber hinaus muß jedes Mitglied des Operationsteams wissen, welche Handgriffe zu welchem Zeitpunkt erforderlich sind.

3. Vollblut und Blutersatzpräparate müssen in ausreichender Menge vorhanden sein. Nur dann besteht die Chance, beim Verbluten lebensrettend einzugreifen.

Bei Beachten dieser Grundsätze erscheint das operative Vorgehen selbst bei komplizierten und potentiell tödlichen Situationen einfach und logisch.

Die folgenden 3 Handgriffe entscheiden über Leben und Tod:

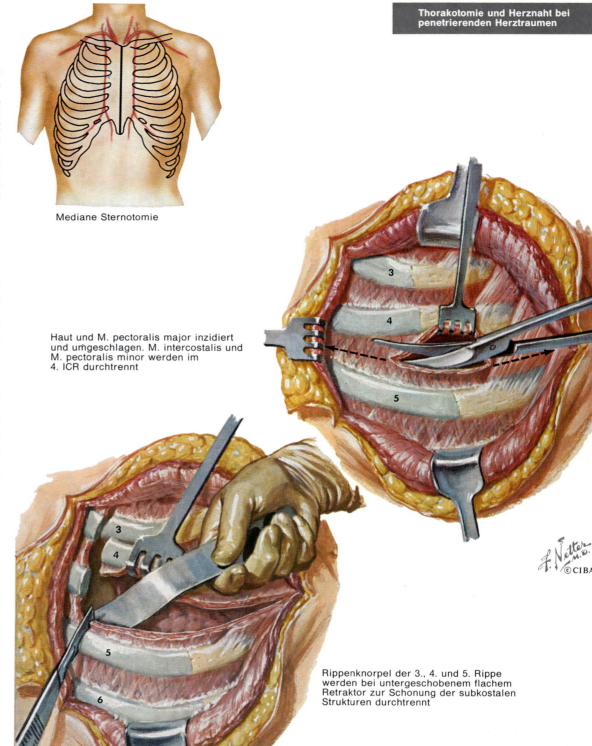

1. Der Zugang zum Thorax erfolgt überwiegend durch die mediane Sternotomie.

2. Der Operateur *faßt das Perikard* mit einer *Kocher-Klemme* und *schlitzt es* in seiner ganzen Länge (vor dem N. phrenicus) vom Ansatz am Zwerchfell bis in den kranialen, die großen Gefäße umschließenden Abschnitt. Die Perikardränder werden mit 2 weiteren Kocher-Klemmen erfaßt. (Im Gegensatz zu Allis-Klemmen gleiten Kocher-Klemmen nicht ab und erlauben daher ein sicheres Fassen der Perikardränder.) Das Perikard wird zur Seite geschlagen, so daß das Herz ganz frei liegt.

3. In dem Augenblick, in dem das Perikard inzidiert wird, spült der zweite Assistent kräftig mit reichlich körperwarmer Kochsalzlösung. Damit wird das Operationsgebiet rasch sauber, und die Blutungsquelle kommt schnell vor Augen. (Absaugen und Tupfen bewähren sich nicht. Eine digitale Exploration ohne Sicht zur Auffindung der Blutungsstelle ist nicht ohne Risiko, da dadurch Rhythmusstörungen bis zum kompletten Herzstillstand ausgelöst werden können.) Durch *Fingerdruck* auf die Wunde kann die *Blutung* dann *unter Kontrolle gebracht werden*.

Die genannten 3 Handgriffe werden in rascher Folge ausgeführt und erfordern meist nur wenige Sekunden. Sobald die Blutung beherrscht ist, nimmt das Herz sofort seine Tätigkeit wieder auf.

Nun kann der Operateur in Ruhe die Situation nochmals beurteilen und das Myokard verschließen.

Der Myokardverschluß erfolgt mit Einzelseidennaht (Nr. 2/0 oder 3/0) an dünnen, atraumatischen

(Fortsetzung auf Seite 289)

Penetrierende Herztraumen
(Fortsetzung von Seite 288)

Bogennadeln. Die Nähte werden unter Fingerkompression gelegt und einzeln verknüpft, bis die Öffnung in der Herzwand vollständig verschlossen ist. U-Nähte mit gekreuztem Zug empfehlen sich zur Blutstillung nicht.

Das Nähen soll tunlichst vom Operator selbst besorgt werden. Wegen der Gefahr einer Wandthrombose ist darauf zu achten, daß das Endokard nicht durchstochen wird.

Mitunter muß der infolge der Hypoxie weich und brüchig gewordene Herzmuskel mit Matratzennähten verschlossen werden. Zur Verstärkung der Naht steppt man für einen sicheren Verschluß kleine Teflonfilzstückchen mit.

Bei Herztraumen in unmittelbarer Nähe eines *Koronargefäßes* wird die Herzwand unter Unterstechung des Gefäßes mit einer Matratzennaht verschlossen, so daß das Gefäß bei der Knotung frei bleibt. Ist ein Koronargefäß mit getroffen, wird ggf. unmittelbar proximal von der Rupturstelle mit Seide Nr. 6/0 oder 7/0 eine Ligatur gelegt.

Bei *Vorhoftraumen* bewährt sich am besten eine atraumatische Klemme. Aber auch Allis-Klemmen eignen sich zum Fassen der Wundränder. Die Öffnung in der Vorhofwand wird mit einzeln geknüpfter oder kontinuierlicher Arteriennaht (Seide Nr. 4/0 oder 5/0) verschlossen.

Bei Einrissen der Aorta oder der anderen *großen Gefäße* wird das Gefäßrohr tangential mit einer Arterienklemme ausgeschaltet und mit einfacher unterbrochener oder kontinuierlicher Arteriennaht (Seide Nr. 5/0) vernäht. Haltefäden (Beck-Methode) zur Darstellung der Hinterseite sind zwar recht brauchbar, aber nicht ohne Risiko; denn sie schneiden leicht durch, und eine operative Nachkorrektur ist oft unerläßlich.

Eine ausreichende Darstellung der Hinterseite des Herzens kann auch durch einfache manuelle Luxation mit gespreizten Fingern erreicht werden. Für massiv quellende Blutungen wird vielfach eine temporäre Ligatur der Hohlvenen empfohlen. Im eigenen Operationsgut war dies bisher nicht erforderlich.

Der Herzbeutel bleibt zur Gewährleistung einer ungehinderten Drainage in die Pleurahöhle links weit offen und wird rechts locker verschlossen, damit Luxation und Strangulation des Herzens ausgeschaltet werden können. In die Pleurahöhle wird ein Katheter eingelegt und an ein Unterdrucksystem angeschlossen. Der Katheter wird 24 bis 48 Stunden später entfernt. Dann wird die Sternotomie mit Drahtschlingen oder Metallbändern verschlossen. Für die postoperative Versorgung gelten die gleichen Grundsätze wie bei anderen Thorakotomien.

Argumente zugunsten der Thorakotomie. Der Wert der Perikardpunktion als endgültiger Maßnahme bei isolierten Herztraumen, bei denen außer Hämoperikard und Tamponade keine Komplikationen bestehen, steht außer jedem Zweifel.

Aus praktischen Erwägungen ist der Autor jedoch überzeugt, daß einer Perikardpunktion als Erstversorgung zur Beseitigung des Hämoperikards mit sofort nachfolgendem operativen Verschluß der Herzwunde gegenüber der rein konservativen Behandlung der Vorzug zu geben ist. Bei akutem Hämoperikard mit Tamponade kann der Patient durch eine präoperative Perikardpunktion über die lebensbedrohliche Schockphase gebracht und bis zur Einleitung der operativen Behandlung am Leben erhalten werden.

Zugunsten der Thorakotomie lassen sich folgende Argumente anführen:

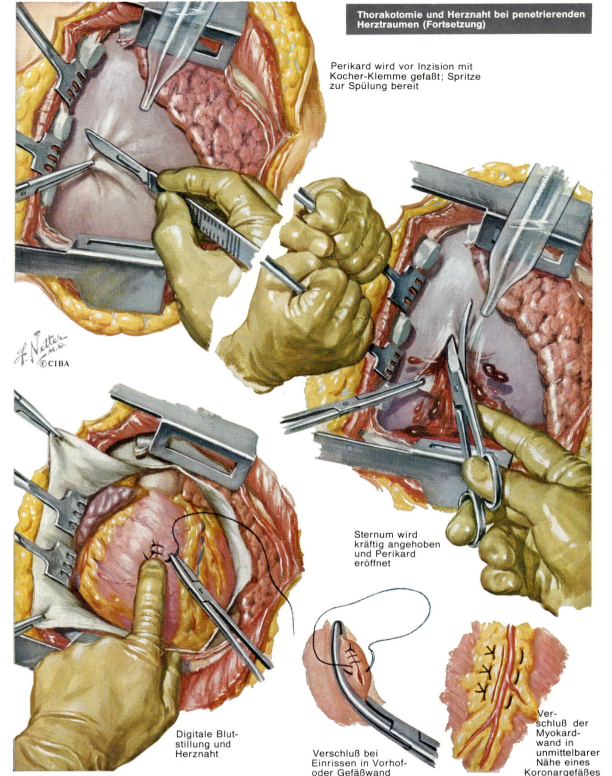

Thorakotomie und Herznaht bei penetrierenden Herztraumen (Fortsetzung)

Perikard wird vor Inzision mit Kocher-Klemme gefaßt; Spritze zur Spülung bereit

Sternum wird kräftig angehoben und Perikard eröffnet

Digitale Blutstillung und Herznaht

Verschluß bei Einrissen in Vorhof- oder Gefäßwand

Verschluß der Myokardwand in unmittelbarer Nähe eines Koronargefäßes

1. Die Blutungsquelle kann exakt lokalisiert werden.
2. Sie erlaubt eine ausreichende Beurteilung der Art der Verletzung.
3. In zirka 50% der Fälle bilden sich große intraperikardiale Thromben. Sie verhindern eine wirksame Beseitigung des Hämoperikards. Darüber hinaus verleitet die negative Punktion oft zu einem unbegründeten Sicherheitsgefühl.
4. In einer nicht unerheblichen Anzahl der Fälle kommt es Stunden, Tage, ja sogar Wochen nach der Verletzung sekundär zu einer Blutung (sekundäres Hämoperikard).
5. Die meist in Rückenlage durchgeführte Perikardpunktion ist zwar technisch einfach, aber nicht ohne Risiko, da dabei der Herzmuskel und die linke Koronararterie durchstochen werden können.
6. Die unvollständige Entleerung des Perikardraums kann zu chronischem Perikarderguß oder Pericarditis adhaesiva oder constrictiva führen.
7. An der epikardialen Öffnung kann ein traumatisches Ventrikelaneurysma entstehen. Traumatische Aneurysmen an einem Koronargefäß können rupturieren.
8. Bei guter Reaktion auf die Perikardpunktion werden Herztraumen meist überlebt. Bei schlechter oder ausbleibender Reaktion tritt entweder überhaupt der Tod ein, oder es muß erst recht zur Thorakotomie als letztmöglicher Maßnahme Zuflucht genommen werden. In diesem Sinn ist die Perikardpunktion also nicht als gesicherte therapeutische Maßnahme, sondern im besten Fall als Versuchsballon aufzufassen.

Als wirksamste Therapie bietet sich daher ohne Zweifel die Thorakotomie mit Perikardiotomie und Direktverschluß der Herzwunde an. Eine Perikardpunktion als endgültige Maßnahme mag in Sonderfällen ihre Berechtigung haben. Sie kann jedoch nicht generell empfohlen werden.

Nichtpenetrierende Herztraumen

Contusio cordis

Ätiologie. Obduktionsbefunde, experimentelle Ergebnisse und die in den letzten Jahren immer häufiger gestellte klinische Diagnose weisen die Contusio cordis nicht nur als häufigstes, sondern auch als primäres Trauma bei *stumpfer Gewalteinwirkung auf das Herz* aus. Sie findet sich bei Stürzen aus großer Höhe (Beschleunigungskraft), als Begleiterscheinung bei Gewalteinwirkung auf Abdomen und Extremitäten, deren Druck-Stoß-Wirkung intravaskulär in das Herz fortgeleitet wird und indirekt zum Herztrauma führt, bei Bauch- oder Thoraxdurchschüssen und bei Explosionen und Detonationen. In letzterem Fall entsteht eine Druckwelle, deren Kraft Herzgewebe schädigen kann.

Häufigste Ursache ist eine direkt auf das Präkordium einwirkende Gewalt durch Schlag oder Stoß mit einem festen, stumpfen Gegenstand. Dazu kommt es z.B. bei Autounfällen, bei denen der Brustkorb durch plötzliches Abbremsen des Fahrzeugs *(Bremskraft)* gegen das *Lenkrad* geschleudert wird. Auffallend ist dabei das häufige Fehlen von Rippen- und Brustbeinfrakturen und Perikardeinrissen.

Pathologie. Bei Contusio cordis finden sich in der Herzwand entweder diskrete oder herdförmig verteilte *Hämorrhagien.* Sie gehen offenbar meist vom Endokard aus und reichen von petechiaalen Blutungen im *subendokardialen Bereich, im wandständigen Bereich und an den Klappen* bis zum Vollbild der Hämorrhagie, die entweder subendokardial begrenzt bleiben oder sich durch die Interstitien über den ganzen Herzmuskel bis ins *Epikard* ausbreiten kann. Intramurale Formen sind ebenso bekannt wie Einrisse an der Endo- und Epikardfläche, welche zur Endokard- und Wandthrombenbildung und zu akutem *Hämoperikard* prädisponieren. Bei der Contusio cordis kommt es auch zur *Schädigung des Myokards*, die von harmlosen Quetschungen bis zu *Ruptur und Auseinandertreten von Muskelfasern* und zum vollständigen Untergang des betroffenen Myokardbezirks reichen kann. Eine Gefäßschädigung bleibt meist auf das Kapillarbett beschränkt; kleine Arterien und Koronarästchen werden in der Regel verschont.

Auf einen ursächlichen Zusammenhang zwischen stumpfen Herztraumen und Koronarsklerosen ist wiederholt hingewiesen worden. Allgemein neigt man jedoch der Meinung zu, daß dieser bestenfalls bei atheromatös vorgeschädigten Gefäßen gegeben ist. Bei intaktem Perikard tritt in mehr als 50% der Fälle (meist während der zweiten Woche) ein Perikarderguß auf. Fibrinöse Reaktionen verursachen mitunter Schmerzen, ein Reibegeräusch und eine Verklebung des betroffenen Bezirks mit dem Perikard. Bei gravierenden stumpfen Herztraumen ist in weiterer Folge mit fortschreitender Myokarddegeneration und -nekrose zu rechnen, die 1. zur *Spätruptur* und 2. *zur Vernarbung* (Fibrose) und Gewebeschwäche führen können. In den betroffenen Bezirken besteht unter Einwirkung

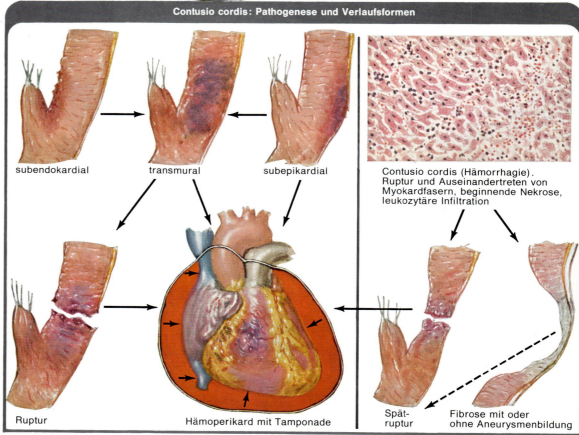

des intermittierenden intrakardialen Drucks eine erhöhte Neigung zur *Aneurysmenbildung*.

Klinik und Diagnose. Die Contusio cordis wird sowohl medizinisch als auch rechtlich als eigenständiges Krankheitsbild anerkannt.

Ihre *Diagnose* erfolgt aufgrund 1. der Anamnese, 2. der klinischen Befunde und 3. der elektrokardiographischen und Laborbefunde.

Die *Schmerzsymptomatik* setzt entweder sofort ein oder bis zu 24 Stunden, gelegentlich sogar erst Tage später. Der als retrosternal oder anginös beschriebene Schmerz hat Ähnlichkeit mit der Schmerzsymptomatik bei Koronarthrombosen. Er ist nitroglyzerinrefraktär und spricht auf Sauerstoff an.

An *funktionellen Störungen* sind Tachykardie (meist anfallsartig) und – selten – Bradykardie vorhanden. Supraventrikuläre Arrhythmien manifestieren sich als Extrasystolen, Vorhofflattern und -flimmern. Pendelrhythmen weisen auf eine Herzvergrößerung hin und zeigen sich anhand des erhöhten Venendrucks und des sinkenden arteriellen Drucks. Diese Zeichen sprechen auch für eine *Herztamponade*.

Die *elektrokardiographischen Befunde* bieten ein vielfältiges Bild und weisen u.a. auch auf eine Störung der Erregungsleitung hin. Am deutlichsten verändert sind die Kammerkomplexe, die ST-Strecke und die T-Welle (erhöhte Amplitude). Rhythmusstörungen und EKG-Veränderungen werden zweifellos weitgehend von der Lokalisation der Verletzung bestimmt.

Die *Laborbefunde* sind meist unergiebig. Liegt außer der Kontusion keine Verletzung vor, liefert die Enzymdiagnostik (Erhöhung von SGOT, LDH und anderen Enzymen) brauchbare Hinweise.

(Fortsetzung auf Seite 291)

Nichtpenetrierende Herztraumen

(Fortsetzung von Seite 290)

Herzruptur

Die Ruptur einer oder mehrerer Herzkammern verläuft fast durchweg, mit nur wenigen Ausnahmen, akut tödlich. Interessanterweise fehlen am elastischen Brustkorb Jugendlicher bei Herzrupturen infolge einer Druck-Stoß-Wirkung nicht selten Rippenfrakturen und Weichteilverletzungen. BRIGHT u. BECK (1935) gelangten zu dem Schluß, daß bei zirka 30 Verletzten, die den Unfall länger als 1 Stunde überlebten, ein chirurgischer Eingriff lebensrettend gewesen wäre, da das Ausmaß der Verletzungen eine operative Versorgung erlaubt hätte. In der amerikanischen Literatur finden sich zwei erfolgreich operierte Herzrupturen, ein Fall von DESFORGES u. Mitarb. (1955) und einer von BOGEDAIN u. Mitarb. (1966).

Ventrikelseptumruptur

Ätiologie und Pathologie. Isolierte Ventrikelseptumdefekte kommen selten vor. Bei einer Septumruptur können sie entweder sofort oder bald nach dem Unfall auftreten. Häufiger sind sie jedoch Folge einer *Myokardkontusion* im Septumbereich und manifestieren sich erst ab der zweiten Woche nach dem Unfalleintritt. Ursächlich stehen Schlag- und Stoßverletzungen durch Aufprallen an das Lenkrad gegenwärtig an erster Stelle. Nach BRIGHT u. BECK (1935) besteht am Ende der Diastole bei maximaler *Ventrikelfüllung* und geschlossener Trikuspidal- und Mitralklappe die größte Gefahr einer Septumruptur oder -kontusion.

Bis sich kontusionsbedingte Durchbrüche klar abzeichnen, ihre endgültige Größe und anatomische Form gewinnen und gegenüber dem intakten Myokard durch Narbengewebe abgegrenzt werden, vergeht einige Zeit. Ist der umliegende Muskelbezirk infolge der Verletzung stark geschädigt, erreicht der Defekt infolge der progredienten Nekrose mitunter eine mit dem Leben nicht mehr vereinbare Ausdehnung. Bei der Obduktion finden sich unterschiedliche Formen mit unregelmäßiger Konfiguration, Aussackungen und bisweilen sogar mit multiplen Durchbrüchen.

Diagnose. Die Diagnose wird aufgrund 1. der Anamnese, 2. eines holosystolischen Geräuschs mit Schwirren parasternal im 4. oder 5. ICR und 3. einer (nicht immer nachweisbaren) Kontusionsverletzung unmittelbar über der Herzspitze gestellt. Wichtige Hinweise liefert die Rechtsherzkatheterisierung zur Beurteilung der Strömungsverhältnisse anhand der Drücke und der Sauerstoffsättigung im rechten Ventrikel, in der Pulmonalarterie und der oberen Hohlvene. Eine retrograde Füllung des linken Ventrikels gibt oft über kombinierte Klappendefekte Aufschluß. Symptomatik und Verlauf werden in erster Linie vom Shunt-Volumen in den rechten Ventrikel und den Lungenkreislauf bestimmt. Entscheidend ist das Ausmaß des resultierenden Lungengefäßwiderstands.

Therapie. Unter extrakorporalem Kreislauf (EKK) wird der Defekt operativ korrigiert.

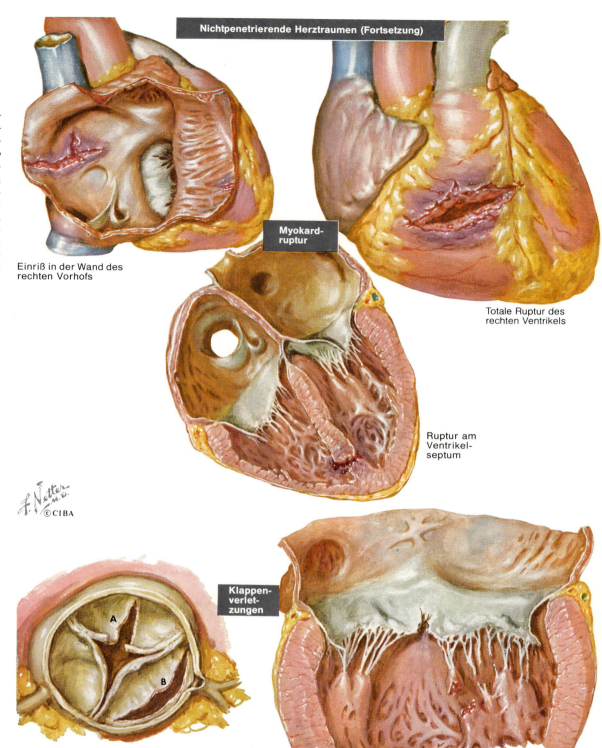

Einriß in der Wand des rechten Vorhofs

Totale Ruptur des rechten Ventrikels

Ruptur am Ventrikelseptum

Ruptur der Aortenklappe an einer Klappentasche (A) und am Ansatz der Klappentasche am Klappenring (B)

Ruptur der Sehnenfäden und/oder der Papillarmuskeln, selten der Klappensegel

Klappentraumen

Autoptisch lassen sich nach stumpfen Herztraumen Endotheleinrisse, Blutungen in die Klappensegel und Rupturen derselben nachweisen. Darunter stehen Rupturen zahlenmäßig an erster Stelle. Sie entstehen durch Stoßwirkung auf das Präkordium, durch indirekte Gewalteinwirkung und durch die Sprengwirkung des Bluts bei intensiver oder exzessiver körperlicher Belastung, welche sich fast ausschließlich auf die Aortenklappe auswirkt (besonders bei Hypertonikern mit arteriosklerotischen Vorschädigungen). Zur Ruptur kommt es während der stärksten Druckbelastung einer Klappe im Verlauf der Herzaktion: an der Aortenklappe also am Ende der Systole, an Mitral- und Trikuspidalklappe am Beginn der Ventrikelsystole.

An der *Aortenklappe* treten Risse entweder an den *Klappentaschen* oder *deren Ansatz am Klappenring* auf. An der Mitral- und der Trikuspidalklappe sind meist die *Sehnenfäden*, die *Papillarmuskeln* und *(selten) die Klappensegel* betroffen.

In der Mehrzahl der Fälle liegt eine Vorschädigung der Klappe durch akute entzündliche Prozesse, Reste einer bakteriellen Endokarditis, Valvulitis oder Arteriosklerose vor. Die Klappenruptur bewirkt eine Insuffizienz des betroffenen Klappenapparats, die jedoch nicht immer akut tödlich verläuft. Sobald sich das Zustandsbild stabilisiert, sind die dem jeweiligen Klappendefekt entsprechenden physikalischen Befunde erhebbar, und die Situation kann mit Hilfe der Herzkatheterisierung und der Angiokardiographie abgeklärt werden. Therapeutisch besteht heute die Möglichkeit einer Defektkorrektur oder eines Klappenersatzes unter EKK.

Perikarderkrankungen

Zugrundeliegende Krankheitsprozesse

Eine Perikardbeteiligung kann bei vielen verschiedenen Krankheitsprozessen vorliegen, wie aus der Einteilung der Perikarderkrankungen nach WOLFF u. WOLFF zu entnehmen ist (Ann. Rev. Med. 16 [1965] 22, mit Genehmigung des Verlages und der Autoren).

I. Fibrinöse bzw. »trockene« Perikarditis (einschließlich Hämoperikard mit merklicher Ergußbildung)
  A. Infektionen
    1. Bakterien: zahlreiche Erreger, darunter Pneumokokken, Streptokokken, Staphylokokken, Meningokokken sowie im Zusammenhang mit Typhus, Tuberkulose, Brucellose, Bakterienruhr, Melioidose, Salmonelleninfektion, Pest, Tularämie und subakuter bakterieller Endokarditis
    2. Viren: Coxsackie-, Influenza-, ECHO-Viren, Varizellen, Mumps, Lymphogranuloma inguinale
    3. Rickettsien: Q-Fieber, Fleckfieber, Marseille-Fieber
    4. Protozoen: Amöbiasis, Chagas-Krankheit, Toxoplasmose
    5. Pilze: Aktinomykose, Histoplasmose, Blastomykose, Kokzidioidomykose
    6. Helminthen: Echinokokkose, Drakunkulose
    7. Sonstige: Yaws (Frambösie), infektiöse Mononukleose, primäre atypische Pneumonie
  B. Traumen
    1. Direkt
      a) Penetrierende Verletzungen Stichverletzungen, Fremdkörper, Sternalpunktion
      b) Perforation der Herzwand während der Rechtsherzkatheterisierung
      c) Operative Perikardiotomie (Postperikardiotomiesyndrom)
      d) Strahleneinwirkung
      e) Stromverletzungen
    2. Indirekt
      Nichtpenetrierende Thoraxtraumen
  C. Neoplasmen: Mesotheliome, Retikulumzellsarkome, Angiomatose, Hämangioperizytom, Thymom, Leukämie, Morbus Hodgkin, Lymphoblastom, metastatisches Karzinom, Teratokarzinom
  D. Arzneimittelallergien: Hydralazin, Phenylbutazon, Tetrazyklin, Streptomyzin, Methylthiouracil, Chinidin, Antikoagulantien
  E. Bindegewebsaffektionen
    1. akutes rheumatisches Fieber
    2. Lupus erythematodes disseminatus
    3. primär-chronische Polyarthritis, Reiter-Syndrom
  F. Allergien und Autoimmunkrankheiten
    1. Serumkrankheit
    2. Postmyokardinfarktsyndrom?
    3. Perikarditisrezidive, unabhängig von der Ätiologie des primären Schubs?
    4. nach thorakalen und extrathorakalen Operationen?
    5. Varizellen-, Tetanus- und Diphtherieimmunisierung
  G. Myokardinfarkt
  H. Aortendissektion und Ruptur luetischer oder mykotischer Aneurysmen
  I. Stoffwechselkrankheiten
    1. Azotämie
    2. Hämochromatose
    3. Gicht
  J. Sonstiges
    1. akute fettige Nekrose des Perikards
    2. Sarkoidose
    3. Riesenzellarteriitis
    4. Polyserositis
    5. Blutdyskrasien
    6. Lungeninfiltration und Eosinophiliesyndrom
    7. nekrotisierende Angiitis

II. Perikarderguß
  A. kann bei fast allen bisher genannten Krankheitsbildern auftreten
  B. Stauungsinsuffizienz
  C. Myxödem
  D. Cholesterinperikarditis
  E. Chyloperikard
  F. Anämie
  G. Sklerodermie
  H. Drainage des Ductus thoracicus in das Perikard
  I. chronische Perikarditis mit Ergußbildung
  J. Endomyokardfibrose

III. Pericarditis constrictiva unterschiedlicher Ätiologie, meist bei Tuberkulose

IV. Angeborene Perikarderkrankungen
  A. partielles oder vollständiges Fehlen
  B. chronischer Erguß bei angeborenen Herzkrankheiten
  C. bei hypoplastischer Anämie und Thalassämie (Cooley)
  D. bei Friedreich-Ataxie
  E. bronchogene Zysten
  F. Hygrom

(Fortsetzung auf Seite 293)

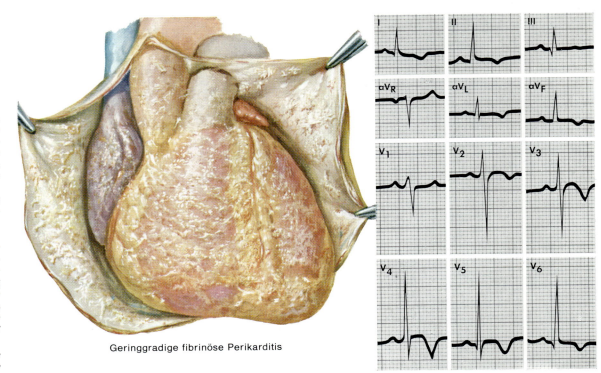

Geringgradige fibrinöse Perikarditis

Charakteristische EKG-Veränderungen: Negativierung der T-Welle in allen Ableitungen mit Ausnahme von aVR und V_1; Isoelektrische in III*

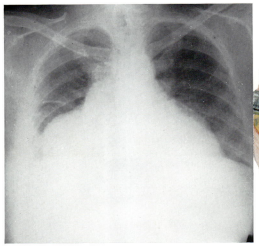

Perikarderguß (rechtsseitig gekammert)*

Perikarderguß; Perikardfensterung und Biopsie durch Inzision im linken 5. ICR

Perikarderkrankungen
(Fortsetzung von Seite 292)

Die *akute Perikarditis* kann als Pericarditis fibrinosa (sicca), serofibrinosa, purulenta oder haemorrhagica vorliegen. Die *fibrinöse Form* (s. auch S. 200) findet sich in der Regel bei rheumatischem Fieber, als gutartige unspezifische Perikardbeteiligung (S. 212) oder bei Virusinfekten.

Die *Pericarditis purulenta* kommt meist bei bakteriellen Infekten durch Pneumokokken, Staphylokokken oder Streptokokken vor. Die von Blutungen in das Perikard zu unterscheidende *hämorrhagische Form* tritt im Zusammenhang mit malignen Neoplasmen oder Traumen mit Beteiligung des Perikards auf. Nach dem akuten Stadium entwickelt sich meist eine *Pericarditis adhaesiva* (s. auch S. 202 und 294). Diese ist nach fibrinösen oder serofibrinösen Perikarditiden selten und findet sich eher im Zusammenhang mit der eitrigen oder hämorrhagischen Form. Zur chronischen adhäsiven Perikarditis kommt es auch bei *tuberkulöser* Ätiologie mit Verdickung des Perikards. Sie führt mitunter zur Verengung der Ein- und/oder Ausflußbahn des Herzens und erfordert in der Regel eine operative Behandlung.

Die Häufigkeit der öfter vorkommenden akuten Perikarditiden gibt REEVES (1953) (Amer. J. med. Sci. 34 [1953] 255) wie folgt an:

rheumatische Perikarditis	40,6%
bakterielle Perikarditis	19,8%
tuberkulöse Perikarditis	7,3%
gutartige unspezifische Form	10,4%
urämische Perikarditis	11,5%
neoplastische Perikarditis	3,1%
Perikarditis bei Kollagenkrankheiten	2,1%

Perikarditiden, insbesondere die als unspezifisch bezeichnete Form, rezidivieren nicht selten. Mitunter gelingt bei sorgfältiger Suche auch der Nachweis eines Virus. Meist liegt jedoch keine Virusinfektion zugrunde, sondern eine Autoimmunreaktion, da Rezidive in derartigen Fällen mit einer Steroidtherapie positiv beeinflußt werden können.

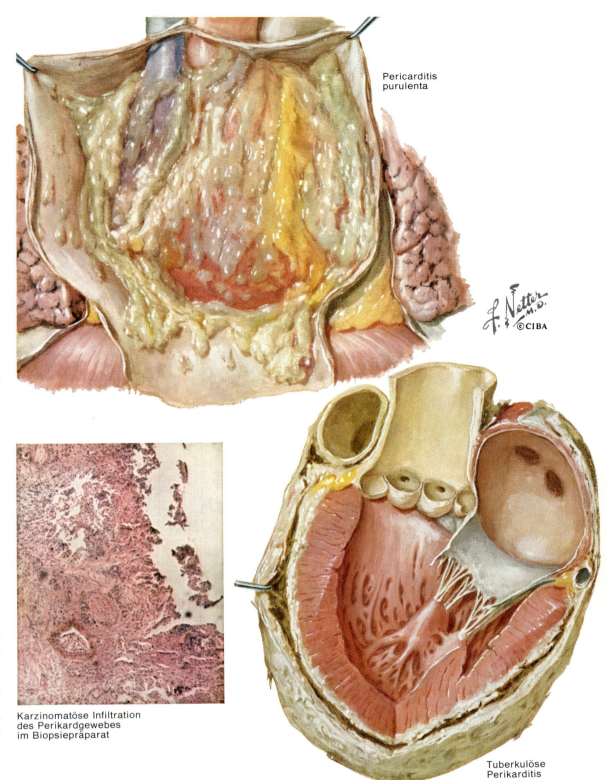

Pericarditis purulenta

Karzinomatöse Infiltration des Perikardgewebes im Biopsiepräparat

Tuberkulöse Perikarditis

Akute Perikarditis

Klinik. Zunächst stehen meist starke Brustschmerzen im Vordergrund. Mitunter ist der Schmerz allerdings von geringer Intensität oder fehlt überhaupt, besonders wenn es früh zum *Perikarderguß* kommt. Der Schmerz wird meist als substernal beschrieben und strahlt in die linke Schulter, den linken Arm oder in den Hals aus. Er zeigt große Ähnlichkeit mit dem Schmerzgefühl bei beginnendem akutem Myokardinfarkt, wodurch die Diagnose erschwert wird. Bei Beteiligung der Pleura nimmt die Schmerzintensität bei tiefer Inspiration zu.

Mit der Ergußbildung tritt die Dyspnoe in den Vordergrund. Sie ist wahrscheinlich auf die mechanische Kompression der Lunge zurückzuführen, wovon nicht nur die Alveolen, sondern auch die kleineren Bronchienäste betroffen sind.

Die Begleitsymptome hängen jeweils von der Grundkrankheit ab. Bei akut entzündlichen Prozessen wird meist über Schüttelfrost, Fieber und Schweißausbrüche geklagt.

Diagnose. Führendes physikalisches Zeichen ist das perikarditische Reibegeräusch. Sein Maximum liegt meist linkssternal und ist gut lokalisierbar. Es hat kratzenden bis schabenden Charakter und vermittelt den Eindruck, als entstünde es näher am Ohr als andere Herztöne und -geräusche. Bei Perikarditiden infolge entzündlicher Prozesse oder nach Myokardinfarkten ist das Perikardreiben oft nur kurze Zeit hörbar; bei neoplastischer Perikardbeteiligung ist es hingegen konstant vorhanden. Das Reibegeräusch ist selbst bei massiven Ergüssen mit einem Perikardinhalt bis zu 1 Liter noch zu hören, da die Ergußflüssigkeit sich in den lateralen und kaudalen Perikardabschnitten ansammelt und die Basis frei läßt.

Bei massiven Ergüssen erscheinen die Herztöne abgeschwächt; die Herzdämpfung ist perkutorisch verbreitert. Bei Bronchialatmung findet sich unter dem linken Schulterblattwinkel eine Dämpfung (Ewart-Zeichen). Der Erguß erreicht mitunter Ausmaße, die die Herzfunktion beeinträchtigen (Herztamponade) (S. 285). Der Venendruck steigt, ebenso die Herzfrequenz. Der Puls wird klein, wobei die Blutdruckamplitude während des Inspiriums um

(Fortsetzung auf Seite 294)

Perikarderkrankungen

(Fortsetzung von Seite 293)

20 mm Hg abnehmen kann (paradoxer Puls).

Ob es im Verlauf einer Perikarditis zu einer Tamponade kommt oder nicht, hängt weitgehend davon ab, wie rasch sich der Erguß bildet. Bei kleinen, rasch einfließenden Ergüssen muß mit einer Tamponade gerechnet werden. Bei ausgedehnten Ergüssen, die sich langsam im Laufe mehrerer Wochen ansammeln, z.B. bei tuberkulöser Ursache, bleibt die Tamponade meist aus.

Der Perikarderguß läßt sich röntgenologisch, besonders in *Serienaufnahmen des Thorax*, nachweisen. Das Ergußvolumen muß allerdings zumindest 250 ml betragen, da erst ab diesem Wert der Herzschatten erheblich verändert erscheint und eine definitive Diagnose erlaubt. Je nach dem Ergußvolumen nimmt das Herz eine Birnen- oder Bocksbeutelform an.

Von der *Elektrokardiographie* (S.292) ist besonders in der Differentialdiagnose zum Ausschluß eines akuten Myokardinfarkts ein wichtiger Hinweis zu erwarten. Bei Perikardergüssen ist die ST-Strecke in allen 3 Standardableitungen gehoben, beim Myokardinfarkt je nach der Infarktlokalisation entweder nur in Ableitung I oder in den Ableitungen II und III. Die für Myokardinfarkte typische Hebung von ST in Ableitung I bei ST-Senkung in Ableitung III fehlt bei der Perikarditis. Auch die Form des ST-T-Abschnitts unterscheidet sich vom Myokardinfarktbild. Bei Perikarditis findet sich eine konkave ST-Überhöhung; beim Myokardinfarkt ist die Überhöhung konvex. Nach einigen Tagen erscheinen die *T-Wellen* abgeflacht und werden später *negativ*. Bei Ergußbildung ist in QRS mitunter eine Niederspannung nachweisbar.

EKG-Veränderungen finden sich bei Perimyokarditis auch ohne Erguß. Ob ein Erguß vorliegt, läßt sich am zuverlässigsten mit der Echokardiographie, weit unter der für eine Röntgendiagnose notwendigen Menge, nachweisen.

Pericarditis purulenta

Die Pericarditis purulenta ist oft im Ablauf der Grundkrankheit, deren Teilaspekt sie ist, schwer faßbar. Elektrokardiographische Zeichen einer Perikardbeteiligung oder der röntgenologische oder echokardiographische Nachweis eines Perikardergusses lassen jedoch eine Perikarditis vermuten. *Klinisch* weist ein perikarditisches Reiben den Weg.

Therapeutisch sind Antibiotika und eine möglichst früh durchzuführende *Perikardiotomie zur Drainage* angezeigt, die bei rechtzeitigem Einsetzen die nahezu bei 100% liegende Mortalität entscheidend zu senken vermögen. Es läßt sich auch ein Katheter nach der Seldinger-Methode einlegen und zur Drainage und Spülung benutzen.

Tuberkulöse Perikarditis

Sie tritt als Komplikation bei Ausbreitung eines tuberkulösen Prozesses aus den angrenzenden Lungenabschnitten oder Lymphknoten auf. Am Beginn steht die fibrinöse Reaktion, mit oder ohne Ergußbildung, im Vordergrund. Später kommt es infolge von Tuberkelbildung, Verkäsung und Fibrosierung zur Verdickung des Herzbeutels. Das verdickte, *verschwartete Perikard* gewinnt ein zottiges Aussehen. Eine Konstriktion (*Pericarditis constrictiva*) tritt entweder in diesem Stadium oder später durch *Verkalkung* ein. Im Frühstadium, vor Zustandekommen einer Konstriktion, erfolgt die Behandlung konservativ mit Tuberkulostatika. Konstriktionen erfordern zusätzlich eine operative Behandlung.

Unspezifische Perikarditis

Bei dieser *rezidivierenden Form*, die bei Autoimmunreaktionen, nach Kommissurotomien und Myokardinfarkten auftritt, bewähren sich therapeutisch Steroide. Sie unterdrücken jedoch lediglich die Symptome und müssen daher über lange Zeiträume gegeben werden.

Bei Perikardergüssen ist eine Punktion nur bei drohender Tamponade oder – diagnostisch – bei Verdacht auf eine Malignität erforderlich. Die unspezifische Perikarditis wird heute häufig *operativ* durch *Perikardfensterung* behandelt, wobei gleichzeitig eine Biopsie gemacht und ggf. eine Drainage in die linke Pleurahöhle durchgeführt werden kann. Damit wird erreicht, daß die Ergußflüssigkeit in die linke Pleurahöhle abfließt, wo sie resorbiert wird.

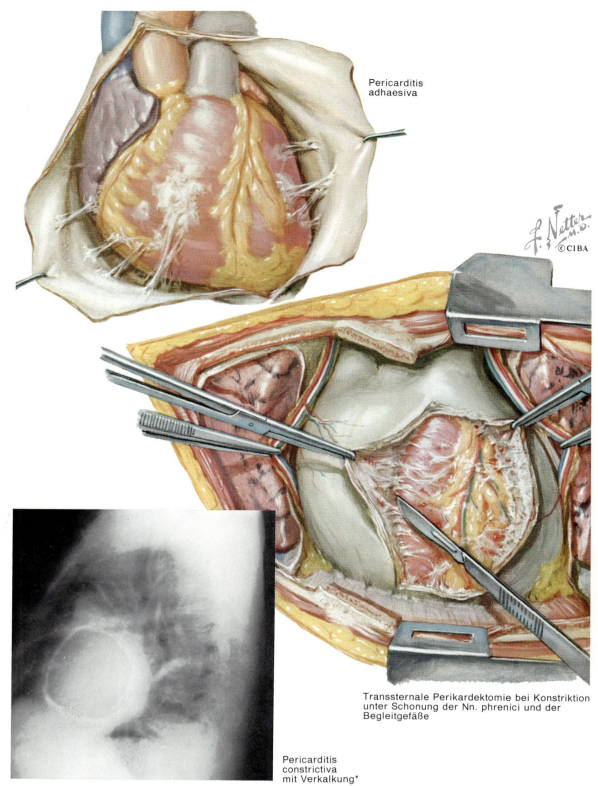

Pericarditis adhaesiva

Transsternale Perikardektomie bei Konstriktion unter Schonung der Nn. phrenici und der Begleitgefäße

Pericarditis constrictiva mit Verkalkung*

---

* EKG und Röntgenbilder wurden freundlicherweise von Dr. Lawrence Gould zur Verfügung gestellt

Herztransplantation

Die Transplantation menschlicher Herzen hat bei vielen Patienten, Angehörigen und Ärzten große Hoffnungen geweckt. Die erste erfolgreiche Operation wurde von BARNARD am 3. Dezember 1967 durchgeführt. Dem gingen verschiedene experimentelle Stadien voraus: heterotope Implantation eines nicht arbeitenden Herzens, heterotope Implantation zur Unterstützung des Empfängerherzens bis schließlich zur orthotopen Implantation und Entfernung des Empfängerherzens. Schon 1905 haben CARREL und GUTHRIE ein Hundeherz in die Halsregion eines anderen Hunds verpflanzt, um Gefäßanastomosen zu erproben. Andere heterotope Transplantationen am Tier dienten zur Erforschung von Stoffwechselvorgängen am Herzen. 1964 wurde zum ersten Mal einem Menschen ein Schimpansenherz implantiert. Obwohl dieser nur eine Stunde überlebte, war die prinzipielle Möglichkeit einer Herztransplantation gezeigt worden.

Die experimentellen Grundlagen für die Herztransplantation, wie sie heute durchgeführt wird, wurden von LOWER und SHUMWAY ab 1960 in Stanford, Kalifornien, gelegt. Sie erprobten am Hund die chirurgische Technik und die immunsuppressive Therapie mit Steroiden und Azathioprin oder Mercaptopurin. Nach der ersten Transplantation am Menschen in Südafrika folgten innerhalb eines Jahrs 103 Transplantationen in 17 Ländern. Daß die Probleme dieser Methode nicht gelöst waren, zeigte sich in einer Überlebensrate von 20% nach 1 Jahr. Die Zahl der Operationen nahm daher wieder ab, bis durch die Forschungen in Kalifornien, Virginia und Südafrika weitere Grundlagen für eine erfolgreichere Transplantation erarbeitet worden waren.

In den letzten 4–6 Jahren sind zahlreiche neue Zentren entstanden, die Transplantationen durchführen. Trotzdem waren im Register der Internationalen Gesellschaft für Herztransplantation von 1968 bis 1984 nur 1326 Patienten gemeldet, bei denen diese Operation durchgeführt worden war. 197 davon waren Frauen. Die rasante Entwicklung zeigt sich in den ansteigenden Zahlen der letzten Jahre: Während 1980 70 Patienten gemeldet wurden, waren es 1983 270 und 1984 440 Patienten.

Die *Auswahl der Patienten* erfolgt zunächst nach der Schwere der Herzinsuffizienz (Schweregrad IV nach der New York Heart Association), damit verbunden der Lebenserwartung und dem Alter. Im einzelnen werden folgende primäre *Auswahlkriterien* angewandt:

1. Endstadium einer Herzerkrankung mit einer Lebenserwartung von weniger als 6–12 Monaten,
2. Alter unter 50–55 Jahren,
3. normale oder reversibel beeinträchtigte Leber- und Nierenfunktion,

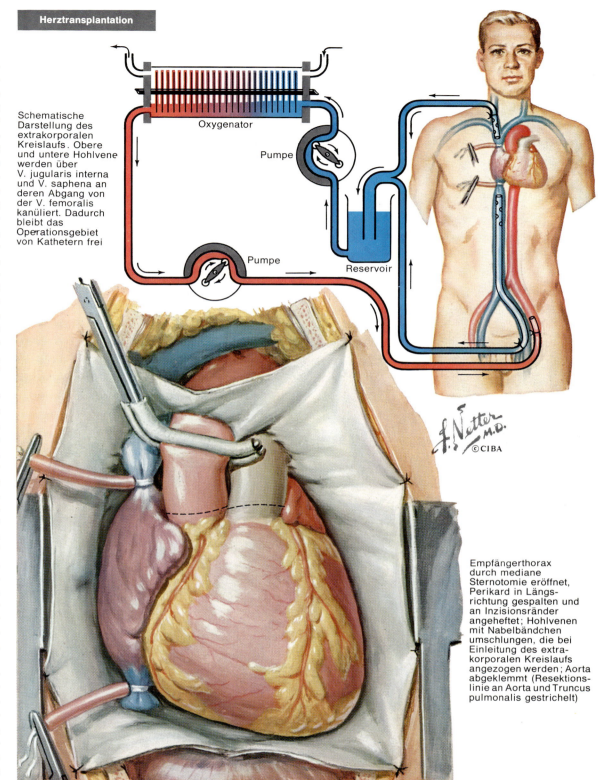

4. keine Infektionen,
5. keine Lungenembolien seit mindestens 8 Wochen,
6. kein behandlungsbedürftiger Diabetes mellitus,
7. psychosoziale Stabilität des Patienten und Gewährleistung einer Unterstützung durch die Umgebung.

Zu den absoluten *Kontraindikationen* gehören folgende Faktoren:

1. pulmonaler Widerstand über 6 Wood-Einheiten,
2. Unverträglichkeit in der Kreuzprobe zwischen Empfänger und Spender,
3. bedeutsame periphere oder zerebrale Gefäßkrankheit,
4. aktives Ulcus pepticum,
5. Drogenabhängigkeit,
6. alkoholische Kardiomyopathie bei andauernder Alkoholabhängigkeit,
7. andere, lebensbedrohliche Erkrankungen, die die Lebenserwartung verringern,
8. schon vorher bestehende maligne Erkrankung,
9. chronische Bronchitis und chronisch-obstruktive Lungenerkrankung.

Die meisten Auswahlkriterien beziehen sich weniger darauf, das Operationsrisiko zu vermindern, sondern auf die Nachbehandlung mit immunsuppressiven Medikamenten. Infektionen wären durch die Immunsuppression schwer zu beherrschen. Ein Lungeninfarkt kann zu Abszeßhöhlen führen. Hohe Dosen Steroide machen die Behandlung eines Diabetes

(Fortsetzung auf Seite 296)

Herztransplantation

(Fortsetzung von Seite 295)

mellitus schwierig. Besteht ein erhöhter Lungengefäßwiderstand, kann ihn der normale rechte Ventrikel des Spenderherzens nicht überwinden und würde dekompensieren, bevor eine kompensierende Hypertrophie eintritt. Eine positive Kreuzprobe zwischen Empfängerserum und Spenderlymphozyten erhöht die Wahrscheinlichkeit einer beschleunigten Abstoßungsreaktion. Peptische Ulzera werden durch Steroide und den postoperativen Streß exazerbieren und evtl. zu schweren Blutungen führen.

Von besonderer Wichtigkeit ist die *psychosoziale Situation* des Patienten sowie seiner Umgebung. Der Patient muß über die Dauer und die Probleme der langwierigen Nachbehandlung und die erforderliche Disziplin für seinen Lebensablauf voll aufgeklärt werden. Da der Patient in der Regel schon einen längeren Leidensweg hinter sich hat, läßt sich meist auch mit einiger Zuverlässigkeit beurteilen, ob er den Aufgaben nach überstandener Operation gewachsen sein wird. Eine zur vollen Unterstützung bereite Umgebung, in der Regel eine intakte Familie, ist ebenfalls Voraussetzung. Es muß längere Zeit vor der Operation ein guter Kontakt zum Chirurgen und zu den für die langfristige Nachbetreuung zuständigen Ärzten und Schwestern bestehen.

Die *operative Technik* richtet sich heute meist nach dem von Lower und Shumway entwickelten Verfahren: Die posterioren Wände der Vorhöfe werden beim Empfänger belassen; das Vorhofseptum bleibt zu einem Teil bestehen. Die Ränder der Vorhöfe werden dann mit denen des Spenderherzens durch Naht verbunden. Dadurch erspart man sich mehrere Gefäßnähte zwischen den Hohlvenen und den Lungenvenen von Empfänger und Spender. Aorta und A. pulmonalis werden über den Sinus der Taschenklappen durchtrennt.

Für den *kardiopulmonalen Bypass* werden die obere und die untere Hohlvene sowie die aszendierende Aorta kanüliert. Über den extrakorporalen Kreislauf wird die Temperatur des Empfängers auf 28 °C gesenkt. Vor der Exzision des Spenderherzens wird dieses mit kalter kardioplegischer Lösung gespült und zusätzlich die Perikardhöhle mit Kochsalzlösung von 4 °C gekühlt. Die Implantation beginnt mit der Naht zwischen den linken lateralen und posterioren Vorhofanteilen, dann folgen die rechten Vorhofteile und das Septum, und dann werden die großen Gefäße verbunden. Die Implantation dauert nicht ganz eine Stunde.

Die Regeln der *immunologischen Verträglichkeit* für die Herztransplantation leiten sich von den Erfahrungen mit der Nierentransplantation ab. Ob diese Regeln für die Herztransplantation voll gültig sind, bleibt abzuwarten. Sicher ist, daß volle *Blutgruppenverträglichkeit* vorhanden sein muß. Nach Erfahrungen aus Südafrika scheinen Patienten mit der Blutgruppe 0 eine bessere Prognose bezüglich Abstoßungsreaktionen zu haben als die Patienten mit anderen Blutgruppen. Das Rhesusantigen ist dabei von geringer Bedeutung.

Wichtig ist auch das HLA-System, obwohl seit der Einführung von Cyclosporin A der Einfluß der HLA-Verträglichkeit auf das Schicksal des Transplantats geringer geworden ist. Präoperative Bluttransfusionen zur Identifizierung von Patienten mit größerer Toleranz gegen Transplantate haben bei Herztransplantationen noch kein eindeutiges Ergebnis gezeigt.

Die *Häufigkeit* der *akuten Abstoßungsreaktion* nimmt im Laufe des ersten Jahrs nach Transplantation ab.

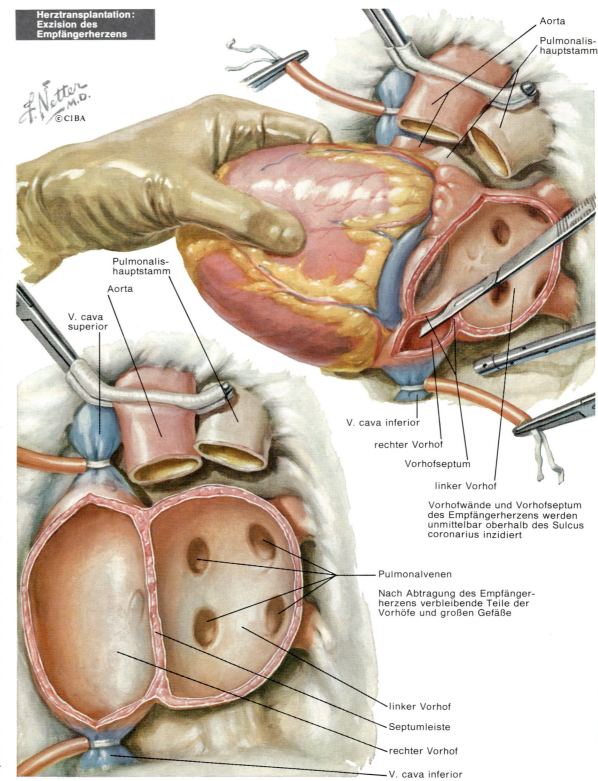

Für Patienten unter Azathioprinbehandlung wurde während der ersten 3 Monate eine Reaktion pro 23 Patiententage errechnet, die auf 325 Patiententage im 2. bis 5. Jahr nach Transplantation absank. Unter Cyclosporin A wird mit ähnlicher Inzidenz gerechnet. Bei geringer bis mäßiger Abstoßungsreaktion sind *klinische Zeichen* noch nicht an kardialen Symptomen zu erkennen. Bei schweren Reaktionen berichten die Patienten über Müdigkeit, Schwäche, Dyspnoe. Ein plötzlicher Blutdruckabfall in der 1. bis 2. Woche nach der Operation scheint auf einer mäßigen bis schweren akuten Reaktion zu beruhen, die durch inotrope Pharmaka und zusätzliche immunsuppressive Maßnahmen gewöhnlich überwunden werden kann. Spätere Reaktionen weisen Zeichen

(Fortsetzung auf Seite 297)

Herztransplantation
(Fortsetzung von Seite 296)

der chronischen Herzinsuffizienz wie erhöhten Venendruck mit Leberstauung und Ödeme auf.

Die Diagnose einer Abstoßungsreaktion beruhte früher vor allem auf der Entwicklung einer *Niedervoltage* im EKG. Dabei handelt es sich aber um einen unspezifischen Indikator. Auch hat die Behandlung mit Cyclosporin A die Wertigkeit des EKG verringert, da sich unter diesem Medikament weniger interstitielles Ödem entwickelt als unter den früher angewendeten Pharmaka. Die *transvenöse Endomyokardbiopsie* aus dem rechten Ventrikel ist an die Stelle des EKG zur Diagnose der Reaktion getreten. Sie wird nach der Transplantation wöchentlich über ca. 6 Wochen durchgeführt, danach monatlich über ein Jahr. Die histologische Untersuchung zeigt mit zunehmendem Schweregrad der Abstoßung zunächst perivaskuläre Lymphozyteninfiltrate, zunehmende mononukleäre interstitielle Infiltration, dann Myozytolysen zunehmender Ausdehnung, wozu interstitielle Hämorrhagien und intravaskuläre Mikrothromben kommen. Die Verfolgung der Gewebereaktion erlaubt eine frühzeitige Reaktion mit Änderung der immunsuppressiven Therapie, die dadurch auch besser dosiert werden kann.

Die Fortschritte auf dem Gebiet der *Immunsuppression* zur Verhinderung oder Milderung von *Abstoßungsreaktionen* haben zur Verbesserung der Prognose wesentlich beigetragen. Die Einführung von *Cyclosporin A* 1978 und die Steuerung der immunsuppressiven Therapie auf der Basis wiederholter *Myokardbiopsien* haben die Ein-Jahres-Überlebensrate auf 80% und die Fünf-Jahres-Überlebensrate auf 50% erhöht. Cyclosporin A ist nephrotoxisch und erzeugt eine Hypertonie. Es muß daher mit Hilfe wiederholter Blutspiegelkontrollen im Abstand von 2–3 Wochen sehr genau dosiert werden. Dabei werden auch Leber- und Nierenfunktion kontrolliert. Die Hypertonie unter Cyclosporin-A-Therapie tritt bei Patienten mit transplantiertem Herzen häufiger auf als bei Patienten mit transplantierter Niere. Sie ist schwer zu behandeln; die Ursache ist nicht geklärt. Nach 6 Monaten können die Kontrollen verringert werden. Regelmäßige Routinekontrollen mit verschiedenen Methoden sind auch in bezug auf ein schnelles Einsetzen und Fortschreiten der Arteriosklerose am Transplantat notwendig.

Eine *Überlebensstatistik* ist für 1076 Patienten verfügbar, die zwischen 1968 und 1984 operiert wurden. In dieser Gruppe betragen die Ein- und die Fünf-Jahres-Überlebensrate 75% und 50%. Für Patienten, die nach 1977 operiert wurden, betragen die entsprechenden Zahlen 80% und 55%. Es besteht eine Abhängigkeit der Überlebenszeit vom *Alter*. Patienten im Alter zwischen 20 und 29 Jahren hatten eine *Aktuar-Überlebensrate* von 59% nach 6 Jahren, die 30–39jährigen eine solche von 51%, die 40–49jährigen 34%, und für Patienten über 50 Jahre ist die *Aktuar-Überlebensrate* nach 6 Jahren 28%. Vergleicht man die Vier-Jahres-Überlebensrate von Patienten, die Cyclosporin A bekommen haben, mit denen unter Azathioprin als primärem immunsuppressivem Medikament, so sind die Raten mit 71% (Cyclosporin A) im Vergleich zu 45% (Azathioprin) deutlich verschieden, auch wenn dieser Unterschied nicht allein durch diese Therapie bedingt ist.

Todesursache ist in der Frühphase, bis 3 Monate nach Operation, am häufigsten die *Infektion*. Später zeigt sich nach der Infektion als häufigster Ursache für die Mortalität oft eine *Myokardfibrose*, die durch wiederholte Abstoßungsreaktionen oder eine *akzelerierte Arteriosklerose* hervorgerufen sein kann. Es wird versucht, die Arteriosklerose durch präventive Maßnahmen wie Diät, Überwachung des Fettstoffwechsels, Plättchenfunktionshemmung oder Antikoagulation zu bekämpfen. Sie stellt einen der wichtigsten begrenzenden Faktoren für den Langzeiterfolg der Herztransplantation dar. Ein anderer Faktor ist die Entwicklung maligner Tumoren, die bei etwa 6% der Patienten auftreten.

Der allgemeine Zustand der Patienten, die *Lebensqualität*, ist besonders in der jüngeren Altersgruppe oft außerordentlich gut. Sie sind meist recht gut belastbar und überwiegend mit dem Verlauf zufrieden. Befragungen über die Lebensqualität bei anderen

(Fortsetzung auf Seite 298)

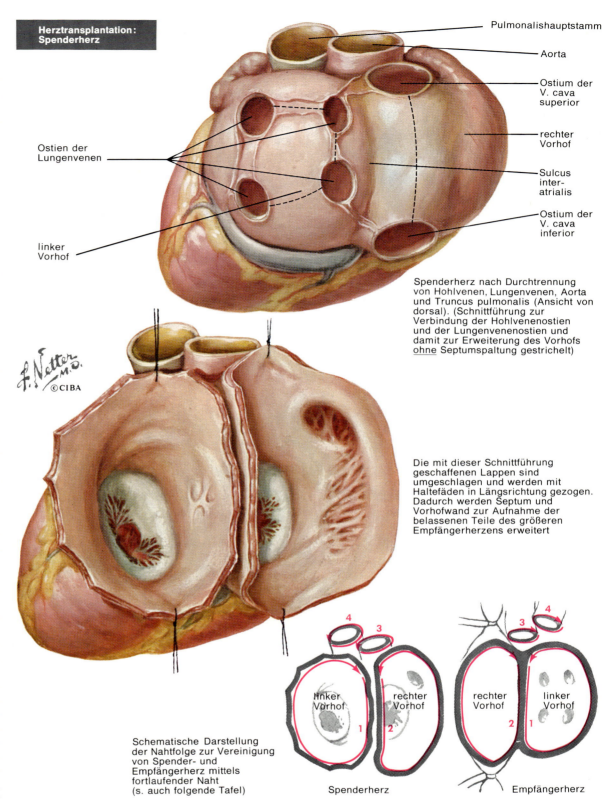

Herztransplantation: Spenderherz

Spenderherz nach Durchtrennung von Hohlvenen, Lungenvenen, Aorta und Truncus pulmonalis (Ansicht von dorsal). (Schnittführung zur Verbindung der Hohlvenenostien und der Lungenvenenostien und damit zur Erweiterung des Vorhofs ohne Septumspaltung gestrichelt)

Die mit dieser Schnittführung geschaffenen Lappen sind umgeschlagen und werden mit Haltefäden in Längsrichtung gezogen. Dadurch werden Septum und Vorhofwand zur Aufnahme der belassenen Teile des größeren Empfängerherzens erweitert

Schematische Darstellung der Nahtfolge zur Vereinigung von Spender- und Empfängerherz mittels fortlaufender Naht (s. auch folgende Tafel)

Herztransplantation

(Fortsetzung von Seite 297)

Transplantationspatienten zeigen, daß Patienten nach erfolgreicher Nierentransplantation mit ihrem Leben noch zufriedener sind. Patienten, die auf die Dauerdialyse angewiesen sind, haben dagegen ein wesentlich schlechteres Ergebnis.

Die Herztransplantation hat in den letzten Jahren große Fortschritte gemacht, obwohl relativ wenig Patienten behandelt worden sind. Weitere Bemühungen konzentrieren sich auf Maßnahmen zur Erhöhung der Zahl von Organspendern und auf bessere Konservierungsmöglichkeiten des Organs, um die Zeitspanne zwischen Organentnahme und Implantation ausdehnen zu können, was außer der besseren Planung der Operationslogistik auch der besseren Kompatibilität von Spender und Empfänger zugute käme. Die Verringerung der Probleme der Immunologie wird von den großen Anstrengungen der Organtransplantation in allen anderen Bereichen profitieren. Die Herztransplantation ist aus dem unmittelbar experimentellen Stadium herausgetreten und hat sich als noch relativ selten angewendete, aber feste Methode etabliert.

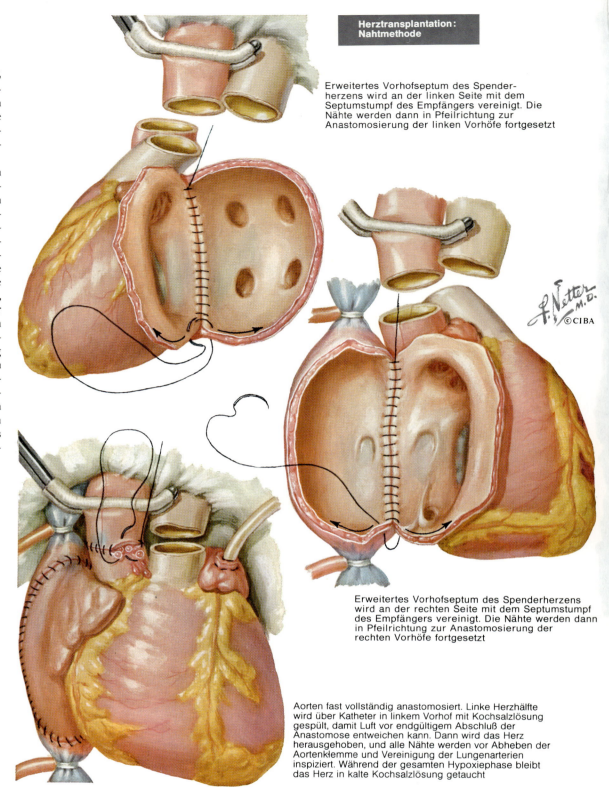

Herztransplantation: Nahtmethode

Erweitertes Vorhofseptum des Spenderherzens wird an der linken Seite mit dem Septumstumpf des Empfängers vereinigt. Die Nähte werden dann in Pfeilrichtung zur Anastomosierung der linken Vorhöfe fortgesetzt

Erweitertes Vorhofseptum des Spenderherzens wird an der rechten Seite mit dem Septumstumpf des Empfängers vereinigt. Die Nähte werden dann in Pfeilrichtung zur Anastomosierung der rechten Vorhöfe fortgesetzt

Aorten fast vollständig anastomosiert. Linke Herzhälfte wird über Katheter in linkem Vorhof mit Kochsalzlösung gespült, damit Luft vor endgültigem Abschluß der Anastomose entweichen kann. Dann wird das Herz herausgehoben, und alle Nähte werden vor Abheben der Aortenklemme und Vereinigung der Lungenarterien inspiziert. Während der gesamten Hypoxiephase bleibt das Herz in kalte Kochsalzlösung getaucht

Literatur

Sektion I

Reference	Tafel
Arnulf, G.: *La résection du plexus préaortique dans l'angine de poitrine.* J. Chir. (Paris) 66 (1950) 97	17, 18
Birkett, D.A., Apthorp, Chamberlain, Hayward, Tuckwell: *Bilateral upper thoracic sympathectomy in angina pectoris, results in 52 cases.* Brit. med. J. 1965/II, 187	17, 18
Braeucker, W.: *Der Brustteil des vegetativen Nervensystems und seine klinisch-chirurgische Bedeutung.* Beitr. Klin. Tuberk. 66 (1927) I	17, 18
Fawcett, D.W.: *The sarcoplasmic reticulum of skeletal and cardiac muscle.* Circulation 24 (1961) 336	20
Hantz, E.: *Contribution à l'étude anatomique et expérimentale du plexus préaortique pour le traitement de l'angine de poitrine.* Pidancet, Lyon 1951	17, 18
Hoffman, B.F., Paes de Carvalho, de Mello, Cranefield: *Electrical activity of single fibers of the atrioventricular node.* Circulat. Res. 7 (1959) 11	12–14
Huxley, A.F.: *Muscle structure and theories of contraction.* Progr. Biophys. 7 (1957) 255	19
Huxley, H.E.: *Muscle cells.* In: *The Cell*, hrsg. von J. Brachet, Mirsky. Academic Press, London 1960	19
Huxley, H.E.: *The contractile structure of cardiac and skeletal muscle.* Circulation 24 (1961) 328	19
James, T.N.: *Morphology of the human atrioventricular node, with remarks pertinent to its electrophysiology.* Amer. Heart J. 62 (1961) 756	14
James, T.N.: *Anatomy of the sinus node of the dog.* Anat. Rec. 143 (1962) 251	13
James, T.N.: *The connecting pathways between the sinus node and A-V node and between the right and left atrium in the human heart.* Amer. Heart J. 66 (1963) 498	12
Jonesco, D., Enachesco: *Nerfs cardiaques naissant de la chaîne thoracique du sympathique, au-dessous du ganglion stellaire. Les nerfs cardiaques thoraciques chez quelques mammifères.* C.R. Soc. Biol. (Paris) 97 (1927) 977	17, 18
Kawamura, K.: *Electron microscope studies on the cardiac conduction system of the dog. I. The Purkinje fibers.* Jap. Circulat. J. 25 (1961) 594	14
Kawamura, K.: *Electron microscope studies on the cardiac conduction system of the dog. II. The sinoatrial and atrioventricular nodes.* Jap. Circulat. J. 25 (1961) 973	13, 14
Khabarova, A.Y.: *The Afferent Innervation of the Heart.* Pitman, London 1963	17, 18
Lev, M.: *The conduction system.* In: *Pathology of the Heart*, 2. Aufl., hrsg. von S.E. Gould. Thomas, Springfield/Ill. 1960	12
Miller, M.R., Kasahara: *Studies on the nerve endings in the heart.* Amer. J. Anat. 115 (1964) 217	17, 18
Mitchell, G.A.G.: *The discoverers of the thoracic cardiac nerves.* Edinb. med. J. 56 (1949) 156	17, 18
Mitchell, G.A.G.: *Cardiac innervation.* Manch. Med. Gaz. 34 (1955) 61	17, 18
Mitchell, G.A.G.: *Cardiovascular Innervation.* Williams & Wilkins, Baltimore; Livingstone, Edinburgh 1956	17, 18
Mitchell, G.A.G., Warwick: *The dorsal vagal nucleus.* Acta anat. (Basal) 25 (1955) 371	17, 18
Mollard, J.: *Les nerfs du cœur.* Rev. gén. Histol. 3 (1908) 1	17, 18
Morales, M.F., Watanabe: *The AT-Pases of muscle proteins.* Circulation 24 (1961) 390	19
Muir, A.R.: *Further observations on the cellular structure of cardiac muscle.* J. Anat. (Lond.) 99 (1965) 27	20
Muir, A.R.: *Observations on the fine structure of the Purkinje fibers in the ventricles of the sheep's heart.* J. Anat. (Lond.) 91 (1957) 251	14
Nelson, D.A., Benson: *On the structural continuities of the transverse tubular system of rabbit and human myocardial cells.* J. Cell Biol. 16 (1963) 297	20
Paes de Carvalho, A.: *Cellular electrophysiology of the atrial specialized tissues.* In: *The Specialized Tissues of the Heart.* Elsevier, Amsterdam 1962	12–14
Paes de Carvalho, A., de Almeida: *Spread of activity through the atrioventricular node.* Circulat. Res. 8 (1960) 801	12–14
Paes de Carvalho, A., de Mello, Hoffman: *Electrophysiological evidence for specialized fiber types in rabbit atrium.* Amer. J. Physiol. 196 (1959) 483	12–14
Palade, G.E.: *Blood capillaries of the heart and other organs.* Circulation 24 (1961) 368	20
Pollock, L.J., Davis: *Visceral and referred pain.* Ass. Res. nerv. Dis. Proc. 15 (1935) 210; Arch. Neurol. Psychiat. (Chic.) 34 (1935) 1041	17, 18
Rüdel, R.: *Physiologie des Herzens.* In: *Atlas der Herzerkrankungen*, hrsg. von J.H. Holzner, P. Mathes. Pharmazeutische Verlagsgesellschaft, München 1982	19
Sones Jr., F.M.: *Cine coronary arteriography.* Anesth. Analg. Curr. Res. 46 (1967) 499	20
Spalteholz, W.: *Handatlas der Anatomie des Menschen*, Bd. II: *Regionen, Muskeln, Faszien, Herz, Blutgefäße*, 13. Aufl. Hirzel, Leipzig 1933	1–11, 15, 16
Spiro, D., Sonnenblick: *Comparison of the ultrastructural basis of the contractile process in heart and skeletal muscle.* Circulat. Res. 15 (1964) 14	19
Stenger, R.J., Spiro: *Structure of the cardiac muscle cell.* Amer. J. Med. 30 (1961) 653	20
Stenger, R.J., Spiro: *The ultrastructure of mammalian cardiac muscle.* J. biophys. biochem. Cytol. 9 (1961) 325	20
Tandler, J.: *Anatomie des Herzens.* In: *Bardeleben's Handbuch der Anatomie des Menschen.* Fischer, Jena 1913	1–11, 15, 16
Thaemert, J.C.: *Ultrastructure of cardiac muscle and nerve contiguities.* J. Cell Biol. 29 (1966) 156	20
Trautwein, W., Uchizono: *Electron microscopic and electrophysiological study of the pacemaker in the sino-atrial node of the rabbit heart.* Z. Zellforsch., 61 (1963) 96	13
Truex, R.C., Smythe: *Comparative morphology of the cardiac conduction tissue in animals.* In: *Comparative Cardiology*, hrsg. von H.H. Hecht, Detweiler. Ann. N.Y. Acad. Sci. 127 (1965) 19	14
Truex, R.C., Bishof, Downing: *Accessory atrioventricular muscle bundles. II. Cardiac conduction system in a human specimen with Wolff-Parkinson-White syndrome.* Anat. Rec. 137 (1960) 417	12
Wagner, M.L., Lazzara, Weiss, Hoffman: *Specialized conducting fibers in the interatrial band.* Circulat. Res. 18 (1966) 502	12
Walmsley, T.: *The heart.* In: *Elements of Anatomy*, hrsg. von J. Quain. Longmans, London 1929	1–11, 15, 16
White, J.C., Bland: *Surgical relief of severe angina pectoris. Methods employed and end results in 83 patients.* Medicine (Baltimore) 27 (1948) 1	17, 18
Williams, T.H.: *Mitral and tricuspid valve innervation.* Brit. Heart J. 26 (1964) 105	17, 18

Sektion II

Reference	Tafel
Agress, C.M.: *Evaluation of the transaminase test.* Amer. J. Cardiol. 3 (1959) 74	81, 82
Ahlquist, R.P.: *A study of the adrenotropic receptors.* Amer. J. Physiol. 153 (1948) 586	94
Bacaner, M.B., Lioy, Visscher: *Induced change in heart metabolism as a primary determinant of heart performance.* Amer. J. Physiol. 209 (1965) 519	1–4
Baydar, I.D., Walsh, Massie: *A vectorcardiographic study of bundle branch block with the Frank lead system. Clinical correlation in ventricular hypertrophy and chronic pulmonary disease.* Amer. J. Cardiol. 15 (1965) 185	21
Beck, C.S., Pritchard, Feil: *Ventricular fibrillation of long duration abolished by electric shock.* J. Amer. med. Ass. 135 (1947) 985	84, 85
Berger, H.J.: *Myocardial imaging: new radiotracers aid diagnosis.* Diagn. Imaging int. 1987, 30–43	60
Bock, K.D.: *Shock: Pathogenesis and Therapy*, International Symposium. CIBA, Stockholm 1962	83
Bretschneider, H.J.: *Überlebenszeit und Wiederbelebungszeit des Herzens bei Normo- und Hypothermie.* Verh. dtsch. Ges. Kreisl.-Forsch. 30 (1964) 11–32	87
Burch, G.E., Winsor: *A Primer of Electrocardiography*, 5. Aufl. Lea & Febiger, Philadelphia 1966	13, 18–20, 23, 25, 26
Callaghan, J.C., Bigelow: *Electrical artificial pacemaker for standstill of the heart.* Ann. Surg. 134 (1951) 8	33
Carter, W.A., Estes: *Electrocardiographic manifestations of ventricular hypertrophy; a computer study of ECG-anatomic correlations in 319 cases.* Amer. Heart J. 68 (1964) 173	21
Center, S., Nathan: *The synchronous pacer: three years of clinical experience with 45 cases.* Ann. Surg. 164 (1966) 862	33
Chardack, W.M., Gage, Greatbach: *A transistorized, self-contained, implantable pacemaker for the long-term correction of complete heart block.* Surgery 48 (1960) 643	33
Chardack, W.M., Gage, Federico, Schimert, Greatbach: *Five years' clinical experience with an implantable pacemaker: an appraisal.* Surgery 58 (1965) 915	33
Chardack, W.M., Gage, Federico, Schimert, Greatbach: *The long-term treatment of heart block.* Progr. cardiovasc. Dis. 9 (1966) 105	33
Chávez Rivera, I.: *Coma, Sincope y Shock*, Universidad Nacional Autónoma de México. Oficina Publicaciones, 1966	83
Chou, Te-Chuan, Helm: *Clinical Vectorcardiography.* Grune & Stratton, New York 1967	16, 18, 19
Conn, H.L., Briller: *The Myocardial Cell.* University of Pennsylvania Press, Philadelphia 1966	89–93

Sektion II (Fortsetzung)	Tafel
Corne, R.A., Parkin, Brandenburg, Brown: *Peri-infarction block: postmyocardial infarction intraventricular conduction disturbance.* Amer. Heart. J. 69 (1965) 150	24
Cournand, A.: *Pulmonary circulation. Its control in man, with some remarks on methodology* (Nobel Prize Lecture, 1956). Amer. Heart J. 54 (1957) 172	5
Cournand, A., Chairman: *Symposium on Cardiac Output.* Fed. Proc. 4 (1945) 183	6
Cournand, A., Baldwin, Himmelstein: *Cardiac catheterization.* In: *Congenital Heart Disease: a Clinical and Physiological Study in Infants and Children.* Commonwealth Fund, New York 1949	7
Cournand, A., Bloomfield, Lauson: *Double lumen catheter for intravenous and intracardiac blood sampling and pressure recording.* Proc. Soc. exp. Biol. 60 (1945) 73	7
Cournand, A., Lauson, Bloomfield, Breed, Baldwin: *Recording of right heart pressures in man.* Proc. Soc. exp. Biol. 55 (1944) 34	7
van Dam, R.T., Durer: *The T-wave and ventricular repolarization.* Amer. J. Cardiol. 14 (1964) 294	14, 15
de Mello, W.C., Hoffman: *Potassium ions and electrical activity of specialized cardiac fibers.* Amer. J. Physiol. 199 (1960) 1125	10, 11
Dimond, E.G.: *Electrocardiography and Vectorcardiography.* Little, Brown & Co., Boston 1966	16, 18, 19, 28, 30
Doucet, P., Walsh, Massie: *A vectorcardiographic study of right bundle branch block with the Frank lead system. Clinical correlation in myocardial infarction.* Amer. J. Cardiol. 16 (1965) 342	22
Doucet, P., Walsh, Massie: *A vectorcardiographic and electrocardiographic study of left bundle branch block with myocardial infarction.* Amer. J. Cardiol. 17 (1966) 171	22
Dow, P.: *Estimations of cardiac output and central blood volume by dye dilution.* Physiol. Rev. 36 (1956) 77	6
Elmquist, R., Senning: *An implantable pacemaker for the heart.* In: Smyth, C.N. (Ed.) Med. Electronics, 2nd Int. Conf. Paris, London (1959)	
Evans, W.: *Faults in the diagnosis and management of cardiac pain.* Brit. med. J. 1 (1959) 249	32
Fowler, N.O.: *Physical Diagnosis of Heart Disease.* Macmillan, New York 1963	36, 40, 41, 71, 74–77, 79
Friedberg, C.K.: *Diseases of the Heart,* 2. Aufl. Saunders, Philadelphia 1956	41, 70, 71, 74–77, 79, 80
Fritts, H.W., jr., Cournand: *The application of the Fick principle to the measurement of cardiac output.* Proc. nat. Acad. Sci. (Wash.) 44 (1958) 1079	6
Furman, S., Robinson: *Stimulation of the ventricular endocardial surface in control of complete heart block.* Ann. Surg. 150 (1959) 841	34
Gadboys, H.L., Wisoff, Litwak: *Surgical treatment of complete heart block. An analysis of 36 cases.* J. Amer. med. Ass. 189 (1964) 97	34
Gaglione, A., Hess, Corin, Ritter, Grimm, Krayenbühl: *Is there coronary vasoconstriction after intracoronary beta-adrenergic blockade in patients with coronary artery disease?* J. Amer. Coll. Cardiol. 10 (1987) 299–310	94
Galletti, P.M., Brecher: *Heart-Lung Bypass: Principles and Techniques of Extracorporeal Circulation.* Grune & Stratton, New York 1962	86, 87
Geffers, H., Stauch: *Assessment of regurgitation fractions by radionuclide ventriculography.* Z. Kardiol. 68 (1979) 491	66
Gibbon, J.H., jr.: *Application of a mechanical heart and lung application to cardiac surgery.* Minn. Med. 37 (1954) 171	86, 87
Gibbon, J.H., jr.: *Extracorporeal maintenance of cardiorespiratory functions.* Harvey Lect. 53 (1959) 186	86, 87
Goldman, M.J.: *Principles of Clinical Electrocardiography,* 5. Aufl. Lange, Los Altos 1964	76–78
Goodman, L., Gilman: *The Pharmacological Basis of Therapeutics,* 3. Aufl. Macmillan, New York 1965	89–93
Gorlin, G.: *Shunt flows and valve areas.* In: *Intravascular Catheterization,* 2. Aufl., hrsg. von Zimmermann. Thomas, Springfield/Ill. 1966	9
Grant, R.P.: *Clinical Electrocardiography.* McGraw-Hill, New York 1957	76–79
Green, H.D., Kepchar: *Control of peripheral resistance in major systemic vascular beds.* Physiol. Rev. 39 (1959) 617	1–4
Hamilton, W.F.: *Measurement of cardiac output.* In: *Handbook of Physiology,* Section 2, Bd. I, hrsg. von W.F. Hamilton. American Physiological Society, Bethesda 1962	6
Hatle, L., Angelsen: *Doppler Ultrasound in Cardiology.* Lea & Febiger, Philadelphia 1982	44, 45, 47
Hellems, H.K., Haynes, Gowdey, Dexter: *Pulmonary capillary pressure in man.* J. clin. Invest. 27 (1948) 540	7
Henze, E.: *Positron-Emissionstomographie des Herzens.* Z. Kardiol. 76 (1987) 255–258	58
Hershey, S.G.: *Shock.* Little, Brown & Co., Boston 1964	83
Hilmer, W.: *About differential diagnosis of the negative T-waves. Myocardial infarction or anomaly of the excitation.* Cardiologia (Basel) 49 (1966) 305	32
Himmelstein, A., Cournand: *Cardiac catheterization in the study of congenital cardiovascular anomalies.* Amer. J. Med. 12 (1952) 349	8
Hirsch, E.Z.: *The effects of digoxin on the electrocardiogram after strenuous exercise in normal men.* Amer. Heart J. 70 (1965) 196	31
Hoffman, B.F., Cranefield: *Electrophysiology of the Heart.* McGraw-Hill, New York 1960	10, 11
Hoffman, B.F., Cranefield, Stuckey, Bagdonas: *Electrical activity during the P-R interval.* Circulat. Res. 8 (1960) 1200	10, 11
Hoffman, B.F., Moore, Stuckley, Cranefield: *Functional properties of the atrioventricular conduction system.* Circulat. Res. 13 (1963) 308	10, 11
Hoffman, B.F., Paes de Carvalho, de Mello, Cranefield: *Electrical activity of single fibers of the atrioventricular node.* Circulat. Res. 7 (1959) 11	10, 11
Hooker, D.R., Kouwenhoven, Langworthy: *The effect of alternating electric currents on the heart.* Amer. J. Physiol. 103 (1933) 444	84, 85
Innes, I.R., Nickerson: *Drugs acting on postganglionic adrenergic nerve endings and structures innervated by them (sympathomimetic drugs).* In: *The Pharmacological Basis of Therapeutics,* 3. Aufl., hrsg. von Goodman, Gilman. Macmillan, New York 1965	90
Jude, J.R., Elam: *Fundamentals of Cardiopulmonary Resuscitation.* Davis, Philadelphia 1965	84, 85
Jude, J.R., Kouwenhoven, Knickerbocker: *An experimental and clinical study of a portable external cardiac defibrillator.* Surg. Forum 13 (1962) 185	84, 85
Jude, J.R., Kouwenhoven, Knickerbocker: *External cardiac resuscitation.* Monogr. surg. Sci. 1 (1964) 59	84, 85
Kantrowitz, A., Cohen, Raillard, Schmidt, Feldman: *The treatment of complete heart block with an implanted, controllable pacemaker.* Surg. Gynec. Obstet. 115 (1962) 415	34
Koelle, G.B.: *Neurohumoral transmission and the autonomic nervous system.* In: *The Pharmacological Basis of Therapeutics,* hrsg. von Goodman, Gilman. Macmillan, New York 1965	91
Koenig, F.: *Lehrbuch der Allgemeinen Chirurgie.* Göttingen 1883	84, 85
Kory, R.C., Tszaris, Bustamonte: *A Primer of Cardiac Catheterization.* Thomas, Springfield/Ill. 1965	9
Kouwenhoven, W.B., Jude, Knickerbocker: *Closed-chest cardiac massage.* J. Amer. med. Ass. 173 (1960) 1064	84, 85
Kouwenhoven, W.B., Milnor, Knickerbocker, Chesnut: *Closed-chest defibrillation of the heart.* Surgery 42 (1957) 550	84, 85
Kübler, W., Spieckermann: *Regulation of glycolysis in the ischemic and anoxic myocardium.* J. molec. cell. Cardiol. 1 (1970) 351	87
LaDue, J.S., Wróblewski, Karmen: *Serum glutamic oxaloacetic transaminase activity in human acute transmural myocardial infarction.* Science 20 (1954) 497	81, 82
Lamb, L.E.: *Electrocardiography and Vectordiography. Instrumentation, Fundamentals and Clinical Application.* Saunders, Philadelphia 1965	16–19, 27
Larner, J.: zit. bei Abdullah, M., Taylor, Whelan: *The enzymatic debranching of glycogen and the rôle of transferase.* In: *Control of Glycogen Metabolism,* Ciba Foundation Symposium. Churchill, London; Little, Brown & Co., Boston 1964	1–4
Levine, S.A.: *Clinical Heart Disease,* 5. Aufl. Saunders, Philadelphia 1958	36, 42, 71, 74–79
Levine, S.A., Harvey: *Clinical Auscultation of the Heart,* 2. Aufl. Saunders, Philadelphia 1959	35, 36, 40, 41, 70, 76–78
Lister, J.W., Stein, Kosowsky, Lau, Damato: *Atrioventricular conduction in man. Effect of rate, exercise, isoproterenol and atropine on the P-R-interval.* Amer. J. Cardiol. 16 (1965) 516	29
Luisada, A.A.: *The Heart Beat: Graphic Methods in the Study of the Cardiac Patient.* Harper & Row, New York 1953	38–41, 70, 76–79
Luisada, A.A.: *Heart: a physiologic and Clinical Study of Cardiovascular Diseases,* 2. Aufl. Williams & Wilkins, Baltimore 1954	40, 41, 70, 71, 74–80
Luisada, A.A.: *Cardiology: an Encyclopedia of the Cardiovascular System, Sponsored by the American College of Cardiology.* McGraw-Hill, New York 1958–1963	70, 71, 74–80
Luisada, A.A.: *From Auscultation to Phonocardiography.* Mosby, St. Louis 1965	35, 36, 38–41, 70, 76–80
Luisada, A.A., Sainani: *A Primer of Cardiac Diagnosis.* Green, St. Louis 1969	36, 40, 41, 70, 71, 76–78
Luisada, A.A., Slodki: *The Differential Diagnosis of Cardiovascular Diseases.* Grune & Stratton, New York 1965	36, 40, 41, 70, 71, 76, 77, 80
Maass, Dr.: *Die Methode der Wiederbelebung bei Herztod nach Chloroformeinatmung.* Berl. klin. Wschr. 12 (1892) 265	84, 85
Major, R.H., Delp: *Physical Diagnosis,* 6. Aufl. Saunders, Philadelphia 1962	36, 74–78
Marriott, H.J.L.: *Electrocardiographogenic suicide and lesser crimes.* J. Fla. med. Ass. 50 (1963) 440	32
Marriott, H.J.L.: *Normal electrocardiographic*	

Sektion II (Fortsetzung)	Tafel
variants simulating ischemic heart disease. J. Amer. med. Ass. 199 (1967) 325	32
MARRIOTT, H.J.L., NIZET: *Physiologic stimuli simulating ischemic heart disease.* J. Amer. med. Ass. 200 (1967) 715	32
MARSHALL, H.W., HELMHOLZ, WOOD: *Physiological consequences of congenital heart disease.* In: Handbook of Physiology, Section 2, Bd. I, hrsg. von Hamilton. American Physiological Society, Bethesda 1962	8
MARTINEZ, A.: *Aberrant ventricular conduction in the diagnosis of myocardial infarction.* Amer. J. Cardiol. 14 (1964) 352	23
MAYER, S.E., WILLIAMS, SMITH: *Adrenergic mechanisms in cardiac glycogen metabolism.* Ann. N.Y. Acad. Sci. 139 (1967) 686	89
MELICHAR, F., JEDLICKA, HAVLIK: *A study of undiagnosed myocardial infarctions.* Acta med. scand. 174 (1963) 761	81, 82
MILLS, L.J., MOYER: *Shock and Hypotension: Pathogenesis and Treatment.* Grune & Stratton, New York 1965	83
MOE, G.K., FARAH: *Digitalis and allied cardiac glycosides.* In: The Pharmacological Basis of Therapeutics, 3. Aufl., hrsg. von Goodman, Gilman. Macmillan, New York 1965	92, 93
NATHAN, D.A., CENTER, WU, KELLER: *An implantable synchronous pacemaker for the long-term correction of complete heart block.* Amer. J. Cardiol. 11 (1963) 362	33, 34
OLSON, E.: *Physiology of cardiac muscle.* In: Handbook of Physiology, Section 2, Bd. I, hrsg. von Hamilton. American Physiological Society, Washington 1962	1–4
O'ROURKE, R.A., CHATTERJEE, DODGE, FISCH, LEVINE, POHOST, RESNEKOW: *Guideline for the clinical use of cardiac radionuclide imaging.* Circulation 74 (1986) 1469 A	9
PAES DE CARVALHO, A.: *Cellular electrophysiology of the atrial specialized tissues.* In: The Specialized Tissues of the Heart. Elsevier, Amsterdam 1962	10, 11
PAES DE CARVALHO, A., DE ALMEIDA: *Spread of activity through the atrioventricular node.* Circulat. Res. 8 (1960) 801	10, 11
PAES DE CARVALHO, A., DE MELLO, HOFFMAN: *Electrophysiological evidence for specialized fiber types in rabbit atrium.* Amer. J. Physiol. 196 (1959) 483	10, 11
PREVOST, J.L., BATTELLI: *On some effects of electrical discharges on the heart of mammals.* C.R. Acad. Sci. 129 (1899) 1267	84, 85
PRUITT, R.D., WATT, jr., MURAO: *Left axis deviation: its relationship to experimentally induced lesions of the anterior left bundle branch system in canine and primate hearts.* Ann. N.Y. Acad. Sci. 127 (1965) 204	22
RICHARDS, D.W., jr.: *The contributions of right heart catheterization to physiology and medicine, with some observations on the physiopathology of pulmonary heart disease* (Nobel Prize Lecture, 1956). Amer. Heart J. 54 (1957) 161	5
ROSALKI, S.B., WILKINSON: *Reduction of α-ketobutyrate by human serum.* Nature (Lond.) 188 (1960) 1110	81, 82
ROSS, J., jr.: *Transseptal left heart catheterization: a new method of left atrial puncture.* Ann. Surg. 149 (1959) 395	5
RUSHMER, R.F.: *Effects of nerve stimulation and hormones on the heart; the role of the heart in general circulatory regulation.*, In: Handbook of Physiology, Section 2, Bd. I, hrsg. von Hamilton. American Physiological Society, Washington, 1962	1–4
SANDOE, E., SIGURD: *Arrhythmia. Diagnosis and Management.* Fachmed, St. Gallen 1984	95
SARNA, R.N.: *Unusually tall and narrow U waves simulating hyperkalemic T waves. Report of 2 cases of hypochloremic alkalosis with hyperkalemia.* Amer. Heart J. 70 (1965) 397	31
SCHER, A.M.: *The sequence of ventricular excitation.* Amer. J. Cardiol. 14 (1964) 287	14, 15
SCHIFF, M.: *Über direkte Reizung der Herzoberfläche.* Plügers Arch. ges. Physiol. 28 (1882) 200	84, 85
SEARS, G.A., MANNING: *Routine electrocardiography: postprandial T-wave changes.* Amer. Heart J. 56 (1958) 591	32
SETA, K., KLEIGER, HELLERSTEIN, LOWN, VITALE: *Effect of potassium and magnesium deficiency on the electrocardiogram and plasma electrolytes of purebred beagles.* Amer. J. Cardiol. 17 (1966) 516	31
SIMONSON, E.: *The concept and definition of normality.* Ann. N.Y. Acad. Sci. 134 (1966) 541	12
SIMONSON, E., TUNA, OKAMOTO, TOSHIMA: *Diagnostic accuracy of the vectorcardiogram and electrocardiogram. A cooperative study.* Amer. J. Cardiol. 17 (1966) 829	18, 19
SLEEPER, J.C., ORGAIN: *Differentiation of benign from pathologic T-waves in the electrocardiogram.* Amer. J. Cardiol. II (1963) 338	32
SORENSEN, N.S.: *Creatine phosphokinase in the diagnosis of myocardial infarction.* Acta med. scand. 174 (1963) 725	81, 82
STAUCH, M., GREWE: *Die Wirkung von Isosorbiddinitrat, Isosorbid-2- und 5-mononitrat auf das Belastungs-EKG und auf die Hämodynamik während Vorhofstimulation bei Patienten mit Angina pectoris.* Z. Kardiol. 68 (1979) 687	94
STAUCH, M., HAERER, ROGG-DUSSLER, SIGEL, ADAM: *Effects of Molsidomine on regional contraction and global function of the left ventricle.* Amer. Heart J. 109 (1985) 653–658	94
TRAUTWEIN, W.: *Generation and conduction of impulses in the heart as affected by drugs.* Pharmacol. Rev. 15 (1963) 277	89–93
VAUGHAN WILLIAMS, E.M.: *Classification of antidysrhythmic drugs.* Pharmacol. therap. Bull. 1 (1975) 115–138	95
WASSERBURGER, R.H., CORLISS: *Value of oral potassium salts in differentiation of functional and organic T-wave changes.* Amer. J. Cardiol. 10 (1962) 673	32
WASSERBURGER, R.H., LORENZ: *The effect of hyperventilation and Pro-Banthine on isolated RS-T segment and T-wave abnormalities.* Amer. Heart J. 51 (1956) 666	32
WEBER, D.M., PHILLIPS, jr.: *A re-evaluation of electrocardiographic changes accompanying acute pulmonary embolism.* Amer. J. med. Sci. 251 (1966) 381	20
WEIDMANN, S.: *Elektrophysiologie der Herzmuskelfaser.* Huber, Bern 1956	10, 11
WERKO, L.: *The dynamics and consequences of stenosis on insufficiency of the cardiac valves.* In: Handbook of Physiology, Section 2, Bd. I, hrsg. von Hamilton. American Physiological Society, Bethesda 1962	8
WHITE, P.D.: *Heart Disease*, 4. Aufl., Macmillan, New York 1959	70, 71, 74, 75, 77
WOOD, P.H.: *Diseases of the Heart and Circulation*, 2. Aufl. Lippincott, Philadelphia 1956	36, 71, 74–80
ZESAS, D.G.: *Über Massage des freigelegten Herzens beim Chloroformkollaps.* Abl. Chir. 30 (1903) 588	84, 85
ZIMMERMAN, H.A., SCOTT, BECKER: *Catheterization of the left side of the heart in man.* Circulation 1 (1950) 357	5
ZIMMERMANN, H.A.: *Intravascular Catheterization*, 2. Aufl. Thomas, Springfield/Ill. 1966	76–80
ZOLL, P.M., FRANK, LARSKY, LINENTHAL, BELGARD: *Long-term electric stimulation of the heart for Stokes-Adams disease.* Ann. Surg. 154 (1961) 330	33, 34
ZOLL, P.M., LINENTHAL, GIBSON, PAUL, NORMAN: *Termination of ventricular fibrillation in man by externally applied electric countershock.* New Engl. J. Med. 254 (1956) 727	84, 85

Sektion III

Übersichtsarbeiten

BARRY, A.: *The aortic arch derivatives in the human adult.* Anat. Rec. III (1951) 221

BREMER, J.L.: *An interpretation of the development of the heart: the left aorta of reptiles.* Amer. J. Anat. 42 (1928) 307

CONGDON, E.D.: *Transformation of the aortic arch system during development of the human embryo.* Contr. Embryol. Carneg. Instn 14 (1922) 47

DE VRIES, P.A., SAUNDERS: *Development of the ventricles and spiral outflow tract in the human heart.* Contr. Embryol. Carneg. Instn 37 (1962) 87

GRÜNWALD, P.: *Die Entwicklung der Vena cava caudalis.* Z. mikr.-anat. Forsch. 43 (1938) 275

HAMILTON, W.J., BOYD, MOSSMAN: *Human Embryology*, 3. Aufl. Williams & Wilkins, Baltimore 1963

MALL, F.P.: *On the development of the human heart.* Amer. J. Anat. 13 (1912) 249

McCLURE, C.F.W., BUTLER: *The development of the vena cava inferior in man.* Amer. J. Anat. 35 (1925) 331

ODGERS, P.N.B.: *The formation of the venous valves, the foramen secundum and the septum secundum in the human heart.* J. Anat. (Lond.) 69 (1935) 412

ODGERS, P.N.B.: *The development of the pars membranacea septi in the human heart.* J. Anat. (Lond.) 72 (1938) 247

PATTEN, B.M.: *Human Embryology*, 2. Aufl. Blakiston, New York 1953

STREETER, G.L.: *Developmental horizons in human embryos. Description of age group XI, 13 to 20 somites, and age group XII, 21 to 29 somites.* Contr. Embryol. Carneg. Instn 30 (1942) 211

STREETER, G.L.: *Developmental horizons in human embryos. Description of age group XIII, embryos about 4 or 5 millimeters long, and age group XIV, period of indentation of the lens vesicle.* Contr. Embryol. Carneg. Instn 31 (1945) 27

STREETER, G.L.: *Developmental horizons in human embryos. Description of age groups XV, XVI, XVII, and XVIII, being the third issue of a survey of the Carnegie Collection.* Contr. Embryol. Carneg. Instn 32 (1948) 133

TANDLER, J.: *Anatomie des Herzens.* In: Bardeleben's Handbuch der Anatomie des Menschen. Fischer, Jena 1913

WATERSTON, D.: *The development of the heart in man.* Trans. roy. Soc. Edinb., 52 (1908) 257

	Tafel
AÜER, J.: *The development of the human pulmonary vein and its major variations.* Anat. Rec. 101 (1948) 581	12
BARRY, A.: *The functional significance of the cardiac jelly in the tubular heart of the chick embryo.* Anat. Rec. 102 (1948) 289	4
CORNER, G.W.: *A well-preserved human embryo of 10 somites.* Contr. Embryol. Carneg. Instn 20 (1929) 81	5
DAVIS, C.L.: *Description of a human embryo having 20 paired somites.* Contr. Embryol. Carneg. Instn 15 (1923) 1	6
DAVIS, C.L.: *The cardiac jelly of the chick embryo.* Anat. Rec. 27 (1924) 201	4
DAVIS, C.L.: *Development of the human heart from its first appearance to the stage found in*	

Sektion III (Fortsetzung)	Tafel
embryos of twenty paired somites. Contr. Embryol. Carneg. Instn 19 (1927) 245	2, 4, 5
GARDNER, E., GRAY, O'RAHILLY: *Anatomy*, 2. Aufl. Saunders, Philadelphia 1963	15
Goss, C.M.: *Development of the median coordinated ventricle from the lateral hearts in rat embryos with three to six somites.* Anat. Rec. 112 (1952) 761	3
HERTIG, A.T., ROCK: *Two human ova of the previllous stage, having an ovulation age of about eleven and twelve days, respectively.* Contr. Embryol. Carneg. Instn 29 (1941) 127	1
HERTIG, A.T., ROCK: *Two human ova of the previllous stage, having a developmental age of about seven and nine days, respectively.* Contr. Embryol. Carneg. Instn 31 (1945) 65	1
HEUSER, C.H.: *A human embryo with 14 pairs of somites.* Contr. Embryol. Carneg. Instn 22 (1930) 135	5
KRAMER, T.C.: *The partitioning of the truncus and conus and the formation of the membranous portion of the interventricular septum in the human heart.* Amer. J. Anat. 71 (1942) 343	9
Los, J.A.: *The development of the human pulmonary veins and the coronary sinus in the human embryo.* Diss., Leyden 1958	12
VAN MIEROP, L.H.S., ALLEY, KAUSEL, STRANAHAN: *The anatomy and embryology of endocardial cushion defects.* J. thorac. cardiovasc. Surg. 43 (1962) 71	7
VAN MIEROP, L.H.S., ALLEY, KAUSEL, STRANAHAN: *Pathogenesis of transposition complexes. I. Embryology of the ventricles and great arteries.* Amer. J. Cardiol. 12 (1963) 216	7–10, 13
PAYNE, F.: *General description of a 7 somite human embryo.* Contr. Embryol. Carneg. Instn 16 (1924) 117	4

Sektion IV

Übersichtsarbeiten

EDWARDS, J.E., CAREY, NEUFELD, LESTER: *Congenital Heart Disease*, Bd. I u. II. Saunders, Philadelphia 1965

GASUL, B.M., ARCILLA, LEV: *Heart Disease in Children.* Lippincott, Philadelphia 1966

KJELLBERG, S.R., MANNHEIMER, RUDHE, JOHNSON: *Diagnosis of Congenital Heart Disease*, 2. Aufl. Year Book Medical Publishers, Chicago 1958

NADAS, A.S.: *Pediatric Cardiology*, 2. Aufl. Saunders, Philadelphia 1963

SHERMAN, F.E.: *An Atlas of Congenital Heart Disease.* Lea & Febiger, Philadelphia 1963

TAUSSIG, H.B.: *Congenital Malformations of the Heart.* Commonwealth Fund, New York 1947

	Tafel
BEUREN, A.J.: *Differential diagnosis of the Taussig-Bing heart from complete transposition of the great vessels with a posteriorly overriding pulmonary artery.* Circulation 21 (1960) 1071	19
BEUREN, A.J., SCHULZE, EBERLE, HARMJANZ, APITZ: *The syndrome of supravalvular aortic stenosis, peripheral pulmonary stenosis, mental retardation and similar facial appearance.* Amer. J. Cardiol. 13 (1964) 471	22
BLALOCK, A., TAUSSIG: *The surgical treatment of malformations of the heart in which there is pulmonary stenosis or pulmonary atresia.* J. Amer. med. Ass. 128 (1945) 189	18
BLAND, E.F., WHITE, GARLAND: *Congenital anomalies of the coronary arteries: report of an unusual case associated with cardiac hypertrophy.* Amer. Heart J. 8 (1932–33) 787	27
BRAUNWALD, E., GOLDBLATT, AYGEN, ROCKOFF,	

Sektion IV (Fortsetzung)	Tafel
MORROW: *Congenital aortic stenosis. I. Clinical and hemodynamic findings in 100 patients.* Circulation 27 (1963) 426	21, 22
COLLETT, R.W., EDWARDS: *Persistent truncus arteriosus: a classification according to anatomic types.* Surg. Clin. N. Amer. 29 (1949) 1245	26
DE LA CRUZ, M.V., ANSELMI, CISNEROS, REINHOLD, PORTILLO, ESPINO-VELA: *An embryologic explanation for the corrected transposition of the great vessels: additional description of the main anatomic features of this malformation and its varieties.* Amer. Heart J. 57 (1959) 104	25
DE VRIES, P.A., SAUNDERS: *Development of the ventricles and spiral outflow tract in the human heart. A contribution to the development of the human heart from age group IX to age group XV.* Contr. Embryol. Carneg. Instn 37 (1962) 87	25
EBSTEIN, W.: *Über einen sehr seltenen Fall von Insuffizienz der Valvula tricuspidalis, bedingt durch eine angeborene hochgradige Mißbildung derselben.* Arch. Anat. Physiol. wissensch. Med. 238, 1866	11
EDWARDS, J.E.: *The congenital bicuspid aortic valve.* Circulation 23 (1961) 485	21
EDWARDS, J.E.: *The direction of blood flow in coronary arteries arising from the pulmonary trunk.* Circulation 29 (1964) 163	3
EISENMENGER, V.: *Ursprung der Aorta beim Defekt des Septum ventriculorum.* Wien. klin. Wschr. II (1898) 25	19
FALLOT, A.: *Contribution à l'anatomie pathologique de la maladie bleue (cyanose cardiaque).* Marseille-méd. 25 (1888) 77, 138, 207, 270, 341, 403	16
GARCIA, R.E., FRIEDMAN, KABACK, ROWE: *Idiopathic hypercalcemia and supravalvular aortic stenosis. Documentation of a new syndrome.* New Engl. J. Med. 271 (1964) 117	22
GARDNER, D.L., COLE: *Long survival with inferior vena cava draining into left atrium.* Brit. Heart J. 17 (1955) 93	1
GLENN, W.W.L.: *Circulatory bypass of the right side of the heart. IV. Shunt between superior vena cava and distal right pulmonary artery – report of clinical application.* New Engl. J. Med. 259 (1958) 117	10
GRANT, R.P.: *The embryology of the ventricular flow pathways in man.* Circulation 25 (1962) 756	23
GRANT, R.P.: *The morphogenesis of transposition of the great vessels.* Circulation 26 (1962) 819	23
GRANT, R.P.: *The morphogenesis of corrected transposition and other anomalies of cardiac polarity.* Circulation 29 (1964) 71	25
HANLON, C.R., BLALOCK: *Complete transposition of the aorta and the pulmonary artery. Experimental observations on venous shunts as corrective procedures.* Ann. Surg. 127 (1948) 385	23
HARRIS, J.S., FARBER: *Transposition of the great cardiac vessels, with special reference to the phylogenetic theory of Spitzer.* Arch. Path. 28 (1939) 427	23
IVEMARK, B.I.: *Implications of agenesis of the spleen on the pathogenesis of conotruncus anomalies in childhood. Analysis of heart malformations in splenic agenesis syndrome.* Acta paediat. (Uppsala) 44 (1955) Suppl. 104	4
LEV, M., ROWLATT: *The pathologic anatomy of mixed levocardia. A review of thirteen cases of atrial or ventricular inversion with or without corrected transposition.* Amer. J. Cardiol. 8 (1961) 216	23, 25
VAN MIEROP, L.H.S., WIGLESWORTH: *Pathogenesis of transposition complexes. II. Anomalies due to faulty transfer of the posterior great artery.* Amer. J. Cardiol. 12 (1963) 226	16, 19

Sektion IV (Fortsetzung)	Tafel
VAN MIEROP, L.H.S., WIGLESWORTH: *Pathogenesis of transposition complexes. III. True transposition of the great vessels.* Amer. J. Cardiol. 12 (1963) 233	23, 25
VAN MIEROP, L.H.S., PATTERSON, REYNOLDS: *Two cases of congenital asplenia with isomerism of the cardiac atria and the sinoatrial nodes.* Amer. J. Cardiol. 13 (1964) 407	4
VAN MIEROP, L.H.S., ALLEY, KAUSEL, STRANAHAN: *Ebstein's malformation of the left atrioventricular valve in corrected transposition, with subpulmonary stenosis and ventricular septal defect.* Amer. J. Cardiol. 8 (1961) 270	11, 25
VAN MIEROP, L.H.S., ALLEY, KAUSEL, STRANAHAN: *Pathogenesis of transposition complexes. I. Embryology of the ventricles and great arteries.* Amer. J. Cardiol. 12 (1963) 216	23, 25
NEUFELD, H.N., LUCAS, LESTER, ADAMS, ANDERSON, EDWARDS: *Origin of both great vessels from the right ventricle without pulmonary stenosis.* Brit. Heart J. 24 (1962) 393	19
PERNKOPF, E., WIRTINGER: *Das Wesen der Transposition im Gebiete des Herzens, ein Versuch der Erklärung auf entwicklungsgeschichtlicher Grundlage.* Virchows Arch. path. Anat. 295 (1935) 143	23
POMPE, J.D.: *Over idiopatische hypertrophy van het hart.* Ned. T. Geneesk. 76 (1932) 304	32
VAN PRAAGH, R., VAN PRAAGH: *The anatomy of common aorticopulmonary trunk (truncus arteriosus communis) and its embryological implications. A study of 51 necropsy cases.* Amer. J. Cardiol. 16 (1965) 406	26
VAN PRAAGH, R., VAN PRAAGH: *Isolated ventricular inversion. A consideration of the morphogenesis, definition and diagnosis of nontransposed and transposed great arteries.* Amer. J. Cardiol. 17 (1966) 395	15, 25
VAN PRAAGH, R., VAN PRAAGH, VLAD, KEITH: *Diagnosis of the anatomic types of single or common ventricle.* Amer. J. Cardiol. 15 (1965) 345	15
ROGER, H.: *Recherches cliniques sur la communication congénitale des deux cœurs, par inocclusion du septum interventriculaire.* Bull. Acad. Méd. (Paris) 8 (1879) 1189	13
SCHIEBLER, G.L., ADAMS jr., ANDERSON, AMPLATZ, LESTER: *Clinical study of twenty-three cases of Ebstein's anomaly of the tricuspid valve.* Circulation 19 (1959) 165	11
SCHIEBLER, G.L., EDWARDS, BURCHELL, DUSHANE, ONGLEY, WOOD: *Congenital corrected transposition of the great vessels: a study of 33 cases.* Pediatrics 27 [Suppl.] (1961) 851	25
SHAHER, R.M.: *Complete and inverted transposition of the great vessels.* Brit. Heart J. 26 (1964) 51	23, 25
SHAHER, R.M., DUCKWORTH, KHOURY, MOES: *The significance of the atrial situs in the diagnosis of positional anomalies of the heart.* Amer. Heart J. 73 (1967) 32	25
STEWART, J.R., KINCAID, EDWARDS: *An Atlas of Vascular Rings and Related Malformations of the Aortic Arch System.* Thomas, Springfield/Ill. 1964	29, 30

Sektion V

	Tafel
AKBERIAN, M., YANKOPOULOS, ABELMAN: *Hemodynamic studies in beriberi heart disease.* Amer. J. Med. 41 (1966) 197	45
ALEXANDER, C.S.: *Idiopathic heart disease. I. Analysis of 100 cases, with special reference to chronic alcoholism.* Amer. J. Med. 41 (1966) 213	46

Sektion V (Fortsetzung)	Tafel
ALLEN, A.C.: *Mechanism of localization of vegetations of bacterial endocarditis.* Arch. Path. 27 (1939) 399	17
ALLEN, A.C., SIROTA: *The morphogenesis and significance of degenerative verrucal endocardiosis (terminal endocarditis, endocarditis simplex, nonbacterial thrombotic endocarditis).* Amer. J. Path. 20 (1944) 1025	23
AMERICAN HEART ASSOCIATION: *Proceedings of the Annual Meeting Council for High Blood Pressure Research,* New York 1952–1967	58
ANGELL, W.W., SHUMWAY: *Resuscitative storage of the cadaver heart transplant.* Surg. Forum 17 (1966) 224	93–96
ANGELL, W.W., DONG jr., SHUMWAY: *A humoral substitute for nervous control in the dog heart transplant.* Surg. Forum 18 (1967) 223	93–96
AVECILLA, M.J., NACLERIO: *Cardiac wounds treated by pericardiotomy and cardiorrhaphy. Report of seven recent cases with 100 per cent survival.* Harlem Hospital Bull. 9 (1956) 1	83–87
BAILEY, C.P., GLOVER, O'NEILL: *The surgery of mitral stenosis.* J. thorac. Surg. 19 (1950) 16	26–31
BAIN, R.C., EDWARDS, SCHEIFLEY, GERACI: *Right-sided bacterial endocarditis and endarteritis.* Amer. J. Med. 24 (1958) 98	16, 19
BALL, J.D., WILLIAMS, DAVIES: *Endomyocardial fibrosis.* Lancet 1954/I, 1049	42
BARBER, H.: *Contusion of the myocardium.* Brit. med. J. 1940/II, 520	88, 89
BARBER, H., OSBORN: *A fatal case of myocardial contusion.* Brit. Heart J. 3 (1941) 127	88, 89
BARGMANN, W.: *Histologie und Mikroskopische Anatomie des Menschen,* 2. Aufl. Thieme, Stuttgart 1956 (7. Aufl. 1977)	47, 48
BARRETT, N.R.: *The anatomy and the pathology of multiple hydatid cysts in the thorax.* Ann. roy. Coll. Surg. Engl. 26 (1960) 362	80
BEALL, A.C., jr., OCHSNER, MORRIS, COOLEY, DEBAKEY: *Penetrating wounds of the heart.* J. Trauma 1 (1961) 195	83–87
BECK, C.W.: *Contusions of the heart.* J. Amer. med. Ass. 104 (1935) 109	88, 89
BECKER, B.J.P.: *Idiopathic mural endocardial disease in South Africa.* Med. Proc. (Cape Town) 9 (1963) 121–128; 147–158	44
BECKER, B.J.P., CHATGIDAKIS, VAN LINGEN: *Cardiovascular collagenosis with parietal endocardial thrombosis. A clinicopathologic study of forty cases.* Circulation 7 (1953) 345	44
BENEDETTI-VALENTINI, F. jr., EFFLER, GROVES, SUAREZ: *La rivascolarizzazione del miocardio mediante impianto dell'arteria mammaria interna.* Rass. Fisiopat. clin. ter. 38 (1966) 304	69–72
BIERMAN, H.R., PERKINS, ORTEGA: *Pericarditis in patients with leukemia.* Amer. Heart J. 43 (1952) 413	90–92
BLALOCK, A., RAVITCH: *A consideration of the non-operative treatment of cardiac tamponade resulting from wounds of the heart.* Surgery 14 (1943) 157	83–87
BLAND, E.F., JONES: *Rheumatic fever and rheumatic heart disease. A twenty-year report on 1000 patients followed since childhood.* Circulation 4 (1951) 836	4–6, 11–14
BLEGEN, S.D.: *Post-partum congestive heart failure. Beri-beri heart disease.* Acta med. scand. 178 (1965) 515	45
BLUMENTHAL, H.T.: *Cowdry's Arteriosclerosis,* 2. Aufl. Thomas, Springfield/Ill. 1967	51
BLUMGART, H.L., SCHLESINGER, DAVIS: *Studies on the relation of the clinical manifestations of angina pectoris, coronary thrombosis, and myocardial infarction to the pathologic findings, with particular reference to the significance of the collateral circulation.* Amer. Heart J. 19 (1940) 1	52–56
BLUMGART, H.L., SCHLESINGER, ZOLL: *Angina pectoris, coronary failure and acute myocardial infarction. The role of coronary occlusions and collateral circulation.* J. Amer. med. Ass. 116 (1941) 91	52–56
BOAS, E.P.: *Angina pectoris and cardiac infarction from trauma or unusual effort, with consideration of certain medicolegal aspects.* J. Amer. med. Ass. 112 (1939) 1887	88, 89
BOCK, K.D., COTTIER: *Essential Hypertension.* Springer, Berlin 1960	58
BOGEDAIN, W., CARPATHIOS, SUU, MOOTS: *Traumatic rupture of myocardium. Successful surgical repair.* J. Amer. med. Ass. 197 (1966) 1102	88, 89
BOLANDE, R.P.: *The nature of the connective tissue abiotrophy in the Marfan syndrome.* Lab. Invest. 12 (1963) 1087	24
BOLANDE, R.P., TUCKER: *Pulmonary emphysema and other cardiorespiratory lesions as part of the Marfan abiotrophy.* Pediatrics 33 (1964) 356	24
BONNABEAU, R.C. jr., STEVENSON, EDWARDS: *Obliteration of the principal orifice of the stenotic mitral valve: a rare form of »restenosis«.* J. thorac. cardiovasc. Surg. 49 (1965) 264	6
BORDLEY, J., EICHNA: *A photographic study of the evolution of the retinal lesions in cases of arterial hypertension.* Trans. Ass. Amer. Phycns 55 (1940) 270	60
BRIGDEN, W.: *Uncommon myocardial diseases. The non-coronary cardiomyopathies.* Lancet 1957/II, 1179	46
BRIGDEN, W.: *Cardiac amyloidosis.* Progr. cardiovasc. Dis. 7 (1964) 142	37
BRIGHT, E.F., BECK: *Nonpenetrating wounds of the heart. A clinical and experimental study.* Amer. Heart J. 10 (1935) 293	88, 89
BRINK, A.J., WEBER: *Fibroplastic parietal endocarditis with eosinophilia. Löffler's endocarditis.* Amer. J. Med. 34 (1963) 52	43
BUCCINO, R.A., SPANN, POOL, SONNENBLICK, BRAUNWALD: *Influence of the thyroid state on the intrinsic contractile properties and energy stores of the myocardium.* J. clin. Invest. 46 (1967) 1669	75, 76
VAN BUCHEN, F.S.P.: *Arachnodactyly heart.* Circulation 20 (1959) 88	24
BUCK, R.C.: *Atherosclerosis and its Origin.* Academic Press, New York 1963	47
BURCH, G.E., DE PASQUALE: *Viral myocarditis.* In: *Cardiomyopathies.* Churchill, London 1964	39
BURCH, G.E., PHILIPS: *Methods in the diagnostic differentiation of myocardial dilatation from pericardial effusion.* Amer. Heart J. 64 (1962) 266	90–92
BURCHELL, H.B., EDWARDS: *Rheumatic mitral insufficiency.* Circulation 7 (1953) 747	11
CAMPBELL, M., SHACKLE, J.W.: *A note on aortic valvular disease, with reference to etiology and prognosis.* Brit. med. J. 1 (1932) 328	25
CANABAL, E.J., DIGHIERO: *Echinococcus disease of the heart.* In: *Cardiology,* Bd. III, hrsg. von A.A. Luisada. McGraw-Hill, New York 1959	80
CARREL, A., GUTHRIE: *The transplantation of veins and organs.* Amer. Med. 10 (1905) 101	93
COBURN, A.F.: *The Factor of Infection in the Rheumatic State.* Williams & Wilkins, Baltimore 1931	1
COCKSHOTT, W.P.: *Angiocardiography of endomyocardial fibrosis.* Brit. J. Radiol. 38 (1965) 192	42
COOPER, F.W. jr., STEAD, WARREN: *Beneficial effect of intravenous infusions in acute pericardial tamponade.* Ann. Surg. 120 (1944) 822	83–87
CORT, J.H., FENCL, HEJL, JIRKA: *Symposium on the Pathogenesis of Essential Hypertension.* State Medical Publishing House, Prag 1961	58
COURNAND, A.: *Some aspects of the pulmonary circulation in normal man and in chronic cardiopulmonary diseases.* Circulation 2 (1950) 641	52–56
D'AUNOY, R., VON HAAM: *Aneurysm of the pulmonary artery with patent ductus arteriosus (Botallo's duct); report of two cases and review of the literature.* J. Path. Bact. 38 (1934) 39	19
DAVIES, A.J., GERY: *The role of autoantibodies in heart disease.* Amer. Heart J. 60 (1960) 669	90–92
DAVIES, J.N.P.: *Some considerations regarding obscure diseases affecting the mural endocardium.* Amer. Heart J. 59 (1960) 600	43
DAVIES, J.N.P., BALL: *The pathology of endomyocardial fibrosis in Uganda.* Brit. Heart J. 17 (1955) 337	42
DAVIES, J.N.P., HOLLMAN: *Becker type cardiomyopathy in a West Indian woman.* Amer. Heart J. 70 (1965) 225	44
DAWBER, T.R., MOORE, MANN: *Coronary heart disease in the Framingham study.* Amer. J. publ. Hlth 47 (1957) 4	52–56
DEMUTH, W.E. jr., BAUE, ODOM: *Contusions of the heart.* J. Trauma 7 (1967) 443	88, 89
DESFORGES, G., RIDDER, LENOCI: *Successful suture of ruptured myocardium after nonpenetrating injury.* New Engl. J. Med. 252 (1955) 567	88, 89
DEW, H.R.: *Hydatid Disease.* Australasian Medical Publishing Co., Sydney 1928	80
DEXTER, L., DOCK, MCGUIRE, HYLAND, HAYNES: *Pulmonary embolism.* Med. Clin. N. Amer. 44 (1960) 1251	52–56
DICKINSON, C.J.: *Neurogenic Hypertension.* Blackwell, Oxford 1965	58
DIETRICH, A.: *Heart muscle damage by indirect trauma in warfare.* Virchows Arch. path. Anat. 237 (1922) 393	88, 89
DOERR, W.: *Myokarditis.* Verh. dtsch. Ges. Path. 51, 1967	39
DOGLIOTTI, G.: *Traumatismes du cœur et des gros vaisseaux.* Lyon chir. 60 (1960) 74	88, 89
DONG, E. jr., FOWKES, HURLEY, HANCOCK, PILLSBURY: *Hemodynamic effects of cardiac autotransplantation.* Circulation (Suppl.), 29 (1964) 77	93–96
DONG, E. jr., HURLEY, LOWER, SHUMWAY: *Performance of the heart two years after autotransplantation.* Surgery 56 (1964) 270	93–96
DONG, E. jr., LOWER: *Transplantation of the heart.* In: *Fundamentals of Cardiac Surgery,* hrsg. von J.C. Norman. Appleton-Century-Crofts, New York 1967	93–96
DONG, E. jr., HURLEY, SHUMWAY: *Transplantation of the heart.* Dis. Chest 48 (1965) 455	93–96
DONG, E. jr., LOWER, SHUMWAY: *Electrocardiographic observations after cardiac transplantation.* Clin. Res. 13 (1965) 205 (Abstr.)	93–96
DONG, E. jr., TSUJI, HANSEN, SHUMWAY: *Rate control and the artificial heart.* Surg. Forum 18 (1967) 199	93–96
DOXIADES, T.: *Diagnostic procedures of chronic amoebiasis.* J. Amer. med. Ass. 187 (1964) 719	79
DRESDALE, D.T.: *Primary pulmonary hypertension.* In: *Cardiology,* Bd. IV, hrsg. von A.A. Luisada. McGraw-Hill, New York 1959	52–56
DRESSLER, W.: *The post-myocardial-infarction syndrome.* Arch. intern. Med. 103 (1959) 28	90–92
DUBOST, C., SALVESTRINI, DUBERNET, LUCCHINI, SAAVEDRA, WILSON, CACHERA: *Communication inter-ventriculaire traumatique. Fermeture chirurgicale sous circulation extra-corporelle.* Ann. Chir. thorac. cardiovasc. 4 (1965) 448	88, 89

Sektion V (Fortsetzung)	Tafel
DULFANO, M.J., SEGAL: *Pulmonary heart disease. Clinical-physiologic variants.* Dis. Chest 49 (1966) 15	52–56
EDWARDS, J.E.: *Differential diagnosis of mitral stenosis. A clinicopathologic review of simulating conditions.* Lab. Invest. 3 (1954) 89	6, 11
EDWARDS, J.E.: *Pathologic aspects of cardiac valvular insufficiencies.* Arch. Surg. 77 (1958) 634	11, 13, 18, 20
EDWARDS, J.E.: *Calcific aortic stenosis: pathologic features.* Proc. Mayo Clin. 36 (1961) 444	12
EDWARDS, J.E.: Editorial. *The congenital bicuspid aortic valve.* Circulation 23 (1961) 485	12
EDWARDS, J.E.: Editorial. *On the etiology of calcific aortic stenosis.* Circulation 26 (1962) 817	12
EFFLER, D.B.: *Surgery for coronary artery disease.* Geriatrics 22 (1967) 129	69–72
EFFLER, D.B., GROVES, FAVALORO: *Surgical repair of ventricular aneurysm.* Dis. Chest 48 (1965) 37	69–72
EFFLER, D.B., GROVES, SUAREZ, FAVOLORO: *Direct coronary artery surgery with endarterotomy and patch-craft reconstruction.* J. thorac. cardiovasc. Surg. 53 (1967) 93	69–72
EFFLER, D.B., SONES jr., FAVALORO, GROVES: *Coronary endarterotomy with patch-graft reconstruction. Clinical experience with 34 cases.* Ann. Surg. 162 (1965) 590	69–72
ELIOT, R.S., WOODBURN, EDWARDS: *Conditions of the ascending aorta simulating aortic valvular incompetence.* Amer. J. Cardiol. 14 (1964) 679	13
ELKIN, D.C.: *Discussion of Bigger, I.A.: Heart wounds. Report of 17 patients operated upon in Medical College of Virginia Hospitals and discussion of treatment and prognosis.* J. thorac. Surg. 8 (1939) 239	83–87
ENGLE, M.A., ITO: *The postpericardiotomy syndrome.* Amer. J. Cardiol. 7 (1961) 73	90–92
ERNSTENE, A.C.: *Complications and sequelae of acute myocardial infarction.* J. Amer. med. Ass. 150 (1952) 1069	52–56
ERNSTENE, A.C.: *Differential diagnosis of the pain of coronary heart disease.* Ann. intern. Med. 46 (1957) 247	52–56
FAVALORO, R.G., EFFLER, GROVES, SONES jr., FERGUSSON: *Myocardial revascularization by internal mammary artery implant procedures.* J. thorac. cardiovasc. Surg. 54 (1967) 359	69–72
FAWCETT, D.W.: *The Peripheral Blood Vessels.* Williams & Wilkins, Baltimore 1963	47
FERRER, M.I., HARVEY: *Management of cor pulmonale.* N.Y. med. J. 57 (1957) 2489	52–56
FISHBERG, A.M., OPPENHEIMER: *The differentiation and significance of certain ophthalmoscopic pictures in hypertensive diseases.* Arch. intern. Med. 46 (1930) 901	60
FOLLIS, R.H. jr.: *Deficiency Disease.* Thomas, Springfield/Ill. 1958	45
FONTAN, F., CHOUSSAT, DEVILLE, DOUTREMEPUICH, COUPILLAUD, VOSA: *Aortic valve homografts in the surgical treatment of complex cardiac malformations.* J. thorac. cardiovasc. Surg. 87 (1984) 649–657	10
FREEDBERG, A.S. BLUMGART, ZOLL, SCHLESINGER: *Coronary failure: the clinical syndrome of cardiac pain intermediate between angina pectoris and acute myocardial infarction.* J. Amer. med. Ass. 138 (1948) 107	52–56
FRESEN, O.: *Die gestaltliche Betrachtung des Morbus.* Ergebn. ges. Tuberk.- u. Lung.-Forsch. 14 (1958) 904	40
FRIEDBERG, C.K.: Editorial. *Cardiac pain, the electrocardiogram, serum transaminase and the diagnosis of myocardial infarction, subendocardial necrosis or myocardial ischemia.* Progr. cardiovas. Dis. 1 (1958) 109	52–56
FRIEDBERG, C.K.: *Diseases of the Heart.* Saunders, Philadelphia 1966	38, 40, 82
FRIEDBERG, C.K., GROSS: *Pericardial lesions in rheumatic fever.* Amer. J. Path. 12 (1936) 183	3, 5
FRENCH, J.E.: *Atherosclerosis in relation to the structure and function of the arterial intima with a special reference to the endothelium.* Int. Rev. exp. Path. 5 (1966) 253	47
FRIEDENWALD, J.S.: *Disease processes versus disease pictures in interpretation of retinal vascular lesions.* Arch. Ophthal. 37 (1947) 403	60
GARRET, H.E., DENNIS, DEBAKEY: *Aorto-coronary bypass with saphenous vein graft.* J. Amer. med. Ass. 223 (1973) 792	72, 73
GEER, J.C.: *Fine structure of human aortic intimal thickening and fatty streaks.* Lab. Invest. 14 (1965) 1764	48
GEER, J.C., McGILL, STRONG: *The fine structure of human atherosclerotic lesions.* Amer. J. Path. 38 (1961) 263	48
GELFMAN, R., LEVINE: *The incidence of acute and subacute bacterial endocarditis in congenital heart disease.* Amer. J. med. Sci. 204 (1942) 324	16
GIFFORD, R.W. jr., McCORMACK, POUTASSE: *The unilateral atrophic kidney and hypertension (Abstract).* Amer. J. Cardiol. 15 (1965) 131	49, 52–56, 61–63
GLYNN, A.A., GLYNN, HOLBOROW: *Secretion of blood-group substances in rheumatic fever: a genetic requirement for susceptibility?* Brit. med. J. 2 (1959) 266	2
GOLDBLATT, H.: *The renal origin of hypertension.* Physiol. Rev. 27 (1947) 120	52–56
GOULD, S.E.: *Pathology of trichinosis.* Amer. J. clin. Path. 13 (1943) 627	77
GOULD, S.E.: *Trichinosis.* Thomas, Springfield/Ill. 1945	77
GOULD, S.E., GOMBERG, BETHELL: *Prevention of trichinosis by gamma irradiation of pork as a public health measure.* Amer. J. publ. Hlth 43 (1953) 1550	77
GOULD, S.E., GOMBERG, BETHELL, VILLELLA, HERTZ: *Studies on Trichinella spiralis.* Amer. J. Path. 31 (1955) 933	77
GRAETTINGER, J.S., MUENSTER, SELVERSTONE, CAMPBELL: *A correlation of clinical and hemodynamic studies in patients with hyperthyroidism with and without congestive heart failure.* J. clin. Invest. 38 (1959) 1316	75, 76
GRAETTINGER, J.S., MUENSTER, CHECCHIA, GRISSOM, CAMPELL: *A correlation of clinical and hemodynamic studies in patients with hypothyroidism.* J. clin. Invest. 37 (1958) 502	75, 76
GREEN, G.E., STERTZER, GORDON, TICE: *Anastomosis of the internal mammary artery to the distal left anterior descending coronary artery.* Circulation 51, Suppl. II (1970) II–79	71
GROSS, F.: *Antihypertensive Therapy. Principles and Practice.* Springer, Berlin 1966	58
GROSS, L.: *Cardiac lesions in Libman-Sacks disease, with consideration of its relationship to acute diffuse lupus erythematosus.* Amer. J. Path. 16 (1940) 375	15
GROSS, L., FRIEDBERG: *Lesions of the cardiac valves in rheumatic fever.* Amer. J. Path. 12 (1936) 469; 855	3, 4
GRÜNTZIG, A.R., SENNING, SIEGENTHALER: *Nonoperative dilatation of coronary artery stenosis, percutaneous transluminal coronary angioplasty.* New Engl. J. Med. 301 (1979) 61–67	74
GUILFOIL, P.H., DOYLE: *Traumatic cardiac septal defect. Report of a case in which diagnosis is established by cardiac catheterization.* J. thorac. Surg. 25 (1953) 510	88, 89
HALL, E.M.: *The heart.* In: *Pathology,* 2. Aufl., hrsg. von W.A.D. Anderson. Kimpton, London 1953	38
HAMOLSKY, M.W., HURLAND, FREEDBERG: *The heart in hypothyroidism.* In: *Hypothyroidism,* hrsg. von Crispel. Pergamon Press, Oxford 1963	75, 76
HARKEN, D.E., ELLIS, NORMAN: *The surgical treatment of mitral stenosis: progress in developing controlled valvuloplastic technique.* J. thorac. Surg. 19 (1950) 1	26–31
HARRIS, P.D., KOVALIK, MARKS, MALM: *Factors modifying aortic homograft structure and function.* Surgery 63 (1968) 45	35, 36
HARVEY, R.M., FERRER, RICHARDS jr., COURNAND: *Influence of chronic pulmonary disease on the heart and circulation.* Amer. J. Med. 10 (1951) 719	52–56
HEGGTVEIT, H.A.: *Syphilitic aortitis. A clinicopathologic autopsy study of 100 cases, 1950 to 1960.* Circulation 29 (1964) 346	25
HERRICK, J.B.: *Clinical features of sudden obstruction of the coronary arteries.* J. Amer. med. Ass. 59 (1912) 201	52–56
HOWARD, J.E., BERTHRONG, GOULD, YENDT: *Hypertension resulting from unilateral renal vascular disease and its relief by nephrectomy.* Bull. Johns Hopk. Hosp. 94 (1954) 51	49, 52–56, 61–63
HURLEY, E.J., LOWER, SHUMWAY: *Stokes-Adams attacks in transplanted hearts.* Surg. Forum 16 (1965) 218	93–96
HURLEY, E.J., DONG, STOFER, SHUMWAY: *Isotopic replacement of the totally excised canine heart.* J. surg. Res. 2 (1962) 90	93–96
HURLEY, E.J., DONG jr., LOWER, HANCOCK, STOFER, SHUMWAY: *An approach to extracorporeal surgery of the heart.* J. thorac. cardiovasc. Surg. 44 (1962) 776	93–96
HÜSSELMANN, H.: *Beitrag zum Amyloidproblem auf Grund von Untersuchungen an menschlichen Herzen.* Virchows Arch. path. Anat. 327 (1955) 607	37
JAMES, T.N.: *Anatomy of the Coronary Arteries.* Harper & Row, New York 1961	52–56
JAMES, T.N.: *Pathology of the cardiac conduction system in amyloidosis.* Ann. intern. Med. 65 (1966) 28	37
JAMIESON, W.R.E.: *Bioprostheses are superior to mechanical prostheses.* Z. Kardiol. 75, Suppl. 2 (1986) 258	34
JOACHIM, H., MAYS: *Case of cardiac aneurysm probably of traumatic origin.* Amer. Heart J. 2 (1927) 682	88, 89
JONES, E.L., LUTZ, KING, POWELSON, KNOPF: *Extended use of the internal mammary artery graft: important anatomic and physiologic considerations.* Circulation 74, Suppl. III (1986) III–42	71
JORDAN, R.A., SCHEIFLEY, EDWARDS: *Mural thrombosis and arterial embolism in mitral stenosis. A clinicopathologic study of fifty-one cases.* Circulation 3 (1951) 363	9, 10
KAPLAN, M.H., MEYESERIAN: *An immunological cross-reaction between group-A streptococcal cells and human heart tissue.* Lancet 1962/I, 706	1
KAUFMANN, E.: *Die Kreislauforgane.* In: *Lehrbuch der Speziellen Pathologischen Anatomie,* 11. u. 12. Aufl., hrsg. von Staemmler. De Gruyter, Berlin 1954	38
KAY, J.H., EGERTON: *The repair of mitral insufficiency associated with ruptured chordae tendineae.* Ann. Surg. 157 (1963) 351	88, 89
KAY, J.H., TOLENTINO, ANDERSON, BLOMMER, MEIHAUS, LEWIS: *Surgical correction of traumatic partial separation of ventricular septum.* Calif. Med. 93 (1960) 104	88, 89

Sektion V (Fortsetzung)	Tafel
KEAN, B.H., BRESLAU: *Parasites of the Human Heart.* Grune & Stratton, New York 1964	80
KELLERT, E.: *Report of a case of cardiac injury with uninjured chest wall (indirect force to abdomen and extremities).* J. Lab. clin. Med. 2 (1917) 276	88, 89
KLEMPERER, P., POLLACK, BAEHR: *Pathology of disseminated lupus erythematosus.* Arch. Path. 32 (1941) 569	15
KÖBERLE, F.: *Enteromegaly and cardiomegaly in Chagas' disease.* Gut 4 (1963) 399	78
KULBS, F.: *Experimentelle Untersuchungen über Herz und Trauma.* Mitt. Grenzgeb. Med. Chir. 19 (1909) 679	88, 89
KUMMEROW, F.A.: *Metabolism of Lipids as Related to Atherosclerosis.* Thomas, Springfield/Ill. 1965	51
KUSCHNER, M., FERRER, HARVEY, WYLIE: *Rheumatic carditis in surgically removed auricular appendages.* Amer. Heart J. 43 (1952) 286	4
LEONARD, J.J., HARVEY, HUFNAGEL: *Rupture of the aortic valve. A therapeutic approach.* New Engl. J. Med. 252 (1955) 208	88, 89
LETTERER, E.: *Allgemeine Pathologie.* Thieme, Stuttgart 1959	37
LEVY, M.J., EDWARDS: *Anatomy of mitral insufficiency.* Progr. cardiovasc. Dis. 5 (1962) 119	11
LEVY, M.J., SIEGAL, WANG, EDWARDS: *Rupture of aortic valve secondary to aneurysm of ascending aorta.* Circulation 27 (1963) 422	24
LIBMAN, E., SACKS: *A hitherto undescribed form of valvular and mural endocarditis.* Arch. intern. Med. 33 (1924) 701	15
LILLEHEI, C.W., GOTT, DEWALL, VARCO: *The surgical treatment of stenotic or regurgitant lesions of the mitral and aortic valves by direct vision utilizing a pump oxygenator.* J. thorac. Surg. 35 (1958) 154	26–31
LÖFFLER, W.: *Endocarditis parietalis fibroplastica mit Bluteosinophilie. Ein eigenartiges Krankheitsbild.* Schweiz. med. Wschr. 66 (1936) 817	43
LOGUE, B., TUTUNJI: *The use of steroids in pericarditis.* Amer. Heart J. 64 (1962) 570	90–92
LOOGEN, F., BÖHM: *Isolierte Amyloidose des Herzens.* Z. Kreisl.-Forsch. 43 (1954) 224	37
LOWER, R.R., SHUMWAY: *Studies on orthotopic homotransplantation of the canine heart.* Surg. Forum 11 (1960) 18	93–96
LOWER, R.R., DONG jr., GLAZENER: *Electrocardiograms of dogs with heart homografts.* Circulation 33 (1966) 455	93–96
LOWER, R.R., DONG, SHUMWAY: *Longterm survival of cardiac homografts.* Surgery 58 (1965) 110	93–96
LOWER, R.R., DONG, SHUMWAY: *Suppression of rejection crises in the cardiac homograft.* Ann. thor. Surg. 5 (1965) 645	93–96
LOWER, R.R., STOFER, SHUMWAY: *Homovital transplantation of the heart.* J. thorac. cardiovasc. Surg. 41 (1961) 196	93–96
LOWER, R.R., STOFER, HURLEY, SHUMWAY: *Complete homograft replacement of the heart and both lungs.* Surgery 50 (1961) 842	93–96
LOWER, R.R., STOFER, HURLEY, DONG jr., COHN, SHUMWAY: *Successful homotransplantation of the canine heart after anoxic preservation for seven hours.* Amer. J. Surg. 104 (1962) 302	93–96
LYONS, C., PERKINS: *Resection of a left ventricular aneurysm secondary to cardiac stab wound.* Ann. Surg. 147 (1958) 256	83–87
LYTLE, B.W., COSGROVE, LOOP, BORSH, GOORMASTIC, TAYLOR: *Perioperative risk of bilateral internal mammary artery grafting: analysis of 500 cases from 1971 to 1984.* Circulation 74, Suppl. III (1986) III-37	71
MACLEOD, I.N., WILMOT, POWELL: *Amoebic pericarditis.* Quart. J. Med. 35 (1966) 293	79
MAHAIM, I.: *Les Tumeurs et Polypes du Cœur.* Masson, Paris 1945	81
MALM, J.R., BOWMAN, HARRIS, KOVALIK: *An evaluation of aortic valve homografts sterilized by electron beam energy.* J. thorac. cardiovasc. Surg. 54 (1967) 471	35, 36
MANGER, W.M.: *Hormones and Hypertension.* Thomas, Springfield/Ill. 1966	59
MASON, J.K.: *Aviation Accident Pathology – a Study of Fatalities.* Butterworth, London, 1962	88, 89
MAYNARD, A. DE L., AVECILLA, NACLERIO: *The management of wounds of the heart. A recent series of 43 cases with comment on pericardiocentesis in hemopericardium.* Ann. Surg. 144 (1956) 1018	83–87
MAYNARD, A. DE L., BROOKS, FROIX: *Penetrating wounds of the heart: report on a new series.* Arch. Surg. 90 (1965) 680	83–87
MAYNARD, A. DE L., CORDICE, NACLERIO: *Penetrating wounds of the heart. Report on 81 cases.* Surg. Gynec. Obstet. 94 (1952) 605	83–87
MCCORMACK, L.J., BÉLAND, SCHNECKLOTH, CORCORAN: *Effects of antihypertensive treatment on the evolution of the renal lesions in malignant nephrosclerosis.* Amer. J. Path. 34 (1958) 1011	49, 52–56, 61–63
MCCORMACK, L.J., NOTO, MEANY, POUTASSE, DUSTAN: *Subadventitial fibroplasia of the renal artery, a disease of young women.* Amer. Heart J. 73 (1967) 602	49, 52–56, 61–63
MCKUSICK, V.A.: *The cardiovascular aspects of Marfan's syndrome: a heritable disorder of connective tissue.* Circulation 11 (1955) 321	24
MEESSEN, H., POCHE: *Pathomorphologie des Myokard.* In: *Das Herz des Menschen*, hrsg. von W. Bargmann, W. Doerr. Thieme, Stuttgart 1963	39, 41, 81, 82
MEIER, B., FRIEDLI, OBERHAENSLI, BELENGER, FINCI: *Trefoil balloon for percutaneous valvuloplasty.* Catheter. cardiovasc. Diagn. 12 (1986) 277–281	36
MIGNONE, C.: *Alguns Aspectos da Anatomia Patologica da Cardite Chagasica Cronica.* University of São Paulo Press, São Paulo 1958 (S. 238)	78
MILLIEZ, P., TCHERDAKOFF: *International Club on Arterial Hypertension.* Expansion Scientifique Française, Paris 1966	58
MILLS, C.A.: *Medical Climatology: Climatic and Weather Influences in Health and Disease.* Thomas, Springfield/Ill. 1939	2
MORGAN, A.D.: *The Pathogenesis of Coronary Occlusion.* Thomas, Springfield/Ill. 1956	50
MORITZ, A.R., ATKINS: *Cardiac contusion. An experimental and pathologic study.* Arch. Path. 25 (1938) 445	88, 89
MOSES, C.: *Atherosclerosis. Mechanisms as a Guide to Prevention.* Lea & Febiger, Philadelphia 1963	51
MURPHY, G.E., SWIFT: *The induction of rheumatic-like cardiac lesions in rabbits by repeated focal infections with group A streptococci.* J. exp. Med. 91 (1950) 485	1
MYERS, G.B.: *Chronic left ventricular dilatation and hypertrophy.* In: *Pathology of the Heart*, 2. Aufl., hrsg. von S.E. Gould. Thomas, Springfield/Ill. 1959	52–56
NACLERIO, E.A.: *Chest injuries.* In: *Cyclopedia of Medical and Surgical Specialities.* Davis, Philadelphia 1958	83–87
NACLERIO, E.A.: *Penetrating wounds of the heart. Experience with 249 patients.* Dis. Chest 46 (1964) 1	83–87
NACLERIO, E.A., MAYNARD, CORDICE: *Personal experiences with 10 consecutive cases of heart wound treated successfully by pericardiotomy and cardiorrhaphy with reference to 74 earlier cases, 54 surgically treated at Harlem Hospital.* J. thorac. Surg. 25 (1953) 448	83–87
PAGE, I.H.: *Atherosclerosis. An introduction.* Circulation 10 (1954) 1	48
PAGE, I.H.: *Symposium on Atherosclerosis*, Publ. 338. National Academy of Sciences, National Research Council, Washington 1955	51
PAGE, I.H.: *Chemistry of Lipids as Related to Atherosclerosis.* Thomas, Springfield/Ill. 1958	51
PAGE, I.H.: *A story of hypertension.* Fed. Proc. 23 (1964) 693	58
PAGE, I.H., BUMPUS: *Angiotensin.* Physiol. Rev. 41 (1961) 331	58
PAGE, I.H., CORCORAN: *Arterial Hypertension. Its Diagnosis and Treatment*, 2. Aufl. Year Book Medical Publishers, Chicago 1949	58
PAGE, I.H., MCCUBBIN: *The physiology of arterial hypertension.* In: *Handbook of Physiology*, Circulation III, 2163. Williams & Wilkins, Baltimore 1965	58
PAGE, I.H., MCCUBBIN: *Renal Hypertension.* Year Book Medical Publishers, Chicago 1968	59
PAGE, I.H., STROKES: *How They Occur and What Can Be Done About Them.* Dutton, New York 1961	50
PARMLEY, L.F., MANION, MATTINGLY: *Nonpenetrating traumatic injury of the heart.* Circulation 18 (1958) 371	88, 89
PEIRCE, E.C.H., II, DABBS, RAWSON: *Isolated rupture of the ventricular septum due to nonpenetrating trauma.* Arch. Surg. 77 (1958) 87	88, 89
PICKERING, G.W.: *High Blood Pressure.* Grune & Stratton, New York 1955	58
PICKERING, G.W., CRANSTON, PEARS: *The Treatment of Hypertension.* Thomas, Springfield/Ill. 1961	58
PINCUS, G.: *Hormones and Atherosclerosis.* Academic Press, New York 1959	51
POMERANCE, A.: *The pathology of senile cardiac amyloidosis.* J. Path. Bact. 91 (1966) 357	37
POUTASSE, E.F., HUMPHRIES, MCCORMACK, CORCORAN: *Bilateral stenosis of renal arteries and hypertension. Treatment by arterial homografts.* J. Amer. med. Ass. 161 (1956) 419	49, 52–56, 61–63
PROUDFIT, W.L., SHIREY, SONES: *Distribution of arterial lesions demonstrated by selective cinecoronary arteriography.* Circulation 36 (1967) 54	52–56
QUINN, E.L., KASS: *Biology of Pyelonephritis.* Little, Brown & Co., Boston 1960	59
RANTZ, L.A., MARONEY, DICAPRIO: *Infection and reinfection by hemolytic streptococci in early childhood.* In: *Rheumatic Fever: a Symposium*, hrsg. von Thomas. University of Minnesota Press, Minneapolis 1952	3
RASO, P.: *Contribuiciao ao Estudo do Lesao Vorticilar na Cardite Chagasica Cronica.* University of Belo Horizonte Press, Minas Gerais 1964 (S. 120)	78
RAVITCH, M.M.: *Traumatic heart disease.* Mod. Conc. cardiovasc. Dis. 29 (1960) 615	83–87
RAVITCH, M.M., BLALOCK: *Aspiration of blood from pericardium in treatment of acute cardiac tamponade after injury. Further experience, with report of cases.* Arch. Surg. 58 (1949) 463	83–87
READ, R.C., THAL, WENDT: *Symptomatic valvular myxomatous transformation (the floppy valve syndrome).* Circulation 32 (1965) 897	24
REEVES, R.L.: *The cause of acute pericarditis.* Amer. J. med. Sci. 225 (1953) 34	90–92

Sektion V (Fortsetzung)	Tafel
REHN, L.: *Über penetrierende Herzwunden und Herznaht.* Langenbecks Arch. klin. Chir. 55 (1897) 315	26–31
RICH, A.R.: *Hypersensitivity in disease with especial reference to periarteritis nodosa, rheumatic fever, disseminated lupus erythematosus and rheumatoid arthritis.* Harvey Lect. 42 (1947) 106	1
RINZLER, S.H.: *The Clinical Aspects of Arteriosclerosis.* Thomas, Springfield/Ill. 1957	50
ROBB, G.P., MATTINGLY, MARKS: *Stress tests in the detection of coronary disease.* Postgrad. Med. 24 (1958) 419	52–56
ROBERTSON, A.L. jr.: *Effects of heparin on the uptake of lipids by isolated human and animal arterial endothelial type cells.* Angiology 12 (1961) 525	48
ROBERTSON, A.L. jr.: *Metabolism and ultrastructure of the arterial wall in atherosclerosis.* Cleveland Clin. Quart. 32 (1965) 99	47, 48
ROBERTSON, A.L. jr.: *Oxygen requirements of the human arterial intima in atherogenesis.* Progr. biochem. Pharmacol. 4 (1968) 305	48
ROSENBAUM, M.B.: *Chagasic myocardiopathy.* Progr. cardiovasc. Dis. 7 (1964) 199	78
ROSS, D.N., SOMMERVILLE: *Correction of pulmonary atresia with a homograft aortic valve.* Lancet 1446/II, 1966	20
RUTSTEIN, D.D., DENSEN: *The natural history of rheumatic fever and rheumatic heart disease. Ten-year report of a cooperative clinical trial of ACTH, cortisone and aspirin. A joint report by the Rheumatic Fever Working Party of the Medical Research Council of Great Britain and the Subcommittee of Principal Investigators of the American Council on Rheumatic Fever and Congenital Heart Disease. American Heart Association.* Circulation 32 (1965) 457	3
SAMSON, P.C.: *Battle wounds and injuries of the heart and pericardium. Experiences in forward hospitals.* Ann. Surg. 127 (1948) 1127	88, 89
SANDERS, C.A., SCANNELL, HAWTHORNE, AUSTEN: *Severe mitral regurgitation secondary to ruptured chordae tendineae.* Circulation 31 (1965) 506	88, 89
SANDERS, R.J., KERN, BLOUNT jr.: *Perforation of the interventricular septum complicating myocardial infarction. A report of eight cases, one with cardiac catheterization.* Amer. Heart J. 51 (1956) 736	52–56
SANDLER, G., WILSON: *The nature and prognosis of heart disease in thyrotoxicosis. A review of 150 patients treated with ^{131}I.* Quart. J. Med. 28 (1959) 347	75, 76
SAPHIR, O.: *Myocarditis.* In: *Pathology of the Heart,* 2. Aufl., hrsg. von S.E. Gould. Thomas, Springfield/Ill. 1959	40
SAPHIR, O.: *Neoplasms of the pericardium and heart.* In: *Pathology of the Heart,* hrsg. von S.E. Gould. Thomas, Springfield/Ill. 1960	81, 82
SAPHIR, O.: *Spezielle Pathologie,* Bd.I. Thieme, Stuttgart 1961	42
SAPHIR, O., LEROY: *True aneurysms of the mitral valve in subacute bacterial endocarditis.* Amer. J. Path. 24 (1948) 83	18
SASAHARA, A.A., SIDD, TREMBLAY, LELAND jr.: *Cardiopulmonary consequences of acute pulmonary embolic disease.* Progr. cardiovasc. Dis. 9 (1966) 259	52–56
SCANNELL, J.G.: *The surgical management of acute massive pulmonary embolism.* Progr. cardiovasc. Dis. 9 (1967) 488	52–56
SCHEPERS, G.W.H.: *Tuberculous pericarditis.* Amer. J. Cardiol. 9 (1962) 248	90–92
SCHOENMACKERS, J.: *Zur Pathologie der heutigen Staphylokokken-Infektion.* Dtsch. med. Wschr. 85 (1960) 2093	38
SCHÖLMERICH, P.: *Herz- und Perikardtumoren.* In: *Handbuch der Inneren Medizin,* Bd.IX/2, hrsg. von H. Schwiegk. Springer, Berlin 1960	81
SCHÖLMERICH, P.: *Myokarditis und weitere Myokardiopathien.* In: *Handbuch der Inneren Medizin,* Bd.IX/2, hrsg. von H. Schwiegk. Springer, Berlin 1960	39, 40
SCHWARTZ, P., KURUCZ: *Amyloid deposits in the hearts of aged persons.* J. Amer. Geriat. Soc. 13 (1965) 718	37
SCOTT, R.C.: *The correlation between the electrocardiographic patterns of ventricular hypertrophy and the anatomic findings.* Circulation 21 (1960) 256	52–56
SCOTTI, T.M.: *Heart.* In: *Pathology,* 5. Aufl., hrsg. von Anderson. Mosby, St.Louis 1966	82
SHUMWAY, N.E.: *Transplantation of the heart.* Surg. Gynec. Obstet. 117 (1963) 361	93–96
SHUMWAY, N.E.: *Laboratory Experiences With Heart Transplantation.* Thomas, Springfield/Ill. 1967 (Kap.24)	93–96
SHUMWAY, N.E., LOWER: *Special problems in transplantation of the heart.* Ann. N.Y. Acad. Sci. 120 (1964) 773	93–96
SHUMWAY, N.E., ANGELL, WUERFLEIN: *Recent advances in cardiac replacement.* Surgery 62 (1967) 794	93–96
SHUMWAY, N.E., ANGELL, WUERFLEIN: *The heart. Progress in transplantation of the heart.* Transplantation 5 (Suppl.) (1967) 900	93–96
SHUMWAY, N.E., ANGELL, WUERFLEIN: *Heart replacement. The cardiac chimera vs. mechanical man.* Lancet 88 (1968) 171	93–96
SHUMWAY, N.E., LOWER, ANGELL: *Present status of cardiac transplantation.* Angiology 17 (1966) 289	93–96
SHUMWAY, N.E., LOWER, STOFER: *Transplantation of the heart.* Advanc. Surg. 2 (1966) 265	93–96
SHUMWAY, N.E., LOWER, HURLEY, DONG jr., STOFER: *The isotopic heart homograft and autograft.* Minn. Med. 46 (1963) 229	93–96
SMIRK, F.H.: *High Arterial Pressure.* Thomas, Springfield/Ill. 1957	58
SONES, F.M. jr., SHIREY: *Cine coronary arteriography.* Mod. Conc. cardiovasc. Dis. 31 (1962) 735	52–56
SOUTTAR, H.S.: *The surgical treatment of mitral stenosis.* Brit. med. J. 1925/II, 603	26–31
STAMEY, T.A.: *Renovascular Hypertension.* Williams & Wilkins, Baltimore 1963	59
STÄMMLER, M.: *Die isolierte Myokarditis.* Veröffentlichungen aus der Pathologie, Bd.LXV. Fischer, Stuttgart 1962	42
STARR, A., EDWARDS: *Mitral replacement. Clinical experience with a ballvalve prosthesis.* Ann. Surg. 154 (1961) 726	26–31
STERNS, L.P., ELIOT, VARCO, EDWARDS: *Intracavitary cardiac neoplasms.* Brit. Heart J. 28 (1966) 75	81
STILES, Q.R., TUCKER, LINDESMITH, MEYER: *Myocardial Revascularization. A Surgical Atlas.* Little, Brown & Co., Boston 1976	72, 73
STOLLERMAN, G.H.: *The epidemiology of primary and secondary rheumatic fever.* In: *The Streptococcus, Rheumatic Fever and Glomerulonephritis,* hrsg. von Uhr. Williams & Wilkins, Baltimore 1964	1
STOLLERMAN, G.H., LEWIS, SCHULTZ, TARANTA: *Relationship of immune response to group A streptococci to the course of acute, chronic and recurrent rheumatic fever.* Amer. J. Med. 20 (1956) 163	1
STUART, K.L., HAYES: *A cardiac disorder of unknown aetiology in Jamaica.* Quart. J. Med. 32 (1963) 99	46
SWIFT, H.F.: *The relationship of streptococcal infections to rheumatic fever.* Amer. J. Med. 2 (1947) 168	1
TEDESCHI, C.G., WAGNER, PANI: *Studies in rheumatic fever. I. The clinical significance of the Aschoff body based on morphologic observations.* Arch. Path. 60 (1955) 408	3
THOMPSON, M.E., DUMMER, GRIFFITH, HARDESTY, SHAPIRO, RABIN: *Cardiac transplantation 1985: hope-promise-reality.* In: *Progress in Cardiology,* Bd. XIV, hrsg. von P.N. Yu and J.F. Goodwin. Lea & Febiger, Philadelphia 1986	93–96
TUFFIER, F.: *La chirurgie du cœur, Bd. V. Congrès de la Société Internationale de Chirurgie,* Paris 1920 (S.5–75)	26–31
TUMULTY, A.: *Management of bacterial endocarditis.* Geriatrics 22 (1967) 122	22
WAGENER, H.P., KEITH: *Diffuse arteriolar disease with hypertension and the associated retinal lesions.* Medicine (Baltimore) 18 (1939) 317	60
WAGENVOORT, C.A., NEUFELD, EDWARDS: *Cardiovascular system in Marfan's syndrome and in idiopathic dilatation of the ascending aorta.* Amer. J. Cardiol. 9 (1962) 496	24
WANICK, L.R.: *Die Histomorphologie der aseptischen Herzwunde beim Menschen.* Thoraxchirurgie 9 (1961) 19	38
WARBURG, E.: *Subacute and chronic pericardial and myocardial lesions due to nonpenetrating traumatic injuries.* Oxford University Press, London 1938; Brit. Heart J. 2 (1940) 271	88, 89
WEISS-CARMINE, S.: *Die Endocarditis parietalis fibroplastica mit Bluteosinophilie (Löffler) und ihre Stellung im Rahmen der Parietalendokardfibrosen.* Schweiz. med. Wschr. 87 (1957) 890	43
WENCKEBACH, K.F.: *Das Beriberi-Herz: Morphologie, Klinik, Pathogenese.* Pathologie und Klinik in Einzeldarstellungen, Band VI. Springer, Wien 1934	45
WESTCOTT, R.N.: *Ventricular aneurysms: considerations in diagnosis and treatment.* Heart Bull. 15 (1966) 36	52–56
WHITE, P.D., GLENDY: *Trauma and heart disease.* In: *Trauma and Disease,* 2.Aufl., hrsg. von Brahdy, Kahn. Lea & Febiger, Philadelphia 1941	88, 89
WILSON, J.V.: *The pathology of closed injuries of the chest.* Brit. med. J. 1943/I, 470	88, 89
WOLFF, L.: *Diagnostic implications of pericardial, pleural and pulmonary involvement in cardiovascular disease.* New Engl. J. Med. 244 (1951) 965	90–92
WOLSTENHOLME, G.E.W., CAMERON: *Hypertension. Humoral and Neurogenic Factors.* Churchill, London 1954	58
WOOD, P.: *Diseases of the Heart and Circulation,* 2. Aufl. Eyre & Spottiswoode, London 1957 (S.541)	52–56
WOOD, P.: *Chronic constrictive pericarditis.* Amer. J. Cardiol. 7 (1961) 48	90–92
WRIGHT, I.S.: *Cerebral Vascular Diseases,* Princeton Conferences of the American Heart Association. Grune & Stratton, New York 1955–1966	50
WUERFLEIN, R.D., SHUMWAY: *Resuscitation and function of the cadaver heart.* Circulation (Suppl.I) 35 (1967) 92	93–96
ZINSSER, H.F., JOHNSON, BLAKEMORE: *The concept of pericardiectomy as a treatment for recurrent idiopathic pericarditis in the absence of cardiac constriction.* Amer. J. med. Sci. 238 (1959) 464	90–92

Sachverzeichnis

A

A-Band 20
Acebutolol 134
ACE-Hemmer 132
Achsenabweichung, Herzgesunder 57
Adam-Stokes-Syndrom s. Morgagni-Adams-Stokes-Syndrom
Adenosindiphosphat (ADP) 38
Adenosinmonophosphat, zyklisches (cAMP) 131
Adenosintriphosphat (ATP) 38, 131
Adenylzyklase 131
ADP 38
Adrenalin 38f, 114, 131
Adrenolytika 116
Aerobacter-Klebsiella 235
Aktinfilamente 20, 38
Aktionspotential 48f
Akzessorische Bahn 61
Aldosteron 257
Aldosteronantagonisten 257
Aldosteronsekretion 258
Aliasing 84
Allergische Reaktionen 114
Amöbenperikarditis 281
Amöbiasis 281
A-Mode 81
3′-5′-cAMP 131
Amphetamin 134
Amplatz 31
Amplitudenmodulation 81
Amyloidose 200
– Myokard 200
Anämie 77, 113
Aneurysma, aortales, Ruptur 79
– dissecans 216, 218
– – Aorta thoracica 222
– linker Ventrikel 113
– mykotisches 216, 218
– Pars membranacea 177
– ventrikuläre 79
Aneurysmenresektion 270f
– ventrikuläre 270
Angiitis, verruköse 241
Angina decubitus 255
– pectoris 102, 247, 255
– – medikamentöse Therapie 138
Angiokardiographie 27ff
– linkes Herz 30
– rechtes Herz 28ff
Angiom 283
Angioplastie, perkutane transluminale koronare s. PTCA
Angiotensin I 257
Angiotensin II 257
Angiotensin-converting-enzyme-Hemmer 132
Angiotensinogen 257
Anpassungsfähigkeit, kardiale, Störung 39
Antiarrhythmika 140
– Klasseneinteilung 141
Antigen-Antikörper-Reaktion 198
Anulus fibrosus 11
Aorta ascendens, Dilatation 210
– Dilatation 221
– zystische, Medianekrose 221
Aortenaneurysma 221
Aortenatresie 184

Aortenbogen 42, 159
– doppelter 192
Aortenbogenpaar 147, 149
Aortendruck 46
Aorteninsuffizienz 73f, 78, 80, 113, 120, 210, 221
– Flatterbewegung des Mitralsegels 89
– Flattern des Endokards 89
– Hämodynamik 120
– Klinik und Befunde 120
Aortenisthmusstenose 113, 194, 258
Aortenklappe 10, 209
– bikuspidale 184
– – angeborene 209
– – erworbene 209
– operative Behandlung 194f
Aortenklappenersatz 226, 229
Aortenklappenheterotransplantate 232
Aortenklappenhomotransplantate 232
Aortenklappenstenose 47
Aortenklappentasche 70
Aortenruptur 222
Aortenstenose 73ff, 77, 113, 119, 184, 209
– Hämodynamik 119
– Klinik und Befunde 119
– relative 80
– subvalvuläre 185
– supravalvuläre 185
Aortensyphilis 222
Aortenwurzel 149, 151, 154, 159
Aortitis 80
– luische 222
Aortographie 260
Aortotomie 226
Apoplexie 114
Arachnodaktylie 221
Arcus aortae 5
Arnulf-Operation 19
Arrhythmien 65
– medikamentöse Behandlung 138
Arteria(-ae) brachiocephalica 193
– carotis communis 3, 192
– epigastricae superiores 4
– intercostales 4
– mammariae internae s. Arteriae thoracicae internae
– mesenterica superior 207
– musculophrenicae 4
– pulmonalis 6, 193
– – Fehlabgang 193
– spinalis anterior 194
– subclavia 3, 191, 194
– thoracicae internae 4
– – – Implantation 272
– vertebralis 194
Arteriendruck, systolischer 132
Arteriolenverengung 259
Arteriopathie, obliterierende 260
Arteriosklerose 244, 260
– ätiologische Faktoren 249
– Pathogenese 245
Arterioskleroseniere 263
Arthritis 198
Aschoff-Knötchen 200
Aschoff-Riesenzellen 200
Aspiration, Süß- und Meerwasser 114

Aspleniesyndrom 167
Asystolie 126
Aszites 111
Atemspende, Mund-zu-Mund 126
Atemstillstand 126
Atenolol 134
Atherom 214
Atheromatose 244
Atherophile 245
Atherosklerose, Aorta 80
Atherozyten 245
Ätherversuch 111
Atmungsfermente 38
ATP 38, 131
Atrioseptostomie 187
Atrioventrikulär... s. AV-...
Atrioventrikularbündel 13
Atrioventrikularkanal 150, 157
Atrioventrikularknoten (s. auch AV-Knoten) 13, 15
Atropin 136
Augenhintergrund, Hypertonie, Stadieneinteilung 259
Auskultation 73ff
Auskultationsareale 73ff
Auskultationsstellung 73ff
Austin-Flint-Geräusch 121
Austreibungsclick 168, 189
Austreibungsfraktion 100
Auswurffraktion 100
Automatie 49
Autoregulation 257
Autotransfusion 287
AV-Block 67, 69, 74
AV-Extrasystolen 66
AV-Fisteln 80
AV-Knoten 48f, 66, 69
AV-Knotentachykardie 68
Azetyl-Koenzym A 38
Azidose 69

B

Bachmann-Bündel 13, 48
Ballonvalvuloplastie 233
Bändelung 177
– Arteria pulmonalis 171
Barorezeptoren 41
Barorezeptorreflexe 42
Barorezeptorzentrum 257
Basalmembran 21
B-Bild 81
Beatmung, künstliche 127
Belastungsdyspnoe 117
Beriberi-Herz 113, 242
Björk-Shiley-Klappenprothese 231
Blalock-Hanlon-Operation 187
Blalock-Taussig-Anastomose 173, 180
Blasenoxygenator 129
Blastozysten 145
Blindpufferung 127
Block, sinuatrialer 67
Blutdruckanstieg 41
Blutgasanalyse s. Gasanalyse
Blutungen, petechiale 219
Blutvolumen 115, 257
– Lungengefäße 113
B-Mode 81
Bradykardie-Tachykardie-Syndrom 67

Brenztraubensäure 38
Brightness-Modulation 81
Brock-Operation 180
Brustwandableitungen 51
Bukkopharyngealmembran 145, 147
Bulboventrikularfalte 149, 152
Bulbus cordis 149
Bypass, kardiopulmonaler 128, 225, 271
– partieller 228
– sequentieller 273
Bypass-Fasern 14
Bypass-Operation, Koronararterien 270

C

Canalis atrioventricularis 170
Captopril 132
Carpentier-Edwards-Klappenprothese 229
Carteolol 134
Casoni-Hautprobe 282
Chagas-Krankheit 280
Chiari-Netz 8
Chinidin 69, 140
Cholesterin 249
Cholesterinester 245
Chordae tendineae 9, 11
Cinepulstechnik 32
CK-MB 123
Click 75
– systolischer 74
Clonidin 135
Coarctatio aortae s. Aortenisthmusstenose
Computertomographie 108
Conduit 227
Continuous-wave-Doppler 83
Contusio cordis 290
Conus arteriosus 151
– cordis 151, 154
Cor pulmonale, akutes 115, 266
– – chronisches 115, 267
– – – Frühzeichen 237
– – – bei mechanischer Behinderung 267
– triatriatum 151, 167
Coxsackie-Viren 236
CP 38
CPK 122f
Crista supraventricularis 179, 181
– – Moderatorband 9
– – parietales Band 9
– – septales Band 9
– terminalis 8, 157
Cushing-Syndrom 258
CW-Doppler s. Continuous-wave-Doppler
Cyclosporin 297

D

Dacron-Prothese 228
Darminfarkt 207
Decholinversuch 111
Defekte, multivalvuläre 121
Defibrillation 126f
– elektrische 140

Dehnungston 79
Delta-Welle 61
Demand-Schrittmacher 72
Denervation 42
Depolarisation 49, 52f
Dermatomyositis 237
Desmosomen 21, 244
Desobliteration 272
Diabetes 249
Diastole 77
Digitalis (s. auch Herzglykoside) 67, 69, 116, 137, 140
Digoxin 116
Diltiazem 139
Diphtherie 236
Dipyridamoltest 98
Diuretika 116
Dobutamin 116
Dopamin 116
Doppler-Echokardiographie 83
– Aortenstenose 88
– Druckgradient 84
– Herzzeitvolumen 84
– Parameter 83
– Strömungsgeschwindigkeit 83
– Strömungsprofile Mitral-Aortenklappe 84
– Strömungsrichtung 83
Dottervenen 156, 160
Dreierrhythmen 79
Druck, kolloidosmotischer 115
Druckgradient 46f
– Aortenklappe 120
Druckwerte, intrakardiale 45
Ductus arteriosus 159, 192
– – apertus 74f, 79f, 113, 184, 191, 216
– Botalli s. Ductus arteriosus
– caroticus 159
– thoracicus 4
– venosus 161
Dysphagia lusoria 191
Dyspnoe 111
– paroxysmale 116

E

Ebstein-Anomalie 172, 174
Echinokokkenperikarditis 282
Echinokokkose, kardiale 282
2-D-Echo 82
Echokardiographie 81
– Aorteninsuffizienz 89
– Aortenstenose 88
– asymmetrische Hypertrophie 92
– bakterielle Endokarditis 94
– echofreier Raum 90
– eindimensionale 81
– funktionelle Kriterien 93
– hypertrophe Kardiomyopathie 92
– idiopathische dilatative Kardiomyopathie 91
– Indikationen 81
– intrakardiale Thromben 95
– – Tumoren 93, 95
– Mitralklappenprolapssyndrom 87
– Mitralstenose 86
– morphologische Kriterien 93
– Myokardinfarkt 93
– parasternale Schnittbilder 83
– Perikarderguß 90
– Perikarderkrankungen 90
– Schwingen des Herzens 90

– Standardebenen 82
– Techniken 81
– transösophageale 95
– Trikuspidalinsuffizienz 89
– Verkürzungsfraktion 93
– Vierkammerblick 81, 83
– zweidimensionale 82
Echokontrastmittel 90
ECT 98
Einweg-Blasenoxygenator 225
Eisenmenger-Komplex 181
Eisenmenger-Syndrom 181
Ejektionsclick 74, 80
EKG 49
– Elektrolyte und Pharmaka 69
– Lagetypen 57
– pathologisches, Kammerhypertrophie 59
– – Myokardinfarkt 62
– – Rechtsinsuffizienz 111
– – Schenkelblock 60
– – Vorhofvergrößerung 58
– – Wolff-Parkinson-White-Syndrom 14, 61
EKG-Befunde, irreführende 70
Elastomyxom 283
Elektroden, Schrittmacher 71f
– – bipolare 72
Elektroderm 145
Elektrokardiograph 50
Elektrokardiographie, Ableitungen 51
Elektroschock 140
Elektroschocktherapie 255
Embden-Meyerhof-Reaktionen 38
Embolie 207, 220, 253
Embolus, reitender 207
Embryo, Entwicklungsalter 144
– Menstruationsalter 144
– Ovulationsalter 144
Embryoblast 145
Emetin 281
Emissions-Computertomographie 98
Endarteriektomie, Koronargefäße 272
Endarteriitis obliterans 260, 263
Endocarditis parietalis fibroplastica (Löffler) 240
Endokardfibroelastose 83, 195
Endokarditis 212
– abakterielle, marantische 220
– bakterielle 94, 213
– Libman-Sacks 212
– rheumatische 119, 201
Endokardkissen 152, 155, 157
Endokardkissendefekte 170
Endokardschlauch 146, 148
Endomyokardfibrose 239
Endothel 244
Energiefreisetzung 38
Energiespeicherung 38
Energieverwertung 38
Entleerungsgeschwindigkeit 100
Entoderm 145
Eosinophilie 279
E-Point-septal-separation (EPSS) 93
Erkrankung, multivalvuläre 211
Erregung 48
Erregungsablauf 49
Erregungsleitungssystem 48
Erscheinungszeit 44
Erschlaffungsphase, isovolumetrische 76

Erythema anulare marginatum 199
Erythematodes-Myokarditis 212
Eustachische Klappe s. Valvula venae cavae inferioris
Extrasystolen 66
Extraton, meso- bis spätsystolischer 79
Extremitätenableitungen 51
– unipolare 51
Exzitations-Kontraktions-Koppelung 38

F

$FADH_2$ 38
Fallot-Tetralogie 46, 78, 179, 213
Farbdoppler-Echokardiographie 85
Farbstoffverdünnungsmethode 44, 47
Fasern, parasympathische 42
– sympathische 42
Fettembolie 266
Fettsäuren 38, 245
– nichtveresterte 38
Fibrinolyse 125
Fibroangiomyxom 283
Fibrom 283
Fibrophile 245
Fibroplasie, periarterielle 261
– subadventitielle 261
Fibrozyten 245
Ficksches Prinzip 44
Fieber 77
– rheumatisches 198
Fiedler-Myokarditis 238
Filmkamera 32
First-pass-Technik 100
Flatterbewegungen, diastolische 89
Flavinadeninnukleotid 38
Flimmerschwelle 127
Fontan-Operation 173, 175
Foramen interventriculare primum 149ff
– – secundum 154
– ovale 157, 168
Fourier-Amplituden 100
Frame 100
Frank-Ableitungen 55
Füllungsgeschwindigkeit 100
Furosemid 116

G

Gallopamil 61
Galopprhythmen 79, 265
Gammakamera 100
Ganglienblocker 116, 131
Ganglion cervicale 18
– cervicothoracium 18
– medium
– stellatum s. Ganglion cervicothoracium
– vertebrale 18
Gasanalyse 44
Gefäße, thebesische 17
Gefäßschlinge 193
Gesamtlungenwiderstand 118
Gewebe, intraembryonales 145
Giftgase, Inhalation 114
Glanzstreifen 20
Gleichstromdefibrillation 127
Gleittheorie 20

Glenn-Anastomose 175
Glenn-Operation 173
Glomerulonephritis, embolisch bedingte 219
Glottisödem 114
Glukose-1-Phosphat 38
Glukose-6-Phosphat 38
Glutamatoxalazetattransaminase (GOT) 122
Glykogenkonzentration 38
Glykogenose 243
Glykogenspeicherkrankheit 195
Glykogensynthese 38
Glykogensynthetase 38
Glykolyse 38
Goldberger-Ableitungen 51
Goldblatt-Niere 260
GOT 122
Gradient, Mitralklappe 118
Granulomatose, rheumatische 200
Grenzstrang 18
Guanethidin 134
Gunn-Kreuzungsphänomen 259

H

Hahnenkammphänomen 120
Halbwertszeit, biologische 100
Hämochromatose 243
Hämoperikard 290
Hämoptoe 117
Hämosiderose 205
Hancock-Klappenprothese 229
Hartstrahltechnik 22
Hautdurchblutung 41
Hautinfektionen 213
HBDH 122
HDL (high density lipoproteins) 249
Herz, Anatomie, Blutversorgung 16
– – Innervation 18f
– – linke Kammer 10
– – linker Vorhof 10
– – rechte Kammer 9
– – rechter Vorhof 8
– – Reizleitungssystem 13ff
– – Eiform 187
– – Histologie 20
– – Hyperthyreose 277
– – Topographie, Facies posterior et diaphragmatica 7
– – – sternocostalis 6
Herzblock 67
– Schrittmacherbehandlung 71f
Herzfrequenz 39, 41, 50, 131
Herzgallerte 148
Herzgeräusche 73, 75, 79
Herzglykoside 69, 115
Herzgröße 41
Herzinsuffizienz 47, 74, ,79, 124
Herzkatheter, Linksinsuffizienz 112
– Rechtsinsuffizienz 111
Herzkatheterisierung 43
– Komplikationen 43f
Herzklappen, Topographie 11f
Herzklappenersatz 223f
– Bioprothesen 229
– Kunstklappen 225
Herzklappenerkrankung, rheumatische 201
Herzkrankheit, koronare 250
– operative Behandlung 223
– rheumatische 200
– syphilitische 222

Herzleistung 39
Herz-Lungen-Maschine 128, 223
Herzmassage, extrathorakale 126
– intrathorakale 127
Herzminutenvolumen 39, 44 f
Herzmuskel, Hypertrophie 264
Herzneurose 70
Herzohren, Juxtaposition 167
Herzruptur 253, 291
Herzstillstand, ischämischer 129
Herztamponade 254, 285, 290
Herztöne 73 ff
– pathologische 77
Herztransplantation 295
– Abstoßungsreaktion 297
– Auswahlkriterien 295
– Immunsuppression 297
Herztraumen, nichtpenetrierende 290
– penetrierende 285
Herztumoren, primäre 283
– sekundäre 284
Herzwandaneurysma 254
Herzzeitvolumen 102 f
Herzzelle, Automatie 48
Heuser-Membran 145
Hexokinase 38
Hilus, tanzender 23
Hinterwandinfarkt 64
Hirnblutung 114, 247
Hirnthrombose 114
His-Bündel 13, 48 f
His-Purkinje-System 48 f
Hocker 180
HOKM (hypertrophe, obstruktive Kardiomyopathie) 92
Holzschuh-Konfiguration 180
Homograft-Klappe 232
Homotransplantation 295
Humorale Mechanismen 41
Hungern 114
Hybridisoenzym der CK 123
Hydrocortison 125
α-Hydroxybutyratdehydrogenase (HBDH) 122
Hyperaldosteronismus, primärer 257
Hyperkaliämie 69
Hyperkalzämie 69
Hyperplasie, fibromuskuläre 261
Hypertrophie, beide Kammern 59
– linksventrikuläre 209
– rechtsventrikuläre 268
Hyperthyreose 77, 79, 277
Hypertonie 74, 247, 257
– essentielle 263
– kardiale Komplikationen 264
– maligne 263
– Mosaiktheorie 257
Hyperzirkulation 242
Hypokaliämie 69
Hypokalzämie 69
Hypophysentumor 258
Hypothermie 225, 227
Hypothyreose 74, 249
Hypovolämie 124
Hypoxie 116

I

I-Band 20
Immunofluoreszenzmethode 212
Immunsuppressionsbehandlung 297
Indium-111 102

Infarkt, anterobasaler 63
– anterolateraler 63
– anteroseptaler 63, 251
– apikaler 63
– Capsula interna 207
– Hinterwand 251
– posterobasaler 64
– posteroinferiorer 64
– posterolateraler 64
– posteroseptaler 64, 251
– subendokardialer 251
– transmuraler 251
– zerebraler 207, 213, 247
Infundibulumstenose 179
Innervation 42
Interkostalarterien 194
Interkostalmuskulatur 2
Intersegmentalarterien 159
Intimafibroplasie 260
Intrinsische sympathomimetische Aktivität (ISA) 134
Inversusstellung 188
Ionescu-Shiley-Klappenprothese 230
Ipratropiumbromid 137
ISA 134
Isonitrile 102
Isoproterenol 67
Isosorbiddinitrat 138
Isosorbid-5-Mononitrat 138

J

Jatene-Operation 187
Jet lesions 201, 203, 210, 216, 222, 253
Judkins-Methode 31, 33
Juxtaposition 167

K

Kalium 39, 69
Kalkspangen 239
Kalzium 38 f, 69
Kalziumantagonisten 138
Kammer-Bulbus-Schleife 149
Kammerextrasystolen 66, 69
Kammerflimmern 68 f, 126 f, 255
Kammerhypertrophie 73
Kammermyokard 49
Kammersystole 76
Kammertachykardie 126
Kardinalvenen 156, 160
Kardiogene Platte 146
Kardiomegalie, idiopathische 243
Kardiomyopathie 234, 243
– alkoholische 242
– hypertrophe 92
– – obstruktive 92
– idiopathische dilatative 91
Kardiopathien 79
Kardioplegische Lösung 129
Kardioselektivität 134
Kardioversion 68
Karditis, rheumatische 202
Karotispulskurve 120
Karotissinus 42, 257
– hypersensitiver 67
Karzinom, bronchiogenes 284
Katecholaminausschüttung 42
Katecholamine 39, 41, 114, 132, 136
Kent-Bündel 14

Kerley-Linien 205
Kernmagnetresonanz 109
Kiemenbögen 159
Kiemenbogenarterien 159
Klappenersatz 223
– multipler 228
Klappenöffnungsfläche 118, 120
Klappenprothese, trikuspidale 229
Klappenregurgitation 47
Klappensegel, Verkürzung 208
Klappentrauma 291
Knötchen, subkutane 199
Kollateralkreislauf 255
Kombinationssystolen 61
Kommissurensegel 12, 158
Kommissurenspreizung 222
Kontraktionsamplitude 100
Kontraktionsfähigkeit, linker Ventrikel 114
Kontraktionsgeschwindigkeit 39
Kontraktionskraft 39
Kontraktionsstärke 41
Konusseptum 152
Konuswulst 154
Koronarangiographie 270
– selektive 31
Koronararterie(-n), Aufbau 244
– Fehlabgang 190
– linke, Darstellung 33
– – Ramus circumflexus 16
– – – interventricularis anterior 16
– rechte, Darstellung 32
– – Ramus interventricularis posterior 16
Koronararteriotomie 271
Koronarchirurgie 270
Koronardurchblutung, Steigerung 41
Koronargefäße, Erweiterung 39
Koronarinsuffizienz 119, 121
Koronarperfusion 39
Koronarperfusionsdruck 41
Koronarsinus 17
Koronarthrombose 255
Kortikosteroide 125
– Schockbehandlung 125
Kreatinphosphat (CP) 38
Kreatin(phospho)kinase (CK, CPK) 122 f
– Hybridisoenzym (CK-MB) 123
Krebs-Zyklus 38, 102
Kreislaufregulation 41
Kreislaufschock s. Schock
Kreislaufstillstand 124, 126
Kreislaufzeit 111
Kugelthrombus 207
Kugelventilklappe 223

L

Laktatdehydrogenase 38, 122
Lamina elastica externa 244
– – interna 244
– propria 244
Langhans-Riesenzellen 237
LDH s. Laktatdehydrogenase
LDL (low density lipoproteins) 249
Leberkrankheiten 114
Leistungsanpassung 39
Leistungsregulation 41
Leitungsbahnen, internodale 13
Lidocain 69, 140

Ligamentum arteriosum 9, 159
– Marshalli 5, 156, 162
– teres hepatis 162
– venosum 162
Limbus fossae ovalis 8, 12
– marginalis 10
Linksherzinsuffizienz 80 ff
– chronische 83
Linkshypertrophie 59
Links-rechts-Shunt 47, 83, 164
Linksschenkelblock 60, 74, 78
Lipoidnephrose 114
Lipoproteine 249
Lipoproteinkomplexe 245
Lipoproteins, high density lipoproteins (HDL) 249
– very low density lipoproteins (VLDL) 249
Logan-Tubbs-Dilatator 224
L-System 21
Lungenarteriolenwiderstand 118
Lungenembolie 114, 253
– digitale Subtraktionsangiographie 267
– EKG 267
– prädisponierende Faktoren 266
– rezidivierende kleine 267
– Streptokinase 267
– Symptomatik 267
– Urokinase 267
Lungenfibrose 267
Lungengefäßerkrankungen 268
Lungeninfarkt 216
Lungeninfektion 114, 213
Lungenkapillardruck 45, 114
Lungenkapillaren, Permeabilität 114
Lungenkrankheiten, chronisch obstruktive 267
Lungenödem 83, 116, 121
– Höhenlungenödem 114
Lungenstauung 112, 265
Lungenstrombett bei Mitralstenose 205
Lungenvenen 165
– Fehleinmündung 165
– Kompression 83
– Operationstechnik 166
Lungenvenentransposition 165
Lunula 12
Lupus erythematodes 212, 237

M

MacCallum-Plaques 201
Magnesium 69
Magnetresonanz-Spektroskopie 110
Magnetresonanz-Tomographie 110
Mammaria-Bypass 272
Mangeldurchblutung 112
Manubrium sterni 2
MAO-Hemmer s. Monoaminooxydasehemmer
Marfan-Syndrom 80, 221
Mechanismen, humorale 41
Mediafibroplasie mit Aneurysmen 260
Medianekrose, zystische 221
Mediastinaltumoren 108
Mediastinum 5
Mediaverdickung 205
Medtronic-Klappenprothese 231
Melanom, malignes 284

Melanom, sternohyoideus 284
- sternothyroideus 3
Membranoxygenator 130
Membranpermeabilität 48
Membranpotential 48f
Meromyosin 38
Mesoderm, extraembryonales 145
- intraembryonales 145
- paraxiales 144
Mesokard, dorsales 148
Metalldilatator 224
α-Methyldopa 134
Metoprolol 127
Mikroabszesse, Gehirn 219
- myokardiale 218
Mikroinfarkt, Myokard 218
Milchsäure 38
Milzinfarkt 207
Mitochondrien 21
Mitralinsuffizienz 73ff, 78ff, 83, 118, 208, 210
- Klinik und Befunde 119
- Papillarmuskelsyndrom 87
Mitralklappe 10, 203
- aortales Segel 12
- murales Segel 12
- operative Behandlung 223
Mitralklappenersatz 231
Mitralklappenprolapssyndrom 87
Mitralklappenverkalkung 208
Mitralkommissurotomie 223
- geschlossene 224
Mitralöffnungston 75, 79, 203
Mitralsegel, Perforation 215
Mitralstenose 46, 73f, 77, 83f
- EF-Slope 86
- Klinik und Befunde 117
- relative 80
- thromboembolische Komplikationen 206
M-Linie 20
- thromboembolische Komplikationen 20
M-Mode 81
Moderatorband 13, 153
- thromboembolische Komplikationen 13, 153
Molsidomin 138
Momentanvektoren 52ff
Mönckeberg-Mediasklerose 244
Mongolismus s. Morbus Down
Monoaminooxydasehemmer 134, 138
Morbus Becker 241
- Besnier-Boeck-Schaumann s. Sarkoidose
- Down 171
- Roger 176
Morgagni-Adams-Stokes-Syndrom 67
Morgagni-Stokes-Adams-Anfall 237
Morula 145
MÖT s. Mitralöffnungston
Mukopolysaccharide 245
Multifokaler supraventrikulärer Rhythmus 62
Mund-zu-Mund-Atemspende 126
Musculus(-i) omohyoideus 3
- papillaris anterior 9
- - medius 9
- pectinati 8
- scalenus anterior 3
- sternocleidomastoideus 3

- sternohyoideus 3
Muskelkontraktion 38
- Gleittheorie 38
- sternothyroideus 38
Mustard-Operation 187
Myofibrillen 20
Myoglobin 123
Myokardbiopsie, transvenöse 297
Myokarddurchblutung 39
Myokardfibrose 74, 83, 236
Myokardinfarkt 122
- Aneurysma 102
- Echokardiographie 93
- intrakavitärer Thrombus 93
- Isoenzyme 123
- Markierung 102
- Septumruptur 102
- Serumenzymaktivitäten 122
- Wandruptur 93
Myokardischämie 255
Myokarditis 238
- akute 115
- chronische 115
- Diphtherie 236
- eitrige 235
- eosinophile (Fiedler) 238
- interstitielle 237
- parasitäre 280
- primär idiopathische 238
- rheumatische 200
- Riesenzellen 238
- septische 235
- toxische 236
- Viren 236
Myokardprotektion 129
Myokardrevaskularisation 270, 272
Myokardschädigung, toxische 83
Myokardstoffwechsel 39
Myokardszintigraphie 97
- Infarktnarben 98
- Ischämiezonen 98
Myosinfilamente 20, 38
Myxödemherz 278
Myxofibrom 283
Myxome 283

N

Nabelvenen 156, 160
Nachlastsenkung 132
Nadel 42
NADH 38
Nadolol 132
Narkotika 116
Natrium 69
Natrium-Kalium-Pumpe 48
Nebennierenrindenadenom 257
Nekrose, eosinophile 212
Nephropathien 262
Nervensystem, autonomes 42
Nervus(-i) cardiacus cervicalis 18
- cardiaci cervicales inferiores 18
- - thoracici 18
- depressor 19
- phrenicus 3f
- splanchnicus major 5
- - minor 5
- vagus 3
- - Ramus cervicalis inferior 18
- - - superior 18
Netzhautblutungen 259
NFS s. Fettsäuren, nichtveresterte
Niederspannungspotentiale 234

Nierenangiographie 260
Nierenarterien, fibromuskuläre Hyperplasie 260
Nierenarterienstenosen 258
Nierenbiopsie 263
Nierenglomeruli 212
Niereninfarkt 207, 219
Nifedipin 139
Nikotinsäure 249
Nikotinsäureamidadenindinukleotid, reduziertes (NADH) 38
Nitrattoleranz 138
Nitrite 138
Nitroglyzerin 116, 138, 255
NNR-Hormonmangel 39
Nodulus(-i) Albini 11
- Arantii 12
Nomenklatur 72
Noradrenalin 38f, 102f, 114
Nuklearmedizin 97
- akuter Myokardinfarkt 102
- Emissionscomputertomographie 98
- Herzklappenerkrankungen 106
- Indikationen 107
- Kardiomyopathien 106
- Myokardinfarktmarkierung 102
- Myokardszintigraphie 97
- Radionuklidangiographie 100
- Radionuklidventrikulographie 100
Nuklearstethoskop 100
Nykturie 111
Nyquist-Grenze 84

O

Ödem 111, 117
- hepatisches 115
- interstitielles 212
- kardiales 115
- peripheres 115
- renales 115
Oligurie 111, 117
Orthopnoe 111, 117
O_2-Sättigung s. Sauerstoffsättigung
Osmotischer Druck, Absinken 114
Ösophagus 4f
Ostium primum 152
- - Defekt 169
- secundum 15, 168
Östrogen 249
Ouabain 69
Oxprenolol 134

P

P sinistrocardiale 119
Papillarmuskel 185, 210
Papillarmuskelruptur 254
Papillenödem 259
Paraproteinosen 234
Parasympathomimetika 136
Pars membranacea, atrioventrikulärer Teil 156
- - interventrikulärer Teil 156
Passagezeit 44f
PD-Technik s. Pulsed-Doppler-Technik 83
Pentosezyklus 38
Periarteriitis nodosa 244
Pericarditis acuta 293

- adhaesiva 79, 293
- constrictiva 79f, 83, 239, 294
- fibrinosa 293
- haemorrhagica 293
- purulenta 293
- serofibrinosa 293
- tuberculosa 294
Perikard, Lamina parietalis 5
- - visceralis 5
Perikarderguß 90
Perikarderkrankungen 90, 292
Perikardfensterung 294
Perikardiotomie 287, 294
Perikarditis 79, 212
- eitrige s. Pericarditis purulenta
- rheumatische 200
- unspezifische 294
Perikardklappe 230
Perikardpunktion 287, 289
Perikardzyste 108
Phäochromozytom 257
Pharmaka, Herzwirkungen 102ff
Phasenlage 100
Phonokardiogramm und Elektrokardiogramm 77
Phonokardiograph 76
Phonokardiographie 76f
Phosphodiesterase 102
Phosphoglukomutase 38
Phosphorylase 38, 102
Phosphorylierung, oxydative 38
Pig-tail-Katheter 44
Piretanid 116
Pistolenschußgeräusche 242
Plaques, arteriosklerotische 245
- atheromatöse 214
Pleura costalis 4
- diaphragmatica 4
- mediastinalis 4
- pericardii 4
- Umschlagsfalte 2, 4
Pleuritis 79
Plexus brachialis 3
- cardiacus 18
Plica venae cavae sinistrae s. Ligamentum Marshalli
Pneumokokken 213, 235
Poliomyelitis 114
Polyarthritis, primärchronische 200
Polyzythämie 189
Positronen-Emissionstomographie 97
PQ-Dauer 49f
Prächordalplatte 145
Präkordialschmerz 117, 119
Präsystole 76
Pressorrezeptorzonen 42
Primärherd 214
Procainamid 69, 140
Processus xiphoideus 2
Projektionsebenen 54
Propranolol 134
Prostataoperationen 266
Proteus 235
Protodiastole 76
Pseudomonas 235
PTCA (perkutane transluminale koronare Angioplastie) 275
- Komplikationen 276
- Rezidivrate 276
Pulmonaldurchfluß 44
Pulmonalinsuffizienz 73ff
Pulmonalisangiographie 267
Pulmonalisdruck 46

Pulmonalisklappe, bikuspidale 183
Pulmonalkamillardruck 43
Pulmonalklappenatresie 183
Pulmonalsklerose 117
Pulmonalstenose 74f, 78ff, 182, 186
– künstliche s. Bändelung
Pulsed-Doppler-Technik 83
Pulsus alternans 265
Pumpenoxygenator 128, 225
Punktion, transseptale 42
Purkinje-Fasern 13, 15, 48f
P-Welle 49f
Pyelonephritis 258
Pyrophosphat 102
Pyruvat 38
Pyruvatdehydrogenase 38
P-Zelle 15

Q

QRS-Dauer 50
QRS-Komplex 49f
QT-Dauer 50
QT-Zeit 50
Querbrücken 20
Q-Zacke 50

R

Radiologie 22ff
– frontaler Strahlengang 24
– linker vorderer schräger Strahlengang 25
– rechter vorderer schräger Strahlengang 25
– seitlicher Strahlengang 26
Radionuklidangiographie 100
Radionuklidventrikulographie (RNV) 100
Rashkind-Methode 187
Rastelli-Operation 187
Rechtsherzinsuffizienz 80f, 117
– primäre 115
Rechtshypertrophie 59
Rechts-links-Shunt 47
Rechtsschenkelblock 60, 78
Redistribution 98
Regurgitation 121
Regurgitationsinfektion 215
Regurgitationsvolumen 118
Reiben, perikarditisches 75
Reinfarktprophylaxe 139
Reizleitungssystem 13ff
Reizschwelle 71
Rekanalisation 214
Renin 257
Repolarisation 48f, 52f
Reserpin 132
Restvolumen 39
Retikulum, endoplasmatisches 244
– sarkoplasmatisches 21
Retinitis angiospastica 259
α-Rezeptoren 102
β-Rezeptoren 102
α-Rezeptorenblocker 132
β-Rezeptorenblocker 132, 138
Rhabdomyom 283
Rheumatisches Fieber 115
Riesenzellmyokarditis 238
Rippenknorpel 2
Rippenusuren 194
RNV 100

Rollenpumpenkonsole 225
Röntgenfernaufnahme 22
Röntgenkinematographie 23
RR-Intervalle 50
Rückverteilung 98
Ruhelänge 39
Ruhespannung 39
R-Zacke 50

S

SAM (systolic anterior movement) 92
Sarkoidose 237
Sarkolemm 20
Sarkom 283
Sarkomere 20
Sarkoplasma 20
Sauerstoffsättigung 45ff
Säure-Basen-Haushalt 39
Schädeltrauma 114
Scheibenklappe 229, 231
Scheibenoxygenator 130, 295
Scheitel-Fersen-Länge 145
Scheitel-Steiß-Länge 145
Schenkelblock 77f
Schilddrüsenhormonmangel 39
Schlaganfall 247
Schlagvolumen 39, 41
Schleifendiuretika 116
Schock 124
– anaphylaktischer 124
– Dehydratationsschock 124
– Endotoxinschock 124
– hämogener 124
– hämorrhagischer 124
– mikrovasogener 124
– neurodepressorischer 125
– traumatischer 124
Schocktherapie 286
Schockzustand 114
Schrittmacher 48
– elektrischer 67, 138
– – Implantation 71
– synchrone 71
– wandernder 65
Schrittmacheraktivität 41, 49
Schrittmachertechnik, transvenöse 72
Schwanenhalskonfiguration 170
Schwangerschaft 83
Schweineklappe 229
Schwindelanfall 119
Schwingungen, mittel- und hochfrequente 76
Scopolamin 136
Sedativa 116
Sehnenfäden 210
– Ruptur 215
Sektor-Scan 82
Senning-Operation 187
Septikämie 235
Septum aorticopulmonale 152, 154
– atrioventriculare 10, 152
– interventriculare 152
– – Pars membranacea 10
– – muscularis 10
– – primum 152, 154, 157, 168
– – secundum 152, 157
– spurium 156f
– transversum 149, 151
Septumdefekt, aortopulmonaler 189
Septumhypertrophie, asymmetrische 92

Serumenzymaktivitäten 122
Sewell-Methode 273
SFL s. Scheitel-Fersen-Länge
Shuntgeräusche 80
Shuntumkehr 46
Shuntvolumen 46
Sieboxygenator 130
Silberdrahtarterien 259
Silikon 267
Sinuatrialer Block 67
Sinus aortae (Valsalvae) 12, 80
– – – Aneurysma 190
– coronarius 156, 161
– obliquus pericardii 5, 7
– transversus pericardii 5
– venosus 156, 160
– – Sinus-venosus-Defekt 169
Sinusarrest 67
Sinusarrhythmie 65
– respiratorische 65
Sinusbradykardie 65
Sinushorn 150, 157, 160
Sinusknoten 14, 48, 65, 67, 69
Sinusknotensyndrom 67
Sinustachykardie 65
Skelettmuskulatur, Pumpenwirkung 41
Sklerodermie 237
Somatopleura 145
Somatopleuramesoderm 146
Somiten 144
Sones-Methode 33
Spatium interseptovalvulare 157
SPECT (single photon emission computed tomography) 98
Spinalanästhesie 116
Splanchnopleura 145
Splanchnopleuramesoderm 146
Splenomegalie 219
SSL s. Scheitel-Steiß-Länge
St. Jude-Medical-Klappenprothese 231
Staphylokokken 235
Starr-Edwards-Prothese 223
Stauungsinsuffizienz 241
Stauungsleber 241
ST-Dauer 50
Stenose, idiopathisch-hypertrophe subvalvuläre 185
– subaortale 75, 79
– subvalvuläre 80
– supravalvuläre 80
– valvuläre 80
Sterine 38
Sternum 2
Stethoskop 73
Stimmbandlähmung 204
Stoffwechseleinflüsse 41
Stoffwechselgeschehen, oxydatives 41
Stokes-Adams-Syndrom s. Morgagni-Stokes-Syndrom
Streptococcus faecalis 213
– viridans 213
Streptokokken, β-hämolytische 213
Streptokokkeninfekt
ST-Strecke 49f
Subarachnoidalblutung 114
Subtraktionsangiographie, digitale 108
Sulcus bulboventricularis 149
– coronarius 6f
– interventricularis anterior 6f
– – posterior 7

– terminalis 8
Swan-Ganz-Katheter 43
Swinging heart 287
Sydenham-Chorea 198
Sympathikomimetika 102
Sympathikusimpulse 41
Sympathikussystem 41
Sympatholytika 116
Synkopaler Anfall 124
– Zustand 119
Synzytiotrophoblast 145
Syphilis 222
Systolic anterior movement (SAM) 92
S-Zacke 50
Szilla 69

T

Tachykardie 68
– paroxysmale 61, 68
– ventrikuläre 68f
– – antidrome 61
– – orthodrome 61
Taenia sagittalis 8
Taschenklappen 12
Taussig-Bing-Transposition 182
Tawara-Schenkel 49
Technetium-99m 100
Tetanus 114
Thallium-201 97
Thebesische Gefäße 17
Theophyllin 136
Thermodilutionsmethode 45
Thiaminmangel 242
Thorakotomie 287, 289
Thorax, Anatomie 2
Thoraxdurchmesser 186
Thoraxröntgenbild 111
Thoraxwand, Gefäße 4
– Innervation 4
– Muskeln 3
Thrombophlebitis 266
Thrombose 253
– Bein- und Beckenvenen 266
– linker Vorhof 206
– linksatriale 83
Thyreotoxikose 83
Thyroxin 249
TM-Bild 81
Tomography, single photon emission computed tomography 98
TÖT s. Trikuspidalöffnungston
TPNH 38
Trabecula(-ae) carneae 9
– septomarginalis s. Moderatorband
Trachea 3
Training, körperliches 255
Transposition, große Gefäße 186
Trendelenburg-Lagerung 286
Trichinose 279
Triglyzeride 249
Trigonum fibrosum 11
Trikuspidalatresie 172
Trikuspidalinsuffizienz 75, 80, 121, 161, 172
– relative 111
Trikuspidalklappe 9, 211
– Anomalien 172
– hinteres Segel 12
– mittleres, septales Segel 12
– vorderes Segel 12

311

Trikuspidalklappenersatz 231
Trikuspidalöffnungston 75, 79f
Trikuspidalstenose 73, 75, 80, 121, 172, 211
Triphosphorpyridinukleotid, reduziertes (TPNH) 38
Trommelschlegelfinger 179, 189, 219, 268
Trommelschlegelzehen 179
Trophoblast 145
Truncus arteriosus 151, 154, 186, 188
– – communis 189
– brachiocephalicus 159
– pulmonalis 159
– sympathicus 5
Trunkusseptum 152, 154
Trunkuswulst 154
Trunkuswurzel 154
T-System 21
Tubbs-Dilatator s. Logan-Tubbs-Dilatator
Tuberkulose 267
Tumoren 83
– linker Vorhof 79
– maligne 220
Tunica adventitia 244
– intima 244
– media 244
Türflügel-Klappenprothesen 231
T-Welle 49f
Tyramin 134

U

Überinfusion 114
UDP 38
UDPG 38
Umgehungsplastik s. Bypass-Operation
Uridindiphosphat (UDP) 38
Uridin-Diphosphoglukose (UDPG) 38
Uridintriphosphat (UTP) 38
Urogenitaltrakt, Infektion 213
UTP 38
U-Welle 49

V

Valvula foraminis ovalis 10
– sinus coronarii 8
– Thebesii s. Valvula sinus coronarii
– venae cavae inferioris 8
Valvulitis 217
Valvulotom 224
Vasodilatatoren 138
Vasokonstriktoren 125
Vegetationen, marantische 220
Vektorkardiographie 54f
Vektorschleife 54, 56
Vektortheorie 50
Vena(-ae) anonyma s. Vena brachiocephalica
– azygos 4, 162, 164
– brachiocephalica 4, 162, 164
– cardinalis 164
– – communis 156, 160
– cava, Anomalien 164
– – inferior 156, 164
– – superior 164
– cordis anteriores 17
– – magna 17
– gastrica 166
– hemiazygos 4, 162, 164
– – accessoria 4, 162
– iliaca communis 162
– jugularis 164
– – externa 3
– – interna 3
– obliqua atrii sinistri 17
– omphalomesentericae s. Dottervenen
– pulmonales s. Lungenvenen
– subcardinales 160
– subclavia 3, 164
– supracardinales 161
– umbilicales s. Nabelvenen
Vena-saphena-Transplantation 274
Venen 164
Venenbypass, aortokoronarer 273
Venendruck 111, 115
Venenklappe 157
Ventrikel, gemeinsamer 178
– Inversusstellung 188
– linker, Dilatation 210
– – Hypertrophie 222
– rechter, Hypertrophie 211
Ventrikelanlage 149
Ventrikeldruck 45
Ventrikelfüllung 41
Ventrikelfüllzeit 41
Ventrikelseptum, Aneurysma 215
– Anomalien 176
– Ruptur 254, 291
Ventrikelseptumdefekt 46, 73ff
Ventrikulotomie 224
Verapamil 61
Viererrhythmen 79
Vineberg-Methode 272
Vineberg-Sewell-Methode 273
VLDL (very low density lipoproteins) 249
Vorderwandinfarkt 63
Vorhof, Anomalien 167
– Isomerie 167
– linker, Vergrößerung 204, 208
Vorhofextrasystolen 66
Vorhofflattern 68f
Vorhofflimmern 68f, 111, 265
Vorhofkapillardruck 45
Vorhofmyxom 283
– Operation 283
Vorhofseptumdefekt 79f, 165, 168
– Operationstechnik 169

W

Wandbewegungsstörung 102
Wasserretention 257
Waterston-Cooley-Anastomose 173
Wedge pressure 45
Weinberg-Thedini-Reaktion 282
Wiederbelebung 126
Wolff-Parkinson-White-Syndrom (WPW-Syndrom) 61
– verborgenes 61

X

Xanthine 136, 138

Z

Zahninfekt 213
Zeit-Aktivitäts-Kurven 100
Zirkulation, assistierte 297
– extrakorporale 128
– künstliche 126
Zitronensäuresynthetase 38
Zölom 146
Z-Streifen 20
Zweikammer-Systeme 71
Zwerchfell 2
Zyanose 111, 115, 179, 186, 189
Zystenniere 258
Zytochromsystem 38
Zytotrophoblast 145